U0251537

口腔种植并发症

病因、预防和治疗

Dental Implant Complications

Etiology，Prevention and Treatment

（第 2 版）

（美）斯图尔特 J. 福罗姆　主编
（Stuart J. Froum）

章锦才　主审

轩东英　主译

北方联合出版传媒（集团）股份有限公司
辽宁科学技术出版社
沈 阳

图文编辑

佟 放	张 寻	孙明亮	王鼎钊	王 刚	郭中云	吴 江	项 阳	赵清泉	尹 钰	夏邦勇	吕玉林	戴飘武
袁 超	邹国强	陈辉斌	曲延金	霍春鹏	任 旭	邵乐鹏	杨晓明	何 勤	谷 宁	姜 岩	王 芳	马学英
王 丽	王学滨	王拱辰	王智勇	卢林娜	石志超	刘 政	刘春燕	吕成志	伍建林	陈秀琴	陈保平	陈惠琴
李 琳	李秋梅	李晓霞	李鸿鸣	张 群	张士红	张世良	张庆尧	张 宁	孟祥丽	屈传武	武晓东	战贤梅
高庆伟	高政南	高桂苓	原所贤	崔振兴	黄 燕	韩乐强	韩 英	韩 璐	管 烨	卞添颖	刘 娟	吕晶露
李丽丽	张杨珩	张 倩	陈畅行	陈 斌	柯晓菁	崔 迪	程 群	刘 菲				

图书在版编目（CIP）数据

口腔种植并发症 病因、预防和治疗 /（美）斯图尔特 J.
福罗姆（Stuart J. Froum）主编；轩东英主译. —2版. —沈阳：
辽宁科学技术出版社，2018.4

ISBN 978-7-5591-0607-0

Ⅰ.①口… Ⅱ.①斯… ②轩… Ⅲ.①种植牙—并发症—
防治 Ⅳ.①R782.120.6

中国版本图书馆CIP数据核字（2017）第329732号

出版发行：辽宁科学技术出版社
　　　　　（地址：沈阳市和平区十一纬路25号 邮编：110003）
印 刷 者：北京利丰雅高长城印刷有限公司
经 销 者：各地新华书店
幅面尺寸：210mm×285mm
印 张：45
插 页：4
字 数：900千字
出版时间：2018年4月第1版
印刷时间：2018年4月第1次印刷
责任编辑：陈 刚 苏 阳
封面设计：袁 舒
版式设计：袁 舒
责任校对：徐 跃

书 号：ISBN 978-7-5591-0607-0
定 价：698.00元

投稿热线：024-23280336
邮购热线：024-23280336
E-mail:cyclonechen@126.com
http://www.lnkj.com.cn

译者名单
Translators

主　审：章锦才

主　译：轩东英

副主译：马兆峰　赵川江

译　者：徐琛蓉　王晓静　王　晶　金冬梅　王国伟

姓名及单位名称

章锦才：中国科学院大学存济医学院

轩东英：中国科学院大学杭州口腔医院

马兆峰：首都医科大学附属北京市顺义区医院

赵川江：中山大学附属光华口腔医院

徐琛蓉：南方医科大学附属口腔医院

王晓静：海军青岛第一疗养院

王　晶：中国科学院大学杭州口腔医院

金冬梅：中国科学院大学杭州口腔医院

王国伟：海军青岛401医院崂山分院

编者名单
Contributors

Dario Adolfi DDS, CDT

Dental technician, Director of the Spazio Education in Dentistry, Itaim Bibi, São Paulo, Brazil

Maurício Contar Adolfi DDS

Director of the Periodontal and Oral Implantology Department, Spazio Education, São Paulo, Brazil

Kivanç Akça DDS, PhD

Professor of Prosthodontics, Hacettepe University, Faculty of Dentistry, Department of Prosthodontics, Ankara, Turkey

Oded Bahat BDS, MSD

Postgraduate, Periodontology University of Washington, Seattle, WA, USA
Private practice limited to periodontology and surgical implant reconstruction, Beverly Hills, CA, USA

William Becker DDS

Co-Editor-in-Chief, *Clinical Implant Dentistry and Related Research*

Avinash S. Bidra BDS, MS

Program Director and Maxillofacial Prosthodontist, Postgraduate Prosthodontics, University of Connecticut School of Dental Medicine, Farmington, CT, USA

Daniel Buser DDS, Dr med dent

Professor and Chair, Department of Oral Surgery and Stomatology, University of Bern, School of Dental Medicine, Bern, Switzerland

Bobby Butler DDS

Private practice, Mission Viejo, CA and Affiliate Faculty, University of Washington, Seattle, WA, USA

Brian C. Butler DDS, MS

Private practice, Denver, CO, USA

Stephen T. Chen BDS, MDSc, PhD

Clinical Associate Professor, Melbourne Dental School, The University of Melbourne, Carlton, Victoria, Australia

Sang-Choon Cho DDS

Clinical Assistant Professor, Director of Advanced Program for International Dentists in Implant Dentistry, Ashman Department of Periodontology and Implant Dentistry, College of Dentistry New York University, New York, USA

Stephen J. Chu DMD

Clinical Associate Professor Periodontology and Implant Dentistry, New York Dental Center, New York, USA

Donald S. Clem DDS, FACD

Regenerative Solutions, Fullerton, CA, USA

Lyndon F. Cooper DDS, PhD

Stallings Distinguished Professor Department of Prosthodontics, University of North Carolina School of Dentistry, Chapel Hill, NC, USA

Fereidoun Daftary DDS, MScD

Prosthodontist and Former Chair of Department of Fixed Prosthodontics, University of Southern California, Los Angeles, CA, USA
Private practice in Beverly Hills, CA, USA

Steven E. Eckert DDS, MS

Professor Emeritus, Mayo Clinic, College of Medicine, Rochester, MN, USA

Cyril I. Evian DMD

Clinical Professor, Periodontics and Implant Dentistry, University of Pennsylvania, PA, USA
Diplomate of the American Board of Periodontology

Filippo Fontana DDS, MS
Visiting Professor, UOC Chirurgia Maxillo Facciale e
Odontostomatologia, Fondazione IRCCS Cà Granda,
Ospedale Maggiore, Policlinico, University of Milan, Milan,
Italy

Scott H. Froum DDS
Clinical Assistant Professor, Department of Periodontology,
State University of Stony Brook School of Dental Medicine,
Stony Brook, NY, USA

Stuart J. Froum DDS
Clinical Professor and Director of Clinical Research,
Department of Periodontology and Implant Dentistry at New
York University College of Dentistry, New York, USA

Jeffrey Ganeles DMD, FACD
Private practice, Boca Raton, FL USA
Assistant Clinical Professor, Nova Southeastern University,
Fort Lauderdale, FL, USA

Scott D. Ganz DMD
Adjunct Clinical Assistant Professor, Department of
Restorative Dentistry, Rutgers School of Dental Medicine,
Newark, NJ, USA
Clinical Attending, Hackensack University Medical Center,
Hackensack, NJ, USA
Private practice, Fort Lee, NJ, USA

Charles J. Goodacre DDS, MSD
Professor of Restorative Dentistry, Loma Linda University
School of Dentistry, Loma Linda, CA, USA

David Grossberg BDS, FICD
Private practice, Sydney, NSW, Australia

Emily E. Hahn DMD
Georgia Regents University, Advanced Education
Periodontics, Augusta, GA, USA

Ole T. Jensen DDS, MS
Adjunct Professor, University of Utah, School of Dentistry,
Salt Lake City, UT, USA

Mathew T. Kattadiyil BDS, MDS, MS
Professor and Director, Advanced Specialty Education
Program in Prosthodontics, Loma Linda University, School
of Dentistry, Loma Linda, CA, USA

**Niklaus P. Lang DMD, MS, PhD, Odont. Dr.h.c. mult.,
Hon FRCPS (Glasgow)**
Professor Emeritus, University of Berne, Switzerland
Honorary Professor, University of Zurich, Switzerland
The University of Hong Kong
University College, London, UK

Burton Langer DMD, MSCD
Private practice, New York, USA

Laureen Langer DDS
Private practice, New York, USA

Maristela Lobo DDS, MS, PhD
Clinical Professor of the Advanced Program in
Implant and Esthetic Dentistry, SENAC, São Paulo, Brazil

Ramin Mahallati DDS
Center for Implant & Esthetic Dentistry, Beverly Hills, CA, USA

Pamela K. McClain DDS
Private practice of periodontics
Associate Clinical Professor, University of Colorado School
of Dental Medicine, Aurora, CO, USA

Brian L. Mealey DDS, MS
Professor and Graduate Program Director, Department of
Periodontics, University of Texas Health Science Center at
San Antonio School of Dentistry, USA

Craig M. Misch DDS, MDS
Private practice, oral & maxillofacial surgery, Sarasota, FL,
USA
Clinical Associate Professor, University of Florida,
Department of Prosthodontics/Periodontics, Gainesville, FL,
USA

Panos Papaspyridakos DDS, MS, PhD
Tufts University School of Dental Medicine, Department
of Prosthodontics and Operative Dentistry, Boston, MA,
USA

Kirk Pasquinelli DDS
San Francisco Periodontics and Dental Implants, San
Francisco, CA, USA

Isabella Rocchietta DDS
Department of Biomaterials, Institute for Clinical Sciences,
The Sahlgrenska Academy, University of Gothenburg,
Gothenburg, Sweden
Private practice, London, UK

Louis F. Rose DDS, MD
Clinical Professor of Periodontics, University of
Pennsylvania, School of Dental Medicine, Philadelphia, PA, USA
Clinical Professor of Medicine & Surgery, Drexel University
College of Medicine, Philadelphia, PA, USA
Private practice, Philadelphia, PA, USA

Paul S. Rosen DMD, MS, FACD
Diplomate of the American Board of Periodontology
Clinical Professor of Periodontics, Baltimore College
of Dental Surgery, University of Maryland, Baltimore, MD, USA
Clinical Professor of Periodontology and Oral Implantology,
Temple University Kornberg School of Dentistry,
Philadelphia, PA, USA
Private practice, Yardley, PA, USA

**Edwin S. Rosenberg BDSH Dip Dent, DMD,
FICD, FACD**
Diplomate of the American Board of Periodontology
Clinical Professor of Implant Dentistry and Periodontics,
Clinical Professor of Surgical Sciences, Department of
Periodontology and Implant Dentistry, New York University
College of Dentistry, New York, USA
Professor of Implant Dentistry, Perio and Pros, Hebrew
University, School of Dentistry, Jerusalem, Israel
Adjunct Professor of Medicine and Surgery, Department of
Medicine and Surgery, Drexel University, Philadelphia, PA, USA
Clinical Professor and Consultant of Periodontics and
Implant Surgery, Eastman Dental College, University
College London, UK

Chris Salierno DDS
Private practice, Melville, New York, NY, USA

Thomas J. Salinas DDS, FACP
Professor of Dentistry, Department of Dental Specialties,
Mayo Clinic, Rochester, MN, USA

Oswaldo Scopin de Andrade DDS, MS, PhD
Director of the Advanced Program in Esthetic and Implant
Dentistry, SENAC University, São Paulo, Brazil

Massimo Simion MD, DDS
Professor and Chairman, Department of Periodontology,
University of Milan, Maxillo-Facial and Odontostomatology
Unit, Fondazione Cà Granda IRCCS, Ospedale Maggiore,
Policlinico, University of Milan, Milan, Italy

Harel Simon DMD
Clinical Associate Professor, Ostrow School of Dentistry of
USC, Los Angeles, CA, USA
Private practice limited to prosthodontics, Beverly Hills, CA, USA

J. Kobi Stern DMD, MSc
Diplomate of the American Board of Periodontology
Diplomate of the International Congress of Oral
Implantologists
Director, Advanced Education in Periodontics, College of Dental
Medicine, Georgia Regents University, Augusta, GA, USA

Richard M. Sullivan DDS
Vice President, Clinical Technologies, Nobel Biocare North
America

Dennis P. Tarnow DDS
Director of Implant Dentistry, Columbia University College
of Dental Medicine, New York, USA

Tiziano Testori MD, DDS
Head of Implant Dentistry and Oral Rehabilitation,
Department of Biomedical, Surgical and Dental Sciences,
IRCCS, Galeazzi Institute, University of Milan, Milan, Italy
Private practice, Como, Italy

Michael Toffler DDS
Private practice, New York, USA

Maurizio S. Tonetti DMD, MSSc, PhD
Executive Director, European Research Group on
Periodontology (ERGOPerio), Genova, Italy

Farhad Vahidi DMD, MSD, FACP
Associate Professor, Department of Prosthodontics, New
York, USA

Jonathan Waasdorp DMD, MS
Department of Periodontics, University of Pennsylvania
School of Dental Medicine, Pennsylvania, PA, USA
Private practice, Bala Cynwyd, PA, USA

Chandur P.K. Wadhwani BDS MSD
Adjunct Assistant Professor, Department of Restorative
Dentistry, Loma Linda University, Loma Linda, CA, USA
Affiliate Faculty, Department of Restorative Dentistry,
University of Washington, Seattle, USA
Private practice limited to prosthodontics, Bellevue, WA, USA

Barry D. Wagenberg DMD
Director of Dental Education, Newark Beth Israel
Department of Dentistry, NJ, USA
Associate Clinical Professor, New York University School of
Dentistry, New York, USA

Dennis E. Waguespack DDS, MS
Private practice, Denver, CO, USA

Stephen S. Wallace DDS
Associate Clinical Professor, Columbia University College of
Dental Medicine, Division of Periodontics, New York, USA
Diplomate of the International Congress of Oral
Implantology
Fellow of the Academy of Osseointegration

Hans-Peter Weber DMD, Dr med dent
Tufts University School of Dental Medicine, Department of
Prosthodontics and Operative Dentistry, Boston, MA, USA

Mea A. Weinberg DMD, MSD, RPh
Clinical Professor, Department of Periodontology and
Implant Dentistry, New York University College of Dentistry,
New York, USA

Thomas G. Wilson, Jr. DDS
Private practice of periodontics, Dallas, TX, USA

Edwin J. Zinman DDS, JD
Former Lecturer, UCSF Department of Periodontology, San
Francisco, CA, USA
Law Offices of Edwin J Zinman, DDS, San Francisco, CA,
USA

序
Foreword

　　20世纪80年代引入骨结合型骨内种植体的概念后，给牙科治疗带来了革命性的改变，几乎每种口腔治疗都因此发生了模式转变。种植体高存活率更增加了其医患吸引力，且与种植治疗相关的新设备、新技术及新材料还在不断发展中。种植牙技术已成为最常用和发展最快的代替缺失牙的修复技术。然而，随着越来越多的医生和患者选择种植治疗，更多并发症和不利之处也日益浮现，尤其是在相关培训没有充分到位时。

　　由Stuart J. Froum主编的《口腔种植并发症 病因、预防和治疗》第1版于2010年出版，这是第一本从牙种植的诊断开始，到治疗计划，种植体放置、修复和维护治疗，对牙种植各个环节的并发症进行了全面系统阐述的专业参考书。2016年，Stuart J. Froum主编的《口腔种植并发症 病因、预防和治疗》第2版与读者见面了。时隔6年，而这6年正是牙种植并发症引起牙科界广泛关注并投入大量研究的6年。在新的一版中，Stuart J. Froum和他组织的专家团队用牙种植并发症相关研究的最新成果充实和丰富了《口腔种植并发症 病因、预防和治疗》一书。

　　近10年是我国牙种植技术和市场快速发展的10年，大量关于种植牙技术的专业书已出版，但关于牙种植并发症的专著很少，大家还没有将焦点放于牙种植并发症。随着接受牙种植治疗的患者越来越多，牙种植并发症的问题就越来越多，牙种植并发症已成为无法回避必须面对的问题。轩东英教授和她组织的专家团队将Stuart J. Froum主编的《口腔种植并发症 病因、预防和治疗》第2版译成中文，希望借此书帮助临床医生更好地评估治疗风险，避免或减少牙种植并发症的出现，一旦遇到相似或相关问题，即可熟练选择对应的治疗方案。

　　我很高兴为此书作序，能有一本一流的书为牙种植治疗并发症提供处理方案是我们的幸运，但我更希望我国的同行在日后牙种植的发展中，更多地关注牙种植并发症。

章锦才

中华口腔医学会副会长

中华口腔医学会牙周病学专委会前任主委

中国科学院大学存济医学院副院长

浙江通策口腔医院投资管理集团有限公司董事长

前　言
Preface

　　牙种植已成为最常用和发展最快的代替缺失牙的修复技术。虽然种植牙以可预期性、良好的功能和耐用性赢得了患者和医生的青睐，但其并发症可能发生于从患者评估到维护治疗的任何时候。《口腔种植并发症　病因、预防和治疗》是第一本基于循证研究、为各个层次的临床医生提供全面临床知识的参考书。该书选取口腔临床与种植牙相关的各专业各具特点的典型病例，既包含最常见的种植牙并发症，也包含罕见但独特的种植牙并发症。

　　《口腔种植并发症　病因、预防和治疗》一书在内容的安排上有序组织，引导读者了解从牙种植的诊断，到治疗计划，种植体植入、修复和维护治疗，牙种植各个时期的并发症。与骨增量和上颌窦提升相关的并发症也进行了详细讨论，重点是其病因和预防。该书的每一章都力求做到言简意赅、层次清晰，每章最后都有"重点提示"，总结该章的基本要点。除临床知识外，该书还为读者提供了种植牙领域的最新工业标准，并探讨了与种植牙相关的医学法律问题。本书的最后以一组由该领域的专家提供的典型病例作总结，展示了与种植牙相关的复杂并发症及其多方面的治疗措施。

　　《口腔种植并发症　病因、预防和治疗》是由该领域顶级专家团队精心写作而成的。该书以预防和治疗种植牙并发症的有效手段为主要内容，可以作为所有从事牙种植治疗的牙科医生不可缺少的临床参考书和指南。

斯图尔特 J. 福罗姆

（Stuart J. Froum）

简 介
Introduction

这是《口腔种植并发症 病因、预防和治疗》的第2版。正如5年前在第1版中所写，此书为种植医生而著，旨在识别常见及罕见种植并发症，讨论其病因，提供预防措施。希望借此帮助临床医生更好地评估治疗风险，避免或减少如今所见的许多并发症。本书详细讨论了这些并发症的治疗，一旦读者遇到相似或相关问题，即可熟练选择对应的治疗方案。通常一个很小的（更多是严重的）并发症就能给患者带来极大痛苦，导致疼痛以及收入、时间损失，对医生则可能失去一个患者和/或同行的推荐，甚至产生医疗诉讼。

20世纪80年代口腔领域引入骨结合型骨内种植体的概念后，几乎每种口腔治疗都因此发生模式转变。现在，修复、牙周、口腔外科、牙体牙髓以及正畸的诊断和治疗计划中都包含了种植治疗的选择。种植治疗已成为牙学院本科和研究生必修课。每个口腔会议都有一个重要部分与种植治疗新研究、新设备、新技术及新产品相关。种植治疗技术，如诊断软件、计算机断层扫描术（computer tomography，CT）、锥形束CT（cone beam CT，CBCT）扫描、3D打印以及种植体植入和修复的计算机辅助系统，使种植治疗更容易、更可预测。种植相关产品包括骨移植物、骨替代物、屏障膜、种植体稳定性测量仪、超声骨刀、激光系统以及计算机导航等使牙医可以更快地完成种植体植入。种植体植入和修复新原则的出现缩短了拔牙或缺牙后种植体支持式义齿修复所需的时间。

然而，随着越来越多医生和患者选择种植治疗，更多并发症和不良事件也随之出现。有些并发症轻微，而有些则给患者带来伤害以及治疗失败。本书旨在帮助新手和有经验的种植医生避免这些问题，指导他们面临问题时如何处理或何时处理。

自本书第1版出版以来，从事种植修复的医生数量也大大增加。根据独立调查机构（千禧年研究公司，2012）的统计数据，与2010年（本书第1版出版的年份）相比，2014年只是在美国销售的种植体数量就增加了680 000颗。另一家调查机构（i数据研究公司INC，2013）预测，2015—2017年期间，美国种植体销售数量将以每年超过5%的比例增加。尽管种植体并发症发生的数量没有统计，但毋庸置疑，种植体植入数量越多，在越复杂的病例中植入种植体，种植体并发症的发生就会随之增加，病情也会越复杂。因而，有必要明确种植并发症的病因、预防和治疗。

与第1版类似，本书内容可分为与诊断、治疗计划、种植体植入、种植体修复和种植体维护相关的并发症。当然，这种划分可能有一些武断，因为许多并发症的病因是多因素的，然而本书的主要目的在于帮助识别最常见的种植并发症。每章内容将有助于临床医生熟悉这些并发症，并且希望能减少未来并发症的发生率和严重度。此外，书中将会深入讨论并发症处理方法，希望能在临床医生遇到问题时提供指引。

书中每章也会对相关并发症的病因、预防以及治疗进行详细分析。第2版增加5个新的章节，这也反映了种植并发症数量和复杂程度的增加。此外，第25章被整体修改，更新了一些并发症的诊断和治疗进展。本书的章节数和病例展示数量也予以了增加，新增了16位专家分享他们的学识和临床经验。

读者将会发现一些并发症的内容（例如三维种植体植入，应用CT或者CBCT制订种植计划，种植体植入位置不佳的修复方案，美学并发症以及成功的种植修复所需要的条件）在不同章节有重复。然而，这些重复的内容并非多余，恰恰是预防或者处理一些不同类型并发症的基础。而且，不同笔者根据他们的临床经验从不同方面阐述这些内容，将使我们对一个问题有更全面的理解，真正地促进对不同治疗选择的认识。

有些章节讨论了在不同位点种植前或种植同期进行软硬组织增量可能发生的并发症。每章结尾都以"重点提示"的形式总结，再次强调预防或处理本章中所述并发症的要点。此外，尚有专门章节讲述"与种植并发症相关的医学法律问题"，讨论了与种植治疗过程相关的法律问题。按照书的排版，这章还讨论了避免种植并发症法律纠纷的方法，以及临床医生面临法律诉讼该做什么。

最后两章内容是"种植并发症处理的专家病例展示"，是由许多经验丰富的临床医生提供的病例报告。专家们各自回顾了某一种并发症，细述治疗过程，并且探讨了在相似情况下如何预防并发症的发生。本书每一章节都应作为临床实践指南。

如Barry Le Patner所言："好的判断来自于经验，而经验则来自于坏的判断。"希望读者能从本书笔者们的经验中获得好的判断。

斯图尔特 J. 福罗姆

目 录
Contents

第1章

口腔种植并发症：概论

Implant complications: scope of the problem

Stuart J. Froum

前言

将骨内牙种植体作为部分及全口缺牙患者的一种修复选择给牙科治疗带来了一场革命。许多报道种植修复单颗或多颗缺失牙能获得很高的存活率表明，种植体支持式义齿是一种可预期的口腔修复方式[1-9]。实际上，由于种植体所带来的功能改善，"多伦多共识研讨会"提出由两个种植体支持的覆盖义齿（取代全口义齿）是下颌无牙颌患者的标准治疗方式[10]。

种植修复单颗缺失牙不损伤邻牙。此外，种植治疗还可使无牙或部分缺牙患者获得固定修复。因此，美国国立卫生研究院（NIH）1978年的牙种植共识发展研讨会声明指出了种植的利与弊："多年来，临床已有成千上万的患者接受种植治疗，毫无疑问，许多患者已长期受益。"然而，声明进一步指出，"有些种植体6个月内即失败，有些失败导致严重的骨丧失，造成不可逆的缺损与并发症"[11]。尽管这份声明已过去35年，提及的种植系统与现在的也大不相同，然而种植并发症的发生无论在数量上还是复杂程度上却有增无减。这可以从近期不断增多的有关种植并发症的文章、杂志以及继续教育会议体现出来[12-31]。

最近有两篇综述报道，若把种植治疗成功定义为无并发症的种植修复，种植体支持式固定局部义齿（fixed partial dentures，FPDs）修复患者5年后只有61%的成功率[28]，而牙/种植体联合支持的FPDs患者10年后只有50%的成功率[20,29]。

而且，某些类别的并发症发生率急剧上升。例如，一项10年的研究显示，就技术并发症而言，与连接相关的并发症发生率（螺丝松动或折断）从5年4.3%上升至10年26.4%。约9%的修复体是粘接固位，5年后有6.2%的修复体脱落，10年后则是24.9%[20]。显而易见，种植修复后并发症的发生率随时间的推移在增高。

《口腔种植并发症　病因、预防和治疗》第2版延续第1版的格式，从病因、预防和治疗的角度来阐述各种并发症，新增加的5个章节，涵盖新认识的并发症。另外，每个章节进行了更新，增加了自第1版出版以来最新发展的一些知识和技术。按照"病因、预防和治疗"类似格式，本章主要是关于种植并发症的概述。

病因

近年来，临床医生面临越来越多的种植并发症，有几个方面的原因。第一个原因是，在过去10～15年里，种植的数量明显增多。美国牙科协会（ADA）发布的《2000年现代牙科议题调查》指出，在4年内（1995—1999）所有牙医平均每年的种植量从37.7颗上升至56.2颗[32]。2006年美国千禧年调查公司（Millennium Research Group）作了一份评估种植市场的牙科种植回顾报告，指出从2002年至2006年，执业的口腔全科医生数量从125 230增加至130 830。同一时期，全科医生的比例从5.0%增长至19.0%[33]。随着全科医生数量的增加，2006年进行种植的全科医生实际数量比2002年增加了4倍。由全科医生植入的种植体增加率在2003年、2004年、2005年和2006年分别是82%、46%、24.4%和20.1%。千禧年调查公司指出，"未来5年，牙科种植系统的全球销售有望持续保持两位数增长，达到45亿美元以上"[33]。事实上，一个独立的调查报告指出，到2017年，仅在美国种植体的销售量就将超过270万颗[34]。因此，即使不良事件的发生率保持不变，种植体植入和种植相关操作数量的增多仍会导致并发症发生数量的大大增加[35]。

第二个原因是，种植体植入数量的增多也反映了牙科医生数量的增加，而他们植入和修复种植体的临床经验各不相同。最初骨内种植体是由口腔外科和牙周科医生来植入，他们拥有足够的技术经验和训练来进行骨和软组织手术。然而，随着从事种植体植入医生数量的增加，越来越多没有经过规范的口腔外科或牙周手术培训的医生开始使用其他的操作程序进行种植治疗。2015年最新发布的一份调查报告显示，进行种植治疗更多的是全科医生，而不是专科医生间的合作[36]。遗憾的是，某些情况下这就导致了种植并发症发生率的增加。在2014年7月美国牙科协会杂志上发表的一篇文章报道了全科医生进行种植体植入和修复的临床效果，该文章调查分析了87例患者992颗种植体的失败情况。结果显示，如果将种植体周发生大量骨破坏的病例排除的话，种植体失败率为7%；如果将种植体周发生大量骨破坏的病例也包含在失败内，种植体失败率为18.7%（172/992）[37]。这个数据明显高于由专科医生种植和修复导致的种植失败率。

第三个原因是，直到现在，牙科学生在4年牙科教育中很少有正式的种植修复培训课程[32]。而且大部分的培训都是理论说教，并不包含种植体植入和修复的临床经验。另一方面，许多医生都是通过种植公司或私人开业医生开设的继续教育课程进行

种植培训。这些课程与正式培训课程相比缺乏全面性，也不能使临床医生熟悉潜在的各种并发症。

第四个原因是，牙科医生在一些种植条件不佳的位点采用一些激进方案进行种植，例如拔牙后即刻种植，植入后即刻临时修复，以及很多情况下植入当天即刻负载。而且牙科医生还将种植体植入身体状况不佳的患者和/或植入缺乏足够骨组织、软组织的位置[38]。这些位点多数在种植体植入前都需要进行组织增量手术。相比常规种植手术，在这些位点进行种植体植入或进行激进的种植方案都需要更丰富的经验和技能。这些额外的操作以及更为激进的种植方案都增加了并发症发生的概率。对于复杂病例经常是，"病例越复杂，并发症发生的概率越大。"当并发症出现时，许多从事种植体植入和/或修复的牙科医生几乎都不懂该如何进行处理。经验的价值最近被美国航空（US Airway）的一名飞行员得到了充分验证。在2009年1月15日，美国航空1549航班从纽约市拉瓜迪亚机场起飞。几分钟后飞机引擎被一群鸟冲撞，全部停止运转。由于飞机完全失去动力，飞行员Chesley Sullenberger已经无法驾驶飞机返回拉瓜迪亚机场或者在附近机场降落。他转而把飞机安全地降落到哈德逊河上，成功挽救了机上全部155人的生命。当被问到他是如何做到的，Sullenberger先生说："42年来，我一直从培养、训练和工作中慢慢积累经验，在1月15日我积累的经验足以使我做出迅速而重大的挽救决定"[39]。遗憾的是，当前许多从事种植的牙科医生缺乏培养、训练和经验来完成"挽救"；换言之，不知道该如何处理种植并发症。

种植并发症增多的第五个原因间接来自牙医们参加的讲座和课程。这些课程常常引用文献中报道的种植体高存留率。虽然文献中报道的骨内种植体的高存留率（在90%位点）是事实，但我们必须明白这些研究数据是基于许多影响因素的。首先，大多情况下这些研究的作者和研究人员都是经验丰富

的外科医生或修复医生，他们非常熟悉种植手术、种植修复和所用的种植系统。此外，患者的纳入和排除标准都非常严格，导致一些高风险的患者和种植位点被排除。而且，种植技术发展非常迅速，以至于研究报道中所用的专门设计和表面处理的种植体现在已无法从同一家公司获得应用于临床。目前新的种植体表面可能展示更好的效果（更快的骨结合或者更大的骨接触面积），然而这些新表面处理的种植体缺乏长期数据。因此，当前使用的很多"新"种植体无论其研究数量还是观察时间，长期研究数据都有限，目前只有4个或13个种植系统拥有10年或10年以上存留的观察记录（表1.1）。有一篇文献回顾了不同的种植体表面，作者提到"为了一些未经测试的新种植系统的潜在利益，许多临床效果不错的口腔种植系统被弃用"[53]。演讲者谈种植体"成功"而非种植体留存，会产生另一种误解。根据文献，传统的种植成功被定义为：种植体无疼痛，无松动，种植体周无放射线透射区域，负载第一年后每年最小骨吸收少于0.2mm[54]。Roos-Janasaker对种植成功的定义进行了补充，认为在植入后的第一年骨吸收小于1.0mm[55]。如今种植成功的标准还应包括最终修复的美学效果。许多演讲者由特定的种植公司赞助，他们会展示使用赞助商种植系统所获得的最成功的美学案例。这些演讲中极少见到失败或发生并发症的案例。很少有听众意识到，与经过严格控制的研究资料一样，所展示的成功案例中的患者（种植位点）均是经过仔细甄选的（参见第11章、14章、15章、24章和25章）。因此听众几乎看不到有缺陷的案例，更难见到并发症。于是在临床中，当"事情出差错"发生并发症，或者医生做出来的效果与演讲或报告会上的不一致时，牙医不知道如何去解决这些意料之外的问题，因为他们原本以为所用的种植系统是"简便"和"可靠"的。当没有经验或不了解并发症的医生进行尝试性治疗时，很多时候情况会变得更糟，解决起来更复杂（图1.1）。

表1.1　不同种植系统种植体的存留率

公司	表面	发表的文献	患者（例）	种植体（颗）	随访时间	种植体存活率
Nobel	TiUnite	Mozzati[40]	90	209	11年	97.10%
Biomet 3i	Osseotite	Browaeys[41]	83	749	7年	91%
	Nanotite	Östman[42]	42	139	1年	99.40%
Straumann	SLA	Van Velzen[43]	250	506	10年	99.70%
	SLActive	Markovic[44]	13	37	1年	100%
	Tizr	Quiynen[45]	91	75	3年	97.30%
Neoss	Multiple blasting	Zumstein[46]	50	183	12个月	98.20%
Biohorizons	LaserLok	Serra[47]	300	160	24个月	97.50%
Zimmer	RBM	Ormianer[48]	46	173	10年	99%
Ankylos	RBM	Romanos[49]	247	634	3年	98.70%
Southern	RBM	Vandeweghe[50]	42	57	1～32个月	96.50%
Astra	TiOblast	Ravald[51]	66	184	12～15年	95.50%
Bicon	HA coated	Urdanetd[52]	291	410	20个月	97.50%

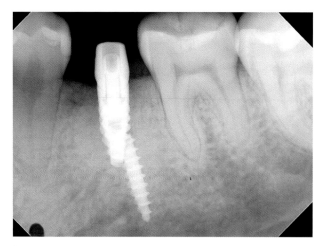

图1.1　窄直径种植体植入并发生折断后，牙医尝试再植入一个标准直径的种植体来治疗该并发症，反而导致并发症变得更复杂。图片由S.H Froum和P.Mann提供。转载该图片需得到S.H Froum和P.Mann的允许

植入或修复种植体时必须对可能发生的并发症有所准备。这些并发症或小或大，或可逆或不可逆。我们目前看到过的种植并发症包括种植体折断（图1.2）、种植失败（图1.3a，b）、植入位置不佳或不能修复的种植体（图1.4）（参见第29章和第30章）、种植体周围炎（图1.5a，b）、美学失败（图1.6），以及种植体导致重要结构或牙齿的永久性损伤（例如感觉损伤、邻牙损伤、上颌窦并发症，以及种植失败或需要取出导致的骨和软组织缺损）（图1.7～图1.9）。这些不良事件越来越受到

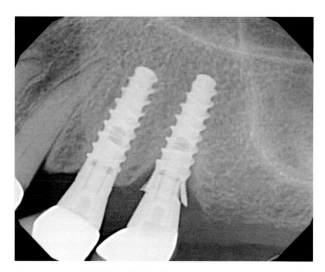

图1.2　一个折断种植体的X线片（13号）。图中可见种植体的近远中均有骨丧失，这通常伴发于一个折断的种植体周围

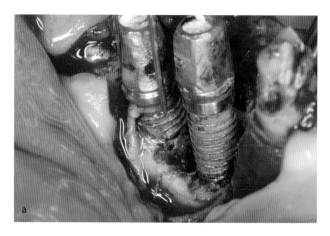

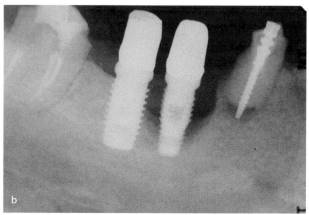

图1.3　a.临床照片：29号种植体已无希望，30号种植体周围骨丧失，28号牙不能保留；b.为图a中种植体的X线片

牙科业界关注。

以下是有关涉及医疗诉讼的种植并发症、病因以及后遗症的调查和建议，均由Art Curley先生提供，他是圣弗朗西斯科一家医疗服务辩护公司的资深律师，此公司由Bradly、Curley、Asiano、Barrabee及Gale PC创办。

在过去的30年，牙科种植相关技术发展非常迅速，种植并发症的发生和种植失败在20世纪70年代被认为是治疗风险，如今却成为治疗失当（法律上：不能达到治疗的标准）的证据，而且医生也许会为此负法律责任。

最近一位外国专家植入种植体的时候触碰到下牙槽神经（inferior alveolar nerve，IAN），导致患者术后发生严重不可治愈的慢性疼痛。原告律师呈交3D扫描结果显示种植体进入了下牙槽神经管。此图像回避了这个问题：如果在术后用成像系统能准确反映种植体位置，为什么不在术前就进行该检查或者至少提供给患者选择，从而预防神经损伤。判罚结果是赔偿

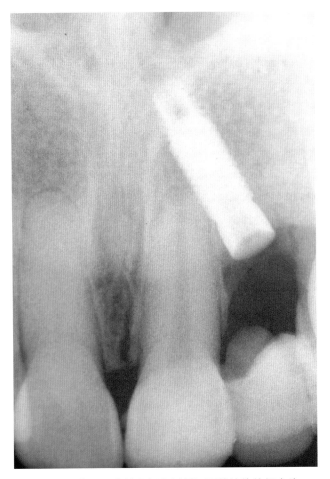

图1.4　植入位置不佳的上颌左侧侧切牙种植体的根尖片

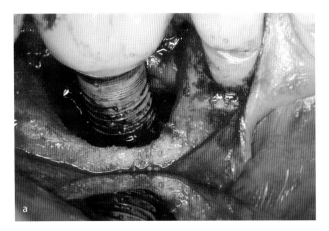

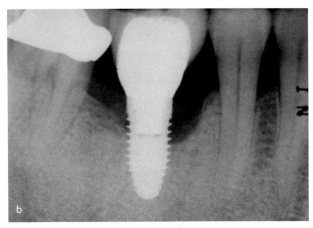

图1.5　a. 种植体周围炎的临床照片（注意凹坑状的骨破坏）；b. 为图a中种植体的根尖X线片

患者170万美元。两个相似案件，均是因医源性神经损伤导致患者慢性疼痛以及相应的收入损失，判决结果是分别赔偿患者90万美元和85万美元。

Curley先生提供了以下的忠告和建议：

法律认可将并发症的发生作为治疗失当的证据。总的说来，并发症的发生是作为治疗风险还是作为治疗失当主要从3个方面来判断。治疗风险指的是使用合理的、稳当的操作技能、护理和技术仍然无法避免的并发症。操作技能指的是肢体行为，例如种植体植入的位置。医疗护理指的是对患者治疗前、中、后的宣教、指导以及处理，例如明确的术后指导。技术指工具的应用，包括检查的器械、图像以及数据分析和计算，例如术前术后CBCT的应用。手术操作过程的文字记录、患者的知情同意及所提供的最佳影像学资料是治疗失当辩护的关键。

因此，不断增多的并发症带来的一个不良事件就是医疗事故诉讼，而这将导致种植修复牙医的

医疗事故保险费越来越昂贵，以至于最终会限制种植体作为修复选择的使用（就像产科医生那样，许多产科医生停止接生婴儿）。最后，由于种植并发症带来的问题日益增多，第三方管理将严格规定何时、何部位可以使用种植体。

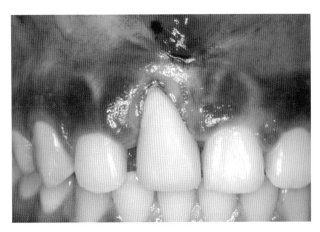

图1.6　右上颌中切牙种植修复的美学效果欠佳

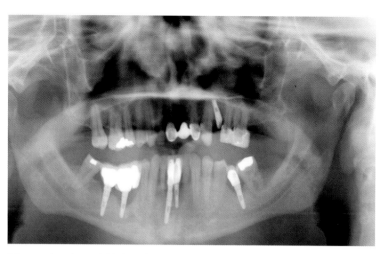

图1.7 右下颌远端的种植体压迫了下牙槽神经

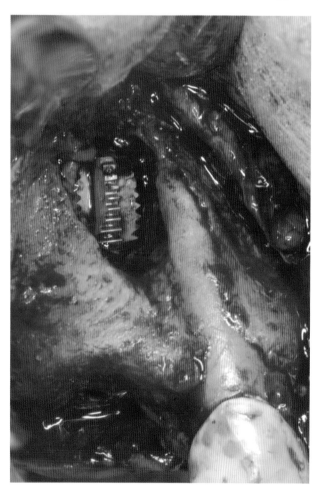

图1.8 种植体植入位置不当损伤了相邻的天然牙

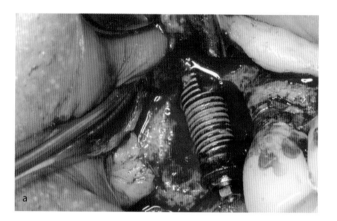

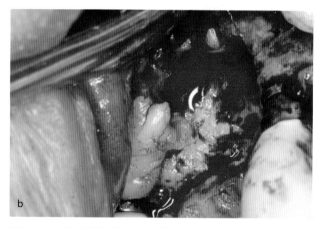

图1.9 a. 失败种植体取出前的照片，可见种植体周围炎导致种植体周90%的骨破坏；b. 种植体取出后局部的组织缺损

预防和治疗

如果良好的临床操作能为种植体公司所提倡、临床医生所坚持，那么大多数问题都能避免。临床医生需要接受更好更多的综合培训。而且正如道德规范所述，"牙科医生的主要义务包括保持知识和技能的更新，并且清楚自身的局限性"[56]。此外，牙科医生和种植体公司都应该坚持负责任地宣传，避免医生和患者对种植修复产生不切实际的期望。

更好的患者知情同意以及牙医、患者和技工之间良好的沟通交流，对避免产生不切实际的期望是必不可少的（参见第24章）。很多情况下患者依从性不好会引发并发症。许多患者拒绝提出的治疗计划或者坚持进行使医生和患者面临更大风险的治疗。为了避免这种情况，Curley建议牙医考虑"知情拒绝"原则。

Curley告诉我们，法律规定医生有责任以法律语言告知患者如果不遵循医生的介绍、劝告和建议而存在的相关风险，包括选择一个非理想的治疗方案、检查方法或者治疗程序的风险。风险管理指出，医生应该将对患者的风险提醒记录下来，并获得患者的"知情拒绝书"，这些在法律诉讼时都是有效的证据。我们注意到多数牙科医疗事故保险公司和一些牙科学会都已经为他们的会员制订了"知情拒绝"表格（参见第28章）。

其他减少并发症的"预防"措施包括临床医生参加课程，以及阅读有关出版物，学习如何制订治疗计划和选择病例，从而将风险最小化。

有些并发症的发生率还没有详细记载统计。例如，种植体周围炎的发病率直到最近才清楚，因为以往种植牙科学研究杂志上发表的综述多数"不包含这项指标"[57]。因此很多患者和医生都没有警惕这方面的风险。然而，最近研究提示应该关注种植体周围炎的风险，患者在决定选择种植治疗前也要意识到这个风险。在Lindhe和Meyle报道的两个横断面研究中，两组患者种植体周围炎的发生率分别是28%和≥56%，分别有12%和43%的种植位点发生种植体周围炎[23]。一篇最新的有关种植体周围炎发生率的系统性回顾文献显示，种植后5~10年内10%的种植位点、20%的患者发生种植体周围炎[58]。相关病因、预防和治疗的理论知识变得极为重要（参见第9章）。并发症（例如上颌窦穿孔）对种植体存留的重要性非常明确。尽管有些报道上颌窦穿孔与种植体存留不相关[59,60]，另一文献报道上颌窦穿孔降低了种植体存留率[61,62]。所有情况下，对于穿孔的治疗都是极为重要的（参见第19章）。因此，任何进行上颌窦提升术的医生都应当熟悉这个并发症的病因和治疗。

对逐渐增多的种植体并发症，"预防"重于"治疗"。为了减少并发症的发生风险，必须更好地选择病例，掌握可能引发并发症的系统问题以及制订更佳的治疗计划（参见第2章、第4章）。利用可用的技术和诊断工具，例如计算机轴向断层扫描成像（CAT）、锥形束（CB）扫描、外科导板、计算机辅助制订治疗计划、辅助评估种植体初期稳定性的工具（例如Periotest，Osstell），再配合超声手术器械，这样有助于临床医生获得更有预期的种植支持式修复的治疗计划、种植体的植入和修复（参见第5章）。

对于牙科医生而言，熟悉种植治疗中常规使用的药物，对于避免种植体植入、组织增量手术以及术后并发症的发生十分必要。

总之，理论知识、学习和经验对于减少种植并发症发生的数量和严重程度至关重要。遗憾的是，常言道"需要用经验解决的麻烦总是先到，然后才能获得经验"[63]，现实中确实如此。然而，我们希望通过阅读接下来各章节详述的各种并发症，种植修复医生可以有同感地、较为轻松地获得一些宝贵经验。

此外，不同笔者将从各自临床经验的不同角度阐述这些并发症，这有助于读者更广泛、综合地理解不同并发症及其治疗。

致谢

笔者非常感谢来自于Arthur A. Dugino牙科学院的牙科法学助理教授Art Curley先生，感谢他为本章节有关法律诉讼问题和种植并发症提供的建议和专业知识。

（徐琛蓉　赵川江　轩东英　译）

参考文献

[1] Adell R, Lekholm U, Rockler B, Brånemark PI. A 15 year study of osseointegrated implants in the treatment of the edentulous jaw. *Int J Oral Surg* 1981; 10: 387–416.

[2] Adell R, Eriksson B, Lekholm U, Brånemark P-I, Jemt T. A long-term follow up study of osseointegrated implants in the treatment of totally edentulous jaws. *Int J Oral Maxillofac Implants* 1990; 5: 347–59.

[3] Albrektsson T, Dahl E, Enbom L, Engevall S, Engquist B, Eriksson AR, *et al.* Osseointegration oral implants: Swedish multicenter study of 8139 consecutively inserted Nobelpharma implants. *J Periodontol* 1988; 59: 287–96.

[4] Busenlechner D, Furhauser R, Haas R, Watzek G, Mailath G, Pommer B. Long-term implant success at the Academy for Oral Implantology: 8-year follow-up and risk factor analysis. *J Periodontal Implant Sci* 2014; 44: 102–8.

[5] Buser D, Mericske-Stern R, Bernard JP, Behneke A, Behneke N, Hirt HP, *et al.* Long term evaluation of non-submerged ITI implants. Part 1: 8 year life table analysis of a prospective multi-center study with 2359 implants. *Clin Oral Implants Res* 1997; 8: 161–72.

[6] Jemt T, Lekholm U, Ragnar A. Osseointegrated implants in the treatment of partially edentulous patients: a preliminary study on 876 consecutive placed fixtures. *Int J Oral Maxillofac Implants* 1989; 4: 211.

[7] Lindquist LW, Carlsson GE, Jemt T. A prospective 15-year follow-up study of mandibular fixed prostheses supported by osseointegrated implants. *Clin Oral Implants Res* 1996; 7: 329–36.

[8] Van Steenberghe D, Quirynen M, Calberson L, Demanet M. A prospective evaluation of the fate of 697 consecutive intraoral fixtures and modem Brånemark in the rehabilitation of edentulism. *J Head Neck Pathol* 1987; 6: 53–8.

[9] Wennstrom JL, Ekestubbe A, Grondahl K, Karlsson S, Lindhe J. Implant-supported single-tooth restorations: a 5 year prospective study. *J Clin Periodontol* 2005; 32: 567–74.

[10] Feine JS, Carlsson GE, Awad MA, Chehade A, Duncan WJ, Gizani S, *et al.* McGill consensus statement on overdentures. *Int J Oral Maxillofac Implants* 2002; 17: 601–2.

[11] Dental implants: benefit and risk. *NIH Consensus Statement*, June 13–14, 1978; 1(3): 13–19.

[12] Bashutski JD, Wang HL. Common implant esthetic complications. *Implant Dent* 2007; 16: 340–8.

[13] Plan B: Negative outcomes, complications and failures in periodontal and implant therapy. In: *34th Annual USC International Periodontol and Implant Symposium.* January 23–24, 2009, Los Angeles, California.

[14] Annibeli S, Ripari M, La Monaca G, Tonoli F, Cristalli MP. Local accidents in dental implant surgery: prevention and treatment. *Int J Periodontics Restor Dent* 2009; 29: 325–31.

[15] Chung DM, Oh Tae Ju, Lee Jungwha, Misch CE, Wang HL. Factors affecting late implant bone loss; a retrospective analysis. *Int J Oral Maxillofac Implants* 2007; 22: 117–26.

[16] Greenstein G, Cavallaro J, Romanos, Tarnow D. Clinical recommendations for avoiding and managing surgical complications associated with implant dentistry: a review. *J Periodontol* 2008; 79: 1317–29.

[17] Huyah-Ba Guy, Friedberg JR, Vogratzi D, Ioannidou E. Implant failure predictors in the posterior maxilla: a retrospective study of 273 consecutive implants. *J Periodontol* 2008; 79: 2256–61.

[18] Jung RE, Pjetursson BE, Glauser R, Zembic A, Zwahlen M, Lang NP. A systematic review of the 5 year survival and complication rates of implant-supported single crowns. *Clin Oral Implants Res* 2008; 19: 119–30.

[19] Karbach J, Callaway A, Kwon YD, d'Hoedt B, Al-Nawas B. Comparison of five parameters as risk factors for perimucositis. *Int J Oral Maxillofac Implants* 2009; 24: 491–6.

[20] Lang NP Pjetursson BE, Tan K, Bragger U, Zwahlen M. A systemic review of the survival and complication rates of fixed partial dentures (FPDs) after an observation period of at least 5 years. II. Combined tooth-implant-supported FPDs. *Clin Oral Implant Res* 2004; 15: 643–53.

[21] Leonhardt A, Renvert S, Dahlen G. Microbial findings at failing implants. *Clin Oral Implants Res* 1999; 10: 339–45.

[22] Leonhardt A, Renvert S, Dahlen G. Five-year clinical, microbial and radiological outcome following treatment of periimplantitis in man. *J Periodontol* 2003; 74: 1415–22.

[23] Lindhe J, Meyle J. Per i-implant diseases: Consensus Report of the Sixth European Workshop on Periodontology. *J Clin Periodontol* 2008; 35 (Suppl 8): 282–8.

[24] Mardinger O, Obard S, Manor Y, Nissan J, Chaushu G. Factors affecting the decision to replace failed implants: a retrospective study. *J Periodontol* 2008; 79: 2262–6.

[25] Misch K, Wand HL. Implant surgery complications: etiology and treatment. *Implant Dent* 2008; 17: 159–68.

[26] Nedir R, Bischof M, Szmukler-Moncler S, Belsen UC, Samson J. Prosthetic complications with dental implants: from an up-to-8 year experience in private practice. *Int J Maxifillofac Implants* 2006; 21: 919–28.

[27] Park SH, Wang HL. Implant reversible complications: classification and treatments. *Implant Dent* 2005; 14: 211–20.

[28] Pjetursson BE, Tan K, Lang NP, Brägger U, Egger M, Zwahlen M. A systematic review of the survival and complication rates of fixed partial dentures (FPDs) after an observation period of at least 5 years. *Clin Oral Implant Res* 2004; 15: 625.

[29] Serrano E, Cautria R, Lopez M-G. A multi-center retrospective study of lost implants. *Rev Esp Cirug Oral Maxillofac* 2006; 28: 339–48.

[30] Heitz-Mayfield LJ, *et al.* The theraphy of peri-implantitis: a systemic review. *Int J Oral Maxillofac Implants* 2014; 29 (Suppl): 325–45.

[31] Chan HL, Lin GH, Suarez F, McEachern M, Wang HL. Surgical management of peri-implantitis: a systematic review and meta-analysis of treatment outcomes. *J Periodontal* 2014; 1027–41.

[32] American Dental Association. *2000 Survey of current issues in dentistry surgical dental implants.* February 2, 2002. ISBN 0-910074-44-5.

[33] US Dental Implant Market. Exhibit 2-2. *Dental implant market by segment* (US) (USA) 2004–2010: 8–12. Millennium Research Group, 2006.

[34] *Increase in implant placement from 2013–2017.* US Dental Implant Market, Data Research Inc, 2013.

[35] *Implant-based dental reconstruction: the worldwide dental implant and bone growth market*, 2nd edn. Kalorama Information, May 18, 2007.

[36] *Implant placement providers.* idata Research, 2011.

[37] DaSilva JD, Kazimiroff J, Papas A, Curro FA, *et al.* Outcomes of implants and restorations placed in general practices. *J Am Dent Assoc* 2014; 145(7): 704–13.

[38] Oral implants in compromised patients. In: van Steenberghe D, ed. *Periodontology 2000*, Vol. 33. Oxford: Blackwell Munksgaard, 2003.

[39] *New York Post*, February 10, 2009.

[40] Mozzati M, Gallesio G, Del Fabbro M. Long-term (9–12 years) outcomes of titanium implants with an oxidized surface: a retrospective investigation on 209 implants *J Oral Implantol* 2013, Oct 31. [Epub ahead of print]

[41] Browaeys H, Defrancq J, Dierens M, Miremadi R, Vandeweghe S, Van de Velde T, De Bruyn H. A retrospective analysis of early and immediately loaded osseotite implants in cross-arch rehabilitations in edentulous maxillas and mandibles up to 7 years. *Clin Implant Dent Relat Res* 2013; 15(3): 380–9.

[42] Östman P, Wennerberg A, Ekestubbe A, Alberktsson T. Immediate occlusal loading of NanoTite™ tapered implants: a prospective 1-year clinical radiographic study. *Clin Implant Dent Relat Res* 2013; 15(6): 809–18.

[43] Van Velzen FJ, Ofec R, Schulten EA, Ten Bruggenkate CM. 10-year survival rate and the incidence of peri-implant disease of 374 titanium dental implants with a SLA surface: a prospective cohort study in 177 fully and partially edentulous patients. *Clin Oral Res* 2014, Nov 5. doi: 10.1111/clr.12499

[44] Marković A, Colić S, Sćepanović M, Mišić T, Ethinić A, Bhusal DS. A 1-Year prospective clinical and radiographic study of early-loaded bone level implants in the posterior maxilla. *Clin Implant Dent Related Res* 2014, Jan 27. doi: 10.1111/cid.12201.

[45] Quirynen M, Al-Nawas B, Meijer HJ, Razavi A, Reichert TE, Schimmel M, Storelli S, Romeo E, Roxolid Study Group. Small-diameter titanium Grade IV and titanium-zirconium implants in edentulous mandibles: three-year results from a double-blind, randomized controlled trial. *Clin Oral Implants Res* 2015; 26: 831–40.

[46] Zumstein T, Divitini N, Meredith N. A comparative restrospective follow-up of patients treated with implants either with a blasted or super hydrophilic surface with or without an adjunctive GBR procedure. *J Implant Adv Clin Dent* 2011; 3: 49–58.

[47] Serra M, Bava L, Farronato D, Iorio Siciliano S, Grande M, Guarnieri G. The impact of laser microtexturing collar designs on crestal bone level and clinical parameters under various placement and loading protocols. *Int J Oral Maxillofac Implants* 2014; 29: 354–63.

[48] Ormianer Z, Piek D, Livne S, Lavi D, Zafrir G, Palti A, Harel N. Restrospective clinical evaluation of tapered implants: 10-year follow-up of delayed and immediate placement of maxillary implants. *Implant Dent* 2012; 21: 350–6.

[49] Romanos G, Grizas E, Laukart E, Nentwig G. Effects of early moderate loading on implant stability: a retrospective investigation of 634 implants with platform switching and morse-tapered connections. *Clin Implant Dent Relat Res* 2015, Feb 24. doi: 10.1111/cid.12314

[50] Vandeweghe S, Deferrerre R, Tscakaloff A, DeBruyn HA. Wide-body implant as an alternative for sinus lift or bone grafting. *Int J Oral Maxillofac Implant* 2011; 69: 67–74.

[51] Ravald N, Dahlgren S, Teiwik A, Grondahl K. Long-term evaluation of Astra Tech and Brånemark implants in patients treated with full-arch briges: Results after 12–15 years. *Clin Oral Implants Res* 2013; 24: 1144–51.

[52] Urdaneta RA, Daher S, Leary J, Emanuel KM, Chuang SK. The survival of ultrashort locking-taper implants. *Int J Oral Maxillofac Implants* 2012; 27(3): 644–54.

[53] Albrektsson T, Wennerberg A. Oral implant surfaces: Part 2. Review focusing on clinical knowledge of different surfaces. *Int J Prosthodont* 2004; 17: 544–54.

[54] Albrektsson T, Zarb G, Worthington P, Eriksson AR. The long-term efficacy of currently used dental implants. A review and proposed criteria of success. *Int J Oral Maxillofac Implants* 1986; 1: 11–25.

[55] Roos-Janasaker J, Sennerby L, Lekholm U, Jemt T, Gröndahl K, Albrektsson T. A qualitative and quantitative method for evaluating implant success: a 5-year retrospective analysis of the Brånemark implant. *Int J Oral Maxillofac Implants* 1997; 12: 804–14.

[56] American Dental Association. *Principles of ethics and code of professional conduct, with official advisory opinions revised to January 2005*. Chicago, IL: ADA, 2005.

[57] Quirynen M, Van Assche N, Botticelli D, Berglundh T. How does the timing of implant placement to extraction affect outcome? *Int J Oral Maxillofac Implants* 2007; 22 (Suppl): 203–23.

[58] Mobelli A, Muller N, Clonea N. The epidemiology of peri-implantitis. *Clin Oral Implants Res* 2012; 23 (Suppl 6): 67–76.

[59] Ardekiar L, Oved-Peleg E, Mactei EE, Peled M. The clinical significance of sinus membrane perforation during augmentation of the maxillary sinus. *J Oral Maxillofac Surg* 2006; 64: 277–82.

[60] Schwartz-Arad D, Gerzberar Dolcu E. The prevalence of surgical complications of the sinus graft procedure and their impact on implant survival. *J Periodontol* 2004; 75: 511–16.

[61] Khoury F. Augmentation of the sinus floor with mandibular bone block and simultaneous implantation: a 6-year clinical investigation. *Int J Oral Maxillofac Implants* 1998; 14: 57–64.

[62] Proussaefs P, Lozada J, Kim J, Rohrer MD. Repair of the perforated sinus membrane with a resorbable collagen membrane: a human study. *Int J Oral Maxillofac Implants* 2004; 19: 413–20.

[63] Byrne R. *The 2,548 best things anybody ever said,* Nos 1850, 1851, 1st edn. New York: Fireside, 2003.

第2章

系统性疾病及药物治疗相关的种植并发症

Implant complications associated with systemic disorders and medications

Louis F. Rose and Brian L. Mealey

前言

近50年来，虽然牙种植已成为修复缺失牙的一种成功方式，但在医疗及牙科治疗中的应用还处于初始阶段。研究牙种植医学意义的文献出奇地少，有必要组织一下。本章试着阐述这一复杂但重要议题背后的科学内容。

我们对种植成功、种植并发症以及种植失败机制的理解都是源于记录的病历、医疗数据和临床研究。然而，正如其他科学事实一样，这些科学数据有的是相互矛盾的，有些结果是意外的（好的或坏的结果）。一些病例出乎意料地成功，而另一些病例却在临床医生尚未意识到出错时就走向失败，似乎从一开始就迈向失败，可能源于常见的系统性疾病或病史，导致很难处理。因此，我们必须根据患者的全身状况非常谨慎地选择病例，制订治疗计划，同时完善、审慎地处理好医疗的每个环节。

尽管患者的适当选择对种植成功或者种植体存留意义重大，但也不应过分强调患者的全身状况、药物治疗及患者的总体健康对种植的影响。当身体状况被妥当处理，即使是处于美观和自尊已不太重要的年龄阶段，大多数患有系统性疾病（本章将讨论的疾病）的患者仍然可以选择舒适、可靠的固定修复体，而不是那种取戴不便、舒适度差、认同度低的义齿。这也将使得这些患者获得更好的全身健康。现在我们的目标比以往任何时候都明确，那就是努力确保每个患者获得安全、成功的种植修复。

病因

心肌梗死

牙科患者在医疗状况或全身健康方面的任何变化都可能会显著影响牙种植的结果[1,2]。例如，15%的牙科患者患有心血管疾病（cardiovascular disease，CVD），其中又有58%的患者有高血压病史[3]。调查表明，在35～74岁年龄段，25%的人群有牙齿缺失，迫切需要修复治疗[4-8]。

心血管疾病有很多类型，包括各种各样的表现，如高血压、动脉粥样硬化、血管狭窄、冠状动脉疾病及充血性心力衰竭[9,10]。心血管疾病通常通过一系列机制直接影响组织的血液供应。单这一途径就可损害组织愈合过程，影响血液的供氧（图2.1）[11]。充足的氧可以增加成纤维细胞活性、胶原合成、毛细血管的生长和巨噬细胞的活性，从而预防伤口感染[11,12]。心血管疾病会影响血液流动，降低氧张力和营养供应。因此，我们可以预见这种疾病对骨结合的潜在影响。

Khadivi等[13]通过一个回顾性研究调查了患有心血管疾病患者种植治疗的情况。研究纳入246位接受种植治疗的患者，其中39位患者为心血管病组，98位无系统性疾病患者为对照组，另外109位患者患有其他系统性疾病。在该研究中，各组间的种植

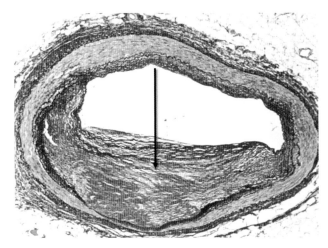

图2.1 动脉粥样硬化的冠状动脉

失败率未发现显著差异。虽然样本量较小，但其结果提示心血管疾病可能不是影响种植体骨结合的主要危险因素。

缺血性心脏病（又称冠状动脉疾病）最常表现为心绞痛或心肌梗死，在美国是猝死的主要原因[14-16]。当冠状动脉严重堵塞时就会发生心肌梗死，血栓形成和脱落使患者发生心血管意外的风险更高（图2.2）。心肌梗死表现为胸部不适和严重的胸骨下疼痛，疼痛可以向颈部、颌部或左臂放射。最大的危险是心室纤颤，大部分死亡发生在心血管意外发生后的12h内。种植治疗在此期间属于禁忌[17]。

若心脏缺血时间过长，可出现心肌坏死和功能障碍。初步治疗后再经6～12个月的治疗和愈合期，患者将进入稳定阶段（图2.3）。然而，在中间

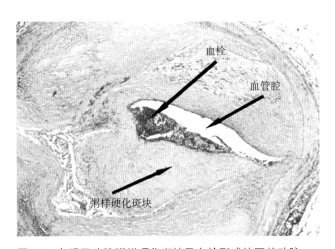

图2.2 有明显动脉粥样硬化斑块及血栓形成的冠状动脉

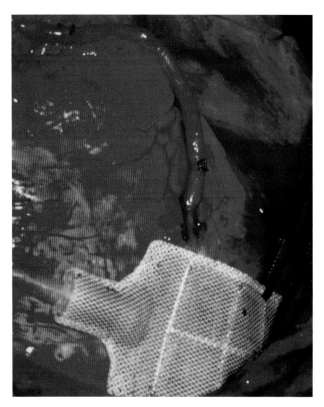

图2.3 利用冠状动脉搭桥术来治疗冠状动脉疾病

时期和初步治疗后3～6个月的阶段，应避免对心脏施加任何压力，包括外科手术造成的压力，这可能引发心脏缺血后并发症。大约75%的心肌梗死患者都会出现进一步的并发症，这些并发症通常是在发病后数小时或数天内发生[18]。在发病后第一个月功能开始恢复，其过程可能持续1年[19]。

总之，对患有活动性及未控制的系统性疾病患者来说，任何择期的牙科手术（包括种植手术）都可增加并发症发生风险，从而对患者造成损害。

谨慎地管理患者，细致地规划就诊时间，使患者的全身状况在种植手术前恢复稳定，这是牙科医生应具有的基本常识。

中风：脑血管意外

Fatahzadeh和Glick[20]的综述显示，脑血管意外的发病机制主要是脑组织血流中断以及脑组织必需的氧、糖输送受阻。大脑不能储存糖原，并且每100g脑组织每分钟需灌注60～70mL血液才能维持正常功能[21]。如果血流下降到每100g脑组织每分钟只

灌注25mL血液，将导致神经元缺血、能量缺失，出现神经系统症状，如果此类缺血持续数分钟将会造成不可逆脑组织损伤[21-23]。

根据持续的时间，中风有4种神经系统的症状表现：短暂性脑缺血发作、可逆的缺血性神经功能缺失、进展性中风及完全性中风。短暂性脑缺血发作是由短暂的、局限的脑组织缺血引起的，起病突然，时间短暂，仅造成局灶性神经功能损害，或称微中风[24]。这些神经功能损害可在数天内得到恢复。可逆的缺血性神经功能缺失是一种可恢复的神经损害，恢复期超过24h[25]。进展性中风是指已经出现与中风相关的症状，并逐渐加重[24,25]。相比之下，神经系统症状持续出现24h以上就可诊断为完全性中风[24]。

根据发病机制不同，中风可分为缺血性中风和出血性中风[24]。85%的中风是缺血性中风，是因脑血管闭塞导致脑缺血及闭塞部位远端的脑坏死，这种血管闭塞或是由动脉粥样硬化血栓块，或是由血栓脱落形成的栓子造成的[21,24,26]。

血栓脱落引起的中风可根据栓子的来源部位分为动脉性、心源性及隐源性3种亚型[24]。脑血栓的常见来源包括位于主动脉弓的颈动脉分叉处的动脉血栓、心脏疾病及血液凝固性过高的患者自发形成的血栓[24,26]。多重感染性脑血栓也可能来自细菌性心内膜炎患者心脏瓣膜上的赘生物[24,26]。诊断血栓的确切来源极富挑战性，但这对减少与中风相关的死亡至关重要[24]。隐源性中风是指来源不明的血栓导致的脑中风（图2.4）。

缺血性中风的不同亚型要在临床中完全鉴别诊断不大可能，虽然某些临床特征有助于诊断[21]。血栓原位堵塞脑血管引起的中风，其神经系统症状通常发展较慢。而发病突然、多病灶及持续时间长的神经功能缺失常常提示是脱落栓子引起的中风[24,26]。另外，早期突然发作以及容易向出血性转化的中风也常常与脱落栓子引起的中风有关。

缺血性中风综合征有3种主要类型。如果滋养

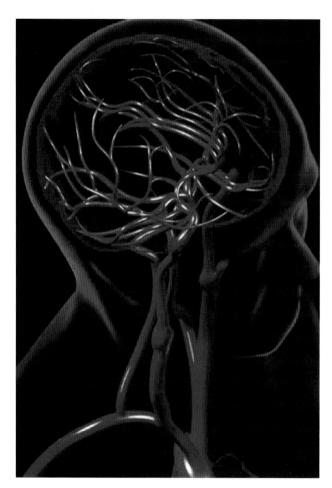

图2.4 图示脑栓塞的常见来源

大脑白质和丘脑的小动脉被阻塞将导致空洞性中风[21,24]。小中风（small-level stroke）的症状通常是短暂的，一般不会影响大脑高级功能[21]。空洞性中风的致病因素包括高龄和未控制的高血压[24]。相比而言，大血管中风通常是由颅内的主要血管血栓形成并原位堵塞导致，其临床特征是广泛的脑梗死[21]，大脑高级功能通常都会受影响，而且预后不良[21]。脑干中风是缺血性中风综合征的第三种类型，是由大脑的小血管或大血管闭塞引起的，临床表现多变[21]。

15%的中风为出血性中风[21,24]。出血性脑梗死可由脑组织移位或是溢出血液的毒性效应引起[24,27]。而2/3的出血性中风是由颅内血管出血引起，1/3是由动脉瘤破裂及蛛网膜下腔出血导致。颅内出血的致病危险因素有高血压脑病、高龄、出血性疾病、头部外伤、剧烈运动以及酒精或毒品滥用[24]。

不论病因如何，中风后列在第一位的并发症

都是脑水肿[22]。脑血管发生闭塞或出血的部位和持续时间、侧支循环的有无、血压以及体温等因素都会影响到脑梗死的最终范围[24,27]。中风的临床表现取决于脑损伤的部位和范围[24,28,29]。中风的症状及表现很多，包括各种各样的感觉运动失调，诸如偏瘫、轻偏瘫、感觉迟钝、眼运动失调、视觉缺陷、耳聋、语言障碍、记忆障碍、头疼、精神状态改变、头昏、恶心呕吐[24,28,29]。其中进展性神经损害、精神状态早期改变、突发性头疼及呕吐更为常见，而在缺血性中风时出现的典型的局灶性神经损害在出血性中风时较为少见。

中风的口腔表现主要有口腔组织的感觉丧失和单侧面瘫[24,30,31]。口腔组织结构的运动障碍表现为口腔唾液分泌障碍，没有保护性咽反射，不能清晰讲话，无法吐痰，无法重复一个颌位以达到某个功能性咬合[32]。超过50%的中风患者有吞咽困难，常常是吞咽液体比固体困难[32,33]。

吞咽困难引发的咀嚼、吞咽习惯的改变会导致营养不良、体重减轻和后续问题，如口腔修复体适合性差等[32,34,35]。口腔感觉运动功能受损可导致受影响侧食物滞留、口腔卫生不良，从而使患者更易患龋病、牙周病及口臭[32,36]。

中风后抑郁和缺乏积极性常常导致患者不能按时就诊，不能领会治疗目的，或难以遵循医生的建议。

总之，心血管疾病和中风不会直接影响牙种植的成败。但种植并发症却与全身状况复杂患者的处理直接相关。我们需要警惕患者的血压、心理压力以及与其他治疗的相互影响；需要关注华法林（香豆定）、阿司匹林、氯吡格雷和其他抗凝血或抗血栓药物（图2.5）；需要缩短患者每次的就诊时间，提高治疗效率，并让患者充分放松。为了使患者放松，可考虑使用笑气吸入镇痛或服用抗焦虑药等方法。治疗过程中需要监测患者的生命体征，确保麻醉充分，使患者无痛。种植医生预先和团队温习急救程序是明智的做法。另外，针对中风患者要留意头部摆放位置，保持气道通畅，以防止吸入物体或唾液。

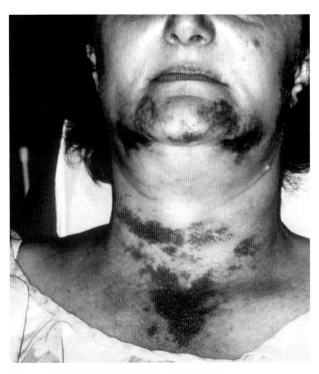

图2.5 服用华法林钠片患者的术后并发症

人工心脏瓣膜置换

心瓣膜病是指心脏瓣膜不能正常工作引发的疾病。心瓣膜病可以是先天的，也可以是后天的，通常原因不明[37]。Rees及Mealey认为，对患有心瓣膜病的患者实行牙科和种植治疗时最重要的是要预防感染性心内膜炎的发生。牙科治疗通常产生短暂的菌血症，一般很少超过15min[38]，但细菌可滞留在有病变的或受损的心脏组织上，特别是瓣膜，从而导致心内膜炎（图2.6a，b）。近期接受过牙科治疗而罹患心内膜炎的患者比例在不同文献中差异很大，从3%至40%[39-42]。

尽管心瓣膜病不会直接影响牙种植的成败，但是需要认识到感染的高风险。如果种植部位发生感染，而且抗生素不能很快控制，就必须采取适当的措施，即毫不迟疑地取出种植体，并进行相应处理。当然，患者仍然需要进行预防性的管理。首要的重点是预防菌血症的发生，可考虑术前预防性用药。另外，在术前用氯己定漱口液含漱也能起到进一步预防感染的作用。

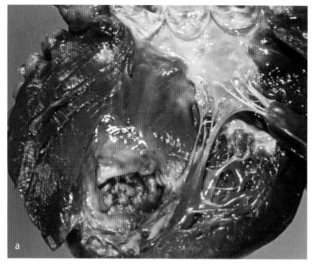

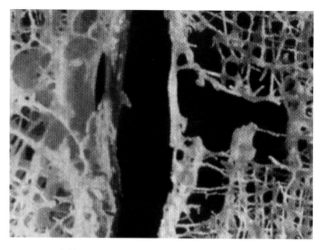

正常骨　　　　　　　　骨质疏松骨

图2.7　正常骨与骨质疏松骨之间的区别

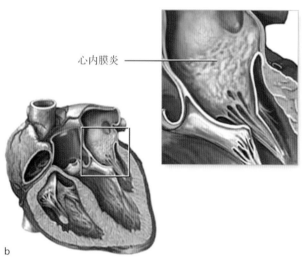

心内膜炎

图2.6　a. 有感染性心内膜炎病史患者的心瓣膜病；b. 图示感染性心内膜炎影响二尖瓣

骨质疏松症

骨质疏松症是指钙化正常的骨骼出现以骨密度减低（包括质量、体积）为特征的一种骨骼病变[43]（图2.7）。假如上下颌骨像身体其他部位的骨骼一样骨代谢受破坏，那么有理由认为骨质疏松症是牙种植的危险因素[44]。然而，骨质疏松症与颌骨质量或密度的降低是否有相关性尚有争议，因为很难评估上下颌骨密度的质量和数量是否和其他部位的骨骼类似[44,45]。

另一个关注点是，骨质疏松症时受损的骨代谢是否会影响种植体的骨结合。然而，骨重塑过程是不一致的，在不同骨之间、皮质骨与松质骨之间、

不同部位的松质骨之间均不同[45]。松质骨更易受骨代谢改变的影响，男性每年丢失0.7%的松质骨，绝经前期的女性每年丢失1.2%的松质骨[46]。绝经后松质骨密度下降大于皮质骨[47]。正因为如此，主要由松质骨构成的上颌骨比主要由皮质骨构成的下颌骨更易发生快速、严重的萎缩[48]。骨质疏松症造成的骨折通常很快愈合，这表明骨质疏松症患者的骨骼修复过程依然令人满意[49]，似乎可推断骨质疏松症患者种植体植入后的骨重塑过程与健康人群无显著差别[50]。

佩吉特氏病（Paget's disease）

畸形性骨炎或佩吉特氏病是一种成人骨骼的慢性疾病，表现为局部骨组织极度活跃，导致一种高度血管化的、软化的、增大的骨组织取代了正常的骨基质。佩吉特氏病是一种局限于骨的疾病，发病部位广泛，但不同于甲状腺功能亢进这样的全身性疾病[51]。

正常生理状态下，骨骼通过重塑来维持其结构完整。如果骨骼更新率增加，例如佩吉特氏病，新形成的骨结构就可能缺乏有序性，组织学检查显示为编织骨和板层骨杂乱无章的镶嵌结构[52]。佩吉特氏病患者虽然骨结构混乱，但新骨沉积十分迅速，其主要的细胞学异常在于破骨细胞，破骨细胞活性增加，结果是骨吸收显著增强[53]。佩吉特氏病患者

骨骼中的破骨细胞数是正常的10倍。其破骨细胞的体积也比正常大很多，一个细胞内有大约100个细胞核，而正常破骨细胞仅有3～10个细胞核[54]。

佩吉特氏病流行病学资料显示，男性发病的比例略高（男女比为3∶2）。50岁以上的人群有2%～3%的人患此病[55]。而且随着年龄增加该病发病率也相应增加[56,57]。佩吉特氏病的病因不明。Paget最先描述此病时认为是一种炎症，有感染源[58]。目前理论认为，遗传和病毒感染可能是其病因。遗传假说得到流行病学的支持[59,60]；病毒理论来源于超微结构的研究，发现细胞核和细胞质中存在包涵体[61,62]。最近，更多的研究显示包涵体与副黏液病毒相似[63,64]。

佩吉特氏病很多无临床症状，80%～90%的患者没有临床表现[65,66]。有临床症状的患者往往以骨痛为主诉，也有表现为骨折及骨畸形[67]。大约15%的患者颌骨会受影响。常见口腔并发症有错𬌗畸形、牙齿松动、牙根吸收、牙骨质增生、拔牙时出血过多、骨髓炎以及义齿适合性差[68]。上颌骨发病率高于下颌骨，比例约为2∶1。

佩吉特氏病的诊断依靠临床表现、X线检查及生化分析[69]。血清碱性磷酸酶是骨形成的生化指标，在佩吉特氏病中是反映骨更新和疾病活性的一个准确指标[52]。佩吉特氏病的X线表现在疾病不同时期各不相同。在吸收期可见透射病损（毛玻璃样），在沉积期可见不规则不透射影（絮状）[69]。治疗佩吉特氏病可选择双磷酸盐药物[70]。

骨结合牙种植治疗的发展使牙科医生能制作出具有更好固位力、稳定性和支持力的义齿。种植体的使用改善了咬合力和咀嚼效能[71,72]。

佩吉特氏病患者的种植并发症可能是双磷酸盐药物副作用的体现。相关内容将在双磷酸盐药物的章节作进一步阐述。其他系统性疾病不直接影响种植治疗的成败，而佩吉特氏病则与之不同，患此病的患者其骨密度受到影响，可能成为牙种植手术的禁忌证。

然而，临床医生无法通过牙科文献确定种植治疗能否作为佩吉特氏病患者牙科治疗的一种选择。

在实际临床中遇到佩吉特氏病患者可以灵活予以处理，这样就有可能使他们享受固定修复的好处。牙科医生可以和患者的内科医生进行会诊，在其指导下短期使用双磷酸盐药物配合治疗，在种植手术前增强骨质、增加骨密度，从而确保最大限度的成功。

精神疾病

在牙科文献中有关患精神疾病的患者进行种植治疗的建议和信息很少，而且观点不一致[73,74]。当考虑精神疾病是否是种植治疗禁忌证时，常把精神疾病的轻重程度作为界定依据，这在某种程度上毫无意义。精神疾病包含许多病种，如果治疗正确，多数可有良好预后。

有几种较为常见的精神疾病比如焦虑症、情感障碍等，因此牙科医生不可避免地会遇到患有这些精神疾病的患者，因部分缺牙或全口缺牙要求修复。然而牙科医生普遍对精神疾病缺乏了解[75]。

无论在制订的牙科治疗计划中有没有种植的内容，牙科医生都必须要有关于精神疾病的常识。尽管精神疾病不会直接增加种植并发症或失败的风险，但从长远看，患者的期望值、对治疗的理解以及对知情同意的理解与种植的成败直接相关。

阿尔茨海默病（Alzheimer's disease）

阿尔茨海默病是最常见的痴呆类型。60%失去认知功能的人是因为罹患此病[76]。它是一种不明原因的大脑退化性疾病，以记忆丧失为特征，但有相对正常的情感反应[77,78]。阿尔茨海默病的发病时间常常无法准确确定，平均发病年龄为53岁，被认为是一种进展快速的痴呆类型，表现为明显的不能进行自主运动以及智力、记忆力逐渐减退[77]。

疾病的临床进程因人而异。第一阶段表现为记忆减退、空间或时间定向障碍、没有三维观、缺乏自主行为及判断能力下降。这个阶段一般持续2～4年[79-81]。此阶段患者更喜欢熟悉的人、熟悉的地方及熟悉的事，容易不高兴，而且很少关注自己的外表和卫生。

第二阶段表现为认知功能的更快退化，部分或全部间歇性失语，无法进行有目的的活动（失用症），甚至部分或全部失去维持日常生活的活动能力[81]。

在第三阶段，患者变得异常冷漠，分不清方向，卧床不起及大小便失禁。抽搐很常见。患者总想去触摸、抓取身边的物体，将物体拿到嘴里去吮吸[79,81]。

生活环境构架、刺激和耐心是照顾痴呆患者的3个基本要素[82]。Katz[83]描述了痴呆患者需学习的6个基本日常行为，如洗澡、穿衣、如厕、交流、自制和进食。随着认知能力下降，这些行为也将丧失。护理人员照顾患者时不得不做很多日常活动，包括口腔护理。

对阿尔茨海默病患者或是其护理人员而言，看牙医都是件麻烦事[76]。尽管患者失去了认知功能，但是口腔护理的目标仍然是要保持患者的口腔健康。口腔疾病的积极预防对成功维护患者的口腔健康至关重要。

若想为阿尔茨海默病患者种植牙，需要全面了解患者的用药情况以及评估护理人员的承诺和责任。术后口腔卫生的保持、药物性口干症的治疗以及日常预防性的维护对阿尔茨海默病患者种植牙的长期成功至关重要。这些患者的所有术后家庭护理、复诊及日常口腔卫生维护都需由第三方协助完成。虽然没有理由拒绝阿尔茨海默病患者进行种植治疗，但是在治疗计划和管理策略中应当涵盖选择一个尽责的患者护理机构。

帕金森病

帕金森病是一种慢性进展性神经功能障碍，由神经退行性变（主要是黑质）引发多巴胺神经递质的缺乏所致[84-86]。帕金森病主要影响老年人，在美国目前估计有40万～60万人患病，预计到2040年有100万～300万人患病。帕金森病有3个基本症状：强直、震颤、运动迟缓，最终导致患者瘫痪。强直是肌肉张力增加所致，表现为肌肉僵硬，运动呆板、迟缓。震

颤是指在静止状态下以3～5Hz的频率颤抖。自主运动被减缓，要启动这些运动很困难或不可能。

运动功能减退也会影响颌面-咽部肌肉，引起说话障碍，尤其是咀嚼、吞咽障碍（吞咽困难）。这将不可避免地导致食物和水摄入减少，从而加剧神经系统退化。另外，帕金森病患者多表现有大量胃肠症状，例如恶心、厌食、腹部气胀、胃灼热、吞咽困难和便秘[87,88]。鉴于与该病相关的消化系统问题众多，食物合理的预加工以便于吞咽就显得特别重要。

帕金森病患者很难适应全口义齿的使用。在为帕金森病患者制订牙科治疗方案时，应和阿尔茨海默病患者进行同样的考量。然而与阿尔茨海默病患者不同的是，帕金森病患者不一定是老年患者。严重的帕金森病患者也要求像某种痴呆症患者一样管理，但很多帕金森病患者身体机能运转良好，是能干的雇佣人员。然而，帕金森病患者需要与疾病的后遗症做斗争。除了震颤和肌肉强直，帕金森病患者最主要的症状是大多数日常行动十分缓慢。如果对其不能以正常速度活动缺乏耐心时，帕金森病患者就会严重抑郁。帕金森病患者对自己的这种缺陷特别难为情，会感激那些尊重他们缺陷的人。因此，临床医生在安排帕金森病患者就诊时应当富有同情心，当他们在牙椅上时不要催促，否则患者情绪紧张常常会加剧震颤，使当天的牙科治疗计划更难完成。

帮助帕金森病患者建立维护种植体周围口腔卫生的精细技巧，建议使用为瘫痪患者专门设计的口腔卫生护理用具，并采取一些防龋的治疗措施，这些都将对患者有特别的帮助。

在本章的其他部分将阐述帕金森病患者牙种植并发症的预防以及治疗建议，从而使此类患者牙种植获得最大限度的成功。过去对帕金森病的治疗措施有限，而如今帕金森病患者有新的药物进行治疗，因此他们尽管有运动障碍但仍然生活得十分有意义。虽然自我管理是一直进行的日常活动，但他们仍然可以接受和正常人一样的牙科治疗，可以成功接受牙种植。

药物因素

皮质类固醇

皮质类固醇是一种可治疗多种系统性疾病的常见药物。长期使用这类药物可抑制患者免疫反应，使他们更易发生细菌、病毒及真菌感染。这些感染采用常规治疗很难奏效，而且服用外源性激素类药物的患者有患骨质减少、骨质疏松症的风险。临床医生检查上下颌骨时应意识到这种情况[89-92]（图2.8a，b）。

双磷酸盐

双磷酸盐这类药物的作用是通过抑制破骨细胞功能控制骨吸收。这些药物可有效治疗和预防如骨质疏松症、佩吉特氏病等疾病引起的骨骼并发症，给患者带来积极作用，因此使用非常广泛。然而最近在一部分服用此类药物的患者人群中出现了一种并发症——颌骨骨坏死（osteonecrosis of the jaws，ONJ）[93]。

现在有一类静脉注射的含有氮的双磷酸盐药物[94]，包括帕米磷酸二钠（阿可达）和唑来磷酸二钠（择泰），被用来抑制肿瘤诱导的、破骨细胞作用的骨吸收，这种骨吸收在恶性肿瘤如乳腺癌、前列腺癌、肺癌、多发性骨髓瘤、白血病及佩吉特氏病等中会导致高血钙及溶骨性转移瘤[95]。在2003年和2004年，口腔颌面外科开始发现和报道与这两种静脉注射双磷酸盐药物有关的下颌和/或上颌骨的缺血性坏死（骨坏死）[94,96-99]。

口服双磷酸盐药物被广泛用来治疗骨质疏松症及骨质减少，如阿仑磷酸盐（福善美）、依替磷酸盐（Didronel）、利塞磷酸盐（安妥良）及替鲁磷酸盐（Skelid）[100]。口服双磷酸盐药物患者并发颌骨坏死的风险远低于静脉注射的患者[97,101]。然而，因口服双磷酸盐药物的人群很大，有时牙科医生也可能遇到因服用该药并发颌骨坏死的患者（图2.9）。

如果一位患者有下面3项特征就可考虑患有与双磷酸盐药物有关的骨坏死：

- 现在或以前使用双磷酸盐药物治疗
- 在颌面部有暴露的坏死骨并持续8周以上
- 颌骨没有放射治疗史

口服双磷酸盐药物的患者拔牙后发生骨坏死的概率最新估计为0.5%。这个数据来自对194名口服双

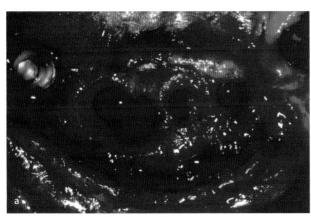

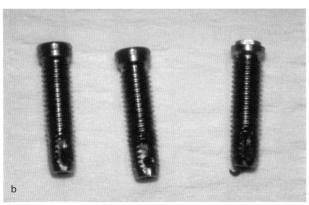

图2.8 a，b. 长期服用皮质类固醇的患者，种植体植入4个月后失败

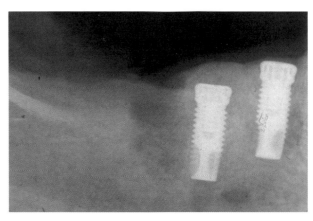

图2.9 一位有乳腺癌病史的64岁女性患者。患者曾在拔牙及种植体植入3年前接受化疗和静脉注射双磷酸盐药物。X线检查发现骨坏死

磷酸盐药物并拔除1颗以上牙齿的患者的调查，在调查人群中，只有一名患者拔牙后发生了骨坏死[102]。

使用双磷酸盐药物治疗的患者接受其他牙科治疗如牙种植、牙髓或牙周治疗发生骨坏死的风险尚不清楚。美国颌面外科协会（AAOMS）认为，使用双磷酸盐药物治疗的患者接受其他牙科治疗如牙种植、牙髓或牙周治疗发生骨坏死的风险与拔牙相当[103]。

尚需进行更多的研究准确评估骨坏死在人群中的发病率，并评估与长期使用双磷酸盐药物治疗相关骨坏死发生的风险[104]。

抗凝药物

抗凝药物被用于治疗许多心血管疾病，包括心房颤动、缺血性心脏病、心瓣膜病、人工心脏瓣膜植入、心肌梗死、深部静脉血栓形成和肺栓塞[105]。

抗凝药物根据作用机制可分为4类：

- 血小板凝集抑制剂可以阻止血小板聚集，降低血黏度，抑制血栓形成。药物包括阿司匹林，噻吩吡啶类药物如氯吡格雷（波立维），阿司匹林/双嘧达莫（脑康平），噻氯比啶（抵克力得），普拉格雷（商品名：Effient），己酮可可碱（巡能泰），替格瑞洛（倍林达），双嘧达莫（潘生丁）和西洛他唑（培达）
- 抗维生素K药物（华法林）可以抑制维生素K参与的凝血因子Ⅱ、Ⅶ、Ⅺ、Ⅹ以及抗凝蛋白C和抗凝蛋白S的合成
- 口服直接凝血酶抑制剂如达比加群酯（泰毕全），通过抑制纤维蛋白原转化成纤维蛋白阻止血栓形成
- Xa因子抑制剂例如利伐沙班（拜利妥）和阿哌沙班（艾乐妥）阻断了Xa因子在凝血级联反应中的活性

在美国，阿司匹林因其卓越的作用及疗效仍被广泛使用。在有心血管梗死风险的成人中，低剂量

阿司匹林（81mg/d）是一种很好的预防类药品，然而它的抗血小板作用可能会增加拔牙后出血风险[106]。过去牙科医生由于害怕抗血栓形成的药物（如抗凝药物和抗血小板凝集药物）会增加治疗后出血的风险，要求患者在治疗前不要口服这些药物。但是现在多数专家认为不要常规停止或改变抗血栓治疗[107-109]。

这个建议具有临床和法律意义。临床中，对多数患者而言，停止抗血栓治疗引发的血栓形成风险远远大于出血的风险。法律上，如果一个患者基于医生的提议临时停用抗血栓药物导致停药期间发生中风，医生将会被起诉。

在关注到服用达比加群酯（泰毕全）药物的患者会发生出血后，美国食品药品监督管理局（FDA）对该药物的安全性进行了调查，最终结论为该类药物不会导致比华法林更高的出血率[110]。

尽管在牙科治疗中血栓栓塞事件发生率很低（约0.5%）[111,112]，但多数专家都支持在牙科手术中继续使用抗维生素K药物（华法林），因为不继续使用的风险远远严重于出血风险。在出血风险低或中度的牙科治疗中，华法林可以继续使用。在出血风险高的牙科治疗中，就需要仔细考量并和患者的内科主诊医生会诊商量。如果患者近期刚开始服用华法林并且用药方案仍在调整中，牙科医生也需要和患者的内科主诊医生进行会诊。

抗血栓药除了华法林，如血小板凝集抑制剂，所致出血风险较低，因此在常规牙科治疗或小的牙科手术中仍然可以继续服用。国际标准化比值（international normalized ratios，INRs）在这类治疗中没有进行检测。在病历记录中需要记录你的评估和所采取的措施[113]。

新型口服直接凝血酶抑制剂的使用给牙科治疗带来一些挑战，因为发生术后出血时缺乏直接的逆转因子。有关新型口服直接凝血酶抑制剂的应用，如Xa因子抑制剂或直接凝血酶抑制剂，尚需进行进一步的随机对照研究[114]。

抗生素

不管是临床医学还是牙科，术后使用抗生素预防感染是常见措施，虽然这种抗生素的应用经常只是凭经验[115]。对有患心内膜炎风险或有严重免疫功能缺陷的患者，已建立牙科手术前（包括种植手术）预防性使用抗生素的原则。在健康人群中，种植手术时使用抗生素与种植成败的关系很少有文献报道。然而普遍认为，应减少抗生素使用以减少耐药菌株的出现[116]。

年龄

患者年龄本身不会显著影响种植并发症发生率[117]。尽管老年患者在使用种植支持的活动义齿时有更多困难，但大部分有关种植存留及并发症的临床研究都显示有很高的成功率[118]。然而年龄肯定与系统性疾病的发病率有关，这可能会影响种植的存留率及并发症发生率。老年患者比年轻患者更常见患多个系统性疾病，特别是慢性疾病，如高血压、心血管病和骨质疏松症。例如，到了某个年龄阶段2型糖尿病的发病率就会增加[119]。因而老年人更有可能患有糖尿病，而且更有可能缺牙而需要种植治疗。

同样，风险因素对老年患者种植并发症的影响可能更明显，因为风险因素会随时间产生累积效应。例如，吸烟会增加种植并发症的风险，一个有50年烟龄的人比一个只有5年烟龄的人更有可能产生不良的临床效果。假如两个人在相同年龄开始吸烟，年长者将比年轻人累积更多风险。

随着年龄增加，激素水平的改变主要影响女性。与种植并发症特别有关的是男性和女性随着年龄的增加骨密度将随之下降。由于女性绝经后骨密度快速下降，因此老年女性比同年龄的男性更有可能患骨质减少或骨质疏松症。骨质疏松症将在本章的后面讨论。

另一个要考虑患者年龄的问题是患者服药数量和种类。总之，随着年龄增加，过多用药的发生率也会显著增加[120,121]。药物治疗无疑会导致种植并发症发生，特别当它们与手术风险及改变伤口愈合相关时。更多内容将在本章后续讨论。例如，与年轻人相比，患有多种慢性疾病的老年患者更有可能服用药物，从而增加术中或术后出血、体位性低血压、口干症及黏膜刺激、牙龈增生和免疫抑制的风险。另外，多种药物的服用将增加与牙科用药之间相互作用的风险。

因此，影响种植并发症发生风险的不是患者年龄本身，而是随着年龄增加而增加的系统性疾病发病率、增加的风险因素累积水平以及相关疾病治疗的药物使用。

糖尿病

尽管糖尿病在全世界广泛流行，但有关糖尿病是导致种植并发症或种植失败的直接危险因素的证据很少。糖尿病与许多系统性并发症有关，包括微血管及大血管疾病、伤口愈合的改变和容易感染[122]。这些问题可能增加种植术后发生并发症的风险。另外，糖尿病是牙周病的一个主要危险因素[123]。牙种植常被用来恢复部分牙缺失患者的功能。对于这些患者，医生必须对其余留牙做全面检查，必须评估那些加剧牙周破坏的危险因素，如糖尿病。这类患者牙周炎的进一步发展，将会改变已有的种植支持式修复体的功能负荷，或有必要进一步增加种植体。

糖尿病对骨代谢有不利影响，高糖环境能降低成骨细胞分化和增殖，抑制胶原生成，增加成骨细胞凋亡[123]。1型糖尿病动物模型研究揭示，与无糖尿病动物相比，植入糖尿病动物体内的光滑表面种植体和粗糙表面种植体，骨与种植体的结合显著降低[124,125]。在糖尿病动物体内，种植体周围的松质骨体积也下降，而皮质骨相对不受影响。相反，2型糖尿病的动物模型研究显示，与无糖尿病的对照组相比，光滑表面种植体其骨结合或种植体周围的松质骨体积均无显著差异[126]。如果糖尿病对种植体骨结合有不良影响，更可能影响以松质骨为主的区域

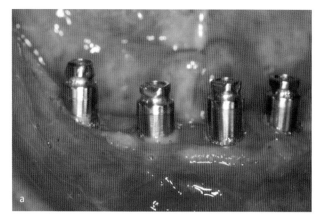

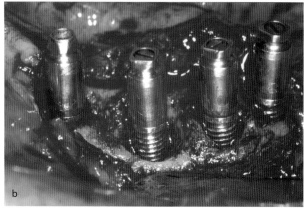

图2.10　一位患有2型糖尿病的无牙颌患者，下颌植入4颗种植体以支持下半口可摘义齿。患者血糖控制一般，糖化血红蛋白在8.5%～9.3%的范围。a. 下前牙区的4个光滑面种植体；种植体周围探诊溢脓，并有6～7mm的探诊深度。b. 翻瓣后发现种植体周围有3～7个螺纹的骨破坏（图片由Chol Chong医生提供）

如上颌骨的种植体，而不是皮质骨丰富的区域如下颌前牙区的种植体。有趣的是，当在糖尿病动物模型使用胰岛素良好控制血糖后，与未控制血糖的糖尿病动物相比，骨与种植体之间的结合显著增加，这表明血糖的良好控制是影响骨结合的一个重要因素[127,128]。

2007年对现有证据的系统性回顾显示，糖尿病可能逐渐对种植体存留产生一些小的负面影响[129]。然而，这篇综述的主要发现之一是很少有研究探讨这个重要问题。大多数人体研究局限于2型糖尿病患者，很少有研究调查不同的血糖控制水平对种植效果的影响（图2.10a，b），而且缺乏良好设计的前瞻性随机对照试验比较糖尿病患者与非糖尿病患者的种植体存留率以及成功率的差异。在一个大的前瞻性研究中，观察了糖尿病和非糖尿病患者不同

部位植入的2600多颗种植体，植入至少3年以上的种植体存留率在非糖尿病患者为93%，在糖尿病患者为92%[130]。

一篇更近期的文章对16篇检查糖尿病患者种植体存留率的研究文章进行系统性综述，发现其中的13个研究均没有充分评估血糖的控制情况[131]。纳入的研究发现种植的失败率为0～14.3%，结论为临床尚缺乏证据证明糖尿病是影响种植体存留率的主要危险因素。对糖尿病患者行种植治疗时要权衡利弊。牙齿缺失，尤其是广泛缺失或完全缺失时，会影响咀嚼功能以及饮食行为[132,133]。糖尿病患者饮食行为的不良改变会显著影响血糖的控制[134]。

预防糖尿病并发症如视网膜病变、肾病及神经病变的关键之处在于良好的血糖控制。临床一般通过测定糖化血红蛋白来评估血糖控制情况[122]。这种测试可以确定测试之前2～3个月的平均血糖水平。糖化血红蛋白正常值不超过5.7%[135]。美国糖尿病协会推荐，大多数糖尿病患者要尽量将糖化血红蛋白值控制在7%以下[135]。强有力的证据表明控制好血糖可降低糖尿病并发症发生风险[136,137]。然而，少有研究评估血糖控制好坏对糖尿病患者种植体存留或并发症发生的影响。极少有研究检测过伴有糖尿病的种植患者的血糖控制水平。一篇系统性综述对评估血糖控制好坏影响种植体存留率的3项研究进行分析，结果显示无论血糖控制良好的患者还是血糖控制不佳（糖化血红蛋白值达到10%）的患者，均很少发生种植失败[131]。例如，其中的1个研究调查了一些糖化血红蛋白水平在4.5%～13.8%范围的2型糖尿病患者，所有的种植体术后都有成功的骨结合并负重至少1年[138]。然而这个研究中仅有3个患者的糖化血红蛋白值超过10%，而且仅评估了短期存留率，尚需要进一步研究评估血糖控制差（糖化血红蛋白值>10%）的患者种植体植入后的情况。如果研究的证据仍然显示血糖控制的好坏仅对种植体的长期存留有微弱影响，临床医生就需要调整长期持有的理念，即种植治疗时需警惕糖尿病患者特别

是血糖控制不佳的糖尿病患者。临床医生必须权衡糖尿病患者种植体植入的利弊，是会给患者带来益处，改善患者的饮食行为和生活质量，还是会因不良的血糖控制增加种植失败的风险。

吸烟

毫无疑问，吸烟对组织和宿主免疫反应的危害甚大。烟草副产物如尼古丁、一氧化碳及氰化氢能通过减少成纤维细胞及其他修复细胞的增殖、收缩血管减少组织灌注及增加血小板黏附等机制改变伤口愈合[139]。氰化氢能抑制氧化代谢，同时一氧化碳通过与血红蛋白竞争结合抑制组织氧合。吸烟促进某些炎症因子的产生，如白细胞介素-1及肿瘤坏死因子-α，并对体液免疫反应产生不利影响。吸烟也能损害分泌性免疫功能，因此不利于上颌窦愈合。吸烟降低成骨细胞的活性，导致骨密度降低，延缓术后骨愈合。

尽管吸烟存在这些有害影响，会妨碍种植术后愈合，但吸烟对种植体存留率及并发症发生率的影响如何呢？很多研究调查了吸烟对牙种植的影响，不幸的是，多数研究未清晰描述吸烟程度，如吸烟量或吸烟时间[129]。大量研究报道，与非吸烟者相比，吸烟者的种植失败率显著增加。普遍报道的吸烟者的种植失败率比非吸烟者高2~2.5倍[129,140,141]。在一些研究中，吸烟对上颌种植体的不利影响要大于下颌，可能因为下颌骨的骨密度普遍更高。另外，种植体表面也会对吸烟者的种植效果产生重要影响。

系统性回顾能向临床医生提供最高水平的证据，过去几年发表了几篇有关吸烟与种植的系统性综述[129,142,143]。这些研究汇总了数千颗种植牙的数据并得出结论，吸烟者的种植失败率几乎是非吸烟者的2倍。例如，在一篇系统性综述中吸烟者的种植体存留率是89.7%，而非吸烟者的是93.3%[129]。换句话说，吸烟者的种植体失败率是10.3%，而非吸烟者的是6.7%。

在解释这些有关吸烟的研究结果时，需考虑几

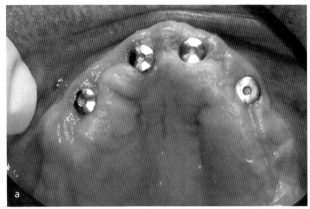

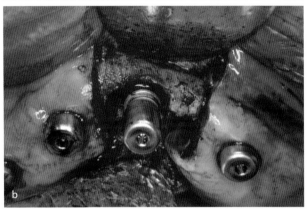

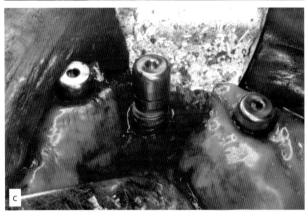

图2.11 吸烟患者上颌骨种植牙初期骨结合不良：63岁无牙颌男性患者，上颌植入4颗种植体以支持上半口可摘义齿，患者每年吸烟超过50包。a. 上颌种植术后6个月临床口内照。b. 翻瓣后发现中间的种植体酸蚀微粗表面周围的牙槽骨被吸收；其他的种植体骨结合较好，骨水平与种植平台的顶部一致。c. 种植体腭侧骨吸收更严重（图片由K. Connor医生提供）

个主要因素。第一，吸烟对种植的影响可能因种植部位不同而改变（图2.11a~c）。一个超过2500颗种植体的大型研究评估种植体植入至少3年后的情况，结果显示吸烟者上颌骨种植失败率是10.9%，而非吸烟者是6.4%，相差4.5%[141]。相反，吸烟者

下颌骨种植失败率是6.9%，而非吸烟者是5.6%，仅相差1.3%。该研究表明，吸烟对上颌骨种植的影响大于下颌骨种植。该观点被另一个大的系统性回顾所证实。研究发现，吸烟者上颌骨的种植失败率与非吸烟者相比，显著增加了2倍，但在下颌骨两者间的种植失败率无显著差异[142]。还有一个系统性综述评估了所有位置的种植体，发现吸烟者的种植体存留率与非吸烟者有2.0%的差距，但如果只考虑上颌骨的种植体，两者间的种植失败率差距是7.4%[129]。

对吸烟者而言另一个需要考虑的种植部位是行骨增量的上颌窦或牙槽嵴区域。大多数研究显示，在骨增量位置种植牙的存留率与未行骨增量手术的位置相似[144-146]。然而，吸烟可能会改变这一结果。一个大的系统性综述认为，吸烟对上颌窦或牙槽骨嵴骨增量术后种植牙的存留有显著不良影响。吸烟者与非吸烟者相比，种植失败的风险增加2.1倍。然而，当种植牙植入骨增量区域时，吸烟者的失败风险比非吸烟者高3.6倍[143]。因此，临床医生应当预见到在吸烟者的骨增量部位种植牙可能有更高的失败率，应当劝告患者戒烟。

很多种植研究数据中含有光滑面种植体的数据，因为研究开始于光滑面种植体广泛应用的时候。吸烟对光滑面种植体的不利影响要远远大于对粗糙面种植体的影响。例如一个系统性回顾评估了所有表面类型种植体的失败率，发现吸烟者的种植失败率较非吸烟者增加了2.25倍，统计学分析有显著差异[143]。然而，当仅评估粗糙面种植体时，吸烟者与非吸烟者之间种植体存留率无显著差异。在另一个有关双酸蚀粗糙面种植体的Meta分析中，吸烟者种植体3年累计存留率是98.7%，几乎和非吸烟者98.4%的存留率一样[147]。对表面酸蚀喷砂种植体的一个大型研究显示，吸烟者与非吸烟者的短期种植体存留率都是98%[148]。这些结果导致很多研究小组认为，粗糙面或微粗糙面种植体可能会减轻吸烟对种植体长期效果的不良影响。

种植失败并不是临床医生唯一关心的问题。种植并发症也会发生，如种植体周围炎、软组织炎症及牙槽骨丧失。许多相关研究显示，吸烟会增加种植并发症的发生率。一篇系统性综述分析了13个检测种植体周围骨高度变化的研究，其中有11个研究发现吸烟者的骨丧失显著高于非吸烟者[143]。同时也发现，吸烟的不利影响可能因使用粗糙面种植体而减少。这些研究中多数发现吸烟者发生种植体周围黏膜炎、更深的种植体周围探诊深度、出血及溢脓的比率更高。即使在一些未发现吸烟者与非吸烟者之间种植体存留率有差异的研究中，仍然发现吸烟者的软组织并发症发生率更高[149]。如果把"成功"界定为未出现这些并发症，研究显示吸烟者的种植成功率显著低于非吸烟者。例如，一个系统性综述发现，非吸烟者的种植成功率是91.0%，而吸烟者仅是77.0%[129]。

吸烟除了对种植并发症的发生率有不利影响，还对种植患者口腔余留牙的牙周健康有不利影响。40余年的研究支持这一观点，吸烟者的牙周健康状况总体差于非吸烟者，吸烟者患进展性牙周炎的风险更大，吸烟者失牙的风险更大，而且吸烟者对牙周治疗的反应也差于非吸烟者[139]。因此，吸烟者发生牙周破坏的风险显著增加，从而导致牙齿进一步缺失，并改变口内种植支持式修复体的功能。另外，继续失牙的吸烟患者会进一步寻求种植治疗，这使得种植失败或并发症发生的风险更大。

免疫缺陷

免疫缺陷能影响患者抗感染能力，并能改变损伤或手术后的伤口愈合。感染人免疫缺陷病毒（human immunodeficiency virus，HIV）将导致人免疫功能的重大改变。随着疾病进展，患者可能出现获得性免疫缺陷综合征的相关临床症状，其中就有口腔病变和感染。尽管过去20年治疗的进步从根本上改变了HIV患者的生存率，但该病仍是世界范围内导致死亡的主要原因[150]。在美国和其他发达国家，高活性抗逆转录病毒疗法（highly active antiretroviral therapy，HAART）的使用降低了HIV患者的死亡率。HAART让很多HIV感染者活得更长，过着相对没有药物副作用的丰富生活。这意味着牙医有可能接诊到感染HIV的患者，他们要求通过种植牙或种植支持式的修复体来修复缺失牙。

除了几个病例报告或病例系列研究外，几乎没有关于HIV感染者种植治疗效果的报道，而所有病例报告都是在HAART作为常规治疗后才发表的[151-153]。这些病例报告显示，使用了HAART的HIV阳性患者，其种植体存留率和健康者相似。另外，这些病例的种植术后并发症发生率较低，类似于健康人群。这表明HIV感染本身不是种植失败或种植并发症的主要病因。然而，每个HIV感染者都必须被个体化评估，因为并发症的存在，如肝炎或其他的病毒感染、血液恶液质（blood dyscrasias）、机会性感染和某种肿瘤，都可能是种植治疗的禁忌证。

除了HIV，其他免疫性疾病也能影响种植治疗。许多自身免疫性疾病可影响口腔健康及手术风险。例如，舍格伦综合征可导致严重的口干症、猛性龋和拔牙。干燥的黏膜表面容易被组织支持式义齿刺激，这可能促使舍格伦综合征患者寻求种植修复。舍格伦综合征并非种植治疗的禁忌证，已有成功种植治疗的报道[154]。其他自身免疫性疾病患者也有成功进行种植治疗的报道，如硬皮病。自身免疫性疾病患者手术治疗风险增加，因此手术治疗计划应有所改变。例如，系统性红斑狼疮可能有多器官损害，可因心瓣膜损害增加细菌性心内膜炎的风险。对这些自身免疫性疾病患者治疗前需要咨询内科医生。

全身用激素经常被用于治疗自身免疫性疾病，抑制免疫反应。长期使用激素会诱发骨质疏松症，这应当在种植治疗权衡利弊时予以考虑（见骨质疏松症部分）。全身用激素也会导致继发性糖尿病，从而影响种植治疗（见糖尿病部分）。免疫抑制治疗常见于器官移植、骨髓移植及肿瘤治疗中。几乎没有可用的证据用于确定免疫抑制对种植成功、失败或并发症发生有何影响。有关肿瘤治疗的影响将在下面的节段讨论。

肿瘤治疗

头颈部肿瘤患者经常需要接受化疗、放疗或两者协同治疗。这些治疗严重影响了宿主的防御功能、造血功能。显然，正在进行化疗或放疗的患者不适合牙种植。

一般而言，接受头颈部肿瘤切除性治疗的患者，其种植牙或种植支持式修复体的长期存留率要低于未接受过肿瘤治疗的患者[155]。然而，重要的是要区分接受过手术切除的患者、化疗患者、放疗患者，或者是接受了综合治疗的患者。很少有研究去调查化疗对种植成功及存留率的影响。现有资料显示，种植前的化疗史或在种植体成功骨结合及完成修复后接受化疗对种植体的存留无不利影响[156]。

有关放疗对种植影响的研究远比化疗要多。放疗有许多影响种植失败或并发症发生风险的因素[157]。针对颌面部不同区域放疗的剂量不同。一些区域可能要接受很高剂量的治疗，而相邻区域接受较少的直接放疗。高剂量放疗会明显降低骨的血管形成，并且在放疗后很久仍将继续。很多口腔肿瘤患者需要手术切除软硬组织，致使余留骨有限，大大减少了血管形成，使得很难在该区域将种植体植入合适的位置进行修复。之后一些患者需要骨移植重建，术后可能缺乏良好的血管形成。所有这些因素都会增加种植失败以及并发症发生率。

证据显示，在被照射过的骨区域种植体存留率显著降低[158,159]。一个系统性综述观察了10 000多颗种植体，其中14%的种植体被植入射线照射过的骨区域，结果发现在射线照射过的骨区域种植体存留率为46%～98%。与未被照射过的骨相比，在射线照射过的骨区域种植失败的风险增加了2.75倍。上颌骨更容易发生种植失败，在射线照射过的上颌骨种植失败率比下颌骨增加了6倍[158]。另一个系统性综述也显示射线照射过的上颌骨种植失败率（17.4%）高于射线照射过的下颌骨（4.4%）[159]。种植前接受过放疗的患者与在种植体成功植入和骨结合后接受放疗的患者比较，未发现两者的种植体失败率有显著性差异。关于总放射剂量，当放射剂量低于45Gy，其种植失败率相对较低，但会随着剂量的增加而增加。当放射剂量高于45Gy，其种植失败率不会随着剂量增加而增加：放射剂量为46～55Gy时，种植失败率是5.4%，在56～66Gy时种植失败率是5.2%，在61Gy以上时种植失败率是5.1%[159]。

有趣的是，2007年之前发表的文章显示在射线照射过的骨区域种植失败率要高于2007年之后发表的数据，前者主要研究的是光滑表面种植体，而后者主要研究的是微粗糙表面种植体[160]。在一个Meta分析中，早期研究显示，与未被照射过的骨相比，射线照射过的骨种植体失败率显著增加；然而，近期研究则未发现二者之间的种植体失败率有统计学差异[160]。这表明新设计和新表面处理的种植体减少了放射线照射对种植存留率的不利影响。

放疗后行种植治疗，研究发现与放疗后短时间内进行种植体植入相比，放疗后很长时间才行种植体植入者其种植失败率更高。对肿瘤放疗患者的研究中，当种植体植入是在放疗后15年以上才进行的，其存留率显著下降。如果种植体植入是在放疗后8年内进行，其存留率最高。很多放疗患者也接受了肿瘤切除及随后的骨移植。Meta分析认为，放疗患者未行骨增量部位种植体存留率显著高于行骨增量的部位[160]。因此，临床医生可以预期在接受手术切除、重建性骨移植以及放疗的肿瘤患者中，种植失败率更高。

放疗的主要破坏性口腔并发症之一是放射性骨坏死（osteoradionecrosis，ORN），一个晚期的放射性组织损伤。高压氧治疗已被广泛用于ORN的预防和治疗。高压氧治疗通过促进血管再生增加组织血供及氧张力。随着放疗患者种牙变得更普及，高压氧治疗已被尝试用来改善种植存留率和降低种植并发症，包括ORN。有些研究结果表明高压氧治疗可改善种植存留率[161]，而另一些研究无相似发现[162]。一篇综述性回顾显示，此相关问题缺乏高质量研究[163]。不幸的是，仅有一个随机对照试验直接与未接受高压氧治疗的对照组进行比较，研究了高压氧对种植体存留的影响。所有的种植体都位于下颌前部，在13位接受了高压氧治疗的患者中有5位患者至少有一颗种植牙失败，而13位未接受高压氧治疗的患者中有2位患者至少有一颗种植牙失败。总之，从种植失败的数量来看，两组间无显著差异。因此在推荐将高压氧治疗放入临床治疗方案中前，尚需更多的研究探讨高压氧治疗对种植效果的影响。

预防

心肌梗死

若要为心肌梗死幸存者做可择期的牙科手术，以前的指导意见是等待6个月以期病情稳定后再进行[164]。而最近多数研究认为[165]，心肌梗死发作后的患者如果医学上确认没有继续缺血的危险，可早至发作后6周行牙科手术，当然要遵循常规的程序，这些程序包括内科医生会诊、知情同意以及对患者评估。

术前用硝酸类药物、给氧、良好的局麻、缓解压力、围手术期镇痛和患者血压、心率监测等都是常规治疗程序的内容[165]。另外，清醒镇静术的使用也有利于保持患者舒适和放松。Niwa等[164]和Findler等[14]认为，关键问题是疼痛控制和压力管理。

牙科医生必须警惕所有的抗凝或溶栓治疗，并且要理解期望种植治疗并非是必须中断抗凝治疗的充分理由[19]。

中风：脑血管意外

目前尚无针对中风患者的一个标准的、循证的牙科操作规范，当前的建议主要是根据医学文献推论而来。当接受治疗的患者有中风风险或在中风发作后，需要考虑的主要问题包括风险因素的评估、止血、药物的作用及相互作用、牙科治疗带来的压力、牙科医护人员善解人意的工作方式以及个性化的牙科治疗方案。

一些学者推荐谨慎的方案，对中风发作6个月内

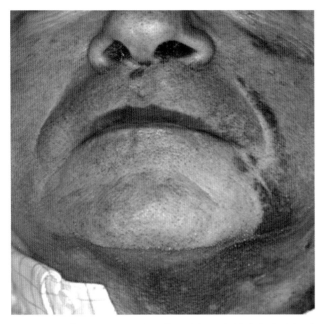

图2.12　一位服用阿司匹林及抗血小板药物的患者发生与过量出血相关的并发症

的患者和正经历短暂性脑缺血发作或可逆性缺血性神经功能缺失的患者，应推迟可择期的牙科治疗[36]。

单个或多种抗血小板药的应用或低分子量肝素皮下给药通常对牙科临床影响甚微，几乎不需要改变牙科治疗计划[166,167]。然而，对口服抗凝药物的患者术前应当进行止血的评估。中断抗凝及亚剂量的治疗所带来的血栓栓塞性疾病的风险，经常是远远大于简单口腔手术术后不出血带来的益处[168,169]。局部措施如无创伤外科技术、加压、使用明胶海绵、缝合、电灼术以及局部止血药物等经常足以控制过量出血[105]，并且当国际标准化比值低于3.5时，一般不需减少抗凝药物的剂量或中断抗凝治疗。然而，对于复杂的口腔手术，如果国际标准化比值高于3.5或患者静脉注射肝素就应当咨询内科医生。

阿司匹林和其他非甾体类抗炎药可能会增加口服抗凝药患者术后出血（图2.12）。含对乙酰氨基酚的药物、环氧合酶-2抑制剂、阿片类药物及有关止痛药都是合适的替代药[170,171]。同时需要关注口腔用药和口服抗凝药之间可能的相互作用。例如，甲硝唑、红霉素及四环素可以通过抑制华法林钠片的代谢和减少凝血酶原活性增加国际标准化比值[172-175]。这些相互作用要求临床医生要避免甲硝唑或红霉素与口服抗凝药同时使用，并且当患者同时服用华法林钠片和四环素时要密切监测国际标准化比值[172]。

要缓解患者牙科治疗尤其是侵入性手术治疗如种植治疗前及治疗期间的紧张，可借助笑气吸入镇静、术前口服抗焦虑药、深度麻醉以及缩短就诊时间来实现[176]。术前和术中应当监测和记录患者的生命体征。另外，橡皮障的使用、有效的吸唾、舒适的头位有助于缓解患者对窒息的恐惧，并减少吸入风险[32]。尽管多数中风患者在门诊就可以进行治疗，但有些患者可能需要在手术室气管插管以维持呼吸道通畅。

人工心脏瓣膜置换

由口腔微生物引发的感染性心内膜炎，多数不是牙科治疗所致，而是由口腔疾病、咀嚼及口腔卫生维护造成[39]。Guntheroth[41]发现拔牙可诱导40%的患者出现菌血症，而正常咀嚼、刷牙可分别诱导38%、25%的患者出现菌血症[41]。他认为，在1个月内日常咀嚼、刷牙造成的菌血症暴露时间是牙科治疗、拔牙或牙种植的1000倍。因此仅仅对有发生感染性心内膜炎风险的患者才需预防性地使用抗生素。除了这些疾病，对任何其他先天性心脏病不再推荐预防性地使用抗生素[177]。

根据美国心脏病协会的意见[177]，有下列情况的患者具有发生感染性心内膜炎的风险，并推荐预防性使用抗生素：

- 人工心脏瓣膜
- 有感染性心内膜炎病史
- 有严重的先天性心脏病，如：
  - 未修补或未完全修补的发绀型先天性心脏病，包括那些采用姑息性分流手术的患者
  - 已采用假体材料或装置完全修补的先天性心脏病，不论是手术放置还是导管介入
  - 心脏手术后的最初6个月
  - 任何进行过修补的先天性心脏病，在人工修补

或人工植入装置的部位或邻近部位仍余留缺损
• 心脏移植后心脏瓣膜出现了问题

慎重的做法是在施行牙种植手术前先咨询心脏病患者的内科医生。由于这些患者可能执行了多个疗程的抗生素治疗，因此产生耐药菌的风险也会增加。为了预防感染，应当尽可能在一次就诊中完成多项牙科治疗。两次就诊间隔至少要有7天，或是为1周内的复诊选择其他的抗生素治疗[39]。作为全身抗生素预防治疗的局部辅助，推荐在牙科治疗前使用氯己定漱口液含漱。

骨质疏松症

在进行种植手术前应了解患者最新的系统病史。应仔细评估有代谢性骨疾病风险的患者，评估其营养状况，并且应当首先处理任何系统性问题[178]。术后推荐补充维生素D（400~800IU/d）和钙（1500mg/d）的生理剂量[178]。应保证术前、术后饮食平衡，而且最好停止吸烟，因为吸烟是骨质疏松症[179]及种植失败的重要危险因素[140]。

在骨量不足的病例，种植术前或术中应行骨增量手术[180]。另外，粭力应当合理地分布整个牙列，避免种植牙负荷过重，从而造成种植体脱落（图2.13a，b）。在种植体修复前的愈合过程应当延长2个月：即上颌种植体愈合期从6个月延长至8个月，下颌从4个月延长至6个月[181,182]。

骨的佩吉特氏病

种植体植入后，通过骨结合牢固地固定在骨内[183]。如果骨密度低，获得骨结合的可能性就降低[184]。骨的佩吉特氏病会导致骨密度变低，因此被认为是种植的相对禁忌证。虽然Robert等[48]描述该病是牙种植的一个潜在危险因素，但在MEDLINE数据库中用"骨结合"与"佩吉特氏病"搜索牙科文献，没有发现相关的临床报告。

如果种植患者已被明确诊断为患佩吉特氏病，

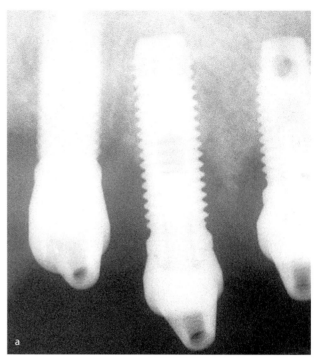

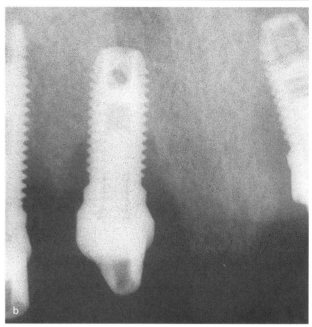

图2.13 a，b. 严重骨质疏松症的患者行临时修复3个月后的X线片

而且患者的血清碱性磷酸酶浓度至少比正常值高3~4倍，那么种植术前可考虑给予适当的口服双磷酸盐药物治疗。一般认为这种药物可改善种植区的骨质量，减少该区过多血管的形成。因为这个口服双磷酸盐疗程相对较短，所以诱发颌骨坏死的风险较小。颌骨坏死多见于某些癌症或骨质疏松症患者采用静脉注射双磷酸盐药物治疗时[97,185,186]。这种有

限的口服双磷酸盐治疗必须咨询患者的内科医生。

精神疾病

目前，即使是严重的精神疾病患者也能对种植治疗反应良好，因此精神疾病本身不是种植治疗的禁忌证。然而，没有精神科医生的意见，牙科医生不能决定一个精神病患者是否适合接受种植治疗，以避免不公平的歧视。显然有些精神病患者是牙种植治疗的禁忌。患者有必要充分理解医生提议的种植治疗，包括种植后需要维护治疗，不能有不切实际的期望。因此缺乏理解力或精神病活动期的患者不适合接受种植治疗。如果牙科医生对种植的合适性有疑问，则有必要听取精神科医生的意见，尽管很多医生包括精神科医生，并不十分了解牙种植治疗的本质。牙科医生必须保证让内科医生理解种植治疗所有内容，包括从手术到良好口腔卫生及其维护的必要性。牙科医生与临床心理医生及精神科医生保持密切的联系，可产生更有效的治疗效果，减少远期并发症发生率[187,188]。

阿尔茨海默病

对处于阿尔茨海默病早期阶段的患者施行复杂的口腔修复治疗，包括牙种植，有更大的成功机会。随着患者认知能力的下降，其适应修复体的能力以及配合牙科治疗的能力也下降。恢复了口腔健康功能，还需要保持。需要采取积极的预防措施以

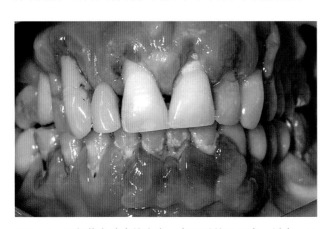

图2.14 阿尔茨海默病的患者，有严重的牙周病、龋病、口干症及不良口腔卫生。阿尔茨海默病的后期发生种植并发症的可能性更大

确保维持口腔健康。年龄、不良口腔卫生以及高碳水化合物饮食被认为是口腔疾病的危险因素[76]。

阿尔茨海默病患者可能有额外的危险因素。药物治疗可能导致口腔干燥，从而增加个人患龋病或牙周病的风险，并可能影响说话、咀嚼、吞咽及味觉功能[189]（图2.14）。

阿尔茨海默病患者的牙科评估通常从询问病史开始，可以从其护理人员及内科医生处获得病史。这些患者除了痴呆症外，可能还有各种各样的内科疾病。特别要关注的是他们的药物治疗史，这不仅补充病史，而且有助于评估患者全身疾病的发展程度[76]。

积极预防可避免在患者疾病发展到不能配合治疗时才进行复杂的修复治疗[76]。

帕金森病

全口缺牙的帕金森病患者也渴望获得种植覆盖义齿修复。采用一段式种植体可把手术治疗的影响降至最小[190]，并具有长期修复稳定性[191]。

由于帕金森病患者运动系统功能障碍，在静止及运动状态下稳定修复体的肌力平衡大大减弱[87]。理想的可摘义齿稳定性是靠口颌肌群的协调和拮抗获得的，该作用受限时，就很难保证修复体的稳定性，尤其在下颌。因此，对帕金森病患者很难进行可摘义齿修复。

对于患有帕金森病的无牙颌患者，无论在客观上还是主观上，种植覆盖义齿都可显著改善患者状况，可见患者咀嚼功能明显改善，体重有所增加，作为预消化改善的指标之一血糖指数明显改善。在覆盖义齿与种植体的连接固位处采用弹性套筒系统，患者就能方便地使用和维护义齿及种植体。这种治疗模式也有益于有运动功能障碍的其他患者[192]。

药物因素

皮质类固醇

Scully等[193]认为没有证据显示皮质类固醇治疗是骨内种植体禁忌证。但要充分认识到全身用皮质

类固醇会抑制下丘脑-垂体-肾上腺轴，推荐的标准方案是手术时需要额外补充糖皮质激素[193,194]。虽然对每天少于10mg泼尼松龙治疗的患者是否需行糖皮质激素替代疗法有质疑[195]，而且有研究显示未补充糖皮质激素的患者进行牙龈手术后亦没什么明显问题[196]，但药物控制机构还是建议行糖皮质激素替代疗法。对可能面临损伤、手术或感染等压力的患者，以及那些有发生肾上腺皮质功能不全风险的患者，应当补充糖皮质激素[197]。这包括在遭受压力前已经结束不足3周的全身系统使用皮质类固醇的患者。虽然没有证据表明全身用皮质类固醇治疗是种植禁忌证，但这类患者种植牙还是有一定风险[198]。首先应该征询临床医生的意见，虽然支持糖皮质激素替代疗法证据也不充分，但无论从法律角度还是其他方面考虑，除非有十足把握不会发生肾上腺危象，否则慎重的做法是补充糖皮质激素[193,194]。

双磷酸盐

如果患者考虑使用静脉注射双磷酸盐类药物治疗，那么在用药前需要做全面的口腔检查，而且口腔情况必须达到稳定。消除所有活动性感染至关重要。如果要保证口腔手术包括牙种植手术的成功，必须等伤口愈合后才能接受静脉注射双磷酸盐类药物治疗[199]。

接受静脉注射双磷酸盐类药物治疗的患者应该保持良好的口腔卫生和牙科护理，以预防可能需要牙科手术的口腔疾病。避免直接引起骨损伤的牙科治疗。有些肿瘤患者可能需要接受静脉注射双磷酸盐类药物多个疗程的治疗（4~12次/年），对这类患者应当避免行牙种植术[200]。

口服双磷酸盐类药物不是种植手术的禁忌证。但牙科医生必须采取谨慎态度，并且告之患者可能出现的并发症[201]。对于口服双磷酸盐类药物的患者，目前尚缺乏根据强有力的临床研究证据而提出的种植手术治疗的合理建议。当口服双磷酸盐类药物的治疗周期超过3年时，发生双磷酸盐类药物相

关颌骨坏死的风险就会增加。

美国口腔颌面外科协会针对口服双磷酸盐类药物的患者提出了如下指导意见[104]：

- 对于治疗周期少于3年，且不存在临床危险因素的患者：
  - 不需改变或推迟计划内的手术
  - 种植治疗术前的知情同意应当包括未来可能发生种植失败以及颌骨坏死的内容
  - 定期复查
- 对于治疗周期少于3年，同时口服皮质类固醇类药物的患者：
  - 应咨询内科医生
  - 在手术前3个月开始停止口服双磷酸盐类药物
  - 在骨愈合后可继续双磷酸盐类药物治疗
- 治疗期超过3年，没有接受任何皮质类固醇类药物或强的松治疗的患者：
  - 应咨询内科医生
  - 在手术前3个月开始停止口服双磷酸盐类药物
  - 在骨愈合后可继续双磷酸盐类药物治疗

抗凝药物

接受抗凝药物治疗的患者术中、术后出血，以及应对这种情况的最佳处理方案一直备受关注。口腔外科手术包括牙种植手术，是危害具有出血倾向患者的主要口腔治疗措施。为预防出血，传统的应对措施是在牙科手术前停止抗凝治疗，然而，这种做法可能会增加致命性血栓栓塞发生的风险[202]。

对接受抗凝药物治疗的患者进行口腔手术时应考虑到以下几个因素的影响：手术的程度及紧迫性，实验室检查结果，经治内科医生的意见，可用的设备，牙科医生的经验及患者的口腔、医疗和一般状况[202]。

只要有可能，有潜在不确定因素的外科手术最好安排在上午进行，允许在上班时有更多时间止血；手术也最好安排在1周开始进行，避免由于临近周末医护人员可能有所松懈而导致的意外发生。手术应使

用含1∶80 000或1∶100 000肾上腺素的2%利多卡因进行麻醉，除非患者是一名可卡因成瘾者或是心脏病患者，对于这些患者应避免使用肾上腺素[202]。

进行手术时应尽可能少地损伤骨组织及软组织。术区局部的准确测量对保护软组织以及手术区域非常重要，并可以将术后出血风险降至最低[202]。

遇到种植前拔牙困难的病例，如果必须翻起黏骨膜瓣，下颌磨牙区的舌侧组织尽量不要动，因为该区域的损伤可能会导致出血流向咽部，影响呼吸。所以下颌第三磨牙拔除从颊侧进入更安全。拔牙时尽可能少去骨，牙齿尽可能劈开拔除[203]。

细致地搔刮拔牙窝对避免术后过量出血必不可少，因为术后出血并不一定由于国际标准化比值的增加，有可能是局部感染所致。多个牙同时拔除时，术后出血不会在所有的拔牙部位发生，通常仅在单个部位出现出血，经常是在重度牙周炎患牙的部位。

Scully和Cawson都认为，在术中应该评估术后出血的可能，如果担心，就应当在拔牙窝内放置可吸收的止血药物，如氧化再生纤维素、可吸收明胶海绵、胶原（合成的或微晶的或猪的）、氰丙烯酸酯或纤维蛋白胶。纤维蛋白胶主要由纤维蛋白原和凝血酶组成，能提供快速止血、组织封闭及黏附。商业化的、病毒灭活的产品在欧洲、加拿大及日本可以获得，但重组纤维蛋白类产品似乎更受欢迎。伤口缝合可望稳定龈瓣，防止进食影响伤口。推荐使用可吸收缝线，因为菌斑滞留较少。不可吸收缝线应在术后4~7天拆除。应当用纱布压迫止血（浸泡凝血酸的纱布有助于止血），压迫10min后再评估止血情况。

接诊服用华法林或其他口服香豆素类抗凝药物的患者，应当采集完整的病史，并且牙科医生应当咨询其主诊的内科医生。外科医生在术前获得患者的国际标准化比值也是慎重之举。牙科医生有义务建议患者继续接受抗凝药物治疗，但如果患者及内科医生坚持停用抗凝药物，那么只能由内科医生停止抗凝药物的治疗，牙科医生只负责口腔治疗[168]。

表2.1　口服抗凝药物治疗与口腔手术

糖化血红蛋白HbAlc	凝血酶原时间	凝血试验	国际标准化比值
正常水平	< 1.3s	> 70%	1
可治疗范围	2 ~ 4.5s	5% ~ 20%	2.5
能做小的口腔手术的水平	< 2.5s	> 15%	< 3.5

世界卫生组织推荐，根据国际标准化比值确定的实验室数据来报告凝血酶原时间（prothrombin time，PT）比值（表2.1）。使用国际标准的凝血活酶试剂检测时，国际标准化比值就是PT比值（患者PT/对照PT）[202]。如果国际标准化比值高于3.5，同时有其他危险因素存在，患者应该住院治疗[202]。

抗生素

患者危险因素评估，病史回顾包括药物过敏史，解剖部位及状况的诊断，所建议牙科治疗的评估，都是牙种植手术使用抗生素前要做的重要步骤。

那些有患感染性心内膜炎风险的患者及做过人工髋关节或膝关节置换术的患者应术前预防性使用抗生素。术前口服用药的指南如下[39]：

- 标准的预防性治疗：羟氨苄青霉素2.0g，术前1h服用
- 如对青霉素过敏：克林霉素600mg，术前1h服用，也可选用头孢氨苄2.0g或阿奇霉素500mg或克拉霉素500mg

最近，美国牙科协会科学事务委员会对有人工关节置换的患者做出如下建议：

一般而言，对有人工关节置换的患者，不建议种植术前预防性使用抗生素以防止人工关节的感染。医生和患者都应当考虑到可能发生的情况，既要意识到未预防性使用抗生素就进行牙科治疗会存在医疗风险，同时也要了解频繁或广泛使用抗生素的风险。作为循证治疗的一部分，这个临床建议实施时应当结合医生的专业判断、患者的需要和意愿[204]。

糖尿病

糖尿病患者手术治疗的两个基本原则是：（1）全面了解患者的病史、目前的治疗方案及长期血糖控制水平；（2）如果患者糖尿病控制不佳，则尽量减少手术治疗。

糖尿病患者的治疗在过去10~15年里有了显著变化[122]。Landmark在20世纪90年代的研究表明，通过饮食、锻炼及药物治疗加强血糖控制可减少糖尿病患者的视网膜病变、肾脏病变以及神经病变等并发症发生的风险[136,137]。他认为，强化治疗方案能减少失明、截肢及肾衰的发生，并极大地改变糖尿病护理的基础。以恰当的方式劝告和教育患者，要将血糖尽可能降到正常水平，从而预防糖尿病并发症的发生或降低已存在并发症的发展速度。

在当今的口腔诊所，见到的1型糖尿病患者很少是一天仅注射一次或两次胰岛素，这是之前常用的治疗模式，取而代之的是一天多次注射胰岛素，或使用皮下胰岛素输液泵。2型糖尿病患者10年前仅口服一种药物，而今天患者常常口服多种药物，甚至包括使用胰岛素。随着对各种治疗利弊的评估研究，糖尿病治疗总是不断改变。血糖的强化控制会增加严重低血糖症的风险，这可能会致命[205]。研究证据显示，2型糖尿病患者的血糖控制过低实际上增加了心血管原因所致死亡的风险[206]。

有些证据表明，良好的血糖控制可降低牙周病风险及严重程度，血糖控制良好的牙周病患者对牙周治疗的反应要好于血糖控制差的患者[123]。几乎没有相关数据探讨改善血糖控制对牙种植的影响[131]。评估糖尿病患者与非糖尿病患者之间，或血糖控制良好患者与血糖控制差的患者之间种植体存留率差异的研究很难开展。因为种植体存留率总体都高，尤其是粗糙面种植体，所以要在一组高存留率与一组相对高存留率之间得出显著差异需要很大样本量。这些研究花费昂贵，需要长期的纵向评估才有重要临床意义。目前很明确，单纯糖尿病不是牙种

表2.2 糖化血红蛋白水平（HbAlc）和近似相应的平均血糖水平

糖化血红蛋白值（%）	估算的平均血糖（mg/dL）
6	126
7	154
8	183
9	10
10	240
11	269
12	298
13	326
14	355

植禁忌证[131]。但是需要个体化评估每位患者，对血糖控制差的患者需要咨询其内科医生。糖尿病患者种植手术知情同意书应当描述治疗的潜在风险和益处，明确说明治疗可能带来的不良后果。

大部分专家认为，血糖控制良好的糖尿病患者，其口腔手术（包括牙周手术及牙种植手术）出现并发症的风险与非糖尿病患者类似[123,131,207]。如果血糖控制不好，可能增加围手术期并发症风险，如伤口感染或伤口延迟愈合。为了预防这种意外事情发生，牙医可通过了解患者病史，包括了解患者过去的糖化血红蛋白值，来评估患者血糖控制的好坏[207]。作为一个说明指南，美国糖尿病协会推荐：糖尿病患者的糖化血红蛋白值在7%以下时表明血糖得到了控制[135]。如果糖化血红蛋白值在8%以上，美国糖尿病协会建议患者应当接受内科医生的治疗以改善血糖控制。糖化血红蛋白值可用来粗略估计患者过去2~3个月的平均血糖水平（表2.2），多数医疗机构使用这一估算平均血糖水平和患者沟通。

为了确定血糖控制水平，应当咨询糖尿病患者的内科医生。确定血糖控制状况的最客观方法是要求内科医生至少提供患者过去2年的糖化血红蛋白值。这就要求牙医不单是评估一个糖化血红蛋白值，而是一系列值，以确定最近血糖控制水平以及过去一段时间血糖控制的稳定性。这一咨询结果不仅可以用于评估患者术后感染或伤口愈合出现问题

的潜在可能，还可用于确定术中出现低血糖的风险（见本章后面部分）。

那些血糖控制极差的糖尿病患者出现术后并发症的风险最大。因此，糖化血红蛋白值超过10%的患者比7%的患者有更高的手术风险。理想的方法是在种植手术前建立良好的血糖控制。

尚无研究调查糖尿病患者牙种植手术中使用抗生素的意义，亦未建立治疗指南。一个糖尿病患者牙种植治疗的系统性回顾证实，不管血糖控制如何，糖尿病患者牙种植术后出现感染的风险很小；然而，血糖控制差的患者很少有种植体植入[131]。如果一位牙医在种植体植入或植入后普遍不使用抗生素，对于血糖控制良好的患者可遵循相似的治疗原则。血糖控制差的患者也许更受益于围手术期使用抗生素，但是医生应质疑此类患者手术的总体风险。因为牙种植治疗常常可以择期，在种植手术前与内科医生合作改善患者的血糖控制比术后处理伤口感染或伤口愈合问题更好。需要说明的是术后感染在任何手术、任何患者都可能发生，就如非糖尿病患者也会发生感染一样，血糖控制良好的患者也不能完全消除种植术后感染的风险。

糖尿病患者治疗的主要潜在并发症是突发性低血糖[207]。低血糖严重时会导致惊厥、昏迷，甚至死亡。当前糖尿病强化治疗方案的主要风险之一是低血糖。如1型糖尿病治疗的经典糖尿病控制和并发症试验中，使用高强度胰岛素治疗的个体发生低血糖的机会是传统胰岛素治疗的3倍[206]。在这些严重的低血糖事件中超过30%会导致惊厥或昏迷，1/3以上的患者发作前毫无预兆。

虽然其他药物也能导致低血糖，但使用胰岛素的糖尿病患者发生低血糖的风险最大。牙医必须了解糖尿病患者的所有用药，并且应当评估每种药物的低血糖症风险。胰岛素可以促进糖进入细胞，如肌肉细胞，然后转化为能量[122]。随着糖离开血液进入细胞，血糖水平下降，胰岛素活性的高峰与糖离开血液进入组织的高峰一致，因此胰岛素活性高峰与发生低血糖的最大风险具有相关性。

当今有大量的胰岛素制剂，每种制剂都有独特的药效学特征和活性峰值（表2.3）。临床牙医应知道患者使用哪种胰岛素制剂，并评估患者预约的就诊时间是否可能为胰岛素的活性高峰期。例如，如果患者看牙预约时间是上午8点钟，在7点钟早饭前注射短效胰岛素如赖脯人胰岛素或门冬胰岛素，那么在牙科就诊期间就有可能出现胰岛素活性的高峰和最低血糖水平，这就增加了在牙科诊所发生低血糖的可能。

因为很多糖尿病患者每天注射几种胰岛素制剂，所以在牙科治疗时很难避开胰岛素的活性高峰期。只要牙科治疗团队了解低血糖征象和症状，懂得正确的处理方法，这就不是问题。1型糖尿病患者很常见的胰岛素治疗方案是每餐前注射速效胰岛素（门冬胰岛素、赖脯人胰岛素或赖谷胰岛素），以及每天注射一次长效胰岛素（地特胰岛素或甘精胰岛素）。因为胰岛素促使糖进入组织，从而降低血糖水平，所以牙医要询问患者是否在就诊前如同平时一样进餐，如果没有，那么肠道吸收的碳水化合物水平可能不足以维持正常血糖水平，患者可能发生低血糖。

表2.3 各类型的胰岛素制剂

胰岛素制剂	胰岛素分类	起效时间	活性高峰	活性持续的时间
甘精胰岛素	长效	6~8h	没有活性高峰	>24h
地特胰岛素	长效	1~2h	相对平坦（最小峰值）	20~24h
低精蛋白锌胰岛素	中效	2~4h	4~10h	14~18h
普通胰岛素	短效	30~60min	2~3h	4~12h
赖脯人胰岛素、门冬胰岛素、赖谷胰岛素	速效	15min	30~90min	<5h

表2.4　糖尿病治疗的口服药物

组别	药物	低血糖风险	作用机制
磺脲类	格列本脲	高	刺激胰腺分泌胰岛素
	格列吡嗪	高	
	格列美脲	中	
氯茴苯酸类	瑞格列奈	中	刺激胰腺快速分泌胰岛素
	那格列奈	中	
双胍类	二甲双胍	低	阻碍肝脏产生葡萄糖，改善组织对胰岛素的敏感性
噻唑烷二酮类	罗格列酮	低	改善组织对胰岛素的敏感性
	匹格列酮	低	
α-葡萄糖苷酶抑制剂	阿卡波糖	低	减缓肠道碳水化合物的吸收，降低血糖餐后峰值
	米格列醇	低	
二肽基肽酶-4抑制剂	西他列汀	低	仅在餐后血糖水平上升时刺激胰腺分泌胰岛素，阻碍肝脏葡萄糖的产生
	利拉利汀	低	
	沙格列汀	低	
复合制剂	二甲双胍+格列本脲	高	如上描述的两种不同药物的联合作用；发生低血糖的风险取决于复合制剂中所使用的各种药物
	二甲双胍+格列吡嗪	高	
	二甲双胍+瑞格列奈	中	
	二甲双胍+匹格列酮	低	
	二甲双胍+西他列汀	低	
	二甲双胍+沙格列汀	低	
	格列美脲+匹格列酮	中	

这样的情况特别容易在服用短效胰岛素的患者中出现，因为这些胰岛素制剂能够快速降低血糖水平。

除了胰岛素，糖尿病患者还可以用其他几种注射用的药物。普兰林肽是一种注射用的降糖药，主要适用于使用胰岛素的1型和2型糖尿病患者。普兰林肽减缓了食物从胃进入小肠的速度，并且减少了肝糖原的合成。因为它减缓了胃排空及延迟了肠道碳水化合物的吸收，所以如果患者的胰岛素剂量没有作相应调整，普兰林肽可导致严重的低血糖。普兰林肽导致低血糖的风险很高，因此，美国食品和药物管理局给予它"黑盒警告"。

一组名为胰高血糖素样肽-1（glucagon-like peptide 1，GLP-1）激动剂的注射用药物适用于2型糖尿病患者。这些药物刺激胰腺分泌胰岛素，但仅对餐后血液中增加的糖有反应，也减缓餐后胃的排空，有助于预防血糖突然升高，并且减少肝糖原的合成。不

同的GLP-1激动剂用法各异，有些是每天注射（艾塞那肽、利拉鲁肽），有些是每周注射（每周用艾塞那肽、阿必鲁肽）。它们引起低血糖发生的概率较低，因为它们仅仅在餐后身体需要更多胰岛素时才刺激胰岛素产生。然而，GLP-1激动剂能增加与口服降糖药相关的低血糖发生风险，这些口服降糖药如磺脲类和氯茴苯酸类降糖药可直接刺激胰岛素分泌。

2型糖尿病患者常常口服降糖药来帮助血糖控制和糖代谢（表2.4）。这些药物中很多可以促进胰腺分泌胰岛素，从而增加低血糖发生风险，因为更高的胰岛素水平会导致更多的糖从血液进入组织。牙科治疗前，很重要的一点是医生要确认口服降糖药的患者已经进食。当然，也有很多口服药物导致低血糖的风险很低。牙科治疗团队必须评估所有患者的用药史，并逐一评估每个糖尿病患者就诊期间发生低血糖意外的风险[207]。

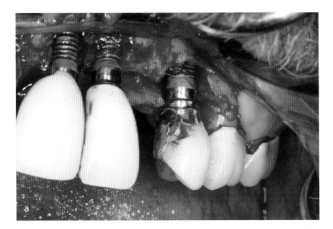

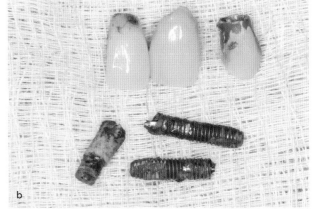

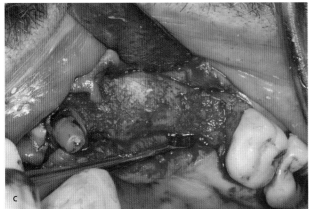

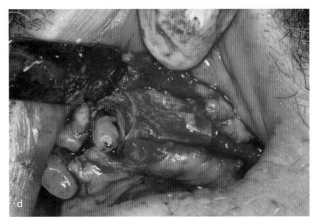

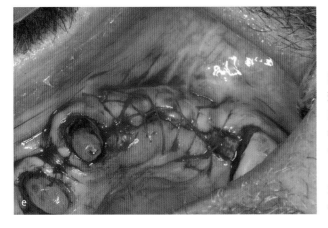

图2.15　一位吸烟患者所有种植体远期都以失败告终：45岁西班牙裔男性患者吸烟2包/天，烟龄20多年；6个上颌的种植体已植入7年。a. 上颌前牙区翻瓣显示牙槽嵴高度显著降低，种植体似乎无保留价值；b. 使用环锯取出种植体；c. 植入冻干骨颗粒恢复牙槽嵴形态；d. 可吸收的胶原膜覆盖在增量的骨嵴上；e. 关闭创口。患者不戒烟，将来种植治疗仍面临较高的并发症发生风险（图片由R. Schallhorn医生提供，圣安东尼奥，得克萨斯）

吸烟

　　预防吸烟有关的牙种植并发症的主要措施是拒绝对吸烟患者行牙种植治疗，或建议吸烟者戒烟。正如前面讨论，吸烟似乎主要对光滑面种植体、植于低密度骨内的种植体以及植在骨移植区如做了骨增量手术的上颌窦区或牙槽嵴处的种植体有负面影响。如今，光滑面种植体已很少使用，占领市场的是粗糙或微粗面种植体。因此与吸烟相关的种植体

失败的总体风险已简单地通过种植体自身的改变得以减小。

　　如果牙医计划在上颌或另一低骨密度区种牙，吸烟是评估患者个人种牙失败风险的重要考虑因素（图2.15a～e）。同样，如果计划在上颌窦区或牙槽嵴处做骨增量手术，吸烟患者种植失败的风险可能更大。尽管需要牢记吸烟可能增加低骨密度区或骨增量区的种植体失败率，然而在大多数研究中这种情况下的种植体存留率仍在80%以上，有些超过

90%。因此牙医必须权衡每个患者种植治疗的潜在风险及益处。考虑到种植治疗的潜在益处，如果吸烟患者和牙科医生能接受比正常略低的种植体存留率，种植治疗还是可以进行的。如果失败的概率太高，放弃种植选择其他修复方式可能更好。

因为牙医通常不会拒绝为大多数健康吸烟患者种牙，所以预防种植失败的另一个办法是戒烟。尽管在这个领域需要循证的实践指南，但是几乎很少有研究调查戒烟对种植效果的潜在影响。在一些最常参考的相关研究中，推荐的治疗原则是，种植体植入前1周停止吸烟直到8周以上，以利于伤口初期愈合[140]。一个前瞻性初步研究对该治疗原则进行了评估，追踪观察了78例患者共200多个种植体，结果显示遵循该治疗原则的暂停吸烟患者中种植体失败率是12%，而在继续吸烟的患者中种植失败率为38%[208]。这表明术前、术后暂停吸烟的策略对患者有益。然而应注意到这个研究仅包括光滑面种植体，因此暂停吸烟对其他特性表面种植体的影响还不知道。除了对种植效果有积极的影响，暂停吸烟还将有利于患者的全身健康及牙周健康。因此，建议戒烟可作为口腔诊所的常规治疗措施。

管理吸烟患者的关键点是获得全面、详细的知情同意书。这对任何种植患者都是如此，吸烟患者应被告之其吸烟习惯对种植效果可能有负面影响。另外，对部分缺牙患者也应讨论吸烟对余留牙的负面影响。在知情同意书中牙医要特别强调吸烟是增加种植失败风险的一个因素，无论患者是否被告知或被建议停止吸烟。

免疫缺陷

已有研究评估牙科治疗引发艾滋病患者的并发症，这些研究很多是在高效抗逆转录病毒治疗（HAART）问世前做的。331名艾滋病患者接受了1800多次门诊牙科治疗，包括根管治疗、修复治疗、牙周治疗及手术治疗，其并发症发生率仅为0.9%[209]。而在非艾滋病患者群中牙周手术的并发症发生率小于2%[210]。

研究普遍显示，艾滋病患者拔牙后并发症的发生率与非艾滋病患者类似[209,211,212]。HIV阳性患者最常见的并发症是牙槽骨炎，就如同HIV阴性患者一样。然而，也有一些研究显示HIV阳性患者有更高的拔牙后并发症发生率[213]。

大部分接受HAART治疗的HIV阳性患者的术后并发症资料主要来自骨科植入物的研究文献[151]。一些研究发现，HIV阳性患者骨科手术后发生脓毒血症的比率高于HIV阴性患者，而另一些研究则发现两组间无显著差异。在一个大型的术后结果研究中，332名HIV阳性患者和332名HIV阴性患者在年龄、性别、手术类型及手术部位等方面配对研究[214]。大约2/3的HIV阳性患者接受HAART治疗，而剩余的患者未接受此治疗。手术种类很多，包括肠切除、心胸手术、疝气修补、关节置换、乳房成形术、腹腔镜检查或剖腹术及胆囊切除术。除了HIV阳性患者组肺炎的发病率更高，两组间并发症发生率无显著差异。在HIV阳性患者中，病毒载量超过30 000copies的患者发生术后并发症的风险是病毒载量小于30 000copies患者的3倍。然而患者的CD4细胞数小于200个/mm^3并不与术后并发症发生风险增加相关。这些结果表明，携带HIV的患者术后并发症的风险与HIV阴性患者相似，病毒载量的检测可能有利于风险评估。

HAART对牙科手术并发症发生率的影响尚不清楚。大多数有关HIV阳性患者进行种植治疗的文章是病例报告。一个初步研究评估了接受HAART治疗的24例HIV阳性患者和15例非HIV患者种植治疗1年后的短期效果，HIV阳性患者CD4细胞数从100copies/mm^3至1000copies/mm^3，病毒载量从2copies/mm^3至168copies/mm^3，HAART治疗不影响骨结合，两组种植均为100%成功。两组种植后1年种植体周嵴顶骨丧失无显著差异，平均骨丧失量均接近于0.5mm[215]。

一些指导方针可用来管理接受牙种植治疗评估的HIV阳性患者：

- 确定HIV感染持续的时间
- 评估全身健康史、牙科治疗史及社会行为史：
  - 确定有无其他明显的系统性疾病，如病毒感染（肝炎，巨细胞病毒感染）、恶血质、肝脏问题、感染史
  - 记录以前的手术史
  - 评估过去的牙科治疗史（频率/持续性、预防性治疗、治疗类型）
  - 评估社会行为史（习惯、吸毒或酗酒、吸烟）
- 咨询内科医生：
  - 评估总体健康状况
  - 记录感染史和以前的手术史
  - 确定病毒载量
  - 确定CD4细胞数
  - 评估术后感染风险
  - 对手术治疗计划提出建议

　　HIV可感染全身健康的个体，也可感染有系统性疾病的个体。因此，总体健康状况的评估相当重要。牙医应重点了解患者全身病史、牙科治疗史及社会行为史，以确定是否存在任何术中、术后发生并发症的危险因素。建议牙科医生向内科医生咨询，以获得最近的CD4细胞数据及病毒载量的实验室检测数据。高病毒载量或低CD4细胞数（<200个/mm^3）可能增加种植手术后发生并发症的风险。内科医生也可就某个患者的可能影响种植手术治疗计划的任何其他系统性疾病或治疗提出意见。

　　很多牙科医生更愿意在HIV阳性患者术前、术后给予抗生素治疗。没有证据显示这种做法可以改善种植体的存留，也少有证据显示它可以降低术后并发症的发生率。然而大部分病例报告显示接受种植治疗的HIV阳性患者术前、术后都常规使用抗生素[151-153]。几个有关拔牙术后感染的研究对HIV阳性患者术后需抗生素治疗的观点提出异议，因为HIV阳性患者与阴性患者之间拔牙术后感染率是相似的[211,212]。HIV阴性患者种植术后需要抗生素治疗是有争议的；而对于HIV

阳性患者，由于研究还不够充分，尚无法得出基于足够证据的临床指南。因此牙医必须个性化评估每个患者的风险，以确定是否使用抗生素。

　　CD4细胞数是检测T辅助淋巴细胞的数量。HIV阳性患者通常检测CD4细胞数来估计患者感染风险[216]。一般而言，CD4细胞数随着艾滋病进展而降低。正常CD4细胞数为500~1500个/mm^3。感染HIV的患者如果CD4细胞数低于200个/mm^3，被认为是患有艾滋病。然而在HIV感染早期，CD4细胞数也经常下降，HAART治疗可增加CD4细胞数。病毒载量检测单位是copies/mm^3。当然没有"正常"HIV病毒载量之说。高病毒载量表明病毒正在复制，疾病进展的风险较高。5000~10 000copies/mm^{3}可认为是高病毒载量，但拷贝数也能高过100万。病毒载量在200~500copies/mm^{3}之间可认为相对较低。患者有时声称他们的病毒载量检测结果显示未检测到病毒，这并不意味着患者体内没有HIV病毒，这只说明HIV拷贝数以目前的方法无法检测到。"检测不到"的病毒载量意味着艾滋病进展风险较低。牙科医生在向患者的内科医生咨询时，应了解最近的CD4细胞数和病毒载量。病毒载量并不说明术后感染的风险，但它是评估患者目前艾滋病状况的一个指标。CD4细胞数值低时支持使用抗生素。

　　免疫抑制治疗是器官移植和一些类型肿瘤患者治疗的主要方法[19]。伤口的愈合依赖于身体启动有效的免疫和修复反应能力。免疫抑制治疗常常会减少白细胞数量，随着白细胞数量减少，感染风险增加，这包括牙种植手术后的感染。

　　白细胞的正常值为4500~10 000个/mm^3。当白细胞低于1500~3000个/mm^{3}时，患者感染的风险就增加。白细胞计数包括中性粒细胞、嗜酸粒细胞、嗜碱粒细胞、淋巴细胞及单核细胞的数量。中性粒细胞绝对计数（absolute neutrophil count，ANC）只包含中性粒细胞，通常作为评估免疫抑制患者发生感染风险的指标。正常的ANC高于1500个/mm^3，轻度中性粒细胞减少症的ANC是1000~1499个/mm^3，中

度中性粒细胞减少症的ANC是500~999个/mm³，低于500个/mm³是重度中性粒细胞减少症。

接受免疫抑制治疗的患者在施行任何手术前应咨询其内科医生，确切了解患者的ANC。ANC越低，感染的风险越大。甚至轻度的中性粒细胞减少症也能增加感染的风险，但如果患者ANC低于500个/mm³，风险就更大。因为大部分牙种植治疗是可择期的，或至少在需要时可以延期，所以ANC低于1000个/mm³的免疫抑制治疗的患者不宜实施种植手术。对于ANC位于1000~1500个/mm³的患者，手术也应当被延期直至ANC达到正常水平；然而在内科医生协助下，这类患者也可接受紧急治疗。一般而言，对于ANC低于正常范围的患者，术前、术后应使用抗生素直到伤口愈合。

肿瘤治疗

化疗能诱导免疫抑制、骨髓抑制及口腔组织的局部细胞毒性[157]。这会增加出血、感染、黏膜炎、口干症及口腔溃疡的风险。化疗常常还诱发粒细胞减少症和血小板减少症。因此如果计划行牙种植治疗，手术应延迟直到化疗的急性效应消失。

种植医生应该咨询患者的内科医生以确定患者目前的健康状况、骨髓功能以及免疫抑制状况。通过实验室检测评估患者血小板计数、造血参数及免疫功能。只有白细胞和ANC在正常范围，降低了感染风险，才能做手术。术前应与内科医生讨论患者的红细胞计数、血小板计数、血红蛋白及其他参数，以保证患者能耐受手术，并把出血风险降至最低。不久前接受过化疗的患者手术时可普遍考虑给予预防性抗生素治疗，并且要和患者的内科医生商量。

对接受头、颈部肿瘤放疗的患者，牙科医生应咨询肿瘤学家以确定放疗的确切部位及放疗总剂量。放射剂量超过45Gy与更低的种植体存留率相关[159]。如果种植区没有接受过放射治疗，其种植成功及存留率与健康人类似。如果种植区的骨之前接受过放射治疗，尤其是在肿瘤切除后行骨增量的区域，牙医和患者都必须认识到种植体存留率将降低[160]。肿瘤根治性手术范围很广，将在很大程度上削弱患者的功能，所以对于这些患者，权衡利弊的天平通常是倾向植入种植体，希望能够获得某种类型的修复体，从而恢复至少部分功能，同时要充分认识到种植失败发生的可能性。

如前所述，没有证据表明高压氧治疗对种植结果会产生有利影响，因此不支持把高压氧治疗放在放疗患者种植治疗的常规治疗措施中[163]。对于有些患者，肿瘤学家可能会推荐使用高压氧治疗，例如那些接受了很高剂量的放疗患者，或接受了广泛切除和移植的患者。高压氧治疗较为昂贵，很多社区并没有这项服务。

对任何肿瘤患者，重要的是先消除口腔感染来源。因此，应先治疗牙周病、龋病、牙髓炎及其他炎症疾病，并且患者应常规短间隔复诊以保证口腔持续健康。在制订全面的种植治疗计划之前，与内科医生及患者充分交流，还应包括患者的预期生存时间。很多头颈部肿瘤患者有很高的长期生存率，但有些肿瘤短期或长期预后差。

治疗

心肌梗死

若在牙科治疗期间发生心绞痛，治疗应立即停止，将患者置于半仰卧位，吸100%纯氧。另外，舌下含服1片0.3mg或0.4mg的硝酸甘油片剂。如果疼痛依然存在，隔5min后可再使用硝酸甘油，但尽量用最小剂量，因为过量的硝酸甘油可能诱发低血压[38]。

如果心绞痛持续超过15~20min，并出现心肌梗死的其他征象和症状，可能包括出汗、恶心、晕厥或高血压等，要立即转送到医院急诊室[217]。万一心脏停搏，应立即进行心脏复苏[218]。

脑血管意外

牙科医护人员应充分善意地理解患有脑血管意

外患者在身体和情感上的限制，应花更多时间与其交流和治疗[31,219]。脑中风偏瘫患者在走路、坐上牙椅和离开牙椅时可能需要帮助[32]。口腔卫生护理的帮助和指导应根据每个患者执行有效口腔清洁的能力进行个性化服务[31]。

牙医的建议及治疗目标应该是现实的、可更改的，具有明确的步骤，必要时需要患者的个人看护人员参与[32]。为了预防因口干症、饮食改变以及无效的口腔清洁造成的口腔疾病，需要通过加强口腔卫生维护、氟化物的口腔局部使用、每日氯己定漱口液含漱以及频繁的复诊来实现[32]。对于具有中风相关口腔功能障碍的患者，在修复时选用固定修复体可减少对颌牙的磨损和磨耗。不论是固定还是可摘修复体，都应避免制作瓷的咬合面。

人工瓣膜置换

患有心瓣膜疾病的患者如同患有其他系统性疾病的患者一样，谨慎地选择患者是种植成功的重要因素。在多数病例中，患者的恰当选择即使不能确保成功，也会有良好的愈合反应[19]。

有患细菌性心内膜炎风险的患者必须很好地照顾好他们的牙齿和牙龈以预防感染。如果有感染症状发生，例如咽喉痛、发热、关节痛、肿胀、寒战以及身体痛等，应立即咨询内科医生。

骨质疏松症

如果在种植体维护阶段，种植体周围骨加速丧失，而又没有种植体周围炎的临床症状，就应该检查患者种植牙的咬合负荷，并且将患者转诊给内科专家如内分泌学家，再次评估骨质疏松/骨质减少的治疗方案[50]。

Cooper[178]认为，牙种植给无牙颌患者带来明显受益，另外下颌无牙区致密的皮质骨可保证种植牙较高的成功率，这些都表明几乎所有的无牙颌患者都能从牙种植获益，且失败风险较为有限。

骨的佩吉特氏病

目前观点认为，佩吉特氏病侵犯的部位是种植禁忌区[220]，虽然现在尚无文献支持这一观点。即使没有骨的佩吉特氏病，只要骨质量不好，种植治疗就应加倍小心，或者根本不考虑种植治疗。然而，如果骨质量尽管不好但还可接受，即便这些患者有轻度的或已减轻的佩吉特氏病，种植治疗还是一种可行的修复方案。即使种植体植入部位骨的质量欠佳，还是有可能获得好的种植结果[183]。

精神疾病

精神疾病不一定是种植治疗的禁忌证。有时牙种植治疗也能提供有益的心理支持。

如果对精神疾病是否会影响种植治疗的预后感到困惑时，可听取精神病专家的意见。

阿尔茨海默病

Niessen和Jones[76]认为，即使对认知正常的人而言，也不会认为牙科诊所是特别熟悉和令人愉快的环境，对患有阿尔茨海默病的患者而言，即使患病前定期看牙医，现在也会把牙科诊所当作不熟悉的，甚至是有威胁的环境。牙科涡轮手机或强吸造成的噪声对患者来说也是特别痛苦的。

另外，当阿尔茨海默病患者不能理解别人的言语、指示或信息时，或置身于一个不熟悉的环境时，他们经常会感到挫折和恐惧。恐惧及挫折会引起行为改变，如威胁性的动作、增高的音量，都能使他们更加坐立不安、焦虑不安和充满敌意[221]。治疗团队必须使用语言和非语言交流来减轻患者的恐惧。

在美国，阿尔茨海默病大约影响150万人。随着人口的增加，阿尔茨海默病患者数也将增加。家庭为这些患者提供了大部分照顾，这个病对家庭的影响是灾难性的。牙科治疗的目的是维持患者的口腔健康功能，尽管他们已失去认知功能。为痴呆患者提供牙科治疗要求适当改变管理方法，特别是更多地使用非语言交流，并且改变语言交流方式。合适的治疗计划和积极预防对于牙科治疗计划的成功及口腔健康的维护至关重要[76]。

帕金森病

帕金森病是和阿尔茨海默病类似的一种众所周知的神经系统疾病。帕金森病患者经常服用左旋多巴。服用左旋多巴的患者有必要避免任何压力，因为压力会使得患者的内源性儿茶酚胺及血压升高到危险水平。对于服用左旋多巴的患者，手术时注射含大量肾上腺素的局麻药也会升高儿茶酚胺的水平或血压。

如果患者有严重的咽反射并且需要取印模时，可能需要服用咪达唑仑。咪达唑仑也有助于减轻因焦虑所致的压力，并且在局麻下行种植手术期间进一步帮助保持心血管稳定。它很少导致呼吸改变或更少影响神经血管。静脉镇静不仅可以用于种植手术[222]，也可用于其他口腔颌面外科手术[223,224]。如前所述，静脉镇静联合其他镇静药物如异丙酚[225]或芬太尼[226]，都有不错的效果和安全性。

根据Heckmann等的观点[192]，牙种植对有严重生理缺陷的帕金森病患者有明显益处，包括改善咀嚼和消化能力。患有系统性疾病的帕金森病患者行种植手术时可选择局部麻醉联合静脉注射咪达唑仑。

药物因素

皮质类固醇

对那些因系统性疾病服用皮质类固醇的患者，牙科医生有必要和内科医生进行沟通。治疗选择的范围及其利弊应根据患者的需要和期望仔细权衡。保持良好的口腔卫生对降低感染风险必不可少。

尽管万分谨慎，急性肾上腺危象还是可能发生，牙科医生需要时刻准备应付这种情况。危象的征象和症状包括高血压、虚弱、恶心、呕吐、腹泻、脱水、腹绞痛、易怒、头痛及发烧。急性肾上腺危象会危及生命，需立即治疗，包括静脉或肌内注射100mg氢化可的松。患者需尽快转送医院[227]。

双磷酸盐

美国口腔颌面外科医生协会对发展为或诊断为双磷酸盐有关的颌骨坏死使用下列阶段分类[104]：

- 第一阶段：患者颌骨暴露或坏死，但无临床症状，也无感染迹象
- 第二阶段：患者颌骨暴露或坏死，有疼痛，并有临床感染迹象
- 第三阶段：患者颌骨暴露或坏死，有疼痛，有临床感染迹象，还合并下列一个或多个症状：病理性骨折、口外瘘或延伸至骨下缘的骨质溶解

治疗方案如下[104]：

- 第一阶段：无须手术治疗。患者可使用抗菌漱口水，如0.12%的氯己定，这种保守治疗有良好效果。患者每3~4个月复诊
- 第二阶段：患者可使用抗菌漱口水联合抗生素治疗。大部分分离出的细菌对青霉素类抗生素敏感。对那些青霉素过敏的患者，可换用喹诺酮类、甲硝唑、克林霉素、强力霉素及红霉素。微生物培养中应分析是否有放线菌属，如果细菌能被分离鉴定，那么需相应调整抗菌治疗方案。在一些顽固病例，患者需要抗生素联合治疗、长期抗生素维持或一个疗程的静脉注射抗生素治疗。止痛也是需要的
- 第三阶段：特别是患者有影响生活质量的疼痛。外科清创术联合抗生素治疗能长期减轻急性感染和疼痛

不管疾病处于哪个阶段，应当清除活动的死骨，并且不能暴露未波及的骨。应考虑拔除暴露死骨涉及的有症状牙，因为拔牙不大可能促进骨坏死[104]。

口腔颌面外科医生应该和经治内科医生以及患者一起讨论确定继续双磷酸盐类药物治疗的利弊，从

而决定是否可能修改或停止双磷酸盐类药物治疗。

抗凝药物

在过去几年里，不断有证据表明，中断低剂量的阿司匹林治疗会增加血栓形成风险[166,228,229]。在较广泛的口腔手术治疗期间（如复杂牙拔除、埋伏牙拔除、种植牙、截骨术等）不中断阿司匹林治疗及其他抗血小板药物的使用，是否会影响术后出血并发症的发生尚未得到充分研究，但在中断这些药物治疗之前，要仔细考虑停止这些抗血小板药物抗血栓作用所带来的风险[166]。

拔牙及种植后出血可以用标准的局部止血措施控制，包括缝合，直接填塞纱布、可吸收明胶海绵、氧化纤维素或微纤丝胶原[166]。纤维蛋白胶或凝血酸漱口水也能达到满意的止血效果[105]。

若术后出血已控制，患者可以回家，给予7天随访，并嘱如再次出血，应及时拨打牙科诊所电话求助[230]。存在其他的出血风险因素将促使经治牙医更加小心（例如加强缝合、提前准备抗纤维蛋白溶解药，如4.8%凝血酸局部使用7天）。

Garfunkel等[230]建议如果有出血，患者用力咬块湿纱布或浸泡凝血酸纱布块或湿的茶叶袋30min可以止血。面对一位出血患者，重要的是明确这种情况是不是很紧急，患者什么时候需静脉输液或什么时候需逆转抗凝。当患者大量失血或出现低血压时（血容量减少），可能就是需要的时候。

另外，Garfunkel等[230]提出，为了止血，应当先用温盐水冲去血凝块鉴别出血部位，然后注射含肾上腺素的局麻药，将消毒的浸有凝血酸的纱布块压迫拔牙创10~15min，并且考虑在缝合拔牙创时使用丝线，以使伤口缝合更紧。如果患者继续出血，使用醋酸去氨加压素（氨基-8-D-精氨酸血管加压素）可能有助于止血。这种与血管加压素类似的合成物诱导凝血因子Ⅷ、血管性血友病因子及组织纤溶酶原激活物从内皮的储存部位释放。去氨加压素作为血液产物的替代物可以控制中、轻度血友病患者的出血

风险[221]。它采用鼻腔喷雾给药（去氨加压素的浓度为1.5mg/mL，即每喷雾0.1mL就有100~150μg药量）。

抗生素

预防性抗生素治疗的好处已在牙科界获得共识，特别是种植和抗生素的关系。Dent等[232]研究表明，术前使用抗生素可显著减少种植失败率，术前没用抗生素种植失败率几乎是用过的2倍。而且，Sennerby和Roos[233]对影响骨结合种植体临床成功率的决定因素进行了文献综述，指出"术前不用抗生素以及吸烟可能导致更高的种植失败率"。

根据2013年Cochrane协作网（Cochrane Collaboration）[234]，有些牙种植体失败是由于植入时细菌污染所致。对于种植体周的感染很难予以治疗，并且不得不取出几乎所有的感染种植体。总之，种植手术时预防性抗生素治疗适用于以下情况：有发生感染性心内膜炎风险的患者；免疫反应下降的患者；手术在感染部位进行时；范围广泛和持续时间久的外科手术病例；有大块外源性移植材料时。为了最大限度地降低牙种植术后感染发生率，提出了各种预防性抗生素治疗方案。

如果不得不用抗生素，最新的推荐原则是短期预防。抗生素使用会产生副作用，从腹泻到致命过敏反应。另一个与广泛使用抗生素相关的主要问题是耐药菌株的产生。

在种植治疗中预防性使用抗生素尚有争议。科学证据显示，抗生素对于降低普通部位的种植体植入失败是有利的。特别是术前1h单独口服2g或3g阿莫西林能显著减少种植体失败。没有报道有明显的副作用。种植术前预防性单独使用2g阿莫西林是一个明智的建议。目前还不知道术后使用抗生素是否有益，也不知道哪种抗生素最有效[234]。

然而，在骨内种植术中常规使用抗生素还有争议。术前及术后是否使用抗生素、使用的类型以及使用多久时间，都应该由外科医生仔细评估患者的病史后慎重决定[235]。

糖尿病

糖尿病患者术后感染的处理与非糖尿病患者一样。感染区域的局部切开、排脓，联合全身使用抗生素是治疗的主要模式。糖尿病患者种植术后伤口愈合较为缓慢，这就要求患者耐心等待伤口愈合，并注意全面清除菌斑以预防继发感染。

为了预防种植治疗期间发生低血糖症，最好了解患者的病史及用药史，在最初评估患者和制订治疗计划时需要评估其糖化血红蛋白值，并且在术前使用患者的血糖测量仪即刻评估血糖值[207]。如前所述，牙医应咨询内科医生获取至少过去两年的糖化血红蛋白值。血糖控制好的患者牙科治疗时发生低血糖的风险要高于血糖控制不好的患者。血糖控制好的患者平均血糖水平比血糖控制不好的患者更接近正常。正常的空腹血糖水平是在70～110mg/dL之间。餐后非糖尿病患者的血糖水平升高，但随着碳水化合物刺激胰腺分泌胰岛素，激活肌肉细胞的胰岛素受体允许糖进入细胞，以及糖离开血液进入肌肉组织，血糖就迅速下降。正常的餐后2h血糖水平低于140mg/dL。

一般而言，当血糖水平低于60mg/dL时低血糖症状就会出现。糖尿病患者的全天血糖水平离这个阈值越近，降到这个阈值以下出现低血糖症状的可能性就越高。相反，患者全天血糖水平高，因此有更高的糖化血红蛋白值，则很少有可能血糖水平会降到这个阈值以下导致低血糖症状的出现。应该指出的是，血糖水平很高的人，即使血糖水平高于60mg/dL也可能发生低血糖症，特别是很高的血糖水平下降太快时。

在评估患者就诊期间发生低血糖风险时，咨询内科医生得到过去两年的糖化血红蛋白值可使牙科医生获得重要信息。例如，患者的糖化血红蛋白值持续高过8%，比持续低于7%的患者有更低的低血糖风险。如果患者的糖化血红蛋白值波动幅度很大，就很难评估，但在整个治疗过程中要高度小心这些患者，注意是否出现低血糖的征象和症状。

在牙科就诊期间评估患者低血糖风险的一个重要方法是，在治疗开始前用患者的血糖测量仪检测血糖水平[208]，使得牙科医生在治疗开始前就了解患者的血糖水平。如果治疗前患者的血糖水平偏低，哪怕在正常范围（如＜100mg/dL），手术也应该推迟，可提供患者少量的碳水化合物，如4～6盎司的果汁（15～20g碳水化合物）可以把血糖水平提高30～40mg/dL以消除低血糖发生的风险。糖尿病患者每次就诊时携带血糖测量仪应成为口腔诊所的一项规定，这将有助于预防低血糖症或者有助于当患者出现低血糖症状时的正确诊断。如果低血糖症状出现，患者能够用他们的血糖测量仪快速确定血糖水平。

所有牙科治疗团队的成员应该熟悉低血糖症的征象和症状：

- 焦躁不安/焦虑
- 混乱
- 发汗
- 颤抖/震颤
- 心动过速
- 眩晕
- 感到不安
- 癫痫发作
- 意识丧失

一旦这些征象和症状出现，牙科治疗应立即停止。如果患者就诊时带了血糖测量仪，应尽可能立即检测血糖水平。治疗意识清楚的低血糖患者，牙科医生应以一种能很快吸收的方式给予大约15g的口服碳水化合物，对大多数患者，这通常足以把血糖水平提高30～40mg/dL。4～6oz的果汁或苏打水通常也足以消除症状。还有种选择，可给患者3或4茶匙白砂糖或数量合适的硬糖。管状的蛋糕糖霜很容易储存，并且可以提供吸收快的碳水化合物。以这些方式口服碳水化合物通常能在10～20min内升高血糖，缓解症状。患者血糖的改变可以通过血糖测量仪再次检测证实。如果症状在短期内还未缓解或血糖测量仪读数显示持续的低血糖，可再给予15g碳水化合物。如果依然没有缓解症状，应呼叫急救服务，密切监控患者直至急救人员到来。

如果患者已昏迷或不能用嘴进食、喝水，可静脉推注25～30mL的50%葡萄糖或1mg胰高血糖素。30mL的50%葡萄糖水溶液可直接提供15g碳水化合物到血液中，通常可快速缓解低血糖症状。注射胰高血糖素可以导致肝糖原分解，促进肝细胞对葡萄糖的释放，迅速升高血糖水平。患者在治疗后5～15min恢复正常。如果静脉通道不能建立，就不能使用50%葡萄糖。可在患者身体的任何部位皮下或肌肉注射1mg胰高血糖素。胰高血糖素可从注射部位迅速吸收，使血糖水平快速升高。如果仍无效，应呼叫急救服务。

总结如下：

- 若可能，可使用血糖测量仪检测血糖水平以诊断低血糖症（低血糖的症状通常在血糖低于60mg/dL时出现）
- 若患者能进食，给予大约15g的碳水化合物：
  - 4～6oz的果汁或糖苏打
  - 3或4茶匙白砂糖
  - 葡萄糖片（很多糖尿病患者随身携带）或硬糖
  - 蛋糕糖霜
- 如果患者不能进食，可以建立静脉通道：
  - 25～30mL的50%葡萄糖（D50）静脉推注
  - 1mg胰高血糖素静脉推注
- 如果患者不能进食，也不能建立静脉通道：
  - 肌肉或皮下注射1mg胰高血糖素
- 监测患者1h；使用血糖测量仪评估血糖水平
- 如果患者对这些治疗没反应，呼叫急救服务

当患者在口腔诊所发生低血糖症状需行急救治疗时，患者应在恢复后被继续监测1h以确保完全恢复。用血糖测量仪评估患者血糖水平可以明确是否恢复到正常血糖水平。

肿瘤治疗

肿瘤患者种植并发症的治疗就像最初种植手术一样有诸多限制。如果接受了化疗的患者发生与种植有关的感染，抗生素治疗联合感染区切开、排脓及清创是治疗的基本选择。然而患者的全身健康状况可能阻止即刻的外科清创，因为有出血或感染扩散的风险。对这样的患者将不得不单独使用抗生素治疗，直到患者全身状况稳定，足以耐受手术治疗。患者可能需要在一个可控的环境中接受合适的评估和治疗，也许需要静脉注射抗生素及住院治疗。

与放射治疗有关的主要并发症是放射性骨坏死（图2.16a，b）。放射性骨坏死的治疗应由专职处理这类患者的外科医生来做。一般来说，坏死组织

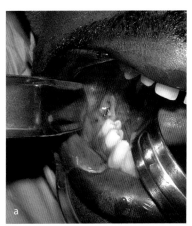

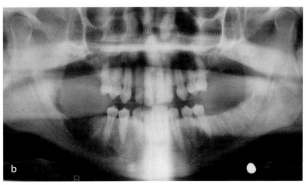

图2.16　放射性骨坏死：53岁的非裔美国男性患者，曾患有舌鳞状细胞癌。患者行病灶手术切除后右下颌、舌及口底接受了62Gy的放射治疗。a. 患者右下后牙区疼痛，并有骨暴露；自发出现放射性骨坏死，没有突发创伤或牙科治疗等诱因。b. X线检查显示右下后牙区有弥漫性的透射区。患者对治疗反应很差，最终被要求行下颌骨切除（图片由W. Edgin医生提供，圣安东尼奥，得克萨斯）

的彻底清创联合抗生素治疗可阻止感染[236]。清创可能导致之前植入的种植体脱落。在尝试再次种植前，必须等到这些部位完全愈合后并且可能需要植骨。强有力的证据显示，高压氧治疗可改善放射性骨坏死的治疗，对这类病例可考虑使用[237]。

重点提示

- 在任何全身状况复杂的情况下，谨慎地选择患者是种植成功和存留的关键因素。
- 在全身状况得到良好控制的情况下，与可摘义齿比较而言，大多数患系统性疾病（本章讨论的）的患者通过固定修复可更多改善全身健康。
- 对牙医和患者而言，必须采取特殊措施，使得种植治疗成功而安全。
- 有必要经常阅读文献，期望能如同掌握牙种植的最新进展一样，经常更新有关系统性疾病或服药治疗患者的新的治疗原则。

（徐琛蓉 赵川江 轩东英 译）

参考文献

[1] Sonis ST, Fazio R, Setkowicz A, Gottlieb D, Vorhaus C. Comparison of the nature and frequency of medical problems among patients in general, specialty and hospital dental practices. *J Oral Med* 1983; 38: 58–61.

[2] McLundie AC, Watson WC, Kennedy GD. Medical status of patients undergoing dental care. An assessment. *Br Dent J* 1969; 127: 265–71.

[3] Scully C, Cawson RA. *Medical problems in dentistry*, 2nd edn. Bristol: Wright, 1987: 36–71.

[4] Agerberg G, Carlson GE. Chewing ability in relation to dental and general health. Analyses of data obtained from a questionnaire. *Acta Odontol Scand* 1981; 39: 147–53.

[5] Atwood DA. Reduction of residual ridges: a major oral disease entity. *J Prosthet Dent* 1971; 26: 266–79.

[6] Zarb GA, Bolender CL, Carlson GE. *Prosthodontic treatment for edentulous patients*, 11th edn. St Louis, MO: Mosby, 1997: Chapter 22.

[7] Smith RA, Berger R, Dodson TB. Risk factors associated with dental implants in healthy and medically compromised patients.

[8] National Institutes of Health consensus developments, conference statement. Dental implants. *J Am Dent Assoc* 1988; 117: 509–13.

[9] Massie BM, Sokolow M. Heart and great vessels. In: Schroeder SA, Krupp MA, Tierney LM, McPhee SJ, eds. *Current medical diagnosis and treatment*. Norwalk, CT: Appleton & Lange, 1991.

[10] Engel TR. Cardiovascular diseases. In: Rose LF, Kaye D, eds. *Internal medicine for dentistry*. St. Louis, MO: Mosby, 1990: 401–13.

[11] Whitney JD. The influence of tissue oxygen and perfusion on wound healing. *AACN Clin Iss Crit Care Nurs* 1990; 1: 578–84.

[12] Rabkin JM, Hunt TK. Infection and oxygen. In: Davis JC, Hunt TK, eds. *Problem wounds: the role of oxygen*. New York: Elsevier, 1988: 1–16.

[13] Khadivi V, Anderson J, Zarb GA. Cardiovascular disease and treatment outcomes with osseointegration surgery. *J Prosthet Dent* 1999; 81: 533–6.

[14] Findler M, Galili D, Meidan Z, Yakirevitch V, Garfunkel AA. Dental treatment in very high risk patients with active ischemic heart disease. *Oral Surg Oral Med Oral Pathol* 1993; 76: 298–300.

[15] Findler M, Garfunkel AA, Galili D. Review of very high-risk cardiac patients in the dental setting. *Compendium* 1994; 15: 58–66.

[16] Levine E, Tzukert AA, Mosseri M, Fisher D, Yossipovitch O, Pisanty S, Markitziu A. Perioperative hemodynamic changes in ischemic heart disease patients undergoing dental treatment. *Spec Care Dentist* 1992; 12: 84–8.

[17] Cintron H, Medina R, Reyes AA, Lyman G. Cardiovascular effects and safety of dental anesthesia and dental interventions in patients with recent uncomplicated myocardial infarction. *Arch Intern Med* 1986; 146: 2203–4.

[18] Schoen F. The heart. In: Kumar V, ed. *Robbins and Cotran: Pathologic basis of disease*, 7th edn. St. Louis, MO: Saunders, 2005: 584–6.

[19] Hwang D, Wang H-L. Medical contraindications to implant therapy, Part I: Absolute contraindications. *Implant Dent* 2006; 15: 353–60.

[20] Fatahzadeh M, Glick M. Stroke: epidemiology, classification, risk factors, complications, diagnosis, prevention, and medical and dental management. *Oral Surg Oral Med Oral Pathol Oral Radiol Endodontol* 2006; 102: 180–91.

[21] Felberg RA, Naidech AM. The 5 Ps of acute ischemic stroke treatment: parenchyma, pipes, perfusion, penumbra and prevention of complications. *South Med J* 2003; 96: 336–42.

[22] Warlow C, Sudlow C, Dennis M, Wardlow J, Sandercock P. Stroke. *Lancet* 2003; 362: 1211–24.

[23] Felberg RA, Burgin WS, Grotta JC. Neuroprotection and the ischemic cascade. *CNS Spectr* 2000; 5: 52–8.

[24] Smith WS, Hauser SL, Easton JD. Cerebrovascular diseases. In: Braunwald E, Hauser S, Fauci AS, Longo DL, Kasper DL, Jameson JL, eds. *Harrison's principles of internal medicine*, 15th edn. New York: McGraw-Hill, 2001.

[25] Toole J. Vascular diseases. In: Rowland L, ed. *Merritt's textbook of neurology*. Philadelphia, PA: Lea & Febiger, 1989.

[26] Kelley RE, Minagar A. Cardioembolic stroke: an update. *South Med J* 2003; 96: 343–9.

Int J Oral Maxillofac Implants 1992; 7: 367–72.

[27] Markesbery W. The central nervous system. In: Golden A, Powell DE, Jennings CD, eds. *Pathology. Understanding human disease*. Baltimore, MD: Williams and Wilkins, 1985.

[28] Zweifler RM. Management of acute stroke. *South Med J* 2003; 96: 354–8.

[29] American Heart Association. *Targeting the facts*. Dallas, TX: AHA, 2002.

[30] Gupta A, Pansari K, Shett H. Post stroke depression. *Int J Clin Pract* 2002; 56: 531–7.

[31] Little JW, Falace DA, Miller GS, Rhodus NL. Neurological disorders. In: Little JW, Falace DA, Miller GS, Rhodus NL, eds. *Dental management of the medically compromised patient*. St. Louis, MO: Mosby, 2002: 417–28.

[32] Ostuni E. Stroke and the dental patient. *J Am Dent Assoc* 1994; 125: 721–7.

[33] Gordon C, Langton HR, Wadw D. Dysphagia in acute stroke. *BMJ* 1987; 295: 411–14.

[34] Shapiro S, Irwin M, Hamby CL. Dysphagia and the elderly: an emerging challenge for dentistry. *J Okla Dent Assoc* 1991; 81: 20–5.

[35] Ciarrocca KN, Greenberg MS, Garfunkel A. Neuromuscular diseases. In: Greenberg M, Glick M, eds. *Burket's oral medicine diagnosis and treatment*. Hamilton, BC: Decker, 2003: 592–605.

[36] Little JW, Miller CS, Henry RG, McIntosh BA. Antithrombotic agents: implications in dentistry. *Oral Surg Oral Med Oral Pathol Oral Radiol Endod* 2002; 93: 544–51.

[37] http://medicinenet.com

[38] Rees TD, Mealey B. Periodontal treatment of the medically compromised patient. In: *Periodontics, medicine, surgery, and implants*. St. Louis, MO: Mosby, 2004.

[39] Dajani AS, Taubert KA, Wilson W, Balger AF, Bayer A, Ferrieri P, et al. Prevention of bacterial endocarditis. Recommendations by the American Heart Association. *JAMA* 1997; 277: 1794–801.

[40] Genco RJ, Grossi SG, Zambon JJ, Reynolds H, Ho A, Garrett S. Frequency of bacteremia following different modalities of periodontal treatment [abstract 842]. *J Dent Res* 2001; 80: 141.

[41] Guntheroth WG. How important are dental procedures as a cause of infective endocarditis? *Am J Cardiol* 1984; 54: 797–801.

[42] Creighton JM. Dental care for the pediatric cardiac patient. *J Can Dent Assoc* 1992; 58: 201–7.

[43] Glaser DL, Kaplan FS. Osteoporosis. Definition and clinical presentation. *Spine* 1997; 22: 12–16S.

[44] Mori H, Manabe M, Kurachi Y, Nagumo M. Osseointegration of dental implants in rabbit bone with low mineral density. *J Oral Maxillofac Surg* 1997; 55: 351–61.

[45] Heersche JN, Bellows CG, Ishida Y. The decrease in bone mass associated with aging and menopause. *J Prosthet Dent* 1998; 19: 14–16.

[46] Cann CE, Genant HK, Kolb FO, Ettinger B. Quantitative computed tomography for prediction of vertebral fracture risk. *Bone* 1985; 6: 1–7.

[47] Wakley GK, Baylink, DJ. Implants: systemic influences. *Calif Dent Assoc J* 1987; 15: 76–85.

[48] Roberts WE, Simmons KE, Garetto LP, DeCastro RA. Bone physiology and metabolism in dental implantology: risk factors for osteoporosis and other metabolic bone diseases. *Implant Dent* 1992; 1: 11–21.

[49] Dao TT, Anderson JD, Zarb GA. Is osteoporosis a risk factor for osseointegration of dental implants? *Int J Oral Maxillofac Implants* 1993; 8: 137–44.

[50] Beiker T, Flemmig T. Implants in the medically compromised patient. *Crit Rev Oral Biol Med* 2003; 14: 305–16.

[51] Sugarbaker ED. Osteitis deformans (Paget's disease of bones). *Am J Surg* 1940; 48: 417.

[52] Tiegs RD. Paget's disease of bone: indications for treatment and goals of therapy. *Clin Ther* 1997; 19: 1309–29.

[53] Sharpe PT. *Medical Intelligence Unit: The molecular biology of Paget's disease*. Georgetown, TX: RG Landes, 1996: 45.

[54] Meunier PJ, Coindre JM, Edouard CM, Arlot ME. Bone histomorphometry in Paget's disease. *Arthritis Rheum* 1980; 23: 1095–103.

[55] Siris ES, Canfield RE. Paget's disease of bone. In: Becker KL, ed. *Principles and practice of endocrinology and metabolism*. Philadelphia, PA: Lippincott, 1990: 504–12.

[56] Altman RD. Paget's disease of bone. In: Coe FL, Favus MJ, eds. *Disorders of bone and mineral metabolism*, 2nd edn. Philadelphia, PA: Lippincott Williams and Wilkins, 2002: 1010.

[57] Cooper C, Schafheutle K, Dennison E, Kellingray S, Guyer P, Barker D. The epidemiology of Paget's disease in Britain: is the prevalence decreasing? *J Bone Miner Res* 1999; 14: 192–7.

[58] Paget J. On a form of chronic inflammation of bone (osteitis deformans). *Med Chir Trans* 1877; 60: 37–63.

[59] Sofaer JA, Holloway SM, Emery AE. A family study of Paget's disease of bone. *J Epidemiol Community Health* 1983; 37: 226–31.

[60] Siris ES, Ottman R, Flaster E, Kelsey JL. Familial aggregation of Paget's disease of bone. *J Bone Miner Res* 1991; 6: 495–500.

[61] Rebel A, Malkani K, Basle M, Bregeon C, Patezour A, Filmon R, et al. Particularities ultrastructuales des osteoclastes de la maladie de Paget. *Rev Rheum* 1974; 41: 767–71.

[62] Mills BG, Singer FR. Nuclear inclusions in Paget's disease of bone. *Science* 1976; 194: 201–2.

[63] Mii Y, Miyauchi Y, Honoki K, Morishita T, Miura S, Aoki M, et al. Electron microscopic evidence of a viral nature for osteoclast inclusions in Paget's disease of bone. *Virchows Arch* 1994; 424: 99–104.

[64] Cartwright EJ, Gordon MT, Freemont AJ, Anderson DC, Sharpe PT. Paramyxovirus and Paget's disease. *J Med Virol* 1993; 40: 133–41.

[65] Barry HC. *Paget's disease of bone*. London: E&S Livingstone, 1969: 82.

[66] Dalinka MK, Aronchik JM, Haddad JG Jr. Paget's disease. *Orthop Clin North Am* 1983; 14: 3–19.

[67] Cawley MI. Complications of Paget's disease of bone. *Gerontology* 1983; 29: 276–87.

[68] Kaplan FS, Haddad JG, Singer FR. Paget's disease: complications and controversies. *Calcif Tissue Int* 1994; 55: 75–8.

[69] Smith BJ, Eveson JW. Paget's disease of bone with particular reference to dentistry. *J Oral Pathol* 1981; 10: 233–47.

[70] Altman RD, Block DA, Hochberg MC, Murphy WA. Prevalence of pelvic Paget's disease of bone in the US. *J Bone Miner Res* 2000; 15: 461–5.

[71] Albrektson T, Blomberg S, Brånemark A, Carlsson GE. Edentulousness: an oral handicap. Patient reactions for treatment with jaw bone anchored prostheses. *J Oral Rehabil* 1987; 14: 503–11.

[72] Haraldson T, Carlsson GE. Chewing efficiency in patients with osseointegrated oral implant bridges. *Swed Dent J* 1979; 3: 183–91.

[73] Sugerman PB, Barber MT. Patient selection for endosseous dental implants: oral and systemic considerations. *Int J Oral Maxillofac Implants* 2002; 17: 191–201.

[74] Tanner T. Treatment planning for dental implants: considerations, indications, and contraindications. *Dent Update* 1997; 24: 253–60.

[75] Addy L, Korszun A, Jagger RG. Dental implant treatment for patients with psychiatric disorders. *Eur J Prosthodont Restor Dent* 2006; 14: 90–2.

[76] Niessen L, Jones J. Alzheimer's disease: a guide for dental professionals. *J Spec Care Dent* 1986; 6: 6–12.

[77] State of Maryland. *Task force on Alzheimer's disease and related disorders – interim report*. Baltimore, MD: The Task Force, 1985.

[78] Besdine R. Dementia. In: Besdine RW, Rowe JW, eds. *Health and disease in old age*. Boston, MA: Little, Brown & Co., 1982: 97–114.

[79] Lishman WA. Alzheimer's disease. In: *Organic psychiatry*. Boston, MA: Blackwood Scientific, 1978: 540–6.

[80] Besdine R, Gurian B, Terry T, Wetle T. *Handbook of geriatric care*. Hanover, NJ: Sandoz, 1982: 47–56.

[81] Burnside IM. Alzheimer's disease: an overview. *J Gerontol Nurs* 1979; 5(4): 14–20.

[82] Arie T. Dementia in the elderly, diagnosis and assessment. *BMJ* 1973; iv: 504–43.

[83] Katz S, Ford AB, Moskowitz RW, Jackson BA, Jaffe MW. Studies of illness in the aged. The index of ADL: a standardized measure of biological and psychosocial function. *JAMA* 1963; 185: 914–19.

[84] Louis ED. The shaking of palsy, the first forty-five years: a journey through the British literature. *Mov Disord* 1997; 12: 1068–72.

[85] Lord Walton of Detchant. Decade of the brain: neurological advances. *J Neurol Sci* 1998; 158: 5–14.

[86] Chrischilles EA, Rubenstein LM, Voelker MD, Wallace RB, Rodnitzky RL. The health burdens of Parkinson's disease. *Mov Disord* 1998; 13: 406–13.

[87] Soykan I, Sarosiek I, Shifflett J, Wooten GF, McCollum RW. Effect of chronic oral domperidone therapy on gastrointestinal symptoms and gastric emptying in patients with Parkinson's disease. *Mov Disord* 1997; 12: 952–7.

[88] Edwards LL, Pfeiffer RF, Quigley EMM, Hofmann R, Balluff M. Gastrointestinal symptoms in Parkinson's disease. *Mov Disord* 1991; 6: 151–6.

[89] Safkan B, Knuuttila M. Corticosteroid therapy and periodontal disease. *J Clin Periodontol* 1984; 11: 515–22.

[90] Markitziu A, Zafiropoulos G, Flores de Jacoby L, Pisanty S. Periodontal alterations in patients with pemphigus vulgaris taking steroids. A biannual assessment. *J Clin Periodontol* 1990; 17: 228–32.

[91] Dubois EF, Röder E, Dekhuijzen PNR, Zwinderman AE, Schweitzer DH. Dual energy X-ray absorptiometry outcomes in male COPD patients after treatment with different flucocorticoid regimens. *Chest* 2002; 121: 1456–63.

[92] Heinemann DF. Osteoporosis. An overview of the National Osteoporosis Foundation clinical practice guide. *Geriatrics* 2000; 55: 31–6.

[93] Ruggiero SL, Drew SJ. Osteonecrosis of the jaws and bisphosphonate therapy. *J Dent Res* 2007; 86: 1013–21.

[94] Marx RE. Pamidronate (Aredia) and zoledronate (Zometa) induced avascular necrosis of the jaws: a growing epidemic. *J Oral Maxillofac Surg* 2003; 61: 1115–18.

[95] Body JJ, Bartl R, Burckhardt P, Delmas PD, Diel IJ, Fleisch H, *et al.* Current use of bisphosphonates in oncology. *J Clin Oncol* 1998; 16: 3890–9.

[96] Estilo CL, Williams T, Evtimovska E, Tkach L, Halpern JL, Tunick SJ, Huryn JM. Osteonecrosis of the maxilla and mandible; possible drug-induced complication of bisphosphonate therapy. *Oral Surg Oral Med Oral Pathol Oral Radiol Endod* 2004; 97: 449–50.

[97] Ruggiero Sl, Mehrotra B, Rosenberg TJ, Engroff SL. Osteonecrosis of the jaws associated with the use of bisphosphonates: a review of 63 cases. *J Oral Maxillofac Surg* 2004; 62: 527–34.

[98] Wang J, Goodger NM, Pogrel MA. Osteonecrosis of the jaws associated with cancer chemotherapy. *J Oral Maxillofac Surg* 2003; 61: 1104–7.

[99] Pogrel MA. Bisphosphonates and bone necrosis. *J Oral Maxillofac Surg* 2004; 62: 391–2.

[100] Marder M. Medical conditions affecting the success of dental implants. *Compendium* 2004; 25: 739–56.

[101] Marx RE, Sawatari Y, Fortin M, Broumand V. Bisphosphonate-induced exposed bone (osteonecrosis/osteopetrosis) of the jaws: risk factors, recognition, prevention and treatment. *J Oral Maxillofac Surg* 2005; 63: 1567–75.

[102] Kurcher R, Need A, Hughes T, Goss A. Clinical investigation of C-terminal cross-linking telopeptide test in prevention and management of bisphosphonate-associated osteonecrosis of the jaws. *J Oral Maxillofac Surg* 2009; 67: 1167–73.

[103] Ruggerio S, Dodson T, Fantasia J, Goodday R, Aghaloo T, Mehrotra B, O'Ryan F; American Association of Oral and Maxillofacial Surgeons. American Association of Oral and Maxillofacial Surgeons position paper on medication-related osteonecrosis of the jaw – 2014 update. *J Oral Maxillofac Surg* 2014; 72: 1938–56.

[104] AAOMS Position Paper. American Association of Oral and Maxillofacial Surgeons position paper on bisphosphonate related osteonecrosis of the jaws. *J Oral Maxillofac Surg* 2007; 65: 369–76.

[105] Blinder D, Manor Y, Martinowitz U, Taicher S, Haswhomer T. Dental extractions in patients maintained on continued oral anticoagulants: comparison of local hemostatic modalities. *Oral Surg Oral Med Oral Pathol Oral Radiol Endod* 1999; 88: 137–40.

[106] Brennan M, Wynn R, Miller C. Aspirin and bleeding in dentistry: an update and recommendations. *Oral Surg Oral Med Oral Pathol Oral Radiol Endod* 2007; 104: 316–23.

[107] Saver, C. Oral antithrombotic therapy: to stop or not to stop. *The National Society of Dental Practitioners Risk Management Newsletter* Vol. 29, no. 1.

[108] DeCaterina R, Lanza M, Manca G, Strata GB, Maffei S, Salvatore L. Bleeding time and bleeding: an analysis of the relationship of the bleeding time test with parameters of surgical bleeding. *Blood* 1994; 84: 3363–70.

[109] Ferraris VA, Swanson E. Aspirin usage and perioperative blood loss in patients undergoing unexpected operations. *Surg Gynecol Obstet* 1983; 156: 439–42.

[110] Castelvecchi AN, Crump LN. *Oral anticoagulants and dental procedures*. 2012. http://media.dentalcare.com/media/en-US/education/ce419/ce419.pdf

[111] Akopov SE, Suzuki S, Fredieu A, Kidwell CS, Saver JL, Cohen SN. Withdrawal of warfarin prior to a surgical

procedure: time to follow the guidelines. *Cerebrovasc Dis* 2005; 19: 337–42.

[112] Garcia DA, Regan S, Henault LE, Upadhyay A, Baker J, Othman M, *et al.* Risk of thromboembolism with short term interruption of warfarin thrapy. *Arch Intern Med* 2008; 168: 63–9.

[113] US Food and Drug Administration. FDA Drug Safety Communication: Update on the risk for serious bleeding events with the anticoagulant Pradaxa (dabigatran). November 2, 2012. http://www.fda.gov/drugs/drugsafety/ucm326580.htm [Accessed May 18, 2015].

[114] Grines CL, Bonow RO, Casey DE Jr, Gardner, TJ, Lockhart PB, Moliterno DJ, *et al.* Prevention of premature discontinuation of dual antiplatelet therapy in patients with coronary artery stents. A science advisory from the American Heart Association, American College of Cardiology, Society for Cardiovascular Angiography and Interventions, American College of Surgeons, and American Dental Association, with representation for the American College of Physicians. *Circulation* 2007; 115: 813–18.

[115] Oates T, Beirne R, Ellingsen J. Antibiotic prophylaxis for routine implant placement. *Int J Oral Maxillofac Implants* 2008; 23: 3.

[116] Mazzocchi A, Passi L, Moretti R. Retrospective analysis of 736 implants inserted without antibiotic therapy. *J Oral Maxillofac Surg* 2007; 65: 2321–3.

[117] Zarb GA, Schmitt A. Osseointegration for elderly patients: the Toronto study. *J Prosthet Dent* 1994; 72: 559–68.

[118] Roynesdal AK, Amundrud B, Hannaes HR. A comparative clinical investigation of 2 early loaded ITI dental implants supporting an overdenture in the mandible. *Int J Oral Maxillofac Implants* 2001; 16: 246–51.

[119] Centers for Disease Control and Prevention. *National Diabetes Statistics Report: estimates of diabetes and its burden in the United States, 2014.* Atlanta, GA: US Department of Health and Human Services, 2014.

[120] Weiss BD, Lee JK. Aging: Is your patient taking too many pills? *J Fam Prac* 2012; 61: 652–61. .

[121] Hajjar ER, Cafiero AC, Hanlon JT. Polypharmacy in elderly patients. *Am J Geriatr Pharmacother* 2007; 5: 345–51.

[122] Mealey BL, Ocampo G. Diabetes mellitus and periodontal disease. *Periodontology 2000* 2007; 44: 127–53.

[123] Mealey BL, Oates TW. Diabetes mellitus and periodontal diseases. *J Periodontol* 2006; 77: 1289–303.

[124] Nevins ML, Karimbux NY, Weber HP, Giannobile WV, Fiorellini JP. Wound healing around endosseous implants in experimental diabetes. *Int J Oral Maxillofac Implants* 1998; 13: 620–9.

[125] Iyama S, Takeshita F, Ayukawa Y, Kido MA, Suetsugu T, Tanaka T. A study of the regional distribution of bone formed around hydroxylapatite implants in the tibiae of streptozotocin-induced diabetic rats using multiple fluorescent labeling and confocal laser scanning microscopy. *J Periodontol* 1997; 68: 1169–75.

[126] Casap N, Nimri S, Ziv E, Sela J, Samuni Y. Type 2 diabetes has minimal effect on osseointegration of titanium implants in Psammomys obesus. *Clin Oral Implants Res* 2008; 19: 658–64.

[127] Kwon PT, Rahman SS, Kim DM, Kopman JA, Karimbux NY, Fiorellini JP. Maintenance of osseointegration utilizing insulin therapy in a diabetic rat model. *J Periodontol* 2005; 76: 621–6.

[128] De Morais JA, Trindale-Suedam IK, Pepato MT, Marcantonio Jr. E, Wenzel A, Scaf G. Effect of diabetes mellitus and insulin therapy on bone density around osseointegrated dental implants: a digital subtraction radiography study in rats. *Clin Oral Implants Res* 2009; 20: 798–801

[129] Klokkevold PR, Han TJ. How do smoking, diabetes and periodontitis affect outcomes of implant treatment? *Int J Oral Maxillofac Implants* 2007; 22 (Suppl): 173–98.

[130] Morris HF, Ochi S, Winkler WS. Implant survival in patients with type 2 diabetes: placement to 36 months. *Ann Periodontol* 2000; 5: 157–65.

[131] Oates TW, Huynh-Ba G, Vargas A, Alexander P, Feine J. A critical review of diabetes, glycemic control, and dental implant therapy. *Clin Oral Implants Res* 2013; 24: 117–27.

[132] McGrath C, Bedi R. Can dentures improve the quality of life of those who have experienced considerable tooth loss? *J Dent* 2001; 29: 243–6.

[133] Savoca MR, Arcury TA, Leng X, Chen H, Bell RA, Anderson AM, Kohnrman T, Frazier RJ, Gilbert GH, Quandt SA. Severe tooth loss in older adults as a key indicator of compromised dietary quality. *Public Health Nutr* 2010; 13: 466–74.

[134] Kawamura M, Tsurumoto A, Fukuda S, Sasahara H. Health behaviors and their relation to metabolic control and periodontal status in type 2 diabetic patients: a model tested using a linear structural relations program. *J Periodontol* 2001; 72: 1246–53.

[135] American Diabetes Association. Standards of medical care in diabetes – 2014. *Diabetes Care* 2014; 37 (Suppl 1): s14–80.

[136] Diabetes Control and Complications Trial Research Group. The effect of intensive treatment of diabetes on the development and progression of long-term complications in insulin-dependent diabetes mellitus. *N Engl J Med* 1993; 329: 977–86.

[137] UK Prospective Diabetes Study (UKPDS) Group. Intensive blood-glucose control with sulphonylureas or insulin compared with conventional treatment and risk of complications in patients with type 2 diabetes (UKPDS 33). *Lancet* 1998; 352: 837–53.

[138] Dowell S, Oates TW, Robinson M. Implant success in people with type 2 diabetes mellitus with varying glycemic control: a pilot study. *J Am Dent Assoc* 2007; 138: 355–61.

[139] Johnson GK, Guthmiller JM. The impact of cigarette smoking on periodontal disease and treatment. *Periodontol 2000* 2007; 44: 178–94.

[140] Bain CA, Moy PK. The association between the failure of dental implants and cigarette smoking. *Int J Oral Maxillofac Implants* 1993; 8: 609–15.

[141] Lambert PM, Morris HF, Ochi S. The influence of smoking on 3-year clinical success of osseointegrated dental implants. *Ann Periodontol* 2000; 5: 79–89.

[142] Hinode D, Tanabe S, Yokoyama M, Fujisawa K, Yamauchi E, Miyamoto Y. Influence of smoking on osseointegrated implant failure: a meta-analysis. *Clin Oral Implants Res* 2006; 17: 473–8.

[143] Strietzel FP, Reichart PA, Kale A, Kulkarni M, Wegner B, Kuchler I. Smoking interferes with the prognosis of dental implant treatment: a systematic review and meta-analysis. *J Clin Periodontol* 2007; 34: 523–44.

[144] Buser D, Ingimarsson S, Dula K, Lussi A, Hirt HP, Belser UC.

Long-term stability of osseointegrated implants in augmented bone: a 5-year prospective study in partially edentulous patients. *Int J Periodontics Restorative Dent* 2002; 22: 109–17.

[145] Wallace SS, Froum SJ. Effect of maxillary sinus augmentation on the survival of endosseous dental implants. A systematic review. *Ann Periodontol* 2003; 8: 328–43.

[146] Esposito M, Grusovin MG, Coulthard P, Worthington HV. The efficacy of various bone augmentation procedures for dental implants: a Cochrane systematic review of randomized controlled clinical trials. *Int J Oral Maxillofac Implants* 2006; 21: 696–710.

[147] Bain CA, Weng D, Meltzer A, Kohles SS, Stach RM. A meta-analysis evaluating the risk for implant failure in patients who smoke. *Compend Contin Educ Dent* 2002; 23: 695–704.

[148] Kumar A, Jaffin RA, Berman C. The effect of smoking on achieving osseointegration of surface-modified implants: a clinical report. *Int J Oral Maxillofac Implants* 2002; 17: 816–19.

[149] Weyant RJ. Characteristics associated with the loss and peri-implant tissue health of endosseous dental implants. *Int J Oral Maxillofac Implants* 1994; 9: 95–102.

[150] Yin JT, Dobkin JF, Grbic JT. Epidemiology, pathogenesis, and management of human immunodeficiency virus infection in patients with periodontal disease. *Periodontol 2000* 2007; 44: 55–81.

[151] Achong RM, Shetty K, Arribas A, Block MS. Implants in HIV-positive patients: 3 case reports. *J Oral Maxillofac Surg* 2006; 64: 1199–203.

[152] Stevenson GC, Riano PC, Moretti AJ, Nichols CM, Engelmeier RL, Flaitz CM. Short-term success of osseointegrated dental implants in HIV-positive individuals: a prospective study. *J Contemp Dent Pract* 2007; 8: 1–10.

[153] Streitzel FP, Rothe S, Reichart PA, Schmidt-Westhausen AM. Implant-prosthetic treatment in HIV-infected patients receiving highly active antiretroviral therapy: report of cases. *Int J Oral Maxillofac Implants* 2006; 21: 951–6.

[154] Miller CS, Egan RM, Falace DA, Rayens MK, Moore CR. Prevalence of infective endocarditis in patients with systemic lupus erythematosus. *J Am Dent Assoc* 1999; 130: 387–92.

[155] Nelson K, Heberer S, Glatzer C. Survival analysis and clinical evaluation of implant-retained prostheses in oral cancer resection patients over a mean follow-up period of 10 years. *J Prosthet Dent* 2007; 98: 405–10.

[156] Kovacs AF. Influence of chemotherapy on endosteal implant survival and success in oral cancer patients. *Int J Oral Maxillofac Surg* 2001; 30: 144–7.

[157] Barasch A, Coke JM. Cancer therapeutics: an update on its effects on oral health. *Periodontol 2000* 2007; 44: 44–54.

[158] Chambrone L, Mandia Jr. J, Shibli JA, Romito GA, Abrahao M. Dental implants installed in irradiated jaws: A systematic review. *J Dent Res* 2013; 92: 119s–130s.

[159] Colella G, Cannavale R, Pentenero M, Gandolpho S. Oral implants in radiated patients: a systematic review. *Int J Oral Maxillofac Implants* 2007; 22: 616–22.

[160] Schiegnitz E, Al-Nawas B, Kammerer PW, Grotz KA. Oral rehabilitation with dental implants in irradiated patients: a meta-analysis on implant survival. *Clin Oral Investig* 2014; 18: 687–98.

[161] Granstrom G. Osseointegration in irradiated cancer patients: an analysis with respect to implant failures. *J Oral Maxillofac Surg* 2005; 63: 579–85.

[162] Schoen PJ, Raghoebar GM, Bouma J, Reintsema H, Vissink A, Sterk W, Roodenburg JL. Rehabilitation of oral function in head and neck cancer patients after radiotherapy with implant-retained dentures: effects of hyperbaric oxygen therapy. *Oral Oncol* 2007; 43: 379–88.

[163] Esposito M, Worthington HV. Interventions for replacing missing teeth: hyperbaric oxygen therapy for irradiated patients who require dental implants. *Cochrane Database Syst Rev* 2013 Sep 30; 9: CD003603. doi: 10.1002/14651858.CD003603.pub3

[164] Niwa H, Sato Y, Matsuura H. Safety of dental treatment in patients with previously diagnosed acute myocardial infarction or unstable angina pectoris. *Oral Surg Oral Med Oral Pathol Oral Radiol Endod* 2000; 89: 35–41.

[165] Roberts HW, Mitnitsky EF. Cardiac risk stratification for postmyocardial infarction dental patients. *Oral Surg Oral Med Oral Pathol Oral Radiol Endod* 2001; 91: 676–81.

[166] Ardekian L, Gaspar R, Peled M, Brener B, Laufer D. Does low dose aspirin therapy complicate oral surgical procedures? *J Am Dent Assoc* 2000; 131: 331–5.

[167] Johnson-Leong C, Rada RE. The use of low molecular weight heparins in outpatient oral surgery for patients receiving anticoagulation therapy. *J Am Dent Assoc* 2002; 133: 1083–7.

[168] Wahl M. Myths of dental surgery in patients receiving anticoagulant therapy. *J Am Dent Assoc* 2000; 131: 77–81.

[169] Jeske AH, Suchko GD. ADA Council on Scientific Affairs and Division of Science. Lack of a scientific basis for routine discontinuation of oral anticoagulation therapy before dental treatment. *J Am Dent Assoc* 2003; 134: 1492–7.

[170] Gage BF, Fihn SD, White RH. Warfarin therapy for an octogenarian who has atrial fibrillation. *Ann Intern Med* 2001; 134: 465–74.

[171] Wynn RL. Dental nonsteroidal anti-inflammatory drugs and prostaglandin based drug interactions, part one. *Gen Dent* 1992; 40: 18–20.

[172] Rice PJ, Perry RJ, Afzal Z, Stockley IH. Antibacterial prescribing and warfarin: a review. *Br Dent J* 2003; 194: 411–15.

[173] Searcy RL, Foreman JA, Myers HD, Bergquist LM. Anticoagulant properties of tetracyclines. *Antimicrob Agent Chemother* 1963; 161: 471–6.

[174] O'Donnell D. Antibiotic induced potentiation of oral anticoagulant agents. *Med J Aust* 1989; 150: 163–4.

[175] Dean RP, Talbert RL. Bleeding associated with concurrent warfarin and metronidazole therapy. *Drug Intell Clin Pharm* 1980; 14: 864.

[176] Rose L, Mealey B, Minsk L, Cohen DW. Dental management of patients with cardiovascular disease. *J Am Dent Assoc* 2002; 133: 37–44S.

[177] Khader RN, Rosenberg M, American Heart Association. The 2007 American Heart Association guideline for the prescription of antibiotic prophylaxis: a brief overview. *J Mass Dent Soc* 2007; 56: 34–6.

[178] Cooper LF. Systemic effectors of alveolar bone mass and implications in dental therapy. *Periodontol 2000*; 23: 103–9.

[179] Melton LJ. Epidemiology of spinal osteoporosis. *Spine* 1997; 22: 2–11S.

[180] Nasu M, Amano Y, Kurita A, Yosue T. Osseointegration in implant embedded mandible in rats fed calcium-deficient diet:

a radiological study. *Oral Dis* 1998; 4: 84–9.

[181] Fujimoto T, Niimi A, Nakai H, Ueda M. Osseointegrated implants in a patient with osteoporosis: a case report. *Int J Oral Maxillofac Implants* 1996; 11: 539–42.

[182] Lugero GG, de Falco Carpalo V, Guzzo ML, Konig B, Jorgetti V. Histomorphometric evaluation of titanium implants in osteoporotic rabbits. *Implant Dent* 2000; 9: 303–9.

[183] Rasmussen J, Hopfensperger M. Placement and restoration of dental implants in a patient with Paget's disease in remission: literature review and clinical report. *J Prosthodont* 2008; 17: 35–40.

[184] Jaffin RA, Berman CL. The excessive loss of Brånemark fixtures in type IV bone: a 5 year analysis. *J Periodont* 1991; 62: 2–4.

[185] Munshi NC, Barlogie B, Desikan KR, Wilson C. Novel approaches in myeloma therapy. *Semin Oncol* 1999; 26: 28–34.

[186] Purcell PM, Boyd IW. Bisphosphonates and osteonecrosis of the jaw. *Med J Aust* 2005; 182: 417–18.

[187] Enoch MD, Jagger RG. *Psychiatric disorders in dental practice.* Oxford: Butterworth Heinemann, 1994: 119–20.

[188] Welsh G, Grey N, Potts S. The use of liaison psychiatry service in restorative dentistry. *CPD Dent* 2000; 1: 32–4.

[189] Fox PC, van der Ven PF, Sonies BC, Weiffenback JM, Baum BJ. Xerostomia: evaluation of a symptom with increasing significance. *J Am Dent Assoc* 1985; 110: 519–25.

[190] Buser D, Weber HP, Lang NP. Tissue integration of non-submerged implants, 1 year results of a prospective study with 100 ITI hollow-screw and hollow-cylinder implants. *Clin Oral Implants Res* 1990; 1: 33–40.

[191] Buser D, Mericske-Stern R, Bernard JP, Behneke A, Behneke N, Hirt HP, *et al.* Long term evaluation of non submerged ITI implants. Part 1: 8 year life table analysis of progressive multi center study with 2359 implants. *Clin Oral Implants Res* 1997; 8: 161–72.

[192] Heckmann SM, Heckmann JG, Weber HP. Clinical outcomes of three Parkinson's disease patients treated with mandibular implant overdentures. *Clin Oral Implants Res* 2000; 11: 566–7.

[193] Scully C, Diz Dios P, Jumar N. *Special care in dentistry*: *handbook of oral healthcare.* Edinburgh: Churchill Livingstone/ Elsevier, 2007.

[194] Scully C, Cawson R. *Medical problems in dentistry*, 5th edn. Oxford: Churchill Livingstone, 2004.

[195] Nicholson G, Burrin JM, Hall GM. Peri operative steroid supplementation. *Anaesthesia* 1998; 53: 1091–104.

[196] Thomason JM, Girdler NM, Kendall-Taylor P, Wastell H, Weddel A, Seymour RA. An investigation into the need for supplementary steroids in organ transplant patients undergoing gingival surgery. A double blind, split mouth, cross over study. *J Clin Periodontol* 1999; 26: 577–82.

[197] Medicines Control Agency: http://www.mca.gov.uk/ourwork/ monirorsafequalmed/currentproblems/volume-14may.htm

[198] Steiner M, Ramp WK. Endosseous dental implants and the glucocorticoid dependent patient. *J Oral Implantol* 1990; 16: 211–17.

[199] Ruggerio S, Gralow J, Marx RE, Hoff AO, Schubert MM, Huryn JM, *et al.* Practical guidelines for the prevention, diagnosis and treatment of osteonecrosis of the jaw in patients with cancer. *J Oncol Pract* 2006; 2: 7–14.

[200] Nase JB, Suzuki JB. Osteonecrosis of the jaw and oral bisphosphonate treatment. *J Am Dent Assoc* 2006; 137: 1115–19.

[201] Beauchamp J, Caufield PW, Crall JJ, Donly K, Feigal R, *et al.*; American Dental Association Council on Scientific Affairs. Evidence-based clinical recommendations for the use of pit-and-fissure sealants: a report of the American Dental Association Council on Scientific Affairs. *J Am Dent Assoc* 2008; 139: 257–68.

[202] Scully C, Wolff A. Oral surgery in patients on anticoagulant therapy. *Oral Surg Oral Med Oral Pathol Oral Radiol Endod* 2002; 94: 57–64.

[203] Scully C, Cawson RA. *Medical problems in dentistry*, 4th edn. Oxford: Butterworth-Heinemann, 1997.

[204] Sollecito TP, Abt E, Lockhart PB, Truelove E, Paumier TM, Tracy SL, *et al.* The use of prophylactic antibiotics prior to dental procedures in patients with prosthetic joints – Evidence-based clinical practice guideline for dental practitioners – a report of the American Dental Association Council on Scientific Affairs. *JADA* 2015; 146: 11–15.

[205] Diabetes Control and Complications Trial Research Group. Hypoglycemia in the Diabetes Control and Complications Trial. *Diabetes* 1997; 46: 271–86.

[206] Action to Control Cardiovascular Risk in Diabetes (ACCORD) Study Group. Effects of intensive glucose lowering in type 2 diabetes. *N Engl J Med* 2008; 358: 2545–59.

[207] Mealey BL. Management of the patient with diabetes mellitus in the dental office. In: Lamster IB, ed. *Diabetes mellitus and oral health. An interprofessional approach.* Hoboken, NJ: Wiley Blackwell, 2014: 99–120.

[208] Bain CA. Smoking and implant failure. Benefits of a smoking cessation protocol. *Int J Oral Maxillofac Implants* 1996; 11: 756–9.

[209] Glick M, Abel SN, Muzyka BC, DeLorenzo, M. Dental complications after treating patients with AIDS. *J Am Dent Assoc* 1994; 125: 296–301.

[210] Powell CA, Mealey BL, Deas DE, McDonnell HT, Moritz AJ. Post-surgical infections: prevalence associated with various periodontal surgical procedures. *J Periodontol* 2005; 76: 329–33.

[211] Porter SR, Scully C, Luker J. Complications of dental surgery in persons with HIV disease. *Oral Surg Oral Med Oral Pathol* 1993; 75: 165–7.

[212] Robinson PG, Cooper H, Hatt J. Healing after dental extraction in men with HIV infection. *Oral Surg Oral Med Oral Pathol* 1992; 74: 426–30.

[213] Dodson TB, Perrott DH, Gongloff RK, Kaban LB. Human immunodeficiency virus serostatus and the risk of postextraction complications. *Int J Oral Maxillofac Surg* 1994; 23: 100–3.

[214] Horberg MA, Hurley LB, Klein DB, Follansbee SE, Quesenberry C, Flamm JA, *et al.* Surgical outcomes in human immunodeficiency virus-infected patients in the era of highly active antiretroviral therapy. *Arch Surg* 2006; 141: 1238–45.

[215] Oliveira MA, Gallottini M, Pallos D, Maluf PSZ, Jablonka F, Ortega KL. The success of endosseous implants in human immunodeficiency virus-positive patients receiving antiretroviral therapy. A pilot study. *J Am Dent Assoc* 2011; 142: 1010–16.

[216] Holmstrup P, Glick M. Treatment of periodontal disease in

the immunodeficient patient. *Periodontol 2000* 2002; 28: 190–205.

[217] Rees TD. Periodontal management of the patient with cardiovascular disease. Position paper, American Academy of Periodontology. *J Periodontol* 2002; 73: 954–68.

[218] Cobb LA, Fahrenbruch CE, Walsh TR, Copass MK, Olsufka M, Breskin M, *et al.* Influence of cardiopulmonary resuscitation prior to defibrillation in patients with out of hospital ventricular fibrillation. *JAMA* 1999; 281: 182–8.

[219] Helm-Estrabrook N, Albert M, eds. *A manual for aphasic therapy*. Austin, TX: Pro-Ed, 1991: 159.

[220] Misch CE. *Contemporary implant dentistry*, 2nd edn. St Louis, MO: Mosby, 1999: 61.

[221] Kapust LR. Living with dementia: the ongoing funeral. *Social Work Health Care* 1982; 7(4): 79–91.

[222] Lind LJ, Mushlin PS, Schnitman PA. Monitored anesthesia care for dental implant surgery: analysis of effectiveness and complications. *J Oral Implantol* 1990; 16: 106–13.

[223] Zacharias M, Hunter KM, Luyk NJ. Patient controlled sedation using midazolam. *Br J Oral Maxillofac Surg* 1994; 32: 168–73.

[224] Runes J, Strom C. Midazolam intravenous conscious sedation in oral surgery. A retrospective study of 372 cases. *Swed Dent J* 1996; 20: 29–33.

[225] Craig DC, Boyle CA, Fleming GJ, Palmer P. A sedation technique for implant and periodontal surgery. *J Clin Periodontol* 2000; 27: 955–959.

[226] Dionne RA, Yagiela JA, Moore PA, Gonty A, Zuniga J, Beirne OR. Comparison efficacy and safety of four intravenous sedation regimens in dental outpatients. *J Am Dent Assoc* 2001; 132: 740–51.

[227] Mealey B, Rees T, Rose L, Grossi S. Systemic factors impacting the periodontium. In: *Periodontics, medicine, surgery and implants*. St. Louis, MO: Mosby, 2004: 802–4.

[228] Valerin MA, Brennan MT, Noll JL, Napenas JJ, Kent ML, Fox PC, *et al.* Relationship between aspirin use and postoperative bleeding from dental extractions in a healthy population [abstract]. *Oral Surg Oral Med Oral Pathol Oral Radiol Endod* 2006; 102: 326.

[229] Madan GA, Madan SG, Madan G, Madan AD. Minor oral surgery without stopping daily low dose aspirin therapy: a study of 51 patients. *J Oral Maxillofac Surg* 2005; 63: 1262–6.

[230] Garfunkel AA, Haze C, Eldor A. A suggested protocol for oral surgery patients on anticoagulant medications. *J Isr Dent Assoc* 2000; 17: 22–3.

[231] DDAVP in haemophilia and von Willebrand's disease [editorial]. *Lancet* 1983; ii: 774–5.

[232] Dent CD, Olson JW, Farish SE, Bellome J, Casino AJ, Morris HF, Ochi S. The influence of preoperative antibiotics on success of endosseous implants up to and including stage II surgery. A study of 2,641 implants. *J Oral Maxillofac Surg* 1997; 55 (12 Suppl 5): 19–24.

[233] Sennerby L, Roos J. Surgical determinants of clinical success of osseointegrated implants: a review of the literature. *Int J Prosthodont* 1998; 11: 408–20.

[234] Esposito M., Grusovin MG., Worthington HV. Interventions for replacing missing teeth: Antibiotics at dental implant placement to prevent complications. *Cochrane Database Syst Rev* 2013; Jul 31.

[235] Laskin DM, Dent CD, Morris HF, Ochi S, Olson JW. The influence of preoperative antibiotics on success of endosseous implants at 36 months. *Ann Periodontol* 2000; 5: 166–74.

[236] Hunter SE, Scher RL. Clinical implications of radionecrosis to the head and neck surgeon. *Curr Opin Otolaryngol Head Neck Surg* 2003; 11: 103–6.

[237] Bennett MH, Feldmeier J, Hampson N, Smee R, Milross C. Hyperbaric oxygen therapy for late radiation tissue injury. *Cochrane Database Syst Rev* 2012 May 16; 5: CD005005. doi: 10.1002/14651858.CD005005.pub3

第3章

种植治疗中处方药物的并发症

Complications of drug prescribing in implant therapy

Mea A. Weinberg

前言

处方用药是口腔种植治疗中的必要组成部分。在开具任何药物之前，详细询问病史及用药史是医疗咨询中非常重要的环节。同时，医生应依据循证证据而不是经验去决定是否使用药物，以及药物的类型和剂量。在每一次就诊中，都要询问和记录患者目前服用的药物包括处方药、非处方药、草药类以及药物滥用史及服用方式。还应该记录之前服用过的药物以及停用原因（例如是否服用过抗生素或止痛药），药物的治疗效果、副作用、过敏症状及药物不耐受情况，例如，患者可能告知曾服阿奇霉素后出现类似"胃痛"症状，这一症状应暂且当作不良反应进行解释和记录，但是进一步询问患者的真实病史可能会改变医生最后是否再次使用阿奇霉素的决定。

处方药物并发症的病因

《Merriam-Webster词典》将药物并发症定义为，在原有疾病或状况的基础上发生的另一种疾病或状况，导致原疾病或状况更危险或者更难于治疗[1]。换言之，药物并发症是指，药物的使用给临床或牙科治疗带来了新的问题和挑战，属于药物的毒副作用。预防并发症的发生是成功治疗的关键。只要能够了解如何科学用药，了解每一种药物的药理学，采用电子处方系统，及时了解患者症状，熟悉患者并指导患者正确用药，很多药物并发症就可以避免[2]。

处方药物及其并发症种类

药物安全项目由疾病控制中心（CDC）负责，主要监控全国性药物不良事件（adverse drug events，ADEs）。据报道：

- 82%的美国成年人至少服用1种药物；29%服用5种或以上[3]
- 2004年，美国有超过120万人次住院是由药物不良事件引起的[4]
- 美国每年用于ADEs的额外医药支出达35亿美元[5]
- 与ADES最相关的药物包括：类固醇（占ADEs的10.3%）；抗凝药（8.6%）；抗肿瘤和免疫抑制剂（8.5%）；镇静剂（5.9%）和止痛药（4.4%）[4]

药物不良反应（ADR）vs 药物不良事件（ADE）

药物不良反应

在医学或药学论著中，如何恰当使用ADR（adverse drug reactions）和ADE（adverse drug events）两个术语存在很多困惑[6]。2000年，在健康、教育、劳工和退休金讨论会议上，参议员委员会就这两个术语的使用达成共识：

不良事件（adverse event）是在医疗保健中所发

生的非期望的坏结果。很多原因可导致不良事件，包括患者的疾病进展、药物的副作用、医院护理欠佳、不恰当的手术技术，甚至是与医疗无关的不定因素。这一术语本身并没有任何因果暗示，仅描述为发生在医疗过程中的某种伤害。与之相对应，药物不良反应（adverse event）则暗指非期望的结果与药物之间有某种潜在关系。FDA安全评估员的一项任务就是判断上报的药物副作用是真正的药物副作用之概率。通常，这些副作用并没有确切的因果关系。所能做到的就是，在现有数据中推断出不良事件"可能"与药物相关。例如，重症患者可能因为其他的原因导致肝衰竭，即便他服用的药物中已知可能引起肝衰竭。有时候不能简单去判断造成损害的确切原因[7]。

药物不良反应在基础口腔治疗中十分普遍，然而，大部分可以通过谨慎的用药习惯、加强与患者沟通、监测症状并及时做出反应等避免、预防或者改善[8]。当超出适应证或者在特殊人群中（如孕妇、肝肾功能不全患者）使用药物时，药物不良反应有可能非预期发生。根据WHO指导，药物不良反应定义为使用正常剂量的药物进行疾病预防、诊断、治疗或生理功能调节时出现的药物效应或反应[9]。国际协调会议上，药物不良反应被定义为使用正常剂量的药物进行疾病预防、诊断、治疗或生理功能调节时出现的有害的、非预期药物反应[10]。

药物不良反应可由过敏性免疫或非免疫机制双触发，是世界范围内致病和死亡的主要原因[11]（表3.1）。免疫性或过敏性原因约占药物不良反应的10%，这些反应也可以被称为特异性反应。非免疫性或未知反应则被认为是非特异性反应。

在过去和现在，旧术语"副作用"（side effect）曾用在很多地方，既可形容负面或不良反应，也可以形容正面的或良好的反应（如一种降压药米诺地尔，其"好的"副作用是加快头发生长，故而有了Rogaine这个生发液产品）。建议不再使用这个术语。取而代之，术语"不良效果"包括所有非期望的作用，无须进行机制假设，避免了药物反应误分类的风险[12,13]。

表3.1　免疫和非免疫原因引起的药物不良反应

非免疫性药物不良反应	例证
剂量过大	
药物相互作用	一种药物改变另一种药物、中草药补充剂或膳食的疗效或毒性（如抗酸剂会减少强力霉素的吸收时间）
继发药物效应	不同于主要适应证的一种效应（如苯海拉明为抗组胺药物，但引起镇静作用）
药理性不良反应	治疗剂量下药理作用引起的反应（苯海拉明的镇静作用）
免疫性药物不良反应	
过敏反应	免疫系统的激活引起的过敏反应（如青霉素）
不耐受性或个人特质	对药物药理作用的异常反应（如磺胺类药物对缺乏G6PD的患者可引起溶血性贫血）

由Parida提供[11]。

药物不良反应可分为A型和B型。相比之下，A型反应能预测，较为普遍。A型药物反应包括由于抗生素之间、药物–药物、药物–食物和药物–疾病的相互作用导致的胃肠疼痛。B型反应通常不可预测，包括药物过敏反应、过高的药敏性和不耐受性、特异质药物反应（不同于已知药理效应的特异反应）。

药物不良反应的内容概括在表3.2。通过良好的临床/口腔诊疗，根据参考手册或在线药物应用（包括Epocrater或PDR）合理用药，大部分的药物不良反应都是可预防的。用药错误所致的药物不良反应是可预防不良反应的主要部分。

不良反应的评估

对于口腔医生来说，明确药物不良反应，判断药物和临床不良反应间的因果关系相当重要[11]。这是由药理作用所决定的一种特异性反应，因果评估用于判断药物引起可疑药物不良反应的可能性。目前有很多方法用于判断因果关系，但没有普遍认

表3.2　可预防的药物不良反应

药物不良反应	处理	用药错误
用药错误	药物处方错误（如计错剂量，药物名称）；药剂师或开药者配药出错（阅读开药者手写处方，配药出错，电话处方预定的误解）	开具处方要仔细，增强意识。与患者复查药物，包括服用方式和可能发生的不良反应
医疗错误	误诊，不当治疗，不了解药物–药物相互作用，不了解药物副作用，不熟悉患者用药情况	回顾药物药理特性（吸收、分布、生物转化、清除），回顾患者药物病史，明确与患者服用的药物无药物–药物相互作用
患者错误	患者不清楚用药方法，没有遵循诊治指导	告知患者根据处方用药，确定患者清楚每一注意事项，询问患者是否有疑问

来自Edwards和Aroson[13]。

可的方法，且这些方法难于遵循[14]。牙医用于评估病程进展、避免可能出现不良反应的最重要策略就是病史采集。医生需要询问患者是否曾服用过此药物。很多患者自述有过敏现象，但并没有记录在案。如果患者回答出现过不良反应，就需要进一步深入评估。患者可能自述服用一种抗生素后有胃部不适，这应当不是免疫触发的，不能视为过敏反应，而是不良反应。大部分过敏反应是皮肤起疹，例如斑丘疹或荨麻疹[15]。

药物不良事件

如前所述，药物不良事件（ADE）或不良事件是指：

使用某种药物后患者或临床研究受试者出现的不良医学事件，它不一定与该药有因果关系。因此，药物不良事件可以是任何不良的非预期的表现（包括异常的实验室发现）、症状或疾病，可暂时与药物、设备或产品使用相关，也可不相关[12]。

相比于上述的用药错误，药物不良事件更直接衡量出患者的损害或伤害，可由用药错误引起，但并不是其最主要因。大部分出现药物不良事件的患者都是住院患者。本质上来说，药物不良事件是发生在服用药物的患者身上的任何非预期医疗事件（无论是否考虑与药物相关），不一定与药物治疗有因果关系即药物导致事件发生[6,16]。

总结上述，用药错误比药物不良事件更为常见，但造成的损害不到所有病例1%。另一方面，将近25%的药物不良事件归因于用药错误。

报道药物不良反应或药物不良事件

在门诊很难追踪严重的药物不良反应或药物不良事件，一旦发生，可报告美国食物药物管理局（FDA）的药品监督（MedWatch）系统[17]。另一个报告系统是FDA不良事件报告系统（AERS），这是一个药物和治疗性生物产品的数据库[18]。可以通过FDA在线表格或者电话号码1800-FDA-1088联系FDA[18]。也可将不良事件直接报告生产厂家，由厂家向FDA报告[18]。

处方药物并发症的预防

有确切措施可以预防处方药物并发症。完整的临床和药物病史采集是至关重要的。一些患者无意"遗忘"一些相关病史，通过详细询问可以发现。因此，在开具处方之前请认真思考。第一，问自己，这位患者是否对此药过敏，重复询问患者并记录患者否认过敏史。然后回顾药物，根据病史确认患者不属于禁忌证范围内。最后确认药物剂量合适。如果抗生素需要达到负荷剂量，要确保其为首次剂量，并由表观分布容积决定。表观分布容积由药物在体内达到动态半衡时药量与血药浓度的比值得到，常为稳定剂量的2倍[19,20]。高初始载荷药物浓度对于实现最大化抗菌效应非常重要[21]。对药物指南的遵从性不好是药物并发症最普遍的原因之一。如有任何疑问请参考药物手册。

口腔种植治疗中的抗生素应用

系统性抗生素用于口腔种植的术前预防、术后感染或急性炎症的治疗。术后感染或切口感染（surgical site infections，SSIs）都是发生在手术部位的感染。在临床和口腔治疗中，术前1～2h使用一定剂量的抗生素可以预防SSIs，手术时大部分抗生素已吸收达到较高的血药水平[20,22]。据报道，在植牙前服用抗生素可提高种植的成功率[23]。用药方法通常为：阿莫西林500mg，术前1～2h服用2000mg，随后每8h服用500mg。如果患者对青霉素过敏，克林霉素是合适的替代品（术前1～2h服用600mg，术后每8h服用300mg）。然而，最近一项多中心随机对照临床研究得出结论，对于单颗种植体植入，无论是否使用抗生素，术前还是术后使用，都不能改善患者报告的效果或术后并发症的发生率[24]。

美国牙科协会给出的2015年科学指南指出，牙科操作包括植入种植体，术前预防性使用抗生素不是必需的。由于现有证据不足以支持口腔操作与种植体感染有相关性，美国牙科协会建议口腔医生在考虑患者需求情况下做出专业的判断[25]。

急性期和种植术后并发症/感染的处理

术后并发症/感染可以包括移植物窦道、术后上颌窦炎和种植体脓肿。尽管术后感染并不常见，据报道在1期和2期手术中感染率约1.14%，尽管如此，仍很有必要通过选择合适病例和手术技术来避免并发症/感染[26]。据报道，上颌窦移植物感染在上颌窦提升术中的发生率达2%[27,28]。因为在急性上颌窦炎中发现的主要菌群包括流感嗜血杆菌、卡他莫拉菌、肺炎链球菌和甲氧西林敏感金黄色葡萄球菌，如患者对青霉素不过敏，用阿莫西林通常可控制感染[29]。使用阿莫西林和克拉维酸（术前24h 2～500mg，术后7天 2～500mg）是可行的，常可获得较好的窦液药物水平和减少细菌耐药性。对青霉素过敏者，克拉霉素、阿奇霉素和环丙沙星都是较好的选择。

种植体周疾病的处理

由于种植体周围炎涉及革兰阴性厌氧菌感染及其诱发的宿主免疫反应，65%的种植体周疾病与生物膜有关[30,31]，因此治疗方案应包括辅助性全身应用或局部使用抗生素[32]。第六届欧洲牙周病研讨会共识指出，非手术辅助性抗生素的局部使用可减少牙龈出血和探诊深度，但结果不可预期[33]。近期，Rams等报道很多导致种植体周围炎的菌群对单种抗生素（阿莫西林）产生抗药性，推荐阿莫西林和甲硝唑联合使用更为有效，具体为1天3次，每次各500mg[34]。

抗生素的并发症

全身系统使用抗生素产生的并发症包括：

- 胃肠道不适（包括与抗生素有关的腹泻）
- 细菌耐药性
- 过敏反应
- 心脏问题
- 双重感染（泌尿生殖系统）
- 肝脏毒性
- 肾毒性
- 皮肤性问题
- 神经性问题
- 药物−药物、药物−食物、药物−疾病相互作用

胃肠道不适/抗生素相关性腹泻

当正常胃肠菌群受到破坏，机体就会发生胃

肠道不适。艰难梭状芽孢杆菌是G⁺的产芽孢厌氧杆菌，被认为与20%抗生素相关性腹泻有关。文献中报道的名称还包括艰难梭状芽孢杆菌感染CDIs、艰难梭状芽孢杆菌相关性腹泻CDAD、艰难梭状芽孢杆菌结肠炎、抗生素性腹泻AAD。艰难梭状芽孢杆菌的过度增殖可导致假膜性结肠炎、中毒性巨结肠或慢性结肠感染，很可能引起中风或死亡[35,36]。艰难梭状芽孢杆菌感染可能与前期使用过广谱抗生素有关，广谱抗生素可导致肠道正常菌群的破坏，艰难梭状芽孢杆菌过度增殖。最常引起艰难梭状芽孢杆菌感染或结肠炎的抗生素列于表3.3[36,37]。

第一例艰难梭状芽孢杆菌作为病原体导致假膜性结肠炎的病例报道于1970年的医院，当时使用的抗生素是克林霉素[38,39]。自这起事件发生后，大家产生一种误解，即认为克林霉素与假膜性结肠炎密切相关。事实上，CDI疾病的风险随着抗生素治疗的种类和剂量增加（广谱抗生素结合应用）以及使用时间的延长（使用超过3天）而增加的[38]。在大部分病例中，引起CDI的诱发因素是正常结肠菌群破坏[37]。艰难梭状芽孢杆菌产生和分泌毒素A和毒素B，具有炎性和细胞毒性，导致肌动蛋白细胞骨架破坏和肠道上皮细胞的紧密连接损害，后续引起液体积聚和大肠（盲肠、结肠、直肠、肛门）广泛性损害[36-38]。最近发现，这些毒素可引起肥大细胞、巨噬细胞、上皮细胞释放炎症性细胞因子，促进积液分泌和肠道炎症[36]。

表3.3　全身使用可引起艰难梭状芽孢杆菌性腹泻或结肠炎的抗生素

总有影响	有时影响	少见影响
克林霉素	大环内酯类（红霉素）	甲硝唑
阿莫西林	氮杂内酯类（阿奇霉素——"希舒美"；克拉霉素——"Biaxin"）	
氨比西林	喹诺酮类（环丙沙星"Cipro"）	

来自Schroeder[38]。

引起艰难梭状芽孢杆菌感染的危险因素包括高龄、单种或多种广谱抗生素使用（正在服用或者已完成疗程者）、患者免疫系统较弱、先前有艰难梭状芽孢杆菌感染、抑酸药物（H2受体拮抗剂，质子泵抑制剂）和近期住院史（住院的时间长短）[40]。

根据美国医疗流行病学学会（SHEA）和美国社会传染病学学会（IDSA）对成人艰难梭状芽孢杆菌感染制定的临床操作指南，依据现有症状（通常是腹泻）和粪便实验的艰难梭状芽孢杆菌毒素或产毒性艰难梭状芽孢杆菌阳性，或结肠镜或病理组织检查发现假膜性结肠炎，可以诊断为CDI[41]。

症状和体征

服用抗生素后产生的胃肠不适（腹泻、腹绞痛）纯粹是因为正常肠道菌群被破坏。然而如上述提及，约20%的胃肠不适病例是产毒性的艰难梭状芽孢杆菌过度增殖所致。被诊断为CDI的患者中，96%在出现腹泻前14天内服用过抗生素，所有患者在3个月内服用过抗生素[42]。CDI的症状在艰难梭状芽孢杆菌定植后很快出现，发病时间2～3天[43,44]。

CDI的症状严重程度不等，从无症状、轻微、中等到严重（假膜性结肠炎）。轻微症状包括腹泻（水样/黏液状，有时血性）、腹绞痛、里急后重、轻度白细胞增多[35]。中等症状包括类白血病反应（白细胞计数升高）、发烧、脱水、恶心呕吐[35]。严重症状包括败血症、休克、心动过速、毒性巨结肠、腹水、低白蛋白血症[35]。发病严重时腹泻有可能减少。艰难梭状芽孢杆菌引起突发性的假膜性结肠炎有一个特点是外周血白细胞计数突然高于$30.0 \times 10^9/L$[38]。

部分患者不能耐受克拉维酸钾阿莫西林分散片，因为克拉维酸属酸性易引起更严重的肠胃不适和腹泻。和食物一起服用可以减少副作用。空腹服用药物可减少药物吸收，引起腹泻的机会大大增加。

处理

与其他任何药物一样，当给患者开具抗生素时，医生都有责任询问患者药物史。包括询问以前有无服用此种抗生素，有无任何不良反应或不耐受（如胃部不适、腹泻）。如果有，则需进一步询问相关事件，药物有无停用，需不需要额外治疗。医生应该指导患者如何服用药物（如餐前还是餐后或空腹，避免与哪些食物或药物同服，如乳制品和抗酸药）。另外，应经常询问患者最近的用药史，确保无药物相互作用。告知患者，如果他们有经常腹泻应告知医生。谨记，不是所有药物性腹泻都由艰难梭状芽孢杆菌引起。所以，了解与艰难梭状芽孢杆菌腹泻相关的鉴别诊断是很重要的，包括病毒性疾病、糖尿病性腹泻、憩室炎[38]。如果患者有抗生素不耐受史（腹部绞痛、腹泻），停用抗生素时则不良反应消失，一般患者无结肠炎或最近的住院史，可能仅仅是抗生素不耐受引起。因为没有关于患者是否应该住院指南，推荐询问患者的初次诊疗医生，特别是对诊断有明显疑问时[35]。如果患者主诉腹泻和发热，以往没有抗生素不耐受发作，抗生素停止时症状不消失，患者有可能是CDI（艰难梭状芽孢杆菌感染）。另外，如果患者有休克或脓毒症和高烧脱水的迹象，应该建议他们去医院。

如果患者有CDI的嫌疑，应告知马上停药，也可以安排入院。建议患者千万不要服用任何逆蠕动或止泻的药物，包括洛派丁胺（易蒙停）或水杨酸，这可能导致中毒性巨结肠。甲硝唑是初期轻中度CDI的首选药物，剂量为500mg口服10～14天，每天3次。万古霉素可以用在严重病例或作为第二选择药物，剂量为125mg口服10～14天，每天4次[41]。万古霉素与甲硝唑疗效相同，但它更贵而且万古霉素抗药性发生率更高[35]。由于肠外抗生素价格高，并且为了防止CDI的复发，另一种治疗选择是粪便移植[45]。

一个不常见的上消化道问题就是强力霉素诱发的食道溃疡[46]。在服用强力霉素后，患者主诉胃食

道反流疾病症状，包括上胸部区域疼痛。牙医应留意这种情况。

耐药性

致病微生物对抗生素产生耐药性是一个逐渐增加的公众健康问题。处方用药过量可能是主要原因，每次牙医开处方时都应该仔细斟酌。

"抗生素耐药性或细菌对抗生素的抵抗" 两个术语的用法常被误解。抗生素耐药性应该从临床的角度看，而不是基于实验室基础上。最低抑制浓度（MIC_{90}）指的是抗生素杀死培养皿中的90%细菌所需的最低浓度。但实际上并不经常适用于临床，因为某些细菌不受特定抗生素的影响，并且高MICs在人体中不能达到。因此，抗生素耐药性诊断应该根据临床结果而不是实验室结果[47]。

采取以下措施可以避免细菌产生耐药性，包括[48]：

- 非必要时不使用抗生素
- 不长时间使用低剂量抗生素
- 确定患者完成了抗生素疗程
- 使用窄谱抗生素，而非广谱抗生素

文献中建议避免抗生素的长时间使用，因为长时间使用容易产生耐药性，在最初使用的时候药物作用最敏感，所以更合理的抗生素用药是短时间高剂量用法。使用高剂量而不用低剂量不单可杀灭致病性弱的细菌，甚至可杀灭更强大的、抵抗力强的病原体。为种植体周围炎开具抗生素处方时，建议给予负荷剂量之后维持剂量。负荷剂量通常是维持剂量的两倍，可快速提高抗生素的血液浓度。高初始剂量对于能否达到最大杀菌效果至关重要。例如，患者对青霉素不过敏，可以使用5代青霉素，一开始用1000mg加载，随后每6h 500mg，3天。如果患者对青霉素过敏，克林霉素第一天600mg负荷剂量，随后3天每6h 300mg，阿奇霉素第一天1g，

随后2天每天500mg[49]。如果不完全按照处方剂量用药，细菌将会存活或适应下来。因此，尽管患者认为不需要完成整个用药过程，他们也必须遵循医嘱完成用药。

对突发脓肿适用的抗生素是青霉素V，而不是阿莫西林。阿莫西林因宽泛的抗菌活性被认为是广谱青霉素，抗菌谱包括G⁻菌（大肠埃希菌、流感嗜血杆菌、淋球菌、奇异变形杆菌、幽门螺杆菌），但是这些细菌并不存在于牙科感染中。因此，选择窄谱抗生素更明智，例如针对牙周病原体的青霉素V。此外，免疫系统受损的患者使用广谱抗生素会导致多重耐药菌产生，引起院内或医院获得性感染[50]。

过去，青霉素对金黄色葡萄球菌十分有效，然而如今大部分的金黄色葡萄球菌已对青霉素耐药。其他对青霉素耐药的细菌包括肺炎链球菌、MRSA耐甲氧西林葡萄球菌、VRSA耐万古霉素葡萄球菌、VRE耐万古霉素肠球菌。不仅细菌对抗生素耐药，据报道白色念球菌可对氟康唑耐药，单纯性疱疹病毒对阿昔洛韦耐药[50]。

最常见引起过敏或超敏反应的抗生素是青霉素和它的衍生物，包括阿莫西林、阿莫西林克拉维酸钾、氨比西林；此外，红霉素、氟喹诺酮类和四环素也会引起过敏反应。对青霉素过敏的患者中大约10%也对头孢菌素过敏。由此，头孢菌素不再具有优势，例如第一代药物（头孢氨苄）对种植体周围炎的细菌无效，不再常规使用。一定要询问患者是否服用过青霉素及是否出现任何反应。表格中要记录"患者否认青霉素过敏"。不要仅仅依靠患者初次就诊时的病史。

细菌对抗生素耐药存在很多种机制。一个非常有用的经验是，如果患者服用抗生素3天后症状无改善，可以视为细菌耐药，应该换用另一种抗生素（另一种分类）。青霉素抗菌效应在于药物扩散通过细菌胞膜，其分子与青霉素结合蛋白PBPs具有高度亲和力，可抑制细胞膜合成，导致细菌溶解[51]。

某些细菌，例如葡萄球菌可产生和分泌β-内酰胺酶，水解破坏青霉素分子内有效的内酰胺环，使其失效。为了避免此种类型的耐药，克拉维酸可作为抑制剂与阿莫西林联合使用。克拉维酸属于β-内酰胺环的非活性替代物，β-内酰胺酶结合在克拉维酸上的内酰胺环而非阿莫西林上。尽管采用了这些方法，耐药性菌株还在不断出现。

细菌对四环素类耐药（四环素、强力霉素、二甲胺四环素）一般通过膜上的外排泵，将抗生素从胞内泵出胞外[52]。也可以通过靶位修饰，改变活性区域的构造[52]。一些细菌对克林霉素和大环内酯类（红霉素）耐药是通过靶位点改建完成的，也就是说，细菌所产生的蛋白可以改变活性位点的构造[52]。对克林霉素耐药的多变菌株已被报道[53]。G⁺菌和G⁻菌对喹诺酮类耐药是通过改变药物目标酶，限制了药物对其渗透性的影响[54]。最近，流感嗜血杆菌和肺炎葡萄球菌（在肺炎和中耳炎中发现）对阿奇霉素这种广谱抗生素的耐药性增加引起了重视[55]。阿奇霉素有较长的半衰期，导致耐药性增加，因此当用于呼吸道和咽喉部感染时，应使用亚抑菌浓度[56]。临床研究发现，种植体周围感染的患者也对阿奇霉素多重耐药[57]。现在大部分治疗指南建议阿奇霉素不应用于普通感染，而应用于危及生命的β-内酰胺过敏和非典型肺炎[56]。

兼性厌氧菌已出现甲硝唑耐药（伴放线杆菌、侵蚀艾肯菌、纤维菌）[34]。甲硝唑严格针对厌氧的牙周病原体如牙龈卟啉单胞菌，为降低甲硝唑耐药性的发生率，建议其与阿莫西林联合使用，而不是单独使用其中一个[58-60]。其他研究者发现阿莫西林克拉维酸对牙周或种植体周厌氧性病原体最为有效，联合甲硝唑的耐药率<6%，而联合克林霉素耐药率为0～21.1%[60]。

葡萄糖酸洗必泰不属于抗生素，但被公认为具有广谱抗菌/抗微生物作用。偶有报道某些口腔细菌对其耐药。有研究报道金黄色葡萄球菌、绿脓假单胞菌和白色念珠菌相比G‾厌氧菌（中间普氏菌、牙龈朴啉单胞菌、牙髓普氏菌）需要更高的洗必泰MIC值（最小抑制浓度）[61]。另一研究发现金黄色葡萄球菌和血链球菌对洗必泰敏感，同时具核梭杆菌对其低敏感[62,63]。尽管对洗必泰耐药有很多争论，目前推荐如果患者使用3天未有改善，洗必泰很可能无效。

总结上述，建议选用窄谱抗生素应用于种植体周围感染。Rams等报道有从种植体感染的患者可培养出一种或多种龈下细菌病原体，大部分是中间普氏菌（Prevotella intermedia/nigrescens）/变黑普氏菌，星座链球菌（Streptococcus constellatus），其对各种药物的耐药率分别是克林霉素（46.7%）、阿莫西林（39.2%）、强力霉素（25%）、甲硝唑（21.7%）[34]。由于种植体周围病原体对药物广泛耐药，建议对于种植体周围炎的患者联合使用甲硝唑和阿莫西林[34]。很多报道这两种药联合使用不仅能够改善临床和影像学指标，出现耐药性的概率变小[34]。联合使用比单独使用产生耐药性更低[34]。因此，当开具抗生素时，选择一种能减少耐药发生的抗生素极其重要[64]。

2014年，美国急症医学学会（AAEM）第20届科技年会上，达成共识是"在建议使用窄谱抗生素的每个国家，耐药率都有所下降，因此我们需要共同努力推广使用窄谱抗生素"[55]。由于与种植体相关的多重耐药菌株出现，因此对种植体周围炎培养提取物进行微生物学检验将有助于针对性选择最佳的抗生素。

2014年7月，疾病控制中心（CDC）启动了抗生素使用及耐药（AUR）报告模块，用以在美国每一家医院跟踪和控制耐药菌。AUR作为自动化模块可以抽查电子抗生素处方和药敏试验结果。它是抗生素处方开具的指标，帮助医院决定使用的抗生素，了解其已发现的耐药细菌及真菌。

此指标使抗生素使用标准化，允许医院之间比较数据。同时也帮助当地及州医院和卫生部门如CDC确认出现高频耐药的城市或地区。此外还可以预测耐药感染的数目，有望明确耐药细菌和真菌。

2014年9月，奥巴马总统派出一工作组处理抗生素耐药事件。此小组的目的就是制订5年国家行动计划，采取PCAST（美国总统科学和技术顾问委员会）提出的一系列建议，其中包括如何支持医生适当使用抗生素，如何帮助制药商生产新的抗生素。

过敏反应

过敏反应的症状可以IgE介导反应发生，首次服用后1h内出现瘙痒、荨麻疹、哮喘。过敏反应也可以延迟发生。一些严重病例中，全身性过敏反应和血压骤降都有可能发生[65]。

正确鉴别真正的药物过敏反应和药物不耐受、非过敏反应非常重要。如果患者自述对某种抗生素或者其他药物过敏，要询问他出现的相关症状。很多时候，患者告知服用抗生素后出现胃不适和腹泻。这并不应视为药物过敏，而是药物不耐受或胃肠不适[66,67]。如果怀疑有过敏反应，需立刻停用此抗生素和采取适当措施[66]。

心脏问题

关于某些抗生素是否可能会引起心血管源性死亡（阿奇霉素、红霉素、三唑类抗真菌药），尚存在争论，尤其是在一些有心血管疾病史的患者[68]。2013年，FDA建议有心血管危险因素的患者不要服用阿奇霉素，包括QT间期延长、低血钾、低血镁、心动过缓或服用抗心律失常药物，例如ⅠA类（奎尼丁、普鲁卡因胺）、Ⅲ类（多菲利特、胺碘酮、伊布利特、索他洛尔）。这些药物与QT间期延长和尖端扭转型室性心动过速相关[68-70]。

表3.4列出了在口腔种植中可能引起严重不良反应，且引起心脏问题的抗生素[68]。由多种药物引起的此类并发症越来越得到关注，尤其是QT间期延

表3.4　与心脏不良反应相关的抗生素

抗菌药	并发症	处理
红霉素、克拉霉素、阿奇霉素、氟喹诺酮（左氧氟沙星、环丙沙星）、抗真菌药物——唑类（氟康唑）	倾向于QT间期延长，导致尖端扭转型室速或心动过速	明确存在危险因素的患者，包括心脏疾病的患者、服用抗心律失常药物的患者、有心律不齐病史的患者。此外，当服用红霉素时，低血钾或低血镁会增加QT间期延长的风险

来自Poluzzi等[71]、Yap和Camm[69]。

长药物和/或肝细胞色素P450CYP3A4同工酶抑制剂，这类药物可减少其中药物的代谢或生物转化[69-71]。其中阿奇霉素具有不同的机制，不是抑制P450酶，更像是直接阻断钾通道[72,73]。此外，一些精神性药物也可以延长QT间期，如氟哌啶醇和甲硫哒嗪[74]。

为了将不良反应或事件的发生降到最低，需要采集全面病史和药物使用史，并详细了解抗心律失常药物的分类。因为不同的心脏药物有不同的适应证，所以很难识别清楚用于抗心律失常的药物。举个例子，β阻断剂和钙离子通道阻断剂都可以用于高血压，还可以用于心律失常的治疗。建议使用参考手册或椅旁医学应用，例如Epocrates或PDR，以更好地了解患者服用的每种药物[74]。

双重感染（Superinfections）（泌尿生殖系统）

真菌感染（假丝酵母菌）和其他种类细菌感染，包括肠杆菌、假单胞菌、葡萄球菌会发生在使用任何抗生素时，但更易发生在使用广谱抗生素时。窄谱抗生素不会像广谱抗生素一样杀灭大部分肠道正常菌群，所以窄谱抗生素很少引起双重感染。正常菌群被攻击后，白色念球菌有机会增殖，双重感染就发生了。感染通常发生在抗生素治疗开始后的5～7天[74-77]。曾有外阴阴道假丝酵母菌感染病史的女性会更容易复发[74,76]。因此对女性患者的病史询问要留意是否易于发生念球菌感染。

为了避免双重感染的发生，建议所有的患者尤其是女性，要补充益生菌（活的微生物菌株）。一种方法是在服用抗生素的同时，一天两次进食5oz的酸奶（包含活跃的培养菌如卡菲尔、双歧杆菌）。另一种方法是服用含益生菌的补充品（嗜酸乳杆菌）[78]。

肝毒性

很多应用在种植体周围感染的抗生素可引起肝毒性，包括阿莫西林克拉维酸钾（Augmentin），更常见的包括大环内酯或氮杂内酯类（红霉素、阿奇霉素）和氟喹诺酮类（环丙沙星）[73,78,79]。抗生素引起的肝损害，虽然不很常见，但会发生在老年患者身上。

因为很多抗生素都在肝脏代谢（如克林霉素、甲硝唑等），所以有肝损害的患者要适当调整剂量，包括肝移植患者。四环素和阿奇霉素要避免服用。由于肝损害有不同类型和严重程度（肝硬化、肝炎），建议咨询患者的内科医生。

肾毒性

大部分口腔应用的抗生素不会引起肾损害，有些患者具有高危风险，如年长于60岁，患有肾功能不全、糖尿病、心衰或败血症的患者[80]。然而，一些能引起过敏反应的抗生素也会引起肾脏的高敏反应——急性间质性肾炎，例如青霉素、阿莫西林、头孢菌素。其他抗生素，如环丙沙星、红霉素、米诺环素也有涉及。急性间质性肾炎与急性肾衰竭的临床特征相似。典型的三联征包括发热、皮疹和关节痛[81]。明确诊断还是依靠肾活检[81]。治疗就是停服此抗生素[81]。

因为大部分抗生素通过肾脏尿液排出（阿莫西林、阿莫西林克拉维酸钾、四环素、甲硝唑），所以在一些肾功能不全或损坏的患者需要调整剂量[82]。强力霉素、克林霉素、阿奇霉素不需要调整剂量。剂量调整需要根据患者的肾小球滤过率和肌酐清除率决定，可咨询其内科医生。

皮肤反应

很多抗生素可引起皮肤反应，常以药疹形式发生。阿莫西林和阿莫西林克拉维酸是最常引起皮疹的抗生素，瘙痒为主，甚少累及全身其他系统[82]。Stevens-Johnson症是一种比较严重的炎性、免疫过敏性反应，可发展成皮肤和口腔、结膜、生殖器的黏膜病损，留疤可并发感染，常与阿莫西林或阿莫西林克拉维酸相关[83,84]。光敏反应常见于强力霉素和环丙沙星（抗生素与紫外线结合）。

神经性反应

种植治疗中用到的抗生素可能存在神经毒性的副作用，包括头孢菌素类、大环内酯类/氮杂内酯类、四环素类、氟喹诺酮类。四环素被报道引起脑神经毒性、神经肌肉阻断、良性颅内压升高[85-87]。也有一些报道阿奇霉素和克拉霉素导致不可逆的听力丧失[88,89]。氟喹诺酮类，尤其环丙沙星，被报道可引起意识模糊、癫痫、口面部运动异常（无意识反复性的口面部运动）[88,90]。服用神经毒性抗生素的患者都要检测任何可能发生的副作用。

抗生素-药物和抗生素-食物相互作用

有很多药物与用于种植体周围炎的抗生素相互作用，所以要引起重视，避免发生。表3.5列出一些常见重要的药物-药物/食物相互作用[90,91]。

表3.5　牙科治疗中具有临床意义的药物-药物/食物相互作用

抗生素	相互作用	怎样影响	如何处理
强力霉素（20mg强力霉素，凝胶）	抗酸剂（氢氧化镁，氢氧化铝），铁剂（硫酸亚铁），锌类	减少强力霉素血内吸收	避免联用或分开3h或更长使用
	青霉素	干扰青霉素的抗菌效应	不要同时服用，先服用青霉素，几小时之后再服强力霉素
	奶制品	可减少其30%的吸收	不需要一定避免
	口服避孕药	干扰避孕作用	可能没有临床意义，某些建议选择其他避孕方式
	苯妥英钠（大仑丁）	减少强力霉素血清水平	换另一种抗生素或检测水平
	维生素A或相关物质类维生素A（异维甲酸）	假性脑瘤或良性颅内压升高的风险	避免所有四环素类包括四环素和米诺环素
米诺环素（包括Arestin）	华法林	增加抗凝效应	检测患者升高的抗凝水平；华法林剂量需要调整
	口服避孕药	干扰避孕作用	没有临床意义，有的建议使用其他避孕方法
	抗酸剂（氢氧化镁，氢氧化铝），钙制剂，铁剂（硫酸亚铁）	减少四环素的血内吸收	不要同时服用，在服抗酸剂前1h或2h后服米诺环素
	苯妥英钠（大仑丁）	减少强力霉素的血清水平	换另一种抗生素或检测好水平
四环素类	抗酸剂（氢氧化镁，氢氧化铝）钙制剂，铁剂，锌剂	减少四环素血内吸收	不要同时服用，在服用抗酸剂前1h或2h后服四环素
	华法林	增加抗凝效应	检测抗凝升高水平，咨询内科医生调整华法林剂量
	青霉素	干扰青霉素的抗菌效应	不要同时服用，在服用四环素前几小时服青霉素
	地高辛	部分地高辛由肠内菌群代谢，增加地高辛血水平	换另一种抗生素或检测地高辛的血清水平

续表

抗生素	相互作用	怎样影响	如何处理
四环素类	口服避孕药	干扰避孕效应	没有临床意义，建议其他避孕方法
	奶制品	减少四环素的吸收	避免一起服用或分开3h以上
	维生素A或相关化合物（类维生素A类–异维甲酸）	有假性脑瘤或良性颅内压升高的风险	避免所有四环素类
青霉素	红霉素、四环素	降低青霉素的药效	不要一起服用，在服用四环素前几小时服用青霉素
	抑制青霉素的排泄	抑制青霉素的排泄	可以一起服用，确定药物水平没有过高
	口服避孕药	干扰避孕作用	没有临床意义，建议使用其他避孕方法
红霉素或克拉霉素	茶碱	升高茶碱水平	避免一起服用，减少茶碱剂量避免毒性
	卡马西平（Tegretol）；他汀类，阿伐他汀（立普妥）；辛伐他汀（Zocor）	升高卡马西平水平，升高他汀类水平（增加肌肉病变，包括肌肉疼痛）	避免同时使用，换红霉素或另一种他汀药物如洛伐他汀（Mevacor）或普伐他汀（Pravachol）
	口服避孕药	干扰避孕作用	采用其他避孕方式
	地高辛	升高地高辛水平（唾液分泌增加和视力障碍）	换成青霉素抗生素，检测地高辛毒性症状或换抗生素
	环孢菌素，麦角碱类［麦角胺（Bellergal–S, Cafergot）］	环孢菌素毒性，麦角毒性（麦角中毒——疼痛、敏感、四肢末端冰冷）	减少环孢菌素剂量，使用阿奇霉素或其他抗生素
	咪达唑仑（Versed），抗心律失常药：四级或三级（奎尼丁或普鲁卡因胺；多菲利特、胺碘酮、伊布利特、索他洛尔）	增加镇静作用；延长QT间期	避免联用，换其他药物，换其他抗生素或检测心律失常
	华法林	增加抗凝作用	咨询内科医生
阿奇霉素，氟喹诺酮类（环丙沙星）	华法林	增加抗凝作用	检测患者，咨询内科医生修改华法林剂量
	抗心律失常药：四级（奎尼丁、普鲁卡因胺）、三级（多菲利特、胺碘酮、伊布利特、索他洛尔）	避免联用，换其他药物，换其他抗生素或检测心律失常	避免联用，换其他药物，换其他抗生素或检测心律失常
	抗酸药、铁剂	减少氟喹诺酮药效	避免同时服用，氟喹诺酮在抗酸剂1h前或2h后服用
	咖啡因	增加咖啡因作用	不要一起服用
	神经肌肉阻断剂（琥珀胆碱）	增加阻断剂效应	大部分口腔患者不服用这些药物，没有特别的预防措施
克林霉素	酒精	明显的类戒酒反应、头痛、脸红、恶心	避免酒精
甲硝唑	华法林	抑制华法林代谢，增加抗凝作用	联系内科医生，调整华法林剂量或更换抗生素
	锂元素	抑制锂排泄达毒性水平	联系内科医生

由Weinberg提供[91]。

镇痛药

在种植术中镇痛药的适应证

种植术后的疼痛管理通常比较容易得到良好效果。非甾体抗炎药（NSAIDs）和对乙酰氨基酚都可用于缓解轻到中度的急性疼痛，联合阿片类用于缓解剧烈疼痛[92]。每个患者对不同的非甾体抗炎药有不同的反应，所以在服用药物前很难预测效果[93]。临床和口腔研究表明术前使用布洛芬后，在术中和术后的出血没有显著增加[92,94,95]。对于剧烈疼痛，阿片类镇痛药可以配合非麻醉性镇痛药使用。表3.5列出种植中重要的常用镇痛药。

镇痛药的并发症

非甾体抗炎药

非甾体抗炎药一般容易耐受，大部分患者都没有副作用。非选择性的非甾体抗炎药阻断环氧合酶（如COX-1和COX-2）。COX-1，通常位于胃肠道、肾脏和血小板中，在维持胃黏膜和血小板功能、调节肾血流量中起保护性作用。相反，COX-2只有在炎症期产生，在正常组织中很少量。因此，非甾体抗炎药用于镇痛的机制是阻断COX-2。然而，非选择性阻断剂（布洛芬、萘普生、萘普生钠）也会抑制COX-1，从而产生很多副作用。可能出现的副作用包括：胃肠激惹、出血、痉挛病史、水肿、肝毒性、对阿司匹林或其他非甾体抗炎药过敏以及心血管并发症。

胃肠刺激/出血

有消化性溃疡病史的患者不应服用非甾体抗炎药，会增加溃疡发生风险。如果这类患者没有禁忌证，建议使用对乙酰氨基酚。非选择性非甾体抗炎药通过抑制有益的COX-1，减少前列腺素产生，从而削弱胃肠黏膜防御机制，促进胃酸分泌引起溃疡[96]。美国食品药品管理局对非甾体抗炎药与胃肠损伤给予"黑框警告"[97]。警告阐明"非甾体抗炎药引起严重的胃肠道不良事件，包括出血、溃疡或危及生命的胃肠道穿孔。这些反应可以没有先兆地出现在用药的任何时间。老年患者更为危险"[98]。

心血管并发症

美国食品药品监督管理局对所有非甾体抗炎药都提出"黑框警告"，因其可能引起心血管并发症，主要通过抑制前列腺素，促进血小板聚集。警告阐述了"非甾体抗炎药可增加血栓形成、心肌梗死、中风等致命风险。风险还会随着药物持续使用而增加。有心血管疾病或有危险因素的患者风险更大"[98]。

除了影响肾血流量，非甾体抗炎药抑制由前列腺素调节的血管舒张，使水和盐潴留，易产生高压或水肿[96,98]。有相关文章记录非甾体抗炎药可升高血压$3 \sim 5$mmHg，尤其是在高血压患者中[96,98,99]。非甾体抗炎药可中和以控制前列腺素、肾素、水钠平衡为机制的降压药作用。这些降压药包括利尿剂（噻嗪类）、血管紧张素转化酶抑制剂ACEIs（依那普利、赖诺普利）、血管紧张素受体阻断剂ARBs（缬沙坦、氯沙坦）、β阻断剂（阿替洛尔、美托洛尔），然而钙通道阻滞剂（硝苯地平、氨氯地平）和中枢性降压药（氯压定）因不同的作用机制不受其影响[100]。这种药物相互作用最初出现在长期服用非甾体抗炎药的患者身上。其他报道表明，少于$1 \sim 2$周的短期NSAIDs治疗，尽管每天服药，都不太可能引起明显的血压升高。然而，很多患者因有关节炎或慢性牙痛或其他情况而长期服用非甾体抗炎药[100]。因此要充分认识药物的相互作用，谨慎地采集全面用药病史。

液体潴留

COX-1保护肾血流量稳定，而NSAIDs可通过阻断COX-1抑制前列腺素合成，致肾功能下降。在停用NSAIDs后$1 \sim 3$天内，这种反应很少见并且是可逆的。然而，当有心衰、糖尿病、肝肾疾病、年老的患者服用非选择性NSAIDs［布洛芬、萘普生钠

（Aleve）］时，则易进展为肾损害。这种效应具有剂量依赖和时间依赖性，意味着较高剂量和较长时间服用，发生神经毒性的可能性就越大[101,102]。所以建议慢性肾疾病或肾功能不全的患者避免服用非选择性NSAIDs，以避免其神经毒性[102]。如果这类患者必须使用NSAIDs，医生要根据肾小球清除率GFR来调整剂量和疗程。一般来说，GFRs在50mL/min以上不需要剂量调整。

肝脏毒性

虽然NSAIDs对肝的直接影响很少见，但对于肝硬化患者，NSAIDs可以通过抑制血小板功能增加出血以及肾衰的风险[102]。

出血

NSAIDs的抗血小板功能是完全可逆的，不像阿司匹林的作用在血小板的生命周期（7天）内是不可逆的。这就是NSAIDs不能像阿司匹林那样低剂量治疗。有血小板障碍或出血障碍的患者，如血友病和血小板减少症，是NSAIDs的禁忌证[102]。如果术前要停用NSAIDs，如布洛芬，其清除半衰期约4.6h，就需要术前2天停用，而萘普生需要2～3天[102,103]。

支气管痉挛/阿司匹林过敏病史

NSAIDs可诱导或加重哮喘，一些哮喘患者对NSAIDs和阿司匹林会有不良反应[104]。Samter's三联征属于阿司匹林激发的呼吸道疾病（AERD），这类患者常有鼻息肉、严重的支气管哮喘和慢性鼻窦炎[104]。可能的机制为抑制脂氧合酶通道，引起白三烯升高，加重过敏和哮喘症状。此外，服用NSAIDs后白三烯水平也会随之升高[105]。

为了避免这类并发症发生，应当询问患者在服用NSAIDs后是否出现过哮喘。此外，中到重度哮喘患者，如有严重鼻塞、鼻息肉、放射显示上颌窦浑浊不透明影，会被怀疑诊断为Samter's三联征[105]。这类患者是NSAIDs和阿司匹林的禁忌证。

对乙酰氨基酚

对乙酰氨基酚的并发症包括肝毒性和药物相互作用。它与NSAIDs一样有镇痛效应的上限：每6h 1000mg和每4h 650mg的剂量镇痛效果一样。镇痛时间可能会延长，但是效果不会增加。

肝毒性

在2011年1月，美国食品药品管理局要求药物生产商主动限制药物中对乙酰氨基酚的含量，药物主要含对乙酰氨基酚和阿片类。这一举动希望可以把对乙酰氨基酚的含量控制在每片、每颗或其他计量单位325mg，从而减少肝毒性。

此外，在所有含对乙酰氨基酚的处方药物的标签上都添加了一个"加框警告"和一个"警告"，分别强调了严重肝损害的可能性和过敏反应的可能性（面部口咽部的肿大、呼吸困难、发痒或皮疹）。这些举动可以减少与对乙酰氨基酚相关的肝损害和过敏反应的发生。

一些非处方药也包含对乙酰氨基酚，如泰诺，但是并未采取上述警告措施。目前，已经要求在含有对乙酰氨基酚的非处方药物标签上提示肝损害的可能。美国食品药品管理局还在继续寻找方法来降低对乙酰氨基酚相关的肝损害的发生。所有与对乙酰氨基酚相关的肝损害事件中，过量用药几乎占一半。需要提醒患者不要过度用药，因为其他非处方药也可能含有对乙酰氨基酚。牙科医生开阿片类（氧可酮、氢可酮或可待因）和对乙酰氨基酚/泰诺（维柯丁、赛特）联用，需要控制好后者的药量，尤其当患者服用过量的泰诺时，两者联用的效应会增大。目前，对乙酰氨基酚最大的剂量为一天4000mg。

按照普通剂量服用，大部分对乙酰氨基酚在肝脏代谢为水溶性硫酸盐和糖苷酸，最终经过肾脏尿液排出。小部分对乙酰氨基酚结合成NAPQI（N-乙酰-对-苯醌亚胺），它是一种毒性代谢物，通常排泄后不引起任何后果，之后在肝脏通过谷胱甘肽代谢。然而，在过度用药时后者就成为主要途径，耗尽了所有谷胱甘肽后就开始出现肝毒性。NAPQI会结合在肝细胞上，引起肝细胞坏死。酒精也会增加NAPQI的水平[105]。如果超过一天4次服用2片强力泰诺片就会引起过量，超过推荐用量服用几天就会引起肝损害。一位健康患者每天服用对乙酰氨基酚4g，14天即可升高血浆丙氨酸转氨酶[107]。因此，一定要和患者说明注意事项，包括含对乙酰氨基酚的非处方药的使用。

尽管在肝病患者中，对乙酰氨基酚的半衰期会延长，但是在推荐剂量下，其体内的谷胱甘肽也不

表3.6 常见与阿片类有相互作用的药物

药物	相互作用的药物	影响	处理
NSAIDs（布洛芬、萘普生、萘普生钠）	华法林	抗凝有协同作用（增加出血）	避免一起使用，联系内科医生
	ACE抑制剂（依拉普利、卡托普利）；β阻断剂，ARBs，利尿剂	NSAIDs：减少降压反应，短疗程（5天）不会显著升高血压。阿司匹林或小剂量阿司匹林不会出现药物相互作用	相互作用会引起血压更低。检测血压。NSAIDs 5天后或更长时间后，换其他镇痛药如对乙酰氨基酚或麻醉药
	锂元素	NSAIDs抑制肾对锂元素的清除	减少锂元素的剂量，建议用二氟苯水杨酸（Dolobid）
	口服治疗糖尿病药物	阿司匹林和NSAIDs增加降血糖作用	限制药量
	呋塞米（速尿）	降低利尿作用	检测患者
	博乐欣（文拉法辛）	可出现血清素综合征	避免同时使用
	苯妥英钠（大仑丁）	减少肝脏对苯妥英钠代谢（增加血清水平）	不需要特别预防
对乙酰氨基酚	酒精	增加肝毒性发生	酗酒者禁忌，避免一起服用
	华法林	增加抗凝效应	避免同时使用。需要调整华法林剂量，咨询内科医师
麻醉药（可待因、氢可酮、氧可酮、哌替啶）	氟西汀（Prazac）、舍曲林（Zoloft）、帕罗西汀（Paxil）	这些SSRIs（选择性血清素再吸收抑制剂）是CYP2D6的潜在抑制受体，减缓可待因代谢，降低镇痛效果（可待因及其派生物需要有效的代谢）	不要一起服用，对于需要CYP4502D6抑制治疗的患者可增加可待因剂量或换另一种镇痛药物。或者将药量分开或开具亲体化合物如氢吗啡酮
	其他镇静剂像酒精或药物（苯二氮平类，中枢神经抑制剂）	增加镇静效果	不要一起服用或控制乙醇的量
	胺碘酮（Cordarone）和奎尼丁（抗心律失常）	CYP2D6潜在抑制剂不能缓解疼痛，会有不适副作用	不要一起服用，对于需要CYP4502D6抑制治疗的患者可增加可待因剂量或换另一种镇痛药物。或者将药量分开或开具亲体化合物如氢吗啡酮
	氟哌啶醇（Haldol）	这类抗精神病药是CYP2D6的抑制剂	不要一起服用，对于需要CYP4502D6抑制治疗的患者可增加可待因剂量或换另一种镇痛药物。或者将药量分开或开具亲体化合物如氢吗啡酮
	茚地那韦（Crixivan）（HIV/AIDS蛋白酶抑制剂）	CYP2D6抑制剂	不要一起服用，对于需要CYP4502D6抑制治疗的患者可增加可待因剂量或换另一种镇痛药物。或者将药量分开或开具亲体化合物如氢吗啡酮

由Weinberg提供[91]。

会降至临界水平。总结上述，对乙酰氨基酚用于肝病患者是安全的，没有NSAIDs相关的血小板抑制、胃肠毒性和神经毒性，可作为推荐的镇痛药[108]。如果对其有所疑虑，可以咨询患者的肝脏科医生。

药物相互作用

服用华法林的患者（香豆素）再服用水杨酸，患者的国际标准化比值INR可升高，甚至引起出血。因此水杨酸如需使用要选择最低剂量和最短疗程。目前认为这种相互作用是通过抑制肝细胞色素P450酶从而影响华法林代谢[109]。

阿片类药物

对于种植体周围炎引起的急性剧烈疼痛推荐短期使用非麻醉性药物结合阿片类或麻醉性镇痛药。阿片类有很多并发症，包括便秘、混乱、困倦、镇静、头晕、呼吸抑制和头痛[110]。长期使用的并发症包括口干症和身体依赖/上瘾/耐受。如果患者有肾功能不全，可待因和杜冷丁是禁忌药[111]。如果患者在进行透析，氧可酮、可待因和哌替啶是禁忌药[111]。可待因和杜冷丁也是肝损害患者的禁忌[111]。表3.6列出了与阿片类有相互作用的常见药物。

类固醇

类固醇的并发症

全身性和局部使用类固醇都会用于口腔种植术前及术后。系统性类固醇如果短期（1周）用在口腔术前，很少出现并发症[112]。如果长期使用，一些剂量依赖的副作用就会出现：消化性溃疡、骨质疏松、睡眠问题、感染、神经过敏、糖尿病和肾上腺萎缩[112]。局部鼻腔应用类固醇可用于治疗术后上颌窦炎以及长期的哮喘治疗，会产生和系统性类固醇相似的副作用[112]。局部应用类固醇（鼻腔）的并发症包括干燥感、烧灼感、鼻腔通道刺痛、打喷嚏、咽喉刺激，可能会出现头痛和鼻出血。为了减

少上述胃肠并发症，应避免同期服用NSAIDs，并且补充抗溃疡药物（奥美拉唑Prilosec）。

皮质类固醇属于免疫抑制剂，抑制白细胞功能[112]。此外，高剂量（每天大于70mg的强的松或等效的药物服用）可降低骨矿化，减少骨密度，抑制成骨细胞功能[113]。皮质类固醇可在2~6周内降低骨修复，高剂量的强的松可停止新骨形成，导致骨质丧失迅速（开始服药第一年以内）或骨质疏松；然而并没有明确证据说明系统性服用类固醇患者禁忌行种植术[114]。相关临床研究指出，常规牙科操作，包括局部麻醉充分的小手术（术后足够的疼痛控制）中，长期服用类固醇的患者不需要额外的"类固醇回补"（steroid coverage）。低发病率的肾功能不全也不需额外的类固醇补充[115]。皮质醇在一些应激情况例如手术或感染中可以维持正常生理机能需要，当患者的内源性肾上腺停止合成和分泌皮质醇，随之患者出现一定程度的肾上腺萎缩，免疫功能低下[112]，要考虑补充外源性类固醇（超过3周每天超过15mg）。因此，全身麻醉下的复杂牙拔除或复杂种植需要补充类固醇，以减少术后感染或创口延长愈合的风险，其取决于类固醇的剂量和治疗持续时间。此补充剂量确保应激期时足够的类固醇水平，就如生理状态下肾上腺所合成的量[112]。建议手术当天早上给予2~3倍剂量类固醇，术后第一天逐渐减少，术后第二天恢复正常剂量[112]。一定要咨询患者的内科医生。

结论

抗生素、止痛剂、类固醇相关并发症的最佳治疗方法是避免发生。要避免这些并发症有以下建议：

- 遵守传统的格言：永不治疗陌生人（身体情况不明的人）
- 每次就诊都详尽询问并记录患者的用药情况及用药史

- 每次就诊，开药前都要询问并记录有无任何药物过敏或不耐受史
- 如果怀疑用药情况，即患者正在服用的药或准备要用的药，应检查有无用药品相关资料，包括查看有无药物的相互作用
- 经常与患者沟通所使用的药物情况；确认患者理解药物以及疾病治疗中的细节
- 如果患者有全身性疾病，应与他们的内科医生协商关于种植手术中的用药

重点提示

- 每位患者在每次诊疗时，都需取得全面病史及用药史。
- 培养良好的判断力，取得完善的病史用药史，了解药物代谢动力学，指导患者如何用药及依照医嘱严格用药，如此严格执行，并发症是可以避免的。
- 药物不良反应指正常用药时所发生的有害作用。
- 种植手术前后应谨慎使用抗生素，避免过量用药引起细菌耐药，在开具抗生素前回顾循证文献。
- 某些抗生素可引起心脏问题，特别是患者有已知的心血管问题时。种植手术前开具处方抗生素，应回顾患者的用药情况及用药史。
- 在种植手术中开处方或非处方止痛药时，应回顾患者的病史和用药史。肾病与高血压患者应小心用NSAIDs药物。
- 注意对乙酰氨基酚药物的总用量，避免引起肝中毒。如果要结合麻醉，应该警告患者不要服用额外非处方对乙酰氨基酚药物，包括糖浆（例如维克斯、感冒药、惠菲宁）。
- 对于有全身性疾病的患者，开具治疗种植并发症的药品处方前，应与其内科医生/私人医生协商。

（徐琛蓉 赵川江 轩东英 译）

参考文献

[1] http://www.merriam-webster.com/dictionary/complication (Accessed February 20, 2014).

[2] Gandhi TK, Burstin HR, Cook ER, Puopolo AL, Haas JS, Brennan TA, Bates DW. Drug complications in outpatients. *J Gen Intern Med* 2000; 15: 149–154.

[3] Slone Epidemiology Center at Boston University. *Patterns of medication use in the United States*, 2006.

[4] Elixhauser A, Owens P. Adverse drug events in U.S. hospitals, 2004. *Healthcare Cost and Utilization Project*, 2004 Statistical Brief #29.

[5] Institute of Medicine. Committee on Identifying and Preventing Medication Errors. *Preventing medication errors*. Washington, DC: The National Academies Press, 2006.

[6] Nebeker JR, Barach P, Samore MH. Clarifying adverse drug events: a clinician's guide to terminology, documentation and reporting. *Ann Intern Med* 2004; 140: 795–801.

[7] Woodock J. *Drug-related adverse events*. Center for Drug Evaluation and Research, Food and Drug Administration. http://www.fda.gov/NewsEvents/Testimony/ucm115007.htm (Accessed February 24, 2014).

[8] Gandhi TK, Weingart SN, Borus J, Seger AC, Peterson J, *et al.* Adverse drug events in ambulatory care. *N Engl J Med* 2003; 348: 1556–64.

[9] WHO. *International drug monitoring: the role of national centres*. Technical Report Series no. 498. Geneva: WHO, 1972.

[10] Clinical Safety Data Management: *Definitions and standards for expedited reporting*. London: European Agency for the Evaluation of Medicinal Products, Human Medicines Evaluation Unit; 1995.

[11] Parida S. Clinical causality assessment for adverse drug reactions. *Indian J Anaesth* 2013; 57: 325–6.

[12] European Medicines Agency. *Clinical safety data management: definitions and standards for expedited reporting*. ICH Topic E 2 A. http://www.ema.europa.eu/docs/en_GB/document_library/Scientific_guideline/2009/09/WC500002749.pdf (Accessed February 24, 2014).

[13] Edwards RI, Aronson JK. Adverse drug reactions: definitions, diagnosis and management. *The Lancet* 2000; 356: 1255–9.

[14] Agbabiaka TB, Savović J, Ernst E. Methods for causality assessment of adverse drug reactions: a systematic review. *Drug Saf* 2008; 31: 21–37.

[15] Mendelson LM. Adverse reactions to β-lactam antibiotics. *Immunol Allergy Clin North Am* 1998; 18: 745–57.

[16] Goldfarb NM. Adverse event terminology. *J Clin Res Best Pract* 2012; 8: 1–17.

[17] Haller C, James JP. Adverse drug reactions: moving from chance to science. *Clin Pharmacol Ther* 2011; 89: 761–4.

[18] Mayer MH, Dowsett SA, Brahmavar K, Hornbuckle K, Brookfield WP. Reporting adverse drug events. *U.S. Pharm* 2010; 35: HS-16–HS-19.

[19] Birkett DJ. Pharmacokinetics made easy 11 designing dose regimens. *Aust Prescr* 1996; 19: 76–78.

[20] Peterson LJ. Antibiotic prophylaxis against wound infections in oral and maxillofacial surgery. *J Oral Maxillofac Surg* 1990; 58: 617–20.

[21] McKenzie C. Antibiotic dosing in critical illness. *J Antimicrob*

Chemother 2011; 66(Suppl 2): ii25–ii31.

[22] Classen DC, Evans RS, Pestotnik SL, Horn SD, Menlove RL, Burke JP. The timing of prophylactic administration of antibiotics and the risk of surgical-wound infection. *N Engl J Med* 1992; 326(5): 281–6.

[23] Laskin DM, Dent D, Morris HF, Ochi S, Olson JW. The influence of preoperative antibiotics on success of endosseous implants at 36 months. *Ann Periodontol* 2005; 5: 166–74.

[24] Tan WC, Ong M, Han J, Mattheos N, Pjetursson BE, Tsai AY-M, *et al.* Effect of systemic antibiotics on clinical and patient-reported outcomes of implant therapy – a multicenter randomized controlled clinical trial. *Clin Oral Implants Res* 2014; 25: 185–93.

[25] Sollecito TP, Abt E, Lockhart PB, Truelove E, Paumier TM, Tracy SL, *et al.* The use of prophylactic antibiotics prior to dental procedures in patients with prosthetic joints. *J Am Dent Assoc* 2015; 145(1): 11–16.

[26] Powell A, Mealey BL, Deas, DE, McDonnell HT, Moritz AJ. Post-surgical infections: prevalence associated with various periodontal surgical procedures. *J Periodontol* 2005; 76: 329–33.

[27] Zijderveld SA, van den Bergh JP, Schulten EA, ten Bruggenkate CM. Anatomical and surgical findings and complications in 100 consecutive maxillary sinus floor elevation procedures. *J Oral Maxillofac Surg* 2008; 66(7): 1426–38.

[28] Urban IA, Nagursky H, Church C, Lozada JL. Incidence, diagnosis, and treatment of sinus graft infection after sinus floor elevation: a clinical study. *Int J Oral Maxillofac Implants* 2012; 27(2): 449–57.

[29] Rosenfeld RM, Andes, D, Bhattacharyya N, Cheung D, Eisenberg S, Ganiats TG, *et al.* Clinical practice guideline: adult sinusitis. *Otolaryngol Head Neck Surg* 2007: 137: S1–S31.

[30] American Academy of Periodontology. Peri-implant mucositis and peri-implantitis: a current understanding of their diagnoses and clinical implications. *J Periodontol* 2013; 84(4): 436–43.

[31] Socransky S, Haffajee A. Periodontal microbial ecology. *Periodontology 2000* 2005; 38: 135–87.

[32] Renvert S, Roos-Jansaker A-M, Claffey N. Non-surgical treatment of peri-implant mucositis and peri-implantitis: a literature review. *J Clin Periodontol* 2008; 35(Suppl 8): 305–15.

[33] Lindhe J, Meyle J. Peri-implant diseases: Consensus Report of the Sixth European Workshop on Periodontology. *J Clin Periodontol* 2008; 35(Suppl 8): 282–5.

[34] Rams TE, Degener JE, van Winkelhoff AJ. Antibiotic resistance in human peri-implantitis microbiota. *Clin Oral Implants Res* 2014; 25: 82–90.

[35] Hull MW, Beck PL. *Clostridium difficile*-associated colitis. *Can Fam Physician* 2004; 50: 1536–45.

[36] Carter JP, Rood JI, Lyras D. The role of toxin A and toxin B in *Clostridium difficile*-associated disease. Past and present perspectives. *Gut Microbes* 2010; 1(1): 58–64.

[37] Voth DE, Ballard JD. *Clostridium difficile* toxins: mechanism of action and role in disease. *Clin Microbiol Rev* 2005; 18: 247–63.

[38] Schroeder MS. *Clostridium difficile*-associated diarrhea. *Am Fam Physician* 2005; 71(5): 921–8.

[39] Bartlett JG, Chang TW, Gurwith M, Gorbach SL, Onderdonk AB. Antibiotic-associated pseudomembranous colitis due to

toxin-producing clostridia. *N Engl J Med* 1978; 298: 531–4.

[40] Fashner J, Garcia M, Ribble L, Crowell K. Clinical inquiry: what risk factors contribute to *C. difficile* diarrhea? *J Fam Pract* 2011; 60(9): 545–54.

[41] Cohen SH, Gerding DN, Johnson S, Kelly CP, Loo VG, McDonald LC, et al.; Society for Healthcare Epidemiology of America; Infectious Diseases Society of America. *Clinical practice guidelines for Clostridium difficile infection in adults: 2010 update.* Society for Healthcare Epidemiology of America (SHEA) and the Infectious Diseases Society of America (IDSA).

[42] Olson MM, Shanholtzer CJ, Lee JT Jr, Gerding DN. Ten years of prospective *Clostridium difficile*–associated disease surveillance and treatment at the Minneapolis VA Medical Center, 1982–1991. *Infect Control Hosp Epidemiol* 1994; 15: 371–81.

[43] McFarland LV, Mulligan ME, Kwok RY, Stamm WE. Nosocomial acquisition of *Clostridium difficile* infection. *N Engl J Med* 1989; 320: 204–10.

[44] Johnson S, Clabots CR, Linn FV, Olson MM, Peterson LR, Gerding DN. Nosocomial *Clostridium difficile* colonisation and disease. *Lancet* 1990; 336: 97–100.

[45] Brandt LJ. Fecal transplantation for the treatment of *Clostridum difficile* infection. *Gastroenterol Hepatol* 2012; 8(3): 191–4.

[46] Segelnick SL, Weinberg MA. Recognizing doxycycline-induced esophageal ulcers in dental practice: a case report and review. *J Am Dent Assoc* 2008; 139(5): 581–5.

[47] Hawkey PM. The origins and molecular basis of antibiotic resistance. *BMJ* 1998; 317(7159): 657–60.

[48] McKenize C. Antibiotic dosing in critical illness. *J Antimicrob Chemother* 2011; 66(Suppl 2): ii25–ii30.

[49] Pallasch TJ. Pharmacokinetic principles of antimicrobial therapy. *Periodontology 2000* 1996; 10: 5–11.

[50] Haas DA, Epstein JB, Eggert FM. Antimicrobial resistance: dentistry's role. *CDA* 1998; 64(7): 496–502.

[51] Dever LA, Dermody TS. Mechanisms of bacterial resistance to antibiotics. *Arch Intern Med* 1991; 151: 886–96.

[52] Giedraitiene A, Vitkauskiene A, Naginiene R, Pavilonis A. Antibiotic resistance mechanisms of clinically important bacteria. *Medicina* (*Kaunas*) 2011; 47(3): 137–46.

[53] Ardila CM, Granada MI, Guzman IC. Antibiotic resistance of subgingival species in chronic periodontitis patients. *J Periodontal Res* 2010; 45(4): 557–63.

[54] King KE, Malone R, Lilley SH. New classification and update on the quinolone antibiotics. *Am Fam Physician* 2000; 61(9): 2741–8.

[55] Jenkins SG, Farrell DJ. Increase in pneumococcus macrolide resistance, United States. *Emerg Infect Dis* 2009. http://wwwnc.cdc.gov/eid/article/15/8/08-1187. doi: 10.3201/eid1508.081187 (Accessed July 16, 2014).

[56] Cavavan N. Opposition growing against azithromycin for infections. *Medscape* February 18, 2014. http://www.medscape.com/viewarticle/820736 (Accessed July 16, 2014).

[57] Karbach J, Callaway AS, Willershausen B, Wagner W, Al-Nawas B. Multiple resistance to betalactam antibiotics, azithromycin or moxifloxacin in implant associated bacteria. *Clin Lab* 2013; 59: 381–7.

[58] Gaetti-Jardim Júnior E, Landucci LF, Lins SA, Vieira EM, de Oliveira SR. Susceptibility of strict and facultative anaerobes isolated from endodontic infections to metronidazole and beta-

lactams. *J Appl Oral Sci* 2007; 15(6): 539–45.

[59] Sweeney LC, Jayshree D, Chambers PA, Heritage J. Antibiotic resistance in general practice – a cause for concern? *J Antimicrob Chemother* 2004; 53: 567–76.

[60] Maestre JR, Bascones A, Sanchez P, Matesanz P, Aguilar L, Giménez MJ, *et al.* Odontogenic bacteria in periodontal disease and resistance patterns to common antibiotics used as treatment and prophylaxis in odontology in Spain. *Rev Esp Quimioter* 2007; 20(1): 61–7.

[61] do Amorim CV, Aun CE, Mayer MP. Susceptibility of some oral microorganisms to chlorhexidine and paramonochlorophenol. *Braz Oral Res* 2004; 18(3): 242–6.

[62] Scannapieco FA, Yu J, Raghavendran K, Owens SI, Wood K, Mylotte JM. A randomized trial of chlorhexidine gluconate on oral bacterial pathogens in mechanically ventilated patients. *Crit Care* 2009; 13: R117. doi: 10.1186/cc7967

[63] McBain AJ, Bartolo RG, Catrenich CE, Charbonneau D, Ledder RG, Gilbert P. Effects of a chlorhexidine gluconate-containing mouthwash on the vitality and antimicrobial susceptibility of in vitro oral bacterial ecosystems. *Appl Environ Microbiol* 2003; 69(8): 4770–6.

[64] Ferguson J. Antibiotic prescribing: how can emergence of antibiotic resistance be delayed? *Aust Prescr* 2004; 27(2): 39–42.

[65] Yu-Hor Thong B. Update on the management of antibiotic allergy. *Allergy Asthma Immunol Res* 2010; 2(2): 77–86.

[66] Saljoughian M. Food sensitivies: allergy versus intolerance. *US Pharm* 2010; 35(10): HS-26–HS-31.

[67] Mosholder AD, Mathew J, Alexander JJ, Smith H, Nambiar S. Cardiovascular risks with azithromycin and other antibacterial drugs. *N Engl J Med* 2013; 368: 1665–8.

[68] Ray WA, Murray KT, Hall K, Arbogast PG, Stein MB. Azithromyin and the risk of cardiovascular death. *N Engl J Med* 2012; 366: 1881–90.

[69] Yap YG, Camm AJ. Drug induced QT prolongation and torsades de pointes. *Heart* 2003; 89: 1363–72.

[70] Cubeddu LX. Iatrogenic QT abnormalities and fatal arrhythmias: mechanisms and clinical significance. *Curr Cardiol Rev* 2009; 5(3): 166–76.

[71] Poluzzi E, Raschi E, Motola D, Moretti U, De Ponti F. Antimicrobials and the risk of torsades de pointes: the contribution from data mining of the US FDA Adverse Event Reporting System. *Drug Safety*, 2010; 33: 303–14.

[72] Ambizas EM, Ezzo DC, Patel PN. Drug information resources for the community pharmacist. 2009. http://www.uspharmacist. com/continuing_education/ceviewtest/lessonid/106043/ (Accessed July 21, 2014).

[73] Wright J, Paauw DS. Complications of antibiotic therapy. *Med Clin N Am* 2013; 97(4): 667–79.

[74] van Noord C, Eijgelsheim M, Stricker BHC. Drug-and non-drug-associated QT interval prolongation. *Br J Clin Pharmacol* 2010; 70(1): 16–23.

[75] Xu J, Schwartw K. Effect of antibiotics on vulvovaginal candidiasis: a MetroNet Study. *J Am Board Fam Med* 2008; 21: 261–8.

[76] Pirotta MV, Garland SM. Genital candida species detected from women in Melbourne, Australia, before and after treatment with antibiotics. *J Clin Microbiol* 2006; 44: 3212–17.

[77] Reid G. Probiotics to prevent the need for, and augment the use of, antibiotics. *Can J Infect Dis Med Microbiol* 2006; 17(5):

291–305.

[78] Das BK. Azithromycin induced hepatocellular toxicity and hepatic encephalopathy in asymptomatic dilated cardiomyopathy. *Indian J Pharmacol* 2011; 43(6): 736–7.

[79] Andrade RJ, Tulkens PM. Hepatic safety of antibiotic used in primary care. *J Antimicrob Chemother* 2011; 66(7): 1431–46.

[80] Naughton CA. Drug-induced nephrotoxicity. *Am Fam Phys* 2008; 15; 78(6): 743–50.

[81] Kodner CM, Kudrimot A. Diagnosis and management of acute interstitial nephritis. *Am Fam Physician* 2003; 67(12): 2527–34.

[82] Yawalkar N. Drug-induced exanthems. *Toxicology* 2005; 209(2): 131–4.

[83] Salvo F, Polimeni G. Moretti U, Conforti A, Leone R, Leoni O, *et al.* Adverse drug reactions related to amoxicillin alone and in association with clavulanic acid: data from spontaneous reporting in Italy. *J Antimicrob Chemother* 2007; 60: 121–6.

[84] Patel PP, Gandhi AM, Desai CK, Desai MK, Dikshit RK. An analysis of drug induced Stevens-Johnson syndrome. *Indian J Med Res* 2012; 136: 1051–3.

[85] Thomas RJ. Neurotoxicity of antibacterial therapy. *South Med J* 1991; 87: 869–74.

[86] Kesler A, Goldhammer Y, Hadayer A, Pianka P. The outcome of pseudo tumor cerebri induced by tetracycline therapy. *Acta Neurol Scand* 2004; 110: 408–11.

[87] Gill MF, Maganti RK. Neurotoxic effects associated with antibiotic use: management considerations. *Br J Clin Pharmacol* 2011; 72(3): 381–93.

[88] Ress BD, Gross EM. Irreversible sensorineural hearing loss as a result of azithromycin ototoxicity. A case report. *Ann Otol Rhinol Laryngol* 2000; 109(4): 435–7.

[89] Coulston J, Balaratnam N. Irreversible sensorineural hearing loss due to clarithromycin. *Postgrad Med J* 2005; 81: 58–9.

[90] Pastor P, Moitinho E, Elizalde I, Cirera I, Tolosa E. Reversible oral-facial dyskinesia in a patient receiving ciprofloxacin hydrochloride. *J Neurol* 1996; 243(8): 616–17.

[91] Weinberg MA. How to manage potential drug interactions. In: Weinberg MA, Froum SJ, eds. *Dentist's drug and prescription guide.* Oxford: Wiley-Blackwell, 2013: 105–23.

[92] Hersh EV, Kane WT, O'Neil MG, Kenna GA, Katz NP, Golubic S, Moore PA. Prescribing recommendations for the treatment of acute pain in dentistry. *Compendium* 2011; 32(3): 22–31.

[93] Brooks PM, Day RO. Nonsteroidal anti-inflammatory drugs–differences and similarities. *N Engl J Med* 1991; 324: 1716–25.

[94] Yaman H, Belada A, Yilmaz S. The effect of ibuprofen on postoperative hemorrhage following tonsillectomy in children. *Eur Arch Otorhinolaryngol* 2011; 268(4): 615–17.

[95] Dionne RA, Cooper SA. Evaluation of preoperative ibuprofen for postoperative pain after removal of third molars. *Oral Surg Oral Med Oral Pathol* 1978; 45(6): 851–6.

[96] Hawkey CJ, Langman MJS. Non-steroidal anti-inflammatory drugs: overall risks and management. Complementary roles for COX-2 inhibitors and proton pump inhibitors. *Gut* 2003; 52: 600–608.

[97] Peterson K, McDonagh M, Thakurta S, Dana T, Roberts C, Chou R, Helfand M. *Drug class review: nonsteroidal antiinflammatory drugs (NSAIDs): final update 4 report.* Portland, OR: Oregon Health & Science University; 2010 Nov. Appendix B, Black box warnings of included drugs. http://www.ncbi.nlm.nih.gov/ books/NBK53952/ (Accessed August 1, 2014).

[98] MacMahon S, Peto R, Cutler J, Collins R, Sorlie P, Neaton J, *et al.* Blood pressure, stroke, and coronary heart disease. Part 1, prolonged differences in blood pressure: prospective observational studies corrected for the regression dilution bias. *Lancet* 1990; 335: 765–74.

[99] Morrison A, Ramey DR, van Adelsberg J, Watson DJ. Systematic review of trials of the effect of continued use of oral non-selective NSAIDs on blood pressure and hypertension. *Curr Med Res Opin* 2007; 23: 2395–404.

[100] Horn JR, Hansten PD. NSAIDs and antihypertensive agents. *Pharmacy Times.* http://www.pharmacytimes.com/publications/issue/2006/2006-04/2006-04-5484 (Accessed August 2, 2014).

[101] Harirforoosh S, Jamali F. Renal adverse effects of nonsteroidal anti-inflammatory drugs. *Expert Opin Drug Saf* 2009; 8(6): 669–81.

[102] Risser A, Donovan D, Heintzman J, Page T. NSAID prescribing precautions. *Am Fam Physician* 2009; 15(80): 1371–8.

[103] Douketis JD, Berger PB, Dunn AS, *et al.*, for the American College of Chest Physicians. The perioperative management of antithrombotic therapy: American College of Chest Physicians evidence-based clinical practice guidelines (8th edn). *Chest* 2008; 133(6 Suppl): 299S–339S.

[104] Mullol J, Picado C. Rhinosinusitis and nasal polyps in aspirin-exacerbated respiratory disease. *Immunol Allergy Clin North Am* 2013; 33(2): 163–76.

[105] Varghese M, Lockey RF. Aspirin-exacerbated asthma. *Allergy Asthma Clin Immunol* 2008; 4(2): 75–83.

[106] Guggenheimer J, Moore PA. The therapeutic applications of and risks associated with acetaminophen use. *J Am Dent Assoc* 2001; 142: 38–44.

[107] Watkins PB, Kaplowitz N, Slattery JT, Colonese CR, Colucci SV, Stewart PW, Harris SC. Aminotransferase elevations in health adults receiving 4 grams of acetaminophen daily: a randomized controlled trial. *J Am Med Assoc* 2006; 296: 87–93.

[108] Benson GD, Koff RS, Tolman KG. The therapeutic use of acetaminophen in patients with liver disease. *Am J Ther* 2005; 12(2): 133–41.

[109] Bell NR. Acetaminophen and warfarin. *J Am Med Assoc* 1998; 279(9): 702–3.

[110] Benyamin R, Trescot AM, Datta S, Buenaventura R, Adlaka R, Sehgal N, *et al.* Opioid complications and side effects. *Pain Physician* 2008; 11: S105–S120.

[111] Johnson SJ. Opioid safety in patients with renal or hepatic dysfunction. *Pain Treatment Topics.* http://paincommunity.org/blog/wp-content/uploads/Opioids-Renal-Hepatic-Dysfunction.pdf, June 2007; Updated: November 30, 2007. (Accessed August 3, 2014).

[112] Becker DE. Basic and clinical pharmacology of glucocorticosteroids. *Anesth Prog* 2013; 60: 25–31.

[113] Van Staa TP, Leufkens HG, Cooper C. The epidemiology of corticosteroid-induced osteoporosis: a meta-analysis. *Osteoporosis Int* 2002; 13: 777–87.

[114] Diz P, Scully C, Sanz M. Dental implants in the medically compromised patient. *J Dent* 2013; 41: 195–206.

[115] Gibson N, Ferguson JW. Steroid cover for dental patients on long-term steroid medication: proposed clinical guidelines based upon a critical review of the literature. *Br Dent J* 2004; 197: 681–5.

第4章

种植治疗计划相关并发症：病因、预防与治疗

Complications associated with implant planning: etiology, prevention, and treatment

Hans-Peter Weber and Panos Papaspyridakos

前言

大量文献显示，对于无牙颌和部分缺牙患者，骨结合牙种植体已证明是一种高度成功的牙科修复方式[1]。然而，牙科医生和患者都要意识到种植体或种植支持式修复体有可能伴发并发症[1]。随着种植体应用的增加，各种原因所致的种植并发症的发生率也会显著增加[2]。并发症日益增多的原因有：

- 过去10~15年种植体植入数量的大大增加
- 具有不同种植体植入或修复的知识、经验和技能水平的牙科医生数量的增加
- 大多数牙科医生所受的教育和培训不正规/不充分
- 种植体植入未遵循合理的修复计划
- 在条件不佳（骨量或空间不足）的部位植入种植体
- 更激进的种植体植入和负重原则的应用
- 在各种会议上由所谓的"专家"介绍的误导信息
- 缺乏风险评估和/或缺乏对风险的理解
- 在种植手术过程中牙科医生缺乏处理问题的经验

此外，种植体、种植体配件和/或种植支持式义齿使用越久，发生并发症的风险就会越大[3]。

在种植窝预备或种植体植入过程中损伤重要结构如神经或血管时，手术并发症的不良后果就会特别严重（图4.1a~c）。

治疗的最终修复阶段，种植体植入位置不当通常会导致不良的修复，不但会影响美学效果，而且还会大大增加将来生物机械和生物学并发症发生的风险[4]。种植体植入位置不当的原因有：

- 诊断信息或理解不够充分
- 缺乏完善的治疗计划，并且修复医生和手术医生之间沟通不够
- 种植部位骨量不足
- 空间不足（水平的、垂直的）
- 不良的手术导板（在设计、定位和/或稳定性方面）
- 导板稳定性不足
- 种植体选择不当（直径、修复的基台、长度）
- 缺乏知识/经验/技能
- 疏忽

种植体植入位置不当在美学区域造成的后果特别严重[5]。患者低笑线或许可以减弱这一问题的严重性（图4.2a~c），或者是将种植体永久埋入，不予使用。

病因

在2008年德国斯图加特召开的第四届国际口腔种植学会（International Team for Implantology，ITI）共识会议上，一部分内容就是评估有关种植并发症潜在危险因素的文献。共识就有关下列4个方面的系统性综述达成一致意见[6]：

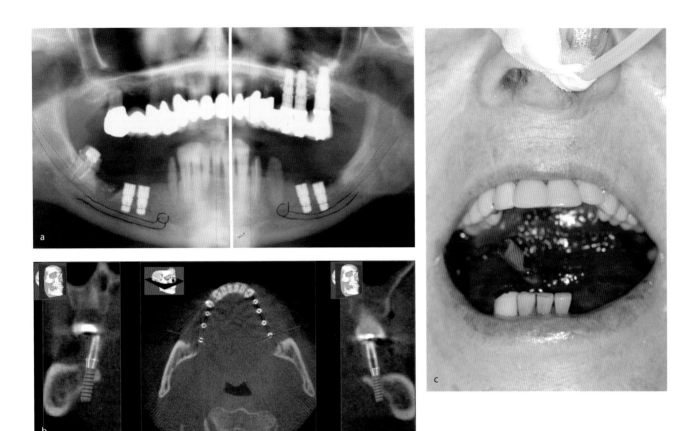

图4.1　a. 全景片评估下牙槽神经管。黑色标记反映的是预估的位置，红色标记反映的是双侧损伤下牙槽神经后重新评估的实际神经管位置。b. 图示种植体植入到了舌下后间隙，具有损伤动脉和/或神经的风险。c. 动脉损伤后舌下大量出血的患者。即刻插管挽救了患者的生命（图片由D. Weingart提供。转载该图片需得到D. Weingart的允许）

- 系统性疾病及其治疗为种植治疗的危险因素[7]
- 牙周炎治疗史和吸烟史为种植治疗的危险因素[8]
- 种植治疗的机械和技术风险[9]
- 种植治疗的局部危险因素[10]

尽管由于发表的文章数量和质量有限，文献提供的证据只能是零星的，但在讨论种植体并发症及其预防时有必要简短总结共识会议的一些发现。

系统性疾病及其治疗为种植治疗的危险因素

某些系统性疾病也许代表的是种植治疗的生物学危险因素。在上颌美学区域进行种植治疗的患者可能同时伴有系统性疾病。对于许多系统性疾病，几乎没有与牙种植相关的文献资料。大多数有关全身危险因素的文献涉及的都是糖尿病、骨质疏松症和放疗[7]。没有研究显示糖尿病或骨质疏松症患者不能进行牙种植，而近期进行放疗的患者至少需要延迟牙种植治疗。由于许多文章是病例报告或病例系列研究，因此会存在发表偏倚和成功率高估的情况。另外，患者可能同时存在多个相互关联的危险因素，这种情况下评估单一因素的影响就会变得困难。因此，将种植失败的风险和全身治疗（如双膦酸盐治疗、抗凝治疗、放疗）引发的并发症风险区分开来就显得十分重要。当发生种植失败或全身治疗并发症的风险增加时，应严格筛选是否可以使用种植体修复缺失牙，并应了解患者的特殊情况。

牙周炎治疗史和吸烟史作为种植治疗的危险因素

Heitz-Mayfield 和Huynh-Ba[8]的系统性综述显示，吸烟和牙周炎治疗史，无论是单独还是二者联合，都是影响种植效果的危险因素。由于各研究之间存在异质性，因此很难比较各自的治疗效果。

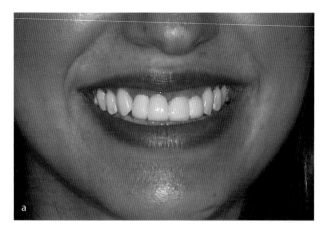

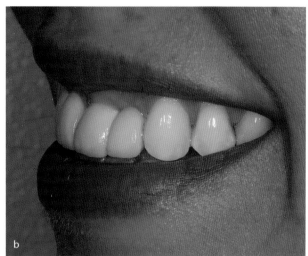

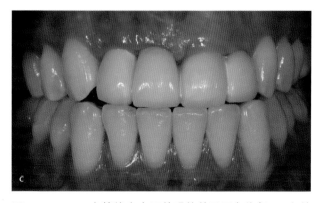

图4.2　a～c. 高笑线患者不美观的前牙固定修复。4个单位桥，由7号（12）和10号（22）牙位植入欠佳的2颗种植体支持（图片由K. Malament提供。转载该图片需得到K. Malament的允许）

不同研究中，牙周炎和非牙周炎患者的界定不同。如果研究中有描述牙周炎的类型，通常是慢性牙周炎。尽管在所有研究中都对牙周炎患者进行了治疗，并且大多数研究进行了常规牙周支持治疗，但很少有研究报道牙周的状态。研究中使用了吸烟者、非吸烟者和过去吸烟者这些定义，但几乎没有研究报道混杂因素。此综述中对种植治疗结果的描述是种植体存留、种植成功（如同笔者定义的）、垂直骨水平（影像学）以及种植体周围炎的发生。

牙周炎治疗史

文献中的证据显示，有牙周炎病史的患者与非牙周炎患者相比，具有更高的患种植体周围炎风险（比值比范围从3.1至4.7）。在种植体植入前治疗牙周炎十分重要。

吸烟

强有力的证据表明吸烟是影响种植效果的一个危险因素。证据显示与非吸烟者相比，吸烟者患种植体周围炎（比值比范围从3.6至4.6）以及在X线片上观察到边缘性骨丧失（比值比范围从2.2至10）的概率大大增加。有证据表明吸烟有剂量效应。

然而，吸烟并不是牙种植的绝对禁忌证。对于重度吸烟患者进行牙种植前，需要特别告知可能会有更大的风险，并且尽可能让这些患者戒烟。

牙周炎病史和吸烟史的联合

几乎没有研究评估吸烟史和牙周炎病史的联合效应。有证据显示有牙周炎治疗史的吸烟患者与有牙周炎治疗史的非吸烟患者相比，前者种植失败和发生骨丧失的风险会增加。再次强调，这种情况并不是牙种植的绝对禁忌证，但需要告知患者种植失败的风险会增加。

机械和技术风险

文献中报道的某些机械和技术风险也会发生于上颌前牙区域多个牙缺失的种植。Salvi和Brägger[9]的综述从整体上阐述了种植治疗的机械/技术风险。这篇综述特别吸引人，只纳入对照研究（controlled studies）。换句话说，研究对象面临或不面临所述的机械和技术风险。影响种植效果的因素有：

- 与种植相关的机械和技术危险因素
- 与基台相关的机械和技术危险因素
- 与种植体上部结构相关的机械和技术危险因素

　　根据存在或不存在某个机械或技术危险因素，从文献中摘录种植体、基台以及种植体上部结构的存留率和成功率。存留被定义为种植体、基台和/或上部结构在原位存在，在随访检查时可能有或没有并发症。成功被定义为种植体、基台和/或上部结构在原位存在，并且整个随访过程中没有发生任何机械或技术并发症。根据鉴别出的10个危险因素将数据分组。尽管一个危险因素仅与覆盖义齿有关，但剩余的9个因素在上颌前牙区域多个牙缺失的种植时都需要考虑。剩余的9个危险因素被列在表4.1中，标注"有"表明增加潜在风险，标注"无"表明没有增加风险。

局部危险因素

　　尽管正如病例报告和病例系列研究报道的那样，大量的临床证据显示局部危险因素是导致牙种植或种植支持式义齿并发症发生的原因，但是Martin等[10]的系统性综述发现缺乏有助于临床医生做出决策的科学证据。如前所述，导致种植效果不好的最大的危险因素是种植体植入位置不当，这和局部因素如适合种植体植入的骨量不足或未遵从修复需要等直接相关。

表4.1 机械和/或技术并发症的危险因素

1. 固定修复体的悬臂伸展	无
2. 粘接固位或螺丝固位的固定修复体	无
3. 角度基台	无
4. 夜磨牙	有
5. 冠根比	无
6. 上部结构的长度（空间）	有
7. 修复材料	有
8. 支持固定修复体的种植体数目	无
9. 有机械和/或技术并发症史	有

通过仔细诊断和危险因素评估预防并发症

　　如前所述，种植治疗中许多并发症的发生是诊断不正确或治疗计划制订不当所致。由于进行种植治疗的医生需具备大量学识和经验，所以出现这样的情况并不令人吃惊。因此，在种植前进行完善与全面的诊断和治疗设计很重要。

　　本章将讨论种植治疗时诊断和制订治疗计划的要素，以期保障种植支持式修复的成功，并将种植并发症的发生风险降至最小。要达到这样的效果，取决于种植医生对并发症原因的理解和识别，并且能在种植治疗前将这些影响因素诊断出来。幸运的是，随着知识和技能水平的发展，发现种植并发症与失败潜在危险因素的能力有所提高。

诊断

患者病史

　　所有的治疗包括牙种植治疗之前，均需要对患者进行全面评估，制订治疗计划[11]。对患者的需求、社会和经济地位以及全身状况的了解是成功治疗的前提。为了快速获得患者病史，在初次检查前患者应当填写健康调查表。调查表的构建方式最好可以使医生迅速意识到可能存在一些不利因素，这些因素也许能够改变治疗计划，也许在初次就诊时就需要详细讨论或需要咨询内科医生以正确制订治疗计划。患者病史评估包括：（a）主诉和期望；（b）病史和药物治疗；（c）社会和家族史；（d）不良习惯例如吸烟、酗酒、消遣性毒品的吸食、夜磨牙；（e）牙科治疗史；（f）动机和依从性（如口腔卫生）。

主诉和期望

　　确认和理解患者的主诉以及对治疗的期望是获得治疗成功的关键之一（图4.3）。患者也许对治疗和预期结果有特别的想法或期望，这可能与医生评

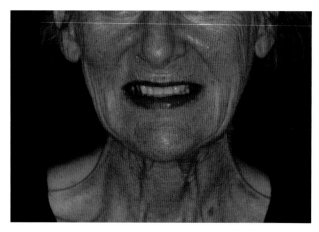

图4.3　患者主诉："我能够吃东西并且咀嚼得更好，并且要洁白美丽，这样我能再次大笑。"（图片由C. DeFuria提供，Tufts大学，梅德福，马萨诸塞州。转载该图片需得到Tufts大学的允许）

估现有临床状况后所计划达到的结果不一致。

只有患者需求与客观条件以及计划的治疗结果一致时，才能获得理想的治疗结果。因此，必须了解患者期望，并纳入评估。特别是涉及颌面部美学时，必须准确理解患者的期望。由于软硬组织缺失，牙周炎患者行种植治疗时常常需要美学妥协。如果患者需要转诊接受特殊治疗，必须明确预期的治疗程度，并且告知接受转诊的医生其治疗目的及期望结果。

病史和药物治疗

全面、彻底了解患者的病史很重要。某些系统性疾病或药物治疗史可能是牙种植的禁忌证（见第2章）。任何对伤口愈合产生不利影响的情况至少被认为是一个条件禁忌证，包括癌症的化疗和放疗，双磷酸盐治疗，关节炎的抗代谢治疗，未控制的糖尿病，严重受损的心血管功能，出血性疾病包括药物诱导的抗凝作用以及现有的药物成瘾包括酗酒和重度吸烟。有精神疾病的患者也不适宜行种植治疗。精神疾病在初次检查时通常很难被识别。如果判断出患者有精神疾病，在进行种植治疗前这些患者就应当接受精神病专科医生的全面检查[12]。

考虑到老年人群中服用药物情况的增加，因此必须准确评估患者的处方药和非处方药间的相互作用以及它们对治疗过程的影响。最常被评估的是抗凝药物如华法林和阿司匹林。另外，需要明确在牙科手术治疗中是否需要预防性使用抗生素。

最近有研究报道长期进行双磷酸盐治疗或有双磷酸盐治疗史的患者发生颌骨骨坏死。颌骨骨坏死主要发生在长期静脉注射双磷酸盐治疗（如同癌症治疗时的使用）的患者进行口腔骨相关手术治疗后，但是也会发生在口服双磷酸盐治疗骨质疏松症的患者，尽管后者发生的概率很低。国际工作组就颌骨骨坏死进行了全面的系统性综述，该综述被美国骨与矿物质研究协会发表[13]，分析了2003年1月至2014年4月有关颌骨骨坏死发生率、病理生理学、诊断和治疗的文献，发现癌症患者的颌骨骨坏死发生率最高（1%～15%）！在这些患者中，经常间隔静脉注射高剂量双磷酸盐类药物。

在骨质疏松症患者中，颌骨坏死的发生率估计在0.001%～0.01%之间，仅仅略高于普通人群的发生率（<0.001%）。根据美国牙科协会数据（线上的成员信息），每年每100万服用双磷酸盐类药物的患者中大约发生7例颌骨骨坏死。发生颌骨骨坏死的危险因素包括上颌或下颌的骨手术、口腔卫生不良、糖皮质激素的使用、糖尿病、慢性炎症、不合适的义齿以及其他药物包括抗血管生成药物的使用。预防颌骨坏死的措施包括在抗骨吸收药物使用前消除或稳定口腔疾病并维持良好的口腔卫生。对于发生颌骨坏死的高危患者，应当考虑在大范围口腔手术治疗时暂停抗骨吸收治疗直至手术部位已有黏膜覆盖。在任何时候建议患者停止使用这些药物之前，都应当和患者的内科医生讨论。

Mortensen等[14]认为，与双磷酸盐类药物相关的骨髓炎报告病例增多，其处理非常棘手，很有必要进一步研究鉴定高风险的患者。双磷酸盐类药物治疗患者合理和安全的治疗持续时间尚未明确。由于此不确定性，因此必须识别出双磷酸盐类药物治疗的患者，与其内科医生沟通，对考虑进行种植治疗的双磷酸盐类药物治疗患者必须进行利弊评估。

总之，尽管从前述的健康调查表中可以获得患者全身状况的大部分资料，但是医生仍然需要就患者健康调查表中的答案问一些专业的问题，从而明确患者全身状况可能对种植治疗的潜在影响。多数情况下，有必要和患者的内科医生沟通以详细了解与治疗计划相关的信息。

社会和家族史

在详细评估临床条件之前，了解患者的专业和社会背景以及生活重心非常有用，尤其是当考虑进行费时而昂贵的大范围牙科治疗例如种植治疗时。同样，家族史可能为有关牙齿脱落的时间、原因、系统性或局部疾病如侵袭性牙周炎或其他的遗传易感性、习惯、依从性和其他行为方面提供重要的线索。

习惯

吸烟是种植治疗的一个危险因素[15-17]。在（重度）牙周炎患者，吸烟和白细胞介素1（interleukin 1，IL-1）基因多态性二者的联合受到了较大关注[18,19]。对种植治疗患者全面检查时，应评估患者的吸烟状态，包括吸烟的时间和数量。而且可以考虑检测患者的IL-1基因多态性。这种状况下，不能高估戒烟的重要性。

尽管尚缺乏科学证据证明夜磨牙和种植失败之间存在相关性，但是修复并发症如崩瓷、反复螺丝松动等在有夜磨牙史的患者中更常发生。文献支持，在制订种植治疗计划时可采取一些预防措施，例如使用足够长度和直径的种植体、将多个种植体相连成夹板以及使用船板和可拆卸修复体。早期诊断夜磨牙或紧咬牙有利于制订合理的治疗计划[20]，但通常很难在治疗开始时就能够确诊。

牙科治疗史

如果转诊的牙医未说明患者的牙科治疗史，接诊时了解患者的牙科治疗史很重要，包括预防和维护。问诊时，需了解患者失牙的原因，了解患者的牙周炎症状，如牙齿移位和日益增加的松动度、牙龈出血、食物嵌塞以及咀嚼困难，同时还应评估患者对功能和美学的要求以及修复缺失牙的主观诉求。

动机和依从性

与患者交流中，还需评估患者对长期治疗、较高费用的兴趣和动机。患者口腔健康观念、最后一次去牙医或卫生士就诊的情况、牙科就诊频率和规律性以及详细的家庭日常口腔护理，这些信息都有助于评估患者的动机和依从性。

局部检查

口外检查

口外检查是患者初次检查的一部分。医生应当寻找头颈部的不对称性、病损或肿胀，需要观察头颈部肌肉和颞下颌关节的功能运动并进行扪诊。这也是观察美学特征如笑线、唇线、龈缘线、面部中线以及牙列中线的最佳时机（图4.4a，b）。

此外，检查下颌的开口度也很重要，因为牙种植治疗中使用的器械需要患者有足够的开口度（图4.5）。

口内一般检查

一般的口内检查包括口腔内软硬组织病变的评估（图4.6a～e），也包括仔细的癌症筛查。软硬组织的病变最有可能需要在种植体植入前进行治疗。软组织病变包括疱疹性口炎、念珠菌病、义齿性口炎、肿瘤、增生等。硬组织病变可能需要在种植前治疗，包括阻生齿、颌骨囊肿、根折、牙槽骨内残留的感染（根管治疗失败所致）或肿瘤。

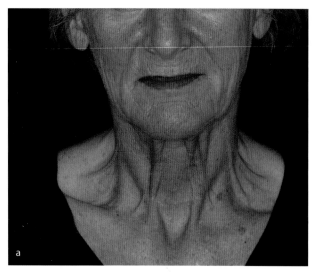

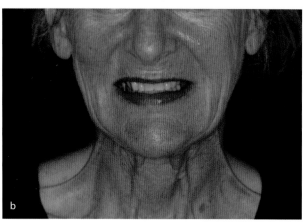

图4.4　a, b. 初次患者检查，展示的是患者紧闭嘴唇和微笑时的面部观（图片由C. DeFuria提供，Tufts大学，梅德福，马萨诸塞州。转载该图片需得到Tufts大学的允许）

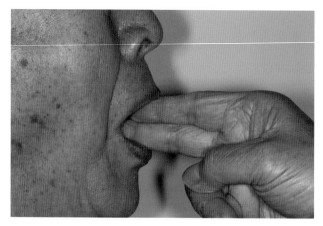

图4.5　患者张口受限（张口度为两指宽，理想的张口度是三指或三指以上宽度）

口内检查时同样需要仔细检查牙齿硬组织，以确定余留牙齿是否需要修复治疗，最重要的是检查与缺牙间隙紧邻的牙齿。如果与缺牙间隙紧邻的牙齿需要修复，也许会影响治疗计划的制订，在修复缺失牙时可以选择传统的局部固定义齿修复，而不是种植支持式义齿修复。检查牙齿时需要注意是否有龋齿、牙折、磨损、磨耗、楔状缺损、牙齿松动或牙齿错位；记录口内存在的修复体，并检查是否有缺陷如边缘欠密合、接触不紧密或有开裂；检测牙齿的活力特别是邻近种植部位的牙髓活力，以判断是否有牙髓病变，如果有牙髓病变则需在种植体植入前予以治疗。牙周检查，包括

通过检测菌斑水平和探诊出血评估患者的口腔卫生状况，检查牙周探诊深度、附着水平、组织丧失（短的龈乳头、牙龈退缩）、根分叉病变以及牙齿松动度。

最后，需要检查患者咬合的静态和动态（图4.7a～c），包括患者咬合的垂直距离是否足够，上下颌关系（安氏分类），覆𬌗，覆盖，习惯性咬合的稳定性，正中关系，在正中、侧向和前伸接触时的滑动（尖牙引导、组牙功能、前牙引导）。

初步影像学检查

患者的初步检查还包括影像学检查。对于将接受种植治疗的患者，为治疗需要，要求拍一套全口根尖片作为口内检查的补充（图4.8）。

通常需要拍全景片来了解余留牙齿的根方结构，如下牙槽神经管、颏孔、上颌窦和鼻窦窦底以及颌骨的病理改变（图4.9）。种植体植入所需最小骨高度取决于许多因素，例如单颗种植体修复所推荐的种植体长度，单颗种植体或多颗相邻的种植体，颌骨的位置以及植入部位骨增量的难易度和可预测性。为了种植体植入的详细设计，可能需要额外的影像学检查如咬合翼片、头影测量片、传统的X线断层照片或计算机断层扫描照片。针对种植体

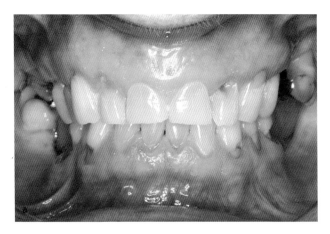
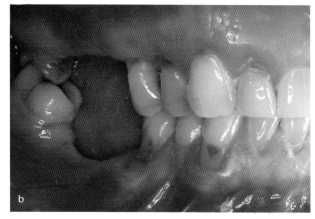
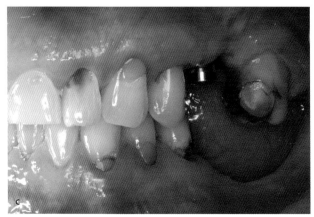
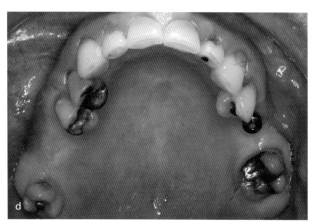
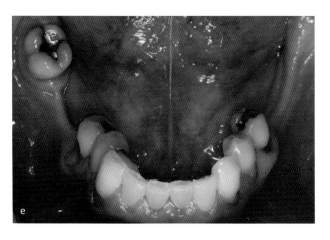

图4.6 a. 口内检查：口腔/牙齿状况的口内正面像。b. 口内检查：右侧面像。c. 口内检查：左侧面像。d. 口内检查：上颌𬌗面像。e. 口内检查：下颌𬌗面像（图片由C. DeFuria提供，Tufts大学，梅德福，马萨诸塞州。转载该图片需得到Tufts大学的允许）

的影像学研究和适应证将在本章的制订治疗方案章节阐述。

种植特异性口内检查

特定的种植口内检查很重要，重点是检查种植部位的局部特征。口腔不同的部位对种植要求是不同的，主要归因于种植治疗的不同美学效果。尽

管在下颌和上颌的后牙区对美学的关注度会大大减小，但在这些区域仍然需要检查局部黏膜状况。需要检查种植部位牙槽骨的临床宽度和高度（图4.10 a，b）。同时也要观察是否有病理改变，包括黏膜增生或黏膜肥厚。

为了评估组织的厚度，需要进行局部组织探查，并且确认有足量的牙槽骨。骨探查时可以在

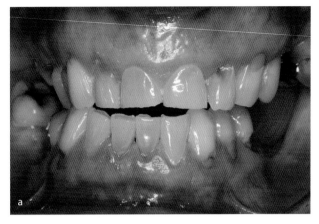

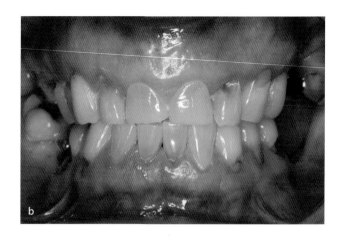

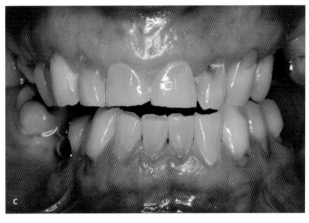

图4.7 a～c. 下颌侧方和前伸运动时的咬合接触（图片由 C. DeFuria提供，Tufts大学，梅德福，马萨诸塞州。转载该图片需得到Tufts大学的允许）

局麻下使用带有橡胶止动环标记的麻醉针进行检查（图4.11）。

另外，种植特异口内检查需要评估修复的三维空间以及邻牙、周围软硬组织状况。在口内通常很难准确地进行空间评估。因此，强烈推荐取诊断印模和咬合记录，将其转移至殆架上，进入准确的重要诊断步骤，包括诊断蜡型制作，如本章后面所述。这在修复多颗缺失牙时尤其重要（图4.12a～e）。

从修复角度而言，缺牙区的近远中距离适当时才能进行理想的种植支持式冠或桥体修复。缺牙患者经常发生牙齿移位，因此缺牙间隙的评估很重

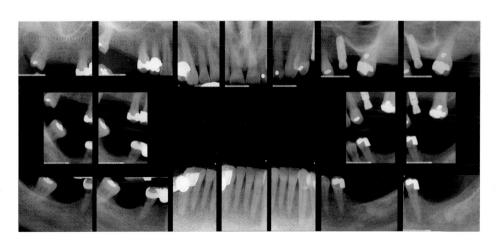

图4.8 全口根尖片（图片由 C. DeFuria提供，Tufts大学，梅德福，马萨诸塞州。经Tufts大学同意后再版）

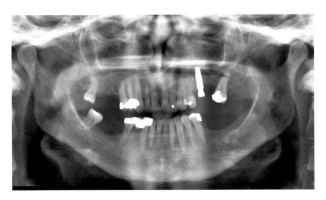

图4.9 全景片（图片由C. DeFuria提供，Tufts大学，梅德福，马萨诸塞州。转载该图片需得到Tufts大学的允许）

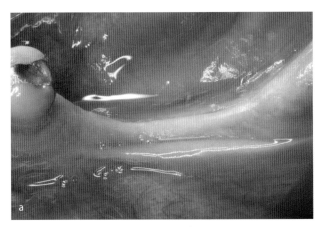

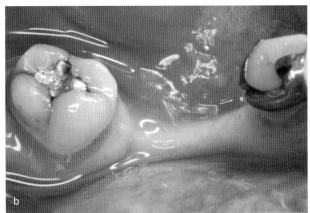

图4.10 a，b. 种植位点的临床检查：注意下颌右侧和左侧部分缺牙区牙槽嵴较窄（图片由C. DeFuria提供，Tufts大学，梅德福，马萨诸塞州。转载该图片需得到Tufts大学的允许）

要，有时会需要在种植治疗前进行正畸，获得理想的缺牙间隙。

种植体修复需要种植位点嵴顶黏膜至对颌牙齿间的最小垂直距离。所需的修复空间取决于修复的设计包括基台的选择（见本章后面的内容）。总的

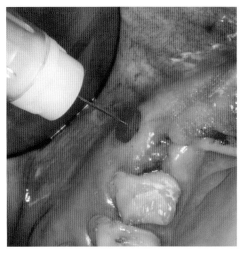

图4.11 用细的麻醉针和橡皮终止标记圈进行骨探查，测量黏膜的厚度和下方存在的骨

原则是，对于种植体植入修复，所需的嵴顶黏膜至对颌牙齿间的垂直距离至少有5mm。

如果颌间距离远远大于天然牙的原始高度，在治疗设计时必须考虑过长的种植支持式修复体对美学和生物力学的影响。

在美学区域主要是前牙区域（上颌）进行种植治疗时，正如本章后面节段所述，局部检查需特别关注足量软硬组织的存在（制订种植治疗计划时需考虑的因素）（参见第11章、14章、15章）。

患者及适应证特异性风险评估

总结前面讨论的术前全面检查的各个方面，建议对每位接受种植治疗的患者进行个人风险预测。笔者常规使用两张不同的风险评估表格：一张针对非美学区种植位点，主要是下颌区域或上颌后牙区；另一张针对美学区域，主要是上颌前牙区，内容更详细[5]。Dawson等[21]撰写的《口腔种植学的SAC分类》概括了影响种植治疗效果的一般和美学影响因素。这些分类构成了SAC评估工具的基础。SAC评估工具是很有用的线上评估工具，用于评估具体病例的风险水平，可以访问国际口腔种植学会网站（www.iti.org）的主页。一般的影响因素包括医生的能力和经验，患者欠佳的健康状况，

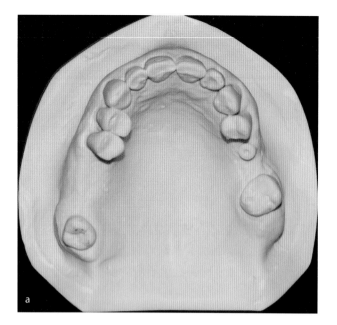

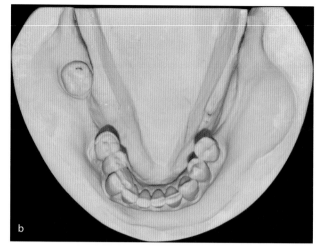

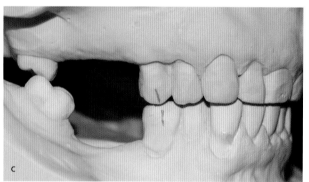

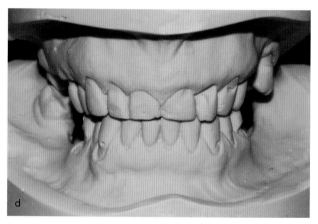

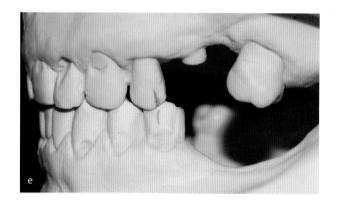

图4.12 a，b. 上颌和下颌的诊断模型。c~e. 𬌗架上模型的右侧面像、正面像以及左侧面像。𬌗架上的模型对于准确分析修复空间是必需的（图片由C. DeFuria医生提供，Tufts大学，梅德福，马萨诸塞州。转载该图片需得到Tufts大学的允许）

儿童、年轻人和老年人生长的考量以及医源性因素[22,23]，还有美学影响因素（针对美学区域）[22,24]（参见第26章）。

非美学区域的风险评估

对没有美观要求或美观要求极低的部分缺牙患者，风险评估并不复杂。评估内容包括患者的健康状况、牙周病易感性、吸烟史、IL-1基因型、夜磨牙史，患者的依从性包括口腔卫生以及种植位点牙槽骨缺损类型（表4.2）。

对于大多数患者，不到5min就可以完成此风险评估表。根据获得的信息，将患者的种植风险分

表4.2　种植患者的一般危险因素

危险因素	备注
全身因素	影响骨愈合的严重骨疾病
	免疫疾病
	使用类固醇药物
	未控制的糖尿病
	射线照射过的骨
	遗传易感性
	其他
牙周因素	活动性牙周病
	难治性牙周炎病史
	遗传易感性
口腔卫生依从性	牙龈指数检测的日常口腔护理
	个性，智力方面
殆因素	夜磨牙

来源：Chen和Dawson，2009[22]。

为低、中或高风险。对于多个项目被评估为"高风险"的患者，就要质疑是否适合种植治疗。例如，

IL-1基因型阳性并且伴有进展性或难治性牙周炎的重度吸烟患者需要进行广泛的骨增量手术才能种植时，将认为此为高风险患者，必须在种植治疗前和患者讨论其个人风险状况，获得知情同意。

美学区域的风险评估

美学区域种植的风险评估必须更详细。风险评估表含有额外的手术和修复参数，这些参数是影响美学治疗效果的关键指标。Martin等[25]以及Belser等[26]详细描述了这些参数。尤其要注意美学区域牙槽骨丧失（龈乳头缺失！）导致修复效果不满意的风险。根据患者的笑线和美学期望，此风险可被评估为中至高度风险。

国际口腔种植学会ITI治疗指南第一卷《美学区域的种植治疗》概述了美学影响因素[25]。在诊断和制订治疗计划阶段，美学风险评估（esthetic risk assessment，ERA）是评估特定治疗适应证下不良结果风险的最有价值的工具（表4.3）。

表4.3　美学风险评估（ERA）

美学风险因素	风险水平		
	低	中	高
全身状况	健康，免疫系统正常		免疫力低下
吸烟	非吸烟者	轻度吸烟（<10支/d）	重度吸烟（>10支/d）
患者的美学期望	低	中	高
唇线	低	中	高
牙龈生物型	低平的扇贝状，厚	适中的扇贝状，中厚	高耸的扇贝状，薄
牙冠的形状	长方形		三角形
种植位点的感染	无	慢性	急性
邻牙的骨水平	至接触点≤5mm	至接触点5.5～6.5mm	至接触点≥7mm
邻牙的修复状况	无修复		有修复
缺牙间隙的宽度	1颗（≥7mm）	1颗（≤7mm）	2颗或更多
软组织形态	无缺损		软组织缺损
牙槽嵴形态	无骨缺损	水平骨缺损	垂直骨缺损

来源：Chen和Dawson，2009[22]。

表4.4　手术影响因素

部位因素	风险或难度		
	低	中	高
骨量			
水平	充足	缺损，但可以同期行骨增量	缺损，需要在种植前先行骨增量手术
垂直	充足	嵴顶小缺损，需将种植体植入略深些	缺损，需要在种植前先行骨增量手术
		根向小缺损，邻近解剖结构而致骨高度略有不足，需植入短种植体	
解剖风险			
靠近重要解剖结构	累及风险最小	中累及风险	高累及风险
美学风险			
美学区域	否		是
牙龈生物型	厚		薄
唇颊侧骨壁的厚度	充足≥1mm		不足<1mm
复杂度			
之前或同期操作次数	种植体植入无辅助操作	种植体植入同期辅助操作	分阶段种植治疗
并发症			
手术并发症的风险	低	中	高
并发症结果	无不利影响	效果不满意	严重的不良结果

来源：Chen等，2009[27]。

表4.5　修复影响因素

因素	注解	困难度		
		低	中	高
口腔环境				
口腔总体健康		无活动性疾病		活动性疾病
邻牙条件		已修复牙齿		天然牙
牙缺失原因		龋损/创伤		牙周病或咬合关系紊乱
修复空间				
颌间距离	预期种植修复体边缘至对颌的距离	修复距离足够	距离有限，但尚能修复	需要辅助治疗以获得足够的颌间距离
近远中距离	用于容纳修复体的牙弓长度	足够放置修复体	减小牙齿大小或减少牙齿数目	需要辅助的治疗以达到满意的修复效果
修复体的跨度		单牙	多个牙连续缺失	单颌
缺牙位点的特征	指是否有足够的组织支持永久修复体或是需要义龈修复软组织	不需修复软组织		为了美观或发音，需要义龈修复软组织

来源：Dawson 和Martin，2009[28]。

续表

因素	注解	困难度		
		低	中	高
殆				
殆曲线		前牙引导		无引导
殆影响	种植修复体对殆影响的程度	最小		种植修复体参与引导
咬合紊乱	修复体存在发生并发症的风险，但不影响种植体存留	不存在		存在
临时修复体				
种植体愈合期间		不需要	可摘的	固定的
需要种植支持式临时修复体	需要临时修复体进行美学软组织塑性	不需要	修复体边缘位于嵴顶黏膜根方<3mm	修复体边缘位于嵴顶黏膜根方>3mm
负重原则	目前即刻修复和负重缺乏科学文献	常规或早期负重		即刻负重
材料/制造	用于制作修复体的材料和技术	树脂基底±金属增强	瓷合金	
维护需要	基于患者和设计的修复体而预期的维护需求	低	中	高

来源：Dawson和Martin，2009[28]。

另外，手术影响因素[27]（表4.4）和修复影响因素[28]（表4.5）进一步从手术和修复角度详细说明增加种植并发症（美学）风险的可能因素。

制订详尽的治疗计划预防并发症

以修复为导向的种植治疗计划

骨结合种植体的长期效果在部分缺牙及无牙颌患者中均得到证实[29]。以修复为导向的种植治疗计划指的是在进行种植手术前确定修复治疗计划，并且考虑所有的治疗选择。根据最终治疗目标制订治疗计划。种植并发症增加的另一个原因是种植患者的增加。正确的治疗计划能够预防大多数常见的并发症[1]。

尽管骨结合种植体具有很高的存留率和成功率，但各种并发症时有发生，有轻微的（螺丝松动、崩瓷、种植体周软组织炎症），有严重的（种植失

败、种植体折断、永久神经损伤、骨坏死）[30-32]。在选择材料、操作过程、治疗方法时，医生会向患者就治疗方法和效果介绍基于证据的信息，但是牙科医生必须考量信息的可信度，同时必须知道每种治疗方法的并发症发生率、类型。

种植并发症分成两类：生物性和机械性。生物并发症指影响种植体周围支持组织的生物学过程，影响种植体的功能，包括早期或晚期的种植失败以及种植体周软硬组织的不良反应。需要充分的临床和影像学检查才能诊断这些并发症。

机械并发症属于种植体、种植体配件和修复体机械损坏的集合名词。最终修复体完成后机械并发症的发生并不会导致种植体脱落，但会增加修理和维护次数。有几个研究试图定量评估与种植体修复以及维护相关的花费。从社会经济学角度来看，患者选择治疗方法的主要根据是治疗的长期效果以及伴随的相关花费和维护。

确定并发症的病因、预防和治疗时，首先要评估并发症是否与诊断不准确以及治疗计划不当有关。由于种植医生必须具备大量的知识和经验，因此导致种植并发症和失败的一个主要原因通常与错误的诊断和治疗计划不适当有关。正确的治疗计划能够预防大多数常见并发症。

种植治疗计划中的考量

在制订种植治疗计划时需要考虑以下因素。

- 口外和口内评估
- 种植位点评估
- 颌间、邻间以及种植体之间空间的限制
- 种植体的数目、尺寸和位置
- 种植体的三维定位
- 种植体植入的原则
- 种植体负重原则
- 临时修复原则
- 𬌗设计
- 螺丝或粘接固位
- 修复的设计和材料
- 患者因素

口外和口内评估

评估种植位点时，应与天然牙行传统固定修复一样来评估。种植修复遵循的是和天然牙支持式修复相似的指导原则。

制订种植治疗计划，需要评估口外的解剖情况。肌肉的力量和牵拉、口腔习惯、面部侧貌以及唇支持都是决定治疗方案的重要依据[33]。整个治疗设计中，上述每个方面所起的作用取决于许多因素：需要修复多少牙？是否需要额外的软硬组织增量手术？使用哪种类型的临时修复体？有哪些美学问题？最终修复体是可摘的还是固定的？种植体是否会即刻负重？

制订种植治疗计划过程中，还应当考虑许多

美学的口内、口外指标，如面部侧貌、安氏分类、唇支持、牙龈形态、牙龈生物型、上颌牙齿的位置和比例、面中线和牙列中线、𬌗曲线以及颊齿间隙（buccal corridors）[34]。评估口周肌肉力量和牵拉可以给种植手术提供有价值的信息，从而获得无张力的初始关闭。软组织瓣的完全关闭是引导骨组织再生术的关键因素[35]。种植体植入同期行骨增量会给组织瓣带来压力。如果口周肌肉力量较大或大力牵拉会使组织瓣的张力增加，就会导致组织瓣裂开和手术失败。

口内检查应当评估牙齿位置（萌出的位置、错位、轴倾斜以及扭转）和𬌗关系。种植牙必然会涉及修复，因此确定种植位点、种植体上方的修复体和𬌗之间的关系就很重要。存在错𬌗或反𬌗，是否会影响种植修复的成功？是否会导致种植体承受异常功能性负荷或者过度负荷？如果软硬组织有感染，应该在种植治疗前处理。务必在种植术前进行牙周治疗控制软组织炎症，降低未来种植体感染的风险。

种植位点评估

种植术前，最关键的步骤之一是在治疗前全面评估种植位点局部的解剖结构。医生术前忽视相关的解剖条件可致种植手术失败和并发症发生。种植位点紧邻牙齿或牙根可能会导致种植窝制备或种植体植入时损伤邻牙，使得邻牙需要进行根管治疗或拔除。另外，当毗邻的牙齿存在未确诊的根尖周病变时，感染扩散至种植体表面亦能导致种植失败[36,37]。如果牙槽骨宽度不足，可能导致种植体在颊侧或舌侧的骨穿孔或骨裂开。这个并发症可能在种植体植入过程中发生，也可在骨重建以及负重后发生，会导致最终功能或美学失败。

种植位点靠近重要的解剖结构时，包括下牙槽神经管、颏孔、上颌窦、鼻底和切牙管（图4.13），对于术者而言，明确手术部位的形态非常重要。解剖变异可能致使种植过程中穿通牙槽骨，

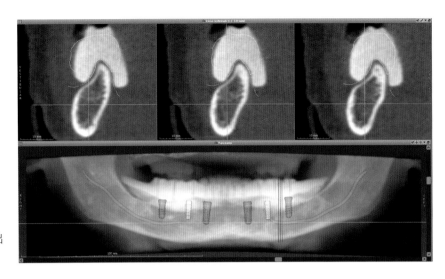

图4.13　CBCT的矢状面和全景片突出显示了下牙槽神经和颏神经

损伤软组织和/或血管[38]。除了扣诊和探查，治疗前锥形束CT（cone beam computed tomography，CBCT）检查也有益于分辨解剖结构及变异。CT测量可以描绘出牙槽嵴骨量和形态，对种植体植入非常有帮助[39]。

除了完善的牙齿和牙周检查，种植治疗的口内检查还包括对缺牙区域的评估，需要考量许多因素。如前所述，萎缩的牙槽嵴需要更详尽的影像学分析。牙周生物型的评估有助于判断拔牙后牙槽嵴吸收的潜能[40]。对于扇贝状的薄生物型，骨板亦很薄，拔牙后会有更多余留牙槽嵴的吸收。因此，拔牙后在拔牙窝中即刻植骨有利于维持牙槽嵴的宽度和高度（图4.14a，b）[41]。牙槽嵴保存术将减少拔牙后牙槽嵴的骨量改变，为将来种植体的植入提供更好的宽度。

牙周生物型可分为薄扇贝状以及厚扁平状（图4.15a，b）[42]。厚而平的生物型其缺牙区牙槽嵴更有利于种植治疗。美学上这种生物型不需要龈乳头再造，最终修复体的邻间隙处会形成长的龈乳头。因此，厚而平的牙周生物型更容易同时获得功能和美学上的种植成功[43]。

众多临床医生认为，尽管角化组织并不是种植必需的，但种植体周围的角化组织益处良多（图4.16a～c）[44,45]。因此，应评估种植位点角化组织

的量。如果种植位点缺少足量的角化组织，可以在种植前、种植体植入时或在二期手术暴露种植体、放置愈合基台时进行软组织移植。牙龈移植将在牙槽嵴处形成一定宽度的角化组织。结缔组织移植能够增加附着软组织的量，在种植体颈部形成坚实的袖口[46,47]。这对于当前使用的粗糙面种植体尤为重要。在美学敏感区种植时，术者应考虑开展结缔组织移植，因为通常结缔组织移植比全厚龈瓣移植提供更佳的美学效果[48,49]。

颌间、邻间以及种植体之间空间的限制

首先需要评估修复空间。是否有足够的颌间隙？如果未诊断出颌间距离不足将导致治疗失败。颌间距离严重不足时，没有空间放置任何修复体。为使牙冠具备足够的固位力，必须给种植体基台和修复材料预留足够的高度（图4.17a，b）[50]。其次，需要决定修复范围。如果邻牙有病变、进展性牙周炎或龋损，就应当改变首选的修复治疗计划。全面的口腔检查为制订理想治疗计划和替代方案提供了必要信息（参见第11章、15章、24章）。

间距是种植成功的另一个重要因素。近远中向需要多大的间距才能使种植修复体发挥功能并且具有长久的美学效果呢？对于单个的种植修复体，近远中向要有最小的修复空间。如果没有

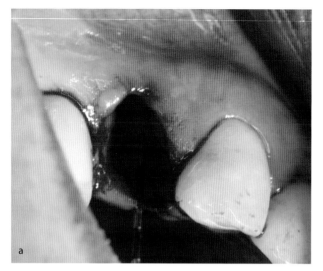

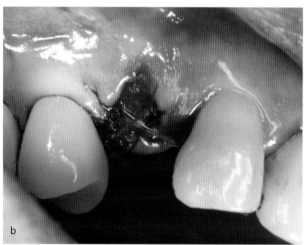

图4.14　a. 拔牙窝保存术。b. 植入骨粉和放置可吸收膜进行拔牙窝的保存

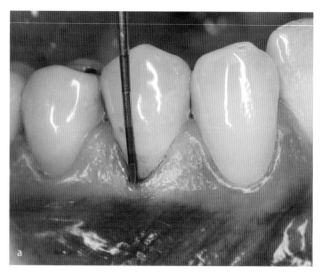

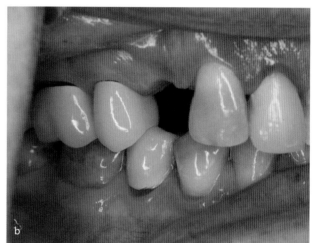

图4.15　a. 薄的扇贝状生物型。b. 厚而平的生物型

最小的修复空间，就不可能在这个部位放置修复体。一个标准的种植体平台的直径为4mm，加上牙冠修复材料的空间，通常种植体近远中的距离至少需要6.5～7mm[51,52]。当使用窄直径的种植体时，所需近远中向的距离可以减小为大约5mm。

根据Tarnow等[52,53]和Salama[54]等的研究，提出了种植体之间距离限制的指导原则[52-54]。当进行多个相邻的种植体修复时，保持或重建种植体之间的龈乳头是不可预期的，并且经常导致黑三角以及开放的楔状隙。相邻的种植体之间至少有3mm的距离，种植体和邻牙间至少有1.5mm的距离。

当小直径种植体和平台转移引入后，多个种植体的连续植入就变得更为便利，但是种植体之间有

限的距离以及敏感的软组织环境仍旧影响了协调的牙龈轮廓和龈乳头的形成。

种植体的数目、尺寸和位置

多个牙连续缺失部位需要植入几颗种植体是重要考量，取决于许多因素（参见第11章、15章、24章）。种植体前后分布设计也很重要，因为垂直和水平负重以及弯矩都受种植体前后分布和悬臂的影响。悬臂不应超过种植体前后之间距离的1.4倍。长悬臂会对支架的整体性造成不良影响，并且如果修复体负荷过重，水平悬臂的存在会使得最后一颗种植体连接处产生高的压力和弯矩。此时，修复材料的影响也很重要。坚硬的支架允

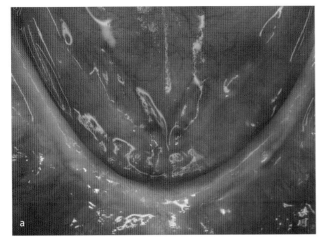

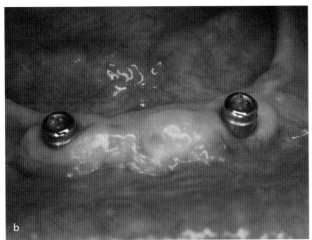

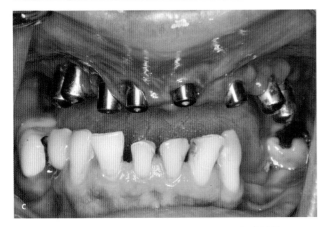

图4.16　a. 无牙颌牙槽嵴缺乏角化组织。b. 在种植体周围，通过软组织移植增加角化龈。c. 在上颌种植体周围缺乏角化黏膜

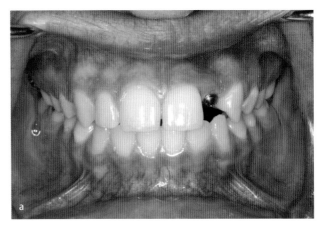

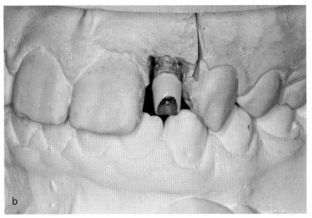

图4.17　a. 颌间距离不足。b. 𬌗架上的模型显示冠根向的颌间距离不足

许更好的压力分布，而更长的种植体并不会减少压力分布。

理解种植特殊的修复要求可以减少种植并发症的发生率。修复3颗相邻缺失牙或1/4缺失牙或单颌缺失牙，理想情况下需要植入几颗种植体呢？植入种植体数目过少会导致负荷过重和机械并发症[30]。植入过多或过宽的种植体又影响种植体之间的间距，导致黑三角出现而影响美观，并使得患者难以进行良好的日常维护以及清洁种植体间的区域（图4.19a，b）。

通常根据修复的牙齿数目来决定植入几颗种植体。对于单颌的种植修复，至少需要植入4颗种植体，而通常建议植入6~8颗种植体。策略性地定位种植体的植入有助于区段性的种植修复（图4.20a，b）。只有将修复需要与手术选择相结合才能形成更好的修复计划。根据修复治疗计划进行准确的手术植入是基本要求。

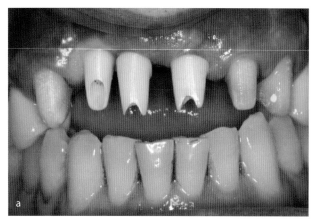

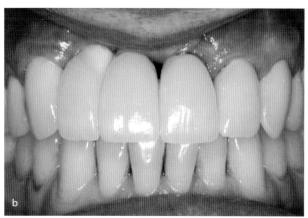

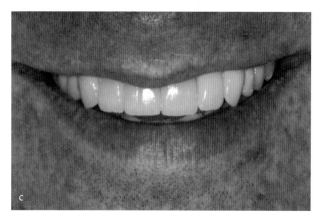

图4.18　a. 相邻种植体近远中向距离太近。b. 最终的种植修复体。c. 低笑线

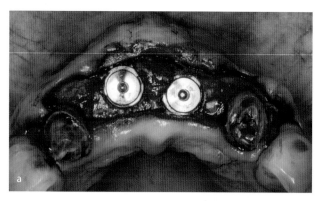

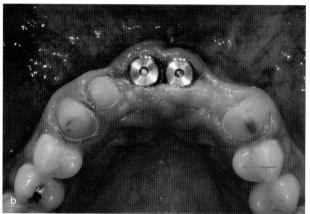

图4.19　a. 错误地选择了宽径种植体修复相邻的2颗中切牙，影响了颊侧骨板的完整性以及两种种植体之间的距离。b. 由于手术过程中没有使用手术导板导致种植体植入位置不佳（图片由G. Lagreca提供，Tufts大学，梅德福，马萨诸塞州。转载该图片需得到Tufts大学的允许）

种植体的三维定位

制订综合手术计划确定种植体植入位置之前，需要全面分析修复选择以及相关要求。文献详细记载了种植体正确三维定位的重要性以及植入位置不当所引发的问题。"正确定位种植体应当是永远的使命"[55]。当种植和修复不是同一个医生完成时，修复医生在制订修复计划阶段可与种植外科

医生交流，以获取上述问题的答案。依据会诊决定，种植外科医生可以确定种植体的数量及植入部位。这将有助于建立这样一个理念：种植体植入的位置和角度对最终修复来说是多么的重要。正如Buser等[23]研究所示，种植体正确的三维定位十分重要，种植体植入位置不当会导致骨板吸收、过度骨改建和种植体周围炎[23,56]。种植体的唇颊向植入常常伴有唇颊侧骨吸收以及随后的软组织退缩（图4.21a，b）。通过理想的蜡型制作一个手术导板可以让术者明确种植体植入位置（参见第5章、24章、25章）。手术导板的使用可以避免并发症的发生。当相邻两颗种植体植入位置相隔太近时，由于近远中空间限制会导致无法修复。这种情况下其中的1颗或多颗种植体就不能修复或是需要取出。

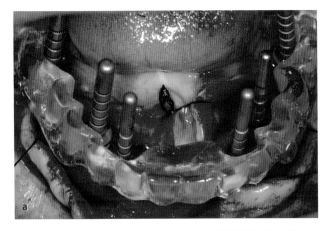

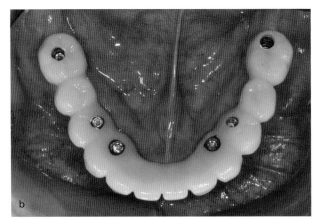

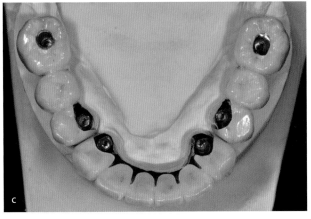

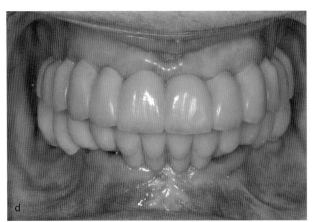

图4.20 a. 根据缜密的修复治疗计划进行种植定位的手术导板。b. 临时修复体。c. 最终的分段修复体。d. 种植修复完成后的口内正面像

如果种植体植入位置不当或角度过大也会导致无法修复或不美观。合适的种植方案以及准确引导种植体植入的位置将减少这些并发症的发生。

种植体植入的原则

根据第三、四、五届ITI共识会议，将使用下列定义[57,58]：

- 即刻种植（Ⅰ型）：拔牙后即刻植入种植体
- 早期种植（Ⅱ型）：拔牙后4~8周植入种植体（软组织已愈合）
- 早期种植（Ⅲ型）：拔牙后12~16周植入种植体（牙槽骨部分愈合）
- 延期（传统）种植（Ⅳ型）：拔牙后16周或更长时间之后植入种植体（位点完全愈合伴随骨完全愈合）

无论是否需要进行大范围的引导骨再生，无论是否在美学区域进行种植，无论是否有时间限制或其他社会心理因素的存在，种植体植入均需要根据不同的临床情况选择不同的治疗原则。

种植体负重原则

负重指的是通过在种植体上放置修复体使种植体行使功能[29]。以下是最新负重原则的定义：

- 种植体传统负重：种植体植入2个月以后进行负重
- 种植体早期负重：种植体植入1周至2个月期间进行负重
- 种植体即刻负重：种植体植入1周之内进行负重

种植体传统负重在各种临床情况下都具有可预期性，特别建议当有一些影响治疗效果因素存在如

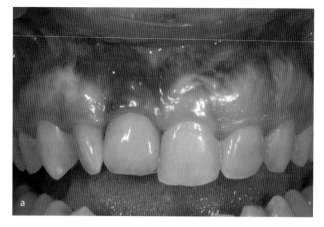

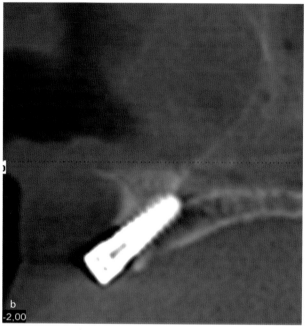

图4.21　a. 由于牙槽嵴萎缩导致种植体植入位置不佳，进而影响美学效果。b. CBCT检查显示种植体植入偏向唇侧，伴有唇侧骨吸收（图片由C. Alvarez-Novoa提供，Tufts大学，梅德福，马萨诸塞州。转载该图片需得到Tufts大学的允许）

初期稳定性差、大量的骨增量、窄直径种植体以及宿主全身状况不佳时，选择传统负重。当影响治疗效果的因素存在时，过早地负重会不利于种植体的骨结合[29]。一些特定情况会影响治疗效果，在选择种植体负重原则时，常见的纳入或排除标准包括：种植体初期稳定性［由植入时施加的扭矩或种植体稳定系数（implant stability quotient，ISQ）评估］、骨增量的必要性、种植体的长度和设计、殆因素、患者习惯、全身健康、临床经验、种植体植入时机

以及不良习惯的存在（图4.22a~d）。根据前述的种植-修复参数、功能、社会心理、经济和/或患者意愿选择可预期的种植体负重原则。

总之，有关种植体存留和边缘骨水平稳定的高水平短期比较研究显示，支持单个种植体的即刻和传统负重。此外，强有力的证据显示，在上颌无牙颌和下颌无牙颌，微粗糙表面种植体上一体式固定临时修复体的即刻负重与早期负重、传统负重具有相似的可预期性。下列是即刻负重应用的关键因素：

- 受过高级培训，先进的临床技能和经验
- 正确选择患者，充足的骨量和骨密度
- 初期稳定性［植入力矩值>20N·cm和共振频率分析值（resonance frequency analysis，RFA）>60 ISQ］
- 种植体长度>10mm
- 无全身或局部禁忌证（需要骨增量的大的骨缺损，骨量和骨密度差，异常副功能，需要上颌窦提升）（参见第23章）

临时修复原则

对于单颗牙缺失或连续多颗牙缺失部位，可选择固定的或可摘的临时修复。可能的话，建议制作固定临时修复体（图4.23）。临时修复体可以由邻牙支持或是由种植体支持。可摘修复体可以是传统卡环式可摘义齿或是真空成型导板（Essix 保持器）。上颌窦提升术或引导骨组织再生术常常在种植体植入前进行，这种分阶段手术方式使得义齿不会对骨增量部位产生不利的压力。即使引导骨组织再生术的同期进行种植体植入，使用固定的临时修复体可以避免种植体负荷过重，如果种植失败，也比较容易再次植入，避免了可摘活动义齿修复时产生的压力[59]。

固定临时修复体的另一优点就是可以使用卵圆形桥体和一定压力进行软组织塑性。另外，在过渡期间，患者也能评估未来修复体的美学和发音，不

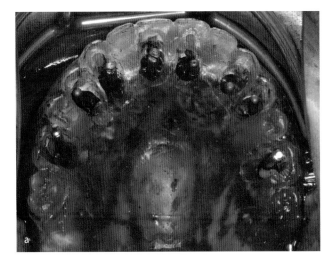

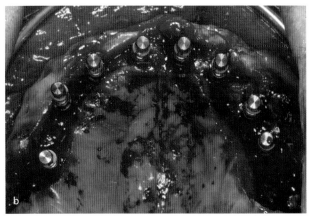

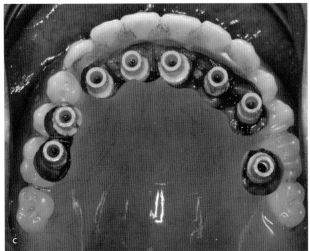

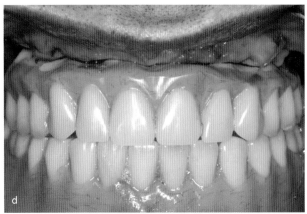

图4.22　a. 以修复为导向的种植体植入。b. 种植体植入，35N·cm，获得了良好的初期稳定性。c. 用丙烯酸树脂和全口义齿连接前的临时基台。d. 临时修复体即刻负重

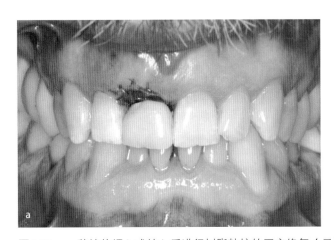

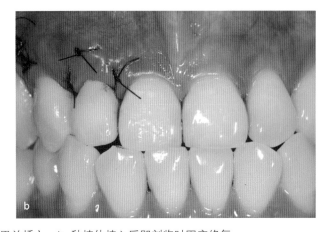

图4.23　a. 种植体埋入式植入后进行树脂粘接的固定修复（马里兰桥）。b. 种植体植入后即刻临时固定修复

会难以适应未来的最终修复体。而且临时修复体可以成为加工厂制作最终修复体的参考。

对于无牙单颌，可以应用相似的固定或可摘临时修复技术和原理。当种植体初期稳定性超过30N

且无治疗不利因素存在时，固定临时修复体的即刻负重是目前的趋势[59]。如果无牙单颌种植后不能即刻负重，那么使用过渡的微小种植体有助于进行临时固定修复，直至获得骨结合。

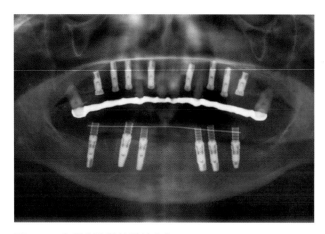

图4.24　上颌分阶段的种植修复

对于种植体部分或全口修复也可采取分阶段治疗方式。分阶段治疗包括在骨结合阶段策略性地保留一些无保留价值的牙齿作为固定临时修复体的基牙，这样无须行可摘临时义齿修复，可以使患者的舒适性以及修复控制最大化（图4.24）。分阶段治疗包括以下步骤：第一阶段：诊断和制订治疗计划；第二阶段：消除疾病；第三阶段：策略性拔牙以及牙支持式固定临时义齿修复；第四阶段：以修复为导向的种植体植入后的愈合期；第五阶段：牙支持式固定临时义齿修复转换成种植体支持式固定临时义齿修复，随后拔除余留牙齿并软组织成形；第六阶段：最终修复体修复。这种治疗方案的好处是整个治疗阶段都是固定临时义齿修复，患者的舒适度最佳。另外，通过固定临时义齿修复加强了修复控制，并且很容易将临时修复体转换成最终修复体。由于此种治疗方案通常需要制作两套临时修复体，因此其局限性在于需要额外的治疗费用。

𬌗设计

𬌗在确定修复方案和选择种植体数目中起到多大作用呢？在考虑这个问题时，可以将传统固定修复标准作为指导。两者区别主要在于预期𬌗力是传导至种植体而不是牙齿。部分缺牙的患者完全不同于无牙颌患者。拔除所有的牙齿会影响𬌗功能的精细本体感受控制，缺少了敏感的牙周膜本体感受

器，其在口腔本体感觉中发挥重要作用。"骨感知"指的是在没有来自牙周膜本体感受器的感知下识别肌肉运动知觉的能力[60]。这种感觉来自于颞下颌关节、咀嚼肌、黏膜以及骨膜，并且提供了有关下颌运动和𬌗的感觉、运动信息。据报道，全口种植修复的患者本体感觉会下降。

有限的文献支持种植支持式修复体特有的𬌗设计。关于𬌗的形态，临床上一般推荐在正中𬌗位建立广泛的正中接触，沟窝平坦。为在行使功能或副功能时减轻侧向负重和弯矩，建议减少牙尖的斜度，形成浅的𬌗面形态以及更窄的𬌗面[61]。关于邻面形态，建议形成紧密的、宽的邻面接触区。有关总体的𬌗设计，在部分或全颌种植修复中通常应用前牙引导的保护𬌗（尖牙保护𬌗）。这些观念缺乏科学依据，主要由牙支持式固定义齿的修复设计和临床经验推论而来。

螺丝或粘接固位

种植固定修复另一个需要考虑的因素是最终修复体采用粘接固位还是螺丝固位[62]。文献显示两种方案都是可行的，具有相似的存留率和并发症发生率。医生的偏爱、种植体的位置以及美学要求在决定种植体的尺寸以及位置中起着重要作用（参见第11章、12章、14章）。根据研究模型制作理想的最终修复蜡型对计划种植体的植入位置、角度和大小都很重要。一旦种植方案确定，随后就要决定是采用螺丝固位还是粘接固位的修复体。

粘接固位的修复体不会显露基台螺丝的入口，因此具有理想的美学效果。大多数患者会优先选择这种固位的修复体，特别是在美学区。基台螺丝固定后，上部的牙冠再与之粘接固位。临时修复体也可以被暂时粘接到永久基台上，可用来进行美学分析。粘接固位的问题是多余粘接剂的去除。如果最终修复体的冠边缘位于龈下较深，将很难去除多余的粘接剂，从而导致炎症或种植体周围炎[63]。此外，粘接固位的牙冠有时在基台上未获得足够的固

位力，导致冠脱落，特别在使用临时粘接剂时更容易发生。使用永久粘接剂将冠粘接到基台，将来基台螺丝发生松动或折断时，只能通过破坏牙冠来寻找基台螺丝的入口。

由于有螺丝孔，螺丝固位的冠可能不会让患者在美学上感到如粘接固位的修复体那样满意（图4.25a，b）。如果前牙区种植体角度偏向唇侧过多，则不宜采用螺丝固位。然而，螺丝固位的修复体不会发生粘接剂进入种植体龈沟的问题。另外，螺丝固位的牙冠可以重复取下。当病例越复杂或涉及更多的种植体时，螺丝固位的牙冠可重复取下的特点就显得尤为重要。颌间距离不足时，由于没有足够的粘接空间来固定牙冠，可以选择螺丝固位。此时牙冠和基台是一个整体，可依靠螺丝将牙冠固定在种植体上。医生在制订方案阶段就需要明确，究竟是粘接固位还是螺丝固位更适合患者（参

见第10章）。

修复的设计和材料

种植医生还应当评估设计的种植体是否能提供足够的骨结合面积支持预期的粭负重，或者是否选择牙支持式的固定义齿修复。临床经验、专科培训以及多学科团队的治疗设计为明确实际治疗所需提供了要素。修复设计可以是固定或可摘，可以是一段式或分段式。

可摘义齿的设计

对于无牙颌患者，修复医生可以与患者商议最终的修复设计。修复体是固定的还是可摘的，此选择将影响外科手术的要求和种植体选择的位点。唇支持也会影响修复的设计是固定的还是可摘的（图4.26）。这也会改变对其他治疗的需求，如骨增量术或上颌窦提升术。

由于可摘义齿可以获得组织的支持，因此它不需要采用与固定修复相同的种植体支持[29]。医生在术前就必须明确种植体的数目和位置。例如，对种植体支持式的可摘义齿需要植入几颗种植体？上颌或下颌可摘修复体如何影响种植体放置的位置以及数目？何种连接方式最有利于种植体覆盖义齿的长期成功？植入种植体的确切数目取决于骨质以及与修复体大小相关的种植体前后延伸的范围。

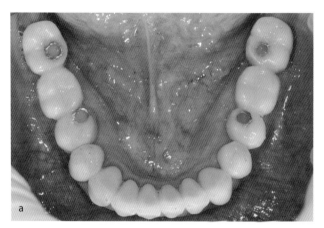

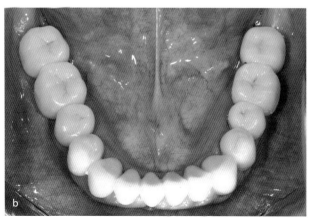

图4.25　a. 螺丝固位的临时修复体。b. 粘接固位的永久修复体

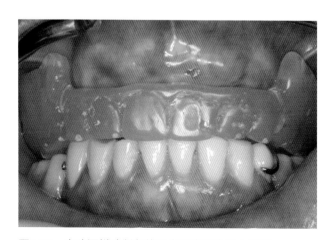

图4.26　去除丙烯酸制备的义齿翼缘评估唇丰满度

下颌种植支持式义齿植入最少2颗种植体就能获得成功[64]。这是因为下颌前牙区是厚皮质骨的Ⅰ类骨，而上颌骨往往是薄皮质骨的Ⅲ类或Ⅳ类骨。种植体植入此种类型的上颌骨将不能够承受与下颌相似的力量。另一方面，上颌种植支持式义齿通常需要4~6颗种植体才足以支持[64]。如果咬合空间允许，种植体间用杆连接可以缓解种植的侧向应力，有助于延长义齿使用寿命（图4.27a，b）。为了减少种植体和义齿的失败风险，在制订治疗方案时必须考虑到这些选择。

固定义齿的设计

在制订种植治疗计划时需要考虑许多美学指标，如面部轮廓、笑线、唇丰满度、牙龈形态、上颌牙的位置和比例、面中线和牙列中线、𬌗平面的倾斜角度以及颊齿间隙。在上颌前牙和后牙区，当

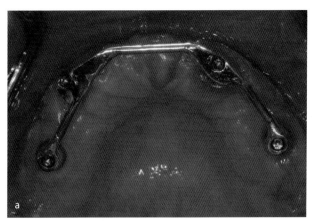

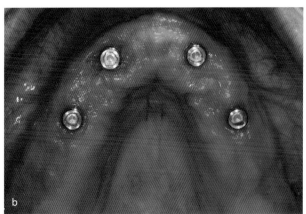

图4.27 a. 上颌的4颗种植体用杆连接。b. 上颌的4颗种植体放置了Locator基台

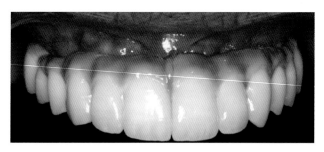

图4.28 最终修复体使用了牙龈瓷补偿缺失的软硬组织

牙槽嵴形态异常或有缺损时，常常需要行牙槽嵴骨增量术。另外一种替代软硬组织增量术的方法是在固定修复体的颈部加粉红色龈瓷（图4.28）。

这些美学指标也会影响手术治疗或修复要求。例如，如果上颌前牙区牙槽嵴明显萎缩，那么最终修复体就需要考虑对唇的支持。这就决定了最终的修复体是固定的还是可摘的（参见第9章）。

对于无牙颌患者或是轻到中度骨吸收的上颌单颌缺牙患者，固定修复是可行的治疗方案。当患者有进展性骨吸收时，可能需要义齿翼缘加强唇部丰满度，这提示需要设计成覆盖义齿而不是固定义齿（图4.29）。

对于连续多颗缺失牙的部位，可能需要一体式或分段式设计。种植体的数目以及种植部位决定了进行分段式种植修复的可能性。全牙弓分段修复便于制作和维护，防止并发症出现。系统性综述显示，固定种植修复并不意味着不发生生物和机械并发症，强调牙冠可以重复取下以便于维护的重要性[30,62]。

固定种植修复体的材料可以选择烤瓷金属、氧化锆或二硅酸锂（图4.30a~c）[65]。最近，单片氧化锆（monolithic zirconia）可以用于制作螺丝固位或粘接固位的种植修复体。而可摘种植修复体可以选择有或没有金属支架支持的丙烯酸树脂或丙烯酸酯牙来制作。

患者因素

正如本章前面有关诊断的章节所述，患者自身的一些因素也会影响治疗计划的制订，如患者的

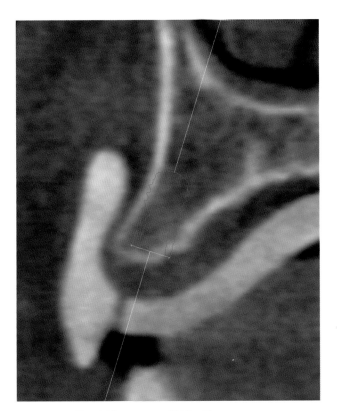

图4.29　矢状面影像，显示牙槽嵴凹陷

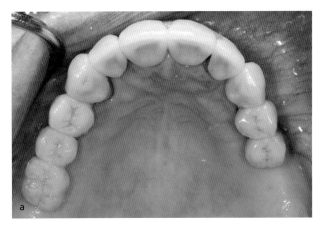

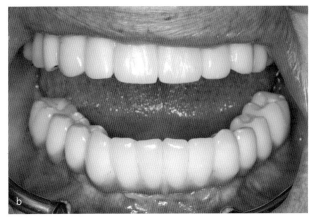

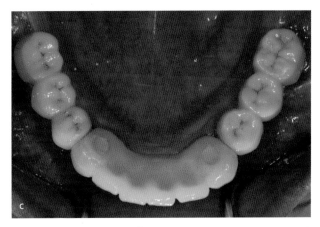

图4.30　a. 上颌种植支持式的金属烤瓷修复体。b. 下颌种植支持式的金属烤瓷修复体。c. 下颌氧化锆分段式修复体

口腔卫生状况、依从性、牙周炎易感性、牙周病病史及夜磨牙史。在口内检查时，评估患者的口腔卫生状况很重要。如果口腔卫生差，将促进组织的进一步破坏，最终导致种植修复功能或美学失败（图4.31a，b）。制订促进患者改善口腔卫生状况以及进行专业口腔卫生维护的治疗方案，对于保持长期成功疗效很有意义[66]。

　　牙周病病史、牙周炎易感性和夜磨牙史也是影响种植修复治疗计划制订的患者因素，应当予以关注[1]。夜磨牙被认为是不利运动，会导致口颌系统过度负荷，是影响种植体存留的危险因素。然而，有关夜磨牙和种植失败之间因果关系的研究十分有限。在这点上，专家意见以及谨慎是临床良好实践的最佳参考。没有文献可以提供夜磨牙患者种植治疗的基于证据的指导原则（图4.32）。

　　统计分析表明，牙周炎病史是影响种植体长期存留的危险因素。这种不利影响在侵袭性牙周炎患者、重度牙周炎患者或长期追踪病例中更为明显。种植体周围炎发病率以及种植体周颈部的骨吸收在牙周炎失牙的患者中显著增加[66]。对于这些患者，种植体植入前必须进行牙周炎第一阶段的标准治疗。

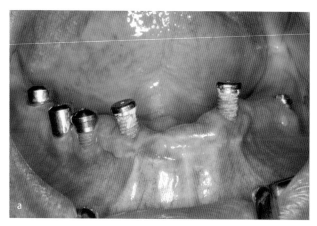

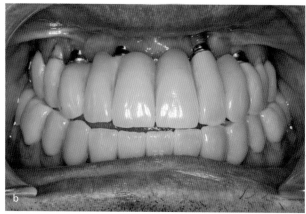

图4.31　a. 与下颌口腔卫生不良相关的种植体周围炎。
b. 与上颌口腔卫生不良相关的种植体周围炎

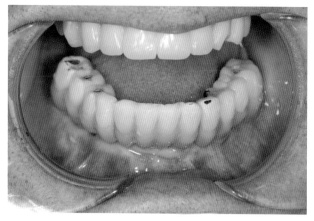

图4.32　由于严重的夜磨牙，下颌单颌种植支持式固定修复体有多处崩瓷

用于正确制订治疗计划的诊断工具

作为诊断工具的影像学图像

　　影像学检查是制订种植手术计划阶段不可或缺的组成部分。影像学照片对于评估手术部位的骨量、形态、位置以及骨密度都是必要的。影像学照片的诊断价值取决于照片的清晰度和照片本身可以展示的基本内容。根尖片和全景片通常用于分析种植体的植入位点，避免并发症。传统的全景片只能展现种植部位的二维影像。理解每一种影像照片的诊断质量以及局限性至关重要。根尖片不能完全展示邻近的结构，以至于无法对潜在并发症进行正确诊断，例如相邻牙的牙根有根尖病变。全景片可以展示全面影像，但不能清晰显示根尖周的情况。全景片会变形，可能会将原始图像放大25%，并且由于全景片清晰度不足，有可能会因为无法清晰地看清结构而导致误诊。在制订手术计划的阶段就注意区分这些差异，对于治疗开始后消除并发症和失败是关键（参见第5章）。因此，尽管传统的曲面断层片对患者辐射较少，但还不能充分满足诊断需要[38]。计算机断层扫描（computed tomography，CT）和锥形束计算机断层扫描（cone beam computed tomography，CBCT）可以不重叠地展示骨和邻近解剖结构的三维图像，评估种植位点的骨质量（图4.33）。目前CT逐渐被越来越广泛使用的CBCT所取代。CBCT检查如同其他的影像学检查，必须根据患者的个体需要来选用。

　　患者接受CBCT检查的益处必须大于潜在风险[38]。在未充分获得患者的全身病史、牙科治疗史以及进行全面临床检查之前，不应当进行CBCT检查。在进行影像学检查时，应当使用最小可观察视窗（field of view，FOV），并且解读整个影像体。正如Ludlow等所示，遵循最优化暴露原则，即合理化达到尽可能低的水平（as low as reasonably achievable，ALARA），CBCT的使用仍需要慎重衡量（平衡其诊断优势与风险）[67]。为了诊断选择影像学检查时，应当根据诊断率来决定，并且要遵循ALARA原则。

必需的放射导板

　　三维影像学检查前，应制作理想的牙齿模型并将它转换成放射导板。这个导板通常在CBCT成像

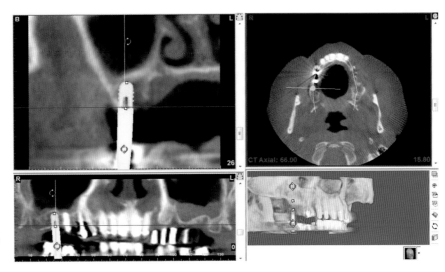

图4.33　CBCT三维评估牙槽骨和解剖结构

时使用，从而将软硬组织和理想的牙齿位置联系起来。另外，将来自CBCT检查的医学数字成像和通信（Digital Imaging and Communications in Medicine，DICOM）文件载入虚拟的种植设计软件，是制订治疗计划的理想方式。如果决定在手术时使用种植手术导板也没有关系，因为虚拟的种植设计软件有助于全面的制订治疗计划，明确解剖局限性、牙槽嵴缺损以及是否需要骨增量手术。

在制订全面的治疗计划时记住5个步骤：

步骤1：制作蜡型，模拟试戴

步骤2：转换成放射导板

步骤3：使用放射导板进行CBCT检查

步骤4：将DICOM原始文件载入虚拟的种植设计软件，随后进行数字化的种植治疗设计

步骤5：使用快速立体成型导板或3D打印手术导板引导手术或使用传统的手术导板进行手术

步骤1：制作蜡型或塑料牙齿，模拟试戴

对于部分牙缺失或无牙颌患者，以修复为导向的种植治疗计划的制订需要依赖蜡型制作。蜡型在3D影像学检查前用于制作放射导板。在CBCT检查和治疗计划制订之后，根据虚拟种植软件制作快速立体成型导板，然后进行引导种植手术。如果不进行引导种植手术，那么放射导板很容易转换成传统的外科导板。这将有助于以修复为导向的种植体植入。

制作最终修复体蜡型有利于种植方案的制订（图4.34）。对于部分缺牙的病例，预先在理想修复位置制作蜡型可以为外科医生和修复医生提供指导。这样外科医生能够更好地分析种植牙的位置与剩余牙槽嵴的关系。而患者和口腔修复医生可以在种植术前详细了解种植体预期的位置和是否需要骨移植，并预知风险、并发症和种植治疗存在的不足。

蜡型有助于口腔修复医生确定种植体功能和美学效果，一目了然地看到有多少位点需要修复；有助于准确确定支持修复体所需的种植位点和数目；还可以评估口腔中其他位点的修复需求。这些都有助于产生持久功能和美学效果。

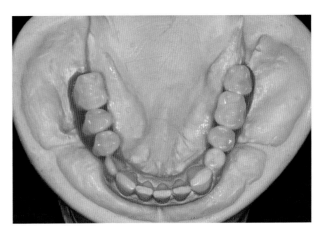

图4.34　用于制订治疗计划的诊断蜡型

对于无牙颌患者，应当谨慎评估其当前的义齿。这副义齿适合患者吗？它的垂直距离正确吗？通过义齿翼缘可以获得多大程度的唇丰满度？这些考量能为修复方案的选择提供指导。如果无牙颌患者希望获得一副种植体支持式可摘义齿，而其目前没有任何可摘义齿，那么医生应首先建立患者的垂直距离和𬌗关系。无论患者选择固定式还是可摘式义齿，这些信息都可用来建立种植体植入的位置关系。

步骤2：转换成放射导板

影像学检查是种植治疗设计过程中重要的组成部分。分析牙槽嵴，确定其是否满足种植体植入的必要条件。然而，问题亦随之而来：我们如何将方案中的修复位置与X线片中的预期位点联系起来？通过使用放射导板可以很好地解决这个问题。

在三维影像学检查前，应当制作一个理想蜡型并将它转换成放射导板。这个导板通常在CBCT成像时使用，从而将软硬组织和理想的牙齿位置联系起来。在种植治疗方案制订阶段制作的修复体蜡型可以复制，并用于制作丙烯酸手术导板。

文献中报道了许多方法来描述如何通过使用放射导板将修复计划和牙槽嵴联系起来[68]。通常影像学标记如铝箔纸或牙胶被放置于替代牙的中心或颊舌面（图4.35）。阻透射的硫酸钡盐也可填充导板中的整个代型[69]。不管用哪种方法制作导板，目的都是为了将X线片上的位置与口腔内实际位点相关联。许多计算机辅助技术已开发并进入市场，有助

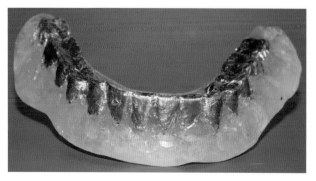

图4.35　用硫酸钡和铝箔纸作为标记的放射用导板

于正确确认位置结构关系；然而，所有这些都依赖于使用放射导板这一基本前提。放射导板制作完成，将它放入患者口内，进行牙槽嵴的影像学检查。

步骤3：使用放射导板进行CBCT检查

CBCT、Denta-scan和CT检查是由电脑生成并重建的三维影像。这些检测的主要优势在于横断面视图，可以显示牙槽嵴的颊舌向影像[38]。横断面影像分析在评估种植部位时具有显著优势，可以确定牙槽嵴在颊舌向和冠根向的尺寸；可以评估毗邻的重要解剖结构以及牙槽嵴形态上的凹陷和颊舌板的位置；并且可以更加清晰地呈现重要的解剖结构、牙槽嵴的宽度和位置。另外，影像中的牙槽嵴可与放射导板上理想的种植位点相关联。然后，放射手术导板可以用于口内，作为外科导板来确定种植的位置[70]。通过3D影像，可以使种植体按计划植入，并使并发症和失败的风险显著减少（参见第5章）。

步骤4：将DICOM原始文件载入虚拟种植设计软件，随后进行数字化种植治疗设计

下一步是将来自CBCT的DICOM文件载入虚拟种植设计软件，这是制订治疗计划的理想方式。计算机生成的三维数据需要生成可用于评估的形式。这可以由多种方式完成。计算机生成的数据称为"DICOM"数据。这些数据需重新转换形成一种可以影印在纸张或X线片上进行评估的形式。这些数据还可以刻录在磁盘上。通常，可以输入数据至各种公司出售的软件包上。这些数据载入计算机后就可以进行评估和制订治疗计划。计算机软件具有制订许多治疗方案的优势和评估种植部位的能力，有助于避免可能发生的外科种植并发症（图4.36）。计算机软件的优势包括从牙槽嵴三维精确测量到引导手术前虚拟种植体植入和基台的评估。无论是否进行引导性手术都没有关系，因为虚拟种植设计软件有助于全面治疗计划的制订，有助于明确解剖的局限性、牙槽嵴的缺损以及是否需要骨增量手术。

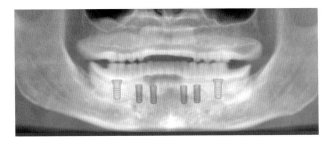

图4.36 用商业化的软件进行计算机引导的三维种植设计

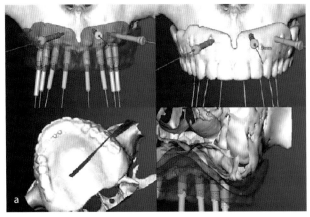

到2015年初，3D图像软件的最新发展增加了临床医生的医疗配备。最近，3D设计软件可以将来自CBCT检查的DICOM文件叠加到来自口内扫描（intraoral scanner，IOS）的一个数字化印模的STL文件上。通过图像处理技术，可以将口内扫描获得的口内STL文件和CBCT影像学数据拟合在一起。两者的拟合给临床医生带来了非常丰富的信息，用于制订治疗计划以及进行手术治疗和修复治疗。利用软件可以制作虚拟蜡型或是将传统蜡型、模型进行扫描。虚拟蜡型以及术前虚拟治疗计划的制订为手术导板的制作提供了蓝图。

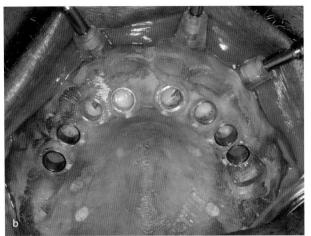

步骤5：使用快速立体成型或3D打印手术导板进行引导手术或使用传统手术导板进行传统手术

无论虚拟3D种植手术设计是否会应用在实际手术中，这个设计都将有助于正确的诊断和制订治疗计划，使得医生能在术前决定以修复为导向的种植体植入位置，能够为骨增量手术制订计划，并且可以和患者更好地交流（图4.37a～c）。

手术导板可以通过计算机辅助快速立体成型技术、模具快速成形技术或3D打印制作。手术导板有3种支持形式：骨支持式、黏膜支持式和牙支持式。骨支持式手术导板准确性差，现在已很少使用。最常使用的导板是黏膜支持式和牙支持式导板。黏膜支持式导板用于无牙颌患者。对于部分缺牙患者，牙齿成为导板刚性的固定标记。最近的研究显示，由于软组织具有弹性，因此与单纯的黏膜支持式导板相比，牙支持式导板更为准确（图4.38）。对于无牙颌患者，使用过渡的小直径种植

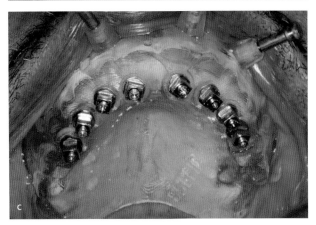

图4.37 a. 计算机引导的种植设计。b. 用固定螺丝固定的黏膜支持式快速立体成型导板。c. 用快速立体成型导板引导的种植体植入

体有助于克服缺乏刚性标记的问题，从而改善植入的精确性[71]。

计算机导航外科是种植学最有前景的进步之一。它将CBCT图像、种植设计软件和计算机辅助设计/计算机辅助制造（computer assisted design/computer assisted machining，CAD/CAM）制作的手

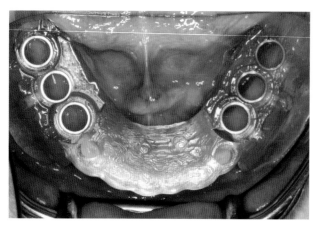

图4.38　牙支持式光固化成形手术导板，殆面开窗可以帮助确定导板是否安放到位

术导板结合在一起。CAD/CAM技术、CBCT图像结合种植设计软件为种植设计和种植手术带来了很大益处，包括最小的手术侵入、以修复为导向的种植体植入、可预期性以及减少了最终修复所需的时间。不翻瓣种植体植入的好处包括减少了愈合时间、嵴顶骨水平变化更少、出血更少以及术后不适和肿胀最小。

有研究调查了1941颗导航手术植入的种植体，发现1年的失败率为2.7%（范围0～10%），似乎和传统手术差不多[71]。导航手术的局限性在于设计软件、制作快速立体成型导板以及专门的手术器械会增加额外费用。而用黏膜支持式、牙支持式、骨支持式以及小种植体支持的快速立体成型导板进行导航手术的精确性又是一个问题[71]。一篇最近的系统性综述报告了导航手术的偏差，种植入口处平均偏差0.9mm（范围为0.1～2.68mm），种植体的根尖处平均偏差1.3mm（范围为0.24～3.62mm），而种植角度平均偏差3.5°（范围为0.24°～11.74°）。这篇综述分析了有关种植体存留率的临床研究和关于精准种植结果的临床研究。如果种植部位明显靠近解剖结构（下牙槽神经管），建议在导航下进行种植手术。因此，了解导航手术系统最大偏差与临床实践密切相关。另外，种植体植入的进入点、根尖方以及角度的偏差可能导致种植体植入位置不当，有可能超出骨范围，从而造成种植失败。导航手术可

以不翻瓣，但当外科医生认为需要翻瓣时也可以翻瓣。归根结底，种植植入的目标是安全以及以修复为导向的种植体定位。翻瓣还是不翻瓣与实现这个目标并没有相关性。

重点提示

- 初次要详尽问诊，获取完整的全身病史、口腔病史和社会史。关注患者以往和当前的药物服用情况。
- 进行全面口外和口内检查，包括必要的影像学检查、照片以及获得诊断模型。
- 根据患者的全身病史、口腔病史和社会史、患者的期望以及全面的检查结果做出正确诊断，并进行风险评估。
- 在决定治疗患者还是转诊患者之前，根据医生自身的专业知识和技能水平评估治疗的困难度以及治疗风险。
- 评估治疗的局限性或风险，并将评估的结果与治疗团队和患者进行交流，必要时与内科医生会诊。
- 以理想的修复为导向制订种植体植入方案（自始而终的计划）。
- 将CBCT检查与反映修复计划的诊断性导板相结合，确定最佳的种植手术方案。
- 使用（或获得）评估治疗风险的知识和经验。治疗并发症的最好方法就是避免并发症。

致谢

在这个更新的章节，笔者们感谢Nicolas Elian、Brian Ehrlich和Geon U. Kim三位医生让他们使用第1版中的一些内容；也要感谢Carmen Alvarez-Novoa、Catherine DeFuria、J. Kälber、Gabriela Lagreca和Kenneth Malament在本章节中提供的图片。

（徐琛蓉　赵川江　轩东英　译）

参考文献

[1] Heitz-Mayfield LJ, Needleman I, Salvi GE, Pjetursson BE. Consensus statements and clinical recommendations for prevention and management of biologic and technical implant complications. *Int J Oral Maxillofac Implants* 2014; 29 (Suppl): 346–50.

[2] Froum SJ. Implant complications: scope of the problem. In: Froum SJ, ed. *Dental implant complications*: *etiology, prevention, and treatment.* Chichester: Wiley-Blackwell, 2010: 1–8.

[3] Brägger U, Heitz-Mayfield LJA. *ITI Treatment guide, Volume 8*: *Biological and hardware complications in implant dentistry.* Buser D, Belser UC, Wismejer D, eds. Chicago, IL: Quintessence, 2015.

[4] Chen S, Buser D. Esthetic complications due to implant malpositions: etiology, prevention and treatment. In: Froum SJ, ed. *Dental implant complications*: *etiology, prevention, and treatment.* Chichester: Wiley-Blackwell, 2010: 134–55.

[5] Weber HP, Wittneben JG. *ITI Treatment guide, Volume 6*: *Extended edentulous spaces in the esthetic zone.* Buser D, Belser UC, Wismejer D, eds. Chicago, IL: Quintessence, 2012.

[6] Cochran DL, Schou S, Heitz-Mayfield LJ, Bornstein MM, Salvi GE, Martin WC. Consensus statements and recommended clinical procedures regarding risk factors in implant therapy. *Int J Oral Maxillofac Implants* 2009; 24 (Suppl): 86–9.

[7] Bornstein MM, Cionca N, Mombelli A. Systemic conditions and treatments as risks for implant therapy. *Int J Oral Maxillofac Implants* 2009; 24 (Suppl): 12–27.

[8] Heitz-Mayfield LJ, Huynh-Ba G. History of treated periodontitis and smoking as risks for implant therapy. *Int J Oral Maxillofac Implants* 2009; 24 (Suppl): 39–68.

[9] Salvi GE, Brägger U. Mechanical and technical risks in implant therapy. *Int J Oral Maxillofac Implants* 2009; 24 (Suppl): 69–85.

[10] Martin W, Lewis E, Nicol A. Local risk factors for implant therapy. *Int J Oral Maxillofac Implants* 2009; 24 (Suppl): 28–38.

[11] Weber HP, Buser D, Belser UC. Examination of the candidate for implant therapy. In: Lang NP, Lindhe J, eds. *Clinical periodontology and implant dentistry*, 5th edn. Oxford: Blackwell Munksgaard, 2008: 587–99.

[12] Hollender LG, Arcuri MR, Lang BR. Diagnosis and treatment planning. In: Worthington P, Lang BR, Rubenstein JE, eds. *Osseointegration in dentistry. An overview*, 2nd edn. Chicago, IL: Quintessence, 2003: 19–29.

[13] Khan AA, Morrison A, Hanley DA, Felsenberg D, McCauley LK, O'Ryan F, et al.; International Task Force on Osteonecrosis of the Jaw. Diagnosis and management of osteonecrosis of the jaw: a systematic review and international consensus. *J Bone Miner Res* 2015; 30(1): 3–23.

[14] Mortensen M, Lawson W, Montazem A. Osteonecrosis of the jaw associated with bisphosphonate use: presentation of seven cases and literature review. *Laryngoscope* 2007; 117: 30–4.

[15] Bain CA, Moy PK. The association between the failure of dental implants cigarette smoking. *Int J Oral Maxillofac Implants* 1993, 8(6): 609–15.

[16] Chuang SK, Wei LJ, Douglass CW, Dodson TB. Risk factors for dental implant failure: a strategy for the analysis of clustered failure-time observations. *J Dent Res* 2002; 81(8): 572–7.

[17] McDermott NE, Chuang SK, Woo VV, Dodson TB. Complications of dental implants: identification, frequency, and associated risk factors. *Int J Oral Maxillofac Implants* 2003; 18(6): 848–55.

[18] Feloutzis A, Lang NP, Tinetti MS, Bürgin W, Brägger U, Buser D, et al. IL-1 gene polymorphism and smoking as risk factors for peri-implant bone loss in a well-maintained population. *Clin Oral Implants Res* 2003; 14(1): 10–17.

[19] Laine ML, Leonhardt A, Roos-Jansaker AM, Peña AS, van Winkelhoff AJ, Winkel EG, Renvert S. IL-1RN gene polymorphism is associated with peri-implantitis. *Clin Oral Implants Res* 2006; 17(4): 380–5.

[20] Lobbezoo F, Van Der Zaag J, Naeije M. Bruxism: its multiple causes and its effects on dental implants – an updated review. *J Oral Rehabil* 2006; 33(4): 293–300.

[21] Dawson A, Chen S, eds. *The SAC classification in implant dentistry*. Chicago, IL: Quintessence, 2009.

[22] Chen S, Dawson A. General modifiers. In: Dawson A, Chen S, eds. *The SAC classification in implant dentistry*. Chicago, IL: Quintessence, 2009: 12–14.

[23] Buser D, Martin W, Belser UC. Optimizing esthetics for implant restorations in the anterior maxilla: anatomic and surgical considerations. *Int J Oral Maxillofac Implants* 2004; 19 (Suppl): 43–61.

[24] Chen S, Dawson A. Esthetic modifiers. In: Dawson A, Chen S, eds. *The SAC classification in implant dentistry*. Chicago, IL: Quintessence, 2009: 15–17.

[25] Martin W, Morton D, Buser D. Pre-operative analysis and prosthetic treatment planning in esthetic implant dentistry. In: Buser D, Belser UC, Wismejer D, eds. *ITI treatment guide, Volume 1*: *Implant therapy in the esthetic zone for single tooth replacements*. Chicago, IL: Quintessence, 2006: 9–24.

[26] Belser U, Buser D, Higginbottom F. Consensus statements and recommended clinical procedures regarding esthetics in implant dentistry. *Int J Oral Maxillofac Implants* 2004; 19 (Suppl): 73–4.

[27] Chen S, Buser D, Cordaro L. Surgical modifying factors. In: Dawson A, Chen S, eds. *The SAC classification in implant dentistry*. Chicago, IL: Quintessence, 2009: 18–20.

[28] Dawson A, Martin W. Restorative modifiers. In: Dawson A, Chen S, eds. *The SAC classification in implant dentistry*. Chicago, IL: Quintessence, 2009: 21–4.

[29] Gallucci GO, Benic GI, Eckert SE, Papaspyridakos P, Schimmel M, Schrott A, Weber HP. Consensus statements and clinical recommendations for implant loading protocols. *Int J Oral Maxillofac Implants* 2014; 29 (Suppl): 287–90.

[30] Papaspyridakos P, Chen CJ, Chuang SK, Weber HP, Gallucci GO. A systematic review of biologic and technical complications with fixed implant rehabilitations for edentulous patients. *Int J Oral Maxillofac Implants* 2012; 27 (1): 102–10.

[31] Pjetursson BE, Thoma D, Jung R, Zwahlen M, Zembic A. A systematic review of the survival and complication rates of implant-supported fixed dental prostheses (FDPs) after a mean observation period of at least 5 years. *Clin Oral Implants Res* 2012; 23 (Suppl 6): 22–38.

[32] Jung RE, Zembic A, Pjetursson BE, Zwahlen M, Thoma DS. Systematic review of the survival rate and the incidence of biological, technical, and aesthetic complications of single

crowns on implants reported in longitudinal studies with a mean follow-up of 5 years. *Clin Oral Implants Res* 2012; 23 (Suppl 6): 2–21.

[33] Thüer U, Ingervall B. Pressure from the lips on the teeth and malocclusion. *Am J Orthodont Dentofac Orthop* 1986; 90: 234–42.

[34] Bidra AS. Three-dimensional esthetic analysis in treatment planning for implant-supported fixed prosthesis in the edentulous maxilla: review of the esthetics literature. *J Esthet Restor Dent* 2011; 23(4): 219–36.

[35] Buser D, Chappuis V, Kuchler U, Bornstein MM, Wittneben JG, Buser R, *et al.* Long-term stability of early implant placement with contour augmentation. *J Dent Res* 2013; 92 (12 Suppl): 176S–182S.

[36] Shabahang S, Bohsali K, Boyne PJ, Caplanis N, Lozada J, Torabinejad M. Effect of teeth with periradicular lesions on adjacent dental implants. *Oral Surg Oral Med Oral Pathol Oral Radiol Endod* 2003; 96: 321–6.

[37] Quirynen M, Vogels R, Alsaadi G, Naert I, Jacobs R, van Steenberghe D. Predisposing conditions for retrograde periimplantitis, and treatment suggestions. *Clin Oral Implants Res* 2005; 16: 599–608.

[38] Kalpidis CD, Setayesh RM. Hemorrhaging associated with endosseous implant placement in the anterior mandible: a review of the literature. *J Periodontol* 2004; 75: 631–45.

[39] Bornstein MM, Al-Nawas B, Kuchler U, Tahmaseb A. Consensus statements and recommended clinical procedures regarding contemporary surgical and radiographic techniques in implant dentistry. *Int J Oral Maxillofac Implants* 2014; 29 (Suppl): 78–82.

[40] Kan JY, Rungcharassaeng K, Umezu K, Kois JC. Dimensions of peri-implant mucosa: an evaluation of maxillary anterior single implants in humans. *J Periodontol* 2003; 74(4): 557–62.

[41] Avila-Ortiz G, Elangovan S, Kramer KW, Blanchette D, Dawson DV. Effect of alveolar ridge preservation after tooth extraction: a systematic review and meta-analysis. *J Dent Res* 2014; 93(10): 950–8.

[42] Zweers J, Thomas RZ, Slot DE, Weisgold AS, Van der Weijden FG. Characteristics of periodontal biotype, its dimensions, associations and prevalence: a systematic review. *J Clin Periodontol* 2014; 41(10): 958–71.

[43] Chen ST, Wilson TG Jr, Hammerle CH. Immediate or early placement of implants following tooth extraction: review of biologic basis, clinical procedures, and outcomes. *Int J Oral Maxillofac Implants* 2004; 19 (Suppl): 12–25.

[44] Bouri A Jr, Bissada N, Al-Zahrani MS, Faddoul F, Nouneh I. Width of keratinized gingiva and the health status of the supporting tissues around dental implants. *Int J Oral Maxillofac Implants* 2008; 23(2): 323–6.

[45] Lin GH, Chan HL, Wang HL. The significance of keratinized mucosa on implant health: a systematic review. *J Periodontol* 2013; 84(12): 1755–67.

[46] Glauser R, Schüpbach P, Gottlow J, Hämmerle CH. Periimplant soft tissue barrier at experimental one-piece mini-implants with different surface topography in humans: a light-microscopic overview and histometric analysis. *Clin Implant Dent Relat Res* 2005; 7 (Suppl 1): S44–51.

[47] Zigdon H, Machtei EE. The dimensions of keratinized mucosa around implants affect clinical and immunological parameters. *Clin Oral Implants Res* 2008; 19(4): 387–392.

[48] Thoma DS, Buranawat B, Hämmerle CH, Held U, Jung RE. Efficacy of soft tissue augmentation around dental implants and in partially edentulous areas: a systematic review. *J Clin Periodontol* 2014; 41 (Suppl 15): S77–91.

[49] Tonetti MS, Jepsen S. Clinical efficacy of periodontal plastic surgery procedures: consensus report of Group 2 of the 10th European Workshop on Periodontology. *J Clin Periodontol* 2014; 41 (Suppl 15): S36–43.

[50] Taylor TD, Agar JR. Twenty years of progress in implant prosthodontics. *J Prosthet Dent* 2002; 88 (1): 89–95.

[51] Teughels W, Merheb J, Quirynen M. Critical horizontal dimensions of interproximal and buccal bone around implants for optimal esthetic outcomes: a systematic review. *Clin Oral Implants Res* 2009; 20 (Suppl 4): 134–45.

[52] Tarnow D, Elian N, Fletcher P, Froum S, Magner A, Cho SC, *et al.* Vertical distance from the crest of bone to the height of the interproximal papilla between adjacent implants. *J Periodontol* 2003; 74(12): 1785–8.

[53] Tarnow DP, Cho SC, Wallace SS. The effect of inter-implant distance on the height of inter-implant bone crest. *J Periodontol* 2000; 71 (4): 546–9.

[54] Salama H, Salama MA, Garber D, Adar P. The interproximal height of bone: a guidepost to predictable aesthetic strategies and soft tissue contours in anterior tooth replacement. *Pract Periodontics Aesthet Dent* 1998; 10(9): 1131–41; quiz 1142.

[55] Papaspyridakos P. Implant success rates for single crowns and fixed partial dentures in general dental practices may be lower than those achieved in well-controlled university or specialty settings. *J Evid Based Dent Pract* 2015; 15(1): 30–2.

[56] Chen ST, Buser D. Esthetic outcomes following immediate and early implant placement in the anterior maxilla – a systematic review. *Int J Oral Maxillofac Implants* 2014; 29 (Suppl): 186–215.

[57] Chen ST, Beagle J, Jensen SS, Chiapasco M, Darby I. Consensus statements and recommended clinical procedures regarding surgical techniques. *Int J Oral Maxillofac Implants* 2009; 24 (Suppl): 272–8.

[58] Morton D, Chen ST, Martin WC, Levine RA, Buser D. Consensus statements and recommended clinical procedures regarding optimizing esthetic outcomes in implant dentistry. *Int J Oral Maxillofac Implants* 2014; 29 (Suppl): 216–20.

[59] Papaspyridakos P, Chen CJ, Chuang SK, Weber HP. Implant loading protocols for edentulous patients with fixed prostheses: a systematic review and meta-analysis. *Int J Oral Maxillofac Implants* 2014; 29 (Suppl): 256–70.

[60] Jacobs R, Van Steenberghe D. From osseoperception to implant-mediated sensory-motor interactions and related clinical implications. *J Oral Rehabil* 2006; 33(4): 282–92.

[61] Yuan JC, Sukotjo C. Occlusion for implant-supported fixed dental prostheses in partially edentulous patients: a literature review and current concepts. *J Periodontal Implant Sci* 2013; 43(2): 51–7.

[62] Wittneben JG, Millen C, Brägger U. Clinical performance of screw-versus cement-retained fixed implant-supported reconstructions – a systematic review. *Int J Oral Maxillofac Implants* 2014; 29 (Suppl): 84–98.

[63] Linkevicius T, Vindasiute E, Puisys A, Linkeviciene L, Maslova N, Puriene A. The influence of the cementation margin position

on the amount of undetected cement. A prospective clinical study. *Clin Oral Implants Res* 2013; 24(1): 71–6.

[64] Schimmel M, Srinivasan M, Herrmann FR, Müller F. Loading protocols for implant-supported overdentures in the edentulous jaw: a systematic review and meta-analysis. *Int J Oral Maxillofac Implants* 2014; 29 (Suppl): 271–86.

[65] Papaspyridakos P, Lal K. Computer-assisted design/computer-assisted manufacturing zirconia implant fixed complete prostheses: clinical results and technical complications up to 4 years of function. *Clin Oral Implants Res* 2013; 24(6): 659–65.

[66] Lang NP, Wilson TG, Corbet EF. Biological complications with dental implants: their prevention, diagnosis and treatment. *Clin Oral Implants Res* 2000; 11 (Suppl): 146–55.

[67] Ludlow JB, Timothy R, Walker C, Hunter R, Benavides E, Samuelson DB, Scheske MJ. Effective dose of dental CBCT – a meta analysis of published data and additional data for nine CBCT units. *Dentomaxillofac Radiol* 2015; 44(1): 20140197.

[68] Elian N, Ehrlich B, Jalbout Z, Cho SC, Froum S, Tarnow D. A restoratively driven ridge categorization, as determined by incorporating ideal restorative positions on radiographic templates utilizing computed tomography scan analysis. *Clin Implant Dent Relat Res* 2009; 11(4): 272–8.

[69] Kopp KC, Koslow AH, Abdo OS. Predictable implant placement with a diagnostic/surgical template and advanced radiographic imaging. *J Prosthet Dent* 2003; 89(6): 611–15.

[70] Solow RA. Simplified radiographic–surgical template for placement of multiple, parallel implants. *J Prosthet Dent* 2001; 85: 26–9.

[71] Tahmaseb A, Wismeijer D, Coucke W, Derksen W. Computer technology applications in surgical implant dentistry: a systematic review. *Int J Oral Maxillofac Implants* 2014; 29 (Suppl): 25–42.

第5章

种植并发症相关的二维、三维影像诊断技术
Implant complications associated with two- and three-dimensional diagnostic imaging technologies

Scott D. Ganz

前言

　　牙种植已经逐步成为可预期的修复缺失牙的方法[1-3]。种植牙具有很高的成功率，这是各种技术和材料发展的结果，包括手术设备、种植体设计、种植体钛表面的处理、种植体与基台的机械连接、修复设计及其相关部件、软硬组织移植、即刻和延期种植的选择以及软组织处理等方面。种植体生产商和临床研究工作者的共同合作促进了影像诊断技术和交互式治疗设计软件的发展。随着这些技术的发展，将有更多的适应证纳入种植重建的治疗范围。

　　尽管二维影像本身具有局限性，但以往医生只能用根尖片和全景片来评估患者的解剖结构[4-11]。二维影像的失真或临床的误诊可能导致严重的并发症。这些并发症包括但不局限于对邻牙的破坏、侵入或贯通损伤下牙槽神经、上颌窦、鼻底和颊舌侧的骨皮质[12-25]。此外，种植体植入在无法修复的位置，由于诊断错误种植体无法形成骨结合，种植体间距太近或过于靠近邻牙或相对于修复空间种植体直径太大，都可能导致修复和软组织并发症。

　　自从牙种植和骨结合现象开始运用，标准根尖片和全景片已成为种植时二维影像的行业标准。对于检测龋病和牙周病而言二维片是良好的检查手段，但在评估种植体植入部位及呈现重要解剖标志的空间位置时，二维片所固有的局限性会导致各种并发症发生[26,27]。二维根尖片和全景片不能给临床医生传递准确的信息，包括骨质、骨密度、皮质骨的厚度、牙槽骨的宽度，以及邻近的邻牙牙根、下牙槽神经、颏孔和上颌窦。二维根尖片和全景片还具有影像失真和重叠的特点，如对影像失真未确认或对图形校正不当将引起诊断问题。早期研究证实，传统的二维根尖片和全景片与CT扫描相比具有明显的影像变形，而医用CT则几乎没有失真[4]。另外，许多临床医生对全景片机器未进行常规数据校正，并且忽略了X线片存在水平向和垂直向的影像失真[28]。Laster总结道：医生采用二维全景片进行精确测量和相对比较时，必须小心谨慎。即使对解剖结构的图形失真进行了内部数据的校正，很多测量仍然不可靠，如评估后牙区下颌面部对称性的相关测量[28]。若临床医生仅依赖于二维影像技术，那么将可能对最终治疗效果感到失望。

　　运用CT或锥束CT（CBCT）获得的三维数据可以充分显示上下颌相关信息。用专门软件进行模拟重建可以帮助医生评估患者的特殊解剖结构，并提供骨结构、神经、血管和种植位点相关的信息。在诊断和治疗过程中充分应用CT提供的信息，可以最大限度降低种植并发症发生率[8,26-33]。

病例1：扫描照相导板引起的并发症

病因

　　为方便医生了解患者的颌骨条件是否符合修复计划，推荐制订术前修复方案时使用X线阻射的扫描导板。笔者认为，对于全口无牙颌患者的种植治疗而言，制作恰当的扫描照相导板非常有用。通过复制诊断蜡型或者患者现有的假牙，技工可以完成导板的制作。然后，患者将该导板戴入口内进行CT扫描。若导板制作不准确或者不密合，会导致扫描过程中出现导板移位从而出现并发症。另外，尽管使用了CT手术导板，如果患者现有义齿不在原有天然牙的正确位置或者咬合平面异常，都会导致今后种植体植入时定位不准。Kim等进行了研究，即在确定下颌准确位置时，是否需要选定一个正确的引导平面准确地将下颌定位于CT扫描平面。研究结论是："种植医师、影像诊断医师以及影像扫描技师之间的沟通非常重要。并且，通过CT扫描影像为患者的种植定位提供指导性方案是必需的"[34]。因此，CT扫描、治疗计划和手术导板，对患者而言同样重要。正如Kim所言："这不是扫描，而是计划。"

预防

　　如果扫描视野足够大，可以将上下颌骨一起扫描。医用CT和特定的锥形束CT都具有这种功能。当进行全口颌重建时，通过对上下颌弓扫描，能使医生获得总体的完整上下颌解剖信息（图5.1a）。对上颌弓进行扫描时使用硫酸钡，上颌义齿可产生阻射影像，这与下颌存留的天然牙影像形成对照。从右侧面的影像（图5.1b）明显可见，患者现有的

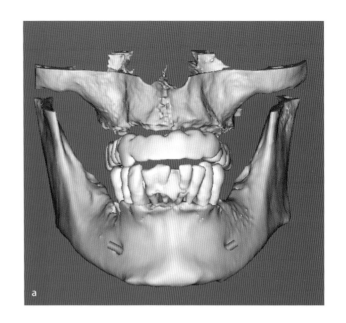

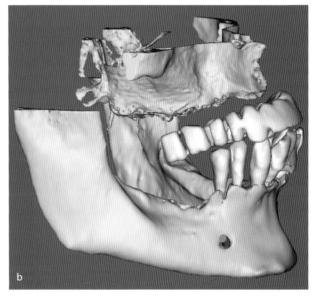

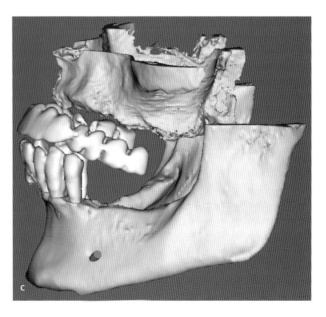

图5.1　a. 通过复制患者现有的上颌全口义齿制作阻射扫描装置，进行CBCT扫描。b. 𬌗平面是倾斜、错误的。c. 如果此扫描装置被用于种植体设计，必然会导致种植修复的失败

上颌义齿建立的𬌗平面是倾斜的。左侧面的影像显示了同样的上下颌咬合关系（图5.1c）。如果种植体的定位按照现有上颌义齿的咬合关系设计，必然导致重建修复的失败。

治疗

　　幸运的是，先进软件设备的进步不仅有助于了解患者现有的咬合关系，还有助于建立新的上下颌咬合关系。第一步，运用软件虚拟移除上颌阻射的义齿影像，然后"拔除"下颌余留牙（图5.2a），这时上下颌的相互关系就可以在影像中清晰呈现（图5.2b，c）。在重新建立正确𬌗平面过程时，形成虚拟蜡型非常重要。应用软件将虚拟牙齿叠加于阻射的牙弓导板影像上，以观察其在不同位置上的区别（图5.3a，b）。移除上颌义齿后，可显示出新的虚拟咬合关系（图5.3c）。尽管现有软件可以模拟重建咬合关系，但用该方法建立种植方案中新的𬌗关系还处于初级阶段。尽管如此，激光扫描技术联合CBCT极大地增强了虚拟𬌗关系的可视化，有助于明确种植体是否放置在预期的修复位置（图5.4）。如果种植体能够准确植入，那么相应的修复设计也可确定，例如：混合固位、螺丝固位或者粘接固位，或者种植体支持的覆盖义齿。由于技工室使用了CAD/CAM软件和硬件技术，使得种植体的三维设计为临床医生提供了更高的准确性和更好的临床能力，并为CAD/CAM和3D打印技术提供机会。目前，尚没有什么可以替代一个正确制作的阻射扫描义齿为无牙颌呈现理想的牙位[35~40]。

病例2：神经穿孔导致的长期并发症

　　女性患者64岁，种植体和天然牙联合支持的全牙弓固定修复，表现为左下颌间歇性疼痛伴肿胀，下颌垂直向运动时症状加重。全景片显示左下颌的后牙区有3颗天然牙，已行根管治疗和桩核修复以支持左侧修复体（图5.5）。右侧修复体是由通用型骨

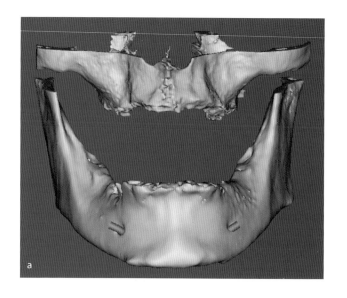

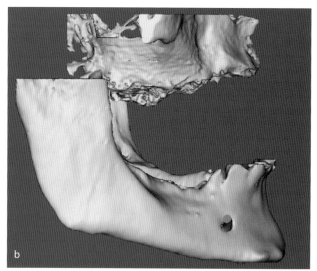

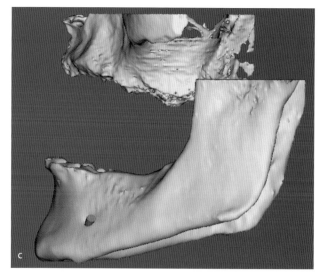

图5.2　a. 大视野CT和CBCT扫描可以同时显示上下颌骨。b，c. 移除牙列后的影像可清晰显示上下颌弓的相互关系

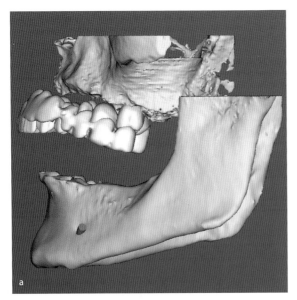

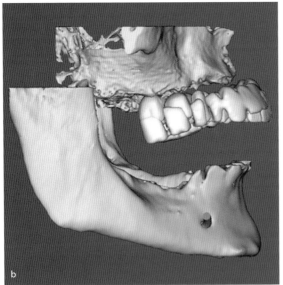

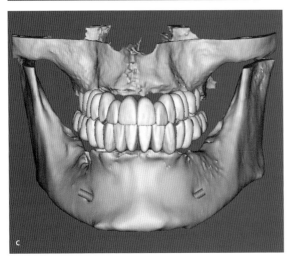

图5.3 a, b. 通过治疗计划软件模拟将牙齿叠加于上颌扫描影像中，可显示虚拟𬌗位。c. 这些创新工具有助于重新建立正确的上下颌𬌗关系

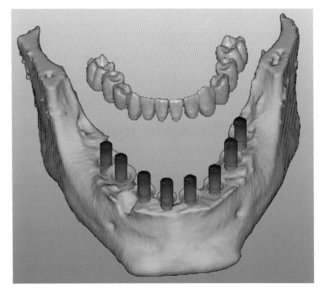

图5.4 将CBCT数据与CAD/CAM的3D治疗计划功能联合应用已成为可能

内叶状种植体支持，中部也是由叶状种植体支持。左侧修复体为后牙单端悬臂桥设计，所有牙龈边缘均显示龋损，同时伴有根折，周围软组织肿胀。

病因

口腔病史显示患者在约17年前曾植入 2 颗叶状种植体，一颗在右下颌后牙区，另一颗在下颌中部。当时进行种植体植入后，即刻在右侧的唇部和脸颊区出现明显的感觉异常。术后几个月间，患者曾就诊多名口腔外科医生及神经科医生，这些医生均建议该患者不要进行后续的种植治疗或者去除这颗触犯神经的种植体。颊部的感觉异常已完全消失，而右侧唇部的感觉未能恢复。患者只能习惯这种唇部感觉功能的减退。

预防

作为诊断的检查方法之一，锥形束CT被推荐使用。CBCT横断面重建影像显示，右侧下颌叶状种植体位于后牙区偏颊侧。亦可观察到颊舌侧骨皮质以及骨松质的相对密度（图5.6a）。种植体周围的大部分区域可见显著的透射影像。下颌中线处的矢状面影像显示部分叶状种植体暴露于牙槽嵴及颌

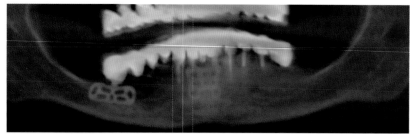

图5.5 全景图像显示在左下颌的后牙区有3颗天然牙，已行根管治疗和桩核修复，该区域在口内呈现软组织水肿。下颌还有2颗叶状种植体。

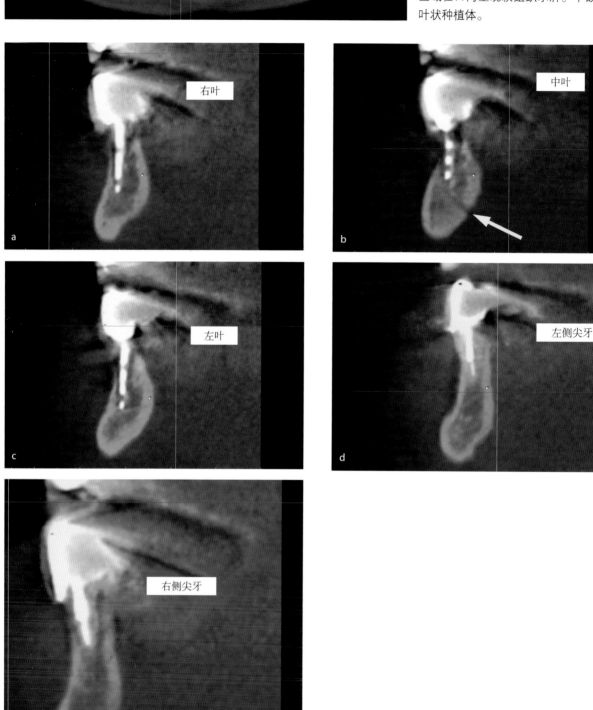

图5.6 a～e. 横断面影像在确定原有种植体和天然牙的空间位置时起着非常重要的作用；通过影像可以评估骨外形、骨皮质厚度和骨密度。横断面影像显示下颌中线舌侧有一条重要的血管（b，箭头所指）；d，e. 下颌骨中可见双侧尖牙的牙根

骨的外侧（图5.6b）。如前文所述，在该区域存在的众多血管（箭头所指）可以通过先进的图像处理技术进行识别和区分。CBCT影像中，相对于较厚的舌侧骨皮质，颊侧的骨皮质很薄，且与种植体的冠端接近。横断面影像还显示，双侧尖牙完全位于下颌骨体内，并且已行根管治疗以及桩核修复（图5.6d，e）。

轴向重建影像的优势在于可以从不同的角度观察下颌骨，显示植入的叶状种植体与周围骨组织以及下牙槽神经走向的关系（图5.7）。这时较薄的舌侧骨皮质清晰可见。从下颌骨联合处的剖面影像可见埋入叶状种植体的位置偏唇侧。利用先进交互式软件应用程序可以清晰地追踪神经的走向，但是神经本身的完整性无法确定。在追踪下牙槽神经走向时，可见右侧下颌骨后牙区的叶状种植体与下牙槽神经非常接近。事实上，正是因为叶状种植体直接穿过了神经，才导致手术即刻出现感觉异常。连续的矢状面影像显示，可清晰地观察到右侧叶状种植体确实穿过了下牙槽神经（图5.8a~c）。影像逐渐向右下颌最后磨牙区推进，可见叶状种植体偏向舌侧避让开神经，位于牙槽骨偏舌侧部位（图5.8d）。然而，遗憾的是种植体叶片的前部已经造成神经损伤。

带有原固定修复体的下颌三维重建影像见图5.9（a）。通过先进图像分割技术，阻射的金属烤瓷修复体被软件转换成白色，下颌骨的颜色则类似天然骨，以便于诊断和治疗。这种将患者的不同解剖组织分割开来的技术具有前所未有的作用。"选择性透明"，就像笔者定义的一样，它允许临床医生将原本不透明的结构转变为透明，以便于观察其下方的解剖结构[41-43]。将下颌骨外侧骨皮质调换成半透明后，前牙区叶状种植体在下牙槽神经的穿通程度及双基台的设计就清晰可见（图5.9b）。下颌骨右侧面观可见长跨度的修复体和右侧颏孔（图5.10a）。选择性的透明功能可以显示整颗种植体埋在骨内的形态，右侧尖牙牙根的形态，图像旋转时，还可显示左侧剩余牙的牙根形态（图5.10b）。前面观显示了中线处植入的种植体大小（图5.10c）。追踪右侧的下颌神经管可以显示下牙槽神经在下颌骨中的走向（图5.11a）。应用软件将下颌骨移除，可以充分显示修复体、叶状种植体以及下牙槽神经的走向，并清晰地看到叶状种植体穿过了下牙槽神经，这正是导致永久性感觉异常的原因（图5.11b）。先进的影像技术能够帮助临床医生了解重要解剖结构的损伤是如何发生的。在制订种植修复方案时，应用CT、锥形束CT和交互式治疗计划软件能够给临床医生提供准确而重要的信息，从而预防医源性损伤发生。

治疗

通过仔细评价3D数据，制订恰当的治疗计划用以替代原来失败的金属烤瓷固定桥。余留的天然牙和松动的前牙叶状种植体的预后均不理想，需要拔除。患者期望采用固定修复的治疗方式。通过分析CBCT数据，评估余留骨适合种植体植入的位置，有5个位置能够为种植体的固定提供足够的骨量。横断面影像中，在两侧颏孔之间虚拟植入了5颗理想的种植体（图5.12a~e）。影像中选定种植体的植入位置后，可以通过下颌的三维重建影像作最后确认。使用先进的分割技术，可以将天然牙根，叶状种植体和修复体移除，并显示种植体和黄色的基

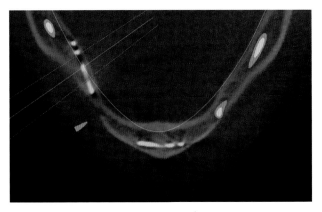

图5.7　轴向影像有助于识别不连续的颊侧骨皮质，并辨认颏孔、种植体的定位及下牙槽神经走向

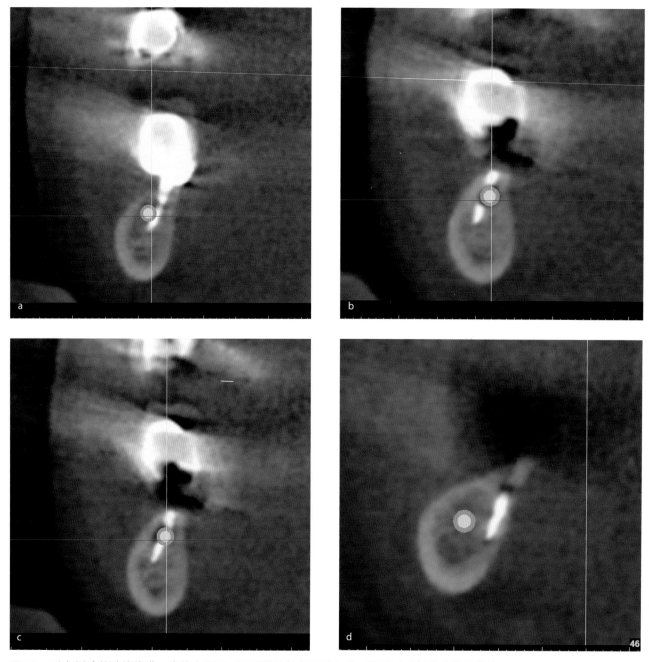

图5.8　对右侧叶状种植体进一步检查发现，下牙槽神经有明显穿孔，这是导致长期感觉异常的原因（a~c）。叶状种植体后面大部分位于神经的舌侧，接近骨皮质（d）

台（图5.13a）。影像显示前牙区骨组织薄且不规则，表明该区域不适合种植体植入。Ganz首先提出使用"骨削减导板"，通过精确平整骨嵴为CT辅助制作的种植外科导板提供平整的骨表面[44]。应用分割技术可以模拟"修整"不平坦的下颌前牙区牙槽嵴顶，使种植体植入位置的骨组织具有足够的宽度，同时保持均匀的垂直骨高度（图5.13b）[44]。下

一步的操作是显示在两侧颏孔之间平行植入种植体，并保持在同一垂直高度（图5.14a）。另外，在制订种植体植入方案时，也需提前设计手术导板。选用外部螺丝固位的骨支持式导板（Facilitate；Dentsply Implant，Waltham，MA，USA），以防止术中导板移位。固定用的螺丝计划置于中线处，不能影响种植体的植入，又保证足够的固位力

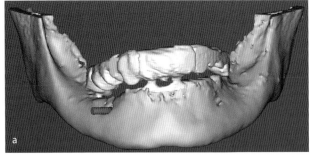

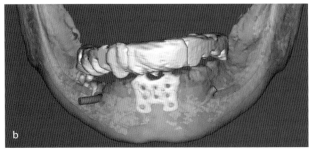

图5.9　a. 三维重建影像能够精确评估现有的固定修复体及其周围的骨组织。b. 分析空间关系时，对不同结构进行选择性透明是一种非常重要的方法

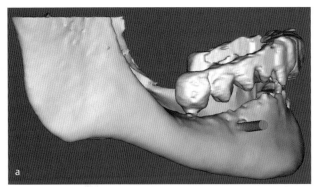

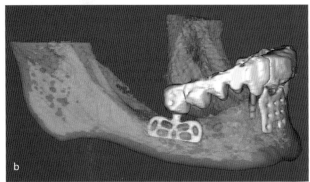

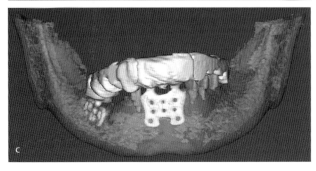

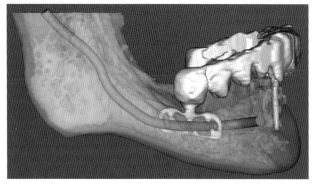

图5.11　先进的影像技术可以对下牙槽神经进行示踪，从而确定导致感觉异常的神经穿通处

（图5.14b）。

　　通过选择性透明技术，治疗计划中涉及的所有元素都可以直观展现（图5.15）。移除上部修复体，即可见平行植入的5颗虚拟种植体（OsseoSpeed；AstraTech Dental，Waltham，MA，USA），用两种颜色分别代表不同直径的种植体。运用先进的三维轴向重建"剪辑"技术，可以观察到种植体的植入、两侧神经、存留的叶状种植体及导板中固位螺丝的位置（图5.16a）。一旦种植体最终位置确认，可以进行手术导板的制作和评估（图5.16c）。这种CT辅助制作的导板是以实际治疗计划为基础，用于确保精准备洞和5颗种植体的植入。旧种植体和天然牙拔除后，放置和固定骨支持式导板，辅助进行种植窝预备和种植体植入（图5.17）。

病例3：应用三维影像诊断上颌窦提升术的并发症

病因——种植失败

　　很多文献报道二维影像失真所导致的问题，包括解剖位置异常、缩小、放大、与相邻结构重叠、缺乏骨密度的判断、不能确定骨的宽度和质量，以

图5.10　a. 侧向三维重建影像显示了固定修复体、骨形态和颏神经之间的关系。采用辅助透明技术增加这些结构的可视性。b. 后牙区的叶状种植体。c. 前牙区的叶状种植体。标记下牙槽神经的走向

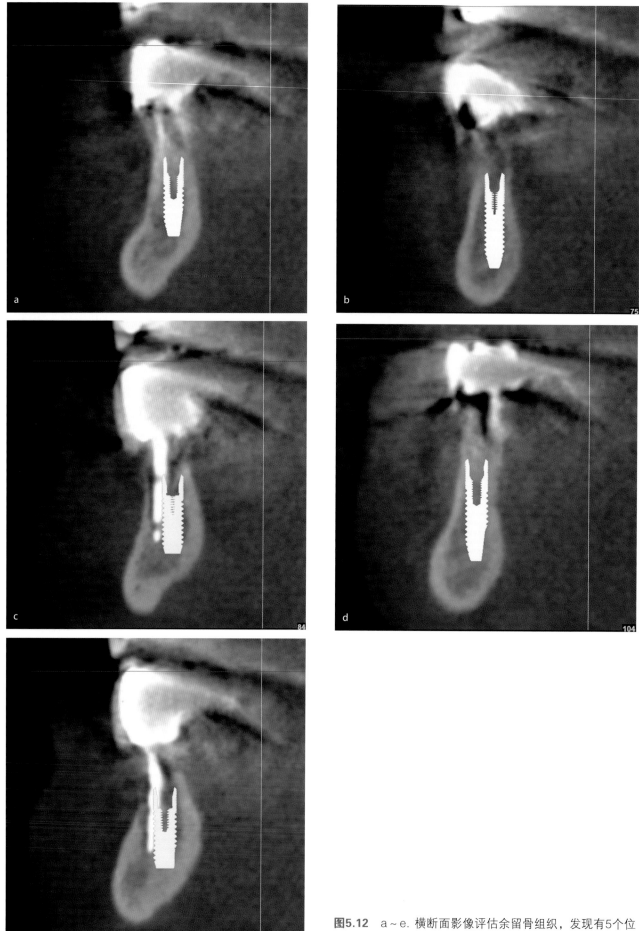

图5.12　a～e. 横断面影像评估余留骨组织，发现有5个位置可作为虚拟种植计划中理想的种植体植入位点

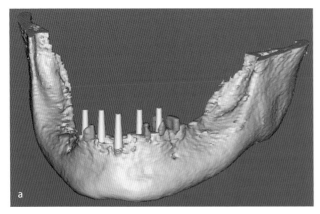

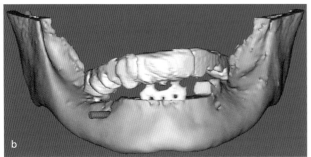

图5.13　a. 下颌骨和5颗前牙区种植体的三维重建图，其中黄色表示种植体的基台设计，从图中可以观察到基台与余留骨外形之间的关系。b. 采用虚拟"平整"方法增加种植体植入位点牙槽嵴的宽度

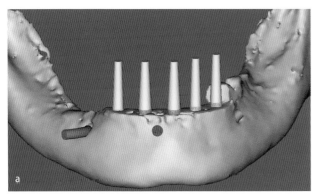

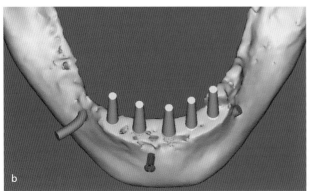

图5.14　采用先进的分割技术去除部分牙槽嵴以便于观察。a. 平行的种植体、骨宽度、两颗种植体的间距。b. 能够稳定骨支持导板的固定螺丝位置

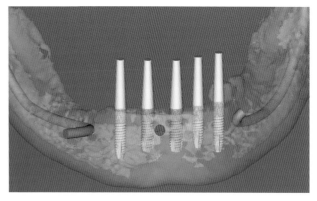

图5.15　通过选择性透明技术显示前牙区叶状种植体的位置、两种不同直径的虚拟根形种植体及基台（黄色）

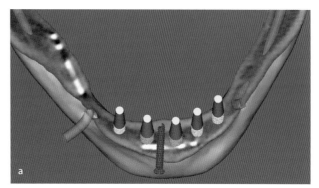

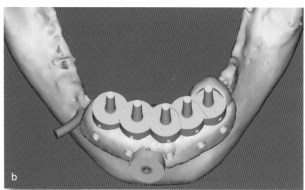

图5.16　a. 运用先进的"剪辑"三维轴向重建技术，可以观察到种植体的植入位置、两侧神经、存留的叶状种植体，以及避开种植体的固位螺丝。b. CT辅助制作的骨支持式手术导板可以用于种植治疗的虚拟设计和评估

及重要解剖结构间较差的空间关系。尽管二维影像具有这些局限性，但在过去20年，二维根尖片和全景片仍是广泛用于上颌窦提升术诊断、治疗计划和术后检查的影像技术[45]。这些问题本身就可以导致对种植体植入位点和骨移植部位的错误诊断，导致并发症和种植失败。

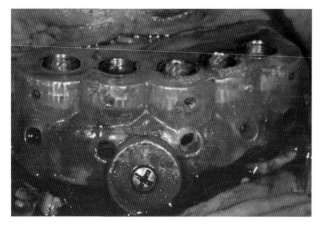

图5.17　去除桥体、天然牙、前牙区叶片种植体，将手术导板安放于口内，用于植入5颗前牙种植体

通过CT扫描获得的全景重建影像，可以观察右侧上颌窦提升术的术后效果（图5.18）。此二维影像显示上颌窦中垂直充填的骨移植物，其密度不同于邻近的解剖结构。这些垂直充填的骨组织足以放置适当长度的种植体。全景影像还可以明确显示左上颌窦的窦黏膜厚度。患者既往口腔病史特别提到，在上颌后牙区曾植入了1颗失败的种植体。

预防

三维CT/CBCT数据可以形成4种基本视图，包括全景影像、轴向影像（垂直于全景面）、横断面影像（垂直于轴向）和3D重建影像。每种影像都有助于特定平面的诊断。笔者的观点是：只有充分运用4种视图才能制订合理的治疗计划。通过后牙区连续的横断面影像检查，发现左侧上颌窦牙槽嵴顶有1个小穿孔，上颌窦的内侧和外侧窦壁发生了增厚（图5.19a）。鼻腔及其大小也要特别关注。

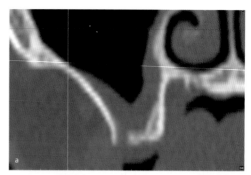

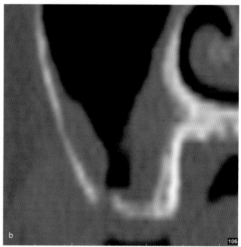

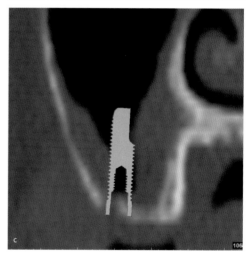

图5.19　a. 横断面影像显示右侧上颌窦的窦黏膜增厚。b. 这是由于种植体植入时缺少足够的骨支持组织。c. 通过模拟种植体植入可以证实

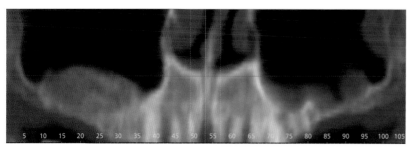

图5.18　术后全景重建影像显示右侧已行上颌窦提升术，左侧上颌窦呈病理影像

将横断面影像向前方推进，发现在种植体的植入位置相对应的上颌窦膜增厚处发生了明显的内陷（图5.19b）。为了明确失败种植体的情况，笔者在上颌窦中模拟植入1颗类似的种植体（图5.19c）。虚拟种植体的长度和直径根据需填补的"缺损"情况进行评估，发现"影像中的缺损"已经被炎性膜组织包绕。很确定该种植体未植入在健康的牙槽骨中。

治疗

运用交互式治疗计划软件，上颌骨可重建为三维模型。此三维重建影像能够自由旋转，如图5.20所示可以观察上颌窦和鼻腔的立体解剖结构。运用先进的"剪辑"技术对三维影像进行虚拟层切，临床医生可以借助软件工具观察更多感兴趣的区域（图5.21a）。通过增强对上颌窦骨内轮廓和窦腔大小的识别，可以清晰地观察到上颌窦底的骨皮质缺乏连续性。进一步检查显示，横隔将左侧上颌窦分隔成2个单独的窦腔（图5.21b）。因此，新的治疗计划包括新的骨移植术填充左侧上颌窦、修复窦壁缺损，以及计划植入3颗种植体用以支持后牙区的固定修复体。

一旦骨移植成功，可按计划在左右侧上颌窦底提升植骨术的区域各植入3颗种植体，共6颗种植体。术后的CT扫描可以确认种植体的植入。CT扫描数据形成的全景重建影像显示了6颗种植体在双

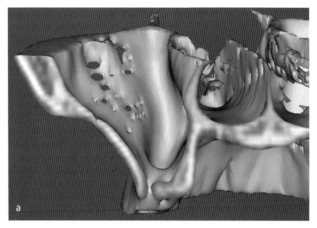

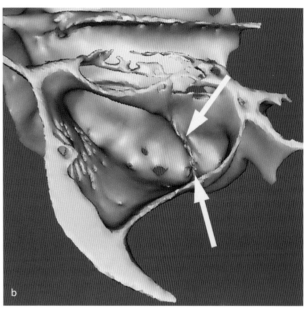

图5.21　三维影像在横断面的层切图显示种植体在上颌窦底穿孔的位置（a）以及横向的骨隔（b）

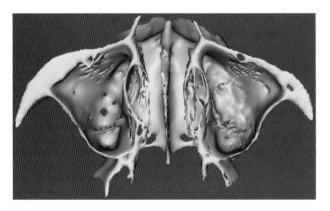

图5.20　上颌骨的三维重建影像为双侧上颌窦的骨轮廓和窦腔大小提供无可比拟的检查

侧植骨区的位置（图5.22a）。应用该全景片视图，可以在局限的二维切面内评估种植体的位置。右侧愈合的移植骨量明显少于左侧，导致右侧植入的种植体比左侧种植体短。每颗种植体周围应该需要多少骨组织，这是个重要的临床问题，只能通过术后的CT/CBCT扫描得到答案，但目前这种方法还没有得到常规认可。轴向影像可用于明确种植体的植入与上颌骨牙槽嵴的颊腭向骨量间的关系（图5.22b）。种植体的间距也可以在轴向影像中充分评估。如图5.22所示，右侧的种植体位于牙槽嵴的中间部分，而左侧种植体则位于牙槽嵴顶的偏颊侧部分。轴向影像还可以显示种植体周围移植骨的

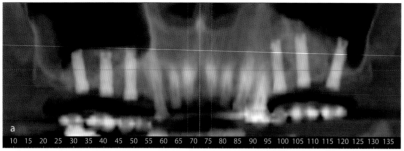

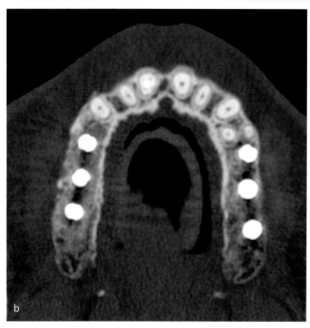

图5.22　a. 上颌窦提升术后的全景影像可见，右侧的3颗种植体和左侧的2颗种植体存在差异。b. 从轴向影像中可见，种植体的位置分布以及光束硬化产生的透射伪影

密度和种植体间明显的透射区域，这被称为"光束硬化"，是指X线光束通过滤出低能光子增加平均能量水平的过程[46]。简单解释就是，两个邻近的高密度阻射金属物易于改变周围结构的灰度值，像素的灰度值发生了从白到黑的根本性变化，进而出现了之前所述的透射影像。

术后CT/CBCT影像对于证实种植体是否植入在恰当位置十分重要，植入位置与植入的自体骨和预期义齿修复相关。在获取CT扫描影像时，应用阻射扫描备件有助于建立骨组织和上部义齿外形间的关联。不同浓度（10%~20%）的硫酸钡材料可以加强牙齿、整个修复体及边缘区域的影像。含20%硫酸钡的影像扫描模板可以显示埋入树脂基底里的整个牙形态。并且，为了确保种植体的方向和角度，应在殆平面备洞。扫描照相导板可作为手术备洞的

引导，为右侧上颌窦植骨后的种植窝预备作准备。牙齿的阻射影像位于右侧植骨后上颌窦的种植体上方（图5.23a）。尽管根尖区周围的骨量最少，种植体仍包埋在大量的骨组织中。三维重建影像的层切视图可以显示上颌窦的内部结构（图5.23b），但这种层切视图提供的影像不同于二维横切面的影像。如图中可见（图5.23c），种植体准确地位于移植骨组织和"骨三角区域"（triangle of bone，TOB）中。骨三角区域在1992年首次被提出，1995年首次报道[47-50]。因此，合理运用影像学技术，种植体的植入可以更加精确和连贯。

由于某些未知的因素，左侧上颌备洞时未采用手术导板。左侧上颌窦骨移植术中植入了相当大体积和高度的骨。然而，最前面的种植体徒手进行骨内备洞，并且种植体植入时采用了创伤最小的"不

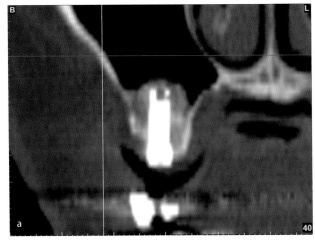

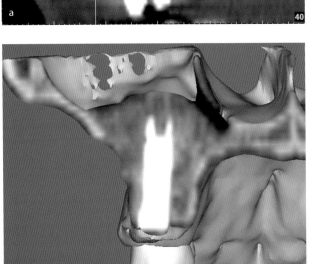

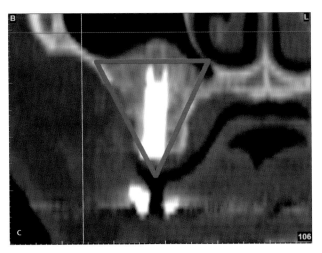

翻瓣"手术方式。不幸的是，种植体植入角度不当。扫描影像导板上的引导孔可以引导种植体植入方向。但是，种植体植入后的CT扫描影像显示，种植体在颊侧骨皮质发生了穿孔（图5.24a）。种植体的根尖部分暴露于前庭区，完全位于TOB以外区域（图5.24b）。全景影像显示，最远端的种植体穿通了移植骨而未被移植骨完全包绕（图5.22a）。然而，如果没有三维影像，不可能检测到种植体的方向，以及种植体腭侧和上颌窦腔壁之间缺乏骨组织

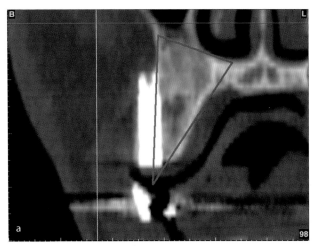

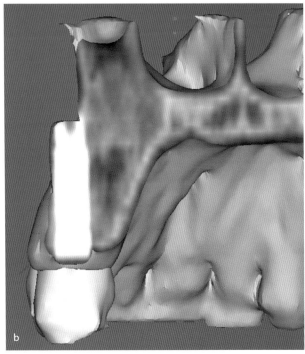

图5.23 a. 阻射扫描装置形成的术后横断面影像，显示右侧种植体植入后的情况。b. 三维横断面影像。c. 横断面影像中左侧种植体植入"骨三角"区域

图5.24 a. "徒手"植入左侧最前面的种植体，导致唇侧骨皮质穿孔，错位在移植骨组织以外的区域。b. 三维横断面影像显示种植体的根尖穿孔

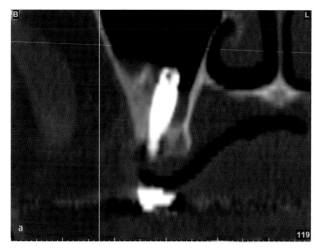

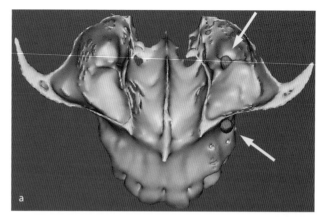

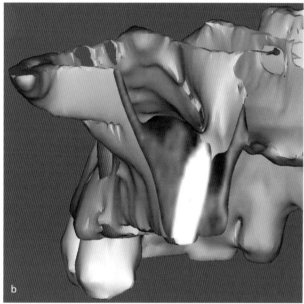

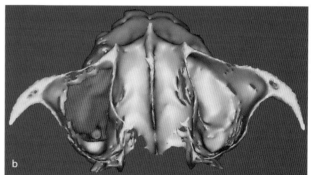

图5.25　a. 最后面的种植体也未位于植骨区，这只能在三维横断面影像中发现。b. 移植骨未充分延伸至上颌窦的内侧壁

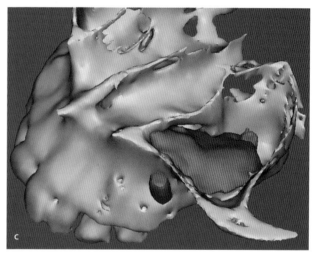

图5.26　通过旋转三维重建影像，清晰地显示了上颌窦中骨组织的充填程度。a. 箭头所示，两颗种植体是如何偏离了正确位置。b. 两侧上颌窦骨组织充填情况的差异。c. 分割技术和颜色区分的方法增强了可视效果

的情况（图5.25a）。运用三维剪辑技术，可以进一步检查暴露于上颌窦中的种植体部分（图5.25b）。三维重建影像的上面观还显示了双侧上颌窦中植骨的填补程度，以及左侧3颗种植体中的2颗穿通了上颌窦（图5.26a）。应用先进的分割和隐蔽技术，可以单独分离出三维影像中不同的解剖结构，进一步诊断观察（图5.26b）。采用不同的颜色区别各颗种植体，并区分上颌骨和上颌窦中植入的骨组织，增加诊断准确率（图5.26c）。

　　分割过程中，可以清晰地观察到最前面的种植体（红紫色）在骨组织的颊侧穿孔（图5.27a）。之

前提及的选择性透明技术，是指运用交互式软件应用程序控制各个三维解剖结构的不透光度，从而产生分层效果。对不同的实体运用选择性透明技术和分割技术，以暴露与前面邻牙接近的种植体位置。因此，将上颌骨的透明度调至高于其他结构，包括邻近阻射的牙根、植入的骨组织、3颗种植体，形

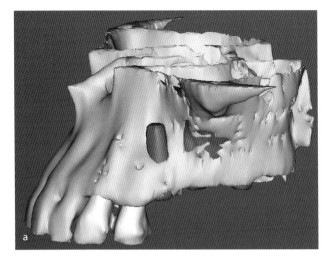

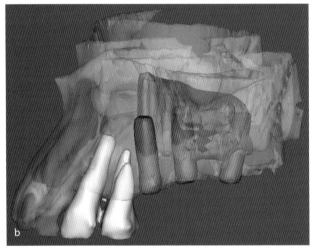

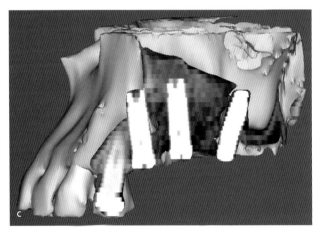

图5.27 a. 先进的诊断技术有利于分离不同的解剖结构，包括与相邻天然牙的牙根接近（b）。c. 上颌骨侧向层切影像图，显示最后面的种植体呈远中倾斜（箭头所指）

成独特的视图效果（图5.27b）。模拟检查显示靠前的种植体已经穿通颊侧骨皮质，并证实种植体的植入角度与相邻天然尖牙的牙根非常接近。影像中可见，最后的那颗种植体穿通了上颌窦植骨区，种植

体螺纹暴露在上颌窦窦腔中。三维重建影像的侧面层切图进一步观察到种植体-牙齿位置关系、种植体-种植体位置关系、种植体与移植骨的空间立体关系。侧面层切影像中清晰可见，最后的那颗种植体向远中倾斜，穿通上颌窦，基本位于骨组织区域以外（箭头所指）（图5.27c）。

总结

患者在完成右侧上颌窦提升术后，进行了术后CT扫描检查。尽管上颌窦植入的骨量充足，但仍可以进一步提升垂直骨高度，植入更长的种植体。运用术前CT/CBCT可以帮助临床医生了解上颌窦形态，评估种植体实现长期骨结合所需的植骨量。影像可见左侧上颌窦区因为没有足够的骨组织支持导致种植体失败，但这些在当时没能诊断出。Chappuis曾提到：伴随越来越多的开业医生从事口腔种植，因为种植体植入位置骨量不足，越来越多的增量手术将被常规应用，在植入过程中种植体错位进入颌窦将成为常见并发症[51]。CT影像技术提供的高精确视图，便于我们了解为什么发生种植体和骨移植失败。左侧牙槽嵴顶的穿孔仍然存在，如果没有外科干预，穿孔无法自愈（图5.19a）。当左侧上颌骨增量完成时，增量的骨组织多于右侧，足量的骨移植材料填补了上颌窦腔，可以支持更长的种植体（图5.22a）。CT影像中可以直接比较两侧种植体的长度差异。在种植体植入时，右侧使用了手术导板，而左侧未使用。左侧的骨组织量在种植体的颊腭侧是足够的，但是在种植体的根端却没有足够骨量（图5.23a）。然而，这可能长期不会出现问题。左侧上颌窦区中间的种植体根尖区具有很厚的骨组织，说明骨移植材料与上颌窦中隔关系良好（图5.23b，c）。

此病例的问题是左侧上颌窦中的2颗种植体。全景重建影像中（图5.22a），明显可见左右两侧种植体的角度和位置都存在差异。但是，在横断面层切影像和三维重建影像中，该差异显示最清晰。最

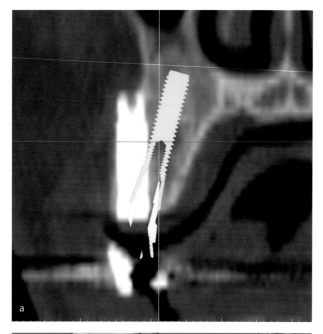

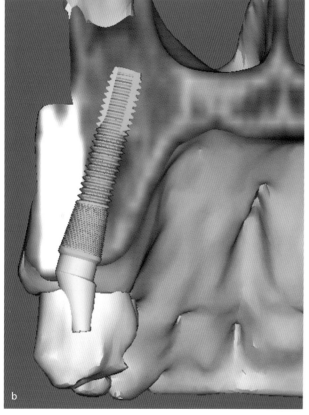

图5.28　模拟种植体显示：a. 种植体周围存在最大量的骨组织。b. 逼真的种植体和逼真的15°角度基台

靠前的种植体完全位于骨组织以外区域，很明显，这种情况是不能接受的。如果使用恰当的外科重建导板，或者翻瓣暴露更多的手术视野，那么这种情况可以避免。如果采用不翻瓣种植体植入，在笔者

看来，仅适用于同时具备以下条件时：（1）应用CT/CBCT扫描，保证具有足够骨组织形成骨结合；（2）具有丰富的角化组织；（3）运用手术导板确保种植体完全植入骨组织中。

　　另一个导致种植体位置不佳的常见原因与扫描影像导板相关。导板上的预钻孔通常对应于牙齿的中央窝位置，而备洞的角度是可变的。当使用扫描影像导板时可以看到预钻孔的位置，此时医生经常会移动种植体以期基台能顺利穿过此孔。如果这个孔洞的角度和位置是正确的，那么治疗将顺利进行。如果孔洞的角度和位置不理想，可以导致种植体植入在错误的位置。如图5.24a，备洞时钻针经过导板上的孔，如果继续沿预钻孔钻下去，种植体将穿破颊侧骨板，错过大部分可用骨组织。因此，适当的种植方案是制作整体的硫酸钡牙齿，不使用预钻孔。种植体应植在骨三角区域中，随后使用基台的模拟投影帮助获得种植修复体的重建影像。此时使用CT扫描软件辅助制作的导板可用于手术引导，以确保种植体位于大量可用的骨组织中。运用此技术，模拟植入直径为4.5mm、长度为19mm的理想种植体（ Astra OsseoSpeed；Densply implant，Tech Dental ）时能够利用整个骨组织（图5.28a ）。将模拟的15°角度基台安装于种植体上，即可迎合设计位点牙齿外形（图5.28b ）。

病例4：不当外科技术及诊断以及徒手种植体植入所致的并发症

　　患者，52岁，女性，下颌前牙区种植修复后出现不适症状。既往治疗过程包括拔除无法保留的下颌前牙、植入5颗种植体、连接5个螺丝固位基台以及即刻螺丝固位过渡义齿修复。术后患者抱怨右侧下颌前庭区敏感，且术后2个月亦未能缓解。初期种植体均为徒手植入，未使用手术导板，并且术前未进行CBCT扫描检查。为了对主诉症状做出正确

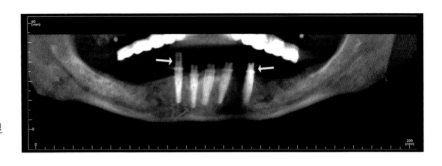

图5.29 "super-pan"重建全景影像显示下颌骨联合区植入5颗种植体

诊断并确定其原因，进行了术后CBCT检查。对重建获得的"super-pan"（Tx Studio，Anatomage，San Jose，CA，USA）全景片进行评估（图5.29），可以清晰地看到位于颏孔之间的5颗种植体、钛基

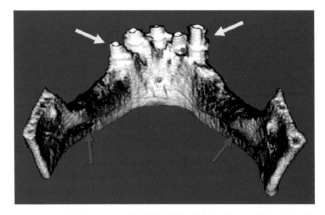

图5.31 旋转CBCT三维影像辅助对患者的下颌骨舌侧面进行全面评估，可见螺丝固位基台与种植体冠方连接（黄色箭头），亦可见双侧下颌骨倒凹（红色箭头）

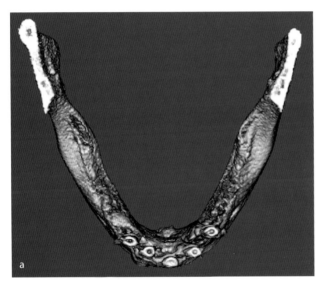

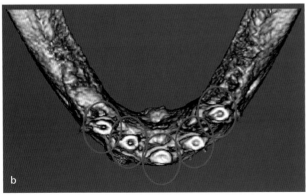

图5.30 a. 下颌骨的三维影像显示5颗看上去位置良好的种植体事实上前后延展不足。b. 放大的殆面观显示5个螺丝固位基台

台（黄色箭头）以及主诉症状部位（红色箭头），所有的树脂修复体由于缺乏阻射均不可见。根据上述二维重建影像，所有种植体看起来均具有良好的骨结合。下颌的三维影像显示，5颗种植体位置良好，前后延展适当（图5.30a）。图5.30b从咬合面观显示了螺丝固位基台。旋转CBCT三维影像辅助对患者的下颌骨解剖形态进行全面评估，并检查了下颌舌侧面（图5.31），可见螺丝固位基台与种植体冠方连接（黄色箭头），观察到种植体并未穿出舌侧皮质骨板。此图像中亦可见双侧下颌舌侧凹陷，当决定是否在下颌后部（红色箭头）植入种植体时舌侧凹陷是一个限制因素。下颌侧面三维影像可见颏孔（红色箭头）以及种植体上的钛基台（图5.32）。

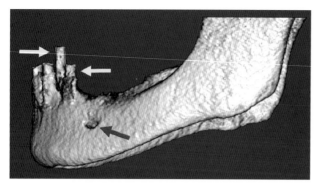

图5.32　下颌侧面三维影像可见颏孔（红色箭头）以及种植体上的钛基台（黄色箭头）

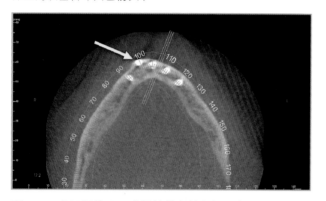

图5.33　在下颌前牙区选择的特定轴向切面中可见5颗种植体的位置，其中1颗种植体位于颊侧骨皮质板的外边界（黄色箭头）

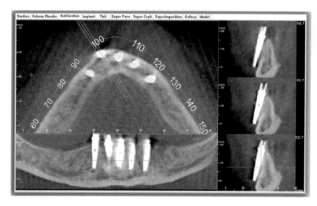

图5.34　轴向、全景和横断面影像的屏幕截图，只有3幅横断面影像显示出了真正的病因所在

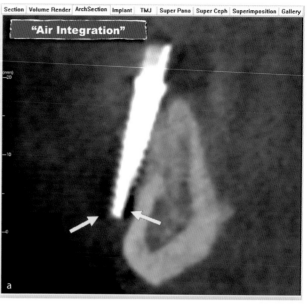

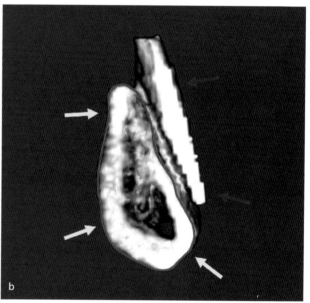

图5.35　a. 图像的放大功能可以使临床医生进一步对主诉症状部位进行检查和评估，种植体的根尖部分突进前庭区导致了患者持续的不适症状（黄色箭头）。b. 三维重建影像证实了"空气结合"。红线标示了下颌皮质骨外缘轮廓（黄色箭头），红色箭头所指为种植体

病因

　　轴向影像提供更多的信息为明确右下颌前庭区敏感症状相关的病因。图5.33显示选定的轴向剖面中5颗种植体的位置，其中4颗种植体颊舌侧均有足够的骨量，而另一颗种植体位置偏颊侧，位于颊侧骨皮质板内（黄色箭头）。图5.34显示了轴向、全景和横断面影像的屏幕截图，其中3幅横断面影像显示出真正的病因所在。放大横断面图像可以使临床医生进一步对主诉症状部位进行检查和评估（图5.35a），可见种植体位于颌骨皮质之外。笔者将此临床状况描述为"空气结合"，表明种植体未被骨

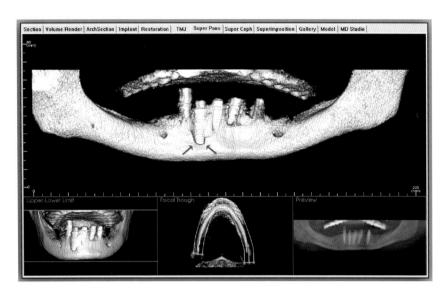

图5.36　另外4幅影像的屏幕截图供临床医生评估。下颌三维影像的前面观清晰地显示了种植体位于骨轮廓的外侧（红色箭头）

组织包绕，因此不能获得"骨结合"。

种植体的根尖部分突进前庭区导致患者持续不适症状（黄色箭头），三维重建影像证实了这一推测（图5.35b）。红线标示了下颌皮质骨外缘轮廓（黄色箭头），红色箭头所指为种植体。图5.35a，b均可见种植体冠方的螺丝固位基台，树脂修复体为透射影像，包含另外4幅影像的屏幕截图中（图5.36），下颌三维影像的前面观清晰地显示了种植体位于骨轮廓的外侧（红色箭头）。幸运的是，这颗种植体的位置不会对周围骨和邻近种植体造成破坏。至于基台是如何固定在未形成骨结合的种植体上，以及修复体如何成功地固位于全部5颗种植体上，这些问题尚难以解释。

预防

图5.37显示了5颗种植体其中之一的横断面影像。根据笔者的观点，这一横断切面影像代表了位置良好的种植体，而判断标准则是根据理想种植位点的特定临床参数而定（表5.1）。一个理想种植位点应当具备以下临床表现：（1）充足的骨量为种植体长期骨结合提供支持和血管化；（2）唇颊侧和舌腭侧骨皮质骨板边缘清晰，具有足够的

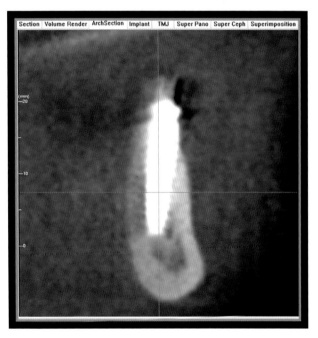

图5.37　5颗种植体其中1颗的横断切面，笔者称其为"位置良好"

密度和厚度；（3）骨松质具有足够的密度以助于种植体获得初期稳定性；（4）种植位点应当使种植体位于"骨三角"区内；（5）允许种植体植入最适于修复的位置。如果种植体植入位点不满足上述标准，并发症就会发生。理想情况下，应当使用CBCT设计每颗种植体的植入位置，对所有影像学

表5.1　位置良好的种植体

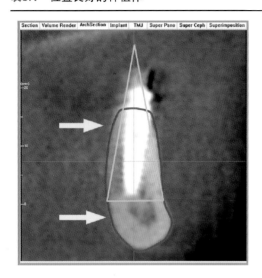

- 骨量
- 颊舌侧骨皮质
- 良好的骨密度
- 骨三角
- 修复设计

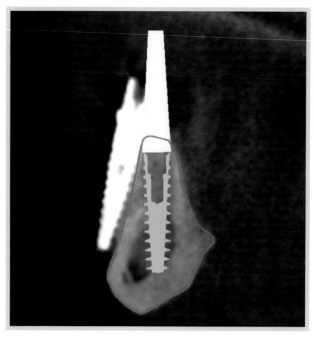

图5.38　治疗包括去除原有种植体，在骨轮廓内植入新种植体（由诊断软件模拟）

资料进行评估，并制作手术导板以保证种植体植入位置与软件设计的位置一致。

治疗

一旦明确了病因，解决方案就很简单而且微创。使用交互式治疗设计软件进行分析，根据表5.1所列参数决定可以在现存骨量内植入1颗新的具有标准直径和足够长度的种植体（图5.38）。拆除螺丝固位修复体后，用手反向旋转即可取出种植体，随后植入新的种植体。根据种植位点的三维诊断结果，在小翻瓣暴露种植位点后，采用一段式外科手术方案植入种植体，获得了良好的初期稳定性，通过评估ISQ值为76。戴入愈合帽，缝合软组织。重新戴入义齿，在最终修复前等待2个月以保证种植体完成骨结合。由于远中存在种植体并且采用螺丝固位修复体，因此在整个治疗过程中患者的功能和美观都未受到影响。

病例5：与图像诊断相关的下颌骨联合处并发症

失败的种植体

下颌前牙区通常被认为是种植体植入最安全的区域之一，因为该区域一般具有高密度骨组织结构，且重要的解剖结构很少。下颌后牙区存在固有的舌侧凹陷，可以通过触诊发现。下颌前牙区一般具有利于种植体植入的常规形态，但也可能呈不利于种植体植入的沙漏状形态。当然，在前牙区还应该考虑下颌管和潜在的颏神经前回襻走向，但二维影像不能获得连续而精确的信息。由于种植计划不周全、执行不严密，以及对患者解剖结构的了解不彻底都可能导致种植体并发症的发生。因此，并发症一般发生在天然解剖结构发生变异而未能发现时。再者，如果没有三维影像和相关的软件工具，我们可能无法找出并发症发生的病因。

女性患者，主诉下颌前牙区种植体的"集体失败"。接诊医师认为种植体植入前发生了"污

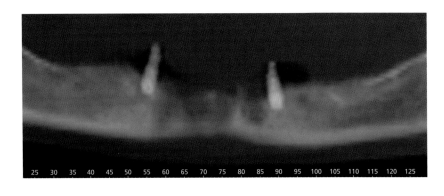

图5.39　重建全景影像显示在下颌前牙正中联合区原有的6颗种植体现只存留了2颗

染"，因此将所有种植体的失败归因于种植体的微表面污染或加工问题。为寻找种植失败的原因及确定下一步的治疗，患者进行了CT扫描。全景重建影像显示最初植入下颌前牙区的6颗种植体现只保留了2颗（图5.39）。在下颌联合区种植体曾经存在的部位可见数个较大的透射区。轴向影像更清楚显示骨组织损害的程度（图5.40a）。下颌前牙区下缘的皮质骨完整，显示为高密度影像。向上推进影像，发现唇侧和舌侧骨皮质很薄且已穿孔（箭头所指）（图5.40b）。在这些影像中，还可观察到两侧的颏孔以及其中一颗保留的种植体。横断面影像中进一步检查发现，下颌骨前牙区下缘的高密度骨皮质上，发生了从唇侧到舌侧的贯通性穿孔（图5.41a，b）。

病因

　　横断面影像中获得的左右侧余留种植体的位置影像，可能是发现真正失败原因的最终线索。图5.42a显示的是右侧种植体，图5.42b显示的是左侧种植体。三维重建影像的完成，更提供了余留下颌解剖结构的信息（图5.43a，b）。骨组织破坏明显。虽然一次性发生4颗种植体失败非常罕见，但种植体的制作误差不大可能是其诱发因素。参考存留种植体，横断面影像显示种植体植入角度与种植体存留所要求角度不一致。模拟植入1颗种植体，以原有的某颗种植体的相同角度植入舌侧前庭区（图5.44a）。为了确定种植体的角度、长度和直径，可直接在余留种植体影像上移动该虚拟种植体（图5.44b）。然后，在横断面影像中移动这颗虚拟种

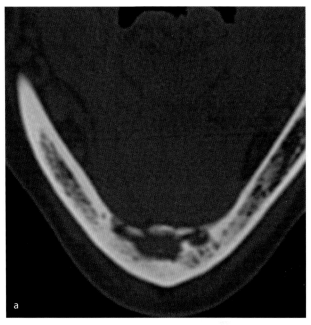

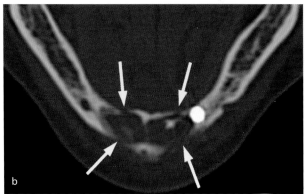

图5.40　a. 轴向影像显示了原有失败种植体位置的透射区域。b. 通过各种层切影像，显示骨破坏的最大范围（箭头所示）

植体至某颗失败种植体的位置，即一个大范围的透射缺损区（图5.44c）。在轴向影像重复这个操作，以期检查原有种植体所在的4个透射区中的每个位置（图5.45）。

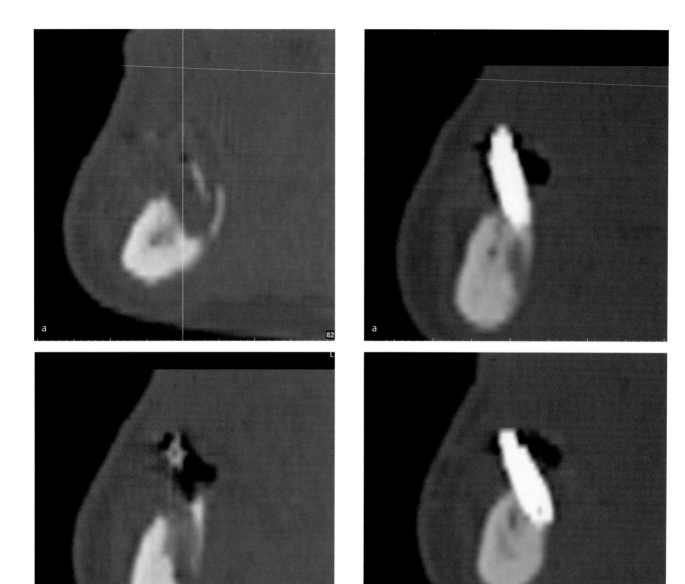

图5.41　a，b. 为进一步检查剩余的骨组织，横断面影像显示在高密度的基底骨皮质区上方存在贯穿性的穿孔

图5.42　a，b. 横断面影像中2颗存留的种植体是寻找原有种植体失败的重要依据

预防

运用交互式软件工具的分割实体方法，三维重建影像可以显示下颌前牙区及2颗存留的种植体（图5.46a）。1颗逼真的外六角形种植体（黄色）叠加在左侧种植体上，并模拟它的位置。然后，用这颗新的模拟种植体替代原有种植体，以期更好地观察导致种植体失败的原因（图5.46b）。

治疗

从三维重建影像的咬合面可见，制作4颗虚拟种植体，以与原有种植体相同的角度和位置植入下颌前牙区（图5.47a）。再次可见，骨组织的破坏显而易见。在舌侧影像中，尽管舌侧骨皮质存在穿孔，对比左右侧存留的种植体，可以预测下颌前牙区的原有骨高度（图5.47b）。为进一步说明这个问

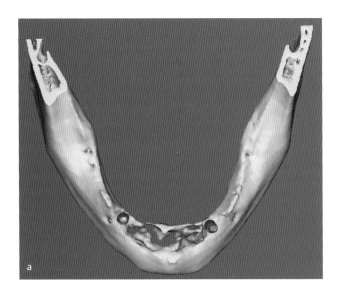

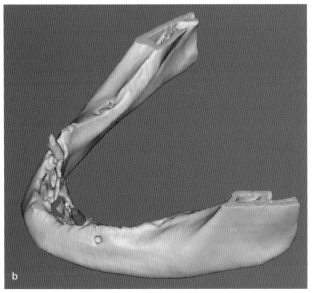

图5.43　a，b. 三维重建影像显示了下颌骨的整体轮廓和明显的骨破坏

题，对三维重建影像进行层切分析，发现其中1颗存留的种植体存在极端角度（图5.48a）。叠加的虚拟种植体为分析种植体的位置不佳提供了更多信息（图5.48b）。将影像推进至中间处，可观察到下颌联合区的骨破坏程度（图5.48a，b）。为完成这些过程，所有虚拟的"原有"种植体同时植入，以

图5.44　根据存留种植体的原始角度。a. 虚拟种植体以相同的角度植入。b. 接着将其重叠在现有种植体上，证实两者具有相同的角度。c. 将虚拟种植体置于透射区，即某个原有种植体的位置

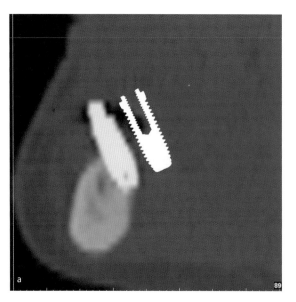

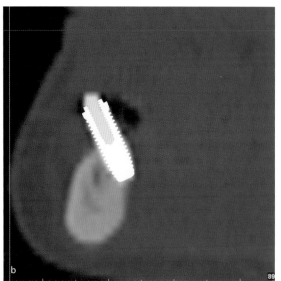

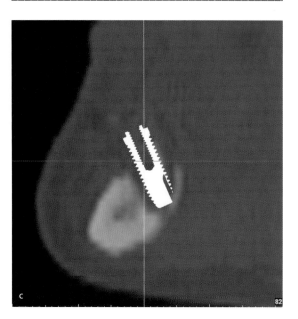

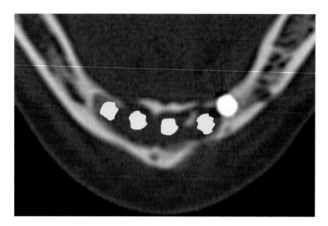

图5.45　轴向视图中的虚拟种植体

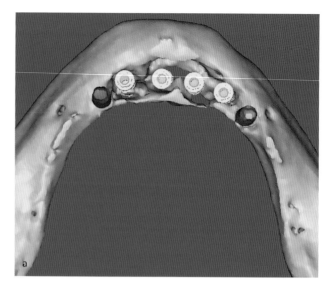

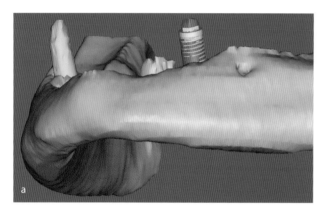

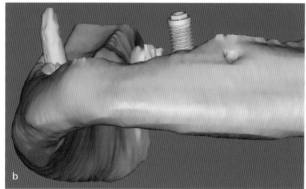

图5.46　a，b. 为进一步检查种植失败的原因，在三维重建影像中采用虚拟的具有相同直径和长度的外六角形种植体，分别植入原有种植体的位置

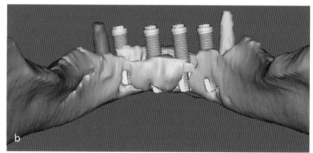

图5.47　a. 轴向三维重建影像可见种植体的位置。b. 旋转下颌骨后，显示舌侧骨皮质发生穿孔

期反映当时种植体的状况，包括：原来植入时的角度，导致舌侧骨皮质的穿孔、最终失败和去除。此时可观察到一排与右侧存留种植体相同角度的虚拟种植体，这些种植体导致了舌侧骨皮质穿孔。

病例4和病例5总结

　　二维全景影像具有自身局限性，不能显示骨密度、骨宽度及骨外形轮廓。因此，制订治疗计划和进行牙种植时，如果仅使用二维影像作为检查手段，结果可能会很悲惨。病例4呈现了下颌联合前牙区单颗种植体（共有5颗种植体）的失败，而病例5呈现的是下颌联合前牙区6颗种植体中的4颗发生失败。单颗种植体失败很麻烦，但是当以骨组织破坏的方式同时发生多颗种植体失败时，却通常归咎于操作者不可控的因素。认为最初的诱发因素是与种植体相关的某种污染，导致多颗种植体失败。但是，生疏的外科技术才是导致种植失败的真正原因，而这在二维影像中不可能发现。运用三维影像和软件技术形成的所有视图，使我们可以对骨组织的种植失败进行相应的检查。在病例5中，存留的两颗种植体有助于确定位于两者之间的原有4颗种植体的角度。三维重建影像作为一种重要工具，还模拟了原有种植体的植入，这些种植体导致舌侧骨

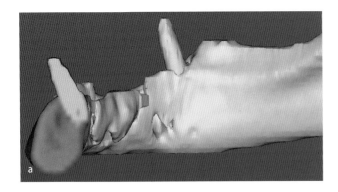

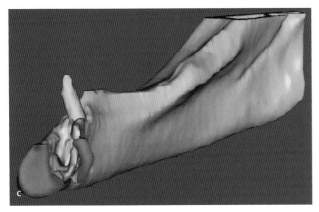

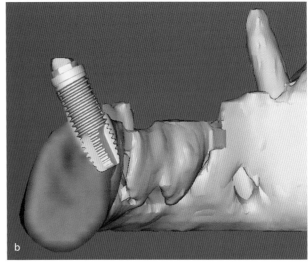

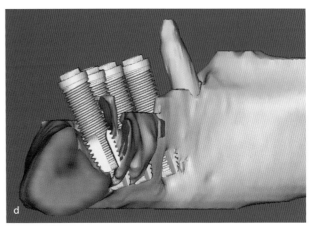

图5.48　a～d. 三维横断面层切视图中，重叠的虚拟种植体提供了原有种植体植入位置不佳的额外信息

皮质穿孔及随后固定修复体失败。

以不正确角度植入种植体的实际发生率大大高于临床医生、种植商家和口腔技师所预期。对于下颌而言，外科手术时患者的体位（躺着或坐起）可能是一个影响因素。医生应掌握下颌骨下缘、牙槽嵴骨组织和殆平面之间的联系。当大开口时，很容易对这些平面产生定向错误。基于三维影像方案的外科导板有助于减少因患者位置产生的影响，并有助于在骨组织中实施备洞和种植体植入，以期在最佳位置进行预期修复。

幸运的是，病例4和病例5中的种植体植入位置不佳没有破坏重要的解剖结构，否则可能导致更严重的并发症，包括一些致命的并发症。医学/口腔文献曾经报道，在下颌联合前牙区的种植体植入可能发生血管穿孔，并导致大出血和气道梗阻。

Mardinger等在一个人类尸体研究中提到，口底血管受到破坏的情况可能比报道的更普遍。他们得出结论："口底的血管与种植体的植入位点非常接近。因此，在此区域进行种植体植入时，操作必须谨慎"[52]。CT/CBCT扫描实现了对颏孔间区域的检查，即这些血管的位置（图5.49a）。通常，在正中联合的中线以及横断面的颏结节处可以找到舌动脉（图5.49b）。如果在此区域骨内备洞过程中发生舌动脉或其他知名血管的穿孔，那么舌下区可能积满血液，如果不立即进行处理，将导致气道堵塞。如果没有发现下颌正中联合中线处的这些动脉，那么在此区域附近进行种植体手术将非常危险[14,15,52,53]。二维影像不能够辨别出这些血管。因此，在下颌前牙区进行种植修复时，建议进行CT/CBCT扫描检查。

下牙槽神经的走行在二维影像中很难观察到。

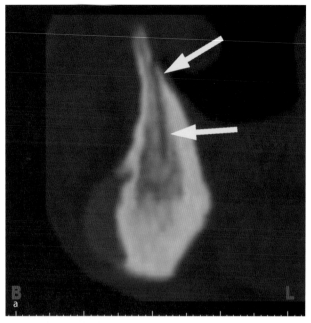

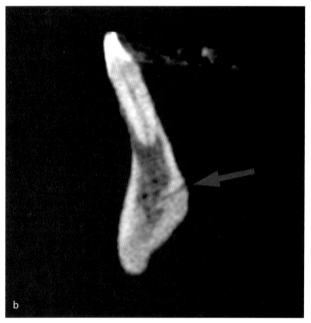

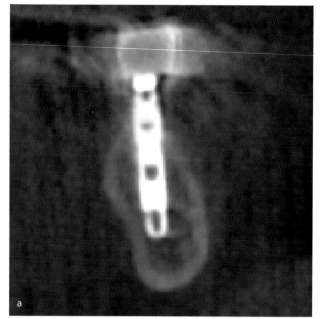

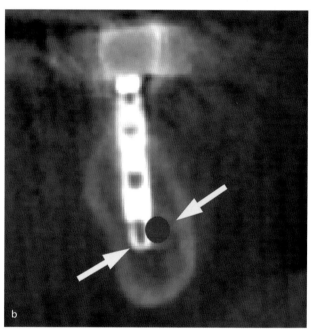

图5.49　a. CT/CBCT扫描实现了对颏孔间区域的检查，该区域可能包括血管和神经，种植体植入时应注意避开这些结构。b. 横断面影像中发现舌动脉

图5.50　a. 横断面影像显示，由于对种植体深度的错误掌握或缺乏对下牙槽神经位置的正确诊断，因而发生了种植体穿通下牙槽神经，并导致感觉异常。b. 下牙槽神经显示为橙色

二维全景影像方法可以为上下颌复合体提供一个很好的观察视野，但不能确定下牙槽神经的空间定位。而运用CT/CBCT影像可以更加精确地辨认神经的走行，如下牙槽神经经舌侧进入下颌骨，经颏孔穿出。全景片的失真因全景片的制造商和校准时间而不同，在颌弓的不同位置中，全景片的失真大小也不相同。全景片中，椭圆形的头颅显示为一个扁

平的影像，解剖结构的影像发生重叠。如果影像的失真不清楚，就不能明确神经在垂直面或水平面的准确位置，进而导致并发症发生（图5.50a）。如果根据错误的信息来控制种植体的深度，下牙槽神经将发生穿孔，并导致永久的感觉异常（图5.50b）。通过三维影像方法掌握重要解剖结构的精确定位，可以避免这些不幸状况的发生。

结论

牙种植是最具预期性的修复缺失牙的治疗方法之一。通过术前诊断和治疗计划，可预测性和精确性进一步增加。传统的放射影像如根尖片、全景片，以及其数字副本都具有局限性，即只能为临床医生提供一个二维影像显示存在的硬软组织。再者，这些影像方法包含自身的失真因素，不能真实地显示骨轮廓和/或重要的解剖结构，以及潜在的移植和种植体接受位点。但是，2001年Dula等对患者的种植体做影像评估时，总结：

> 全景片是患者种植治疗计划的标准检查，因为其提供高质量影像检查，同时只有少量的辐射。根尖片用于说明细节或者进一步检查在全景片中找到的结构。其他的影像方法如传统的胶片断层扫描或计算机断层扫描，只在特殊情况下使用。遵循尽量减少辐射剂量的方法，胶片断层扫描更多地应用在感兴趣的较小区域，计算机断层扫描更多地应用于上下颌骨的检查[6]。

诊断影像技术的进步，极大地促进了CT和CBCT扫描技术在牙科应用程序中的认可，进而整个口腔种植行业发生了进步[54-61]。很明显，影像技术的潮流已转变为新的低剂量CBCT，它可以为适当的解剖评估、诊断和治疗计划所需的影像提供最可靠的组合影像信息。运用CBCT对传统数字正位全景体层摄影照片（conventional digital panoramic orthopantomograms，OPGs）和数字体积断层（digital volumetric tomography，DVT）进行比较研究发现，"CBCT的全景片是评估DVT原型获得的体积数据生成的，在诊断质量方面与传统的OPGs旗鼓相当"[62]。之后的另一个调查研究指出，"三维CB检查设备的辐射剂量与CT影像设备相比，更接近于OPG的辐射剂量。这些情况证实CB影像具有独特的信息—放射剂量比例，这也可能证明了CB影像在种植行业的更广泛应用"[63]。最近，国际口腔种植医师协会（ICOI）以及美国口腔和颌面外科放射学会（AAOMR）给出的共识和意见书均支持在牙科种植、植骨术和相关手术时使用影像学诊断技术[64,65]。

本章描述了数个临床病例，说明三维CT、CBCT、交互式CT的临床应用。不断发展的技术拓展了诊断范围，这使临床医生借助必要的工具能够避免潜在的牙种植并发症发生。这些技术还用于其他情况，如上颌窦提升术、颗粒状和块状骨移植术的术前计划过程。交互式诊断软件的应用，通过加强CT/CBCT数据的操作性，提供最先进的诊断工具，为患者与医师在追求实现可预测结果过程中建立信心。

重点提示

- CBCT/CT扫描技术是极有价值的诊断工具，能够为患者的骨组织和重要解剖结构提供精确的评估，并帮助临床医生避免并发症的发生。

- 理想情况下，应该在适当的𬌗平面制作一个扫描装置，并在进行CBCT和CT扫描时使用。

- CBCT和CT还有助于骨移植术及上颌窦提升术的诊断和治疗计划的制订。

- 三维影像可以帮助临床医生理解"骨三角区域"的范围，即确定可行的种植位点，确保种植体植在骨量最充足的位置，预防种植体植入位置不佳或唇颊侧的穿孔。

- 强大的交互式软件工具可以进一步细化CBCT/CT的影像数据，实现患者解剖结构的精确评估，提供隐蔽和"选择性透明"技术，增加对不同结构的可视分离，以及精确追踪下牙槽神经的走行。

- 通过CBCT/CT软件制作的手术导板可以辅助种植体的准确植入，但是在无𬌗和大范围的牙列缺损区域需要正确固定。

（徐琛蓉　赵川江　轩东英　译）

参考文献

[1] Brånemark PI, Hansson BO, Adell R, Beine J, Lindestrom J, Hallen O, et al. Osseointegrated implants in the treatment of the edentulous jaw. Experience from a 10-year period. *Scand J Plast Reconstr Surg* 1977; 16(Suppl): 1–132.

[2] Adell R, Lekholm U, Rockler B, Brånemark PI. A 15-year study of osseointegrated implants in the treatment of the edentulous jaw. *Int J Oral Surg* 1981; 10(6): 387–416.

[3] van Steenberghe D, Lekholm U, Bolender C, Folmer T, Henry P, Hermann I, et al. The applicability of osseointegrated oral implants in the rehabilitation of partial edentulism: A prospective multicenter study of 558 fixtures. *Int J Oral Maxillofac Implants* 1990; 5(3): 272–281.

[4] Sonick, M. A comparison of the accuracy of periapical, panoramic, and computed tomographic radiographs in locating the mandibular canal. *Int J Oral Maxillofac Implants* 1994; 9: 455–460.

[5] Rothman, SLG. Computerized tomography of the enhanced alveolar ridge. In: Rothman SLG, ed. *Dental applications of computerized tomography*. Chicago, IL: Quintessence, 1998: 87–112.

[6] Dula K, Mini R, van der Stelt PF, Buser D. The radiographic assessment of implant patients: decision-making criteria. *Int J Oral Maxillofac Implants* 2001; 16(1): 80–9.

[7] Goodacre CJ, Kan JYK, Rungcharassaeng K. Clinical complications of osseointegrated implants. *J Prosthet Dent* 1999; 81: 537–52.

[8] Ganz SD. CT scan technology – an evolving tool for predictable implant placement and restoration. *Int Mag Oral Implantol* 2001; 1: 6–13.

[9] Sakakura CE, Morais JA, Loffredo LC, Scaf G. A survey of radiographic prescription in dental implant assessment. *Dentomaxillofac Radiol* 2003; 32: 397–400.

[10] Lam EW, Ruprecht A, Yang J. Comparison of two-dimensional orthoradially reformatted computed tomography and panoramic radiography for dental implant treatment planning. *J Prosthet Dent* 1995; 74: 42–6.

[11] Ganz SD. Advances in diagnosis and treatment planning utilizing CT scan technology for improving surgical and restorative implant reconstruction: tools of empowerment. In Jokstad A, ed. *Osseointegration and dental implants*. New York: Wiley-Blackwell, 2009: 85–94.

[12] Freisfeld M, Dahl IA, Jager A, Drescher D, Schuller H. X-ray diagnosis of impacted upper canines in panoramic radiographs and computed tomographs. *J Orofac Orthop* 1999; 60: 177–84.

[13] Harris D, Buser D, Dula K, Grondahl K, Haris D, Jacobs R, et al. E.A.O. guidelines for the use of diagnostic imaging in implant dentistry. A consensus work-shop organized by the European Association for Osseointegration in Trinity College Dublin. *Clin Oral Implants Res* 2002; 13: 566–70.

[14] Hofschneider U, Tepper G, Gahleitner A, Ulm C. Assessment of the blood supply to the mental region for reduction of bleeding complications during implant surgery in the interforaminal region. *Int J Oral Maxillofac Implants* 1999; 14: 379–83.

[15] Flanagan D. Important arterial supply of the mandible, control of an arterial hemorrhage, and report of a hemorrhage incident. *J Oral Implantol* 2003; 29: 165–73.

[16] Ella B, Sédarat C, Noble Rda C, Normand E, Lauverjat Y, Siberchicot F, et al. Vascular connections of the lateral wall of the sinus: surgical effect in sinus augmentation. *Int J Oral Maxillofac Implants* 2008; 23: 1047–52.

[17] Flanagan D. Arterial supply of maxillary sinus and potential for bleeding complication during lateral approach sinus elevation. *Implant Dent* 2005; 14: 336–9.

[18] Kim KD, Park CS. Effect of variable scanning protocols on the pre-implant site evaluation of the mandible in reformatted computed tomography. *Korean J Oral Maxillofac Radiol* 1999; 29: 21–32.

[19] Kalpidis CD, Setayesh RM. Hemorrhage associated with endosseous implant placement in the anterior mandible: a review of the literature. *J Periodontol* 2004; 75: 631–45.

[20] Isaacson TJ. Sublingual hematoma formation during immediate placement of mandibular endosseous implants. *J Am Dent Assoc* 2004; 135: 168–72.

[21] Boyes-Varley JG, Lownie JF. Hematoma of the floor of the mouth following implant placement. *SADJ* 2002; 57: 64–5.

[22] Niamtu J III. Near fatal obstruction after routine implant placement. *Oral Surg Oral Med Oral Pathol Oral Radiol Endod* 2001; 92: 597–600.

[23] Mordenfeld A, Andersson L, Bergstorm B. Hemorrhage in the floor of the mouth during implant placement in the edentulous mandible: a case report. *Int J Oral Maxillofac Implants* 1997; 12: 558–61.

[24] ten Bruggenkate CM, Krekeler G, Kraaijenhagen HA, Foitzik C, Oosterbeek HS. Hemorrhage of the floor of the mouth resulting from lingual perforation during implant placement: a clinical report. *Int J Oral Maxillofac Implants* 1993; 8: 329–34.

[25] Darriba MA, Mendonca-Caridad JJ. Profuse bleeding and life-threatening airway obstruction after placement of mandibular dental implants. *J Oral Maxillofac Surg* 1997; 55: 1328–30.

[26] Rosenfeld AL, Mecall RA. Use of interactive computed tomography to predict the esthetic and functional demands of implant-supported prostheses. *Compend Contin Educ Dent* 1996; 17: 1125–46.

[27] Rosenfeld AL, Mecall RA. Use of prosthesis-generated computed tomographic information for diagnostic and surgical treatment planning. *J Esthet Dent* 1998; 10: 132–48.

[28] Laster WS, Ludlow JB, Bailey LJ, Hershey HG. Accuracy of measurements of mandibular anatomy and prediction of asymmetry in panoramic radiographic images. *Dentomaxillofac Radiol* 2005; 34(6): 343–9.

[29] White SC, Heslop EW, Hollender LG, Mosier KM, Ruprecht A, Shrout MK. Parameters of radiologic care: an official report of the American Academy of Oral and Maxillofacial Radiology. *Oral Surg Oral Med Oral Pathol Oral Radiol Endod* 2001; 91: 498–511.

[30] Angelopoulos C. Cone beam tomographic imaging anatomy of the maxillofacial region. *Dent Clin North Am* 2008; 52: 731–52.

[31] Jacobs R, Mraiwa N, Van Steenberghe D, Sanderink G, Quirynen M. Appearance of the mandibular incisive canal on panoramic radiographs. *Surg Radiol Anat* 2004; 26: 329–33.

[32] Klein M, Cranin AN, Sirakian A. A computerized tomographic (CT) scan appliance for optimal presurgical and pre-prosthetic planning of the implant patient. *Prac Periodont Asethet Dent* 1993; 5: 33–9.

[33] Ganz, SD. Presurgical planning with CT-derived fabrication of

surgical guides. *J Oral Maxillofac Surg* 2005; 63(9) (Suppl 2): 59–71.

[34] Kim KD, Jeong HG, Choi SH, Hwang EH, Park CS. Effect of mandibular positioning on preimplant site measurement of the mandible in reformatted CT. *Int J Periodontics Restorative Dent* 2003; 23(2): 177–83.

[35] Amet EM, Ganz SD. Functional and aesthetic acceptance prior to computerized technology for implant placement. *Implant Dentistry* 1997; 6(6): 193–7.

[36] Israelson H, Plemons JM, Watkins P, Sory C. Barium-coated surgical stents and computer-assisted tomography in the preoperative assessment of dental implant patients. *Int J Periodontics Restorative Dent* 1992; 12: 52–61.

[37] Marino JE, Arenal AA, Ceballos AP, Fernandez Vazquez JP, Ibaseta Diaz G. Fabrication of an implant radiologic-surgical stent for the partially edentulous patient. *Quintessence Int* 1995; 26: 111–14.

[38] Basten CH, Kois JC. The use of barium sulfate for implant templates. *J Prosthet Dent* 1996; 76: 451–4.

[39] Basten CH. The use of radiopaque templates for predictable implant placement. *Quintessence Int* 1995; 26: 609–12.

[40] Borrow W, Smith Justin P. Stent marker materials for computerized tomograph-assisted implant planning. *Int J Periodontics Restorative Dent* 1996; 16: 61–7.

[41] Ganz SD. Computer aided technology for implant prosthodontics. Presentation at the 57th AAID Annual Meeting. Manchester Grand Hyatt Hotel. San Diego, October 30, 2008.

[42] Ganz SD. Computerized planning: generation of CAD CAM structures and surgical guides to provide patients with immediate provisionalization and minimally invasive surgery. Presented at the AAOMS Annual Implant Conference, Sheraton Chicago Hotel & Towers, December 5, 2008.

[43] Ganz SD. Advanced case planning with SimPlant. In: Tardieu P, Rosenfeld A, eds. *The art of computer-guided implantology.* Chicago, IL: Quintessence, 2009: 193–210.

[44] Ganz SD. Techniques for the use of CT imaging for the fabrication of surgical guides. *Atlas Oral Maxillofac Surg Clin North Am* 2006; 14: 75–97.

[45] Pikos MA. Complications of maxillary sinus augmentation. In: Jensen OT, ed. *The sinus bone graft*, 2nd edn. Chicago, IL: Quintessence, 2006: 103–13.

[46] *Mosby's medical dictionary*, 8th edn. Philadelphia, PA: Elsevier, 2009.

[47] Ganz SD. The triangle of bone – a formula for successful implant placment and restoration. *Implant Society* 1995; 5(5): 2–6.

[48] Ganz SD. Mandibular tori as a source for on-lay bone graft augmentation. A surgical procedure. *Pract Periodont Aesthet Dent. The Implant Report* 1997; 9(9): 973–82.

[49] Ganz SD. The reality of anatomy and the triangle of bone. *Inside Dentistry* 2006; 2(5): 72–77.

[50] Ganz SD. Using interactive technology: In the zone with the triangle of bone. *Dent Implantol Update* 2008; 19(5): 33–8; quiz p1.

[51] Chappuis V, Suter VGA, Bornstein M. Displacement of a dental implant into the maxillary sinus: report of an unusual complication when performing staged sinus floor elevation procedures. *Int J Periodontics Restorative Dent* 2009; 29: 81–7.

[52] Mardinger O, Manor Y, Mijiritsky E, Hirshberg A. Lingual perimandibular vessels associated with life-threatening bleeding: an anatomic study. *Int J Oral Maxillofac Implants* 2007; 22(1): 127–31.

[53] Bavitz BJ, Harn SD, Hansen CA, Lang M. An anatomical study of mental neurovascular bundle–implant relationships. *Int J Oral Maxillofac Implants* 1993; 8: 563–7.

[54] Rosenfeld A, Mandelaris G, Tardieu P. Prosthetically directed placement using computer software to insure precise placement and predictable prosthetic outcomes. Part 1: Diagnostics, imaging, and collaborative accountability. *Int J Periodontics Restorative Dent* 2006; 26: 215–21.

[55] Ganz SD. Computer-aided design/computer-aided manufacturing applications using CT and cone beam CT scan technology. In: Thomas SL. Angelopoulos C, ed. *Contemporary dental and maxillofacial imaging. Dental Clinics of North America*, Vol. 52(4). Philadelphia, PA: Elsevier, 2008: 777–808.

[56] Guerrero ME, Jacobs R, Loubele M, Schutyser F, Suetens P, van Steenberghe D. State-of-the-art on cone beam CT imaging for preoperative planning of implant placement. *Clin Oral Investig* 2006; 10: 1–7.

[57] Ganz SD. Restoratively driven implant dentistry utilizing advanced software and CBCT: Realistic abutments and virtual teeth. *Dent Today* 2008; 27(7): 122, 124, 126–7.

[58] Ganz SD. Defining new paradigms for assessment of implant receptor sites – the use of CT/CBCT and interactive virtual treatment planning for congenitally missing lateral incisors. *Compend Cont Educ Dent* 2008; 29(5): 256–67.

[59] Arisan V, Karabuda ZC, Ozdemir T. Accuracy of two stereolithographic guide systems for computer-aided implant placement: a computed tomography-based clinical comparative study. *J Periodontol* 2010; 81(1): 43–51.

[60] Angelopoulos C, Aghaloo T. Imaging technology in implant diagnosis. *Dent Clin North Am* 2011; 55(1): 141–58.

[61] Behneke A, Burwinkel M, Behneke N. Factors influencing transfer accuracy of cone beam CT-derived template-based implant placement. *Clin Oral Implants Res* 2012; 23(4): 416–23.

[62] Mischkowski RA, Ritter L, Neugebauer J, Dreiseidler T, Keeve E, Zöller JE. Diagnostic quality of panoramic views obtained by a newly developed digital volume tomography device for maxillofacial imaging. *Quintessence Int* 2007; 38(9): 763–72.

[63] Dreiseidler T, Mischkowski RA, Neugebauer J, Ritter L, Zöller JE. Comparison of cone-beam imaging with orthopantomography and computerized tomography for assessment in presurgical implant dentistry. *Int J Oral Maxillofac Implants* 2009; 24(2): 216–25.

[64] Benavides E, Rios HF, Ganz SD, An CH, Resnik R, Reardon GT, *et al.* Use of cone beam computed tomography in implant dentistry: the International Congress of Oral Implantologists consensus report. *Implant Dent* 2012; 21(2): 78–86.

[65] Tyndall DA, Price JB, Tetradis S, Ganz SD, Hildebolt C, Scarfe WC; American Academy of Oral and Maxillofacial Radiology. Position statement of the American Academy of Oral and Maxillofacial Radiology on selection criteria for the use of radiology in dental implantology with emphasis on cone beam computed tomography. *Oral Surg Oral Med Oral Pathol Oral Radiol Endod* 2012; 113(6): 817–26.

第6章
种植体折断的病因、预防和治疗
Implant fractures: etiology, prevention, and treatment

Steven E. Eeckert, Thomas J. Salinas, and Kivanç Akça

前言

所有形式的牙科治疗均为利弊共存，选择何种治疗方式应基于风险和利益的比值，实现风险最小、利益最大化。对于牙种植治疗而言，与风险/利益比值中风险因素相关的并发症可分为轻度、中度、重度三种[1]。轻度，指病情轻或所需费用少，可以快速解决的并发症；中度，指那些不需要太多费用，但需要足够的知识、经验以及恰当治疗才能恢复的并发症；重度，指那些需要更换某些重要部件且会对患者造成不良影响的并发症。

种植治疗的并发症还存在其他分类方式，例如分为生物学并发症和机械并发症。在骨结合理论提出后的早期阶段，种植并发症通常归类于生物学并发症，因为种植体失败主要是由于无法形成骨结合或无法维持骨结合。随后，另外一些生物学并发症也被确认，包括骨结合并未丧失情况下的软组织炎症和骨吸收。

种植体折断最初倾向于生物学并发症，因为在X线片上通常可以观察到位于种植体折断水平的骨吸收影像，呈现"杯状"的形态。据此，临床医生认为种植体折断是由于此部位骨支持不足所致[2]。但随着时间推移，种植体折断与机械因素具有更大相关性的假说越来越被接受[3,4]。由于种植体折断是非预期性的并发症，因此目前尚缺乏临床研究以明确其原因。

修复相关并发症可分为两大类：机械性和工艺性[5]。工艺并发症发生在技工室制作部件（如崩瓷），而机械并发症则与厂商提供的产品和部件相关（如种植体折断）。一旦种植体折断，其上部修复体由于失去支持也受到不良影响。种植体折断通常与持续或间断的受力有关，种植体的丧失也意味着修复体的失败。由于折断种植体的残余部分仍结合在牙槽骨中，因此必须通过手术取出，所以可能进一步导致疼痛、感染和颌骨骨折等术后并发症。事实上，种植体折断伴随着一系列的不良后果。在极少数情况下，可以考虑将折断的种植体保留在原位，并通过修复的方法来获得重建。

本章节将讨论导致种植体折断的因素，并展示相关临床病例。

发生率

已形成骨结合的种植体发生折断并不常见。据一项纳入4937颗种植体的临床研究报道，种植体折断率为0.6%。在无牙颌患者中发生率较低（0.2%），在牙列缺损患者中发生率较高（1.5%）[4]（图6.1）。最近一篇比较种植存留率和并发症的系统性综述显示，种植体折断发生率很低，支持固定修复的种植体折断率在新旧文献之间没有差别。考虑到全球范围内种植体植入的数量，这一结果表明种植体折断是一种低技术性风险因素[6]。然而，一旦种植体发生折断，就是最严重的并发症，必须取出残留种植体。除非在原有修复设计时植入的种植体数量超过

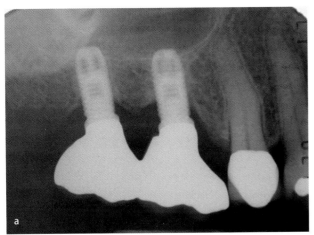

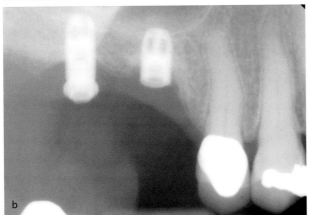

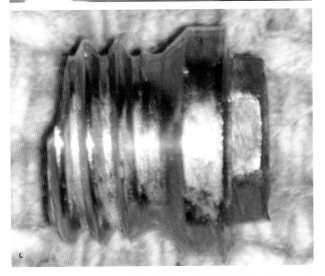

图6.1　a, b. 螺丝固位修复的光滑表面纯钛种植体（3.75mm）在18年后发生折断。c. 失败模式展现了应力疲劳失败的典型特点。种植体的根端部分已被取出，用宽平台种植体替代

支持修复体所需的数量，否则在种植体取出后通常需要重新植入新种植体，并制作新修复体。尽管可以考虑采用保存残留种植体的替代方案进行修复，但是这样做也存在生物学风险。

该回顾性研究确定了可能影响种植体折断风险的因素[4]。所有纳入研究的种植体都是商业1级纯钛种植体，因此如果采用比1级纯钛具有更高抗张力极限的更高级别钛或钛合金制作种植体，则有可能降低现有折断发生率。

另外，在此研究中，所有的折断均发生在直径为3.75mm的商业纯钛种植体[4]，提示应当稍微增加种植体直径以增厚种植体壁从而降低折断率。

最后，种植体折断可继发于反复出现螺丝松动之后，因此提示对于修复体和基台螺丝应当充分预紧。

考虑到上述因素，在材料、种植体直径和维护方案方面的细微改进都可能降低种植体的折断风险。

病因

种植体折断经常发生在牙列缺损的颌骨上并不稀奇[4]。当对比无牙颌和牙列缺损时可发现，在无牙颌颌骨行种植支持式固定义齿或杆卡式覆盖义齿修复时，种植体的排列形成了更有利的曲线模式，而在牙列缺损修复时种植体排列一般呈直线模式（表6.1），这种情况在后牙缺失的牙列缺损患者更为明显，此部位天然牙弓形态相对较直，并且由于与颞下颌关节接近，因此咬合力很大。尽管临床医

表6.1　种植修复的设计特点

	无牙颌	部分牙缺失
种植体的方向	曲线排列	直线排列
修复体和种植体位置关系	可变关系	相关关系
美观设计/卫生设计	凸起组织接触（下颌）盖嵴式（上颌）	组织接触/盖嵴式

生会尝试对种植体位置进行轻微的调整，但是会受到修复体位置相关的解剖限制[7,8]。

Skalak[9-11]完成的早期生物力学分析显示，无牙颌牙弓上的种植体会平均分配咬合力，而随后对牙列缺损修复的研究则发现咬合力分配呈现出不同水平[2,12,13]。

材料因素

由于骨结合理论的提出，牙种植体主要采用商业性纯钛、钛铝钒合金（含铝6%、钒4%）或者钛锆合金（含锆13%~17%）制作。

商业性纯钛可分为四级，各级之间的物理特性都存在轻微差别。所有的商业性纯钛都至少包含99%的钛元素，而其余的1%则由一些种植体处理和加工过程中无法去除的元素组成。在所有情况下，不同等级的纯钛或钛合金的弹性模量（MOE）都超过骨组织。换句话说，由纯钛或钛合金制作的种植体较其周围的支持骨组织更刚硬，这可能就是将种植体折断视为机械性并发症而非生物学并发症的首要原因。从本质上而言，硬度较低的骨组织并不能被作为与种植体折断相关的危险因素。

4种形式商业性纯钛的屈变力从170MPa到480MPa不等，弹性模量接近114GPa。

一般来讲，级别或类型越低，弹性模量、屈变力和疲劳折断抵抗力就越低（表6.2）。钛的微结

表6.2　多种种植体材料的抗弯强度

材料	抗屈强度[a]（MPa）	抗拉强度[b]（MPa）
工业纯1级钛	172	241
工业纯2级钛	276	345
工业纯3级钛	379	448
工业纯4级钛	483	552
Ti-6Al-4V	828	897

以上数据来自美国材料试验协会（ASTM国际标准）。
a. 材料在恒定张力下发生变形的力；
b. 材料在发生变形前所能承受的最大张力。

构可以假定为混合相，即α、β或α-β。晶体晶格的β相比α相更强大，在合金热处理时有更强的抗变形性。在钛晶体中加入特定的元素（铁、钒和铬）形成β相，可使其更适于热处理。

含钛（90%）、铝（6%）和钒（4%）的合金，通常被称为Ti-6Al-4V，是众多拥有相对高屈变力的钛合金的一种（900MPa），但它的弹性模量与商业纯钛相似，可以在承受高强度循环弹性变形时始终保持其完整性。对Ti-6Al-4V合金的热处理同样可以形成在一定程度上抵抗可塑变形的细纹微结构。尽管Ti-6Al-4V和其他商业纯钛种植体在形成骨结合方面未发现有不同，但在骨丧失时前列腺素、白介素和肿瘤坏死因子的产生却存在细微差异。大量临床研究已经明确证实，纯钛是制作种植体的合适材料，具有很高的种植成功率和存留率。

临床使用Ti-6Al-4V种植体的科学研究则较少，尽管动物实验和细胞生物学研究结果并不确定，但是一些学者的研究提示Ti-6Al-4V合金对骨组织的分化存在不良影响[14-16]。因此与纯钛相比[17,18]，Ti-6Al-4V种植体临床使用的生物相容性还缺乏足够研究。由于现有研究主要关注口内环境对种植体的影响而忽略材料本身的行为特性，因此目前尚没有关于Ti-6Al-4V种植体疲劳断裂的报道[19]。

当观察折断种植体周围骨组织的影像学表现时，"杯状"病损可以代表骨组织对折断种植体基底部过度移动所产生的反应。Eckert等[4]对折断种植体表面进行了扫描电镜观察，发现种植体呈现疲劳折断的表现。有趣的是，所有折断的种植体都是3.75mm直径的，表明这应当作为"标准直径"种植体的最小尺寸。

笔者提出假说，即种植体在经过一段时间后发生折断表明种植体为疲劳断裂。修复后的早期种植体折断主要是由于修复设计不当产生过度负荷所致[20,21]。长时间受力会引起一系列机械并发症，主要是基台螺丝或修复体螺丝松动，并最终导致种

植体材料疲劳。笔者认为，临床医生应当逐渐摒弃使用"标准直径"种植体中的最小尺寸种植体的习惯，这将会降低种植体折断的风险。

钛-锆合金种植体的引入使得在骨量不足的患者使用小直径种植体成为可能。与四级纯钛相比，钛-锆合金的抗拉强度提高75%，因此为患者提供了除复杂的组织增量手术之外更多的治疗选择。临床前期研究显示钛-锆合金具有令人信服的生物相容性，特别是在骨-种植体接触界面，这在随后的短期临床研究中得到了进一步证实[22,23]。

临床研究比较了钛-锆合金和纯钛种植体的成功/存留率，结果表明钛-锆合金种植体的临床应用极具前景[24]。此外，Akca等[25]建议可考虑使用3.3mm小直径钛-锆合金种植体替代4.1mm标准直径纯钛种植体来支持固定义齿修复。

种植体基本形态

长期以来对种植体形态的研究其目的在于保证种植体可以将压应力传递给骨组织。从生物力学方面来看，骨可以承受压力但不宜受剪切力和张力，因此现代种植体的生物力学设计是使其承受最大限度的压力而非剪切力。三维有孔表面种植体的引入成功地提供了更高的骨/金属剪切强度，并且改进了从种植体到骨表面的应力传导，优化了从种植体到骨的应力分布，最终减少了种植体所受应力。

当种植体植入松质骨以及承受非轴向力时，种植体螺纹宽度和高度的设计就显得尤为重要。有限元分析显示，当种植体螺纹高度在0.34～0.5mm、宽度在0.18～0.30mm时应力较低[26]，但是这种理想螺纹尺寸对种植体抗折性的长期效果还不清楚，尚有待于临床实验进行证实。

抵抗折断的首要因素是种植体直径，因为抗折力会随着种植体半径的增大而成比例4倍增加[27]。但是随着种植体直径的增加，周围骨组织的应力分布也会成比例地减小，这可能产生应力屏障，导致

不利的骨反应。而小直径种植体会向骨组织传递较大的应力，从而增加种植体折断的危险。

上述观点貌似合乎逻辑，但是除了病例报告外，极少有文献报道窄直径种植体折断，当然这也可能是由于窄直径种植体主要应用于口腔前牙区的原因。

种植体设计

在过去的几十年中，种植体的基本形状发生了明显的变化。传统的种植体设计采用平行螺纹，通过外连接将种植体和上部结构连在一起，这种方式在临床中的应用现已逐步减少。

现在的种植体设计多采用内连接，这种连接方式可以提高机械固位力。另外，如今的种植体外形多是锥形结构。这些改变可以增强内连接上段部件的稳定性，且有利于手术中种植体的植入。

锥形种植体的引入也有助于消除对天然牙根和骨内种植体形态不匹配的担忧。但是，就种植体-骨界面的机械性和/或生物性相互作用而言，尚未有科学证据表明种植体的锥形设计具有优势。

修复体与种植体的连接存在多种不同的方式。在大多数情况下基台通过螺丝与种植体相连接，随后即可支持粘接固位或者螺丝固位的冠修复。

当在种植体上进行单冠修复时，基台必须具备抗旋转的能力，否则修复体逐渐与种植体之间发生旋转，导致松动。基台与种植体之间的连接方式通常有两种，即平面连接或圆锥形连接。

大多数情况下，平面连接在种植体冠方部分呈内六角或外六角的形态。外六角部分插入基台内以防止基台与种植体之间的旋转。平面连接具有多种几何外形。内连接可以呈三角形、六角形或八角形，此时抗旋转力主要位于种植体内而非其冠方。

从1990年6月之后，基台螺丝设计的改变使得其根方部分也可产生有效的螺纹啮合[28]。当扭矩施加于基台螺丝时，种植体内最冠方的2～3个螺纹受到压应力，导致种植体平台处应力集中。因此，当

植入的种植体持续受功能负荷使得部分种植体承担压应力时，需要考虑平台应力集中的问题。由于使用合金材料的不同，一些种植体系统可以很好地承受压应力和其他应力，但另外一些种植体则可能会出现静态疲劳（施加超过合金所能承受范围特定力的结果）或动态疲劳（施加超过了合金弹性模量的一系列力，使合金产生破坏），从而导致失败。

圆锥形连接最初是与"莫氏锥度"联合应用，借助根向定位的设计方式产生抗旋转力。随后，大多数圆锥形连接都进行了改良，增加了定位槽以利于种植体水平印模、技工室加工和临床操作时基台的放置。圆锥形连接的设计可以防止基台微动，圆锥形表面可以为种植体和基台之间提供更大的摩擦固位力。在平面连接，基台固位螺丝提供了锁紧基台和种植体的主要固位力，而圆锥形连接则采用种植体和基台之间吻合的锥形表面产生摩擦固位力，这就减少了使用固位螺丝的需求，因为固位螺丝仅仅可以提供种植体和基台之间很小的锁紧力。

在早期平面连接设计中，基台与种植体外部或内部啮合。如果种植体通过外斜面与基台连接，种植体斜面与基台在种植体上端表面联合产生抗环状应力的作用力，因此对种植体折断具有较好的抵抗力，此时内摩擦固位、低植入扭力基台螺丝以及与基台吻合的反斜面联合起来形成了刚硬和具有抗力的设计。

随着时间推移，一些主要采用圆锥形连接的设计相继出现。其中一种为圆锥形连接联合三角形引导面，被称为内三角连接。因为种植体和基台之间的连接非常精确，因此这种设计使得基台戴入很简单。但是由于基台采用了可以进入种植体且与种植体内壁平行的表面设计，种植体本身的冠方部分为平行壁而非螺纹设计，这种情况下骨结合是不可靠的。此外，除了对此类种植体冠方部分的骨结合存在疑问外，种植体的内、外螺纹非常接近导致种植体壁存在薄弱部位，使得种植体折断的风险增高。

种植体修复平台直径与穿黏膜基台直径之间的不一致被认为可作为减少种植体冠方应力的一种方式，这种种植体基台连接方式可以减少骨丧失，被称作"平台转移"[29]。采用平台转移的骨水平种植体骨丧失减少已得到了临床证实[30]，这主要是由于平台区的生物封闭环对骨水平起到了稳定作用，而非机械力学原因。虽然"平台转移"这个术语被注册了商标，但是这一概念实际上是普遍适用的。

大多数的种植厂家都提供具有平台转移的产品。与第一代圆锥形连接在种植体冠方采用反斜面设计不同，平台转移设计时基台外形比种植体直径更窄。由于在种植体冠方没有外斜面，因此基台缩窄的外形使得较大侧向力施加在种植体上，导致应力集中，增加种植体折断的风险。

早期的观点认为，随着更优良的钛和钛合金的应用以提高种植体的强度，以及种植体直径更合理，种植体折断概率肯定下降。基于对上述观点的认同，对种植体折断的临床关注度逐渐下降。正是由于这种忽视，对种植体、基台以及二者之间界面进行的新设计放弃了种植体与基台之间的反斜面，种植体壁冠方部位变薄，并且与种植体适合的基台变窄，而这3个特点将可能导致种植体折断发生率的上升[31]。

种植体折断通常发生在基台或修复体螺丝反复松动之后（图6.2a～d）。在多数此类患者中，常伴有副功能运动和与其相关的骨吸收[3]。种植体折断也可能和修复体不合适有关，多见于修复铸件与下方的基台或种植体不吻合，或基台、种植体上端出现物理变形时。

无论种植体折断的病因是什么，修复设计的首要目标是具有均匀分配合力的保护机制，比如压力监测器，它会在施加的力超过种植-修复合体承受范围时给出提示。

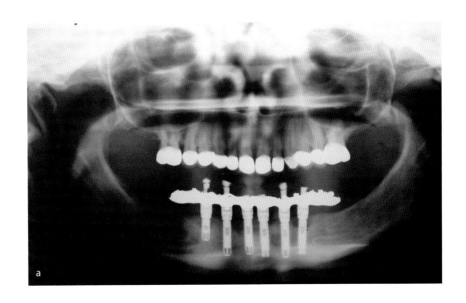

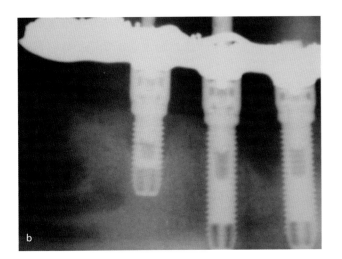

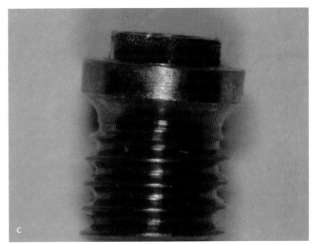

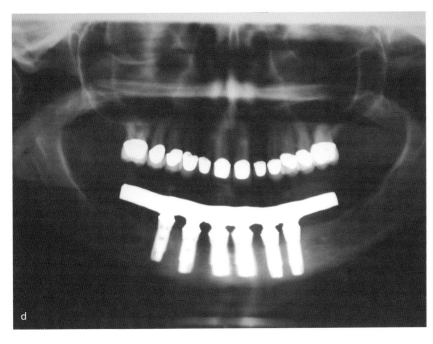

图6.2 a，b. 6颗常规平台的Brånemark
一代种植体支持的固定修复体出现了大
量骨丧失和多颗修复螺丝松动。15年后，
多数远中种植体均有症状，修复体去除
后，种植体折断部分也被取出。c. 取出种
植体折断部分。d. 用6颗宽平台种植体重
新修复

基台螺丝外形与骨丧失

骨丧失可能是种植体折断的一个因素。种植体折断的病例通常可见特定模式的骨丧失[2]。当骨丧失达到基台螺丝水平的根方时，此部位作为种植体的最薄弱点容易出现循环疲劳。另外，钛的弹性模量（MOE）高于骨组织约10倍，因此二者易受到剪切力。骨，为动态性组织，它能适当调整施加于修复-种植复合体上的力到所能承受的正常范围内。然而，当受力超出了正常范围，金属可发生循环疲劳并最终因施加其上的挠曲力而折断。通常情况下，折断都发生在骨内缺损的基底部水平，因为此部位为挠曲力的支点。微结构分析显示折断种植体上的碎片模式与疲劳失败时的模式相一致。

尽管早期的理论表明骨丧失使种植体更易发生折断[2]，但也有可能骨丧失继发于合金微结构的微折裂，是种植体折断后的并发症[4]。从种植体凹陷表面沿着折裂部位的逆向感染可导致炎症，是骨丧失的部分原因。商业性纯钛在慢性循环超负荷下发生撕裂并形成缺口，如果这种缺陷发生在骨结合界面处，并具有一定程度的微动或作为炎性介质的通道，就会发生骨丧失。进一步发展，骨丧失便成始发于微折裂的继发因素。

生物力学

在骨结合理论提出的最初阶段，对于无牙颌的修复推荐在上下颌骨各植入6颗种植体。随着骨结合理论在全球范围内的发展，大量证据表明在下颌植入4~5颗种植体就可以发挥良好的功能。Brånemark等[32]的研究表明，在上颌仅需要4颗种植体就可以达到很高的修复体预期存留率。Krekmanov等[33]采用角度或倾斜种植体获得了良好的临床效果。因此，将较少数量的种植体、倾斜植入以及即刻负重等概念结合起来，就形成了目前在临床广泛采用的治疗方案，改变了种植牙的使用。

种植体轴向负重曾被认为是种植体成功的必备条件。对非轴向负重的重要担忧就是机械并发症风险。但是，对无牙颌进行修复时通过倾斜种植体可以缩短后牙悬臂长度，不仅不会增加反而会降低种植体折断的风险。种植体折断相关的最大样本量研究显示，无牙颌的种植体折断率仅为0.2%[4]。采用4颗种植体、后端种植体倾斜植入、同期即刻负重的修复方案并不会增加种植体折断的风险。但是，针对部分无牙颌进行倾斜种植体修复目前尚缺乏研究。据传，在采用CAD/CAM基台进行角度矫正后行种植体支持式单冠修复或短跨度固定桥修复的患者，种植体折断率并未增高。很显然，临床证据未见并发症并不能证明其没有并发症风险，由于缺乏临床证据，因此尚无法证实在部分无牙颌进行倾斜种植体修复是否会影响种植体折断的风险。

此外，笔者认为CAD/CAM个性化基台的应用也会导致一些问题。目前，由技工室制作的CAD/CAM个性化基台的使用数量不断上升。但是，临床医生可能并未意识到，CAD/CAM个性化基台并不具有和原厂基台一样的机械耐受性。对受损的非原厂基台种植体界面进行的体外研究[34,35]显示，对植入位置不当的种植体采用CAD/CAM个性化基台行固定修复会增加折断风险。

有研究表明人类磨牙区的咀嚼力可以超过几百牛顿[36]，这样传递给种植体的力也很大，因此典型的种植体折断多见于磨牙区。种植体折断的另一原因可能来自邻近悬臂梁的游离端，此区域受力可能导致种植体弯曲运动，造成折断。因此，在咬合力过大的区域，限制悬臂梁的长度和使用是明智的。

患者相关因素

副功能运动会给种植体施加过大的力。除了磨牙症、紧咬牙外，有些患者习惯用过大的力量咀嚼。如果发现存在副功能运动，可以给患者制作一个睡眠期间佩戴的保护性𬌗垫。白天反复紧咬牙和磨牙的患者也可以在白天佩戴。对于咀嚼力过大的患者，向专业人士咨询或许会有帮助，但无其他更好的纠正方法。种植修复时可考虑选用更多数量种植体来平均分配功能区负重，同时考虑用大直径种植体以增强对折断的抵抗力。

医源性种植体植入或操作失误

种植体内螺纹错扣可能会导致修复部件并发症的发生，增加折断的可能，螺纹错扣更容易导致螺丝松动，或是因为矫正错扣时形成新的螺纹会磨除掉种植体内表面的一些材料。因此，放置愈合基台、印模部件和修复基台时操作应轻柔，保留机械连接的原始状态，从而避免不稳定连接发生。

手术植入

种植体植入扭矩可能使平台连接出现潜在变形，因此应注意控制植入扭矩。在Ⅰ类骨植入种植体时要充分进行种植窝预备，避免种植体挤压骨洞。许多厂家会提醒不要使用超过推荐的扭矩，以减小折断的可能性。

通过对种植体-基台连接进行重新设计，可以达到保存种植体周围骨的目的。尽管缺乏充足证据支持，将基台连接平面置于种植体外表面内侧已成为常见的设计方式，因为这样可以减少炎症的发生。尽管对所谓的"平台转移"正在进行研究，但是对于种植体平台处应力集中的长期作用是否可能导致更高的种植体折断风险，近几年还无法得出结论。

种植体在Ⅰ、Ⅱ、Ⅲ类骨上形成骨结合的成功率与Ⅳ类骨有所不同（采用Leckholm和Zarb's分类方法）[37]，特别是在使用光滑表面种植体时[38]。同样，种植体跨牙弓植入时所获得的力传导也会因骨密度的差异而不同。种植体位于皮质骨内时，在种植体和骨接触领圈处传递非轴向或侧向力，而在松质骨内时，种植体则多在根尖区传递侧向力，应力传导在某种程度上与螺纹结构有关[39]。当种植体置于下颌后牙区且修复体采用刚性连接时，则需要考虑下颌骨的弯曲度。下颌开闭口时的侧向力可能会对种植修复体的连接产生剪切力，此时一个解决方式是采用分段设计式修复体，使不同区段相互独立或避免与最远端种植体连接在一起。

修复体设计

既然种植体可能发生折断，那么临床医生就有责任使用合理设计的部件以避免折断发生。同时，修复体的设计应当有助于抵抗种植体折断。此外，通过长期随访来发现种植体折断的危险因素也至关重要。

对固定或活动修复体上应力的传导必须进行监测。无论是无牙颌或牙列缺损，患者修复后的牙列状态都可能影响其下种植体间的应力分布。

无论采用固定还是活动修复，修复体受力的大小和方向都会因为材料、种植体分布和修复整体设计而不同。种植体承受的应力大小不会受修复体材料的影响，施加在金属、陶瓷或树脂修复体上100N的力，传递到下方种植体上的力量同样为100N，但是应力分布会因材料不同而有差异。尽管种植体支持系统上承受的总应力是一样的，但是不同修复材料却具有不同的应力消减特性。刚硬材料如陶瓷，会更快地把力传递到种植体，而有弹性的材料，如树脂，传递力则较慢，这种现象被称为应力缓冲[40,41]。

其他一些还未被充分研究的因素包括种植体基台材料的使用，如高强度陶瓷。材料磨损特性的不同会导致功能状态下种植体修复平台磨耗程度的不同，但会不会影响整个种植体平台完整性还有待研究。在一定的负重条件下，由于长期反复受力会在钛材料上形成磨损面，这有可能是修复并发症的一个预兆，而反复的修复并发症又是种植体折断的预兆，因此种植体平台的改变和种植体折断之间可能存在某种联系。

尽管早期文献报道了使用应力缓冲材料进行修

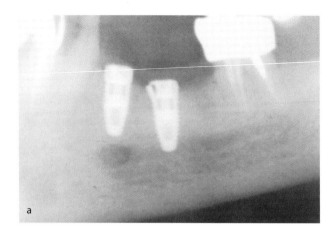

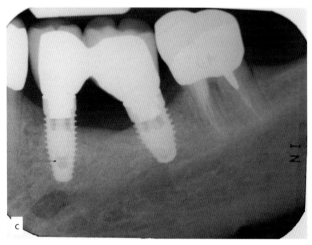

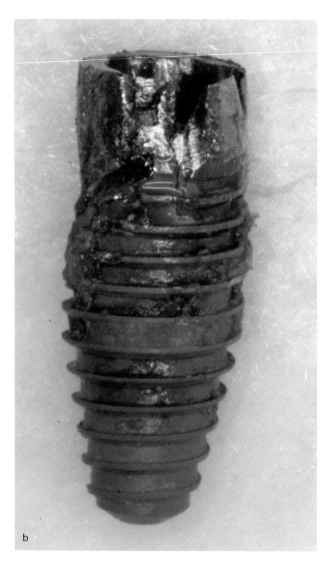

图6.3　a. I类骨中的种植体内连接折裂和界面破损的影像学表现。b. 取出种植体，发现沿着种植体平台的损坏。c. 在重新放置的种植体上行联冠修复完成2年后的影像学表现（Stuart J. Froum提供）

复对种植体有利，但是就种植体存活或抵抗折断方面，尚无一致的证据说明任何一种修复材料优于其他材料。不同修复材料在磨损、断裂或美观等临床表现方面可能不同，但这些因素与种植体折断的风险无关（图6.3）。

修复方案

经典观点认为男性咬合力比女性高30%~40%[42]。在制订治疗计划时为了获得均匀分布的咬合力需要考虑这一因素。因性别不同，修复设计、种植体直径、牙弓位置、种植体数目和咬合面形态在治疗中要有不同的考量。

另外，种植体植入位置也需要注意，以有助于合理传递和分布咬合力，从而能最大限度地增加功能状态下负重种植体的抵抗力。对多颗邻近种植体进行修复时需要考虑它们的空间位置关系，如交错放置可能比直线式排列更好地抵抗非轴向力。然而当因骨量受限或预期牙齿的位置或美学因素需要直线排列时，则不应考虑交错放置。

骨内种植体的直径很难与被替换天然牙的最大直径相匹配，修复缺失磨牙时种植体平台的直径通常与牙齿大小有很大差别。在这些病例中需要注意咬合接触，以便咬合力集中在修复体并直接沿着种植体的长轴传递。如果不能如此，则需要降低解剖学牙尖斜度以减少食物对修复体骀面的侧向力。

综上，种植修复治疗的目标是使用合适的材料制作适当直径的种植体，并采用合适的穿龈基台，以及合适的固位修复体的基台螺丝设计，在设计修复体时还需要考虑到预期应力和患者口腔行为等相关因素的影响。当所有这些因素均被考虑到时，种植体折断的概率就很小了。

咬合过载

后牙区的最大咬合潜能为600~800N[43]。单纯从力学角度来看，受力越接近颞下颌关节则力越大，这与颌骨受力时产生的3类杠杆系统有关，并且当有食物团块存在时，这一杠杆系统还会随之变化，这就使得后牙种植体承受过度咬合力的风险性增高。尽管没有临床研究表明后牙区种植体折断的风险性增高，这可能是与种植体整体折断率过低有关的统计异常。

颅颌面类型对咬合力同样存在影响。长面型或正颌外科分类为Ⅱ类𬌗关系的患者，与短头颅或者Ⅲ类𬌗关系的患者相比咬合力潜能较小。这种咬合潜能与纯力学原理以及有效传递的咬合力矢量关系有关，此外还受到其他因素包括性别和种族的影响，男性有更大的咬合力潜能，最多可以超出女性30%~40%。这些差异已经被充分证明，在制订治疗计划时需要考虑。

在种植修复时如何制订特定的咬合方案尚缺乏循证医学的指南[44]。但有些因素会影响种植支持式修复体的咬合。其中一个因素是种植支持式修复体的机械固位方式。修复体的机械固位通过螺丝或粘接固位来完成，但即便采用粘接固位修复，也要使用螺丝固位的穿龈部件即基台。螺丝固位部件受到侧向力时抵消固位力，导致螺丝松动。为了减少这种情况发生，应尽力避免或最小化种植体所受的侧向力，当植入3颗或以上种植体时，可通过最大化种植体补偿来实现，即降低解剖牙尖、集中咬合接触、减少各个方向的悬臂和调整种植体到与咬合面垂直的方向[45,46]。因此值得强调的是，当发生螺丝松动时可以通过适当的咬合调整消除侧向力来进行处理，当然更加频繁地定期复诊以及预紧螺丝也是必要的。

种植体的冠根比与传递到种植体基台复合体的应力大小有关。尽管缺乏科学证据，但有研究表明冠根比增加与种植生物学并发症相关[47]，因此为了便于取出修复体，建议使用螺丝固位的上部结构。

当多颗种植体间可以相互支持时可以考虑建立无邻牙接触的种植修复体前导，此时应当在完成最终修复体前先使用临时修复体进行检测。但是在许多病例中，这种修复设计方案仍存在许多问题并导致对种植体不利的力产生。尽管多数种植体折断发生在后牙区，但是在前牙种植修复体建立前导仍需注意，并且最好具备邻牙的辅助接触。种植体的植入需要遵从厂家说明并结合临床医生的经验进行。

制造缺陷

种植体制作时可能存在原材料本身和制造过程中的缺陷。尽管厂家都表明种植体制作良好且符合国际标准化组织（ISO）或食品及药物管理局（FDA）的标准，临床医生从厂家购买种植体时仍需要注意。

尽管临床医生可能没有意识到产品召回的必要，但这种召回可以反映出厂家对细节的重视。临床医生应该注意保留产品标号和病历记录，以确保召回事件发生时可以做出适当的反应。

折断种植体的治疗

对于已形成骨结合的种植体而言，折断是破坏性的，通常需要取出种植体残片。取出失败时可能会形成感染，感染源可来自折断种植体螺纹内的寄生细菌、毒素或感染物。如果种植体靠近重要的组织结构，如下颌神经管或上颌窦，要谨慎处理以使组织愈合；如果折断发生在比较低的位置，可修整残片使周围组织覆盖；如果修复体仍有足够的种植体来支持，那么虽然操作困难，仍可修整折断的种植体并将其埋入保留在体内，这种种植体称为沉睡种植体（图6.4a，b）。这样可避免手术、时间、花费和种植体取出疼痛等问题。但是将折断种植体保留在骨中的风险需要患者知情同意，同时需要持续复查来监测是否有潜在问题。如果种植体对余留修复体起关键性支持作用，且没有其他部位可以替代植入，那么就需要医生小心地取出种植体，然后进行骨移植或者日后延期重新种植。

结论

除两项大样本量的长期研究外，少有科学研究评估种植体折断。种植体折断是多种因素共同作用的结果：

- 文献报道种植体折断多发生在 I 级纯钛种植体
- 种植体折断率随着螺丝设计的改变而显著下降
- 多数种植体折断伴有反复螺丝松动和骨吸收
- 种植体折断和种植体平台机械磨损的关系有待进一步研究
- 从现有研究来看，牙列缺损患者发生种植体折断比无牙颌患者多
- 另外，多数种植体折断发生在固位螺丝连接处的下方，"坚固"的种植体变成了中空，在此处发生了应力集中

当骨吸收水平低于固位螺丝水平时，上述因素的联合影响非常危险。

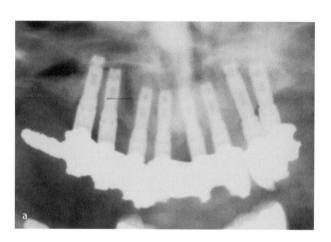

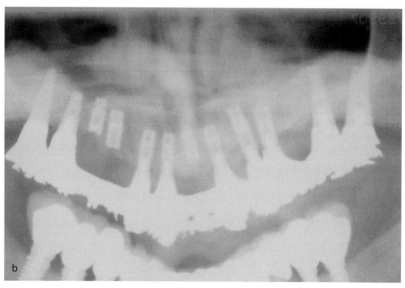

图6.4 a. 上颌全口固定义齿修复体出现了3颗种植体折断。种植体类型是3.75mm工业纯钛。b. 用另外4颗种植体来挽救。（Stuart J. Froum提供）

重点提示

- 当为牙列缺损患者制订治疗方案时，需要考虑植入种植体的长度和直径。更多的种植体以及合理的修复体设计可以降低折断风险和阻止折断的发生。
- 有副功能运动习惯的患者（磨牙症、紧咬牙、习惯性咀嚼口香糖和职业习惯等）均推荐使用咬合导板。
- 尽可能在磨牙区避免非支持式的修复体悬臂。
- 注意观察反复螺丝松动的情况和过多的骨吸收。

（徐琛蓉　赵川江　轩东英　译）

参考文献

[1] Eckert SE, Choi YG, Koka S. Methods for comparing the results of different studies. *Int J Oral Maxillofac Implants* 2003; 18(5): 697–705.

[2] Rangert B, Krogh PH, Langer B, Van Roekel N. Bending overload and implant fracture: a retrospective clinical analysis. *Int J Oral Maxillofac Implants* 1995; 10(3): 326–34.

[3] Balshi TJ. An analysis and management of fractured implants: a clinical report. *Int J Oral Maxillofac Implants* 1996; 11(5): 660–6.

[4] Eckert SE, Meraw SJ, Cal E, Ow RK. Analysis of incidence and associated factors with fractured implants: a retrospective study. *Int J Oral Maxillofac Implants* 2000; 15(5): 662–7.

[5] Salvi GE, Brägger U. Mechanical and technical risks in implant therapy. *Int J Oral Maxillofac Implants*. 2009; 24(Suppl): 69–85.

[6] Pjetursson BE, Asgeirsson AG, Zwahlen M, Sailer I. Improvements in implant dentistry over the last decade: comparison of survival and complication rates in older and newer publications. *Int J Oral Maxillofac Implants*. 2014; 29(Suppl): 308–24.

[7] Sutpideler M, Eckert SE, Zobitz M, An KN. Finite element analysis of effect of prosthesis height, angle of force application, and implant offset on supporting bone. *Int J Oral Maxillofac Implants* 2004; 19(6): 819–25.

[8] Akca K, Iplikcioglu H. Finite element stress analysis of the influence of staggered versus straight placement of dental implants. *Int J Oral Maxillofac Implants* 2001; 16(5): 722–30.

[9] Skalak R. Biomechanical considerations in osseointegrated prostheses. *J Prosthet Dent* 1983; 49(6): 843–8.

[10] Skalak R. Osseointegration biomechanics. *J Oral Implantol* 1986; 12(3): 350–6.

[11] Skalak R. Stress transfer at the implant interface. *J Oral Implantol* 1988; 13(4): 581–93.

[12] Rangert B, Gunne J, Sullivan DY. Mechanical aspects of a Brånemark implant connected to a natural tooth: an in vitro study. *Int J Oral Maxillofac Implants* 1991; 6(2): 177–86.

[13] Rangert B, Jemt T, Jorneus L. Forces and moments on Brånemark implants. *Int J Oral Maxillofac Implants* 1989; 4(3): 241–7.

[14] Saulacic N, Bosshardt DD, Bornstein MM, Berner S, Buser D. Bone apposition to a titanium-zirconium alloy implant, as compared to two other titanium-containing implants. *Eur Cell Mater* 2012; 23: 273–86.

[15] Colombo JS, Carley A, Fleming GJ, Crean SJ, Sloan AJ, Waddington RJ. Osteogenic potential of bone marrow stromal cells on smooth, roughened, and tricalcium phosphate-modified titanium alloy surfaces. *Int J Oral Maxillofac Implants*. 2012; 27: 1029–42.

[16] Rosa AL, Beloti MM. Rat bone marrow cell response to titanium and titanium alloy with different surface roughness. *Clin Oral Implants Res* 2003; 14: 43–8.

[17] De Leonardis D, Garg AK, Pecora GE. Osseointegration of rough acid-etched titanium implants: 5-year follow-up of 100 minimatic implants. *Int J Oral Maxillofac Implants* 1999; 14(3): 384–91.

[18] Lambert FE, Weber HP, Susarla SM, Belser UC, Gallucci GO. Descriptive analysis of implant and prosthodontic survival rates with fixed implant-supported rehabilitations in the edentulous maxilla. *J Periodontol* 2009; 80(8): 1220–30.

[19] Papazoglou EBW, McGlumphy EA. Characterization of retrieved implant:titanium, tiyanium alloys, and hydroxylapatite coatings. In: Eliades GET, Brantley W, Watts D, eds. *Dental materials in vivo: aging and related phenomena*. Chicago, IL: Quintessence, 2003.

[20] Conrad HJ, Schulte JK, Vallee MC. Fractures related to occlusal overload with single posterior implants: a clinical report. *J Prosthet Dent* 2008; 99: 251–6.

[21] Karl M, Krafft T, Kelly JR. Fracture of a narrow-diameter roxolid implant: clinical and fractographic considerations. *Int J Oral Maxillofac Implants* 2014; 29: 1193–6.

[22] Thoma DS, Jones AA, Dard M, Grize L, Obrecht M, Cochran DL. Tissue integration of a new titanium-zirconium dental implant: a comparative histologic and radiographic study in the canine. *J Periodontol* 2011; 82: 1453–61.

[23] Barter S, Stone P, Brägger U. A pilot study to evaluate the success and survival rate of titanium-zirconium implants in partially edentulous patients: results after 24 months of follow-up. *Clin Oral Implants Res* 2012; 23(7): 873–81.

[24] Quirynen M, Al-Nawas B, Meijer HJ, Razavi A, Reichert TE, Schimmel M, et al.; the Roxolid Study Group. Small-diameter titanium Grade IV and titanium-zirconium implants in edentulous mandibles: three-year results from a double-blind, randomized controlled trial. *Clin Oral Implants Res* 2014. doi: 10.1111/clr.12367

[25] Akca K, Cavusoglu Y, Uysal S, Cehreli MC A prospective, open-ended, single-cohort clinical trial on early loaded titanium-zirconia alloy implants in partially edentulous patients: up-to-24-month results. *Int J Oral Maxillofac Implants* 2013; 28: 573–8.

[26] Kong L, Hu K, Li D, Song Y, Yang J, Wu Z, Liu B. Evaluation of the cylinder implant thread height and width: a 3-dimensional finite element analysis. *Int J Oral Maxillofac Implants* 2008; 23(1): 65–74.

[27] Sakaguchi RL, Powers JM. *Craig's restorative dental materials*. Philadelphia, PA: Elsevier, 2012.

[28] Eckert SE, Wollan PC. Retrospective review of 1170 endosseous implants placed in partially edentulous jaws. *J Prosthet Dent* 1998; 79(4): 415–21.

[29] Lazzara RJ, Porter SS. Platform switching: a new concept in implant dentistry for controlling postrestorative crestal bone levels. *Int J Periodontics Restorative Dent* 2006; 26(1): 9–17.

[30] Bateli M, Att W, Strub JR. Implant neck configurations for preservation of marginal bone level: a systematic review. *Int J Oral Maxillofac Implants* 2011; 26(2): 290–303.

[31] Chae SW, Kim YS, Lee YM, Kim WK, Lee YK, Kim SH. Complication incidence of two implant systems up to six years: a comparison between internal and external connection implants. *J Periodontal Implant Sci* 2015; 45(1): 23–9.

[32] Brånemark PI, Svensson B, van Steenberghe D. Ten-year survival rates of fixed prostheses on four or six implants ad modum Brånemark in full edentulism. *Clin Oral Implants Res* 1995; 6(4): 227–31.

[33] Krekmanov L, Kahn M, Rangert B, Lindstrom H. Tilting of posterior mandibular and maxillary implants for improved prosthesis support. *Int J Oral Maxillofac Implants* 2000; 15(3): 405–14.

[34] Kim SK, Koak JY, Heo SJ, Taylor TD, Ryoo S, Lee SY. Screw loosening with interchangeable abutments in internally connected implants after cyclic loading. *Int J Oral Maxillofac Implants* 2012; 27: 42–7.

[35] Gigandet M, Bigolin G, Faoro F, Bürgin W, Brägger U. Implants with original and non original abutment connections. *Clin Implant Dent Relat Res* 2012; 16: 303–11.

[36] van der Bilt A, Tekamp A, van der Glas H, Abbink J. Bite force and electromyograpy during maximum unilateral and bilateral clenching. *Eur J Oral Sci* 2008; 116(3): 217–22.

[37] Leckholm U, Zarb GA. Patient selection and Preparation. In: Brånemark PI, Zarb GA, Albrektsson T, eds. *Tissue integrated prothesis*. Chicago, IL: Quintessence, 1985: 199–209.

[38] Jaffin RA, Berman CL. The excessive loss of Brånemark fixtures in type IV bone: a 5-year analysis. *J Periodontol* 1991; 62(1): 2–4.

[39] Lin CL, Wang JC, Ramp LC, Liu PR. Biomechanical response of implant systems placed in the maxillary posterior region under various conditions of angulation, bone density, and loading. *Int J Oral Maxillofac Implants* 2008; 23(1): 57–64.

[40] Mericske-Stern R, Venetz E, Fahrlander F, Burgin W. In vivo force measurements on maxillary implants supporting a fixed prosthesis or an overdenture: a pilot study. *J Prosthet Dent* 2000; 84(5): 535–47.

[41] Jemt T, Carlsson L, Boss A, Jorneus L. In vivo load measurements on osseointegrated implants supporting fixed or removable prostheses: a comparative pilot study. *Int J Oral Maxillofac Implants* 1991; 6(4): 413–17.

[42] Palinkas M, Nassar MS, Cecilio FA, Siéssere S, Semprini M, Machado-de-Sousa JP, et al. Age and gender influence on maximal bite force and masticatory muscles thickness. *Arch Oral Biol* 2010; 55(10): 797–802.

[43] de Abreu RA, Pereira MD, Furtado F, Prado GP, Mestriner W Jr, Ferreira LM. Masticatory efficiency and bite force in individuals with normal occlusion. *Arch Oral Biol* 2014; 59(10): 1065–74.

[44] Taylor TD, Wiens J, Carr A. Evidence-based considerations for removable prosthodontic and dental implant occlusion: a literature review. *J Prosthet Dent* 2005; 94(6): 555–60.

[45] Weinberg L. *Atlas of implant and tooth supported prosthodontics*. Chicago, IL: Quintessence, 2003.

[46] Wiskott HW, Belser UC. A rationale for a simplified occlusal design in restorative dentistry: historical review and clinical guidelines. *J Prosthet Dent* 1995; 73(2): 169–83.

[47] Blanes RJ, Bernard JP, Blanes ZM, Belser UC. A 10-year prospective study of ITI dental implants placed in the posterior region. II: Influence of the crown-to-implant ratio and different prosthetic treatment modalities on crestal bone loss. *Clin Oral Implants Res* 2007; 18(6): 707–14.

第7章

种植体同化技术：修复基台及连接受损的骨结合种植体

Implant naturalization: restoring osseointegrated dental implants with damaged platforms and connections

Dennis E. Waguespack and Brian C. Butler

前言

种植牙已经成为修复缺失牙的标准治疗方法，但是随着大量种植体的植入，医生面临着众多不同的种植体修复并发症。当种植体修复并发症发生时，如何处理和保留种植体就成为一个难题。修复并发症包括种植体折断（图7.1a，b）、基台断裂（图7.1c，d）、修复螺丝损坏（图7.1e）、基台螺丝断裂（图7.1b）和种植体周围炎（图7.1f）[1,2]等，可导致种植体平台和连接受损。当种植体受损后，常规的种植修复方法以及商品化的种植修复部件将不再适用。如果外连接或内连接受到损坏，则无法采用螺丝固位的基台或冠进行修复。因此，种植体连接损坏相关并发症引发出一个问题，即临床医生如何修复健康、牢固并且骨结合良好的受损种植体。

用新种植体替代受损种植体是解决方法之一，虽然有时这是最佳选择，但是会导致新的问题出现，例如软硬组织丧失，形成更大组织缺损从而需要额外的、有时很复杂的移植手术，并且这些增量手术必须成功才能确保新种植体植入的效果。即便成功，患者仍需要面对额外的手术、更长的愈合时间、更多的治疗次数以及高额的费用。并且对进行了组织增量术后的部位进行修复也充满美学挑战。此外，取出种植体还会造成其他一些问题，因此为了更好地修复发生损坏的已形成骨结合的健康种植体，另外一些治疗方法应运而生[3,4]。

种植体同化技术为受损种植体的修复提供了一种选择，此时受损种植体必须具有健康的种植体周状况和稳定的骨结合[5]。此技术通过金属桩核结合传统冠桥来修复连接损坏的种植体。此外，当种植系统的一些部件无法购得或已停产时，种植体同化技术也可作为修复损伤种植体的方法，而不需要取出种植体后再植入新种植体。

本章将阐述导致种植体平台及连接损坏的种植体修复并发症的病因，并进一步介绍预防方法，同时还将探讨如何通过种植体同化技术治疗种植体修复并发症。

病因及预防

Benjamin Franklin曾说过"一盎司的预防胜过一磅的治疗"，这句话用来描述种植体–基台–修复体并发症再合适不过了。咬合关系和软硬组织的评估，种植体适当的尺寸和位置都是种植长期成功的基础[6,7]。在制订修复方案时需要避免施加不必要的力在已有骨整合的种植体上。修复时都应当使用原厂品牌专用的部件[8]。需要严格遵循厂商给出的扭矩指引[9]，这可限制种植体–基台复合体的微小动度，以减少螺丝松动及随后断裂的风险。然而，失败总是要发生的，了解如何正确处理这些失败才是未来成功的关键。

临床医生在决定和实施治疗计划之前，一定要明确问题发生的部位。严重的种植失败（如种植体

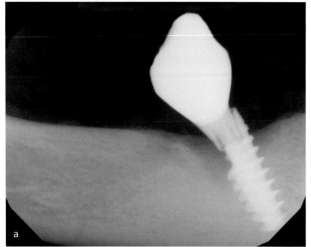

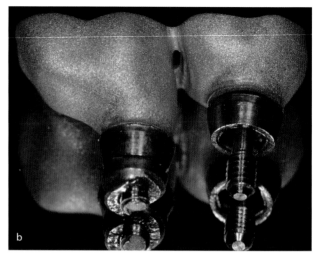

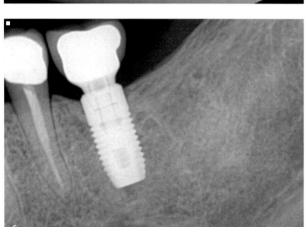

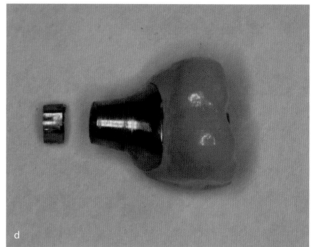

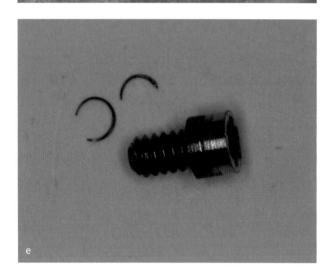

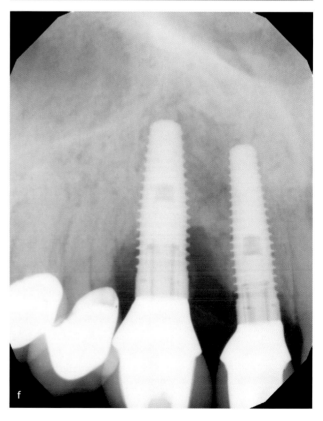

图7.1 a. 根尖片示种植体折断。b. 失败修复体显示折断种植体的冠方部分以及折断的基台螺丝。c. 根尖片示基台折断。d. 图片c所示的折断基台。e. 破损的修复体螺丝可见螺纹剥离。f. 根尖片显示种植体周围炎

断裂或骨结合丧失）不具备再修复的可能，此时一定要取出种植体，并且在新种植体植入前需要重建缺损的软硬组织。因此，在取出种植体时要尽可能选择创伤小的策略[10]。某些情况下，种植体取出是不必要或不可能的，例如深埋在骨下的种植体，如果其上部的软组织已愈合良好，则可以采用桥体修复或其他治疗方案[5]。

病因

一些原因可能导致种植体修复平台和连接损坏，或导致种植体不能采用常规部件进行修复，其中之一是由于尝试取出松动或断裂的基台和螺丝所致，而其他一些原因则包括医源性并发症、种植体识别错误或缺乏合适的修复部件。

机械性负载过重是造成种植修复并发症的医源性因素之一（参见第24章），可由多种原因导致[11]。一种原因是种植方案不当，导致种植体植入位置及角度不佳，因此常需使用角度基台修复，此时非轴向的负荷将很大的力施加于基台螺丝上，致其断裂。螺丝松动或断裂很可能是过载的结果[12]。另一种负载过重发生在修复体没有足够的邻接触时，缺乏或轻微邻面接触会使额外的扭力施加在种植体-基台界面，随后引起螺丝松动并继发螺丝或基台断裂[13]。

医源性并发症也发生在连接基台和扭紧螺丝时，常见于扭紧基台和修复螺丝时过度加力，从而导致基台螺丝滑丝、断裂或基台断裂。此时必须要取出螺丝或基台，然而取出过程通常很复杂，并且容易对种植体平台和连接造成不可逆损伤。基台或螺丝断裂导致修复体松动，移除修复体过程中亦可能发生医源性并发症。在取出螺丝时可能导致螺丝顶部滑丝，此时螺丝刀无法有效加力，螺丝需要通过开槽或完全磨除方可取出，这将导致种植

体平台和连接损坏。此外，当上述并发症发生在由于骨量不足或需要避开重要解剖结构而以不理想的角度植入的种植体时，暴露修复体的螺丝孔通常非常困难。

当螺丝松动或断裂后，如何取出修复体成为一个难题[14,15]。螺丝固位的修复体比较容易取出，但是对于粘接固位修复体而言，当基台或基台螺丝松动时，修复体难以从基台上取下。可以首先通过临床照片和X线片来判断修复体与基台螺丝相对应的位置，随后在此部位钻孔以获得到达基台螺丝的通路。如果螺丝孔被一层保护性材料封闭，那么通过钻孔将较容易暴露螺丝，基台和修复体也可相继取出。当螺丝顶部暴露后即可使用相应的螺丝刀取出螺丝，如果螺丝刀打滑或在螺丝顶部旋转无法加力，那么很有可能是螺丝顶部滑丝或螺丝刀磨损，此时可在滑丝的螺丝顶部磨出水平向沟槽，随后使用直螺丝刀即可取出螺丝。如果不能在螺丝顶部顺利开槽，那么就需要将其完全磨除。一旦螺丝被取出，修复体就可在不损害种植体平台和连接的情况下修复和置换了。然而，如果螺丝孔没有被适当的保护性材料封闭，那么螺丝在取出时很可能被损坏，并可能损伤到种植体平台和连接。

螺丝取出工具可以从种植和修复厂商处获得（图7.2a，b）。这些工具被设计用于辅助取出破损螺丝，并可以保护内连接而不损伤种植体（图7.2c，d）。一旦取出螺丝，一系列的螺孔钻可用来修复螺丝孔的螺纹（图7.2e）。因此，对应每一种种植体螺丝纹路都配有一套特定的螺孔钻。在某些情况下，这些辅助工具很有效，但是在另一些情况下却无法发挥作用。倘若基台阻挡了种植体的连接部分，那么这些工具就不能发挥作用，此时试图移除断裂或损坏的螺丝将会损害到修复平台或连接。

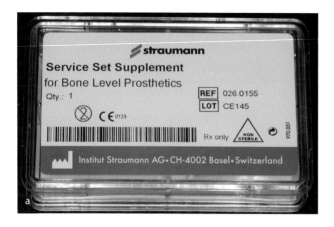
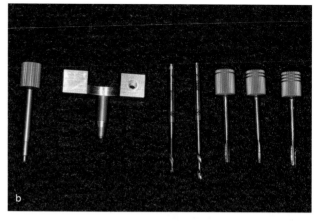
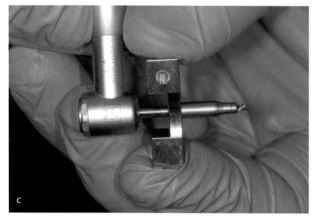
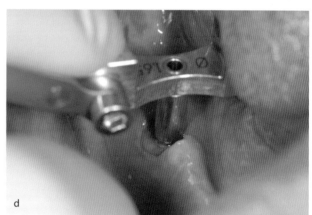
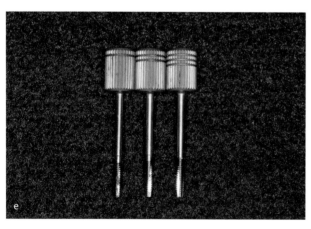

图7.2　a. Straumann骨水平补充工具盒。b. a工具盒中的工具。c. 保护种植体内连接的引导工具。d. 使用引导工具的口内照片。e. 螺孔钻

　　螺丝松动或断裂后可发生另一种情况，即螺丝的螺纹部分折断在种植体内，而修复体已脱落（图7.3），这是因为螺丝扭力过大导致其上部折断。此时通常可以用探针或反旋转球钻取出螺丝。在种植体连接的内侧面进行任何操作都一定要小心，不要损伤连接或螺纹。

　　另一种医源性并发症发生在使用杂牌部件进行修复。杂牌的修复部件由于不能达到原厂商的严格标准，因此常易导致并发症的发生[8]。部件精密度下降会引起微动，导致负荷潜能下降，基台无法获得良好固位或支持正常咬合力，并损害到种植体平台及连接。

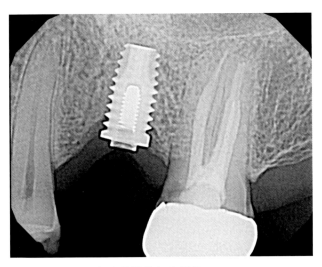

图7.3　根尖片示螺丝的螺纹部分折断

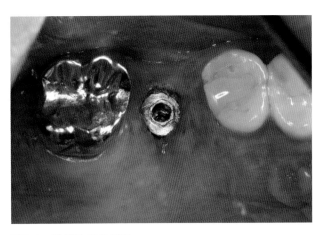

图7.4　种植体平台暴露

当不能确定种植体种类时，一定要通过X线片、临床照片、同事、种植体代理商、种植体生产商等的帮助来确定种植体类型；此外，也可以通过网站"whatimplantisthat.com"来寻求帮助[16-18]。如果种植体及修复部件可被明确鉴定，那么修复就变得容易。如果种植体鉴定明确但是无法获得原厂配件，则可使用其他品牌的配件。然而，如果种植体种类无法确定，那么就可选择种植体同化技术进行修复。

治疗

最复杂的种植体基台损坏常见于无法顺利取出基台螺丝的病例。如果种植体的基台连接和/或内部螺纹损坏超过了可修复范围，那么常规的修复部件就不能与基台精确吻合，因此难以常规修复。此时，首先要确定种植体是否有保留价值，需要考虑的问题包括：种植体位置是否恰当？美学效果是否可接受？种植体–骨界面是否健康？如果答案都是肯定的，就可以尝试采用种植体同化技术进行修复。

在种植体同化技术中，种植体体部被当作根管治疗后的牙根进行修复。第一步是暴露种植体平台

（图7.4）。可采用激光去除表面软组织以暴露种植体。一旦种植体暴露，在不损伤种植体壁厚度的情况下尽可能深地磨除内部螺纹（图7.5a，b）。调磨种植体应当在大量水冲洗下进行[19]，但是有时由于种植体位置的关系调磨可能会很困难。在很多情况下，由于缺牙间隙缺乏足够的宽度容纳涡轮机头，因此很难磨除全部的内部螺纹，此时可使用加长钻针来进行操作。前牙区的类似问题较少，因为可以在手机上加钻针延长杆。

螺纹磨除后种植体内部变得圆滑，没有任何抗旋转的结构，尤其是当连接部分已经损坏时。因此，为了确保桩的稳定及防止移动，必须在种植体内壁制备抗旋转的固位沟（图7.5a，b）。在预备好桩道后采取间接法制作桩核[20]。用螺旋充填器将加成型硅橡胶印模材料注入种植体内，用内含强化金属丝的清管器稳固印模材料（图7.6）。印模的目的在于复制种植体整个平台结构及桩核外形，为了印模精确通常需要排龈。有几种方法在预备好的种植体上制作临时修复。可使用高流动性硅橡胶轻体（VPS）或Fermit阻止软组织长入备好的桩核空间；另外还可以使用临时桩来支持和固位临时冠，这将更有利于软组织轮廓和形态的塑形[21]，并可减少后续桩核粘接时出现

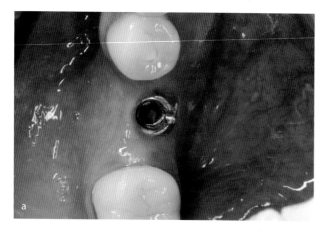

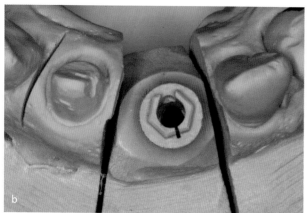

图7.5 a. 口内照显示螺纹的种植体及抗旋转固位沟。b. 桩核制作代型显示磨除内部螺纹、抗旋转固位沟和完整的种植体平台

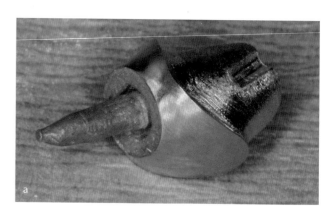

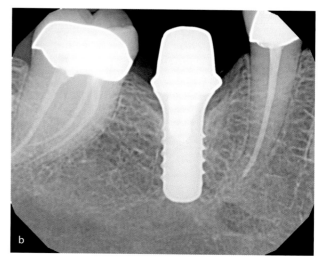

图7.7 a. 常规间接制作的桩核具有良好的外形和正确的粘接边缘。b. 根尖片显示桩核就位于种植体内

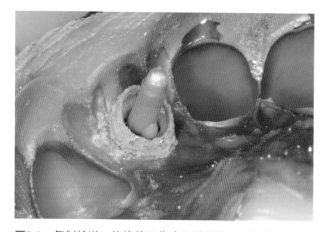

图7.6 复制桩道、抗旋转固位沟和种植体平台的终印模

问题。

加工厂制作好桩核后，即可试戴桩核并用树脂改良型玻璃离子水门汀粘接。桩核的设计应当遵循

传统基牙的制备原则。桩核外形和边缘位置应该尽可能理想化，粘接边缘不能超过龈下1mm[22]。此外还需要检查桩核是否与固位沟稳定嵌合，并与种植体内桩道及平台密合。桩核就位时有可能需要去除阻挡的软组织，如果桩-种植体界面无法用肉眼直接观察，那么就需要影像学检查辅助判断桩核是否完全就位。当桩核完全就位后，就可以完成桩冠粘接边缘的检查与调改了。

树脂改良型玻璃离子水门汀用于桩核最终的粘接（图7.7）。要仔细去除所有多余的粘接剂，残留的粘接剂会造成医源性种植体周围炎[23]。如果种植体-桩界面处于龈下，就可能需要在牙周翻瓣术下完全清除粘接剂。下一步操作就是常规的冠印模。为了印模的边缘完整清晰需要放置排龈线。最后调

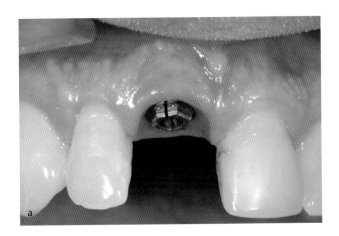

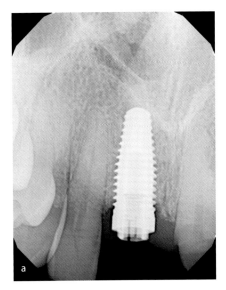

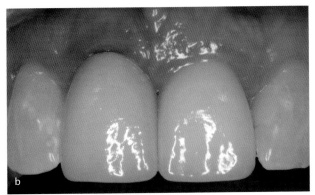

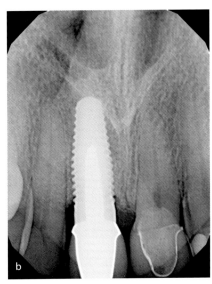

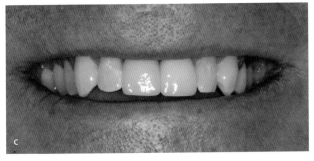

图7.9　a. 根尖片显示螺丝取出后的种植体。b. 根尖片显示终修复体粘接完成后

图7.8　a. 螺丝取出后的种植体。b. 种植体同化技术完成的最终修复。c.终修复体的微笑观

改由桩固位和支持的临时冠。临时冠粘接要使用非丁香酚类粘接剂，如Temp Bond NE。同样需要仔细去除多余粘接剂。

　　最后一次就诊即可戴冠（图7.8a～c和图7.9）（见第10章）。戴冠前要先试戴及调改，修复体外形及色泽都需要获得患者同意。同化治疗的种植体可能需要去除非正中𬌗时的咬合接触。树脂改良型玻璃离子水门汀也用于冠的最终粘接。最后可通过影像学检查以确定多余水门汀是否已彻底去除，如果担心有残留粘接剂，必须要转诊至牙周医生进行处理。

　　除了上述治疗程序外还有另外一种备选的治疗方案，即在试戴确定桩核与种植体密合后，将桩核放回原有模型并送回加工厂制作冠修复体。这种方法将制作好的桩核用作代型，可以省去第二次印模以及临时冠的调改。

重点提示

- 在制备桩道及种植体平台的终印模时使用螺旋充填器及桩道清洁器。
- 在磨改种植体时使用延长杆。
- 在种植体和铸造桩上制备抗旋转固位沟。
- 桩核的外形轮廓应当确保粘接界面位于理想位置。
- 桩核可以为加工厂提供理想的工作代型。
- 使用印模帽移开组织。

致谢

笔者对Mr. Jerry Noyes（齿科技师/Bio Matrix技工中心老板）在本章中的技工工作表示感谢。

（徐琛蓉　赵川江　轩东英　译）

参考文献

[1] Goodacre CJ, Bernal G, Rungcharassaeng K, Kan JYK. Clinical complications with implants and implant prostheses. *J Prosthet Dent* 2003; 90(2): 121–32.

[2] Froum SJ, Froum SH, Rosen PS. Successful management of peri-implantitis with a regenerative approach: a consecutive series of 51 treated implants with 3- to 7.5-year follow-up. *Int J Periodontics Restorative Dent* 2012; 32(1): 10–20.

[3] Pipko DJ, Kukunas S, Ismail YH. Retrofitting a cast dowel-core on salvaged dental implants. *J Prosthodont* 2004; 13(1): 52–4.

[4] Ghorbani H, Pipko DJ. One-piece dowel-crown on single endosseous implants. *Implant Dent* 2003; 12(3): 232–4.

[5] Balshi TJ. An analysis and management of fractured implants: a clinical report. *Int J Oral Maxillofac Implants* 1996; 11: 660–6.

[6] Kois JC, Kan JYK. Predictable peri-implant gingival aesthetics: surgical and prosthodontic rationales. *Pract Proced Aesthet Dent* 2001; 13(9): 691–8.

[7] Handelsman M. Surgical guidelines for dental implant placement. *British Dent J* 2006; 201: 139–52.

[8] Jaarda MJ, Razzoog ME, Gratton DG. Comparision of "look-alike" implant prosthetic retaining screws. *J Prosthod* 1995; 4: 23–7.

[9] Quek CE, Tan KB, Nicholls JI. Load fatigue performance of a single-tooth implant abutment system: effect of diameter. *Int J Oral Maxillofac Implants* 2006; 21: 929–36.

[10] Froum SJ, Yamanaka T, Cho SC, Kelly R, St James S, Elian N. Techniques to remove a failed integrated implant. *Compend Contin Educ Dent* 2011; 32(7): 22–31.

[11] Rangert BO, Krogh PHJ, Langer B, Roekel NV. Bending overload and implant fracture: a retrospective clinical analysis. *JOMI on CD-ROM* 1995: 326–34.

[12] Theoharidou A, Petridis HP, Tzannas K, Garefis P. Abutment screw loosening in single-implant restorations: a systematic review. *Int J Oral Maxillofac Implants* 2008; 23: 681–90.

[13] Naert I, Quirynen M, Van Steenberghe D, Darius P. A six-year prosthodontic study of 509 consecutively inserted implants for the treatment of partial edentulism. *J Prosthet Dent* 1992; 67: 236–45.

[14] Luterbacher S, Fourmousis I, Lang NP, Brägger U. Fractured prosthetic abutments in osseointegrated implants: a technical complication to cope with. *Clin Oral Implants Res* 2000; 11: 163–70.

[15] Jung RE, Pjetursson BE, Glauser R, Zembic A, Zwahlen M, Lang NP. A systematic review of the 5-year survival and complication rates of implant-supported single crowns. *Clin Oral Implants Res* 2008; 19: 119–30.

[16] Sahiwal IG, Woody RD, Benson BW, Guillen GE. Macro design morphology of endosseous dental implants. *J Prosthet Dent* 2002; 87(5): 543–51.

[17] Sahiwal IG, Woody RD, Benson BW, Guillen GE. Radiographic identification of threaded endosseous dental implants. *J Prosthet Dent* 2002; 87(5): 563–77.

[18] Sahiwal IG, Woody RD, Benson BW, Guillen GE. Radiographic identification of nonthreaded endosseous dental implants. *J Prosthet Dent*. 2002; 87(5): 552–62.

[19] Eriksson A, Albrektsson T, Grave B, McQueen D. Thermal injury to bone. A vital microscopic description of heat effects. *Int J Oral Surg* 1982; 11(2): 115–21.

[20] Maccari PC, Cosme, Oshima HM, Burnett LH Jr, Shinkai RS. Fracture strength of endodontically treated teeth with flared root canals and restored with different post systems. *J Esthet Restor Dent* 2007; 19: 30–7.

[21] Su H, Gonzalez-Martin O, Weisgold A, Lee E. Considerations of implant abutment and crown contour: critical contour and subcritical contour. *Int J Periodontics Restorative Dent* 2010; 30(4): 335–43.

[22] Linkevicius T1, Vindasiute E, Puisys A, Peciuliene V. The influence of margin location on the amount of undetected cement excess after delivery of cement-retained implant restorations. *Clin Oral Implants Res* 2011; 22(12): 1379–84.

[23] Wadhwani CP. Peri-implant disease and cemented implant restorations: a multifunctional etiology. *Compend Contin Educ Dent* 2013; 34(7): 32–7.

[24] Pineyro A, Tucker LM. One abutment-one time: the negative effect of uncontrolled abutment margin depths and excess cement – a case report. *Compend Contin Educ Dent* 2013; 34(9) 680–4.

[25] Wadhwani C, Hess T, Faber T, Piñeyro A, Chen CSK. A descriptive study of the radiographic density of implant restorative cements. *J Prosthet Dent* 2010; 103: 295–302.

第8章

种植失败的发病率、危险因素、处理和预防

Implant failure: prevalence, risk factors, management, and prevention

J. Kobi Stern, Emily E. Hahn, Cyril I. Evian, Jonathan Waasdorp, and Edwin S. Rosenberg

前言

自从Brånemark及其同事提出骨结合概念以来[1]，种植牙已被证明是修复缺失牙的有效治疗方式[2,3]。种植体和种植支持的修复体具有很高的长期存留率，尤其是光滑表面种植体。虽然已证实粗糙表面种植体可以在较短时间（6~8周）内形成骨结合，并有一些光滑表面种植体不具备的临床优势，但是目前临床使用的很多种植体尚缺乏长期观察评估。

至于短期数据，一项Meta分析回顾了51项研究（多数为纵向队列研究），报道了5~10年内种植体存留率[4,5]（图8.1）。而最近另一篇纳入了46项研究的系统性综述也给出了类似结果，即种植体5年存留率达97.2%，10年存留率达95.2%。

尽管目前随着知识、技术和经验的改进，种植失败的发病率呈现下降趋势，但是种植失败仍被众

多临床医生认为是种植治疗的主要风险因素[6]。

无论科学和技术如何进步，种植治疗都需要经历生物愈合和骨结合过程。生物愈合过程受局部、系统以及手术因素等多种因素的影响，这些因素单独或共同作用，可引起相关并发症的发生或导致种植失败。

本章旨在讨论种植体失败的流行病学、病因、危险因素、预防和处理（种植失败的美学概念将在11章和14章分别讨论）。

种植失败的定义与分类

种植失败的定义

多年以来，在比较研究种植失败的众多文献时一直存在一个重要的限制因素，即缺乏定义种植成功的客观标准以及区分种植体存留和种植成功的明确指标。因此，如何定义与种植失败相关的不同术语就显得尤为重要。

种植成功（implant success）

成功的种植体需要满足一系列与其长期存留相关的标准。1986年Albrektsson和Zarb[3]定义了种植成功的标准，随后被Roos等遵循并修改[7]。当对新种植体进行临床和科学研究时，上述标准被用作评估成功的准则[7-9]，并在比萨共识会议上被国际口腔种植学会（ICOI）采纳及修订[10]（表8.1）。

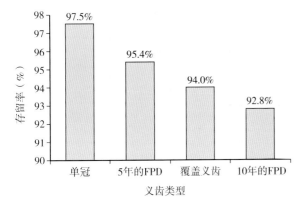

图8.1 5~10年的种植体存留率（FPD：固定局部义齿）

表8.1 国际口腔种植学会（ICOI）比萨共识会议采用并进一步修订的种植体成功标准

种植体状态	临床表现
成功	无疼痛及功能不适 无松动 术后X线片显示骨丧失<2mm 无溢脓史 医患对美学效果满意
满意性存留	行使功能时无疼痛 无松动 术后X线片显示骨丧失2～4mm 无溢脓史
妥协性存留	行使功能时可能不适 无松动 术后X线片显示骨丧失>4mm（少于种植体长度的一半） 可有溢脓史
失败	行使功能时疼痛 松动 术后X线片显示骨丧失>种植体长度的一半 不可控制的溢脓 脱落

种植体存留（*implant survival*）

1998年Esposito将种植体存留定义为种植体未脱落但在功能上不满足种植成功标准的状态[11]。"存留"种植体可能仍存在一些最终导致种植体脱落的特征（例如严重骨缺损）（图8.2）。此外，

ICOI比萨共识会议进一步将种植体存留分为妥协性存留和满意性存留。

妥协种植体（*compromised implant*）

妥协性存留的临床状况较理想状态差，为了预防其失败需要进行治疗（图8.2）。这部分内容特别是种植体周围炎将在第9章讨论。

种植失败

主要是指种植体在植入之后的任何时间点失去了骨结合。有几种情况如进行性骨丧失或疼痛也可视作种植失败。目前，已将种植体美学相关因素增加到种植成功的定义里，如不满足这些美学标准亦为种植失败。

种植失败的分类

依据种植失败发生的时间，种植失败通常可分为两个阶段：

- 早期或初期失败：发生在骨结合形成之前的失败，主要由术中和/或术后的并发症引起
- 晚期或继发失败：发生在骨结合形成之后的失败，通常出现在修复中和修复后

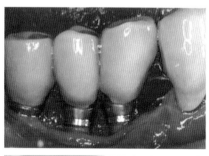
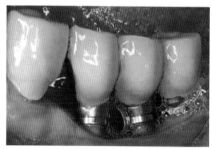
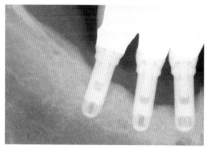
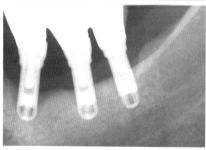

图8.2 种植体和修复体存留，根据种植成功的标准不成功。19号牙位的种植体虽然存在却濒临失败

不管何种类型的种植失败，都不是单一因素引起的。种植失败可由于不当的手术技术、影响愈合的宿主因素、骨质差、种植体周感染、修复体设计不良和咬合创伤等导致。早期诊断至关重要，应当尽一切努力在并发症依然可以控制甚至可以恢复的情况下进行处理。

从以往看，早期失败通常发生在种植体植入后第一年的愈合期内。现在种植体可以在更短时间（6～8周）形成骨结合，这主要通过临床稳定性和种植体周骨的影像学来判断。植入过程中种植体的初期稳定性主要是通过机械固位来获得，植入时不合适的外科技术、全身系统性愈合不良或种植位点差均无法实现初期稳定。随着种植技术和治疗计划的进展，即刻负重或即刻临时修复已经成为一种可行的治疗方式，这也使得区分早期和晚期失败变得复杂，尤其是临时修复体已经取下，而多颗种植体负载的最终修复体已经完成时。

种植失败的发病率

尽管骨结合种植具有很高的成功率，但是根据多项研究所示，种植也具有显著的失败发生率。根据种植部位以及修复方式不同，系统健康患者种植体行使功能10年后的存留率为90%左右[12]，而5年存留率据最新系统性综述报道为97.1%[13]。

在一项旨在探讨与种植失败相关的临床和/或微生物因素的研究中，Rosenberg 和Torosian[14]报道了5种不同种植体系统在7.5年观察期中总体失败率为7%。

Esposito等[11]对一些研究进行Meta分析显示，在所有纳入的种植失败中，43%是早期失败，57%是晚期失败，而且超过一半的晚期失败发生在种植体行使功能的第一年内。

Berglundh等[5]对10类种植系统进行了全面分析，报道了种植体在行使功能前和行使功能中采用不同修复方式和手术方案时种植体脱落的发生率。笔者总结指出，虽然种植体的存留率很高，但是种植体脱落和种植并发症在很多情况下都可能发生。在植入的所有种植体中，种植体功能负重前的脱落发生率约是2.5%，这包括多颗种植体植入和常规程序操作时。种植支持式固定修复体在行使功能5年期间种植体脱落发生率是2%～3%，而在覆盖义齿中则超过5%[5]（图8.3）。

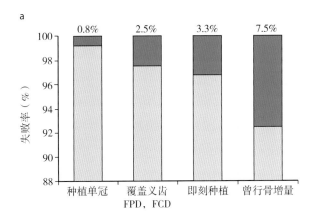

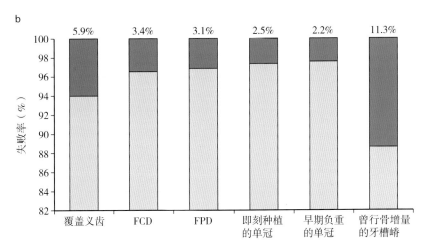

图8.3　在负重前（a）和行使功能5年内（b）采用不同的临床修复方案的种植失败率（FCD：固定全口义齿）

病因和危险因素

种植失败的病因可能包括：

- 骨质和骨量
- 负载过度（如穿黏膜负载、咬合创伤）
- 感染
- 组织损伤（如骨过度受热、压迫性骨坏死）
- 医源性因素
- 宿主因素

骨质和骨量

较低的种植体存留率与骨质和骨量不足有关。Hermann在2005年报道了不同骨质和骨量情况下种植体植入后5年的存留率。在健康患者呈D&E颌骨形态（根据Lekholm等分类）[15]的Ⅳ类骨上进行种植治疗失败率高达63%。此外，Noguerol等指出，在Ⅱ类骨之外的其他骨质条件下进行种植其早期失败的风险高出1.93倍[16]。

由于上、下颌骨质量存在差异，因此不同种植部位与存留率之间存在相关性。上颌种植失败率比下颌高3倍[11]。超过一半的早期失败发生在上颌后牙区[17]。上颌后牙区通常缺乏厚皮质骨板、致密骨松质，以及由于气化的上颌窦而致垂直距离不足，因此上颌后牙区骨质量不良已被认为是种植体缺乏初期稳定性和早期失败率高的一个原因[18]。

骨量与种植体存留率之间亦存在相关性，因此需要强调在萎缩颌骨上种植前进行骨增量手术的重要性。此外，在再生的颌骨上倾斜植入种植体可作为轴向植入的替代方案。最近一项Meta分析研究纳入了44篇文献，比较了5029颗倾斜种植体与5732颗轴向种植体的存留率，结果显示两组存留率和边缘骨丧失无显著差异[19]。

负载过度

除骨质量不良外，过度负重也与上颌种植失败率高有关[20,21]。Esposito等研究发现，种植体的晚期失败可以不存在感染因素，骨质量不良并且过度负重可减弱种植体的支持以及降低骨/种植体比率，从而导致晚期失败[22]。

无论种植体失败是否主要与咬合创伤或骨质量不良相关，但在上、下颌骨仍可采用一些治疗方案进行完全固定修复。种植体的数量和位置应当根据正常咬合或副功能状态下传导到骨的应力大小以及骨密度来决定。此外，一个需要考虑的重要因素是A–P延展值，或称前后间距，此距离决定了可合理设计和支撑的前悬臂或后悬臂的长度。A–P延展值指从最前端种植体中心点到最远端两种植体远中面连线之间的距离。根据Misch的建议，当在下颌前部植入5颗种植体作为修复体支持时，后端悬臂部分的长度不能超过A–P延展值的2.5倍。此外，在下颌行种植支持固定修复时还应当特别考量挠曲和扭力。Misch支持在下颌后端植入种植体，只要不将所有种植体连接在一起进行修复，他认为这种方式在骨质和骨量不良的情况下是一个更好的选择。由于下颌后部植入种植体进行固定修复时会在颏孔后部产生挠曲和扭力，因此在种植体植入前需要仔细和谨慎地制订治疗计划。尽管Misch建议在游离端缩减或消除悬臂，但是在某些情况下悬臂是不可避免的。当在上颌行全固定种植支持式修复时最少需要植入5~6颗种植体，当骨质和骨量不良时还需要增加种植体的数量[23]。

除了Misch的建议，为防止因过度负载而致种植失败还应考虑其他一些临床建议和因素。在临床上当骨质不良时，医生应当延长修复前的愈合时间并减缓负重以增强种植体的骨结合。在骨量不足的部位，除了进行骨增量以及倾斜植入种植体外，医生还可以变更种植位点以及调整种植体的直径、长度和数目。上述建议的目的在于尽可能获得种植体骨支持以更好地承担𬌗力。但是如果承担过度的创伤性咬合力，种植体将更容易出现边缘骨丧失、感染和失败[24]。

除咬合创伤外，咬合功能异常的患者种植失

败的风险也增加。咬合功能异常例如磨牙症和紧咬牙，可以产生高于正常生理咬合负荷的过度咬合力，对天然牙和种植体产生类似的破坏作用。Glauser等发现，咬合功能异常的患者种植体失败率较无咬合功能异常的患者增高[25]。在咬合功能异常状态下很难获得种植的长期成功，因此正确诊断咬合功能异常并向患者强调相关种植治疗并发症的风险就非常重要。

感染

当种植在愈合早期失败时，很难明确失败是由于组织坏死、咬合创伤还是潜在感染所致，而通常情况下可能是多因素作用的结果。

例如，种植失败可能是由折断、感染和创伤同时存在或相继发生所导致。感染引起的种植体周骨丧失（种植体周围炎）可能发生在种植体折断前，过载或殆创伤则可能是导致种植失败或折断的原发或继发性因素，种植体折断的部位常常位于骨-种植体的接触平面（图8.4a~c）。上述并发症也可能以相反的顺序发生，种植体失去骨结合并失败是由于咬合创伤继发种植体周感染所致（图8.5a~c）。然而，有研究表明咬合创伤引起的种植失败与感染引起的种植失败具有不同的微生物群。

Rosenberg等[26]指出，感染所致的晚期种植失败

表8.2 评价种植失败病因的参数

	感染	损伤
疼痛	有	有/无
松动	有	有
探诊出血	有	无
溢脓	有	无
探诊深度增加	有	无
牙龈指数	高	低
菌斑指数	高	低
附着丧失	有	无
种植体周透射影	有	有
取出种植体上肉芽组织	有	无

其微生物组成与成人牙周炎相似，这表明种植体周感染与成人牙周疾病一样具有位点特异性。然而，咬合创伤引起的种植失败其微生物群主要由革兰氏阳性菌组成，缺乏能动菌、螺旋体和经典的牙周致病生物，与健康的种植体或牙周组织相似[26]。

目前尚不清楚这些细菌是否与感染导致的早期种植失败相关。从微生物学的角度来看，尚不清楚这些被检出的微生物是导致种植失败的原因，还是仅仅为感染的一个表现。这两类不同的种植失败还可以通过拔除的种植体上是否有肉芽组织来鉴别[26]（图8.6）。

两类种植失败的临床特点总结见表8.2。

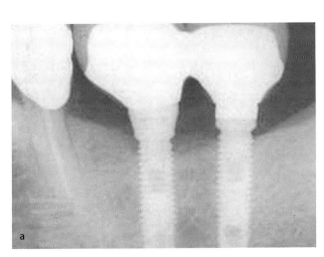
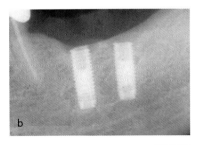
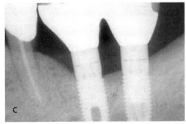

图8.4 a. 18、19号牙位种植体出现边缘骨吸收。b. 2年后出现折断。c. 取出旧的种植体，新的种植体植入并进行修复

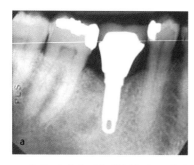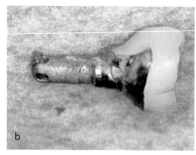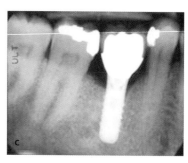

图8.5　a. 不正确咬合引起的侧向力导致过度负荷。b. 种植体周围感染伴发骨结合丧失。c. 重新植入种植体并恢复正确的咬合

组织创伤

植入位点骨组织过度受热是早期种植失败的一个重要发病机制。旋转切削工具在植入制备过程中产生的热量可导致骨组织血供下降、周围骨细胞死亡[27]，这一现象被称为温度性骨坏死。在临界温度超过47℃ 1min即会发生骨坏死[28]。虽然不能排除其他因素，Piattelli等[29]描述了由于骨过度受热而失败的种植体的病理特征，其共性包括：（1）存在死骨片；（2）种植体周围没有骨再生；（3）在骨和种植体之间有炎性浸润；（4）种植体周未形成骨结合；（5）种植体周围存在致密的成熟骨；（6）种植体周围存在细菌和坏死骨[30]。

在制备种植窝时有几个重要的参数与骨温度上升有关：转速、冷却系统、钻针直径、钻针磨损程度、皮质骨厚度以及钻入深度[27]。这些因素单独作用不会导致温度超过临界阈值，但是多种因素共同作用时将升高温度。在这些因素中，医生可以控制转速和钻针重复使用的次数。有研究观察了转速对骨温度变化的影响。在一般情况下，随着转速的升高周围组织的温度确实升高，但是这一现象只发生在10 000r/min以上，而转速在345r/min与2900r/min之间时组织温度并不存在显著变化，因此大多数的种植制备方案都将转速设置在此范围内[27]。

钻针磨损与其制备种植窝的使用次数直接相关，使用达50次的钻针仍未导致组织温度显著增

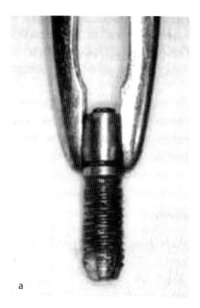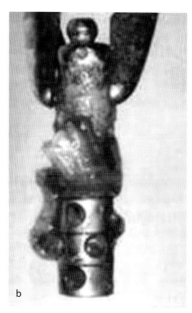

图8.6　取自咬合创伤失败的种植体上不存在肉芽组织（a），而取自感染失败的种植体上有肉芽组织存在（b）

加[30]。在显微镜下可以观察到钻针刃部有轻微磨损和变形，这对周围骨组织的温度变化没有影响，但是可能增加组织损伤的程度[31]。目前，种植指南并未明确钻针使用的次数限制，因此这主要依靠医生自己的判断。

根据笔者的个人经验，组织创伤所致失败与种植体植入后最初几周发生的快速种植体周围骨丧失有关。这在聚集性种植体失败病例中是常见现象，此时植入区骨质类型或种植窝制备方案与组织创伤相关，并最终导致骨结合失败（图8.7）。

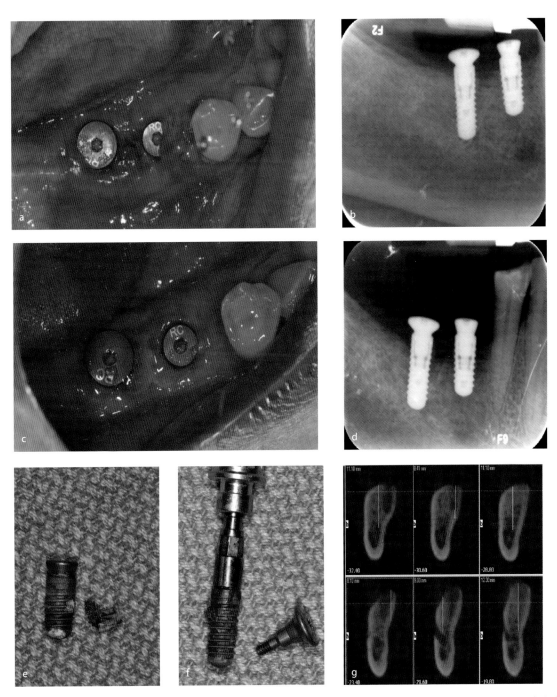

图8.7　可能由于组织创伤所导致的种植体失败。a. 在29、30号牙位植入种植体。b. 植入时的X线片。c. 4周后种植体周组织愈合。d. 愈合4周后X线片显示骨丧失，注意骨丧失量。e，f. 取出种植体。g. 种植体取出后CT扫描，注意之前种植体植入位置过于接近舌侧骨皮质板，可能导致过热和组织创伤。影像资料由A.Rawlings提供并经其同意复制

医源性因素

种植治疗需要严格的计划和执行，众多序列性步骤均会对最终结果产生重要影响，如果临床医生未谨慎地遵从这些步骤，将会增加种植失败和并发症的发生率。

外科手术前应当使用适当和精确的影像设备以辅助做出准确的诊断和精确的计划，否则将很难对骨形态、可能存在的病理变化和解剖异常做出判断，特别是当种植位点靠近重要解剖结构（如下牙槽神经、下牙槽嵴凹陷处、下颌前牙区、上颌后牙区）时尤为重要。不良植入的种植体在植入时即认定为失败（一种医源性失败）（图8.8）。

某些情况下即使应用了精确的影像学技术如计算机断层扫描（CT）或锥形束CT（CBCT），但是如果外科导板与扫描结果不符合，依然会导致种植体植入位置不当。

此外，医源性失败还包括外科操作导致的牙槽窝骨壁折裂、上颌窦穿孔，或非预期外力造成种植体稳定性的即刻丧失，从而需要终止种植手术。手

术设备使用不合理也会导致医源性失败，例如变钝的工具、冷却措施不足，最严重的是手术器械和术区消毒不严格。

术中感染可导致愈合不良从而造成早期失败，其危险因素包括手术时长或植入种植体数量。有理论提出，早期失败可能由于血供下降、手术时间过长以及创口感染产生[17]。Naert等评估了1956颗种植体后发现，一名患者接受种植体植入数量越多则失败危险率就越高（P=0.005）[32]。

许多植入错误的发生都是由于医生在疾病诊断、治疗计划制订、外科手术技能等方面缺乏足够培训。种植所需的技能、理论和专业知识都需要时间、实践、指导和教学的不断积累。缺乏经验的医生其失败率是有经验医生的2倍。研究表明，种植医生的外科经验与种植体二期阶段时的成功率相关，尤其是植入的前50例种植体，通常最初的9个病例具有最高的失败率[33]。正如大家所预期的，培训经历与种植体存留率相关[34]。在一个可靠的种植培训课程中，住院医生培训需要2～3年的时间，这由教育体系和教师经验所控制。

当受培训医师所参与的培训课程不符合高标准时，培训通常需要更长的周期，并与更高的种植失败率相关。最近由执业医师参与应用研究和学习网络（Practitioner Engaged in Applied Research and Learning，PEARL）开展的一项研究中，Da Silva等发现，与学院教师或专科医师相比全科医师的种植成功率较低[35]。此项研究中对87位执业医师的922名患者随访了4.2年，通过对与种植失败率相关的多因素回归分析发现，与专科医师相比全科医师种植失败率的风险显著升高。

种植体系统

基于对比不同种植体系统临床效果的Meta分析和随机临床试验，尚无证据表明何种特定的种植体系统具有增加的种植失败风险[36-39]。

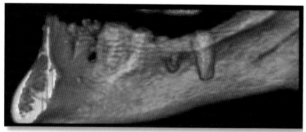
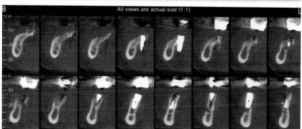

图8.8　由于医生缺乏经验并且没有认真阅读CT片显示的下颌牙槽骨舌侧倒凹，而将种植体植在牙槽骨舌侧外引起的种植失败

Eckert等[36]比较了6个种植体厂家种植体系统（Astra Tech，Centerpulse，Dentsply/Friadent，Implant Innovations，Nobel Biocare，Straumann）5年的存留率，综述了59篇文献，其中大部分是病例报道系列或专家意见。结果表明各种植系统的5年存留率极为相似。综合所有数据，共7398颗种植体的5年存留率为96%（可信区间为93%~98%）。虽然这些证据主要来源于病例报道而不是临床对照试验，但是笔者认为不同种植系统的种植体存留率之间并没有显著性差异[36]。

在一篇对16项具有更高证据强度的随机临床试验进行分析的综述中，Esposito等[39]比较了随访期为1~5年的共18个种植系统，基于771名患者的分析表明，就每位患者而不是每颗种植体而言，不同种植体系统间种植失败率无显著差异。

通过对种植集中失败现象（至少50%的种植失败）进行研究所获得的经验表明，在这类患者某些特定的重要因素与种植集中失败相关，这些因素包括骨量、骨质不足、大量吸烟习惯和磨牙症[40,41]。

宿主因素

尽管多年来牙周炎是否作为种植失败的危险因素一直存在争议，但越来越多的证据表明易患牙周炎的患者种植失败风险会增高[40,42-47]。近期发表的一些旨在明确慢性牙周炎与种植失败或并发症相关性的系统性综述[48-51]均指出，牙周炎患者相比无牙周炎的患者更容易发生种植体脱落及相关并发症。由于牙周炎易感患者的种植体存留率仍然较高，因此只要进行充分的感染控制并制订个性化的牙周维护方案，牙周炎并不是种植治疗的禁忌证。但是，牙周炎患者具有较高的种植体周围炎发病率，因此可能会影响种植治疗的长期效果[48-51]。

其他宿主相关因素如患者的一般健康状况，在早期种植失败中可能具有重要影响。全身健康不佳将妨碍患者在骨结合关键时期的组织愈合能力。全身健康对种植失败的影响目前尚不清楚，也缺乏相关系统研究。全身健康危险因素包括：未控制的糖尿病、骨质疏松、放射治疗。尽管Esposito等的文献综述并未证明这些因素与种植体脱落相关，但是普遍认同的观点是这些因素对种植失败具有重要影响（参见第2章）。

目前对遗传易感性和基因多态性尚知之甚少。许多学者对种植失败的易感性与宿主遗传之间的关联存在质疑。在某些人群种植失败呈聚集性发生。有过种植失败经历的患者再次发生种植失败的风险增高[52,53]。目前发现白细胞介素-1（IL-1）基因多态性与聚集性种植早期失败相关，IL1A-889、IL1B-511和IL1B+3954被报道与种植体周边缘骨丧失相关[54]。对于种植晚期失败，两项研究已表明IL1A-889、IL1B-511、IL1B+3954和IL1RN VNTR与边缘骨丧失有关[55,56]。

IL-1基因多态性是牙周炎的危险因素，尽管研究表明其同样与种植失败存在关联，特别是发生晚期失败的高加索吸烟患者中，但是尚需进一步研究明确这一遗传标记物是否可作为种植失败和种植体周围炎的诊断标记物。由于对种植失败定义的不同，以及受到种植体植入、研究设计和人群异质性等因素的影响，对不同的研究所获得的数据进行分析仍存在一定的局限性。

吸烟与创口愈合不良有关，会对种植成功率产生负面影响。种植早期失败与吸烟有关，在一项研究中发现每3个早期失败病例中就有1个发生在每天吸烟10支或以上的患者[17]。吸烟患者种植失败率（23.08%）显著高于非吸烟者（13.33%）。早期和晚期失败都与吸烟史有强关联[57]。此外，Chrcanovic的文献综述指出27篇相关文章中有22篇表明吸烟对种植体存留率存在影响[18]。

另一个存在争议的问题在于是否使用抗生素预防种植失败。为了降低感染和种植失败的风险，外科医生常规在术前和术后为患者使用抗生素。一些研究评估了目前使用的多种预防性抗生素方案。一篇Cochrane综述调查了6篇使用不同预防性抗生素方案的临床随机对照研究，其结论认为使用抗生素对预防种植失败有益，特别是术前2h服用2g阿莫西林与服用安慰剂相比可改善种植失败率[58]。尽管术后使用抗生素是否对种植治疗有益尚未有确切结论[58,59]，一项研究表明，青霉素过敏患者与无过敏患者相比种植失败率高出3倍[60]。对青霉素过敏的患者，目前常规使用抑菌性抗生素林可霉素来替换阿莫西林。但是根据笔者的经验，在对青霉素过敏的患者使用杀菌性抗生素如头孢氨苄（500mg，每天2次，共5天），可以有效降低种植失败率。

种植失败的预防

　　幸运的是，种植失败的发生越来越少，然而一旦发生，对于患者和临床医生来说都是灾难性的。谨慎地制订和实施治疗计划通常可以避免很多失败病例的发生。制订计划时使用诊断性放射影像设备特别是CT扫描图像、诊断蜡型，以及在种植治疗之前和过程中注意细节问题可以尽可能地减少问题的发生。

　　目前已经证实全身性和局部危险因素例如糖尿病、放射治疗、吸烟、口腔卫生不良、牙周病史以及骨质和骨量会显著影响种植治疗的预后。对临床医生而言最为重要的是对每一个病例都必须评估风险/收益比，并且在制订治疗计划时需要在治疗前对相关危险因素进行调控。

　　在很多情况下，尽管临床医生已经尽力去干预调节，但是患者的危险因素仍未能得到控制，此时将很可能产生种植失败和并发症，有时还会发生聚集性失败现象[40]。因此，医患双方必须共同努力以预防相关全身性和局部危险因素，如果这些危险因素未被控制，那么应当避免进行种植治疗，而需选用其他替代治疗方案。

　　最后，临床医生在开展复杂手术和修复治疗前需要完成适当的培训。当临床医生确定某个病例超出其能力范围时，应当将其转诊至合适的专科医生处进行治疗。

种植失败的治疗

　　治疗的第一步首先是识别和诊断失败的种植体。种植失败可出现以下一个或多个临床表现：松动、水肿、疼痛、溢脓、出血和种植体周骨丧失的影像学表现。早期和晚期种植失败都可能会出现这些临床表现，二者在治疗方面也没有太大区别。

　　种植体具有超过50%的骨丧失而未松动的情况下，对于是否需要取出种植体存在不同意见。一些学者认为当骨丧失超过50%时就绝对是种植失败[61]，而另一些学者则认为通过种植体周围炎治疗，50%的骨丧失并非种植失败的绝对指标。对于一个疼痛而又不松动的种植体是否需要取出，临床医生应该根据情况做出判断[62]，需要考虑的因素包括疾病进展的速度，以及种植治疗成功的可能性、修复方案、取出种植体所造成的缺损和患者的意愿。

　　一旦种植体出现明显松动，就应立刻取出。取出骨结合的种植体有多种方法：反扭力棘轮扳手、超声骨刀、高速钻针、牙挺、镊子、反转螺丝、环钻等，这些方法可联合使用。为了选择最佳的种植体取出方法，医生必须考虑种植体周余留骨量和重要解剖结构，以及种植体的状态。反扭力棘轮扳手是创伤最小的方法。如果种植体连接是完整的（外六角或内六角），应当首先考虑使用反扭力棘轮扳手。当处理植入致密骨中的窄种植体时应当小心操作以避免种植体折裂。当种植体连接已经受损时，反螺纹技术应作为反扭矩棘轮扳手的替代方法[63]。

　　在必须去骨的情况下，超声骨刀、高速钻针和环钻可用来去除种植体周围（360°）骨质，直至50%以上的骨量被去除。一旦去除了足够的骨量，即可以用拔牙钳反转种植体去除，或用牙挺拔除。

超声骨刀具有不损伤周围软组织的优点，与使用钻针去骨相比对骨愈合更加有利[64]。在充足冲洗的情况下使用高速金刚砂钻针也是取出种植体的一种有效方法，其缺点是存在气体栓塞的风险，并可能过多地损伤颊侧骨板。通常情况下磨除近远中牙槽骨就足以反扭转取出种植体。损伤最大的方法应在最后不得已才采用。注意不要磨除超过必需的过多骨量。使用环钻时要选择稍大于种植体的型号，以避免接触到种植体和损伤邻牙或种植体。有报道显示在使用环钻后可发生下颌骨骨折[63]。

在很多情况下需要联合使用上述多种方法来取出失败种植体。一些厂家出售通用的种植体取出工具盒。Salvin种植体取出工具盒包含反扭矩棘轮扳手和环钻（图8.9）。3i Biomet工具盒主要通过反扭矩棘轮扳手取出种植体。不论采用何种方法，邻近的肉芽组织都必须与种植体一同去除。操作时一定要注意不能去除颊侧和舌侧骨板。

后续的治疗取决于种植失败位点（前牙区&后牙区）、组织缺损量以及获得再植入初期稳定性的能力。应尽早诊断种植失败，避免进一步的牙槽骨丧失，避免为再植入种植体增加困难、影响美学效果。

种植失败的处理对策包括以下方面[62]：

- 立即用较宽直径的种植体取代失败种植体

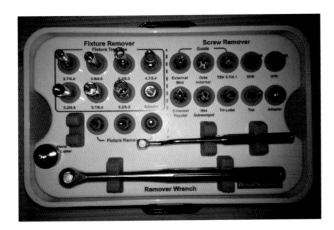

图8.9 Salvin种植体取出工具盒

- 更换种植体的同期行引导骨再生治疗
- 分阶段治疗，首先是重建缺损组织，伤口愈合后再植入种植体（延期种植）（图8.10）

多篇文献介绍和讨论了用更宽直径的种植体即刻替代失败种植体的治疗方法。Evian和Cutler[65]报告了一系列病例，在取出失败的螺纹纯钛种植体后即刻在牙槽窝内植入更宽直径的羟磷灰石涂层种植体。笔者认为如果有足够的骨量可用于制备更大直径的种植窝，原种植窝内的肉芽组织可以充分清除，然后用更大直径的种植体替代失败种植体。此研究中，所有替代种植体在植入后6个月二期手术时都形成了骨结合[65]（图8.11a～c和图8.12）。

使用大直径种植体的一个优点是随着直径的增大种植体的表面积也增大，从而增加了种植体–骨之间的接触面积。根据Misch的研究，直径增加2mm将直接增加种植体表面积达30%[66]。研究指出表面积的增加将增强种植体对咬合力的抵抗力[67]。

一些报道调查了在失败位点再植入种植体的存留率和成功率，Grossman和Levin追踪了75位患者的96颗种植体达6～46个月，平均随访期为植入后1年半，在失败种植体取出后5个月延期进行二次种植，其存留率为71%，所有失败病例都发生在植入后1年内[68]。此外，Madinger评估了144颗失败位点再植入的种植体，观察了48个月，结果在同一位点二次植入的种植体存留率为93%，三次植入的种植体存留率为85%[69]。Machtei等[70]调查了原失败位点重新植入种植体的存留率，共纳入56位患者的79颗再植种植体进行了7～78个月（平均29.9个月）的随访，结果13颗种植体出现失败，总存留率为83.5%，结论为重新植入种植体比在原始位点种植存留率降低。根据上述研究结果提示，虽然大多数种植体和/或患者相关因素，如吸烟习惯、种植体的长度和位置对结果并无明显影响，但种植体失败

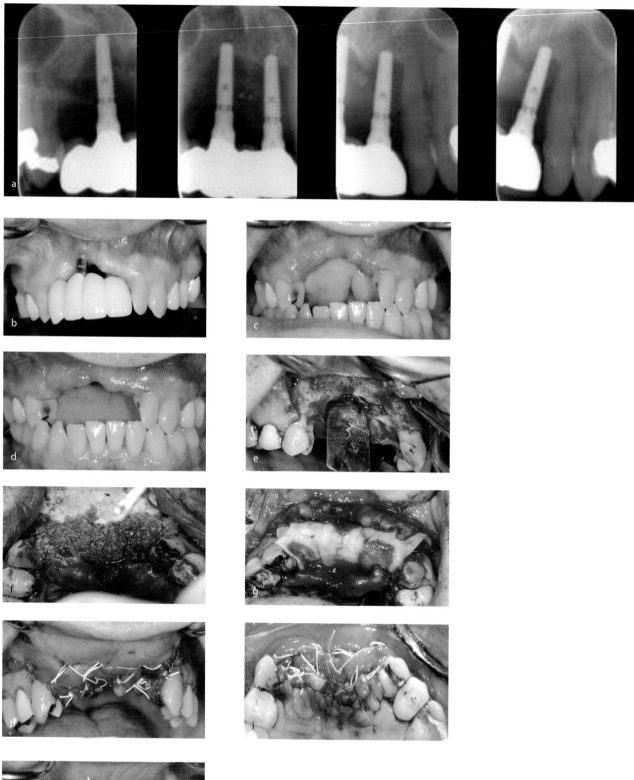

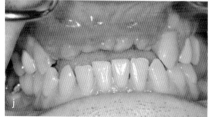

图8.10　分阶段治疗。a. 失败上颌种植体的根尖X线片。b. 暴露的种植体以及软硬组织缺损。c. 种植体取出后垂直向和水平向牙槽嵴缺损。d. 组织扩展1周后，软组织明显增加。e. 手术时牙槽嵴缺损。f. 自胫骨取松质骨，并与富血小板纤维素（PRF）以及0.5g Bio-oss混合。g. PRF膜置于顶端。h，i. 一期关闭创口。j. 术后2周。影像资料由B.Pumphery提供并经其同意复制

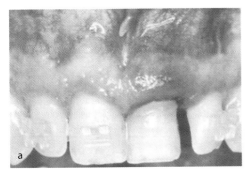

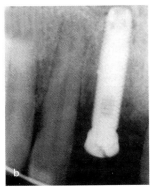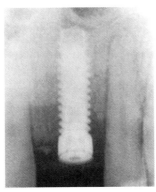

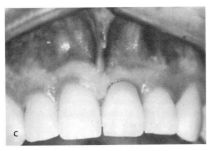

图8.11　a. 上颌左侧中切牙因为牙根外吸收而唇侧肿胀。b. 左：中切牙拔除后即刻植入18mm 瑞典Vent种植体，但6周后即失败；右：宽直径种植体代替失败的种植体6个月后的临床骨结合。c. 完成修复，采用螺丝固位

的特定位点可能对存留率产生负面影响[70]。Kim追踪了49位患者（60颗种植体），均为接受了二次或三次种植再治疗以替代原失败种植体，60颗种植体中的29颗为即刻植入，其余为愈合5个月后延期植入。结果显示，尽管延期植入的失败率（16%）为即刻植入（6%）的2.5倍，但是二者间差异无统计学意义，这可能与样本量过小有关（n=7）。二次植入的总存留率为83.3%，有趣的是，所有三次植入的种植体均存留（n=7）[71]。

但是，学者们均建议应慎重考虑在失败位点进行即刻植入，尤其是在美学区域。因为即刻植入一个更宽径的种植体会导致颊侧皮质骨吸收，引起组织退缩并有可能导致美学失败。尤其是对于薄龈生物型患者，轻微的创伤便会导致更多的唇侧骨丧失。然而对于有充足颊侧骨的后牙区域可以考虑用更宽径的种植体即刻替代原来失败的种植体，此时建议维持足够的愈合时间以保证炎症的消退和软组织愈合。

当由于过量骨丧失无法进行即刻替代种植时，应采用分段式治疗方案，在取出失败种植体后首先等待4～6周的愈合期，以使软组织恢复和成熟，随后再进行牙槽骨重建，这样疗效更可预期（图8.13）。

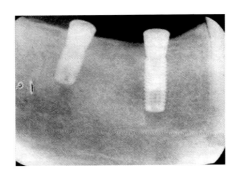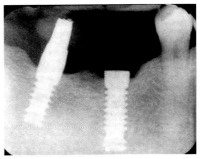

图8.12　左：X线片显示2颗锥形自攻Swede-Vent种植体，未形成骨结合。右：宽直径的种植体即刻替代失败的Swede-Vent种植体后6个月X线片

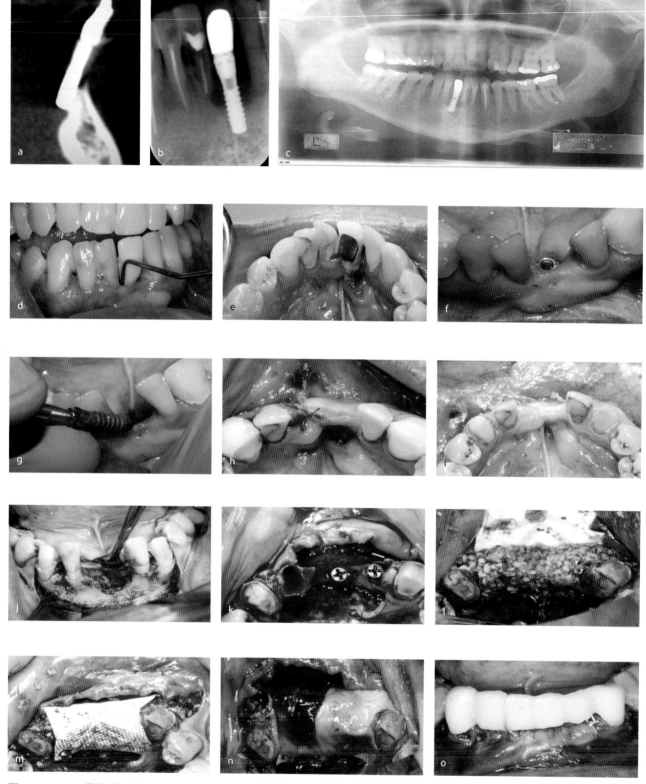

图8.13 a～c. 影像学图像显示患者种植体和邻牙骨丧失。d. 25号牙位种植体周围炎表现包括深袋和探诊出血。e. 舌侧软组织的质和量均缺陷。g，h. 不翻瓣拔除25号种植体和24号牙。i. 愈合4周后牙龈软组织形态改善。j～m. 6周后二次手术行引导骨再生。n. 放置PRF膜。o. 愈合期临时桥修复体。影像学资料由B.Pumphery提供并经其同意复制。影像资料由J.Cooper提供并经其同意复制

重点提示

- 种植体植入前必须控制已知的种植失败相关因素。

- 种植体植入时必须有充足的软硬组织以避免种植失败，在组织缺损时有必要对种植位点行组织增量，尤其是在美学区域。

- 转诊超出医生临床能力的复杂病例。

- 术后任何时候出现种植体松动都表明没有形成骨结合。不要试图等待和观察，在这个时期越早拔除种植体，组织愈合会越快、越好。

- 因感染而失败的种植体，拔除后准备进行组织移植前必须刮净肉芽组织和玷污层。

- 当软组织量不足时应当采用分阶段式治疗，首先软组织增量，以避免随后的引导骨再生并发症和屏障膜暴露。

- 对于进展性种植体周围炎，不论是在负重前还是负重后，都应当取出种植体并以新种植体替代，而不要试图在受污染的种植体表面进行再生治疗，一期埋入式愈合是必要的。但是，临床医生必须在取出骨结合的感染种植体之前仔细考量治疗（软硬组织缺损重建）和修复方案。

（徐琛蓉　赵川江　轩东英　译）

参考文献

[1] Brånemark PI, Adell R, Breine U, Hansson BO, Lindström J, Ohlsson A. Intra-osseous anchorage of dental prostheses. I. Experimental studies. *Scand J Plast Reconstr Surg* 1969; 3(2): 81–100.

[2] Zarb GA, Schmitt A. The longitudinal clinical effectiveness of osseointegrated dental implants in anterior partially edentulous patients. *Int J Prosthodont* 1993; 6(2): 180–8.

[3] Albrektsson T, Zarb G, Worthington P, Eriksson AR. The long-term efficacy of currently used dental implants: a review and proposed criteria of success. *Int J Oral Maxillofac Implants* 1986; 1(1): 11–25.

[4] Lang NP, Berglundh T, Heitz-Mayfield LJ, Pjetursson BE, Salvi GE, Sanz M. Consensus statements and recommended clinical procedures regarding implant survival and complications. *Int J Oral Maxillofac Implants* 2004; 19 (Suppl): 150–4.

[5] Berglundh T, Persson L, Klinge B. A systematic review of the incidence of biological and technical complications in implant dentistry reported in prospective longitudinal studies of at least 5 years. *J Clin Periodontol* 2002; 29 (Suppl 3): 197–212; discussion 32–3.

[6] ADA Council on Scientific Affairs. Dental endosseous implants: an update. *J Am Dent Assoc* 2004; 135(1): 92–7.

[7] Roos J, Sennerby L, Lekholm U, Jemt T, Grondahl K, Albrektsson T. A qualitative and quantitative method for evaluating implant success: a 5-year retrospective analysis of the Brånemark implant. *Int J Oral Maxillofac Implants* 1997; 12(4): 504–14.

[8] Albrektsson T, Wennerberg A. Oral implant surfaces: Part 1 – review focusing on topographic and chemical properties of different surfaces and in vivo responses to them. *Int J Prosthodont* 2004; 17(5): 536–43.

[9] Albrektsson T, Wennerberg A. Oral implant surfaces: Part 2 – review focusing on clinical knowledge of different surfaces. *Int J Prosthodont* 2004; 17(5): 544–64.

[10] Misch CE, Perel ML, Wang HL, Sammartino G, Galindo-Moreno P, Trisi P, et al. Implant success, survival, and failure: The International Congress of Oral Implantologists (ICOI) Pisa Consensus Conference. *Implant Dent* 2008; 17: 5–15.

[11] Esposito M, Hirsch JM, Lekholm U, Thomsen P. Biological factors contributing to failures of osseointegrated oral implants. (I). Success criteria and epidemiology. *Eur J Oral Sci* 1998; 106(1): 527–51.

[12] von Wilmowsky C, Moest T, Nkenke E, Stelzle F, Schlegel KA. Implants in bone: part I. A current overview about tissue response, surface modifications and future perspectives. *Oral Maxillofac Surg* 2014; 18(3): 243–57.

[13] Pjetursson BE, Asgeirsson AG, Zwahlen M, Sailer I. Improvements in implant dentistry over the last decade: comparison of survival and complication rates in older and newer publications. *Int J Oral Maxillofac Implants* 2014; 29 (Suppl): 308–24.

[14] Rosenberg ES, Torosian J. An evaluation of differences and similarities observed in fixture failure of five distinct implant systems. *Pract Periodont Aesthet Dent* 1998; 10(6): 687–98; quiz 700.

[15] Lekholm U, Zarb GA, Albrektsson T. Patient selection and preparation. In: Brånemark PI, Zarb GA, Albrektsson T, eds. *Tissue integrated prostheses: osseointegration in clinical dentistry*. Chicago, IL: Quintessence, 1985.

[16] Noguerol B, Munoz R, Mesa F, de Dios Luna J, O'Valle F. Early implant failure. Prognostic capacity of Periotest: retrospective study of a large sample. *Clin Oral Implants Res* 2006; 17(4): 459–64.

[17] van Steenberghe D, Jacobs R, Desnyder M, Maffei G, Quirynen M. The relative impact of local and endogenous patient-related factors on implant failure up to the abutment stage. *Clin Oral Implants Res* 2002; 13(6): 617–22.

[18] Chrcanovic BR, Albrektsson T, Wennerberg A. Reasons for failures of oral implants. *J Oral Rehabil* 2014; 41(6): 443–76.

[19] Chrcanovic BR, Albrektsson T, Wennerberg A. Tilted versus axially placed dental implants: a meta-analysis. *J Dent* 2015; 43(2): 149–70.

[20] Jemt T, Lekholm U. Implant treatment in edentulous maxillae: a 5-year follow-up report on patients with different degrees of jaw resorption. *Int J Oral Maxillofac Implants* 1995; 10(3): 303–11.

[21] Becktor JP, Eckert SE, Isaksson S, Keller EE. The influence of mandibular dentition on implant failures in bone-grafted edentulous maxillae. *Int J Oral Maxillofac Implants* 2002; 17(1): 69–77.

[22] Esposito M, Hirsch JM, Lekholm U, Thomsen P. Failure patterns of four osseointegrated oral implant systems. *J Mater Sci Mater Med* 1997; 8(12): 843–7.

[23] Misch CE. *Contemporary implant dentistry*. St. Louis, MO: Mosby Elsevier, 2008.

[24] Kim Y, Oh TJ, Misch CE, Wang HL. Occlusal considerations in implant therapy: clinical guidelines with biomechanical rationale. *Clin Oral Implants Res* 2005; 16(1): 26–35.

[25] Glauser R, Ree A, Lundgren A, Gottlow J, Hammerle CH, Scharer P. Immediate occlusal loading of Brånemark implants applied in various jawbone regions: a prospective, 1-year clinical study. *Clin Implant Dent Relat Res* 2001; 3(4): 204–13.

[26] Rosenberg ES, Torosian JP, Slots J. Microbial differences in 2 clinically distinct types of failures of osseointegrated implants. *Clin Oral Implants Res* 1991; 2(3): 135–44.

[27] Augustin G, Zigman T, Davila S, Udilljak T, Staroveski T, Brezak D, *et al.* Cortical bone drilling and thermal osteonecrosis. *Clin Biomech* 2012; 27(4): 313–25.

[28] Eriksson RA, Adell R. Temperatures during drilling for the placement of implants using the osseointegration technique. *J Oral Maxillofac Surg* 1986; 44(1): 4–7.

[29] Piattelli A, Piattelli M, Mangano C, Scarano A. A histologic evaluation of eight cases of failed dental implants: is bone overheating the most probable cause? *Biomaterials* 1998; 19(7–9): 683–90.

[30] Allsobrook OF, Leichter J, Holborrow D, Swain M. Descriptive study of the longevity of dental implant surgery drills. *Clin Implant Dent Relat Res* 2011; 13(3): 244–54.

[31] Carvalho AC, Queiroz TP, Okamoto R, Margonar R, Garcia IR, Jr., Magro Filho O. Evaluation of bone heating, immediate bone cell viability, and wear of high-resistance drills after the creation of implant osteotomies in rabbit tibias. *Int J Oral Maxillofac Implants* 2011; 26(6): 1193–201.

[32] Naert I, Koutsikakis G, Duyck J, Quirynen M, Jacobs R, van Steenberghe D. Biologic outcome of implant-supported restorations in the treatment of partial edentulism. part I: a longitudinal clinical evaluation. *Clin Oral Implants Res* 2002; 13(4): 381–9.

[33] Lambert PM, Morris HF, Ochi S. Positive effect of surgical experience with implants on second-stage implant survival. *J Oral Maxillofac Surg* 1997; 55(12 Suppl 5): 12–18.

[34] Geckili O, Bilhan H, Geckili E, Cilingir A, Mumcu E, Bural C. Evaluation of possible prognostic factors for the success, survival, and failure of dental implants. *Implant Dent* 2014; 23(1): 44–50.

[35] Da Silva JD, Kazimiroff J, Papas A, Curro FA, Thompson VP, Vena DA, *et al.* Outcomes of implants and restorations placed in general dental practices: a retrospective study by the Practitioners Engaged in Applied Research and Learning (PEARL) Network. *J Am Dent Assoc* 2014; 145(7): 704–13.

[36] Eckert SE, Choi YG, Sanchez AR, Koka S. Comparison of dental implant systems: quality of clinical evidence and prediction of 5-year survival. *Int J Oral Maxillofac Implants* 2005; 20(3): 406–15.

[37] Esposito M, Grusovin MG, Martinis E, Coulthard P, Worthington HV. Interventions for replacing missing teeth: 1-versus 2-stage implant placement. *Cochrane Database Syst Rev* 2007; (3): CD006698.

[38] Esposito M, Grusovin MG, Coulthard P, Thomsen P, Worthington HV. A 5-year follow-up comparative analysis of the efficacy of various osseointegrated dental implant systems: a systematic review of randomized controlled clinical trials. *Int J Oral Maxillofac Implants* 2005; 20(4): 557–68.

[39] Esposito M, Murray-Curtis L, Grusovin MG, Coulthard P, Worthington HV. Interventions for replacing missing teeth: different types of dental implants. The *Cochrane Database Syst Rev* 2007; (4): CD003815.

[40] Jemt T, Hager P. Early complete failures of fixed implant-supported prostheses in the edentulous maxilla: a 3-year analysis of 17 consecutive cluster failure patients. *Clin Implant Dent Relat Res* 2006; 8(2): 77–86.

[41] Ekfeldt A, Christiansson U, Eriksson T, Linden U, Lundqvist S, Rundcrantz T, *et al.* A retrospective analysis of factors associated with multiple implant failures in maxillae. *Clin Oral Implants Res* 2001; 12(5): 462–7.

[42] Baelum V, Ellegaard B. Implant survival in periodontally compromised patients. *J Periodontol* 2004; 75(10): 1404–12.

[43] Evian CI, Emling R, Rosenberg ES, Waasdorp JA, Halpern W, Shah S, *et al.* Retrospective analysis of implant survival and the influence of periodontal disease and immediate placement on long-term results. *Int J Oral Maxillofac Implants* 2004; 19(3): 393–8.

[44] Rosenberg ES, Cho SC, Elian N, Jalbout ZN, Froum S, Evian CI. A comparison of characteristics of implant failure and survival in periodontally compromised and periodontally healthy patients: a clinical report. *Int J Oral Maxillofac Implants* 2004; 19(6): 873–9.

[45] Brocard D, Barthet P, Baysse E, Duffort JF, Eller P, Justumus P, *et al.* A multicenter report on 1,022 consecutively placed ITI implants: a 7-year longitudinal study. *Int J Oral Maxillofac Implants* 2000; 15(5): 691–700.

[46] Karoussis IK, Muller S, Salvi GE, Heitz-Mayfield LJ, Bragger U, Lang NP. Association between periodontal and peri-implant conditions: a 10-year prospective study. *Clin Oral Implants Res* 2004; 15(1): 1–7.

[47] Hardt CR, Grondahl K, Lekholm U, Wennstrom JL. Outcome of implant therapy in relation to experienced loss of periodontal bone support: a retrospective 5-year study. *Clin Oral Implants Res* 2002; 13(5): 488–94.

[48] Karoussis IK, Kotsovilis S, Fourmousis I. A comprehensive and critical review of dental implant prognosis in periodontally compromised partially edentulous patients. *Clin Oral Implants Res* 2007; 18(6): 669–79.

[49] Ong CT, Ivanovski S, Needleman IG, Retzepi M, Moles DR, Tonetti MS, *et al.* Systematic review of implant outcomes in treated periodontitis subjects. *J Clin Periodontol* 2008; 35(5): 438–62.

[50] Schou S. Implant treatment in periodontitis-susceptible patients: a systematic review. *J Oral Rehabil* 2008; 35 (Suppl 1): 9–22.

[51] Van der Weijden GA, van Bemmel KM, Renvert S. Implant therapy in partially edentulous, periodontally compromised patients: a review. *J Clin Periodontol* 2005; 32(5): 506–11.

[52] Weyant RJ, Burt BA. An assessment of survival rates and within-patient clustering of failures for endosseous oral implants. *J Dent Res* 1993; 72(1): 2–8.

[53] Hutton JE, Heath MR, Chai JY, Harnett J, Jemt T, Johns RB, *et al.* Factors related to success and failure rates at 3-year follow-up in a multicenter study of overdentures supported by Brånemark implants. *Int J Oral Maxillofac Implants* 1995; 10(1): 33–42.

[54] Shimpuku H, Nosaka Y, Kawamura T, Tachi Y, Shinohara M, Ohura K. Genetic polymorphisms of the interleukin-1 gene and early marginal bone loss around endosseous dental implants. *Clin Oral Implants Res* 2003; 14(4): 423–9.

[55] Rogers MA, Figliomeni L, Baluchova K, Tan AE, Davies G, Henry PJ, *et al.* Do interleukin-1 polymorphisms predict the development of periodontitis or the success of dental implants? *J Periodont Res* 2002; 37(1): 37–41.

[56] Laine ML, Leonhardt A, Roos-Jansaker AM, Pena AS, van Winkelhoff AJ, Winkel EG, *et al.* IL-1RN gene polymorphism is associated with peri-implantitis. *Clin Oral Implants Res* 2006; 17(4): 380–5.

[57] DeLuca S, Habsha E, Zarb GA. The effect of smoking on osseointegrated dental implants. Part I: implant survival. *Int J Prosthodont* 2006; 19(5): 491–8.

[58] Esposito M, Grusovin MG, Worthington HV. Interventions for replacing missing teeth: antibiotics at dental implant placement to prevent complications. *Cochrane Database Syst Rev* 2013; 7: CD004152.

[59] Chrcanovic BR, Albrektsson T, Wennerberg A. Prophylactic antibiotic regimen and dental implant failure: a meta-analysis. *J Oral Rehabil* 2014; 41(12): 941–56.

[60] Wagenberg B, Froum SJ. A retrospective study of 1925 consecutively placed immediate implants from 1988 to 2004. *Int J Oral Maxillofac Implants* 2006; 21(1): 71–80.

[61] Misch CE, Perel ML, Wang HL, Sammartino G, Galindo-Moreno P, Trisi P, *et al.* Implant success, survival, and failure: the International Congress of Oral Implantologists (ICOI) Pisa Consensus Conference. *Implant Dent* 2008; 17(1): 5–15.

[62] Greenstein G, Cavallaro J. Failed dental implants: diagnosis, removal and survival of reimplantations. *J Am Dent Assoc* 2014; 145(8): 835–42.

[63] Froum S, Yamanaka T, Cho SC, Kelly R, St James S, Elian N. Techniques to remove a failed integrated implant. *Compend Contin Educ Dent* 2011; 32(7): 22–6, 8–30; quiz 1–2.

[64] Preti G, Martinasso G, Peirone B, Navone R, Manzella C, Muzio G, *et al.* Cytokines and growth factors involved in the osseointegration of oral titanium implants positioned using piezoelectric bone surgery versus a drill technique: a pilot study in minipigs. *J Periodontol* 2007; 78(4): 716–22.

[65] Evian CI, Cutler SA. Direct replacement of failed CP titanium implants with larger-diameter, HA-coated Ti-6Al-4V implants: report of five cases. *Int J Oral Maxillofac Implants* 1995; 10(6): 736–43.

[66] Misch CE. Implant design considerations for the posterior regions of the mouth. *Implant Dent* 1999; 8(4): 376–86.

[67] Porter JA, von Fraunhofer JA. Success or failure of dental implants? A literature review with treatment considerations. *Gen Dent* 2005; 53(6): 423–32; quiz 33, 46.

[68] Grossmann Y, Levin L. Success and survival of single dental implants placed in sites of previously failed implants. *J Periodontol* 2007; 78(9): 1670–4.

[69] Mardinger O, Ben Zvi Y, Chaushu G, Nissan J, Manor Y. A retrospective analysis of replacing dental implants in previously failed sites. *Oral Surg Oral Med Oral Pathol Oral Radiol* 2012; 114(3): 290–3.

[70] Machtei EE, Mahler D, Oettinger-Barak O, Zuabi O, Horwitz J. Dental implants placed in previously failed sites: survival rate and factors affecting the outcome. *Clin Oral Implants Res* 2008; 19(3): 259–64.

[71] Kim YK, Park JY, Kim SG, Lee HJ. Prognosis of the implants replaced after removal of failed dental implants. *Oral Surg Oral Med Oral Pathol Oral Radiol Endodont* 2010; 110(3): 281–6.

第9章

种植体周围炎：病因、发病机制、预防和治疗

Peri-implantitis: etiology, pathogenesis, prevention, and therapy

Niklaus P. Lang and Maurizio S. Tonetti

病因

微生物

生物膜的形成

牙科种植体像牙齿一样处于流体系统中，并且具有不会脱落的硬质表面，因此，易于形成生物膜[1]。糖蛋白会快速吸附到暴露在口内的种植体表面形成薄膜。种植体植入几分钟到几小时后，单一细菌菌落便会黏附于获得性膜（图9.1）。接下来，这些菌落分裂并形成更大更具有膨胀性的口腔细菌共聚体。通常早期定植的主要是革兰阳性球菌和杆菌。随着时间推移，生物膜将发展成更为复杂的微生物群，该微生物群的成分取决于整个口腔生态系统（图9.2）。

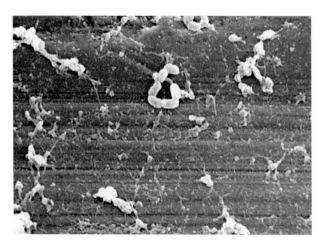

图9.1 扫描电子显微照片，显示植入2h后种植体表面情况。可见硬质表面条状薄膜形成，单一细菌菌群早期定植（球状细胞）

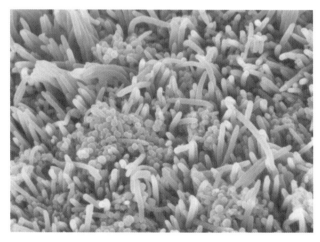

图9.2 扫描电子显微照片，显示在植入7天后种植体表面的情况。成熟生物膜已经形成，丝状菌和杆状菌为主的微生物群定植

种植体周微生物群的形成

微生物群在无牙颌患者的自然定植

关于种植体周龈沟内微生物群形成的首次研究，是对无牙颌患者采用厌氧培养技术研究[2]。显然，在无牙颌患者的种植体周龈沟定植的微生物，来源于悬浮在唾液中的微生物，已不受天然牙牙龈沟或牙周袋微生物的影响。在一期穿黏膜种植体植入前，在无牙嵴上收集黏膜拭子样本。随后，在最初2个月内，每周用无菌纸尖收集一次样品，接下来的4个月，每月用无菌纸尖收集一次样品。结果发现，植入后2周，就有微生物群定植在种植体周龈沟，微生物群以革兰氏阳性兼性菌为主，与健康牙龈或牙龈炎时龈沟内微生物群非常相似[2]。但是，有一位曾经由于种植体周感染导致种植失败

的患者，植入后120天，种植体周龈沟内检测出较高比例的革兰氏阴性厌氧菌和螺旋体。从临床角度讲，这些微生物群的出现是炎症加重和感染的早期征兆，该患者需要抗菌治疗[2]。

微生物群在部分牙缺失患者的定植

在部分牙缺失患者，关于种植体周龈沟的微生物定植的前瞻性研究很少。显然，余留牙的牙周袋具有高比例的可疑牙周致病菌，可能影响种植体周龈沟的微生物定植。在一段式穿黏膜种植体植入后3个月与6个月，两段埋入式种植体的基台连接后3个月与6个月，均证明，在余留牙的牙周袋发现的细菌也会定植在种植体周龈沟内[3]。如果牙周致病菌在牙周袋被发现，种植体植入3个月后同样也会检测出该致病菌。因此，这就意味着在生物膜发展过程中，微生物定植类型很大程度上受口腔环境内不同生态环境的定植细菌影响[4]。因此，对于在种植体周龈沟病原微生物群的形成，未治疗的牙周炎可能具有较高的风险。

而且，通过DNA-DNA杂交技术研究了种植体植入前、植入后30min，术后1~12周早期细菌定植的情况[5]。种植体周龈沟的微生物定植发生在种植体植入后30min内。此外，微生物在种植体和牙齿表面的定植模式不同。这与许多关于发生在植入手术10~14天的种植体表面微生物定植研究结果一致[6,7]。

与种植体周围感染相关的微生物群

相关研究已经证实，在种植体周龈沟或袋内均有微生物群形成，无论周围黏膜是健康或发炎。最初，细菌的形态通过电子显微镜[8]和暗视野显微镜鉴定[9]。后来，利用厌氧培养技术研究不同条件下种植体周的微生物群[10-13]。基本上，健康的种植体周围组织或黏膜的相关微生物群分别类似于健康牙龈或牙龈炎的微生物群。与此相反，在许多情况下，但并非所有情况下，种植体周围感染中确定的

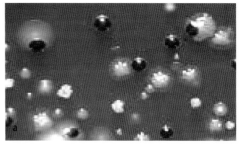
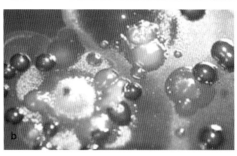

图9.3 血液琼脂平皿培养出以革兰阴性厌氧菌为主的微生物群和大量的产黑色素微生物（牙龈卟啉单胞菌，中间普氏菌）。a. 从7mm牙周袋收集的样本（牙周炎）。b. 从7mm的种植体周围袋收集的样本（种植体周围炎）

微生物群与进展期牙周炎牙周袋的微生物群是一致的[14]（图9.3）。实际上，微生物群在钛种植体表面和牙表面定植可能还是存在差异。因为，金黄色葡萄球菌在牙周微生物研究中通常不被认为是致病菌[15]，但对钛表面的生物膜有很强的黏附能力[16]。高比例的医用植入体已经成为与植入装置相关感染的焦点。这种感染很难消除，因为导致感染的细菌生存在发育良好和具有保护性的生物膜内。金黄色葡萄球菌自溶素可能是微生物早期定植在植入体的重要因素，包括口腔钛种植体。

最近的研究中，选择22位患者，用实时定量PCR技术比较了同一患者的健康与疾病相关的牙周与种植体周微生物群，鉴定出6种致病菌：牙龈卟啉单胞菌（Pg）、齿垢密螺旋体（Td）、伴放线放线杆菌（Aa）、具核梭杆菌（Fn）、中间普氏菌（Pi）、金黄色葡萄球菌（Sa）[17]。

检出率最高的是具核梭杆菌（Fn）、金黄色葡萄球菌（Sa），而检出率最低的则是伴放线放线杆菌（Aa）、中间普氏菌（Pi）。这6种目标菌，在疾病牙齿或种植体周位点的检出率高于或相似

于相应健康位点的检出率。无论是细菌种类或临床位点之间，均无统计学意义（*P*>0.05，Cochran Q test）。在4种不同的临床位点，健康种植体周、健康牙周、疾病的种植体周、牙周病周，除了具核梭杆菌Fn，其他细菌的拷贝量均无统计学差异。在牙周炎位点的量更大（*P*=0.023）。在牙周及种植体周，无论健康状况如何，均有金黄色葡萄球菌，在每一个位点的拷贝量lg10转化的负载量均约3.5（*P*=0.232），这是6种细菌中检出量最大的。

由此得出结论，同一宿主，无论牙周及种植体周的健康状况如何，牙周致病菌是一致的。Pg和Fn的流行率及水平与牙周炎显著相关，但与种植体周围炎无关。Aa与牙周炎及种植体周围炎均相关，但与牙龈或黏膜的健康无关[17]。

种植体周围病的发病机制

1993年第一次欧洲牙周病学研讨会，确定并定义了两种类型的与口腔种植体相关的病变。种植体周围黏膜炎是指，局限于种植体周围的黏膜可逆性炎症（图9.4）。种植体周围炎是指，侵犯已建立骨结合且行使功能的种植体周组织的炎性过程，并可导致支持骨的丧失（图9.5）。

种植体周围黏膜炎

动物模型

新生生物膜的形成和宿主反应已经在小猎犬动物模型上通过组织学技术研究过[18]。研究发现在细菌刺激下，炎性浸润发展范围在邻近对照牙和口腔种植体周围组织是一样的，说明细菌定植的宿主反应在牙龈周和种植体周围黏膜是相同的。

人体研究

种植体周围软组织封闭的局部防御机制已得

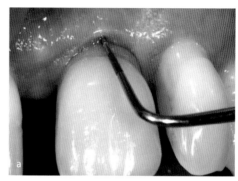

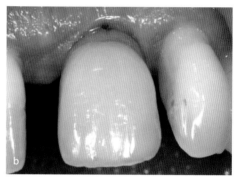

图9.4 a. 用较轻力（最大0.25N）探诊种植体周围牙龈沟。b. 探诊出血说明发生种植体周围黏膜炎

到研究，并与牙–牙龈复合体的局部防御机制作了比较。两种软组织成分中产生的炎症介质和细胞因子非常相似[19]。并且，最初由Loe等描述的实验性牙龈炎模型[20]和作为生物膜形成与牙龈炎发展之间因果关系的最终证据同样可以用到种植体周情况[21]。两阶段埋入式种植体在基台连接后，经过为期6个月细致的菌斑控制，患者被要求中止所有的口腔卫生措施3周。3周后，牙龈对照组和种植体周围黏膜位点的所有临床指标无显著性差异（图9.6）。由于菌斑积累不断增加，两种软组织均表现出牙龈指数增加和探诊深度增加，因此，菌斑和黏膜炎发展的因果效应也在口腔种植体上得到验证[21]。

近来，在人群内3周期间的实验性黏膜炎与实验性牙龈炎模型得到重复，一旦重新建立口腔卫生措施，种植体周围黏膜炎及牙龈炎均可逆转[22]。

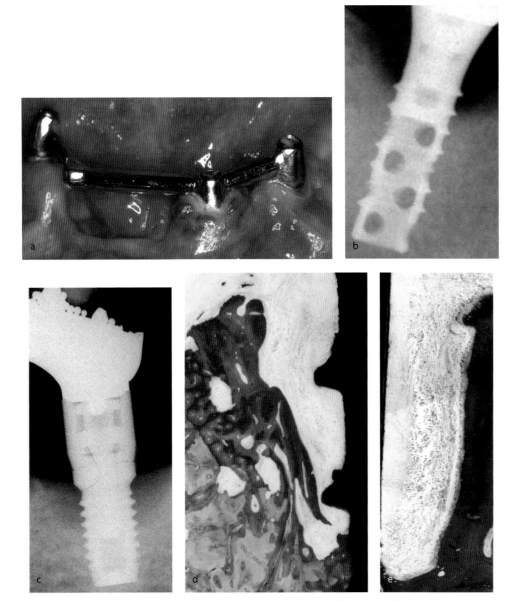

图9.5 种植体周围炎。a. 在无下牙颌患者的左下尖牙区域的种植体发生种植体周围炎的临床表现，与之对照的还有下颌第二磨牙区域的种植体具有健康或黏膜感染的种植体周围组织的临床表现。b. 种植体周围炎的种植体放射影像表现为碟形周围骨缺损。c. 进展期种植体周围炎。d. 病损的组织学表现。病损完全被生物膜占据，并且骨吸收远离种植体表面，亦可见骨重建，表明这是一个动态过程。e. 病损的高倍镜显示，种植体表面的生物膜（c～e经Berglundh T.教授同意）

种植体周围炎

鉴于伦理考虑，种植体周围感染的实验性研究不能进行人体实验。因此，这方面的信息收集必须依赖于动物实验。不幸的是，以前关于种植体周围炎的研究对于种植体病损的进展速度和范围的结果是矛盾的。尽管有一个初步研究[23]提出相对天然牙而言，种植体位点的疾病有一个更缓慢的进展速

度。一系列小猎犬的研究[24]警示，种植体周围病损可能直接发展到牙槽骨，而牙周炎病损总是先发生在有完整牙周纤维的牙槽嵴上区域。

其他研究[25,26]在猴模型上通过丝线结扎导致菌斑积聚诱导出种植体周围炎和牙周炎，并且与通过自然菌斑积聚诱导的两种疾病的发生过程进行比较。丝线结扎导致菌斑积聚诱导的天然牙周围的临床指标，如菌斑指数、牙龈指数、牙周袋深度和

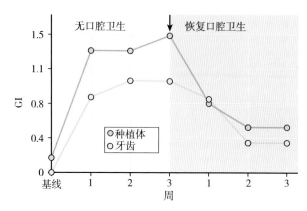

图9.6 人类实验性种植体黏膜炎。3周内未实施口腔卫生措施，临床指标评估（GI），发展成牙龈炎和黏膜炎。生物膜形成和宿主反应之间因果关系的建立。数据来自Salvi等，2012[22]

附着丧失的增加，与丝线结扎的种植体周围炎位点的临床指标的增加一致。结扎8个月后，附着丧失接近3.5mm，而在同样时间内仅暴露在自然菌斑积聚的种植体上，其附着丧失不超过0.5mm。丝线结扎导致菌斑积聚诱导的天然牙周围鉴定出的微生物群，与同样结扎诱导的种植体周围的微生物群相同。此外，两种病损在8个月后的组织学分析表现极为相似，均出现了骨内缺损（图9.5）。数字减影成像术（DSR）显示，丝线结扎诱导的天然牙和种植体周有骨密度的丧失和骨内病损的发展，而在整个实验阶段，自然菌斑积聚的种植体周牙槽骨的高度和密度没有显著改变。因此，这就意味着，重度菌斑积累和足够长的时间，可以发展成为感染病损，并逐渐侵袭到种植体周围的支持组织，就像在天然牙周一样。然而，不是所有的种植体周围黏膜炎位点都会发展成为种植体周围炎，就像不是所有的牙龈炎位点都会发展成牙周炎一样。

近些年，已经意识到多余粘接剂的残留可能是生物膜滞留的因素，然后不可避免地导致种植体周围炎。在戴入固定义齿后，多余的粘接剂可能存留。一项研究，在5年连续收集了39位患者[27]，在42颗发生种植体周围炎的受检种植体中，34颗有多余的粘接剂，而在无种植体疾病的20颗对照中，无一种植体存在粘接剂残留。去除残留粘接剂后

30天，33个检测位点中的25个不再有临床炎症症状。一项前瞻性研究明确回答了残留粘接剂是否会引起种植体周围炎的疑问[28]。分析了77名患者中的129颗种植体，73个种植体位点中有62个具有明显的种植体周疾病，发生率为85%，具有牙周炎病史的受试对象均诊断为种植体周围炎。在牙周健康患者中，31颗种植体中的20颗诊断为种植体黏膜炎。在无粘接剂残留的患者中，种植体周疾病的诊断率为30%。很明确，具有牙周炎病史的患者中，粘接剂残留的种植体发展成种植体周围炎的风险显著升高。

对实验狗样本的组织病理学检查显示，牙周位点和种植体位点炎症病损的大小和位置明显不同[24]。在牙周位点，病损和牙槽骨间会被非炎症性的结缔组织区隔离，而种植体周围病损在大多数情况下却会扩展和侵入牙槽骨的骨髓腔。可以得出结论，牙周组织和种植体周围组织，炎症的扩散模式不同。与菌斑相关的牙周炎病损局限在结缔组织中，而种植体周围的病损会侵入牙槽骨。与牙周组织相比，在种植体周围组织，病损很难被包裹局限，而发展为进展性菌斑相关病损，可以扩展到边缘骨组织内，进一步发展最终导致种植体失败。用狗模型进一步研究，观察不同时期的组织破坏，已经证实这个结论[29-32]。

有几项研究，为研究人体种植体周围炎相关骨丧失的严重性及模式带来了曙光。一项研究中[33]，182位未接受定期维护的受试者群体，种植体植入后1～23年，分析口内X线片。在行使功能的第一年内，骨丧失不足2mm，之后，出现了不同范围和严重程度的骨丧失。骨丧失的模式为非线性，随时间加重。因而，种植体周围炎在研究对象中开始聚集并呈非线性进展。未接受治疗，骨丧失速率随时间增加。

形态学方面

角化黏膜缺乏对于种植体周围炎的促进作用已成为讨论的议题。动物模型实验研究以及人类纵向

研究，均不确定角化黏膜缺乏的重要作用。最近的系统性综述阐述了这一议题，基于7项横断面研究以及4项纵向研究得出结论[34]，角化黏膜缺乏可能会对菌斑指数、黏膜炎症有不良影响，使得黏膜退缩以及附着丧失更易发。然而，无影响牙槽骨水平以及种植体寿命相关的数据。

诊断

松动度

由于种植体周围感染表现出来的病损来源于其边缘的种植体周围牙龈沟[24-26]，这种感染发展造成的骨丧失也会在种植体边缘发现，也导致了种植体周围的骨内缺损和碟形缺损。所以，这将意味着种植体仍保留了根尖部的骨结合，因此种植体的松动度并没有增加。反之，由于骨结合完全丧失造成的种植体临床稳定性丧失表现为种植体松动度的突然增加（图9.7）。因此，种植体临床松动度的增加是监测种植体临床稳定性的高特异性指标，但不是灵敏的指标。所以常规的种植体松动度的评估和种植体的临床稳定性监测，不是非常必要的，使用时必须与其他参数联合评估。

探诊出血

探诊出血（BOP）是临床指标，指用较轻的力量将牙周探针插入种植体周围龈沟或种植体周围袋内后出现出血的现象[35]。显然，使用探针的大小（直径）和探诊的力应该标准化。对于牙齿，探诊压力参数已经确定。在健康和正常的牙周膜，探诊压力通常为0.25N[36]。在健康但牙周组织萎缩的牙列可以使用相同的探诊压力[37]。最近，相同的探诊压力用在牙种植体周围的探诊出血测定已经确立[35]。因此，应该推荐使用产生标准探诊压力的标准探针。

探诊出血指数对于预测牙齿未来的附着丧失具有一定的价值[31]。在一个回顾性研究[38]和两个前瞻性研究[39,40]中，对于反复探诊出血患病率的阳性预测值较低（30%或更低），但在相同研究中，探诊出血指数的阴性预测几乎接近100%。这就说明了没有探诊出血可以作为牙周稳定性相当可靠的临床指标[40]。与牙种植体相似的数据已经通过一个前瞻性队列研究收集[41]。种植体探诊出血诊断的准确性显著高于牙齿。因此，从临床的角度看，没有探诊出血表明种植体周围组织健康（图9.8）。

改良牙龈指数

牙龈指数（GI）系统[42,43]被Mombelli等改良应用到种植体周围。尽管改良的牙龈指数被用来评估健康或炎性的种植体周围黏膜的状况，并且在临床研究中也用于评估种植体周围黏膜炎，但是在常规临床记录时用探诊出血更合适和更简单。和使用牙龈指数一样，在开始研究之前，用于探诊出血的检查者需要经过校准训练以提高结果准确性和重复性。

探诊深度和附着丧失

通过牙周探诊来测定探诊深度和牙周附着水平与釉牙骨质界（CEJ）的关系，是牙周检查中广泛

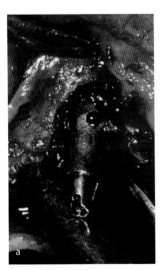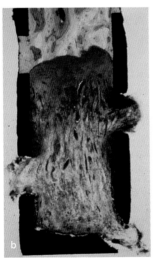

图9.7　松动度：高特异性和低灵敏度的参数。a. 具有种植体周围炎的空心圆筒种植体。病变已经进入种植体内部，导致种植体移除。b. 从a移除的种植体组织学观察。种植体根尖部的骨结合仍存在，最终，尽管是重度种植体周围炎，但种植体仍保持稳定

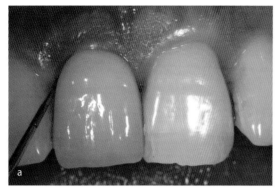

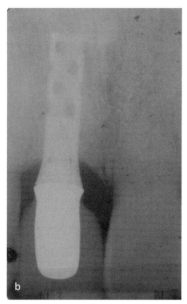

图9.8   探诊出血指数BOP[38, 41]。a. 使用轻力牙周探诊没有出血，说明种植体周围稳定。b. 放射影像证实了种植体行使功能5年后无任何骨丧失

使用的临床指标。而且，将这些临床指标应用于种植体周围组织的检查是合理的。临床医师可能用种植体肩台来代替在牙周探诊时的釉牙骨质界，在种植体的临床操作中这是一个更容易定位的标志点。

尽管有许多观点认为种植体周围探诊可能会切断软组织封闭从而危害种植体的完整性，但这种担忧没有科学证据。相反，有些观点认为，探诊后种植体周围上皮附着到钛表面4～5天就会重新建立[44]（图9.9），像牙齿[45]的情况一样。

Christensen等发现[46]用3种自动牙周探针测定的临床探诊深度，在种植体周会比在健康对侧牙周围测出的值要高（约高出0.5mm）。并且种植体颊侧和舌侧测出的得分普遍小于近远中0.5～1.0mm。在

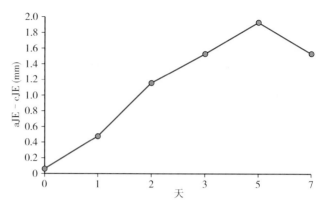

图9.9   在种植体周围牙龈沟探诊后上皮附着的愈合。结合上皮的最根端的细胞（aJE）到结合上皮最冠方的细胞（cJE）的距离5天呈线性增加，显示在探诊后上皮附着可以完全愈合。摘自Etter等，2002[44]

种植体周的探诊深度可能具有系统特异性，并取决于探针进入种植体周围龈沟的入口。因此，不同的探诊深度可能因为种植体系统的不同而认为是"正常的"。例如，Straumann®种植体系统，健康的种植体周围组织正常值为3.0～3.5 mm[46]。

牙周探针尖位于种植体周围的位置已经在不同的黏膜组织状况（如健康、黏膜炎和种植体周围炎）下得到研究[47]。当探针尖到达并确认在真正的附着水平时，就是结合上皮的最根端细胞，在健康和黏膜炎时是0.2mm内，在种植体周围炎位点，组织学附着水平普遍要比临床探诊向冠方高出1.2mm（图9.10）[47]。这些结果证实在健康和黏膜炎时种植体周围颈部的软组织封闭效应非常好，而在种植体周围炎病损时探针会无限制地刺入牙槽嵴。在另

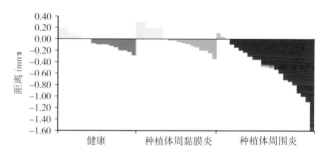

图9.10   种植体周围组织的探诊误差。在种植体周围组织健康和黏膜炎时以0.2N的探诊力得出组织附着水平（HAL）和组织探诊深度（HPD）相差0.2mm，而在种植体周围炎位点时两个位置相差1.2mm。提示，探诊是种植体周围炎诊断非常灵敏的临床指标。摘自Lang等，1994[42]

一个动物研究中[48]，使用更大的探诊力，探针尖通常穿过上皮附着直到接触牙槽嵴。

软组织封闭减少了探针尖刺入健康的和仅有轻微炎症的种植体周围的软组织，但是在种植体周围炎时并不会减少探针尖的刺入。种植体周的探诊必须作为一个长期临床监测种植体周围黏膜组织的灵敏和可靠指标。

由于在修复时为了美观达到最优的表现形态，种植体可能更靠向根方，所以在骨结合种植修复体重建后建立种植体周围探诊基线极其重要。因此推荐在测量探诊深度和种植体支持组织丧失（附着丧失）时应与基线测量值反复进行比较[49]。

溢脓

溢脓始终是感染的症状，伴有正在发生的活动性组织破坏（图9.11）。种植体周围炎病损通常会在挤压黏膜组织后有脓产生，而种植体周黏膜炎不会。因此，脓形成是种植体周围炎特异性诊断症状。

X线片解析

传统X线片

当使用传统X线片来评估种植体与相关解剖结构和邻近牙的位置关系时，为了减少不同的 X线片技术和在口腔内照射时不同位置所带来的差异，可以考虑使用一些合适的校正因子。正位全景体层摄影照片通常被要求校正因子为1∶1.3，而根尖周牙片曝光时间要在校正因子1∶1.0到 1∶1.1之间调整，主要取决于X线摄影装置、放置位置的曝光几何之差异。长锥平行技术和定位技术都应当使用。

临床实践中，传统X线片广泛用于评估整个时期内种植体邻近的骨结构（图9.12）。然而，应当注意到，在牙槽嵴区骨形态的微小改变并不能被显示，只有达到明显大小和形态改变才能显示[51]。因此从这一方面讲，传统X线片具有更高的假阴性结果，对于早期的病理和/或骨重塑改变有着相当低的灵敏性[52]。

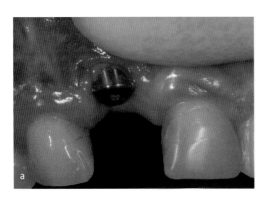
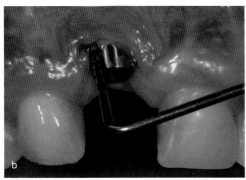

图9.11　脓形成。a. 挤压颊部黏膜可导致种植体周围炎位点的脓流出。b. 种植体周围探诊深度为9mm，提示种植体周围炎（经Zitzmann N医生同意）

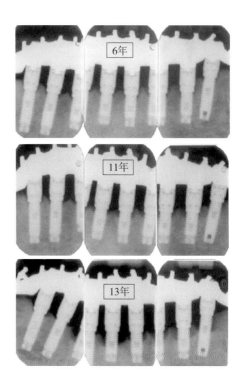

图9.12　种植体周围炎进展的纵向X线片记录。种植体植入后11年和13年与植入后6年相比较分别出现了中度骨吸收和较严重的骨吸收。在最近的研究中，27.4%的患者，12.4%种植体，曾经患过种植体周围炎。摘自Franssen等，2005[50]

尽管如此，在临床实践中，如果获得最优曝光，种植体肩台到牙槽嵴的距离（DIB）仍是长期监测的可靠放射影像学指标[53-55]。因为一阶段式穿黏膜种植体肩台通常位于牙槽嵴冠方3mm处，随着时间推移，将不得不讨论不同DIB值的差异。然而，在两段埋入式种植体系统，种植体上用作参考的界标需要清楚界定。通常，种植体圆柱部分的根端会被作为界标。传统X线片具有较低比例的假阳性结果，因此，对于检测种植体周围的骨丧失具有高特异性。然而，这些特点将X线片仅限于其验证性，而不是探查性。

必须认识到骨与种植体界面的X线片证据不能反映组织学水平上的骨结合[56]。

数字减影成像术（DSR）

在同一曝光区间的数字成像术，牙槽骨密度和水平的细微改变可以通过从基本影像减去次要影像技术来显示。这样，X线片的灵敏性会显著增加[52]。因此，在临床研究中，DSR被强烈推荐，在纵向临床研究中已得到成功应用[57]。

预防措施

口腔卫生宣教和患者积极性

种植体植入是为了重建个体化功能与美观最优的修复体，包含在综合治疗计划中的一系列治疗步骤。为了提供更好的远期预后，在实际种植体植入前，牙列必须无疾病。因此，这就意味着，在种植治疗前，口腔感染例如牙周病要先治疗。菌斑控制被认为是牙周治疗必不可少的组成部分，也是预防的基础[20]。

因此，应鼓励患者在常规基础上实施充分的菌斑控制措施。总之，教会患者，要采取清洁自然牙列的措施一样，去清洁种植体重建牙列。然而，需要特别注意清洁邻面，鼓励患者使用适当的清洁设备作为口腔卫生措施的常规。

清洁修复体

已经公认，外形过凸的修复体，特别在邻面区，将会妨碍患者达到最优的口腔卫生，对基牙和周围组织的健康有害。同时，不精确的修复体边缘置于龈下将会影响龈下微生物群的组成[58]，导致更多的可疑牙周致病菌。因此，修复体应该符合高标准的边缘精确度，尤其由于美观要求位于龈下的修复体边缘。

此外，基牙或种植牙的邻面轮廓外形，需易于合适的清洁设备清洁。尽管种植体基台不易患龋，但是种植体周感染对种植体的寿命是一个危险因素，必须通过充分的菌斑控制来预防。

最近的研究表明，部分无牙颌患者，种植体周围炎与由于难以达到而未建立充分常规卫生清洁措施有关[59]。

临床意义

最近，牙种植体已经开始在美学区域植入。毕竟，种植体周软组织乳头的保存，以及为获得最优穿龈形态而将修复边缘置于黏膜下，已经引起关注。尽管这些折中方案具有潜在生物学危害性，但为了满足患者的美观需要或要求是可以接受的。

然而，必须意识到，精确的边缘密合度是前提。通过使用螺丝固位的预成冠可获得最佳效果，尽管用可铸修复冠和粘接就位铸造冠也能获得临床上可接受的边缘缝隙。

维护治疗

在成功的牙周和种植治疗后，医生应当为患者提供个性化的维护治疗计划。确保有规律的复诊很重要。提供合适的支持治疗可以为患者提供最优的预防服务，便于治疗处理刚发生的或进展中的疾患。一项纵向研究证实[60]，预防性维护显著降低了种植体周围炎的发生。在212名部分无牙颌患者中，39例纳入预防组，41例未接受预防措施，5年后种植体周围炎的发生率，预防组为18%，非预防组为44%[60]。

随访可能分为4个不同时期：

- 检查，再评估，诊断
- 激励，再指导，措施
- 治疗感染位点
- 抛光，氟化治疗，确定随访时间

治疗策略

渐进式干预支持疗法

根据临床和X线片诊断，设计治疗措施实施方案以阻止种植体周围病损的进展[33,34]。渐进式干预支持疗法（cumulative interceptive supportive therapy，CIST），此治疗程序本质上是渐进性的，包括4个步骤（支持治疗方案A～D），不应该用作单独治疗程序，而是根据病损的严重性和范围逐渐增加抗菌潜力的有序治疗过程。因此诊断是这个维护治疗程序的关键所在。

应用的主要临床指标已经在上面讨论过，还包括以下的评估[61]（图9.13）：

- 有/无牙菌斑
- 有/无轻力探诊出血（BOP）
- 有/无溢脓
- 种植体周围探诊深度
- 骨丧失的影像学证据

对于口腔种植体，无明显的菌斑或结石，周围组织健康–无探诊出血、无溢脓、探诊深度不超过4mm，那么，临床中可以认为种植体稳定，目前没有发生种植体周围疾病的风险。这些种植体至少应该每年再评估一次。显然，支持治疗复诊的间隔时间和频率由患者口腔健康状况来决定。

机械清创（支持治疗程序 A）

种植体周围组织轻微炎症，邻近具有明显的菌斑或结石沉积（BOP阳性），但是没有溢脓，探诊深度不超过4mm，进行机械清创即可。结石可以用碳纤维刮匙（Hawe Neos，Bioggio，瑞士）刮除，而菌斑可以通过橡胶杯和抛光膏抛光去除（如Implaclinic®；Hawe Neos，Bioggio，瑞士）。

碳纤维刮匙不会改变种植体表面，但是足够尖锐和坚硬可以轻轻地去除种植体上的结石沉积。传统的钢刮匙或具有金属尖端的超声器械都会在种植体表面留下明显的损伤（图9.14），从而加剧未来菌斑积累，应避免使用[62]。

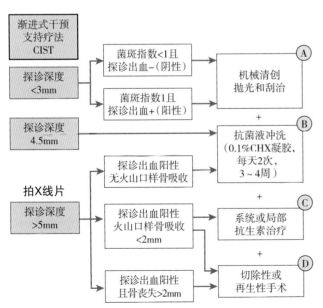

图9.13 渐进式干预支持疗法（CIST）的决策树。根据种植体周围黏膜的情况和探诊深度，选择执行治疗方式A，A+B组合，A+B+C或者A+B+C+D组合。A：机械清创；B：抗菌治疗；C：抗生素治疗；D：切除性或再生性手术

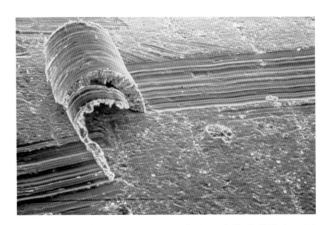

图9.14 扫描电子显微照片显示钢刮匙在钛种植体表面划过一次的结果，显示钛种植体表面被破坏。摘自Matarasso等，1996[62]

然而，如果需去除大量结石而不会接触种植体表面，也是可以接受的。

抗菌治疗（支持治疗程序B）

当存在菌斑和探诊出血，探诊深度增加到4～6mm时，除了使用支持治疗方案A（例如机械清创）以外，还应使用抗菌治疗。溢脓可能有或没有。抗菌治疗（方案B）与机械治疗（方案A）联合使用，抗菌治疗包括使用最有效的抗菌药[63]，如葡萄糖酸氯己定，每日用0.1%、0.12%或0.2%葡萄糖酸氯己定含漱，或在需要的位点局部应用氯己定凝胶（图9.15）。总之，一般需要3～4周常规抗菌治疗，可获得好的治疗效果。使用含氯己定的抗菌水漱口或应用氯己定凝胶，可推荐作为化学菌斑控制措施预防。此方案在动物实验[64]和人体试验[65]中通过临床和组织学验证有效。

近来一项随机对照临床研究[66]，关于机械清创同时联合或不联合氯己定含漱，非手术清创及口腔卫生措施显著减少种植体周黏膜炎的发生，但不是

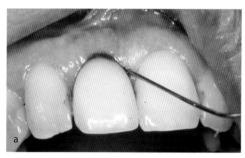

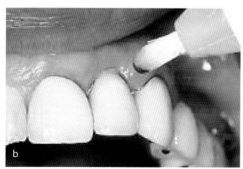

图9.15 渐进式干预支持疗法（CIST）–组合A+B：机械清创和抗菌治疗。a. 葡萄糖酸氯己定（0.12%每日2次）漱口1个月。b. 冲洗补充治疗：局部应用氯己定凝胶（0.2%每日2次）1个月

总能控制所有炎症转归。与单独机械清创相比，联合应用氯己定凝胶不能提高效果。种植修复体治疗改善效果，修复体边缘位于龈上的显著优于位于龈下的治疗效果[66]。

抗生素治疗（支持治疗方案C）

当种植体周围牙龈沟或袋的探诊深度增加到6mm以上，通常存在菌斑沉积和探诊出血。可能有或没有溢脓。种植体周围病损有明显的放射影像学改变。种植体周的深袋形成有利于革兰阴性厌氧菌和牙周致病微生物定植的生态龛[13]。抗菌治疗必须包括抗生素以消除或至少显著减少龈下生态环境中的致病菌。随后会发生软组织愈合，已在文献中得到证明[67]。在使用抗生素之前，要先进行机械清创（A）和抗菌治疗（B）程序。在持续10天的抗菌治疗期间，给予针对清除革兰阴性厌氧菌的抗生素，如甲硝唑（Flagyl[®]，罗纳-普郎克，每天3次，每次350mg）或奥硝唑（Tibera[®]，罗氏，每天2次，每次500mg）。这些治疗程序已在临床研究中被证实有效，种植体周围感染被成功治愈并且保持1年的稳定[67]。随后，建立预防性程序预防再感染。

全身使用抗生素的替代方式，就是通过控释系统局部使用抗生素，这已作为合适的治疗观念出现。然而，仅具有足够释放动力学的释放装置才能使用以确保成功的临床效果。抗生素必须在作用位点以较高浓度渗透入黏膜下生物膜，维持至少7～10天。至今，只有有限的产品被证实具有这些合适的特点[68]。

四环素牙周纤维（Actisit[®]，Alza，Palo Alto，CA，美国）已经成功应用到一些病例研究中。如果应用方案A和方案B，治疗效果似乎与全身应用抗生素疗效一致[69]。因此，种植体周围感染可能通过渐进式提供机械清创、抗菌治疗和抗生素支持治疗，而得以成功控制。

近来，一种扩散控释系统，由含有米诺环素（Arestin[®]，Johnson & Johnson）的微球组成，通过

注射器应用到种植体周围袋内（图9.16）。这些微球可以黏附在种植体表面和软组织壁上至少10天，因此可以提供一个高剂量药物浓度的理想模式。几个临床研究已经记录了这些产品在临床[70-72]和微生物水平[70,73]的效果。这一局部用药在治疗种植体周围炎时似乎和全身使用抗生素具有相似结果。

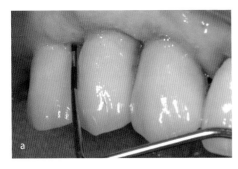

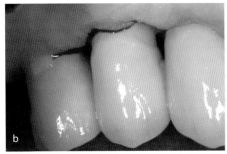

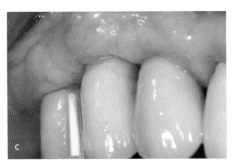

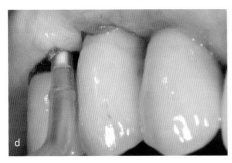

图9.16 渐进式干预支持疗法（CIST）－组合A+B+C：机械清创和抗菌治疗，再加局部抗生素应用。a. 6mm的种植体周围袋探诊溢脓。b. 探诊出血和脓形成，确诊为种植体周围炎。c. 在机械清创和抗菌治疗后应用控释系统。d. 注射米诺环素（微球）黏附到位点

再生治疗或切除性手术（支持治疗程序D）

只有当感染被成功控制，显示无溢脓和肿胀减轻时，才可以讨论通过再生术恢复种植体周的骨支持，或通过切除性外科技术对种植体周围软组织和/或骨结构进行再塑形。根据病损大小、形态特征和美观考量，来设计再生性治疗或切除性手术才能达到目的。到目前为止，单一病例报告[74、75]和动物实验研究[32,76,77]已经提供了证据，种植体周围炎造成的种植体周围骨缺损在抗感染治疗和使用引导组织再生的生物原则后，可以获得成功骨充填（图9.17）。然而，已污染的种植体表面再次与再生骨形成骨结合只在喷砂酸蚀（SLA）种植体表面有组

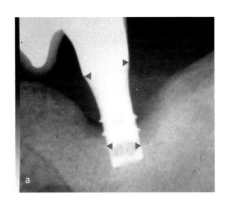

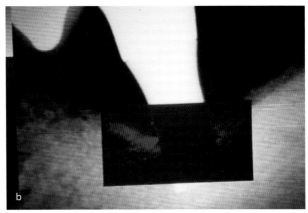

图9.17 渐进式干预支持疗法（CIST）－组合A+B+C+D：机械清创、抗菌治疗、局部抗生素应用和再生性手术治疗。a. 种植体周围炎病损扩展到中空螺纹种植体根端2mm的基线X线片。红色箭头显示了种植体冠方水平病损的范围（5~6mm的骨丧失）。b. 治疗后1年，数字减影X线图像显示3~4mm的骨充填（蓝色：X线骨密度增加）。摘自Lehmann等，1992[75]

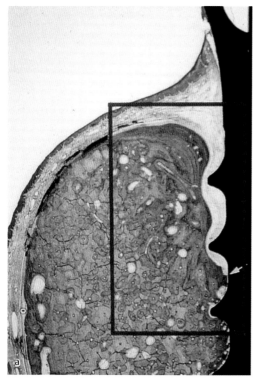

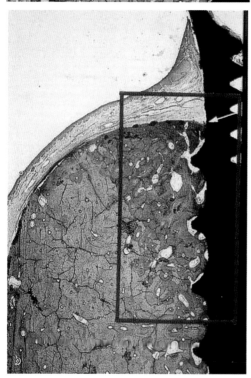

图9.18 狗动物模型，渐进式干预支持疗法（CIST）–组合A+B+C+D：机械清创、抗菌治疗、局部抗生素应用和再生性手术治疗的组织学表现。a. 在红色框架内的骨充填（更深的染色为新骨），实验性种植体周围炎病损仅在根尖部有非常有限的骨结合（白色箭头）。b. 在红色框架内的骨充填（更深的染色为新骨），（白色箭头）在微粗糙化的（SLA）钛种植体表面的实验性种植体周围炎病损接近完全骨结合(>80%)。摘自Persson等，2001[78]

织学证据[78]（图9.18）。而且，骨缺损内确实有新骨充填，X线片所示骨密度增加，愈合过程良好，形成更好的种植体稳定性。

手术暴露时局部去除种植体表面污染的方法，目前尚无结论性的证据确认哪种特异的方法最有效。与之相反，一项设计很好的猴动物实验发现，在种植体周围病损骨充填和/或骨组织再结合效果相同[79]。

再生治疗前翻瓣进行种植体表面的去污染，是未解的议题。时至今日，没有哪个特异药物或配伍可以彻底清除生物膜达到治愈种植体周病损的最佳效果。很多实验研究表明，多数推荐去除感染的技术清理和净化种植体表面的效果一致。两篇最近的综述亦未能发现一特异的治疗方案可借鉴[80,81]。因而，翻瓣，先使用葡萄糖酸氯己定冲洗病损，再用无菌盐水冲洗，这种稀释微生物的方案是最简单和最有效地去除种植体表面污染的途径[82]。

偶尔，临床医生会对种植体牙槽嵴上部分进行抛光打磨，尽管尚没有文献证实这样做的好处。

近来一项研究纳入24例患有中重度牙周炎的受试者，有36颗患有种植体周围炎的种植体接受了抗感染的外科治疗程序，翻瓣清创，暴露种植体表面去污染，并联合全身系统给予阿莫西林和甲硝唑[83]。治疗结果在3个月、6个月、12个月进行评估。1年检查期间所有种植体均存留。3个月观察到，平均探诊深度、BOP以及溢脓现象得到显著改善。基线时探诊深度越深，3个月时探诊改善越明显。3个月时，颊侧黏膜显著平均退缩1mm（P<0.001），6个月及12个月的效果得以维持。12个月，所有种植体的探诊深度<5mm，其中47%的种植体炎症完全控制（如BOP–），92%的种植体骨边缘稳定或有骨获得。因而，可以得出结论，抗感染程序结合外科入路，种植体表面去污染，系统性抗微生物治疗，紧随严格的术后控制，是有效的治疗方案，可以控制长达12个月[83]。

种植体移除

已经骨结合的种植体临床上出现松动，必须移除。种植体周围病损涉及种植体整个长度和四周。在X线片上，可以看到围绕整个轮廓的射线透射影。

如果种植体感染已经严重到不能通过以上推荐的治疗方案控制时，种植体拔除可能是必须的。这种情况，临床上具有如下特征：溢脓、明显的探诊出血、较深的种植体周围探诊深度（通常≥8mm），最终到达中空种植体的齿孔或排空（气）阀，并伴有疼痛。影像学上，种植体周围射线透射影已经扩展到种植体周围较远处。

结论和临床意义

牙种植体锚定在颌骨内，穿通黏膜到达口腔高度污染的环境。在不脱落的硬质表面形成的生物膜，也会在钛种植体表面形成。与在牙齿上相似，菌斑将发展并启动宿主反应，造成黏膜炎的发生。如果菌斑被允许积聚一段较长的时间，种植体周围黏膜炎可以向更根方扩展，造成牙槽骨丧失。角形骨缺损通常会扩展到种植体的整个周围，导致所谓的"种植体周围炎"。

种植体周围黏膜炎病损是以探诊出血和龈沟深度通常为2～4mm为特征的。然而，种植体周围炎，探诊深度增加到超过5mm，偶尔有溢脓，X线片显示牙槽嵴骨缺损。然而，种植体临床稳定性并没有被破坏，因为受累的种植体没有松动。在种植体根尖部的骨结合还存在。

由于种植体周围黏膜炎和种植体周围炎的感染性本质，预防措施按照安排合理的复诊计划，以确保在种植体寿命期得到充分的支持治疗。根据在维护期的一系列诊断，发展中的种植体周围病损应当按照CIST方案来治疗。

CIST包括机械清创、抗菌治疗和抗生素治疗一

系列控制进展期感染的措施。接着，通过再生性手术或切除性手术纠正种植体周围骨缺损。很显然，这些治疗后预防性措施必须纳入到计划中。

最近发表的3篇系统综述，分析了治疗种植体周围炎大多数有效干预措施[84-86]。在Cochrane系统综述中，分析了9篇临床实验，未发现有可靠的证据显示哪个治疗方案最有效，尽管所有的研究都显示得到改善。第二篇系统综述[85]评估了不同的外科技术，包括翻瓣清创、外科切除、应用移植材料、引导组织再生。根据21篇文章得出结论，其中12篇为病例系列研究。综述表明，与其他措施相比，骨移植材料和膜的应用，显著改善了探诊深度以及骨充填。

最近一篇针对治疗种植体周围炎的各种策略的系统综述[86]，主要为病例系列研究以及比较研究。与其他两篇综述不同，此综述对"成功治疗结果"采用一个综合标准，种植体存留，平均探诊深度小于5mm，无进一步的骨丧失。由于纳入研究的异质性，种植体周围炎定义的差异，采用的结果变量不同，因而无法进行Meta分析。应用综合标准对11个研究进行了评估，得出客观而中肯的结论，无主观推测：

现有的证据尚不能为种植体周围炎治疗提供任何特异策略推荐，在7项研究的大多数患者中报道了12个月的成功治疗结果。尽管许多研究报道了积极的短期治疗结果，但缺乏疾病转归、进展或复发，也有即使接受治疗仍有种植体丢失的病例报道。对不同研究中治疗结果报道的理解，需要考量以下几点：种植体周围炎定义的不同，严重程度的不同，研究设计的异质性，随访时间的长短，纳入排除标准不同[85]。

流行病学分析

由于不同的研究采用不同标准评估种植体周围疾病的发生率，因而，难以确定种植体周围黏膜炎以及种植体周围炎的百分比。近来，基于23项研究的一篇系统综述报道，行使功能5～10年后，20%

的患者中约10%的种植体丢失。因而，种植体周围炎每年的发生率在0.5%～3.0%，其发生率取决于已知的危险因素，如牙周炎病史、吸烟、口腔卫生措施、余留牙周袋、维持治疗方案。

重点提示

- 接受种植体治疗的患者应牙周健康，所有余留牙周袋应在种植体植入前消除[3]。
- 确保最优的口腔卫生状况，全口菌斑指数低于25%，出血指数低于15%。
- 维持随访以及持续监测种植体周状况至关重要[60]。
- 上部修复体应便于患者采取适当的口腔卫生措施清洁[59]。
- 在上部修复时建议记录种植体周的基线情况，此时，应进行基线X线、探诊深度评估[49]。

致谢

感谢口腔健康促进临床研究基金（瑞士，布里恩，茨）的支持，以及欧洲牙周病学研究基金（瑞士，布里恩，茨）。

（马兆峰 轩东英 译）

参考文献

[1] Gristina AG. Biomaterial-centered infection: microbial adhesion versus tissue integration. *Science* 1987; 237: 1588–95.

[2] Mombelli A, Buser D, Lang NP. Colonization of osseointegrated titanium implants in edentulous patients. Early results. *Oral Microbiol Immunol* 1988; 3: 113–20.

[3] Mombelli A, Marxer M, Gaberthüel T, Grunder U, Lang NP. The microbiota of osseointegrated implants in patients with a history of periodontal disease. *J Clin Periodontol* 1995; 22: 124–30.

[4] Leonhardt AA, Renvert S, Dahlén G. Microbial findings at failing implants. *Clin Oral Implants Res* 1999; 10: 339–45.

[5] Fürst MM, Salvi GE, Lang NP, Persson GR. Bacterial colonization immediately after installation on oral titanium implants. *Clin Oral Implants Res* 2007; 18: 501–8.

[6] De Boever AL, De Boever JA. Early colonization of non-submerged dental implants in patients with a history of advanced aggressive periodontitis. *Clin Oral Implants Res* 2006; 17: 8–17.

[7] Quirynen M, Vogels R, Peeters W, van Steenberghe D, Maert I, Haffajee A. Dynamics of initial subgingival colonization of "pristine" peri-implant pockets. *Clin Oral Implants Res* 2006; 17: 25–37.

[8] Rams TE, Link CC. Microbiology of failing dental implants in humans: electron microscopic observations. *J Oral Implantol* 1983; 11: 93–100.

[9] Rams TE, Roberts TW, Tatum H Jr, Keyes PH. The subgingival microbial flora associated with human dental implants. *J Prosthet Dent* 1984; 51: 529–34.

[10] Apse P, Ellen RP, Overall CM, Zarb GA. Microbiota and crevicular fluid collagenase activity in the osseointegrated dental implant sulcus: a comparison of sites in edentulous and partially edentulous patients. *J Periodont Res* 1989; 24: 96–105.

[11] Krekeler G, Pelz K, Nelissen R. Mikrobielle Besiedlung der Zahnfleischtaschen am künstlichen Titanpfeiler. *Dtsch Zahnärztl Z* 1986; 41: 569–72.

[12] Leonhardt A, Berglundh T, Ericsson I, Dahlén G. Putative periodontal pathogens on titanium implants and teeth in experimental gingivitis and periodontitis in beagle dogs. *Clin Oral Implants Res* 1992; 3: 112–19.

[13] Mombelli A, Van Oosten MAC, Schürch E, Lang NP. The microbiota associated with successful or failing osseointegrated titanium implants. *Oral Microbiol Immunol* 1987; 2: 145–51.

[14] van Winkelhoff AJ, Goené RJ, Benschop C, Folmer T. Early colonization of dental implants by putative periodontal pathogens in partially edentulous patients. *Clin Oral Implants Res* 2000; 11: 511–20.

[15] Kronström M, Svenson B, Hellman M, Persson GR. Early implant failures in patients treated with Brånemark System titanium dental implants: a retrospective study. *Int J Oral Maxillofac Implants* 2001; 16: 201–7.

[16] Harris LG, Richards RG. *Staphylococcus aureus* adhesion to different treated titanium surfaces. *J Mater Sci Mater Med* 2004; 15: 311–14.

[17] Zhuang L-F, Watt RM, Mattheos N, Si MS, Lai HC, Lang NP. Periodontal and peri-implant microbiota in patients with healthy and inflamed periodontal and peri-implant tissues. *Clin Oral Implants Res* 2014; 25: doi: 10.1111/clr.12508

[18] Berglundh T, Lindhe J, Marinello C, Ericsson I, Liljenberg B. Soft tissue reaction to de novo plaque formation on implants and teeth. An experimental study in the dog. *Clin Oral Implants Res* 1992; 3: 1–8.

[19] Tonetti M, Schmid J. Pathogenesis of implant failures. *Periodontology 2000* 1994; 4: 127–38.

[20] Löe H, Theilade E, Jensen SB. Experimental gingivitis in man. *J Periodontol* 1965; 36: 177–87.

[21] Pontoriero R, Tonelli MP, Carnevale G, Mombelli A, Nyman SR, Lang NP. Experimentally induced peri-implant mucositis. A clinical study in humans. *Clin Oral Implants Res* 1994; 5: 254–9.

[22] Salvi GE, Aglietta M, Eick S, Sculean A, Lang NP, Ramseier CA. Reversibility of experimental peri-implant mucositis compared with experimental gingivitis in humans. *Clin Oral Implants Res* 2012; 23: 182–90.

[23] Klinge B. Implants in relation to natural teeth. *J Clin Periodontol*

1991; 18: 482–7.

[24] Lindhe J, Berglundh T, Ericsson B, Liljenberg B, Marinello C. Experimental breakdown of peri-implant and periodontal tissues. A study in the dog. *Clin Oral Implants Res* 1992; 3: 9–16.

[25] Lang NP, Brägger U, Walther D, Beamer B, Kornman KS. Ligature-induced peri-implant infection in cynomolgus monkeys. I. Clinical and radiographic findings. *Clin Oral Implants Res* 1993; 4: 2–11.

[26] Schou S, Holmstrup P, Stolze K, Juhl M, Hjørting-Hansen E, Kornman KS. Ligature-induced marginal inflammation around osseointegrated implants and ankylosed teeth. Clinical and radiographic observations in cynomolgus monkeys (*Macaca fascicularis*). *Clin Oral Implants Res* 1993; 4: 12–22.

[27] Wilson TG. The positive relationship between excess cement and peri-implant disease: a prospective clinical endoscopic study. *J Periodontol* 2009; 80: 1388–92.

[28] Linkevicius T, Puysis A, Vindasiute E, Linkeviciene L, Apse P. Does residual cement around implant-supported restorations cause peri-implant disease? A retrospective case analysis. *Clin Oral Implants Res* 2013; 24: 1179–84.

[29] Ericsson I, Persson LG, Berglundh T, Edlund T, Lindhe J. The effect of antimicrobial therapy on peri-implantitis lesions. An experimental study in the dog. *Clin Oral Implants Res* 1996; 7: 320–8.

[30] Gotfredsen K, Berglundh T, Lindhe J. Bone reactions at implants subjected to experimental peri-implantitis and static load. A study in the dog. *J Clin Periodontol* 2002; 29: 144–51.

[31] Marinello CP, Berglundh T, Ericsson I, Klinge B, Glantz PO, Lindhe J. Resolution of ligature-induced peri-implantitis lesions in the dog. *J Clin Periodontol* 1995; 22: 475–9.

[32] Persson LG, Ericsson I, Berglundh T, Lindhe J. Guided bone regeneration in the treatment of peri-implantitis. *Clin Oral Implants Res* 1996; 7: 366–72.

[33] Fransson C, Tomasi C, Pikner SS, Gröndahl K, Wennström JL, Leyland AH, Berglundh T. Severity and patten of peri-implantitis-associated bone loss. *J Clin Periodontol* 2010; 37: 442–8.

[34] Lin GH, Chan HL, Wang HL The significance of keratinized mucosa on implant health: a systematic review. *J Periodontol* 2013; 84: 1755–67.

[35] Gerber JA, Tan WC, Balmer TE, Salvi GE, Lang NP. Bleeding on probing (BOP) and pocket probing depth (PPD) in relation to probing pressure and mucosal health around oral implants. *Clin Oral Implants Res* 2009; 20: 75–8.

[36] Lang NP, Nyman S, Senn C, Joss A. Bleeding on probing as it relates to probing pressure and gingival health. *J Clin Periodontol* 1991; 16: 257–61.

[37] Karayiannis A, Lang NP, Joss A, Nyman S. Bleeding on probing as it relates to probing pressures and gingival health in patients with a reduced but healthy periodontium. A clinical study. *J Clin Periodontol* 1991; 19: 471–5.

[38] Lang NP, Joss A, Orsanic T, Gusberti FA, Siegrist BE. Bleeding on probing. A predictor for the progression of periodontal disease? *J Clin Periodontol* 1986; 13: 590–6.

[39] Joss A, Adler R, Lang NP. Bleeding on probing. A parameter for monitoring periodontal conditions in clinical practice. *J Clin Periodontol* 1994; 21: 402–8.

[40] Lang NP, Adler R, Joss A, Nyman S. Absence of bleeding on probing. An indicator of periodontal stability. *J Clin Periodontol* 1990; 17: 714–21.

[41] Luterbacher S, Mayfield L, Brägger U, Lang NP. Diagnostic characteristics of clinical and microbiological tests for monitoring periodontal and peri-implant mucosal tissue conditions during supportive periodontal therapy (SPT). *Clin Oral Implants Res* 2000; 11: 521–9.

[42] Löe, H. The Gingival Index, the Plaque Index and the Retention Index Systems. *J Periodontol* 1967; 38 (Suppl): 610–16.

[43] Mühlemann HR, Son S. Gingival sulcus bleeding – a leading symptom in initial gingivitis. *Helv Odontol Acta* 1971; 15: 107–13.

[44] Etter T, Hakanson I, Lang NP, Trejo PM, Caffesse RG. Healing after standardized clinical probing of the perImplant soft tissue seal: a histomorphometric study in dogs. *Clin Oral Implants Res* 2002; 13: 571–80.

[45] Taylor A, Campbell M. Reattachment of gingival epithelium to the tooth. *J Periodontol* 1972; 43: 281–93.

[46] Christensen MM, Joss A, Lang NP. Reproducibility of automated periodontal probing around teeth and osseointegrated oral implants. *Clin Oral Implants Res* 1997; 8: 455–64.

[47] Lang NP, Wetzel AC, Stich H, Caffesse RG. Histologic probe penetration in healthy and inflamed peri-implant tissues. *Clin Oral Implants Res* 1994; 5: 191–201.

[48] Ericsson I, Randow K, Glantz PO, Lindhe J, Nilner K. Some clinical and radiographic features of submerged and non-submerged titanium implants. *Clin Oral Implants Res* 1994; 5: 185–9.

[49] Lang NP, Berglundh T on behalf of Working Group 4 of Seventh European Workshop on Periodontology. Periimplant diseases: where are we now? Consensus of the Seventh European Workshop on Periodontology. *J Clin Periodontol* 2011; 38 (Suppl 11): 178–81.

[50] Franssen C, Lekholm U, Jemt T, Berglundh T. Prevalence of subjects with progressive bone loss at implants. *Clin Oral Implants Res* 2005; 16: 440–6.

[51] Lang NP, Hill RW. Radiographs in periodontics. *J Clin Periodontol* 1977; 4: 16–28.

[52] Brägger U, Pasquali L, Rylander H, Carnes D, Kornman KS. Computer-assisted densitometric image analysis in periodontal radiography. A methodological study. *J Clin Periodontol* 1988; 15: 27–37.

[53] Buser D, Weber HP, Lang NP. Tissue integration of non-submerged implants. 1-year results of a prospective study with 100 ITI hollow-screw and hollow-cylinder implants. *Clin Oral Implants Res* 1990; 1: 33–40.

[54] Buser D, Weber HP, Brägger U, Balsiger C. Tissue integration of one-stage ITI implants. 3-year results of a longitudinal study with hollow-cylinder and hollow-screw implants. *Int J Oral Maxillofac Implants* 1991; 6: 405–12.

[55] Weber HP, Buser D, Fiorellini JP, Williams RC. Radiographic evaluation of crestal bone levels adjacent to non-submerged titanium implants. *Clin Oral Implants Res* 1992; 4: 181–8.

[56] Sewerin IP, Gotfredsen K, Stoltze K. Accuracy of radiographic diagnosis of peri-implant radiolucencies – an *in vitro* experiment. *Clin Oral Implants Res* 1997; 8: 299–304.

[57] Brägger U, Hugel-Pisoni C, Bürgin W, Buser D, Lang NP. Correlations between radiographic, clinical and mobility parameters after loading of oral implants with fixed partial dentures: a two-year longitudinal study. *Clin Oral Implants Res* 1996; 7: 230–9.

[58] Lang NP, Kiel RA, Anderhalden K. Clinical and microbiological effects of subgingival restorations with overhanging or clinically perfect margins. *J Clin Periodontol* 1983; 10: 563–78.

[59] Serino G, Ström C. Peri-implantitis in partially edentulous patients: association with inadequate plaqiue control. *Clin Oral Implants Res* 2009; 20: 169–74.

[60] Costa FO, Takenaka-Martinez S, Cota LO, Ferreira SD, Silva GL, Costa JE. Peri-implant disease in subjects with and without preventive maintenance: a 5-year follow-up. *J Clin Periodontol* 2012; 39: 173–81.

[61] Mombelli A, Lang, NP. Clinical parameters for the evaluation of dental implants. *Periodontology 2000* 1994; 4: 81–6.

[62] Mantarasso S, Quaremba G, Coraggio F, Vaia E, Cafiero C, Lang NP. Maintenance of implants: an *in vitro* study of titanium implant surface modifications subsequent to the application of different prophylaxis procedures. *Clin Oral Implants Res* 1996; 7: 64–72.

[63] Lang NP, Brecx M. Chlorhexidine digluconate: an agent for chemical plaque control and prevention of gingival inflammation. *J Periodont Res* 1986; 21 (Suppl 18): 74–89.

[64] Trejo PM, Bonaventura G, Weng D, Caffesse RG, Bragger U, Lang NP. Effect of mechanical and antiseptic therapy on peri-implant mucositis: an experimental study in monkeys. *Clin Oral Implants Res* 2007; 17: 294–304.

[65] Porras R, Anderson GB, Caffesse RG, Narendran S, Trejo PM. Clinical response to 2 different therapeutic regimens to treat peri-implant mucositis. *J Periodontol* 2002; 73: 1118–25.

[66] Heitz-Mayfield LJ, Salvi GE, Botticelli D *et al.* on behalf of the Implant Complication Research Group. Anti-infective treatment of peri-implant mucositis: a randomised controlled clinical trial. *Clin Oral Implants Res* 2011; 22: 237–41.

[67] Mombelli A, Lang NP. Anti-microbial treatment of peri-implant infections. *Clin Oral Implants Res* 1992; 3: 162–8.

[68] Tonetti, M.S. Local delivery of tetracycline: from concept to clinical application. *J Clin Periodontol* 1998; 25: 969–77.

[69] Mombelli A, Lang NP. The diagnosis and treatment of peri-implantitis. *Periodontology 2000* 1998; 17: 63–76.

[70] Renvert S, Lessem J, Dahlén G, Lindahl C, Svensson M. Topical minocycline microspheres versus topical chlorhexidine gel as an adjunct to mechanical debridement of incipient peri-implant infections: a randomized clinical trial. *J Clin Periodontol* 2006; 33: 362–9.

[71] Renvert S, Lessem J, Dahlén G, Renvert H, Lindahl C. Mechanical and repeated antimicrobial therapy using a local drug delivery system in the treatment of peri-implantitis: a randomized clinical trial. *J Periodontol* 2008; 79: 836–44.

[72] Salvi GE, Persson GR, Heitz-Mayfield LJ, Frei M, Lang NP. Adjunctive local antibiotic therapy in the treatment of peri-implantitis. II: clinical and radiographic outcomes. *Clin Oral Implants Res* 2007; 18: 281–5.

[73] Persson GR, Salvi GE, Heitz-Mayfield LJ, Lang NP. Antimicrobial therapy using a local drug delivery system (Arestin) in the treatment of peri-implantitis. I: Microbiological outcomes. *Clin Oral Implants Res* 2006; 17: 386–93.

[74] Hämmerle CHF, Fourmousis I, Winkler JR, Weigel C, Brägger U, Lang NP. Successful bone fill in late peri-implant defects using guided tissue regeneration. A short communication. *J Periodontol* 1995; 66: 303–8.

[75] Lehmann B, Brägger U, Hämmerle CHF, Fourmousis I, Lang NP. Treatment of an early implant failure according to the principles of guided tissue regeneration. *Clin Oral Implants Res* 1992; 3: 42–8.

[76] Persson LG, Araújo MG, Berglundh T, Gröndahl K, Lindhe J. Resolution of peri-implantitis following treatment. An experimental study in the dog. *Clin Oral Implants Res* 1999; 10: 195–203.

[77] Wetzel AC, Vlassis J, Caffesse RG, Hämmerle CH, Lang NP. Attempts to obtain re-osseointegration following experimental peri-implantitis in dogs. *Clin Oral Implants Res* 1999; 10: 111–19.

[78] Persson LG, Berglundh T, Lindhe J, Sennerby L. Re-osseointegration after treatment of peri-implantitis at different implant surfaces. An experimental study in the dog. *Clin Oral Implants Res* 2001; 12: 595–603.

[79] Schou S, Holmstrup P, Jørgensen T, Skovgaard LT, Stoltze K, Hjørting-Hansen E, Wenzel A. Implant surface preparation in the surgical treatment of experimental peri-implantitis with autogenous bone graft and ePTFE membrane in cynomolgus monkeys. *Clin Oral Implants Res* 2003; 14: 412–22.

[80] Valderrama P, Wilson TG. Detoxification of implant surfaces affected by peri-implant disease: an overview of surgical methods. *Int Dent J* 2013; doi: 10.1155/20113/74680. Epub 2013 Aug 4.

[81] Suarez F, Monje A, Galindo-Moreno P, Wang HL. Implant surface detoxification: a comprehensive review. *Implant Dent* 2013; 22: 465–73.

[82] Schou S, Berglundh T, Lang NP. Surgical treatment of peri-implantitis. *Int J Oral Maxillofac Implants* 2004; 19 (Suppl): 140–9.

[83] Heitz-Mayfield LJ, Salvi GE, Mombelli A, *et al.* on behalf of the Implant Complication Research Group. Anti-infective surgical therapy of peri-implantitis. A 12-month prospective clinical study. *Clin Oral Implants Res* 2012; 23: 205–10.

[84] Esposito M, Grusovin MG, Worthington HV. Treatment of peri-implantitis: what interventions are effective? A Cochrane systematic review. *Eur J Implantol* 2012; 5 (Suppl): S21–41.

[85] Chan HL, Lin GH, Suarez F, MacEachern M, Wang HL. Surgical management of peri-implantitis: a systematic review and meta-analysis of treatment outcomes. *J Periodontol* 2014; 85: 1027–41.

[86] Heitz-Mayfield LJ, Mombelli A. The therapy of peri-implantitis: a systematic review. *Int J Oral Maxillofac Implants* 2014; 29 (Suppl): 325–45.

[87] Mombelli A, Müller N, Cionca N. The epidemiology of peri-implantitis. *Clin Oral Implants Res* 2012; 23 (Suppl 6): 67–76.

第10章
粘接修复相关的并发症
Complications related to cemented implant restoration

Chandur P.K. Wadhwani

引言

医生在天然牙上采用粘接方式行牙冠修复已经有100多年的历史[1]。这也是医生在种植体上采用粘接冠修复的主要原因，医生也容易熟悉这种形式[2]。然而自25年前开始引入种植冠粘接修复以来，粘接修复引发的问题也随之而来。争论主要集中在是否使用临时还是永久粘接剂[3]，粘接剂残留是否可以引发种植体周围疾病等问题[4]。

2013年美国牙周病学会与口腔修复学会共同对冠粘接剂残留与种植体周围疾病的相互关系发布研究报告[5,6]。本章节主要讨论粘接过程中相关因素，包括致病因素、预防、处理。期望能够找到证据支持临床实践，即合理使用冠的粘接修复，或合理的替代修复形式。

种植冠粘接修复的优点

早期种植多采用螺丝固位形式，直到20世纪90年代初期种植冠修复开始采用粘接修复形式。对于口腔医生来说，螺丝固位孔要影响最佳的咬合形态及美学结果[7]。另外，粘接固位还有如下优点：价格相对较低、可以被动就位（特别对于多个种植体而言）、减少椅旁时间等。Taylor和Agar研究认为：由于熟悉粘接材料和粘接技术，临床医生更愿意选择粘接修复方式[2]。现在大量的种植采用

粘接修复形式，最近一项对87个医疗机构922个种植患者调查显示：93%的种植采用了粘接修复形式[8]。

一个有趣的现象是，虽然临床医生更喜欢粘接修复，但Weber的调查显示：患者对于粘接还是螺丝固位的修复形式具有同等满意度[9]。

与种植修复粘接相关的问题

20世纪90年代末，Pauletto[10]和Gapski[11]最先报道冠粘接剂残留导致种植失败病例，自此以后，众多病例研究证实：粘接剂残留导致种植体周围软硬组织炎症发生[12-14]。2009年，Wilson[4]围绕种植体冠粘接剂残留与种植体周围炎关系作了一项前瞻性研究。研究分为两组：一组病例显示为种植体周围黏膜炎（探针出血或者黏膜颜色改变）；另一组病例显示为种植体深部周围的炎症（溢脓或者X线显示种植体周围明显骨丧失）（图10.1）。

对于种植体周围黏膜炎组，感染部位先进行专业清理，指导患者用0.12%洗必泰患处每日2次冲洗，持续30天，同时加强口腔健康指导。如果30天以后仍然存在患处出血或者其他炎症征象，这类患者则被纳入研究组。而先前最早直接诊断为种植体周围炎的直接入组。总共39位患者42颗种植体入组。采用群组中12位患者的20颗完全健康的种植体作对照。

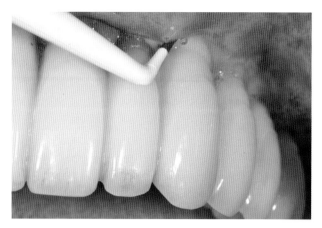

图10.1　种植体位点溢脓，探诊深度较深，认定为种植体周围炎，最终种植体被拔除

采用口腔内窥镜观察种植体周围牙龈下方的空间区域，粘接水门汀在81%的实验组中被发现，对照组中均未发现。对于种植体周围存在炎症的病例，一旦去除了多余的粘接剂，75%的病例症状好转，炎症消失。本研究最重要的发现是，炎症发生的后延性——直到发现才知道。这个时间延迟从4个月到9.3年，平均3年才出现临床症状。从组织学上看，在健康牙髓、牙周组织的自然牙上作粘接修复，几乎不引起任何不良反应，但同样的材料和技术应用在种植体上，结果可能完全不同[15]。要理解为什么出现这样的差异，就需要了解种植体与自然牙之间的区别。

种植体与自然牙的粘接修复——为什么不同

4个方面必须要仔细评价：

- 软组织附着机制的生物学差别
- 软组织深度
- 根的形态与设计（天然牙&种植体）
- 材料结构（牙根或钛）——粘接剂的选择

生物特性：软组织作为保护屏障

牙齿周围的软组织附着远远优于种植体周围软组织的附着能力。在天然牙周围，牙龈中的胶原纤维束以扇形向多方向生长与周围组织连接，纤维束形成多个小的隔断，阻止细菌侵入和炎症扩散。部分胶原纤维深入到牙根表面的矿化牙骨质中，这些纤维组织称之为Sharpey's纤维，存在于牙槽嵴上方，并可以穿通于牙齿之间，形成强有力的固位机制，将牙齿固定于牙槽窝内，这种形式存在自然界中演化超过数百万年。纤维束插入到牙骨质中维持牙稳定，对避免牙创伤起到至关重要的作用[16]（图10.2）。

这种特性在牙周病上被特征化的展示出来。当评价自然牙周围的牙周组织是否健康时，根据牙周纤维及邻近小间隔的破坏程度，在多点作牙周深度探诊十分必要。牙周病造成的放射线影像学改变常常是有角度的、位点特异或局限。

相比较而言，附着在种植体周围的软组织情况就完全不同了（图10.3）。

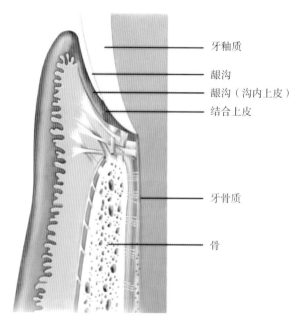

牙釉质
龈沟
龈沟（沟内上皮）
结合上皮
牙骨质
骨

图10.2　天然牙周围生物学附着的示意图。结缔组织纤维插入到结合上皮根方的牙根。来源：Rose和Mealey，2004[16]

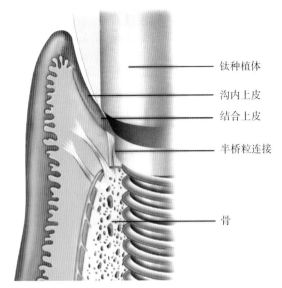

种植体上端很可能达到6~7mm

图10.3 图示牙种植体生物学附着。没有纤维结缔组织插入种植体表面。Rose和Mealey供图，2004[16]

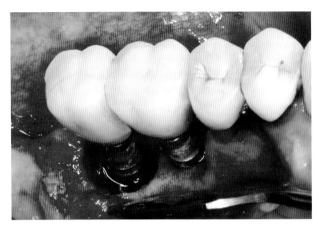

图10.4 软组织瓣切开显示种植体周围炎——弹坑样（火山口样）骨缺损，粘接剂可以在种植体及根向上可见

种植体周围没有覆盖的牙骨质，因此软组织是以半桥粒连接方式黏附于种植体上，这是人体内最脆弱的细胞附着方式。牙科医生非常熟悉这种脆弱的连接方式，如同刚刚萌出的牙釉质表面的上皮附着。在牙齿萌出到口腔正确位置后上皮能够退缩。结缔组织内的纤维束较少，方向多以垂直或斜行分布，其中一组纤维以环绕种植体形式存在，只形成一个潜在间隔。这提示疾病单元或炎症很难局限在某一特定区域，很容易在种植体周围迅速扩散。因此种植体周围炎的骨破坏模式很典型，出现种植体周围火山口样骨缺损（图10.4）。

种植体和天然牙之间的软组织附着能力有明显差异可由牙周探诊证明[17]（图10.5）。在健康种植体软组织周围用牙周探针轻轻探诊就能进入较深甚至用较小的力；相反，在健康天然牙周围探诊时，牙周膜水平走向的胶原纤维限制牙周探针的进入。

软组织深度（种植体&天然牙）

在天然牙做龈上牙体预备认为对牙龈组织的健康有利，这一点可以在临床实践中得以验证[18]。尽管一些修复体边缘需要设计到龈下，应认为是不得已。在这些病例中，修复体边缘要求不超过牙龈下0.5mm[19]。因为牙槽嵴顶上需要2~3mm健康牙体组织供牙龈组织附着。

对种植体而言完全不同。通常在外科手术时，种植体平台被要求放置到唇侧龈边缘下方3mm才能达到良好的穿龈轮廓。当种植体邻近天然牙且牙龈乳头存在时，又常常被要求多于3mm。Sadan认为邻间区域牙乳头到种植体平台很容易达到6~7mm[20]。

种植体植入过深为致病的生物菌群聚集提供可能。Stambaugh认为：在天然牙超过4mm的袋深度做好牙周清洁十分困难，而种植修复体通常更难清洁[21]。再者，微生物菌群被认为是牙周炎和种植体周围炎的病原学基础——革兰阴性厌氧菌更易于寄居在较深的袋内[22,23]。因此去除种植修复体边缘的多余材料包括粘接剂，或正常的种植体周围软组织维护会更加困难。

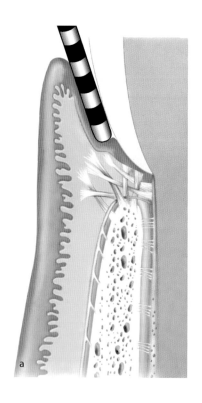
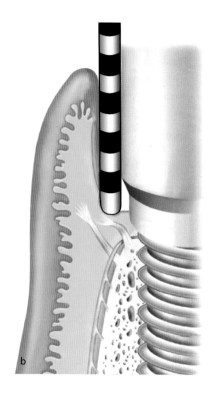

图10.5　a. 显示健康牙周围的牙周探针深度和探针阻力。b. 显示牙周探诊能进入邻近种植体的较深位置

另外一个重要特征是种植体周围粘接剂与微生物间相互作用，这种情况发生很少，在后面的章节中阐述。

根的形状与设计（种植体vs天然牙）

种植体的设计逐渐演化发展成操作更加简便、结果更可预测的形式。"平台转移"就是这样一个发展的结果。有了这个发现，使得种植体周围软、硬组织更能有效保存[24-27]。然而，这也会造成种植体平台周围的维护及清洁困难；同样，清除异物包括多余粘接剂也将十分困难（图10.6）。其他可能增加粘接剂残留在种植体周围的因素包括粘接边缘的深度和修复体形态。

Linkevicius的多个临床研究证实：种植体冠边缘即粘接线位置是有深度要求的[28,29]。他做了65位患者的前瞻性研究：冠边缘位于龈下1~3mm不等

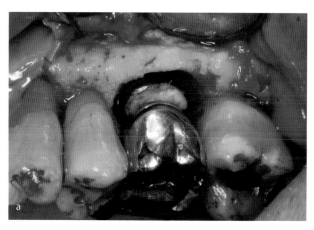
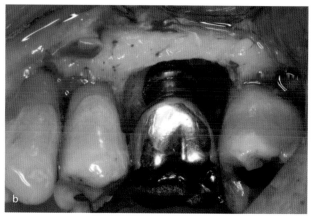

图10.6　a. 种植体周围炎明显与粘接剂残留有关，显示弹坑样（火山口样）骨缺损。b. 粘接剂被移除，种植平台转移效应积存了溢出冠边缘的粘接剂

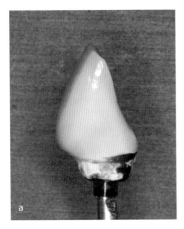
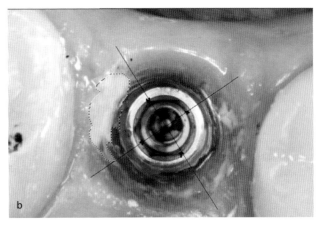

图10.7 a. 粘接剂残留在种植体基台和冠周围。b. 粘接剂溢出并附着于种植体周围的软组织上。来源：Linkevicinus等，2013[29]

（平龈、龈下1mm、龈下2mm、龈下3mm）。单冠粘接剂被清洁处理，拍摄X线检查是否粘接剂残留。当研究者确认粘接部位被彻底清洁后，钻开基台螺丝通道，取下冠和修复基台，任何残存粘接剂均拍照、量化。事实上，所有边缘位于龈下的修复体周围均有粘接剂残留，包括龈下1mm的修复体周围。多余的粘接剂存在于基台和冠周围，甚至在种植体周围组织上（图10.7a）。Linkevicius建议：种植修复体边缘应位于可视位置，防止粘接剂突入牙龈下导致粘接剂残留。

Vindasiute等对去除种植冠多余粘接剂的临床影响因素进行了探讨[30]。研究认为种植冠的水平轮廓有重要影响。如果水平倒凹有1mm或更多，种植体周围软组织内就会残存粘接剂。倒凹程度与粘接剂残留存在明显正相关。当水平距离或倒凹≥3mm，残留粘接剂总能在牙冠和软组织边缘发现，而且这种现象不分前牙区或后牙区，与种植体直径关系不大。1例粘接剂残留处理的病例报道见图10.8a~f。显示种植体到邻牙水平距离较大，这会让去除粘接剂变得十分困难，并且牙冠

远中未完全就位。

即刻种植和临时冠修复被许多种植医生追捧，确实对患者有益[31,32]。然而，必须牢记：在这种开放伤口环境下，必须更加仔细，确保没有异物残留，特别是多余的粘接剂被无意中残留在组织下方[33]。

材料性质（天然牙vs种植体——粘接剂选择）

传统牙科技术依赖粘接剂将冠修复体粘接到牙齿上，这些粘接剂主要针对自然牙与牙冠的粘接而被开发出来。设计带有抗龋作用包括含氟成分、带有与牙本质整合结构、能粘接到牙釉质、抗致龋菌成分等。随着种植粘接冠的出现，临床医生认为：数十年已经证实粘接效果良好的粘接剂和操作过程，不需要任何改变就可直接应用到种植体与冠的粘接上[34]。

基于自然牙与冠粘接而选择的粘接剂被直接应用在种植冠粘接上，现在看来似乎有些武断，并且短视（图10.9）。对种植冠粘接剂与自然牙粘接剂的特性要求非常不同，有些甚至是完全相反的[35]（表10.1）。

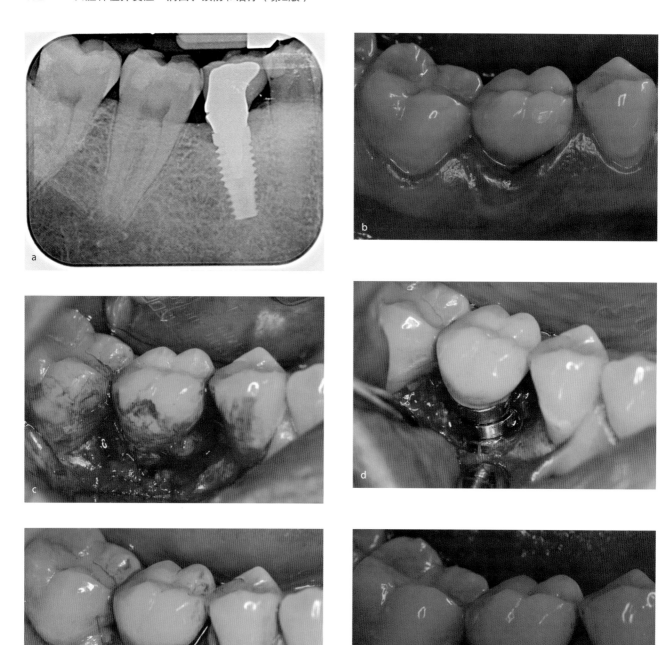

图10.8 a. 根尖片显示种植体粘接固位冠，牙冠未完全就位，靠近种植体颈部的骨质轻微透射。b. 临床照片显示牙周瘘脓。c. 全厚瓣翻开显示种植体周围残留粘接剂和大量肉芽组织。d. 清创处理，发现平台转移位置。e. 缝合伤口。f. 术后愈合6周。照片由P. Rosen提供并得到许可

表10.1 自然牙与种植体粘接剂的不同需求

	种植修复体	自然牙
亚结构	金属、瓷、树脂	牙本质、牙釉质
生物组织关联性	种植体周围组织	牙周组织、牙髓
原发病问题	种植体周围疾病	龋病，牙髓、牙周疾病
修复体冠边缘位置	龈下0~3mm，甚至更多	前牙美学区牙龈下0.5~1.0mm，经常位于龈上
粘接边缘	可或不可沿着牙龈的扇贝形边缘线	沿牙龈组织预备
是否需要粘接封闭	有疑问	必须要封闭（防止生龋）
抗龋成分	可能有害	希望存在
腐蚀性	可能腐蚀钛	不能使用的
X线阻射性	高阻射	与牙本质相同（相对低阻射）
微生物威胁	种植体周围位点的细菌	致龋菌

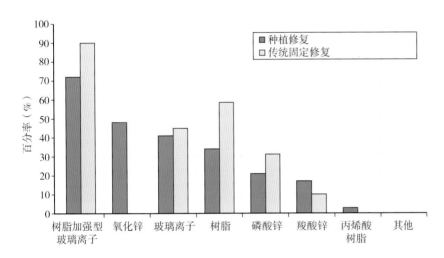

图10.9 柱状图显示全美牙学院牙科医生使用种植修复冠粘接剂的排序。来源：Tarica等，2010[34]

病因学

种植体周围疾病和粘接剂选择

目前，与种植体粘接剂残留相关主要有4个致病因素[36]，导致种植体周围炎发生。

- 微生物相互作用
- 异物反应
- 过敏反应
- 钛腐蚀

粘接剂与微生物相互作用

在Neal Raval硕士论文里，其中一部分为针对种植修复体粘接剂抗菌作用的研究，课题由本章笔者设计，目的在于评估种植修复粘接剂与口腔菌之间的相互作用与种植体周围疾病的关联性[37]。观察体外浮游微生物和菌斑生物膜的生长作为初步实验。5种粘接材料作为观察对象，分别是Temp Bond（kerr）、Temp Bond NE（kerr）、多链种植水门汀（Involclar-Vivadent）、Premier种植粘接剂（Premier）、Fleck's（Keystone），比较它们抑制龈下革兰阴性细菌的定植及生长能力，包括伴防线放线杆菌Aa、牙龈卟啉单胞菌Pg、具核梭杆菌Fn。单一粘接剂做成扁片状放入24孔培养板内，浸入特定细菌培养液内。1孔无粘接剂扁片的培养板内单纯加入细菌培养液作阳性对照。无菌液培养板作阴性对照，培养板内加入粘接剂扁片作空白对照，以

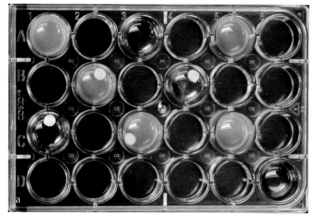

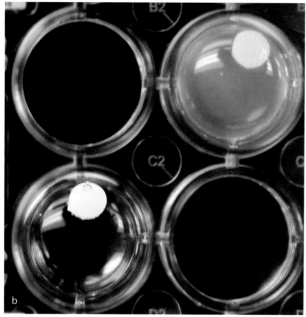

图10.10 a. 培养皿在厌氧环境下孵育2天，观察具核梭杆菌Fn的浮游生长状态。b. 放大观察：培养介质变浑浊提示细菌生长

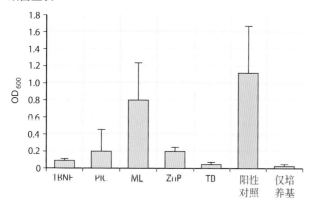

图10.11 通过600nm波长吸光值OD$_{600}$实验检测：不同粘接剂溶液中伴放线放线杆菌Aa的浮游生长状态，Fleck's水门汀（Znp）；多链种植水门汀（ML），Premier种植粘接剂（PIC），Temp Bond（TB），Temp Bond NE（TBNE）；阳性对照：溶液+细菌、无水门汀；阴性对照：无菌溶液。来源：Raval等，2014[37]

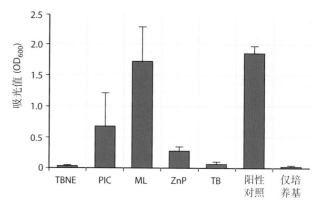

图10.12 通过600nm波长吸光值实验检测：不同粘接剂溶液中的牙龈卟啉单胞菌Pg的浮游生长状态，Fleck's水门汀（Znp）；多链种植水门汀（ML），Premier种植粘接剂（PIC），Temp Bond（TB），Temp Bond NE（TBNE）；阳性对照：溶液+细菌、无水门汀；阴性对照：无菌溶液

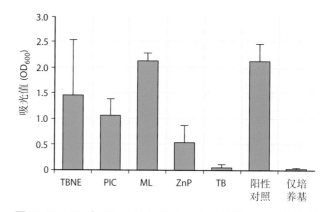

图10.13 通过600nm波长吸光值实验检测：不同粘接剂溶液中的具核梭杆菌Fn的浮游生长状态，Fleck's水门汀（Znp）；多链种植水门汀（ML），Premier种植粘接剂（PIC），Temp Bond（TB），Temp Bond NE（TBNE）；阳性对照：溶液+细菌、无水门汀；阴性对照：无菌溶液

此验证粘接剂扁片制作过程未被污染。

缺氧环境下，37℃孵育48h，OD值测量法检测培养板内的细菌浮游生长情况（图10.10a）。细菌溶液的浮游微生物生长程度采用OD$_{600}$测量，溶液越清晰代表细菌生长越少，而在阴性对照和无粘接剂培养溶液组是完全清亮的（图10.10b）。每种细菌的测试结果被记录下来并绘制成图。不同标本间存在明显差异：包含氧化锌丁香油的Temp Bond对3种革兰阴性细菌的抑菌效果最强（图10.11～图10.13）；专门为种植粘接设计的树脂加强型多链种

植水门汀抑菌效果最差。

补充实验检测了受检细菌的生物膜附着，以评估抑菌能力最强的Temp Bond和抑菌能力最差的Multiimplant水门汀生物膜贴附能力的差异。水门汀标本从溶液中取出，无菌液轻轻冲洗表面的附带细菌，然后用力冲洗附着较为牢固的细菌，冲洗溶液接种琼脂凝胶，厌氧环境下孵育4天（图10.14a）。

Temp Bond组几乎所有的标本显示清亮，无菌状态。而Multiimplant水门汀组出现5000多个细菌克隆。

本研究显示：粘接剂水门汀的抑菌能力有明显差异。尽管这是一个基础研究，但让我们认识到：粘接剂与种植体的周围环境是相互关联的，应该做出合理选择。还没有发现有这方面的研究，即具有抗菌活性的种植修复粘接剂与种植体周围炎细菌的相关性研究。厂家应该着力开发针对种植修复体的粘接剂材料。对于临床医生，应该根据位点深度和治疗牙周炎的临床经验来选择合适的抑菌粘接水门汀。

异物反应

种植体通过"骨整合"这样一种异物反应与周围骨结合在一起的。然而破坏性的异物反应仍然存在于种植体周围。近年来Ramer等报道2例种植失败种植体被取下，做组织学光学显微镜检查[38]。发现组织内存在大量的巨细胞（包含过氧化物的多核巨噬细胞），此外还存在外源性黑色的水门汀颗粒（图10.15）。由此推断：这些异物刺激了巨细胞反应，导致大量的种植体周围组织破坏。最近由Wilson研究组在活检研究中有类似的报告：异物与种植体周围疾病有关联性[39]。36位种植体周围炎患者做组织活检，使用光镜和扫描电镜检查。组织内

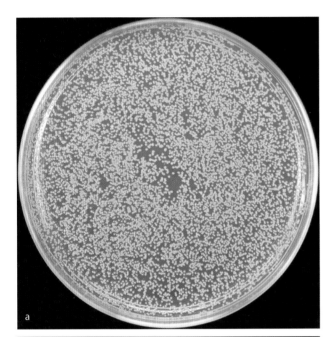

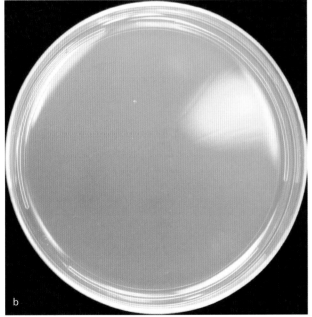

图10.14 a. 粘接剂相关的菌斑生物膜。琼脂板内大于5000个克隆生长（Multilink水门汀溶液伴放线放线杆菌生长情况）。b. Temp Bond水门汀溶液无菌斑生物膜生长

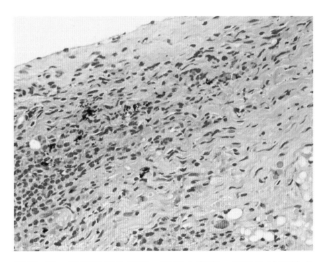

图10.15 组织学切片显示：组织内存在一些黑色外源性水门汀颗粒，基质内分散着一些急性和慢性炎性细胞

的异物采用X线能谱分析，光学显微镜检查发现了浆细胞主导的亚急性和慢性炎症反应。36位中的34例活检组织内发现了具有X线阻射的异物成分，其中19例被证实为水门汀颗粒。非常不可思议的是，另外的组织内的异物被认定为钛颗粒，这无疑是来自种植体本身。

那么，粘接剂颗粒是如何进入组织内的呢？Wilson认为：部分原因可能是使用超声器械作洁治引起的。然而它更像是在种植冠粘接时就进入了组织内部。种植体周围软组织非常脆弱、容易分离，特别是在冠粘接就位而产生较大压力时。Linkevicius认为：只要冠粘接边缘位于牙龈下方并且水平侧方倒凹超过1mm，组织内就会残留粘接剂。此外，使用牙线清洁粘接剂也可能产生相反的结果，使用过程很容易钝性切割种植体周围半桥粒连接的软组织，造成粘接剂进入到软组织内[40]。另外一个可能的原因：目前，部分粘接剂做得非常细腻，有的厚度只有7μm。有时候，种植修复操作是在组织出血的情况下进行的。红细胞的直径为6~8μm，发生的组织裂口允许红细胞析出，同样道理，粘接水门汀在冠粘接就位的压力下也能够通过裂口进入组织内部。

过敏反应

现在许多树脂加强型玻璃离子粘接水门汀都含有羟乙基甲基丙烯酸酯（HEMA）。统计数据显示：2010年全美73%的牙学院使用该类水门汀粘接种植冠（图10.9）[34]。HEMA有多重作用：能作为稀释成分，降低材料黏稠度，保持胶原纤维的亲水湿润性，从而增加牙本质的粘接能力[41]。然而，一旦HEMA释放出来，它会产生一系列的生物破坏性：包括过敏性接触性皮炎和其他免疫反应[42]。种植修复冠粘接时，很少使用类似橡皮障的隔离装置。许多情况下，冠置于龈下，粘接剂与龈沟液接触。粘接剂未凝固时，肯定释放HEMA，如果患者对HEMA非常敏感的话，免疫反应就可能发生。

钛腐蚀

氟化物认为可以腐蚀金属钛。有一种Durelon（3M ESPE）的粘接剂被应用在种植修复上，它在全美牙学院使用率达到17%[34]。其说明书注明：在钛材料表面慎用。此种粘接剂成分内含有氟化亚锡，设计初衷是为了减少修复牙齿发生龋损。在酸性环境下，氟化亚锡可以释放氢氟酸——一种潜在的钛腐蚀成分（图10.16）。氢氟酸可以在蚀刻钛修复基台中使用，目的增加修复冠的粘接强度，就如同使用氧化铝喷砂处理呈现一样的效果。然而，在未能有效去除粘接剂的情况下，氢氟酸可以释放并与种植体接触，而这种腐蚀作用不能有效终止。一项针对口腔环境腐蚀机制的研究发现：对4个因失败而被拔除的种植体采用扫描电镜观察：发现了可能来自氢氟酸的磨损腐蚀现象（机械和电化学协同作用）[43]（图10.17）。临床医生必须知道：含氟材料或粘接剂对种植体周围组织有害，使用要非常慎重。笔者认为没有理由在种植体上使用含氟粘接材料，因为种植体是不会发生龋损的。

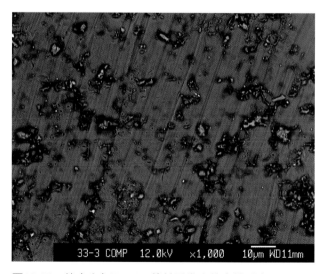

图10.16 钛合金与Durelon接触后发生的腐蚀反应

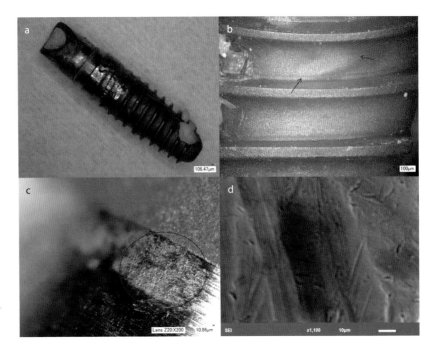

图10.17 a～d. 失败而拔除的种植体表面由于腐蚀作用而发生物理化学改变

预防

粘接剂选择和生物学结果

　　残留粘接剂与种植体周围炎的因果关系还没有完全确立。可能原因是细菌微生物感染，异物的巨细胞反应、过敏反应以及腐蚀作用。对于特定个体而言，可能是这4种相关因素的复杂相互作用。就像其他疾病一样，可能是疾病机制和机体自身应答反应之间的相互作用所致。如果在最初就去除了多余的粘接材料，机体就不需要应对细菌微生物威胁、组织异物反应、腐蚀作用和过敏变态反应，从而阻止疾病的发生。

粘接技术

　　尽管许多临床医生认为他们熟悉粘接技术，但是粘接剂的使用、应用范围、使用量等均没有严格的操作程序。对于粘接剂的作用原理、溢流方式、优化程序等方面我们知道得很少。事实上几乎没有医生讲述粘接剂放置在哪里，应该放多少粘接剂。

一系列的失败而拔除的种植体给我们提供例证：我们掌握的正确粘接程序非常不够（图10.18）。

　　一项针对4个国家400个牙科医生的调查表明：冠粘接大体共有3个主要粘接位点[44]（图10.19a）。当粘接剂使用量被标准量化以后发现：几乎没有医生知道如何使用或在哪正确放置粘接剂（图10.19b）。一项关于种植修复体粘接过程的定性、定量调查显示：粘接负载模式差异性大，方法缺乏统一和精准性[44]。

冠-基台以及粘接剂——一种系统方法

　　现在，厂家设计粘接修复基台是根据自然牙的基牙预备形式而来的，已有数十年的历史，通常基台上部有6°～10°的聚合角。这种设计形式可能在功能和效率上不是最优化的。对于粘接剂，最先注意它的化学组成成分，而往往忽略它是如何在牙冠、基台之间流溢，凝固粘接的。在机械工程学里，临床冠粘接过程就如同将一个活塞伴随润滑液推入一个腔室内。笔者曾经和计算机流体力学工

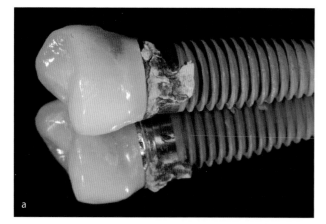

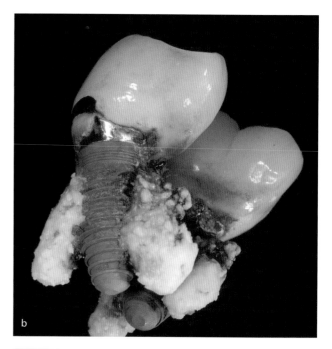

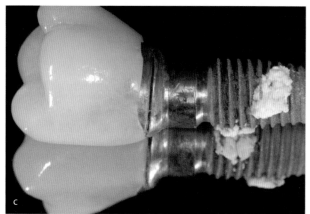

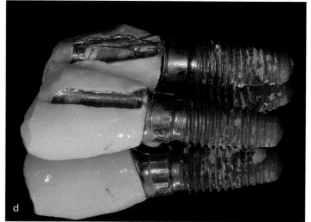

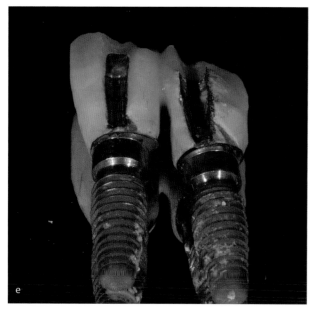

图10.18 a～f. 粘接剂溢出到失败而拔除的种植体周围，虽然不能完全肯定粘接剂外溢导致了种植体失败，但很明显粘接剂的存在是不正常的，提示没有正确理解操作过程

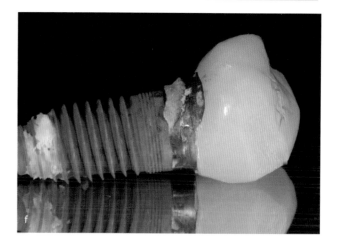

程师工作，他们使用Star-CCM+软件（CD-adapco USA）评估粘接过程，并科学地设计了种植粘接虚拟模型（图10.20 a～c）[45]。

使用CFD软件+超级计算机，基于STL文件建立虚拟模型[46]。举例来讲：粘接剂放置位置对于其能否在粘接面内流溢至关重要；粘接剂越接近冠内

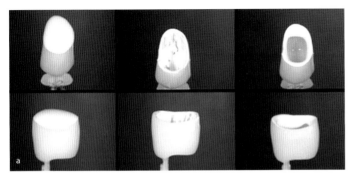

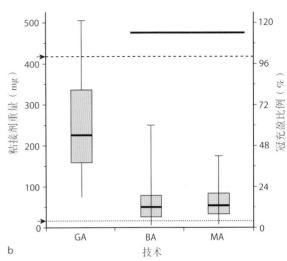

图10.19　a. 根据调查得出：种植冠粘接剂的模拟定性放置模式。b. 定性评价400例粘接过程，箱形图显示：与理想3%的足够量相比，实际粘接剂放置量超出极多。GA：全部充满；BA：涂刷方式；MA：边缘放置

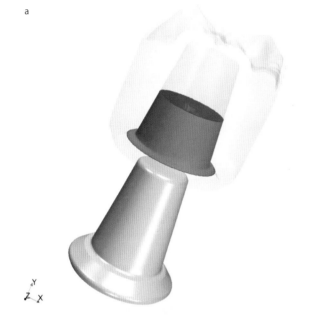

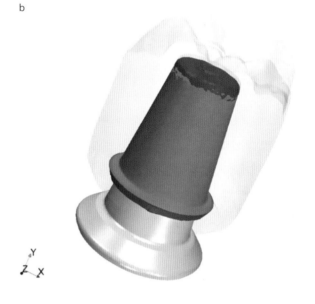

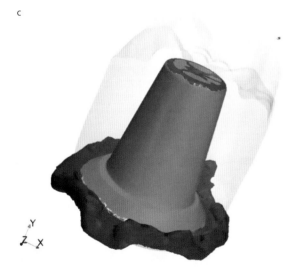

图10.20　a. 计算机流体力学三维重建模型展示：牙冠、基台和粘接剂的放置位置。b. 静止画面展示：牙冠戴入基台，粘接剂流动。c. 最终牙冠完全就位基台，粘接剂溢出

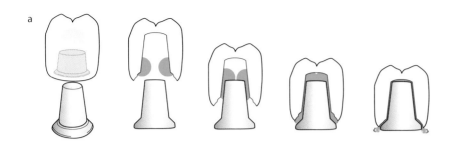

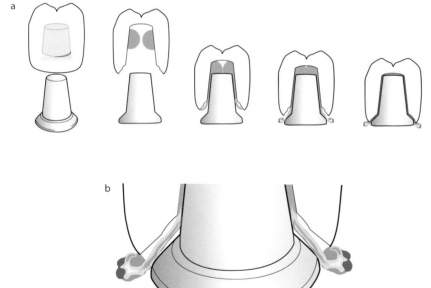

图**10.21** a. 计算机模拟系列动态截图画面，三维图像剖面观展示粘接剂冠内流动状态。当粘接材料放置在模拟冠内边缘时，牙冠就位粘接剂的流动状态。b. 放大图示显示边缘封闭和粘接剂溢出状态

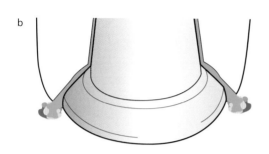

图**10.22** a. 同图10.21的模型，粘接剂以半环形置于模拟冠内偏殆端，动态截图显示牙冠就位，粘接剂流溢过程。b. 牙冠边缘的最终状态

圈边缘放置，粘接剂外溢就越少，而且涂布会更加均匀一致（图10.21和图10.22）。此外，冠粘接就位的速度对粘接剂外溢多少和外溢方向均有影响（图10.23a，b）。甚至可以测算出，粘接剂外溢过程可以产生多大的力量。可以间接测算出牙冠就位操作是否可以导致牙冠周围的半桥粒连接破坏（图10.24）。这个工程系统可以对理想的排异空间、锥形度、形态、高度、斜面设计作科学的精密测算。可以更有效，从而降低损害的发生。

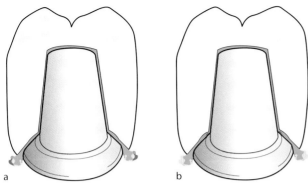

图10.23 a，b. 动态画面截图显示两种不同速度下的牙冠基台粘接模型。显示不同的边缘封闭和粘接剂外溢状态。a. 牙冠0.5s就位于7mm高度基台。b. 牙冠0.25s就位于7mm高度基台

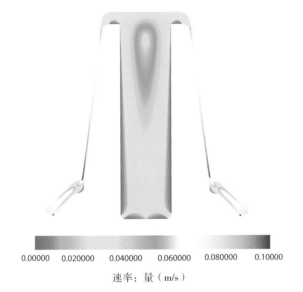

0.00000   0.020000   0.040000   0.060000   0.080000   0.10000

速率：量（m/s）

图10.24 虚拟模型展示粘接剂外溢速度，颜色表示速度。这能够测算出牙冠就位操作是否可以导致半桥粒连接破坏

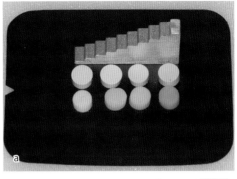

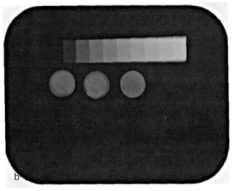

图10.25 a. 铝制阶梯光楔和8个1mm厚粘接剂圆盘的放射图像版。b. 图a的放射线图像，只有3个粘接剂能够显影

别，X线高阻射性（图10.25a，b）[48-50]。前面已经描述，粘接材料不应对机体有不良反应：如过敏反应和巨细胞反应；对种植体本身无不良影响；最后，粘接材料对病原菌的微生物学反应也应有所考虑。

粘接剂使用量和操作过程也应该被重点关注。口外去除多余粘接剂技术已经得到发展进步。Wadhwani和Pineyro[51]给我们提供了一种简便的内衬均质、薄层粘接剂方法（图10.26a~f）。此过程包括硅橡胶复制一次性临时基台，聚四氟乙烯膜（PTFE）创造粘接剂空间。复制体基台比修复体内冠均匀缩小50μm。为了更好地适合PTFE形态，预先在修复体内冠均匀涂搽薄层凡士林油，快速凝固型聚乙烯硅橡胶（PVS）注入修复体/PTFE腔隙内，硅橡胶充满修复体，预留部分硅胶作为把持手柄。硅橡胶凝固后，硅胶基台复制体取出，丢弃PTFE膜，清洁修复内冠以除净凡士林。正式粘接时，原始基台放入口内种植体上，标准扭矩旋紧。修复冠内充填粘接材料，硅胶基台戴入冠修复体，挤压，

处理

临床优化建议

谨慎使用，粘接形式的种植修复仍然是一种长期、健康的解决方案。与此同时，对于缺乏临床经验的医生来说，粘接剂外溢仍然对粘接修复形式构成潜在威胁。只有充分了解当前各种材料的局限性，熟悉特定的操作程序，才能获得长期的成功。

对于各种不同的粘接剂，应该选择那些黏性不是很大，在非粘接位置很容易清除的材料[47]。此外，材料的颜色应该与周围组织反差较大，容易识

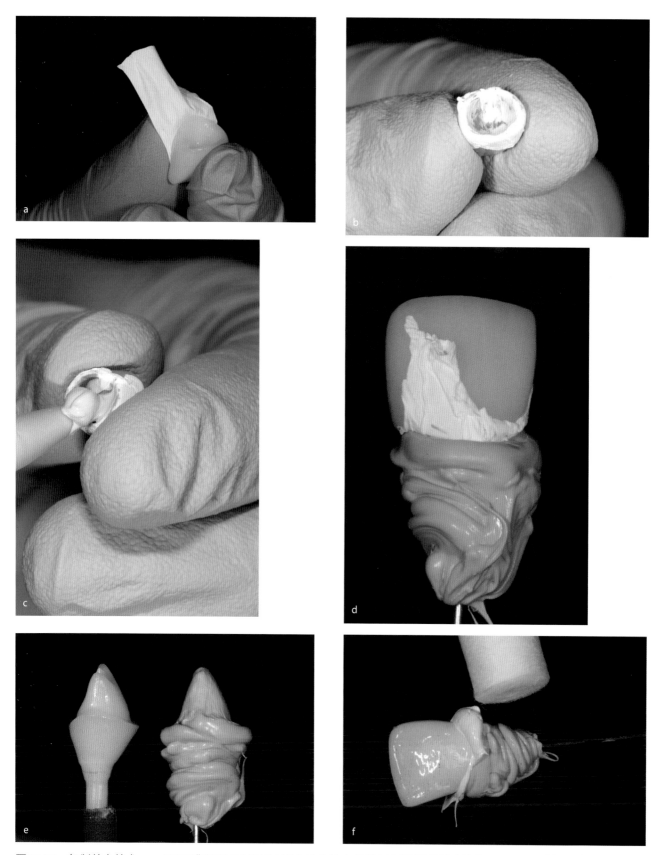

图10.26   复制基台技术：a. PTFE膜和牙冠（牙冠内事先涂布凡士林增加PTFE膜的适合性）。b. PTFE膜很好地贴附在冠内部。c. 快速凝固材料充填进入牙冠内。d. 蓝色硅胶材料形成一个手持柄。e. 硅胶基台复制模型与原始基台比较。f. 硅胶基台复制体戴入布满粘接剂的牙冠内，口外去除多余粘接剂

口外排溢并沿基台边缘去除多余粘接剂。取下硅胶基台，检查内冠是否均匀涂布粘接材料（大约相当于PTFE膜50μm的厚度）。这种方法简单、节约，又能保证粘接剂量的恰当、适合，避免粘接剂外溢和快速清洁。这种基台复制体既可用于单牙，也可用于多单位种植牙的粘接修复（图10.27a，b）。

文献报道可以将修复基台的粘接边缘放置在龈上[52]（图10.28a～f）。可将牙冠安放在美学修复基台上，该基台360°肩台全部在龈缘上方。这种设计可以完全消除龈下粘接剂残留的风险。还可以使用氧化锆全龈上肩台的修复基台，氧化锆基台和瓷冠边缘可以使用氢氟酸酸蚀，硅烷处理，树脂水门汀粘接。此外，还可以使用PTFE屏障（图

10.28d），仔细放置而不影响粘接区域，这种方法可以避免粘接剂凝固过程中与组织的接触。

修复基台可作调改设计（图10.29a～d），使粘接剂更容易流向基台内部，降低粘接剂边缘外溢的风险，这种方式被证明有效，且能增加牙冠固位力。这种设计适合更软、操控性更好的粘接剂如氧化锌丁香油粘接材料[53-55]。

当然，使用螺丝固位的种植修复方式肯定是可以消除粘接剂残留对组织的危害。这种设计已被证实是美观的而且咬合是可控的[56]（图10.30a～d）。

现在，螺丝与粘接混合固位修复形式逐渐流行以来。它将粘接和螺丝固位结合在一起（图10.31）。具体来讲，是将一个螺丝开孔的牙冠和修复基台在口外粘接在一起。它不但可以解决粘接剂残留问题，还可以应用费用不高的常规修复基台。但必须遵循一个总原则：牙冠的承载力必须要卸载到基台上。

这要求种植外科医生在种植时位置和深度要十分精准。对于解剖条件受限的病例，厂家目前提供了倾斜角度可以达到28°的螺丝固位修复形式，仍然可以不采用粘接修复形式[57]（图10.32a，b）。

种植粘接修复技术发展趋势

迄今为止，种植冠的粘接修复形式已经逐渐演化发展了。所有相关人员都需要更新、更科学的革新方法。粘接剂厂家必须仔细慎重地评估生产的材料适用于自然牙还是种植体。种植体厂家应该利用现代科技工艺生产出结构化的修复基台，以功能修复基台为导向，不应该以多年以来旧的牙齿预备理念为基础。最后，临床医生应具有批判思维，科学地对待和解决问题，使种植粘接修复成为一种安全、有效的修复形式。

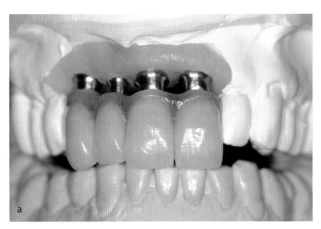

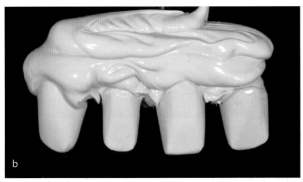

图10.27 这种技术同样适合多个粘接桥。a. 义齿。b. 4单位桥的硅胶基台复制模型

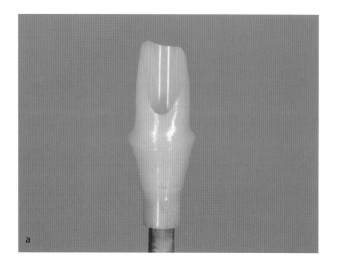
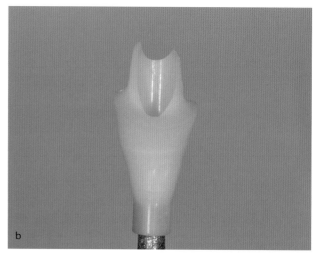
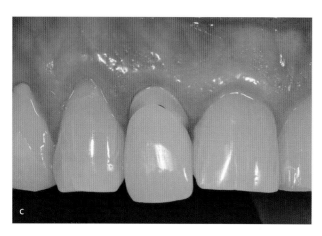
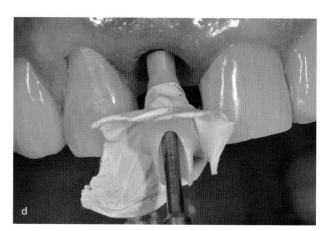
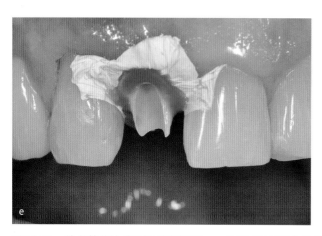
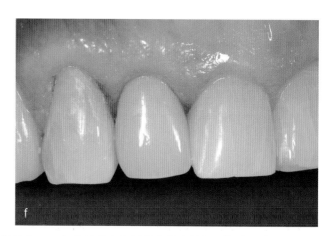

图10.28　美学粘接边缘的种植修复冠。a. CAD/CAM氧化锆修复基台。b. 氧化锆基台应用烤瓷技术提高冠粘接边缘。c. 试戴瓷冠时，瓷肩台在龈上清晰可见。d. 放置PTFE保护围挡。e. 氧化锆修复基台种植体就位，标准扭矩旋紧，粘接缘使用磷酸清洁，PTFE围挡保护软组织。f. 使用树脂粘接剂粘接修复冠后，看不到任何瓷冠与基台之间的粘接缝隙

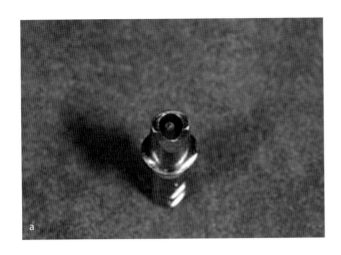
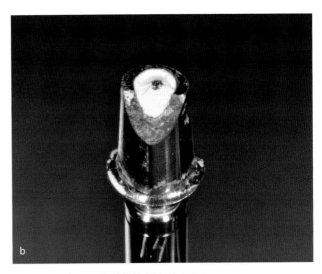

图10.29　基台优化设计，使冠粘接时粘接剂流向基台内部。a. 内插。b. 移除冠，发现粘接剂在基台内部

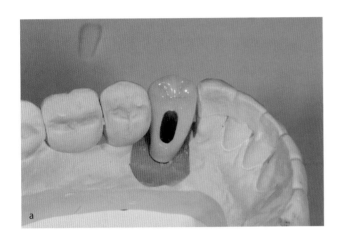
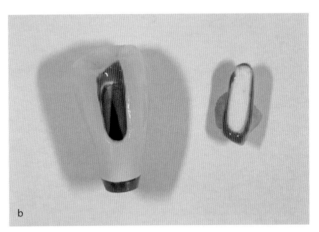

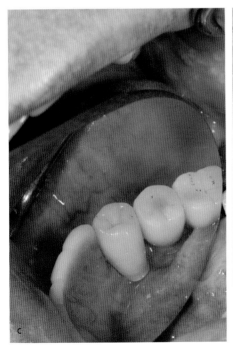
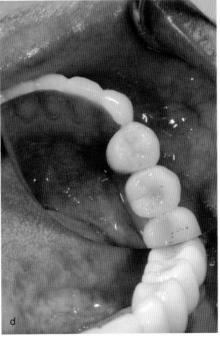

图10.30　螺丝固位种植美学冠。a. 铸造体和瓷冠舌侧开孔。b. 修复冠和螺丝开孔窗粘接前应用氢氟酸酸蚀。c. 舌侧螺丝开口被封固。d. 咬合面观察良好美学效果

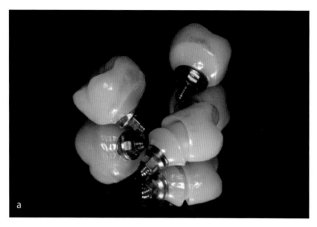

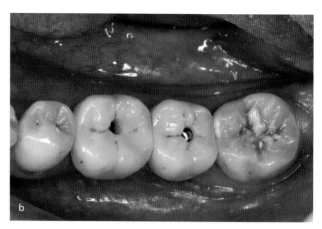

图10.31 a，b. 螺丝固位——粘接冠修复形式。a. 修复冠和基台预先粘接在一起。b. 口内𬌗面观，冠和基台粘接在一起，连接整体使用螺丝固定在种植体上，最后螺丝通道开孔被封闭

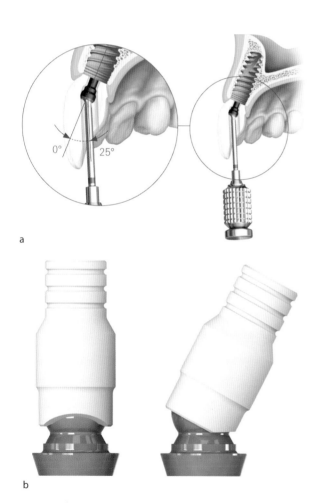

图10.32 a. 带角度的螺丝开孔修复基台，最大可提供25°偏斜的螺丝开孔，由Nobel Biocare提供。b. Dynamic铸造角度基台可以提供最大28°的倾斜角度的螺丝开孔固位形式

重点提示

- 选择性使用粘接种植冠修复形式，如有可能，在术前设计和手术种植时倾向于螺丝固位的修复形式。

- 熟悉所涉及种植的生物特性、深度、位置以及材料特点。

- 谨慎选择粘接材料，熟悉牙种植体的特殊要求，种植体与自然牙存在明显差异。目前还没有理想的种植冠粘接材料。除了需要考虑修复基台的设计和固位之外，一些粘接剂具有抗菌性、放射线阻射性、易清洁等特性。笔者看来，氧化锌和磷酸锌材料满足上述要求。

- 选择合适的基台，尽量设计肩台位置在龈缘上，控制粘接剂在修复冠内的放置位置和放置量。考虑应用粘接剂预排溢的方法控制粘接剂在修复冠内的放置量。

- 不断地评估种植体周围组织，不良反应可能立刻出现，也可能多年后才能发现。

注释

笔者声明本文与任何产品或公司无利益冲突。Nobel Biocare为研究牙科粘接剂相关的钛合金腐蚀提供了部分支持。

（马兆峰 轩东英 译）

参考文献

[1] Going RE, Mitchem JC. Cements for permanent luting: a summarizing review. *J Am Dent Assoc* 1975; 91(1): 107–17.

[2] Taylor TD, Agar JR. Twenty years of progress in implant prosthodontics. *J Prosthet Dent* 2002; 88(1): 89–95.

[3] Hill EE, Lott J. A clinically focused discussion of luting materials. *Aust Dent J* 2011; 56 (Suppl 1): 67–76.

[4] Wilson TG Jnr. The positive relationship between excess cement and peri-implant disease: a prospective clinical endoscopic study. *J Periodontol* 2009; 80(9): 1388–92.

[5] Academy Report. Peri-implant mucositis and peri-implantitis: a current understanding of their diagnosis and clinical implications. *J Periodontol* 2013; 84: 436–43.

[6] Donovan TE, Anderson M, Becker W, Cagna DR, Carr GB, Albouy JP, *et al.* Annual review of selected dental literature: report of the Committee on Scientific Investigation of the American Academy of Restorative Dentistry. *J Prosthet Dent* 2013; 110(3): 161–210.

[7] Hebel KS, Gajjar RC. Cement-retained versus screw-retained implant restorations: achieving optimal occlusion and esthetics in implant dentistry. *J Prosthet Dent* 1997; 77(1): 28–35.

[8] Da Silva JD, Kazimiroff J, Papas A, Curro FA, Thompson VP, Vena DA, *et al.*; Practitioners Engaged in Applied Research and Learning (PEARL) Network Group. Outcomes of implants and restorations placed in general dental practices: a retrospective study by the Practitioners Engaged in Applied Research and Learning (PEARL) Network. *J Am Dent Assoc* 2014; 145(7): 704–13.

[9] Weber HP, Kim DM, Ng MW, Hwang JW, Fiorellini JP. Peri-implant soft-tissue health surrounding cement-and screw-retained implant restorations: a multi-center, 3-year prospective study. *Clin Oral Implants Res* 2006; 17(4): 375–9.

[10] Pauletto N, Lahiffe BJ, Walton JN. Complications associated with excess cement around crowns on osseointegrated implants: a clinical report. *Int J Oral Maxillofac Implants* 1999; 14(6): 865–8.

[11] Gapski R, Neugeboren N, Pomeranz AZ, Reissner MW. Endosseous implant failure influenced by crown cementation: a clinical case report. *Int J Oral Maxillofac Implants* 2008; 23(5): 943–6.

[12] Shapoff CA, Lahey BJ. Crestal bone loss and the consequences of retained excess cement around dental implants. *Compend Contin Educ Dent* 2012; 33(2): 94–6, 98–101.

[13] Korsch M, Walther W, Marten SM, Obst U. Microbial analysis of biofilms on cement surfaces: an investigation in cement-associated peri-implantitis. *J Appl Biomater Funct Mater* 2014; 12(2): 70–80.

[14] Linkevičius T, Puisys A, Vindasiute E, Linkeviciene L, Apse P. Does residual cement around implant-supported restorations cause peri-implant disease? A retrospective case analysis. *Clin Oral Implants Res* 2013; 24(11): 1179–84.

[15] Wadhwani CP, Piñeyro AF. Implant cementation: clinical problems and solutions. *Dent Today* 2012; 31(1): 56, 58, 60–2.

[16] Rose LF, Mealey BL. *Periodontics: medicine, surgery and implants*. St. Louis, MO: Mosby, 2004: 612–13.

[17] Ericsson I, Lindhe J. Probing depth at implants and teeth. An experimental study in the dog. *J Clin Periodontol* 1993; 20(9): 623–7.

[18] Hunter AJ, Hunter AR. Gingival margins for crowns: A review and discussion, Part II: Discrepancies and configurations. *J Prosthet Dent* 1990; 64(6): 636–42.

[19] Goldberg PV, Higginbottom FL, Wilson TG. Periodontal considerations in restorative and implant therapy. *Periodontol 2000* 2001; 25: 100–9.

[20] Sadan A, Blatz MB, Bellerino M, Block M. Prosthetic design considerations for anterior single-implant restorations. *J Esthet Restor Dent* 2004; 16(3): 165–75.

[21] Stambaugh R. Periodontitis diagnosis: clinical limitations of tissue evaluation. *CDA J* 1986; 14(8): 36–9.

[22] Meffert RM. Periodontitis vs. peri-implantitis: the same disease? The same treatment? *Crit Rev Oral Biol Med* 1996; 7(3): 278–91.

[23] Mombelli A, Dgcaillet F. The characteristics of biofilms in peri-implant disease. *J Clin Periodontol* 2011; 38 (Suppl 11): 203–13.

[24] Lazzara RJ, Porter SS. Platform switching: a new concept in implant dentistry for controlling postrestorative crestal bone levels. *Int J Periodontics Restorative Dent* 2006; 26: 9–17.

[25] Degidi M, Iezzi G, Scarano A, Piattelli A. Immediately loaded titanium implant with a tissue-stabilizing/maintaining design ("beyond platform switch") retrieved from man after 4 weeks: a histological and histomorphometrical evaluation. A case report. *Clin Oral Implants Res* 2008; 19: 276–82.

[26] Canullo L, Rasperini G. Preservation of peri-implant soft and hard tissues using platform switching of implants placed in immediate extraction sockets: A proof-of-concept study with 12- to 36-month follow-up. *Int J Oral Maxillofac Implants* 2007; 22: 995–1000.

[27] Kalavathy N, Sridevi J, Gehlot R, Kumar S. "Platform switching": serendipity. *Indian J Dent Res* 2014; 25(2): 254–9.

[28] Linkevicius T, Vindasiute E, Puisys A, Peciuliene V. The influence of margin location on the amount of undetected cement excess after delivery of cement-retained implant restorations. *Clin Oral Implants Res* 2011; 22: 1379–84.

[29] Linkevicius T, Vindasiute E, Puisys A, Linkeviciene L, Maslova N, Puriene A. The influence of the cementation margin position on the amount of undetected cement. A prospective clinical study. *Clin Oral Implants Res* 2013; 24: 71–6.

[30] Vindasiute E, Puisys A, Maslova N, Linkeviciene L, Peciuliene V, Linkevicius T. Clinical factors influencing removal of the cement excess in implant-supported restorations. *Clin Implant Dent Relat Res* 2013 Nov 14. doi: 10.1111/cid.12170 [Epub ahead of print].

[31] Castellon P, Casadaban M, Block MS. Techniques to facilitate provisionalization of implant restorations. *J Oral Maxillofac Surg* 2005; 63 (9 Suppl 2): 72–9.

[32] De RouckT, Collys K, Cosyn J. Single-tooth replacement in the anterior maxilla by means of immediate implantation and provisionalization: a review. *Int J Oral Maxillofac Implants* 2008; 23(5): 897–904.

[33] Piñeyro A, Tucker LM. One abutment-one time: the negative effect of uncontrolled abutment margin depths and excess cement-a case report. *Compend Contin Educ Dent* 2013; 34(9): 680–4.

[34] Tarica DY, Alvarado VM, Truong ST. Survey of United States dental schools on cementation protocols for implant crown restorations. *J Prosthet Dent* 2010; 103(2): 68–79.

[35] Wadhwani CP, Schwedhelm ER. The role of cements in dental implant success, Part I. *Dent Today* 2013; 32(4): 74–8.

[36] Wadhwani CP. Peri-implant disease and cemented implant restorations: a multifactorial etiology. *Compend Contin Educ Dent* 2013; 34 (Spec. No. 7): 32–7.

[37] Raval NC, Wadhwani CP, Jain S, Darveau RP. The interaction of implant luting cements and oral bacteria linked to peri-implant disease: an in vitro analysis of planktonic and biofilm growth – a preliminary study. *Clin Implant Dent Relat Res* 2014 Jun 6. doi: 10.1111/cid.12235 [Epub ahead of print].

[38] Ramer N, Wadhwani C, Kim A, Hershman D. Histologic findings within peri-implant soft tissue in failed implants secondary to excess cement: report of two cases and review of literature. *N Y State Dent J* 2014; 80(2): 43–6.

[39] Wilson TG Jr, Valderrama P, Burbano M, Blansett J, Levine R, Kessler H, Rodrigues DC. Foreign bodies associated with peri-implantitis human biopsies. *J Periodontol* 2015; 86(1): 9–15.

[40] Wadhwani C, Ansong R. Complications of using retraction cord protection of the perijmplant sioft tissues against excess cement extrusion: a clinical report. *Implant Realities* 2012: 20–22.

[41] Pashley DH, Tay FR, Carvalho RM, Rueggeberg FA, Agee KA, Carrilho M, *et al.* From dry bonding to water-wet bonding to ethanol-wet bonding. A review of the interactions between dentin matrix and soivated resins using a macromodel of the hybrid layer. *Am J Dent* 2007; 20(1): 7–20.

[42] Nicholson JW, Czarnecka B. The biocompatibility of resin-modified glass-ionomer cements for dentistry. *Dent Mater* 2008; 24(12): 1702–8.

[43] Rodrigues DC, Valderrama P, Wilson TG Jnr, Palmer K, Thomas A, Sridhar S, *et al.* Titanium corrosion mechanisms in the oral environment: a retrieval study. *Materials* 2013, 6(11), 5258–74.

[44] Wadhwani C, Hess T, Piñeyro A, Opier R, Chung KH. Cement application techniques in luting implant-supported crowns: a quantitative and qualitative survey. *Int J Oral Maxillofac Implants* 2012; 27(4): 859–64.

[45] Wadhwani C, Goodwin S, Chung KH. Cementing an implant crown: a novel measurement system using computational fluid dynamics approach. *Clin Implant Dent Relat Res* 2014 Sep 5. doi: 10.1111/cid.12258 [Epub ahead of print].

[46] Goodwin S, Wadhwani C, Chung KH. Something to smile about: using simulation to improve dental implants. *Dynamics* 2014; 37: 9–12.

[47] Agar JR, Cameron SM, Hughbanks JC, Parker MH. Cement removal from restorations luted to titanium abutments with simulated subgingival margins. *J Prosthet Dent* 1997; 78(1): 43–7.

[48] Wadhwani C, Rapoport D, La Rosa S, Hess T, Kretschmar S. Radiographic detection and characteristic patterns of residual excess cement associated with cement-retained implant restorations: a clinical report. *J Prosthet Dent* 2012; 107(3): 151–7.

[49] Wadhwani C, Hess T, Faber T, Piñeyro A, Chen CS. A descriptive study of the radiographic density of implant restorative cements. *J Prosthet Dent* 2010; 103(5): 295–302.

[50] Korsch M, Obst U, Walther W. Cement-associated peri-implantitis: a retrospective clinical observational study of fixed implant-supported restorations using a methacrylate cement. *Clin Oral Implants Res* 2014; 25(7): 797–802.

[51] Wadhwani C, Piñeyro A. Technique for controlling the cement for an implant crown. *J Prosthet Dent* 2009; 102(1): 57–8.

[52] Wadhwani CP, Piñeyro A, Akimoto K. An introduction to the implant crown with an esthetic adhesive margin (ICEAM). *J Esthet Restor Dent* 2012; 24(4): 246–54.

[53] Wadhwani C, Piñeyro A, Hess T, Zhang H, Chung KH. Effect of implant abutment modification on the extrusion of excess cement at the crown-abutment margin for cement-retained implant restorations. *Int J Oral Maxillofac Implants* 2011; 26(6): 1241–6.

[54] Wadhwani C, Hess T, Piñeyro A, Chung KH. Effects of abutment and screw access channel modification on dislodgement of cement-retained implant-supported restorations. *Int J Prosthodont* 2013; 26(1): 54–6.

[55] Wadhwani C, Chung KH. Effect of modifying the screw access channels of zirconia implant abutment on the cement flow pattern and retention of zirconia restorations. *J Prosthet Dent* 2014; 112(1): 45–50.

[56] Wadhwani CP, Piñeyro A, Akimoto K. An introduction to the implant crown with an esthetic adhesive margin (ICEAM). *J Esthet Restor Dent* 2012; 24(4): 246–54.

[57] Wadhwani CP. *Cementation in dental implantology: an evidence based guide.* New York: Springer Medical, 2015: 136–7.

第11章

种植体位置不佳的美学并发症：病因、预防和治疗

Esthetic complications due to implant malpositions: etiology, prevention, and treatment

Stephen T. Chen and Daniel Buser

引言

种植修复作为缺失牙的修复手段已被广为接受。大量长期临床研究文献证实：牙种植体和新改进的生物材料如种植体表面处理、钛锆合金材料、骨替代物和屏障膜技术促使口腔种植技术迅速进入常规临床工作中。与此同时，不断发展改进的治疗理念改善了治疗效果，缩短了愈合期，降低了患者的手术发病率。

尽管牙种植的可预测性已经改善了很多，但随着其在部分或全口缺牙患者中的使用增多，相关并发症的数量与严重程度将增加，从而不可避免地增加种植失败。因此，对种植并发症的诊断和治疗将成为种植医生的关键问题。为了预防并发症，了解种植并发症的病因也非常重要。

种植并发症的潜在原因包括4方面因素，影响种植治疗的效果（图11.1）。Buser和Chen[1]关于拔牙位点种植体植入的讨论中进行了描述，这4个因素包含在所有的种植治疗中。这里，预防种植并发症的关键因素是临床医生，因为临床医生：

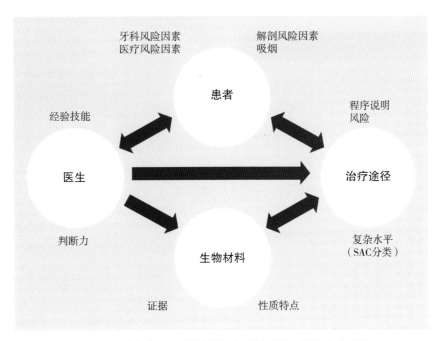

图11.1 示意图显示影响种植治疗效果的4个关键因素之间的内在联系

- 可以在治疗前给患者作详细的风险评估
- 当需要进行骨增量手术时，选择适当的生物材料，包括种植体、骨移植物或骨替代物以及屏障膜
- 选择具有高可预测性、低并发症风险的治疗方法，为患者提供成功的效果
- 执行治疗
- 并且有责任为患者在重要的维护期进行并发症的诊断和治疗。

　　从患者相关因素的重要性中可以清楚看到，临床医生对于种植并发症的预防非常重要，尤其是在计划和治疗阶段，许多并发症都源于不恰当的临床决策。

　　由于美学并发症与患者的主观感受密切相关且很难挽救，因此它对临床医生有特别的要求。种植体植入位置不佳、种植体数量或规格选择不当、种植体周感染导致周围骨破坏或者牙槽突本身存在的骨、软组织缺损，都可以引发美学并发症。而这些因素相互之间又密切联系。本章主要讨论种植体植入位置不佳导致的美学并发症。

病因学

　　20世纪90年代早期，种植医生已开始更加注重美学效果，最早有关这方面的第一本书是由Parel和Sullivan[2]撰写的。90年代中期，临床医生开始更清楚骨内种植体周的组织生物学；更重要的是，天然牙的生物学宽度概念也被应用到骨内种植体[3-5]。从此人们认识到支持软组织的骨量对上颌前牙种植的美学效果非常重要。此外，沿正确的三维方向植入种植体也非常重要，由此确立了"以修复为导向的种植体植入"概念[6,7]。种植体植入需以生物原则和修复需求为指导才能达到预期治疗效果。

　　正确的三维方向概念在2003年第三次ITI共识

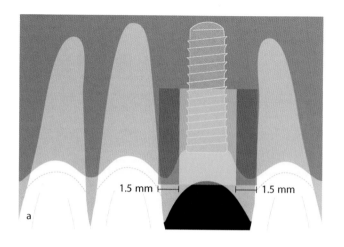

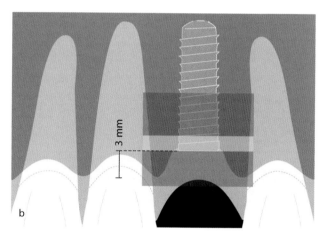

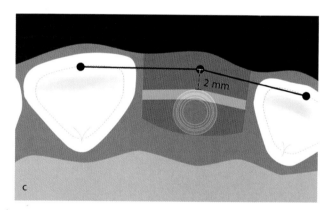

图11.2 a. 种植体位置与邻近天然牙间"安全区"和"危险区"的概念。在近远中向，种植体应放在安全区（绿色区域）。危险区为1.0~1.5mm宽。b. 在冠根向，如患者没有牙龈退缩，种植体肩台应放在邻牙釉牙骨质界根方3mm。当肩台距离安全区（绿色区域）太深或过于冠方就会进入危险区。c. 唇腭向平面上，种植体肩台唇侧的延伸要距离邻牙突点以内1.5~2.0mm（绿色安全区内）。肩台太靠唇侧就会进入危险区，增加黏膜退缩的风险。种植体也不能放置太靠腭侧

研讨会上进一步达成共识，引入了美学区域种植体植入的"安全区和危险区概念"[8]。提出这个概念的目的是：临床医师应该高度重视因种植体位置放置不当而引发诸多并发症的风险。安全区和危险区（图11.2a~c）从3个方向来定义：近远中向、冠根向以及唇腭向。以下部分，将从这3个方向的种植体植入位置不佳进行讨论，并以病例报告的形式阐述潜在的美学并发症。

近远中向植入位置不佳

种植体过于靠近邻牙就等于把种植体放在近远中向的危险区（图11.2a）。在这个位置上，由于愈合期的骨吸收改建会增加邻牙龈乳头退缩的风险[9]。这种生物现象多发生在外六角连接的种植系统比如Brånemark系统，和软组织水平种植系统比如Straumann种植系统。其结果称为"碟形骨吸收"，有1.0~1.5mm的水平吸收和2~3mm的垂直吸收（图11.3a，b）。为了避免这种情况，临床医生必须留出种植体到邻牙根面的距离至少为1.0mm，从而减少与邻牙之间的骨吸收，并减少降低牙龈乳头高度的风险。如果种植体过于靠近邻牙根面，软组织将缺乏生长空间，从而导致龈乳头的高度降低，甚至牙龈乳头完全缺失（图11.4）。这些并发症通常是由于选择不恰当的种植体直径，即平台直径对于单牙缺失间隙来说过大的种植体。比如在侧切牙的位置植入过大的种植体会破坏美学效果。因为这种情况下可能影响种植修复体的牙龈外形轮廓，即使正确的近远中向位置仅仅改变了1mm（图11.5a，b）。

一些情况下，即使在可用间隙选择了正确肩

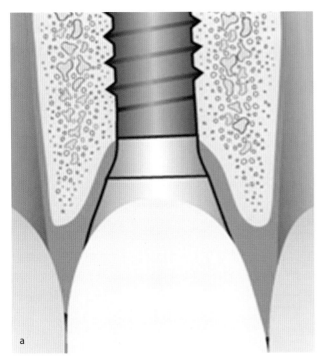

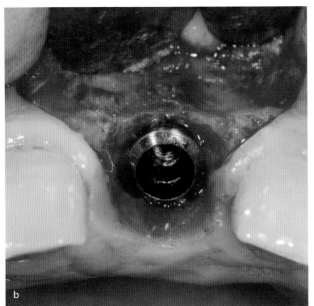

图11.3 a. 示意图：种植体出现典型的牙槽嵴吸收——"碟形骨吸收"，包括至少1mm的水平吸收和2~3mm的垂直吸收。b. 口内观软组织水平种植体环状碟形骨吸收

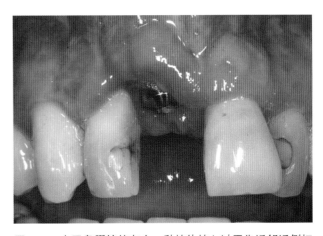

图11.4 由于鼻腭管的存在，种植体植入过于靠近邻近侧切牙，导致龈乳头丧失

台直径的种植体，局部解剖因素也可能使种植体过于靠近邻牙。通常在上颌中切牙位置会碰到这种情况，为了避开膨隆的鼻腭管，把种植体植入偏远中位置，可能导致龈乳头退缩（图11.4）。

当种植体近远中向植入位置不佳非常严重，距离理想的修复位置2～3mm，会导致软硬组织严重的永久性丧失，结果是非常糟糕的美学效果（图11.6a，b）。

冠根向植入位置不佳

冠根向植入位置不佳可导致两种不同的并发症（图11.2b）。种植体植入深度不足将导致金属肩台外露，即使黏膜没有退缩，美学效果也不理想。这种冠根向植入位置不佳一般很少见，偶尔出现在一些软组织水平的种植体（图11.7）。

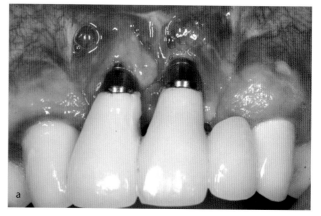

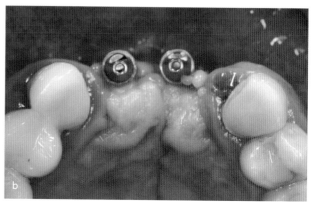

图11.6 a. 上颌前牙区的种植体支持式修复体，中线严重偏离。利用3个冠修复4个缺失牙间隙。两个种植体近远中向的植入位置不佳，导致固定修复体（FDP）修复缺牙区时的主要问题。b. 拆除固定修复体后的情况。拾面观清楚显示2个种植体近远中向错位。2个种植体都应该植入其左侧至少2mm的位置

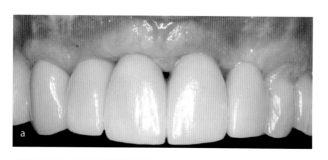

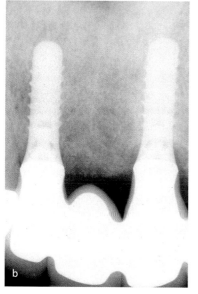

图11.5 a. 在7号和9号牙位2个种植体支持的4个单位固定桥修复体。由于选择了不适当的种植体平台，7号位点美学效果不佳。b. 7号位点应选择窄颈种植体。更小的种植体平台可以提供更好的牙龈外形轮廓，达到更好的美学效果

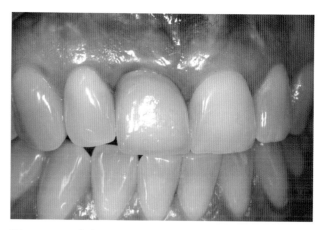

图11.7 8号位点软组织水平种植体在冠根向上植入位置太浅，导致种植体颈部的金属边缘外露

更常见的并发症是种植体植入过深。这种情况多发生在即刻种植上，为了达到良好的初期稳定性，临床医生多将种植体植入较深。如果根向植入位置过深，加上种植体唇侧骨板过薄，将导致唇侧黏膜退缩（图11.8a，b）。由于之前提到的碟形骨吸收是发生在种植体周围所有方向，在修复后的骨改建过程中这层薄骨板将发生吸收。这就导致种植体的骨吸收不仅仅是X线片上看到的近远中向，还包括唇腭侧。唇侧骨吸收在几周内便可导致唇侧黏膜退缩（图11.9a，b）。过深植入种植体会导致顽固性的种植体周围炎和菌斑清洁困难，较差的美学外形轮廓（图11.10a，b）。20世纪90年代早期，推荐把Brånemark种植体植入邻牙釉牙骨质界

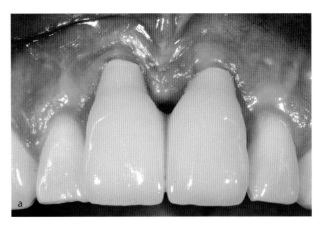

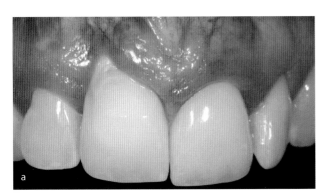

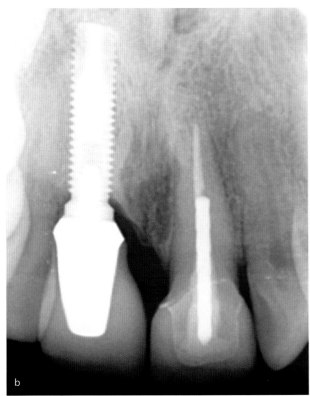

图11.8　a. 8号牙拔除后行即刻种植，出现了严重的美学并发症，唇侧黏膜退缩。龈曲线协调完全破坏，此外，种植体的两侧龈乳头高度均降低。b. 根尖X线片显示种植体冠根向植入位置不佳，过深约2mm。此外，种植体轴向方向不正确，过于靠近邻近7号牙，导致龈乳头完全丧失

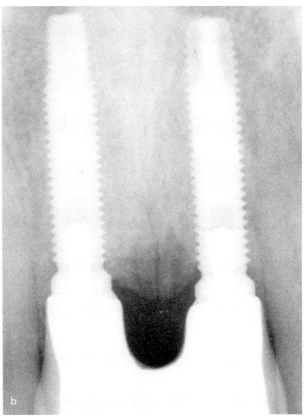

图11.9　a. 8号和9号种植体为拔牙后即刻种植，发生严重的美学并发症，唇侧黏膜退缩。两个种植体植入过深，导致冠根向植入位置不佳，由于黏膜退缩，两个种植体的冠均很长。此外，种植体间的龈乳头明显降低。b. 根尖X线片证实根向植入位置不佳和种植体间水平骨吸收，都是美学并发症的主要诱因

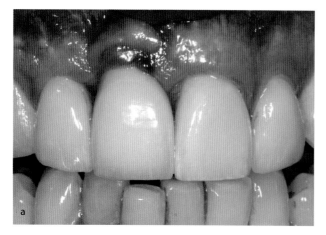

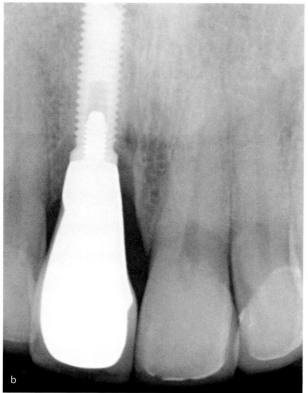

图11.10 a. 8号牙位唇侧黏膜感染，种植体放置过深，结缔组织移植重建软组织。尽管临床处理和患者加强口腔清洁，但仍有黏膜炎症。b. 根尖X线片显示，与邻牙相比，8号牙位种植体植入位置过深

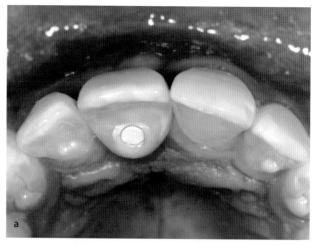

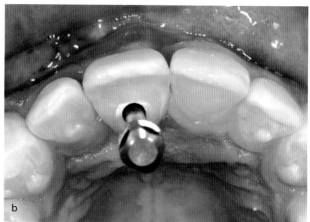

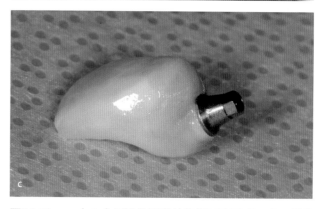

图11.11 a. 右上中切牙位置种植修复冠𬌗面观，𬌗面螺丝开孔位置显示种植体位置偏腭侧，舌隆突过大，患者感觉不适。b. 螺丝扳手插入螺丝开孔位置显示种植体位置偏腭侧。c. 修复体唇侧形成较大叠嵴使种植修复体清洁和维护困难

以下3~4mm处[2]。可以想象：多数患者采用这样的冠根向种植体位置都会在骨改建后发生一定程度的黏膜退缩，就如Small和Tarnow[10]的临床研究报道一样。笔者报道80%的患者发生平均约1mm的黏膜退缩。如果种植体同时有根向和唇向位置不佳，退缩会更加明显。

唇腭向植入位置不佳

唇腭向植入位置不佳的种植体也可以导致两种不同的并发症（图11.2c）。第一种并发症是，种植体过于偏腭侧，使种植体的冠不得不采用盖嵴

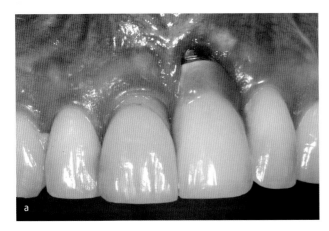

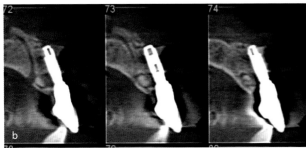

图11.12　a. 左上颌中切牙（9号位）种植体唇侧植入位置不佳导致严重的黏膜退缩。b. CBCT显示种植体唇侧植入位置不佳

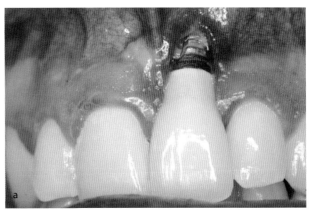

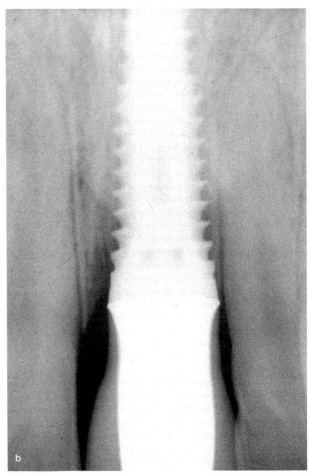

图11.13　a. 严重病例：唇侧黏膜严重退缩，种植体表面暴露。即刻种植，种植体唇侧和根向植入位置不佳。b. 根尖X线片显示锥形种植体直径过大，此宽颈种植体使唇侧植入位置不佳更严重

式设计。虽然这样不会产生美学并发症，但是增加了患者菌斑控制的难度，不利于种植体周组织的长期健康。若是腭侧植入位置不佳同时伴植入过深，唇腭侧较厚的黏膜组织有时会阻挡基台的就位（图11.10a~c），患者也会抱怨冠的腭侧体积太大。

　　第二种并发症是，种植体位置过于靠唇侧导致唇侧黏膜退缩，进而导致严重的美学并发症，因为龈线变得很不协调，通常需要取出种植体（图11.12a，b），即刻种植的患者经常发生此类并发症。各种回顾性和前瞻性临床研究都表明在拔牙位点即刻种植，黏膜退缩的风险明显增高[11-16]。一些研究清晰显示唇侧植入位置不佳是黏膜退缩的高危因素[15,16]。推测新鲜拔牙窝的形态经常在种植体植入时引导种植体发生错位。过去都推荐即刻种植应采用大直径的种植体来占据拔牙窝[17]，事实上过大的、宽颈的种植体反而大大增加了黏膜退缩的风险（图11.13和图11.14）。

种植体的轴向问题

　　另一个可能导致美学并发症的因素是种植体植入的轴向问题。种植体太靠唇侧通常会使唇侧黏膜退缩。如果种植体的轴向问题较小并且肩台在安

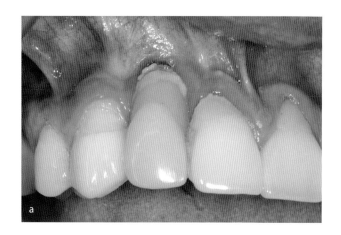

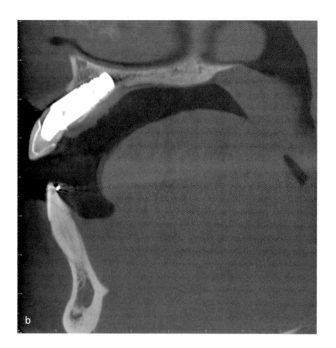

全区范围内，大部分的种植系统都可以通过角度基台修复来解决问题。如果轴向问题严重并伴有肩台偏向唇侧，那么美学并发症通常很难或者不能解决（图11.15a～b）。某些情况下，轴向问题可以通过部分骨劈开，重新定位种植体来纠正[18,19]。但是，

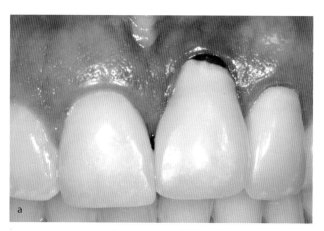

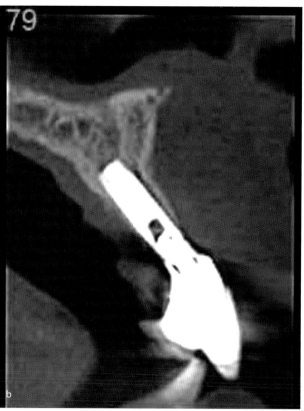

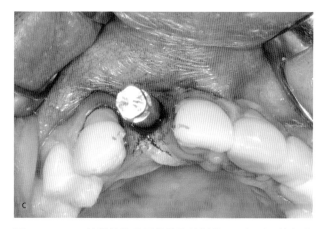

图11.14　a. 7号种植体显示较差的美学结果，相对于修复空间，种植体颈部过大。b. CBCT显示种植体轴向过于偏斜唇侧。c. 图片显示种植体轴向位置偏向唇侧及远中

图11.15　a. 中切牙位点的种植体植入位置不佳。种植体轴向过于偏向唇侧，致使种植体周围牙龈退缩，暴露金属修复基台。b. CBCT显示种植体轴向位置不正确，这个病例应该预先做组织移植，扩增唇舌向牙槽嵴宽度，才能使种植体植入正确的轴向位置

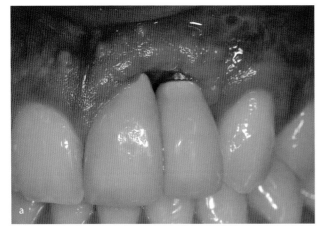

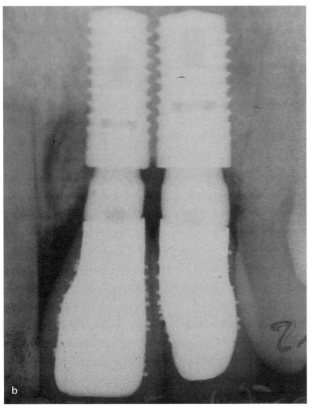

图11.16　a. 用两个种植体修复9和10号相邻缺失牙。明显的牙龈退缩，种植体之间牙龈乳头缺失。b. X线片显示：种植体直径过大，两种植体间距过小，太大直径种植体用来修复侧切牙。此病例显示医生的种植治疗计划是失败的，缺乏理解两个邻近种植体间距过小时的生物学反应

大多数情况下，最有效的治疗方法是取出种植体，在种植位点行组织增量，然后在正确的位置植入新的种植体。

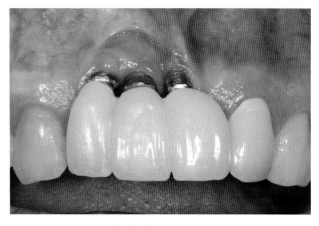

图11.17　3颗紧邻种植体放入7、8、9号缺牙位置。显示种植体在近远中位置排列过于紧密

多个邻近种植体植入位置不佳

多个邻近种植体植入位置不佳会导致极大的美学灾难。这些病例多是由于不正确的诊断、较差的种植计划、不理解软硬组织的生物特性以及糟糕的术中操作所致（图11.16a和图11.17）。

种植体位置不佳的预防

临床经验和手术技巧的重要性

要获得最佳的美学效果，图11.1中各种因素必须都要考虑到，并尽力做到最优化。影响种植体能否在三维方向上正确植入的关键是临床医生和恰当类型种植体的选择，而种植体平台直径就是一个关键因素。之前已经讨论过，在美学区应避免使用宽颈的大直径种植体，因为它们会增加种植体进入唇侧或近远中向危险区的风险。因此日常工作中常用直径4.0～5.0mm的标准颈种植体，在侧切牙位置通常推荐3.0～3.5mm的窄颈种植体。近年来对窄颈种植体的系统性回顾研究确认了其优良性能[20]。自从更坚固的种植材料（例如锆钛合金）出现以后，窄颈种植体作为利基产品在市场上出售[21,22]。

种植体三维方向上的正确植入只是成功美学效果的重要先决条件之一，另外还需要在唇侧重建足够的种植体周组织量才能获得满意的美学效果。根据目前种植美学的理论，许多临床医生主要是强调在种植体唇侧进行骨增量。在美学区域，多数种植体唇侧轮廓需要增量，因为：（i）在愈合区经常发生唇侧萎缩；（ii）骨改建会导致拔牙位点的唇侧轮廓吸收变平；（iii）唇侧骨量可以支撑种植体周的黏膜组织。

种植体以正确的三维方向植入以及唇侧骨增量都需要手术技巧和足够的临床经验。一位成功的种植外科医生需具备多方面的素质。临床医生必须拥有精确完成特定种植外科操作的临床技巧和能力。要达到这种水平的技能需要正规的教育，最好是在大学的毕业后教育（研究生教育）。另外一个重要方面是，医生需要足够病源来保证每年的种植量，这有助于临床医生及其助手建立良好的操作习惯。同时临床医生需保证平均每周至少有一台种植手术，以建立这种重要的操作习惯。同样重要的是牙科诊室需要合适的基础设施来保证在清洁的手术环境中执行手术操作。

此外，医生在特定的临床状况下必须能做出适当的判断。该判断需提供的信息不仅包括患者风险状况的治疗难度，还包括医生执行计划的能力。医生一定要清楚自身的临床技能水平，不要尝试超出能力范围以外的操作。这里可以参考SAC分类[23]，指导临床医生把临床病例划分为S（简单），A（复杂），C（高度复杂）。一个有力的观点就是，临床状况越复杂，临床医生和牙科技工应该具备越多的经验和技能。重要的是，必须清楚美学区域的各种种植治疗均为复杂或高度复杂水平。需要一个团队来完成治疗工作，团队应包括专业的外科医生和修复医生，以及合格的牙科技工。

术前计划：临床评估

确定适当的治疗计划需要对临床情况进行仔细检查和诊断。虽然本章目的不是回顾详细的诊断步骤，但为了将美学风险降到最小，有一些重要的特定情况临床医生需注意。这些情况构成了Martin[24]等提出的种植治疗美学风险评估（esthetic risk assessment，ERA）的基础，具体包括系统因素、口外和口内因素以及患者期望值。关键的口内或局部因素如下：

- 牙龈生物型：薄的牙龈生物型其黏膜退缩的风险比厚的牙龈生物型要高
- 牙齿或冠的形态：总的来说，修复三角形天然牙比方形天然牙的美学风险高[25]。当修复三角形牙冠，临床医生在关闭楔状间隙和重塑更窄的颈部轮廓时将面临更大的挑战
- 种植位点感染：天然牙位置的急性炎症增加了术中处理种植体周软组织的难度和术后并发症的风险
- 邻牙骨水平：邻牙邻面的骨水平决定了修复后种植体–天然牙间龈乳头的高度和形态。天然牙邻面骨受损将增加龈乳头退缩和缺损的风险
- 邻牙修复状况：当种植位点的邻牙已行冠修复，术后的组织退缩以及愈合期后冠边缘暴露的风险将更高
- 缺牙区的宽度：通常多个相邻牙齿缺失比单个牙缺失的美学风险高。难点在于如何在两个相邻种植体间或种植体与桥体间重塑龈乳头
- 软组织解剖形态：如果种植位点之前就存在水平或垂直向软组织不足，将增加达到理想美学效果的难度。通常需要辅助软硬组织增量技术，或者在种植冠上使用牙龈瓷[26]
- 牙槽嵴解剖形态：与软组织解剖形态密切相关。对骨组织有特别要求的位置（无论是有牙区或缺牙区），通常需要辅助硬组织移植

除了这些一般因素，其他特殊的因素在诊断和治疗计划阶段也应考虑到，详细阐述如下。

唇侧骨板的厚度

　　唇侧牙槽嵴对唇侧黏膜的支持非常关键，由此才能维持上颌前牙种植体的软组织水平[27]。在一个临床研究中，Spray等[27]认为如果种植体植入时唇侧骨板厚度≥1.8mm，那么在一期和二期手术之间牙槽嵴骨高度的丧失量将最小。当骨板厚度<1.8mm，将发生垂直吸收，某些情况下甚至自种植体肩台吸收超过3mm。因此临床医生植入种植体前必须评估牙槽嵴的宽度，保证种植体植入时唇侧骨板有2mm的厚度[28]。如果植入种植体时唇侧骨板厚度小于2mm，需要计划进行同期骨增量（图11.18a～e），应选择低替代物含量的骨移植物，闭合式或半闭合式愈合。

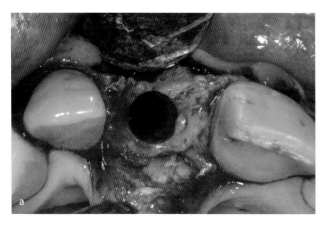
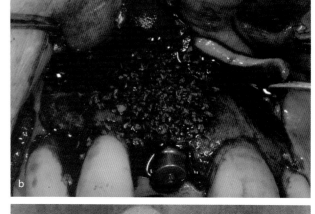
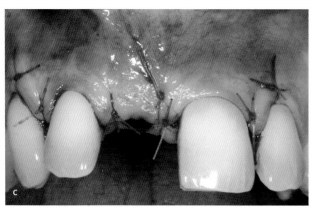
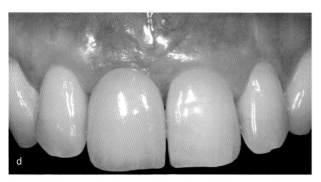
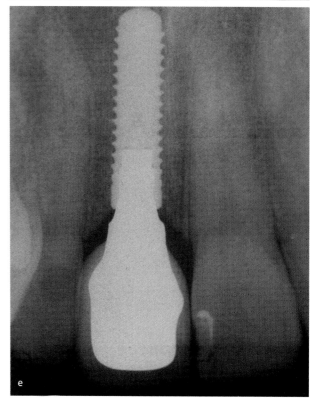

图11.18　a. 右上颌中切牙位点备洞后的𬌗面观。唇侧骨板很薄。b. 移植去蛋白小牛骨矿化基质在牙槽嵴唇侧增加骨板厚度，特别是种植体颈部位置。c. 唇瓣复位行半闭合式愈合。d. 右上颌中切牙完成修复后的种植体冠。e. 右上颌中切牙种植修复体的X线片

即刻种植位点也要保证2mm的厚度。在一个即刻种植的临床研究中，Chen等[13]发现当种植体肩台距离唇侧骨壁内面小于2mm时，可以观察到明显的黏膜退缩。这个临床结论同样被一个以狗作为动物模型的实验研究证实，认为种植体越靠拔牙窝唇侧骨壁，牙槽嵴吸收以及出现唇侧骨板裂开的风险就更高[29]。

牙槽嵴形态

上颌前牙区的牙槽嵴吸收通常使唇侧骨板形成凹陷。尽管骨板唇腭向有足够的厚度，临床医生也可能不慎沿错误的轴向植入种植体，导致种植体过于靠近唇侧（图11.19a，b）。在侧切牙单牙缺失的

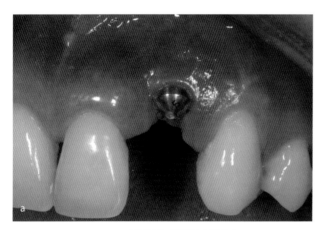

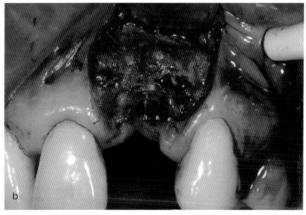

图11.19　a. 种植体位置明显唇侧倾斜，修复前存在明显的黏膜退缩。b. 翻瓣后，种植体完全位于骨组织中，但是唇侧有很深的骨凹陷，导致种植体轴向植入位置不佳

位置经常碰到这种情况，尤其是恒牙先天性缺失的时候。临床医生必须仔细评估，并判断种植体以正确轴向位置植入时唇侧骨板穿孔的风险。植入种植体时必须注意确保种植体末端远离唇侧可能穿孔的位置，因此遇到这种情况必须要充分暴露术区。若骨量不足以让种植体沿正确轴向方向植入，推荐分阶段进行骨移植和植入手术。

鼻腭管

术前应仔细评估鼻腭管的位置和大小。鼻腭管的位置通常会影响中切牙缺牙区种植体的近远中向位置，使种植体过于靠近侧切牙，导致其近中龈乳头退缩（图11.4）。较大鼻腭管可能迫使医生更偏向唇侧，以此获得腭侧种植体周围有足够的骨厚度。这种情况下，即使在中切牙也最好选用窄径种植体，来克服解剖缺陷。

拔牙位点

考虑进行即刻种植时必须要谨慎。最近的一项回顾性研究表明，与对侧同名牙相比，即刻种植1~3年后出现≥1mm的牙龈退缩（8个病例研究，范围9%~41%，中位数26%）[30]。笔者认为薄牙龈生物型、拔牙位点唇侧骨壁破坏以及拔牙窝种植体唇向植入位置不佳都会增加黏膜退缩风险[31]。所以临床医生进行即刻种植时需要适当的判断和技能。如前所述，种植体不能过于靠近唇侧骨壁，肩台最好能与唇侧骨壁内面保持2mm的距离（图11.20）。种植体周围的缺损应该用低替代率的移植材料来充填，以减少唇侧骨板水平吸收的程度[13]。

一个特殊的风险是安氏2类2分类错𬌗患者，即上颌前牙舌倾。这种情况很难保证种植体沿正确轴向方向植入，骨内备洞时很容易造成唇侧骨壁穿孔。

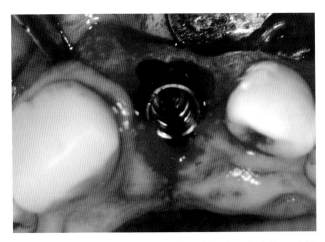

图11.20　殆面观：上颌中切牙种植体在拔牙窝中的正确位置。种植体与唇侧骨壁内表面之间保留2mm的空间

薄的组织生物型、唇侧骨壁较薄或已破坏的情况，更为安全的方法是首先拔牙，约8周后再行种植体植入[31]。这种"早期种植"的方法让软组织充分愈合，软组织量增加，进而便于手术翻瓣和维持种植体唇侧足够的黏膜厚度（图11.21a～e）。近些年，2项长期的前瞻性研究证实，这种手术方式能够保证较低的牙龈退缩[32]。

术前计划：影像学评估

从20世纪90年代中期开始，计算机断层摄影术（CT）已广泛应用于种植牙术前诊断。传统的CT

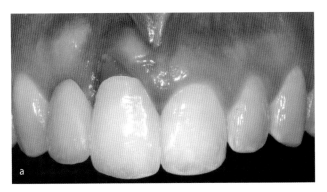

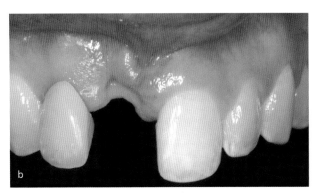

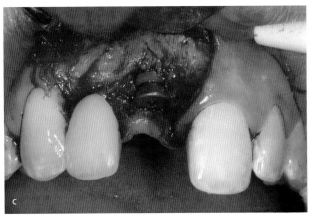

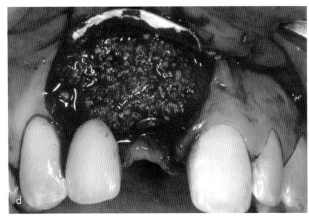

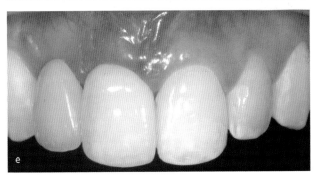

图11.21　a. 患者右上颌中切牙牙根吸收，黏膜退缩，和右上侧切牙（已拔除）一样，之前有10年的殆创伤。右上侧切牙已行马里兰桥修复。b. 6周的愈合期后，软组织愈合。c. 右上中切牙植入种植体及安装愈合帽后的术中情况，种植体颈部出现骨开裂。d. 骨板唇侧和骨开裂处用去蛋白小牛骨矿化基质进行增量。覆盖可吸收膜，龈瓣一期拉拢缝合。e. 植入后8周行二期手术小翻瓣暴露种植体。此图展示最终种植修复冠完成

扫描利用线性扇形波束扫描形成骨结构。大约15年前，锥形束计算机断层摄影（CBCT）扫描开始应用于牙科。CBCT利用一个方形二维阵列探测器来捕获锥形光束。产生大量的数据，然后利用计算机重建软件进行重建，而非一系列连续断层片（如传统的CT扫描）。相比传统CT，CBCT仪器体积较小，放射剂量相对较低，成像质量更好，使其更好地应用于牙科[33]。然而，就如所有的技术工具一样，CBCT也可能会应用不当。放射剂量较低不等于说可以滥用这项技术。临床医生在实践中需要有效恰当地应用CBCT。

外科导板的使用

基于诊断蜡型制作的外科导板有助于种植体沿正确位置植入，但由于费用较高，并不适用于每个患者。经验丰富的种植外科医生不会在单牙缺失的位置使用外科导板，因为邻牙就可以提供充足的信息让他们确定种植床的位置。邻牙切端、唇侧高点以及釉牙骨质界都提供了重要的解剖标志。在多牙缺失的位置非常推荐使用外科导板。

导板是基于诊断蜡型来决定种植修复体未来的形态和体积（图11.22a）。许多临床医生喜欢选择透明的真空压制成型导板，此导板上标记出将来种植体冠部的唇侧边缘和切端，但是没有嵌入式的钻孔引导。这种导板腭侧是开放的（图11.22b），可以让外科医生术中有一定的自由来选择各种钻；还可以避免由于技工室失误使装配好的引导管错位，导致种植体植入位置不佳。

有了这种导板的帮助，术中可以很容易戴入取出，有助于种植体沿正确的三维方向植入。近远中方向上，种植体肩台需要距离邻牙根面至少1.5mm。在美学区域，推荐使用目前有平台转换理念的种植系统，因为文献显示它们相比Brånemark种植体或软组织水平种植体更能减少骨吸收。平台转换的理念是由Lazzara在2006年提出的[34]。同时，已有数个临床研究表明采用平台转换理念的种植体，能够明显减少愈合期和初期骨重建阶段的骨吸收[32,35,36]。理论上这些种植体可以稍微更靠近邻牙根面（图11.22c），因为它们不会导致典型的碟形骨吸收。种植体唇腭侧方向的正确位置在软组织水平和骨水平种植体之间没有什么区别，种植体通常定位在理论外形轮廓偏腭侧1.5mm（图11.22e）。冠根向位置上，推荐把软组织水平种植体放在距离未来种植体冠的牙龈边缘根方2mm的位置[8]。这就相当于邻牙釉牙骨质界根方1mm的位置，前提是邻牙没有明显的牙周疾病（图11.2b）。在采用平台转移的骨水平种植体上，此距离稍不同。一般推荐骨水平种植体平台位于未来种植体冠龈边缘根方3mm的位置（图11.22d）。种植体植入一定要有正确的轴向，以便未来的修复体可以不用角度基台实现穿殆螺丝固位。

计算机辅助种植手术的可能性

计算机辅助计划和实施种植手术已经引起了广泛的关注，可分为基于静态导板的导航系统和动态导航系统，两种系统都是利用CT扫描的数据来重建计划种植位点的骨结构。基于静态模板的导航系统中，可以利用计算机软件虚拟设计种植位点，制作外科模板。之后把模板放入患者口内引导外科医生植入种植体。这项技术的局限是种植体的位置不能改变，除非摒弃使用模板，徒手钻孔备洞。相反，动态导航系统利用红外摄像机可以实时侦测患者和手术机头的位置，允许种植体植入在预先设定的位置，必要时也可以实时改变计划。

最近一项系统性回顾，Tahmaseb和同事[37]作了24个临床及临床前的准确性研究，包共含9个静态导板系统，就准确性作Meta分析，发现备洞入口位置平均误差1.12mm（最大4.5mm），备洞底端平

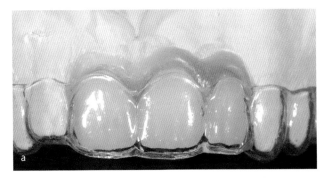
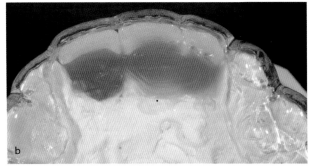
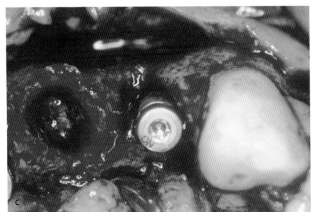
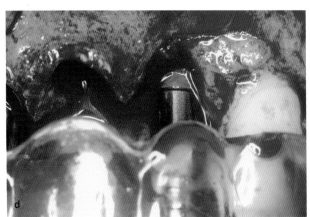
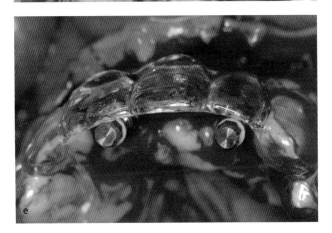

图11.22 a. 利用上颌前牙区3个缺失牙石膏模型上的诊断蜡型制作半透明真空压模，包括未来唇侧的冠边缘。b. 模型腭侧开放，但保留切端。c. 平台转换种植体可以更加靠近邻牙，比如骨水平种植体。理想的唇腭侧位置是距离未来种植体冠周缘偏腭侧1.0～1.5mm处。d. 冠根向上，应位于未来冠边缘根方3mm。e. 拾面观显示2颗种植体轴向植入位置正确

均误差1.39mm（最大7.1mm）。在应用于临床实践前，需要更多研究来改善这项技术的精确性。

在美学区域如果有足够的骨量允许系统固有的误差，计算机辅助技术可能允许临床医生进行不翻瓣种植。一般在不需要进行骨增量修复唇侧骨缺损时，才考虑在有牙或缺牙位置进行计算机辅助不翻瓣外科技术，而临床中这种骨质良好的病例极少。若存在唇侧骨缺损，必须翻瓣手术。

种植体植入位置不佳所致美学并发症的治疗

种植体植入位置不佳所致美学并发症的成功治疗，取决于植入位置偏离程度和种植体的大小。在告知患者可选择的治疗方案时，一定要谨慎讨论治疗的局限性，尽量保守地谈论治疗的可预测性。以下部分将讨论不同植入位置不佳的治疗方法，特别

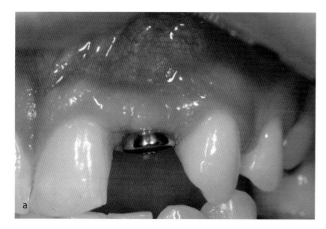

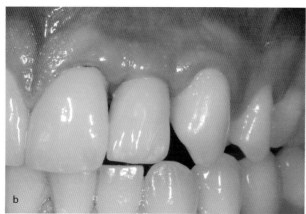

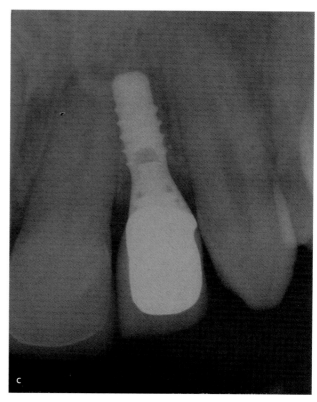

图11.23　a. 种植体安装修复平台后，显示其直径对于左上颌侧切牙10号位点的间隙来说太大。种植体过于接近邻牙，龈乳头变平。种植体还有冠根向植入位置不佳，即植入过浅。b. 10号位软组织水平的种植体，其肩台邻面和唇面可以少量选磨，最终使冠就位，注意龈乳头变平。c.选磨肩台后，冠就位的X线片

强调治疗的局限性。

减小种植体平台直径

若不恰当地选择了一个平台直径过大的种植体，有时候也可以通过仔细预备肩台来减少平台直径。这仅适用于软组织水平种植体（图11.23a～c）。基于这些种植体的设计特点，肩台直径只能减少大约不超过0.5mm。因此减小肩台近远中方向直径的可能性是有限的。

软组织移植

种植体植入位置不佳导致的主要美学并发症是龈乳头变平或丧失（经常累及邻近天然牙），或者是唇侧边缘黏膜的退缩。实际上，龈乳头丧失是不可逆的，不能以可预测的方法来挽救。相反，唇侧边缘黏膜退缩一定情况下通过软组织移植可能会得到恢复。

有两种软组织移植方法来恢复唇侧边缘退缩。第一种方法是，取结缔组织移植到种植修复体的唇面（图11.24a～c），类似于根面覆盖移植术。翻开半厚瓣后，来源于腭侧的结缔组织移植瓣应用悬吊缝合固定到种植体和基台的颈部。唇侧瓣冠向复位覆盖移植物，并缝合固定在位。这种方法的优点如下：

- 不需要拆冠。特别是冠已经粘接到基台之后
- 治疗过程中不需要制作暂时冠

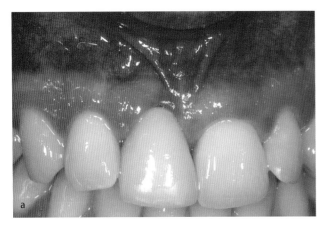

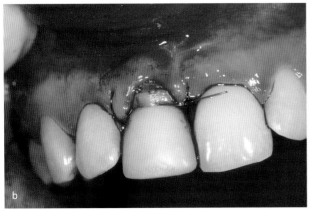

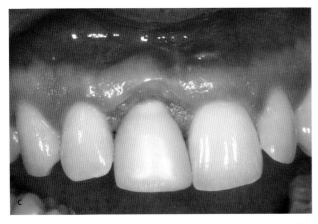

图11.24　a. 右上颌中切牙（8号牙位）种植体和冠初诊时情况。已经有黏膜退缩，种植体肩台的金属领圈暴露。b. 治疗前，拆下永久冠，粘接颈部轮廓更为平坦的临时冠。翻半厚瓣，结缔组织移植至暂时冠颈部区域。c. 2个月愈合期后，黏膜明显增厚，但仅约50%的垂直高度得到恢复

这种方法的缺点是获得黏膜覆盖的可预测性有限。最近一项前瞻性系列病例研究中，10例有单颗种植体位点黏膜退缩的患者接受了联合结缔组织移植和冠向复位瓣，种植修复冠保留原位，6个月

后，无位点显示完全由移植的软组织覆盖，10个治疗的位点平均有66%的覆盖率[38]。

该技术的不可预测性可能由于如下原因：

- 由于原来的冠保留在原位，基本上不可能改变或磨平冠颈部的形态。若采用暂时冠，颈部形态可磨平或得到合适的形态便于移植物的安放和稳定
- 术中不容易发现种植体颊腭侧植入位置不佳
- 种植体周黏膜相对血供较少，类似于瘢痕组织
  因此，其愈合能力不能与处理天然牙根裸露时的结缔组织移植的愈合能力相比

第二种方法是拆除冠和基台后行软组织移植，软组织瓣冠向复位部分或完全覆盖种植体（图11.25a～e）。愈合后，需要二期手术小翻瓣重新连接基台和冠。该方法的优点如下：

- 如果种植体在三维方向上的位置都正确，那么种植体软组织移植物的覆盖是可预测的。重新连接基台和冠以后，可以增加唇面的软组织量
- 在拆下基台和冠以后，种植体唇腭向植入位置不佳比较容易确定。临床医生从而可以判断软组织移植是否有效，同时可以如实告知患者

缺点是治疗前必须拆下冠和基台。如果是粘接固位冠，需将冠破坏。同时患者需在治疗过程中戴暂时冠，可能会承担额外费用并持续等待数月。

值得注意的是，种植体不能过于偏向唇侧，因为这将影响唇侧黏膜的最终位置。关键因素是基台唇侧位置的复杂性，与邻牙龈缘水平的唇侧牙弓曲度有关。总的原则是，种植体基台唇侧最突点与理想牙弓曲线之间至少保留1mm的距离。由于多数基台连接到种植体上其唇侧会向外扩展0.5～1.0mm，种植体应放在距离牙弓曲线唇侧1.5～2.0mm的位置

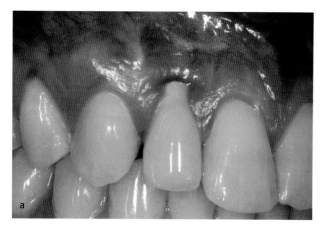

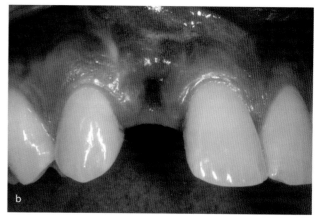

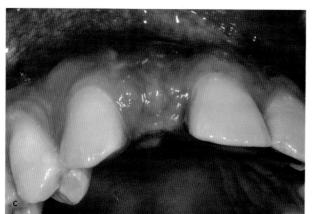

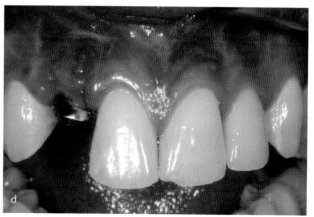

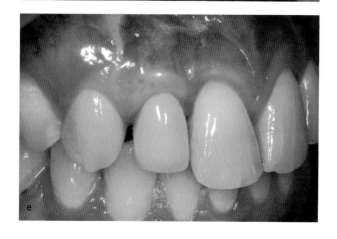

图11.25　a. 右上颌侧切牙（7号牙位）种植体和冠初诊时情况。约有3mm的黏膜退缩，种植体金属领圈暴露。b. 第一步，拆下冠和基台，自然愈合2周。c. 做半厚瓣翻瓣，结缔组织移植并行瓣冠向复位。𬌗面观显示，4周愈合后，种植体完全埋在黏膜下。d. 做"punch"小切口，足以安装锥形基台即可。e. 治疗和粘接新冠3年后，原先的黏膜退缩已成功恢复，组织健康稳定

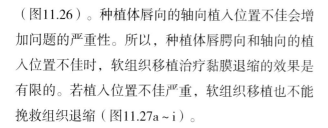

（图11.26）。种植体唇向的轴向植入位置不佳会增加问题的严重性。所以，种植体唇腭向和轴向的植入位置不佳时，软组织移植治疗黏膜退缩的效果是有限的。若植入位置不佳严重，软组织移植也不能挽救组织退缩（图11.27a～i）。

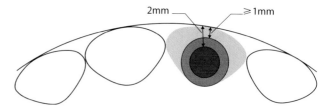

图11.26　示意图：位于上颌中切牙位的种植体（黑色圆圈）和基台（灰色圆圈）。在牙龈边缘水平，基台唇侧中部距离牙弓唇侧曲线应至少1mm。要达到此距离，种植体肩台在牙龈边缘水平就要距离牙弓唇侧曲线约2mm

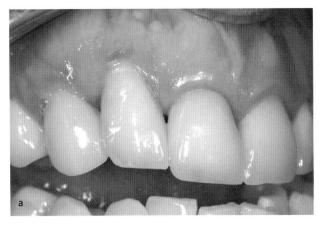

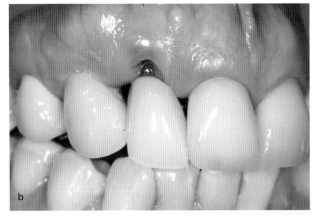

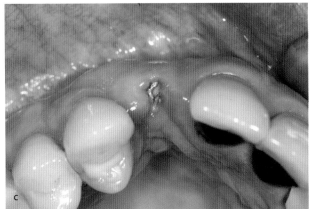

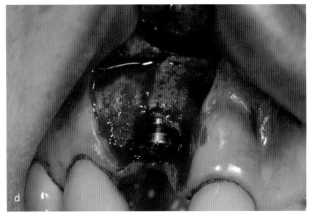

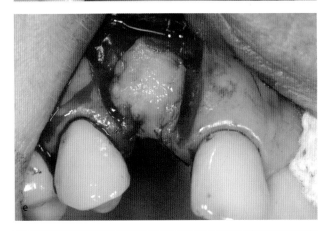

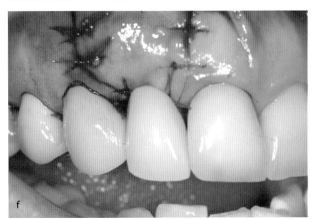

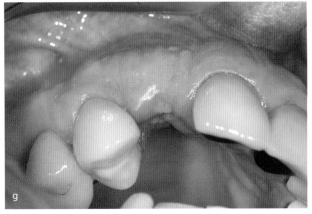

图11.27　a. 右上颌侧切牙（7号牙位）种植体唇侧黏膜退缩。种植体唇侧植入位置不佳。b. 拆下冠和基台，临时局部义齿修复后。局部义齿选取正确的冠长度，显示出软组织垂直向缺损。c. 殆面观，拆下冠和基台，安装愈合基台。清楚可见种植体唇侧植入位置不佳。d. 唇侧翻全厚瓣，可见牙槽嵴骨水平与种植体水平相对正常。e. 从腭侧获取结缔组织瓣，覆盖种植体唇侧与殆面。f. 唇面观：瓣关闭缝合后，暂时局部义齿修复。g. 术后2个月，结缔组织移植瓣已完全与周围组织融合，种植体完全覆盖

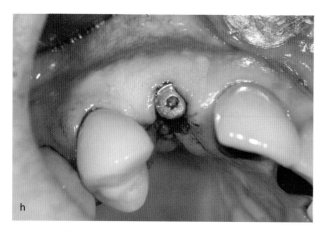

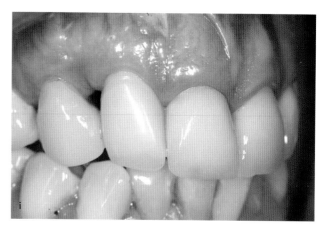

图11.27（续）　h. 牙槽嵴顶做小切口暴露种植体顶端，安装一个磨过的愈合基台。i. 种植体粘接暂时冠。原来退缩的程度有所改善，但未实现完全恢复软组织高度。种植体唇侧植入位置不佳时，恢复的软组织垂直高度有限

取出种植体，重新植入

当植入位置不佳不能以软组织移植来挽救，而患者又要求达到良好的美学效果，除了取出种植体重新开始之外，别无选择。这对医生来讲是一种挑战。第一，很重要的一点是移除种植体不造成额外的骨缺损。因此，使用环钻拔除种植体是不恰当的。近年来，特殊的移除种植体扭矩系统已经被开发出来，使用工具盒棘轮扳手套入种植体，逆时针旋出种植体（图11.28a～d）。有一种

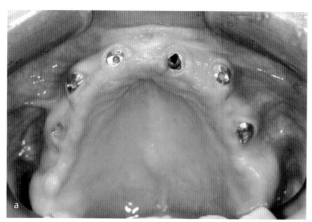

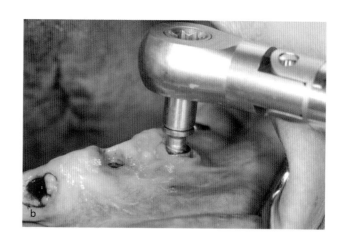

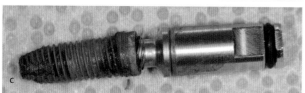

图11.28　此患者共植入6颗种植体，植入位置不正确。应用种植支持的固定桥修复，多年来患者一直感觉不适，部分种植体发生种植体周围炎，患者要求拔除种植体。b. 不翻瓣手术拔除5颗种植体，使用逆时针种植取出专用器械。c. 一颗取出的种植体，显示取出器械插入种植体内部。d. 刚刚拔除种植体口内像，显示较小创伤。左上最后一颗种植体必须翻瓣手术拔除，因为该种植体修复基台螺丝折断在种植体内，使得器械不能深入种植体内发挥作用

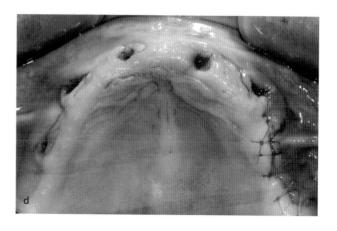

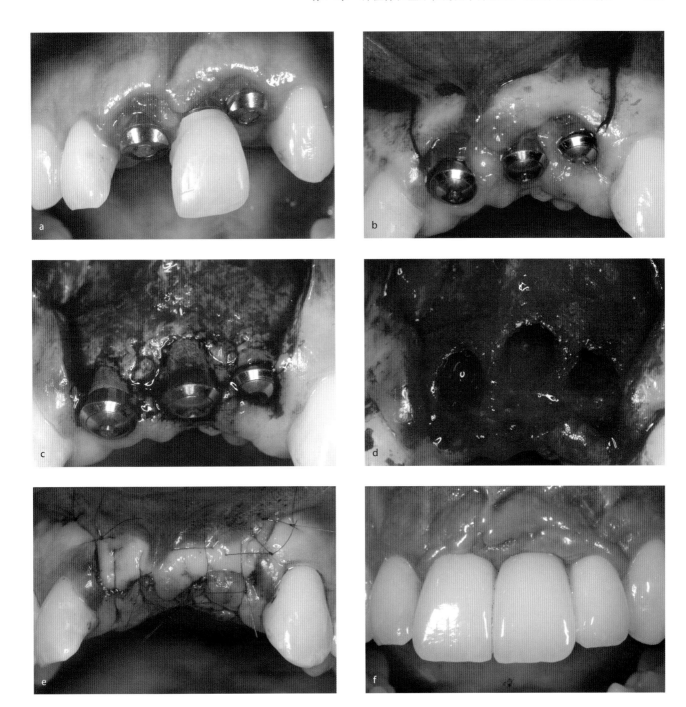

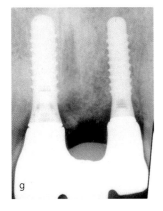

图11.29　a. 一例非常严重的病例：上颌前牙区植入3颗种植体。首先，考虑到美学效果，应该只在8和11号位点植入2颗种植体；其次，8号种植体冠向植入位置不佳伴肩台外露。3颗种植体都需要取出。b. 种植体取出术中应做避开龈乳头的小切口，尽量减少创伤。c. 翻开黏骨膜瓣后清楚可见唇侧骨缺损。在种植体邻面小心去骨，尽量减少唇侧去骨。d. 取出3颗种植体后的临床情况。骨缺损处清创，胶原塞填充。e. 手术完成，初期伤口关闭需达到软组织完整覆盖缺牙区。6~8周后种植体植入并同期行GBR。f. 植入2颗种植体和局部GBR骨增量治疗3年后的效果。用低替代物含量的骨充填物（去蛋白小牛骨矿化基质）行桥体区域垂直骨增量。g. 3年随访检查的X线片。新植入的2颗种植体显示出稳定的种植体周骨水平，尤其在桥体区域

BTI（Biotechnology Institute BTI，Vitoria-Gasteiz，Spain）的种植体移除工具盒，这种工具已经在临床中广泛应用，效果比较肯定[39]。第二，如果存在角化龈缺损的情况，必须在适当时机做全厚或半厚瓣的角化龈移植。可在拔除种植体时进行，也可以在新植入种植体时做角化龈移植。第三，取出种植体后通常需要进行骨增量，之后在正确位置上植入新种植体。对于局部骨增量，推荐引导骨再生（GBR）技术，可同期或分阶段进行。外科方法的选择主要取决于取出种植体时造成骨缺损的范围和形态。任何时候，尽量在种植体植入同期行GBR植骨，如此可以避免患者接受额外的手术程序。这时一般是二壁骨缺损[40]，然而，取出种植体导致的一壁骨缺损需要分阶段骨增量，首次骨增量采用自体骨块移植加胶原膜覆盖[41]，5~6个月后再植入种植体。这些治疗需要患者和医生的共同努力，通常可以获得折中的美学效果（图11.29 a~g）。

总结

当今种植牙科学，患者和临床医生都在为美学区义齿寻求可预测的治疗方法。治疗开始前一定要仔细评估患者强烈的心理和情感因素，这些会直接影响美学效果。临床医生有责任判断现有的临床技术是否能合理达到患者的美学期望值。临床中有很多情况是不可挽救的软硬组织丧失，因此也不可能提供完全模仿天然牙列的替代缺失牙修复体。这些局限性一定要在治疗开始前告知患者。

同时，临床医生也要谨慎评估自己的能力是否能达到患者要求的满意效果。从本章的讨论可以清楚知道，种植体位置和软硬组织增量手术的微小差异对美学效果会有显著影响。若要种植修复达到理想的美学效果，口腔组织是没有容错空间的，并且在判断和治疗实施上看似微小错误也可以导致严重的并发症。当发生错误，美学效果不理想的时候，能挽救的措施非常有限。因此，处理种植美学问题最有效的原则是，从一开始就注意采取措施避免问题的发生。

重点提示

- 确保患者理解治疗的美学并发症和风险。已存在的软硬组织缺损经常会妨碍达到理想的美学效果。
- 仔细评估种植位点软硬组织的量与计划植入位置的关系。目的是维持唇侧骨板至少2mm厚。如有需要，植入种植体前应先行组织增量以获得最佳的软硬组织条件。
- 临床医生不应在美学区域实施超越自身临床技能和经验的治疗措施。
- 根据将要修复牙的大小正确选择具有相应修复平台的种植体。
- 确保种植体放在利于修复的正确三维位置。种植体应放在：（1）在近远中，距离邻牙根面至少1.5mm；（2）在冠根向，距离预期种植修复体黏膜边缘的根方2~3mm（取决于种植体的设计）；（3）在唇腭向平面，在龈缘水平距离唇侧牙弓曲线1.5~2.0mm。
- 当不容易确定种植体植入方向时，应考虑使用外科导板。强烈推荐在多牙缺失区使用外科导板。
- 若术中不能确定种植体的位置是否正确，最好终止，以防把种植体植入错误位置。再次评估种植位点，确定导致位置错误的原因。必要时，在再次植入种植体前行组织增量以优化软硬组织条件。
- 因种植体植入位置不佳导致美学并发症是不可宽恕的，非常难处理，建议临床医生宁稳妥，勿涉险。

（马兆峰 轩东英 译）

参考文献

[1] Buser D, Chen S. Factors influencing the treatment outcomes of implants in post-extraction sites. In: Buser D, Wismeijer D, Belser U, eds. *ITI treatment guide, Vol. 3, Implant placement in postextraction sites – treatment options*. Berlin: Quintessence, 2008: 18–28.

[2] Parel SM, Sullivan DY. *Esthetics and osseointegration*. University of Texas Health Science, 1989.

[3] Berglundh T, Lindhe J. Dimension of the periimplant mucosa. Biological width revisited. *J Clin Periodontol* 1996; 23: 971–3.

[4] Cochran DL, Hermann JS, Schenk RK, Higginbottom FL, Buser D. Biologic width around titanium implants. A histometric analysis of the implanto-gingival junction around unloaded and loaded nonsubmerged implants in the canine mandible. *J Periodontol* 1997; 68: 186–98.

[5] Kan JY, Rungcharassaeng K, Umezu K, Kois JC. Dimensions of peri-implant mucosa: an evaluation of maxillary anterior single implants in humans. *J Periodontol* 2003; 74: 557–62.

[6] Garber DA, Belser UC. Restoration-driven implant placement with restoration-generated site development. *Compend Contin Educ Dent* 1995; 16: 796–802.

[7] Belser UC, Bernard JP, Buser D. Implant-supported restorations in the anterior region: prosthetic considerations. *Pract Periodont Aesthet Dent* 1996; 8: 875–83.

[8] Buser D, Martin W, Belser UC. Optimizing esthetics for implant restorations in the anterior maxilla: anatomic and surgical considerations. *Int J Oral Maxillofac Implants* 2004; 19 (Suppl): 43–61.

[9] Esposito M, Ekestubbe A, Grondahl K. Radiological evaluation of marginal bone loss at tooth surfaces facing single Brånemark implants. *Clin Oral Implants Res* 1993; 4: 151–7.

[10] Small PN, Tarnow DP. Gingival recession around implants: a 1-year longitudinal prospective study. *Int J Oral Maxillofac Implants* 2000; 15: 527–32.

[11] Chen ST, Darby IB, Adams GG, Reynolds EC. A prospective clinical study of bone augmentation techniques at immediate implants. *Clin Oral Implants Res* 2005; 16: 176–84.

[12] Lindeboom JA, Tjiook Y, Kroon FH. Immediate placement of implants in periapical infected sites: a prospective randomized study in 50 patients. *Oral Surg Oral Med Oral Pathol Endodontol Oral Surg Oral Pathol* 2006; 101: 705–10.

[13] Chen ST, Darby IB, Reynolds EC. A prospective clinical study of non-submerged immediate implants: clinical outcomes and esthetic results. *Clin Oral Implants Res* 2007; 18: 552–62.

[14] Kan JYK, Rungcharassaeng K, Sclar A, Lozada JL. Effects of the facial osseous defect morphology on gingival dynamics after immediate tooth replacement and guided bone regeneration: 1-year results. *J Oral Maxillofac Surg* 2007; 65: 13–19.

[15] Evans CJD, Chen ST. Esthetic outcomes of immediate implant placements. *Clin Oral Implants Res* 2008; 19: 73–80.

[16] Chen ST, Darby I, Reynolds EC, Clement JG. Immediate implant placement post-extraction without flap elevation: a case series. *J Periodontol* 2009; 80: 163–72.

[17] Garber DA, Salama H, Salama MA. Two-stage versus one-stage – Is there really a controversy? *J Periodontol* 2001; 72: 417–21.

[18] Kassolis JD, Baer ML, Reynolds MA. The segmental osteotomy in the management of malposed implants: a case report and literature review. *J Periodontol* 2003; 74: 529–36.

[19] Stacchi C, Chen ST, Raghoebar GM, Rosen D, Poggio CE, Ronda M, et al. Malpositioned osseointegrated implants relocated with segmental osteotomies: a retrospective analysis of a multicenter case series with a 1- to 15-year follow-up. *Clin Implant Dent Relat Res* 2013; 15: 836–46.

[20] Klein MO, Schiegnitz E, Al-Nawas B. Systematic review on success of narrow-diameter dental implants. *Int J Oral Maxillofac Implants* 2014; 29 (Suppl): 43–54.

[21] Barter S, Stone P, Bragger U. A pilot study to evaluate the success and survival rate of titanium-zirconium implants in partially edentulous patients: results after 24 months of follow-up. *Clin Oral Implants Res* 2012; 23: 873–81.

[22] Al-Nawas B, Domagala P, Fragola G, Freiberger P, Ortiz-Vigón A, Rousseau P, Tondela J. A prospective non-interventional study to evaluate survival and success of reduced diameter implants made from titanium-zirconium alloy. *J Oral Implantol* 2014, Mar 25 [Epub ahead of print].

[23] Dawson T, Chen ST. *The SAC classification in implant dentistry*. Berlin: Quintessence, 2009.

[24] Martin WC, Morton D, Byser D. Diagnostic factors for esthetic risk assessment. In: Buser D, Belser U, Wismeijer D, eds. *ITI treatment guide, Vol. 1: Implant therapy in the esthetic zone – single-tooth replacements*. Berlin: Quintessence, 2007: 11–20.

[25] Cook DR, Mealey BL, Verrett RG, Mills MP, Noujeim ME, Lasho DJ, Cronin RJ Jr. Relationship between clinical periodontal biotype and labial plate thickness: an in vivo study. *Int J Periodontics Restorative Dent* 2011; 31: 345–54.

[26] Chen S, Buser D. Implants in post-extraction sites: a literature update. In: Buser D, Wismeijer D, Belser U, eds. *ITI treatment guide, Vol. 3: Implant placement in postextraction sites – treatment options*. Berlin: Quintessence, 2008.

[27] Spray JR, Black CG, Morris HF, Ochi S. The influence of bone thickness on facial marginal bone response: Stage 1 placement through Stage 2 uncovering. *Ann Periodontol* 2000; 5: 119–28.

[28] Bornstein MM, Al-Nawas B, Kuchler U, Tahmaseb A. Consensus statements and recommended clinical procedures regarding contemporary surgical and radiographic techniques in implant dentistry. *Int J Oral Maxillofac Implants* 2014; 29 (Suppl): 78–82.

[29] Araujo MG, Wennstrom JL, Lindhe J. Modeling of the buccal and lingual bone walls of fresh extraction sites following implant installation. *Clin Oral Implants Res* 2006; 17: 606–14.

[30] Chen ST, Buser D. Esthetic outcomes following immediate and early implant placement in the anterior maxilla – a systematic review. *Int J Oral Maxillofac Implants* 2014; 29 (Suppl): 186–215.

[31] Chen ST, Buser D. Clinical and esthetic outcomes of implants placed in postextraction sites. *Int J Oral Maxillofac Implants* 2009; 24 (Suppl): 186–217.

[32] Buser D, Halbritter S, Hart C, Bornstein MM, Grütter L, Chappuis V, Belser UC. Early implant placement with simultaneous GBR following single-tooth extraction in the esthetic zone: 12-month results of a prospective study with 20 consecutive patients. *J Periodontol* 2009; 80: 152–62.

[33] Bornstein MM, Scarfe WC, Vaughn VM, Jacobs R. Cone beam computed tomography in implant dentistry: a systematic review focusing on guidelines, indications, and radiation dose risks. *Int J Oral Maxillofac Implants* 2014; 29 (Suppl): 55–77.

[34] Lazzara RJ, Porter SS. Platform switching: a new concept in implant dentistry for controlling postrestorative crestal bone levels. *Int J Periodontics Restorative Dent* 2006; 26: 9–17.

[35] Palmer RM, Palmer PJ, Smith BJ. A 5-year prospective study of Astra single tooth implants. *Clin Oral Implants Res* 2000; 11: 179–82.

[36] Canullo L, Rasperini G. Preservation of peri-implant soft and hard tissues using platform switching of implants placed in immediate extraction sockets: a proof-of-concept study with 12-to 36-month follow-up. *Int J Oral Maxillofac Implants* 2007; 22: 995–1000.

[37] Tahmaseb A, Wismeijer D, Coucke W, Derksen W. Computer technology applications in surgical implant dentistry: a systematic review. *Int J Oral Maxillofac Implants* 2014; 29 (Suppl): 25–42.

[38] Burkhardt R, Joss A, Lang NP. Soft tissue dehiscence coverage around endosseous implants: a prospective cohort study. *Clin Oral Implants Res* 2008; 19: 451–7.

[39] Anitua E, Orive G. A new approach for atraumatic implant explantation and immediate implant installation. *Oral Surg Oral Med Oral Pathol Oral Radiol* 2012; 113: e19–25.

[40] Buser D. Implant placement with simultaneous GBR procedures: selection of biomaterials and surgical principles. In: Buser D, ed. *20 years of guided bone regeneration in implant dentistry*, 2nd edn. Berlin: Quintessence, 2009: 123–52.

[41] von Arx T, Buser D. Horizontal ridge augmentation using autogenous block grafts and the guided bone regeneration technique with collagen membranes: a clinical study with 42 patients. *Clin Oral Implants Res* 2006; 17: 359–66.

第12章

种植治疗的修复并发症：病因、预防和治疗

Prosthetic-related dental implant complications: etiology, prevention, and treatment

Charles J. Goodacre and Mathew T. Kattadiyil

引言

大量文献报道了骨结合种植体有很高的成功率，但是还是无法避免并发症以及失败[1]。并发症是指继发于种植外科手术或者修复过程中或治疗后的问题。并发症的发生往往提示治疗方法不当，但是在很多情况下也并非如此。除此之外，并发症的发生往往不等于失败；事实上，大部分并发症的出现尚未导致种植体的失败。但是，这些并发症常常带来一些烦恼，因为无法预测并发症的到来，需要花费额外的心思针对意料之外的，有时甚至是紧急情况处理。

种植体成功的定义是种植体没有松动；种植体周围无X线透射影；在种植体植入第一年后每年垂直骨吸收不超过0.2mm；未出现疼痛、感染、感觉异常、神经疾患以及侵犯下颌神经管（等症状）；5年成功率达85%，而满10年的成功率不能低于80%[2]。

并发症及失败的原因和时机

种植体及其相应的修复牙冠、修复部件出现并发症及失败的原因是多因素的。原因可能是不适当的治疗计划、宿主的系统性因素、外科手术过程或治疗时机不当（某些早发和迟发因素）。

- 早期的失败原因可能是由于对以下因素的漏诊：患者的系统性疾病、种植区域骨量不足、系统因素（如吸烟）、近期放疗病史、外科操作创伤过大、细菌侵袭和感染、过早负重以及不良口腔护理。

- 后期失败发生在修复治疗阶段和获得初期成功的骨整合后的维持阶段，原因可能是宿主因素与生物力学因素间没有获得良好的平衡。

预防种植体并发症，需要明确诊断、制订完善的治疗计划、良好的外科手术技巧[3]、种植体植入空间角度良好[4]、运用外科导板、合理的术后护理、制作被动就位的"压力分散性"修复体[5]、良好的口腔卫生习惯和长期有效的定期维护治疗。有关骨整合种植体在无牙颌患者临床应用的早期报道中[6]，学者们提出了深刻的见解：微创外科手术必须结合微创的修复治疗，例如说，在修复治疗的全程阶段都要注意合理的应力分布。

以下几个因素考虑是导致种植失败的主要原因[7]，包括：（1）宿主骨结合区愈合能力受损；（2）骨与种植体接触的薄弱界面的破坏；（3）经过复杂的外科手术后术区的感染；（4）种植体植入后缺乏初期稳定性；（5）在生物环境可以承受应力前，过早负荷；（6）对成功获得骨整合的种植体过度负荷。对产生过度负荷的某些可能因素已被广泛探讨[7]。

一篇系统性综述总结了2007年之前的文献，探讨了生物并发症以及种植体的失败，认为种植体失败主要的生物学因素是感染、愈合不佳及过度负重[8]。

一篇系统性回顾研究总结了单牙种植修复5年成功率和并发症的发生率。研究表明：5年成功率超过97%，包括97.5%的瓷基台和97.6%的金属基台成功率。此外，5年的技术并发症瓷基台为11.8%，金属基台为12%；瓷基台的生物并发症为6.4%，金属基台为6.1%。生物并发症明显低于技术并发症[9]。

治疗者在做出有据可循的决定前，应确保患者已经了解各种常见的（众所周知的）促进成功和导致并发症发生的因素。要注意各个治疗步骤需耗费的时间（疗程），并对各个治疗计划的远期效果进行评估。

从一些临床病例中发现，一些对于与修复相关的种植并发症的原因、预防和处理尚未通过临床研究的科学论证，本章中提出的观点，仅代表本书笔者和本章节引用的关于牙种植并发症的参考文献的笔者们的选择和观察。

本章将详细讨论与修复相关的种植并发症的起因、预防和治疗措施。种植体常见的修复并发症包括机械并发症、发音、美学以及生物学并发症。

机械并发症

种植体植入位置欠佳（植入角度不当）所致并发症

病因

解剖结构的变异、骨组织的吸收、病变或创伤等原因可以使种植体理想植入位点的骨量不足，从而导致种植体植入位点或角度不佳。除此之外，治疗计划不完善，没有遵循外科导板设计的定点和角度，或外科技术不住，都可能引起并发症。

预防和治疗

骨内种植体的角度偏差在一定范围内可以使用预成角度基台或者个性化基台进行调节（图12.1a～h），这个方法在许多情况下可以充分地纠正种植体植入角度不佳。但是，如果种植体植入较

理想位置偏向舌侧（通常由于唇侧骨吸收），为了维持种植位点颊舌向的直径，唇侧必须植骨以增加唇侧骨的厚度（图12.2a～e）。植骨材料的植入能增加骨量从而减小种植体植入（偏斜的）角度，避免修复体的负荷方向与种植体长轴成角度。为了避免骨组织受到过大的剪切力，建议种植体植入角度不超过25°[10]。当种植理想位点存在软硬组织缺损时，必须植入手术前或同期植骨，以避免影响最终的修复效果[11]。

术前计划包括确定种植体是否可以在理想位置植入和初期是否须行骨增量。这些因素的确定通常需要在模型上制作诊断蜡型或者诊断性排牙。对于理想的修复牙齿位点，需要使用放射性模板拍摄X线片，并且运用CT和CBCT来评估理想的修复牙位点根方骨量是否充足。制作外科导板，使种植体植入时可以识别和清晰地引导在可利用骨组织中种植体的位点和角度。这样在术中使用导板以引导种植体植入过程。在整个种植过程中，从最初的备洞到种植体植入，必须使用外科导板进行不断的确认，有时甚至术中拍放射线片以防止无意识中造成的种植体植入偏差。

术后可能会发现种植位点不佳。如果明确在此位点无法获得良好的功能和美学修复，种植体可以留在软组织下面不暴露，或者可以暴露出来但是不行使功能。可是，如果该位点至关重要，又或者它们是为单冠、固定局部义齿或全牙列修复提供支持和固位所必需的，那么种植体就需要移除，在更合理的位置重新植入新种植体（图12.3）。传统的方法是使用环钻取出种植体（图12.4 a～l）。

修复并发症：覆盖义齿附着体的并发症以及需要重衬

病因

所有种植覆盖义齿的附着体出现磨耗就会失去其固位性。如果种植体上的附着体和余留牙槽嵴上的修复基托没有同时接触，在附着体上承受的应力

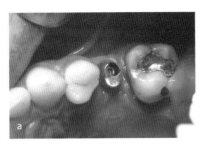

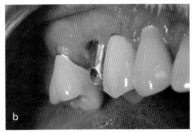

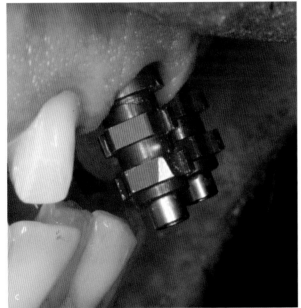

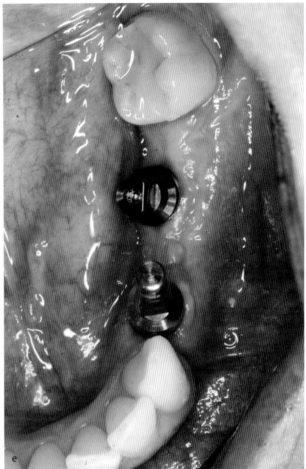

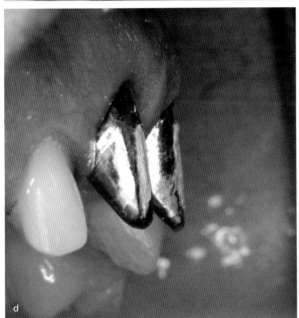

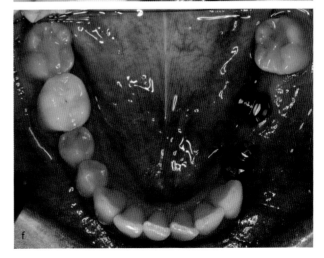

图12.1 a. 个性化基台连接在种植体上的𬌗面观。基台螺丝孔开口偏颊侧，提示螺丝孔长轴及种植体的长轴倾斜。b. 基台的颊面观，螺丝入口清晰可见。c. 上颌种植体的印模转移杆，反映种植体颊侧倾斜的角度。d. 使用个性化铸造基台能获得良好的美学效果。e. 种植体上的印模转移杆显示两颗种植体的方向不一致。f. 印模转移杆口内𬌗面观，可见远中种植体舌倾

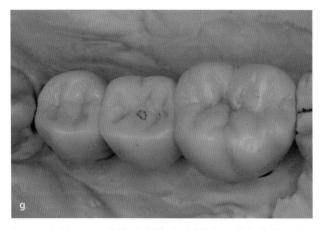
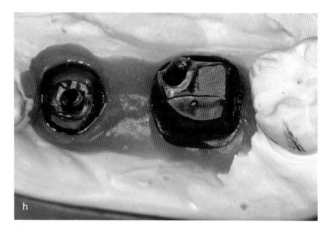

图12.1（续）　g. 制作诊断蜡型以确定最终修复体的外形。h. 个性化基台的代型，远中种植体的螺丝入口位于近中舌侧位。固定局部义齿将会粘接于个性化基台上

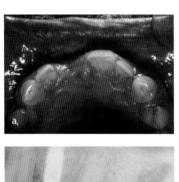
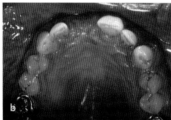
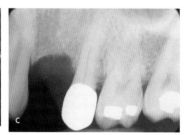
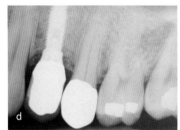
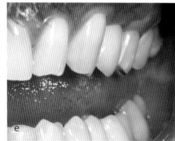

图12.2　a. 治疗前缺牙区的切面观，可见唇侧有骨缺损。b. 缺牙区植骨后的切面观，可见唇侧牙槽嵴丰满度增加。c. 治疗前X线片显示上颌第一前磨牙的拔牙区有较大骨缺损。d. 植骨后植入种植体。e. 由于种植体植入前对骨缺损区进行植骨，第一前磨牙的冠在高度和颊侧面的位置都接近正常

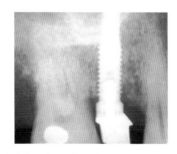

图12.3　种植体位置靠远中，尝试使用个性化基台纠正植入位置的偏差。但是由于种植体位置过于靠远中，基台的颈部位于邻近磨牙邻面接触区以下，将阻碍修复体在基台上就位，同时单冠的近中会出现悬突。需要取出种植体，并在缺牙区近远中向的中心区重新植入新的种植体

更大，往往会使其固位力丧失得更快。除此之外，某些患者存在咬硬物的习惯和/或创伤性运动，这会增加附着体上原已过大的应力，从而造成其固位力的丧失。同样，这些因素也可能导致覆盖义齿的折断，不得不更换修复体。

由于余留牙槽嵴常常发生改变，因此所有的修复体都需要进行重衬。骨吸收达到一定程度则需要重衬，每个患者达到这一程度的时限不同。这个时限归因于患者失牙的时间，在牙齿缺失的早期余留牙槽嵴发生改变更大。

对于牙列缺失年限小于10年的患者，在下颌前牙区植入2颗种植体行覆盖义齿修复，其后牙区

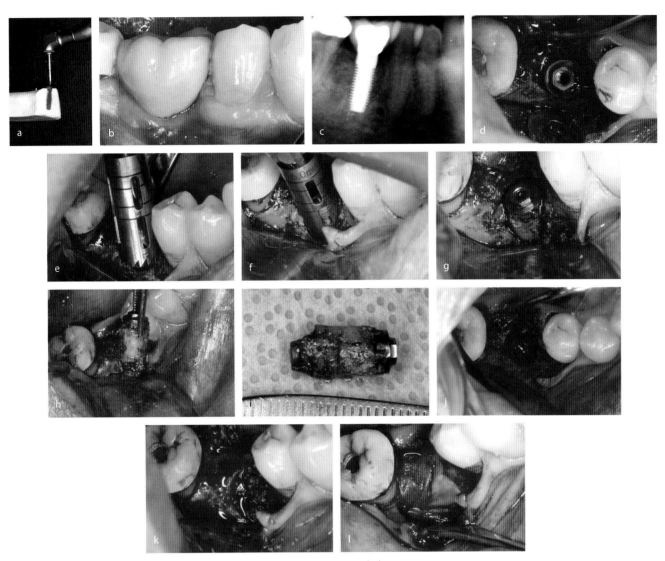

图12.4 a. 在颌骨模型上，环钻置于种植体上。环钻是空心柱状，钻的末端有切割螺纹。放在种植体上，可以顺着种植体边缘周围骨组织的切线方向环形去除骨组织，从而使种植体移除造成的创伤减到最小。b. 种植单冠的颊面观，种植修复后患者产生持续性疼痛，且无法缓解，需要取出种植体。c. 根尖X线片显示种植体正常。d. 去除修复冠，翻瓣暴露种植体。e. 用环形钻去除包绕种植体的周围骨。f. 环形钻包绕种植体，环形切削达种植体全长。g. 环形钻切削完毕，切除的骨组织包绕种植体，种植体周围已被分离，只有根尖区与骨组织相连。使用器械置于骨环周折断根尖区的骨组织。h. 包含种植体在内的骨环被取出。i. 取出后置于外科盘上，可见种植体及周围薄层的骨组织。种植体植入时曾植骨，种植体周可见残留颗粒状的骨移植材料。j. 种植体移除后，骨创面的𬌗面观。k. 将骨移植材料（同种异体骨与异种骨移植材料混合）放置在骨创面中。l. 放上屏障膜，铆钉固定

每年骨吸收量比全口义齿（complete denture）更大[12]。但这种增加的骨吸收并不见于缺牙10年以上的患者[12]。这个结论表明对牙列缺失不足10年的患者很大程度上需要重衬。

存在副功能运动的患者，其覆盖义齿承受的𬌗力很大，从而传导到余留牙槽嵴上，会使其吸收加重，以致需要重衬。除此之外，种植修复患者的𬌗力比全口活动义齿更大[13-15]。种植体支持或种植体固位的修复会有更强的咬合能力，因此在种植覆盖义齿的后牙区对应较大范围的余留牙槽嵴区域常需要重衬。

预防和治疗

如果覆盖义齿的固位装置以及剩余牙槽骨在受

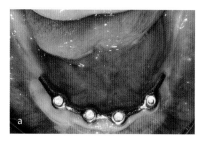

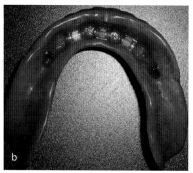

图12.5 a. 4颗种植体杆式连接的𬌗面观，远中有游离悬臂。b. 覆盖义齿上含多个前牙区的夹子和2个滑钉，用以提供固位和支持

力时能同时接触，则有利于压力的均匀分布，这有助于减缓因剩余牙槽嵴骨吸收而导致重衬的时间间隔。

对于修复体的功能期望值很高的患者，或者在之前的总义齿修复中显示出很大咬合力的患者（以修复的牙齿磨耗为印证），建议增加种植体和固位装置的数目（图12.5a，b）。通过这种方式，用多个附着体分散应力，从而降低需要调整或更新的可能，除此之外，种植体及相关的固位装置覆盖更多的余留牙槽嵴，减少修复基托与牙槽嵴的接触面积。

种植覆盖义齿应该有合理的设计，以促进修复体水平向的稳定和抵抗修复体垂直向脱位。杆卡结合嵌入覆盖义齿内的金属上部结构能为义齿提供最好的水平向固定（图12.6a～c）。为了抵抗垂直的脱位力，可使用水平活塞装置或铰链连接装置（图12.7a～e）。

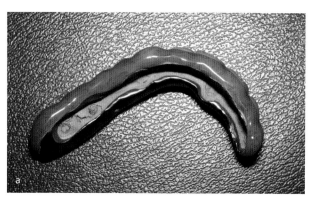

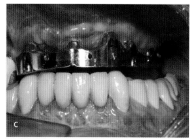

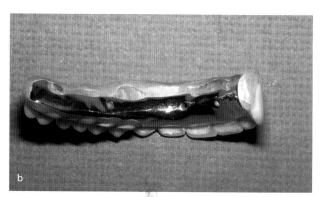

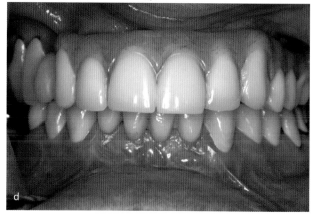

图12.6 a. 上颌种植体支持式修复体，组织面观，其就位于个性化铸造的切削研磨杆上。b. 上颌种植体支持式修复体的舌面观。在金属支架上可见为舌侧螺钉留出的螺纹孔。c. 切削杆的正面观。切削杆的基部结构与上颌修复体（上部结构）紧密接触，以提供支持和稳定。主要固位力来源于舌侧的螺钉，它将基底结构与修复体连接。d. 下部结构

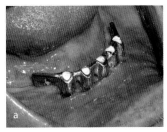
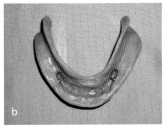
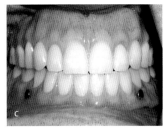
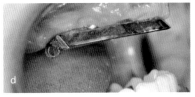
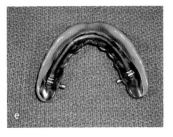

图12.7 a. 5颗种植体通过杆卡连接。杆的两侧种植体的远中有悬臂梁，上面带孔，用以容纳覆盖义齿上附着体的滑动杆（Locking Pin Snap System；Bredent USA, Southern Diversified Industries, Miami, FL, USA）。b. 覆盖义齿的组织面观，可见前牙区有固位夹，后牙区有2个滑动杆。滑动杆在义齿上是沿着唇舌方向滑入以及滑出的。c. 下颌覆盖义齿和上颌全口义齿的正面观。滑动杆有突出外的边缘，方便患者分离滑动杆和取下义齿。指甲置于滑动杆外缘下面，向颊侧牵拉滑杆，则滑杆将与杆卡上的孔分离，卸下义齿。d. 铸造杆的侧面观。可见其向颊侧倾斜约20°，在前牙区的颈部形成倒凹。在后牙区可见环形的凹槽，用以容纳滑行的固位装置（Mk Ⅰ Universal Attachments, Sande, Germany）。e. 修复体的组织面观，有唇侧翼板，腭侧体积较小。当后牙的固位装置未就位时，向舌侧突出（a~c由T.Daher医生提供；d~e由R.M.Sullivan医生提供）

对于缺牙期较短的无牙颌患者使用种植覆盖义齿出现严重骨吸收的报道，促使一部分学者提出对于年轻患者应该慎重选择种植覆盖义齿[12]。另外有一篇综述的作者则提出对于年轻无牙颌患者或缺牙期较短的患者不建议选择覆盖义齿。对于这类患者，下颌选择种植体支持式全口固定义齿将比种植覆盖义齿更能保存余留骨量[16]。

义齿断裂

病因

种植义齿患者𬌗力增加，固位装置置入修复体后产生应力集中，以及树脂的厚度不足以抵抗修复体所承受的压力，都可能使种植覆盖义齿和树脂基托因受力过大而折断。即使是厚度恰当的树脂和金属，也会随时间推移出现材料疲劳而导致修复失败。

𬌗力增大还可能导致种植义齿对颌的传统全口义齿断裂。另外，早期的树脂厚度虽然足够，但是不一定能抵抗增大的力量，尤其在对应上颌全口义齿中线处。

种植全口固定义齿（图12.8a~c）和局部固定义齿的金属支架出现断裂，原因包括金属的厚度不足、金属支架铸造时产生气泡，也可能是连接处焊

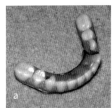
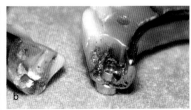
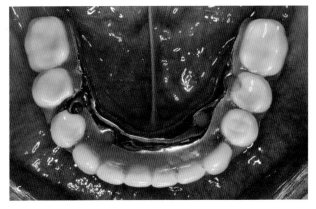

图12.8 a. 下颌全口固定义齿断裂。b. 留意金属铸件的厚度有限，铸件存在气泡。c. 下颌全口固定义齿断裂，支架是金合金的。断裂可归咎于咬合力过大（对颌是上颌固定全口义齿），以及断裂侧过长的悬臂

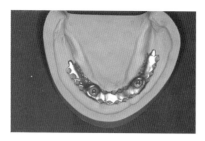

图12.9　金属支架在模型上就位。支架上有2个固位装置，用以将2颗种植体与覆盖义齿连接（由G.Bernal医生提供）

接不充分和/或有气泡。

预防和处理

保持足够的树脂厚度，使覆盖固位装置和包绕金属支架的树脂厚度达到至少2mm，是预防种植覆盖义齿以及树脂基托断裂的最好方法。

若殆力过大，需要在修复体中加入金属支架（图12.9），或者是网织状或玻璃纤维浸渍的网状物。

预防对颌修复体断裂的最好方法，是适当增加树脂厚度，主要在上颌全口义齿的中线以及唇系带切迹周围进行加强（图12.10a）。对于某些患者，有必要增加金属腭板、金属增强网或者是网织状或玻璃纤维浸渍的网状物。

当树脂基托发生断裂时，应尽可能地修理义齿，增加树脂的厚度。同时应该果断地在修理的位置加入一个金属网架。

要解决全口固定义齿金属支架断裂的问题，最好是制作一个金属厚度更大的新支架。有时候，也可以仅去除上面的牙齿或树脂，然后焊接金属支架。种植体局部固定义齿支架的断裂，则需要重新制作一个新的修复体。由计算机辅助设计与制造技术（CAD-CAM）磨削的钛金属支架，具有均一的强度，形成孔隙的可能性较小。这种支架具有更高的精确度，因为它避免了铸造过程可能产生的种种误差（图12.10b）。

当制作新的修复体时，对于悬臂的使用应审慎地评估，以判断它们是否会引起修复体断裂，是否需要减短或去除。

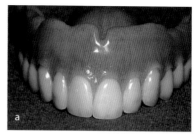

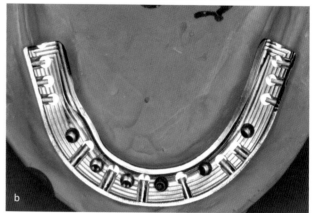

图12.10　a. 新的上颌全口义齿，其对应的下颌为种植义齿修复。该义齿在唇系带切迹周增加了厚度，减少了义齿在承受更大咬合力时断裂的概率。b. 全口固定义齿的CAD-CAM钛支架

螺丝松动与断裂

病因

对于早期设计的螺丝，大部分的螺丝松动，是由于在旋紧螺丝的过程中缺乏传导特定扭力的装置。当修复体就位不良时，也会发生螺丝松动与（或）断裂。一个研究[17]评估了种植体全口固定义齿的支架与种植体之间的垂直高度差异的影响。发现当两者存在100μm和175μm的高度差异时，修复体的螺丝会不稳定。

目前提倡的修复体就位的标准为：当手动拧紧螺丝后，使用扭矩装置旋紧螺丝直至预定扭矩水平时，螺丝旋转的角度仅为1/4圈（90°）。

过大的咬合力以及悬臂，同样可造成螺丝松动和折断。

预防与处理

预防螺丝松脱和折断的最佳方法，是确保无论使用手动还是电动扭矩装置，螺丝都是旋紧的，并确

定修复体就位良好。由于研究水平与生产工艺的提高，改善了表面涂层和螺丝设计，使合适度升高、预负荷量增加，从而避免松脱。

尽可能减少修复体的悬臂，同样有助于防止螺丝松脱和（或）折断。

种植体的位置应位于咬合面的中心，并与𬌗平面垂直，这样既可以减少作用于各金属部件的杠杆力（图12.11a，b），又有助于降低螺丝松脱与折断的发

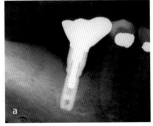
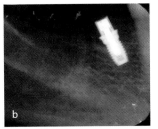
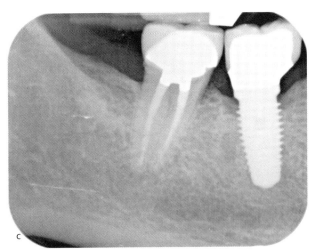
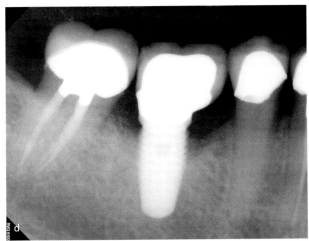
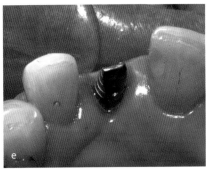
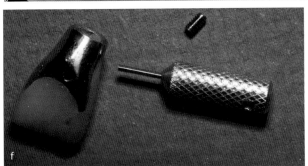
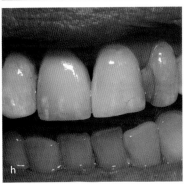
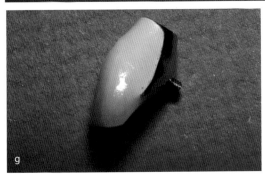

图12.11　a. 第一磨牙位点种植体已植入，相对于理想的关系（垂直于𬌗平面）来说，稍微有些偏移。b. 相对于𬌗平面，短种植体明显向远中倾斜。c. X线片显示：由于种植体植入位置偏远中，造成修复冠的近中悬臂梁设计。d. 4年以后可以发现种植体周围骨吸收。e. 个性化基台的舌面观，可见螺纹孔。f. 种植牙冠、舌侧螺丝以及用以夹持和拧紧螺丝的扳手。g. 图示牙冠就位于个性化基台前，部分拧入舌侧螺丝。h. 上颌种植牙冠就位，拧紧舌侧螺丝，将牙冠固定于个性化基台，以便将来需要时，更容易移除牙冠，减少损伤

生率。由于悬臂梁设计的种植修复体过负载，导致种植体周围骨吸收现象是不少见的（图12.11c，d）。

当螺丝出现松脱，可将它们重新旋紧。如果螺丝已使用了一定年限，最好更换新螺丝。有时，当冠粘接在基台上时，基台螺丝松动，但是没有入路将基台螺丝拧紧。因此，一些医生为了将来能再取下义齿冠部，宁愿采用舌侧固位螺丝，也不愿意粘接义齿冠（图12.11e～h）[18]。但如果存在过大的咬合力，或𬌗面上有过长的悬臂，此时螺丝很有可能

出现松脱或折断，在这种情况下，应谨慎使用舌侧固位螺丝。

当基台螺丝松动时，解决方法是移除上部牙冠或者局部固定义齿[19-21]。一种方法是，制作带螺纹管设计的牙冠，使小螺丝可旋入其中，通过螺丝末端与下方基台的接触，使牙冠脱位[19]。还可以在制作牙冠时，预留一个柱状孔，同时在基台上预备一个沟槽，然后使用一个特定的器械插进牙冠的洞型内，旋转直至牙冠松脱[20]。另外一种移除方法是，

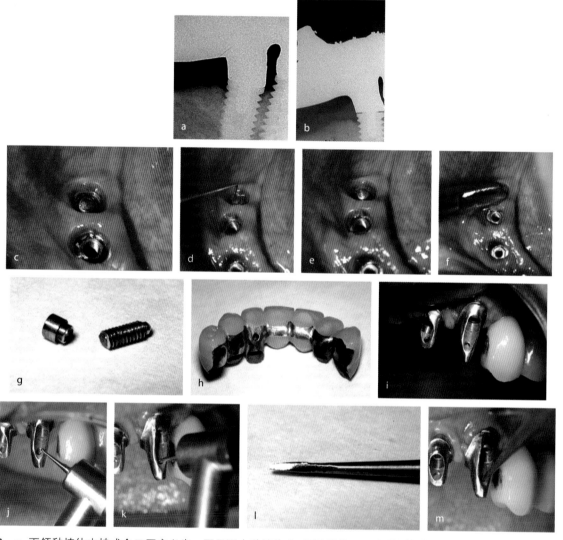

图12.12 a. 下颌种植体支持式全口固定义齿，图示远中种植体（5颗种植体之一）的X线片。b. 常规X线片检查，发现在种植体和修复体之间有空隙，预示螺丝可能松动或折断。c. 卸下修复体，发现基台螺丝折断。d. 用探针逆向旋转折断螺丝。e. 用螺丝刀逆向旋转，使螺丝突出于种植体之上。f. 折断螺丝可用止血钳夹住，完全取出。g. 图示取出后的折断螺丝。h. 上颌前牙区的修复体使用舌侧固位螺丝，将来一旦出现机械并发症，易于修理。患者先前使用的粘接固位修复体发生折断，需要重做修复体。i. 1年后舌侧固位螺丝折断在尖牙区的基台内。j. 用慢速球钻在残留的螺丝断面磨出一条沟槽，以便取出断端。k. 球钻研磨。l. 修整手用器械，使之与沟槽大小相吻合，以便楔进沟槽内取出折断螺丝。m. 使用修整后的手用器械取出折断螺丝

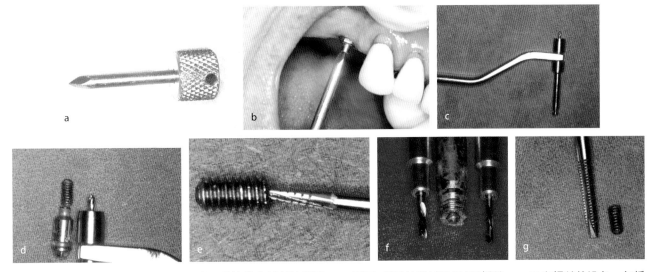

图12.13　a. 带尖头的手用器械，可处理种植体内折断的螺丝。b. 用图a所示的器械取出1颗螺丝。c. 取出螺丝的设备，包括1个手柄、1个与种植体上部相适合的金属套管，以及1个与金属套管内部匹配的钻头。d. 金属套管和钻的放大特写图。e. 锥形的钨钢钻，用于反旋取出折断的基台螺丝。f. 在反方向上带有切削刃的钻，用于辅助折断螺丝的取出。g. 折断的基台螺丝旁边放置着攻丝钻（经R.Yanase医生同意）

使用真空成型的导板作为引导，在牙冠或修复体恰当的位置上钻洞，通向螺丝[21]。

如果粘接固位的牙冠发生基台螺丝松动，那么基台螺丝入孔位置的数字化图像将是重要的信息。

当螺丝发生折断，要移除折断的螺丝会很困难。然而，很多旧式的螺丝与种植体上螺纹并没有很完全地摩擦啮合，因而仍然可用探针或者其他牙科器械钳住，沿逆时针方向缓慢地取出折断螺丝。

当螺丝在螺纹顶端折断时，使用牙科器械可以进入，可沿逆时针方向旋转，直至钳住螺丝并将其取出（图12.12a～m）。如果修复体的固位螺丝折断在基台内（无论是预成基台还是个性化基台），必要时可以移除基台，以便于技工室去除折断的螺丝。

如果用手动器械不能旋出或夹持取出折断螺丝，可使用以下方法：使用逆向旋转的钻夹持并旋出断端；在折断的螺丝上钻孔以便于取出；在螺丝折断处的顶端磨出一个沟槽，并修整使器械与沟槽处吻合，从而旋出折断螺丝[22]。

当基台螺丝折断于种植体内时，可使用专门的取出器械（图12.13a～f）。在取出折断螺丝的过程中，若种植体的螺纹受到影响，可以用专门的攻丝钻来恢复（图12.13g）。

宿主因素和种植体过度负载造成的并发症：种植体折断

病因

在𬌗力较大的区域（图12.14a）（如磨牙区），使用标准直径的种植体（图12.14b），以及冠或修复体带有较长悬臂时，种植体会由于咬合力

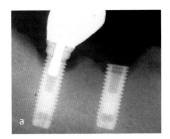

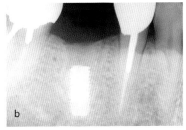

图12.14　a. 因过大咬合力而折断的下颌种植体。b. 折断种植体的根尖片。折断发生在冠粘接固位后3个月

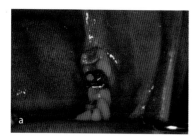
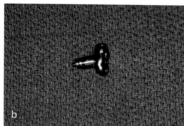
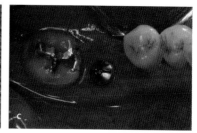
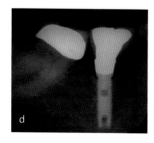
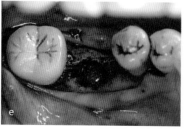

图12.15 a. 在第一磨牙位点种植体上，采用螺丝固位的黄金冠，种植体位于缺牙区的远中舌侧，采用复合树脂封闭螺丝孔，种植体位置有一个明显的悬臂梁结构。b. 折断的种植体和冠的照片。c. 种植体植入太偏舌侧和远中。d. 采用单冠修复，由于种植体偏舌侧和远中位置，冠对种植体产生了杠杆作用。e. 由于冠受力而引起种植体折断

过大而发生折断。在植入根形种植体时，也会因操作不当而发生种植体折断（图12.15a～e）。当使用过大的扭力，将种植体当作自攻型工具，植入密质骨中时，种植体或是植入配件可能发生折断。

预防和处理

在制订种植计划和操作过程中，应认真评估骨密度，确定是否需要攻丝，或是采用自攻方法。

在制订修复计划时，可采用以下方法避免种植体折断：（1）限制悬臂梁的长度；（2）使用足够数量的种植体；（3）采用局部固定义齿修复时，种植体应错落、分散排列（不能排成一条直线）；（4）采用种植体支持的固定全口义齿修复时，种植体应形成协调的曲线排列；（5）对于固定全口义齿修复，种植体形成的牙弓弧度的前后距离至少10mm；（6）采用宽直径的种植体修复单个磨牙。

在下颌，种植固定全口义齿的悬臂梁长度，不应超过种植体前后间距的1.5～2.0倍；在上颌，这个长度不应大于前后间距[23]。对于种植固定局部义齿和种植体支持式单冠，悬臂梁（冠和修复体超出种植体的距离）的最大水平延伸，在后牙区不应超过种植体的直径[23]，在前牙区不应超过种植体直径的2倍[23]。

种植体发生折断时，可用环形钻将种植体取出（图12.16a～c）。环形钻与种植体的尺寸大小相当（环形钻的内径稍大于种植体的直径）。环形钻将含有折断种植体在内的骨块取出（图12.17）。取出种植体的其他方法，包括使用细的金刚砂车针或超声骨刀手术器械，在种植体周围切削出一个通道，以便采用反扭矩将种植体取出。种植体取出后，可采用植入骨替代材料和盖膜的方法来填补骨缺损。临床医生也可选择让骨创自然愈合方法，而不植骨。缺损愈合后，可植入新的种植体。也可以在采用环形钻或超声器械取出种植体后，立即植入1颗直径更大的种植体。

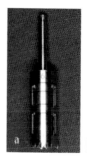
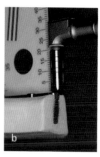
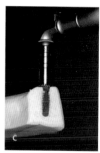

图12.16 a. 环形钻。注意其末端带有切割刃的空心圆柱状结构。b. 在下颌骨模型中，环形钻对齐1颗种植体。环形钻旁边放有1把尺子，可帮助确认对应种植体长度的标记线。通过这种方法，环形钻可沿种植体长轴钻入，可达种植体全长。c. 环形钻从种植体殆方进入

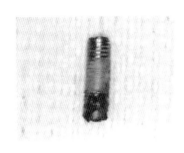

图12.17　使用环形钻取出的种植体外观。这是在图12.15e里折断的种植体，注意仍有少量的骨组织附着在种植体上

语音并发症

病因

根据研究报道，全口固定义齿、覆盖义齿和局部固定义齿都可能产生语音问题。与其他部位相比，存在骨吸收的上颌前牙区，语音问题更常见（图12.18a）。在原来采用传统的修复体可完全封闭的区域，因种植修复而留出开放的间隙，使患者出现语音障碍。种植体植入不当也可引起语音问题（图12.18b）。

预防和处理

对全口无牙颌患者来说，要去除腭侧的树脂基板，减小修复体的大小，通常可通过复制蜡型试戴义齿，去掉树脂基板来评估效果。患者通常能适应

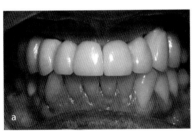

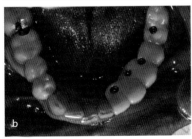

图12.18　a. 8颗种植体支持的上颌全口固定义齿（烤瓷）。因为上颌骨的吸收，种植体需要偏腭侧植入，这使患者必须要花时间去适应发音。b. 下颌种植体过于偏舌侧植入造成语音问题

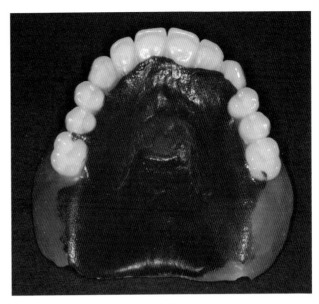

图12.19　上颌记录基托上的腭位图

由于修复形式的适当改变而带来的语音问题，一段时间后都可恢复正常的说话方式。

如果患者的语音问题改善缓慢，可让患者阅读一篇含有大多数音节和辅音的文章，使用多聚印模材料（乙烯基硅氧烷）记录患者阅读时上颌义齿腭侧的表面皱褶，制作腭位图（图12.19）。举个例子，让患者朗读一篇类似的文章"What is your slow toe doing in the yellow liquid on the shelf? Is it trying to judge or measure the temperature, change its color, or just reach out and touch something grand and glorious?"根据记录，重新制作义齿，或是采用记录了腭侧语音形态的印模做导板，在腭侧添加树脂塑形。

有时也可采用硅胶阻塞器放置于牙龈和支架之间阻断气道，改善发音。这种硅胶阻塞器可以取下，以便完成恰当的口腔护理。

美学并发症

病因

根据文献报道，固定全口义齿、固定局部义齿和单冠都可能出现美学并发症[24]。在种植修复时，上颌前牙区的美学并发症是最常见的难题。造成美学问题的原因包括外形、比色、牙间隙和牙龈萎缩。

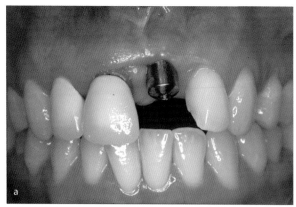

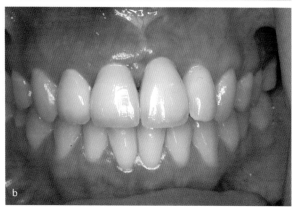

图12.20　a.中切牙位种植体的位置太偏唇侧，采用个性化基台尽可能补偿唇侧错位。b.同时更换相邻的两个冠修复体以获得更满意的结果

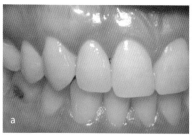

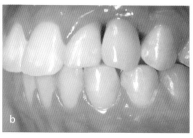

图12.22　a.金属烤瓷冠的唇侧观，可见近中触点下方小黑三角，如果有龈乳头的充填就不会有这些间隙。b.种植体植入尖牙区，该区可见到明显的牙槽嵴吸收和牙龈萎缩。在种植体冠的颈部可见相对较大的黑三角

或是固定局部义齿的桥体之间存在颈部间隙（图12.21a，b）。

在可视性较高的无牙区植入种植体时，要想获得理想的软组织外形和邻间牙龈乳头高度是个挑战。可能存在各种各样的问题：牙与牙之间黑三角间隙的存在（图12.22a，b）；边缘组织的厚度大于邻牙牙龈边缘厚度（图12.23）；与相邻或对侧的天然牙相比，软组织边缘的根向位置可能不在同一高度上（图12.24）；牙龈乳头可能不具备最理想的外

其他的美学问题与种植体植入位置不当（图12.20a，b）以及植入前存在骨吸收有关。骨吸收的存在使种植体无法植入理想位置，造成单冠之间

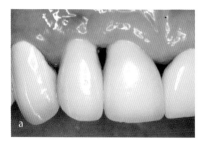

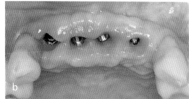

图12.21　a.多个种植体植入后可见较大的邻间隙。照片由J. Lozada提供。b.另一病例，显示右侧的远中种植体太靠近邻牙，导致美学问题

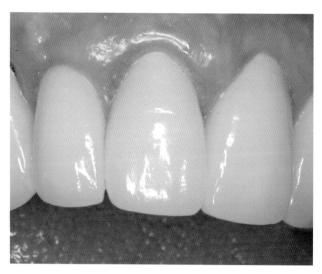

图12.23　种植体冠周龈边缘较厚

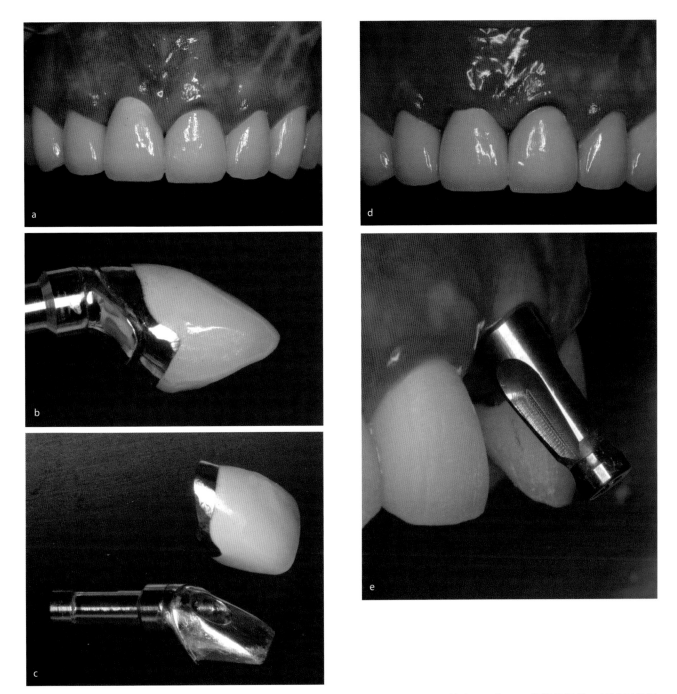

图12.24 a. 如图所示上颌右侧中切牙区，种植体冠周围龈缘向根方移位。b. 金属烤瓷冠颈部尽可能做得很薄，以试图获得一个较好的组织反应。c. 如图所示，种植替代体上方的个性化基台和金属烤瓷冠。注意该冠较薄的金属边缘以及龈下部位未上瓷。d. 采用外科软组织增量技术使该病例更美观。e. 不良的种植体植入角度和切颈位置，会造成a图中修复并发症的发生

形或高度（图12.21~图12.25）；由于软组织退缩造成临床牙冠长度改变或金属暴露（图12.26a，b）。

种植体植入时如果太偏舌侧，会造成冠修复时，唇侧颈部凸度异常（图12.1b和图12.27），或是冠的瓷层必须盖过颊侧软组织以形成理想的颈部

外形（图12.28a~c）。这种覆盖会使口腔卫生维护更困难，同时也会由于软组织的根向退缩产生美学问题。有的情况下，采用冠覆盖颊侧软组织（图12.29a~c）的设计也是必需的（类似于某些固定局部义齿的桥体），否则，冠将呈现出明显的颈部缺

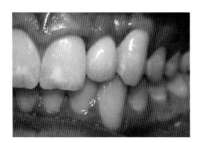

图12.25 粘接冠的唇侧观。尽管软组织外形还可接受，但近中邻面的龈乳头如果能向切端延伸，效果会更加理想

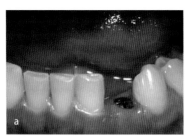

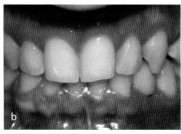

图12.26 a. 下颌尖牙区种植体周围最终的软组织外观。b. 单冠粘接到基台上后，出现部分软组织退缩，金属暴露。幸运的是，这个区域不容易暴露，因此问题不突显

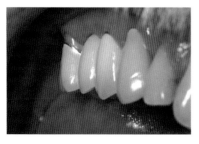

图12.27 金属烤瓷冠粘接于基台上。和邻牙相比，颈部外形有所欠缺

损或外形凸度不足的情况（图12.30和图12.31）。

种植体植入太偏唇侧，将造成显著美学问题，而且通常很难解决（图12.20a，b）。

牙龈退缩也会引起美学并发症。有前瞻性实验对修复后1年的牙龈退缩进行研究[25]，结果表明基台连接手术后，通常会产生1mm的龈退缩。80%的颊侧位点都有龈退缩现象。由于大多数的龈退缩都

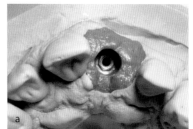
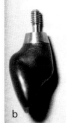

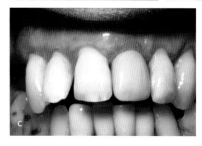

图12.28 a. 种植体水平印模的模型。注意种植体位于近中稍偏腭侧。b. 为改善颈部外观，必须采用冠覆盖颊侧软组织（形成"叠嵴"）。c. 全冠要求大量的塑形，并且覆盖软组织（形成"叠嵴"），以获得良好的美学效果

发生在最初的3个月，因此笔者建议基台连接手术后3个月再取终印模[25]。

预防和处理

在美学要求较高的位点，切记种植体的植入是很关键的，种植体不可能总是在最理想的位点植入。在骨量允许的情况下，种植体应该植入缺牙区的唇舌向中点稍偏唇侧（图12.1a）。

当种植体植入的位置是邻牙唇舌向中点偏舌侧时，修复时就必须采用冠来覆盖唇侧的软组织（类似于某些局部固定义齿的桥体），以获得正常的颈部外形。另外，可采用水平埋入式的卵圆外形（类似于卵圆形桥体）来支持软组织以获得更美观的外形（图12.32a～d）。

当种植体植入太偏唇侧时，将不得不取出，进行植骨，然后再择期植入位置更佳的种植体。通常采用环形钻来取出种植体（图12.16a～c和图12.17）。

种植体适当的切颈/𬌗颈向位置，有利于建立逐渐过渡的外形和正常的穿龈形态。种植体切颈/𬌗颈向的定位，很大程度上取决于现存骨量（图

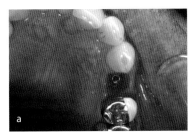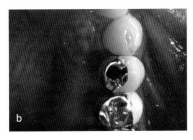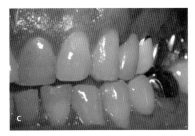

图12.29 a. 上颌第一前磨牙种植体位置偏舌侧。b. 冠的殆面观，可见殆面螺丝孔位于冠的舌侧。c. 全冠的唇侧观，可见过度的烤瓷覆盖软组织

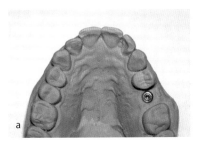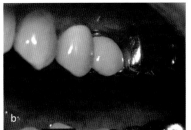

图12.30 a. 种植体偏舌侧植入。b. 第二前磨牙的烤瓷冠未采用过度烤瓷覆盖唇侧软组织，外观欠佳

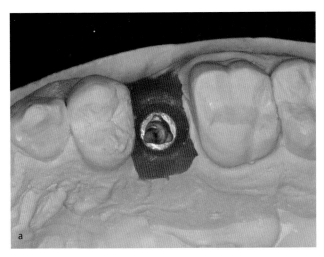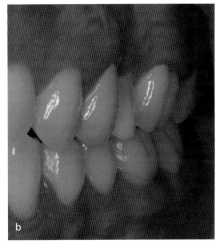

图12.31 a. 模型显示种植体偏舌侧植入。b. 临时修复体显示图a中种植体的不良外观

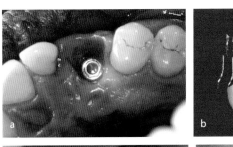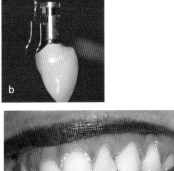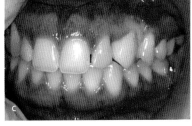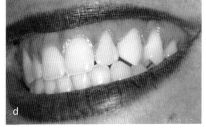

图12.32 a. 偏舌侧植入的种植体，采用了卵圆形的冠修复。b. 图示种植替代体上卵圆形的冠。c. 冠就位于种植体上。注意软组织最初发白。d. 卵圆形冠就位后

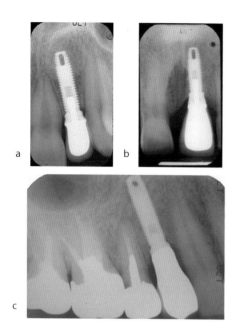

图12.33 a. 金属烤瓷冠粘接后的根尖X线片。b. 种植体位于邻牙釉牙骨质界根方3mm的根尖片。切嵴到种植体顶部的距离太大，导致种植体金属部件可能承受较大的力。c. 种植体植入严重骨吸收的上颌第一前磨牙区。种植体到𬌗面的距离几乎等于种植体的长度

12.33a～c），以及满足美学需求的颈部过渡形态。因为种植体的平台接口为小直径的圆形，而龈缘的修复体截面为直径较大的不规则几何形态，中间需要一定的过渡才能满足美学的需求。一般来说，种植体植入邻牙釉牙骨质界稍下方，以使所需的形态学改变逐步发生（图12.34）。

当邻间隙的骨高度良好，随着时间推移，软组织可充填小的间隙（图12.35a，b）。很显然，软组织边缘到骨之间的距离，对于维持天然牙和种植体之间的牙龈乳头很重要。一项研究报道[26]，在26

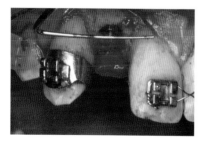

图12.34 水平放置的牙周探针显示邻牙的釉牙骨质界。种植体植入探针所代表水平的根方。照片由O.Hanisch提供

位患者的上颌前牙区，植入27颗单颗种植体，对52个牙龈乳头进行评估，来研究邻间区牙槽嵴高度对种植体和天然牙之间牙龈乳头的维持作用。研究发现，种植体冠与天然牙邻面触点，到邻面牙槽嵴顶的距离，≤5mm时，牙龈乳头100%存在。而当这个距离≥6mm时，仅有50%的牙龈乳头存在。

有研究测量了种植体周围黏膜（从软组织边缘到下方的骨嵴顶），以及种植体相邻的天然牙，其邻面的龈牙复合体的距离（从牙龈边缘到牙槽骨的距离）[27]。牙周组织的生物型（厚型或薄型的软组织）对种植体周黏膜厚度的影响也进行了研究。这些信息有助于明确在单颗种植体和天然牙之间维持牙龈乳头的可能性。研究者采用牙周探针行骨超声探查，在上颌前牙区，对45颗种植体支持式单冠修复体，检测了种植体周的黏膜尺寸。对每个种植体的近中、远中和唇侧中份，以及天然牙靠近种植体的邻面，都进行了探查。骨探测术的结果显示，在71%的种植体近中位点，75%的种植体远中位点，黏膜宽度为5～7mm。在71%的唇侧中央位点，黏膜厚度为3～4mm。对于种植体近中的天然牙，用骨探查术检测其邻面的牙槽骨时，45颗天然牙中，有31颗黏膜厚度在3～4mm。对牙龈较厚的个体进行骨探查术检测，其结果明显大于牙龈较薄的个体。综合以上数据，笔者认为，对于薄龈型患者，邻近种植体的牙龈乳头"不可能重建超过4mm"[27]。

相邻两个种植体之间的距离，对邻间区牙龈乳头的存在也有影响[28]。有研究对36名有2个相邻种植体的患者进行放射线检查，检测牙槽嵴的骨丧失。采用定制的XCP放射照相咬合垫，对二期手术后1～3年的患者拍摄X线片。相距3mm以上的两个种植体之间，平均牙槽骨丧失量是0.45mm（n=11）。而当两个种植体之间的距离小于或等于3mm，平均骨丧失量是1.04mm（n=25）。因此，研究认为，两个种植体之间的骨量，至少应保留3mm或更多，以尽可能减少牙槽骨丧失，这一点在美学区尤为重要。笔者提出，牙槽骨丧失是种植体间龈

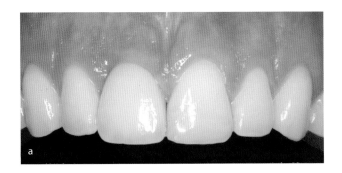

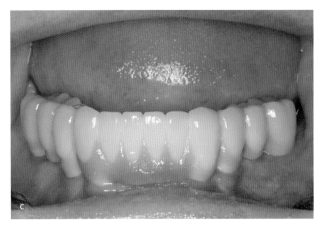

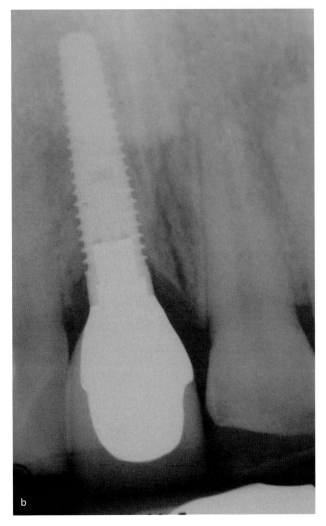

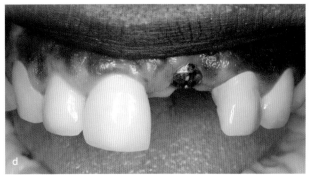

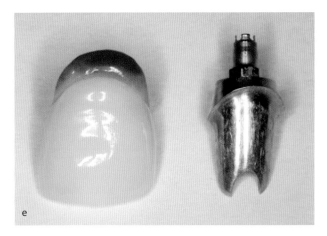

图12.35 a. 上颌中切牙周围的牙龈乳头充填，形成了良好的软组织外观。b. a图中种植体冠的X线片显示，相对修复体和种植体来说，邻面牙槽骨处于理想的位置。c. 下颌种植支持式的局部固定义齿，采用龈瓷来改善颈部外观。d. 种植体冠根向位置欠佳。e. 个性化基台和带龈瓷的金属烤瓷冠。f. 龈瓷有助于更好的美学效果

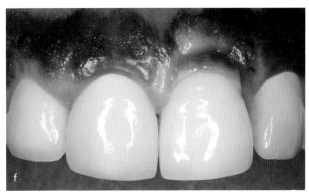

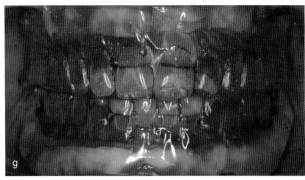

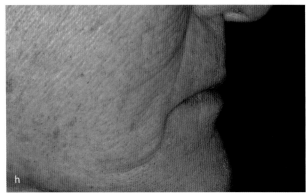

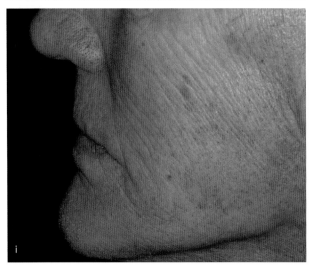

图12.35（续）　g. 复制的上颌全口义齿的前面观，左侧的颊侧翼板被去除，以模拟上颌全口固定义齿的外观。h. 右侧观唇部的支撑效果。i. 左侧观唇部的支撑效果。此侧对唇部的支撑明显不如右侧

乳头能否维持的重要因素[28]。

　　一项纳入21名患者的研究，比较了植入单颗种植体时采用传统离断龈乳头的翻瓣术与保留两侧龈乳头的翻瓣术之间的差异[29]。研究发现，改良翻瓣设计保留了至少1mm的双侧龈乳头（邻近天然牙）。同时也观察到骨吸收的减少，可能促进最终

的美学效果。

　　缺牙时间越长，越容易发生骨吸收导致的软组织缺陷，以及随之而来的软组织外形的变化。通过临床检查，或是模型上的诊断蜡型，发现存在严重的美学问题时，植骨和/或软组织移植就很有必要（图12.2c~e）。然而，有些美学问题通过植骨也不能完全矫正，因此，通常应重点关注保留软组织的形态，而不是恢复缺失的组织。保留软组织外形和位置的方法，包括在条件允许的情况下，进行即刻种植和即刻临时修复。

　　在上颌美学区，拔牙后进行即刻种植和即刻修复，可以获得较高的成功率，而且龈乳头也得以保存[27]。如果在拔牙前，未来的种植位点具备某些特征，这样的位点被认为具有较高的可预测性。理想情况下，龈牙复合体的厚度（从游离龈边缘到牙槽嵴顶的距离），在即将拔除牙齿的唇侧面是3mm，在邻牙的邻面是4.5mm。如果达不到这些数值，很有可能出现软组织美学的缺陷[27]。研究也测量了种植体周围的黏膜宽度（从软组织嵴顶到下方骨嵴顶的距离），以及相邻天然牙邻面的龈牙复合体的厚度（从牙龈边缘到牙槽骨的距离）。牙周生物型（厚型对薄型软组织）对种植体周黏膜厚度的影响也进行了评估。这些信息有助于确定，单个种植体和天然牙之间维持牙龈乳头的可能性。

　　有研究报道[30]，一种技术可保留相邻种植体之间的龈乳头。这种技术需要交替即刻种植和临时修复，待一颗种植体完成骨整合后，再进行另一颗的即刻种植和修复。具体过程是，先拔除两颗牙中的一颗，即刻植入种植体，连接临时金属基台，采用树脂恢复外形，制成临时修复体。通过这种方式，种植体周围的软组织得以保留在正常位置。6个月后，另外一颗牙齿采用同样的操作，因此最终将两个种植体之间的龈乳头得以保留。笔者连续采用这种方法治疗了6位患者，均得到较为满意的美学效果。

　　根据牙间距和患者余留组织解剖上的美学要

求，可以重塑没有龈乳头的天然牙根外形。也可以采用模仿牙龈色的瓷修复，来加强颈部外观（图12.35c）。

　　在种植体和最终修复体之间，应考虑设计适当的穿龈轮廓和过渡外形，使其从龈沟中穿出时，显得很自然。当修复体穿出龈沟时，为了从圆直径的种植体过渡到天然牙的外形，在组织高度不足时，需要使用个性化角度基台，或增加龈下过渡的角度。尽管有这些方法，但要想获得预期的效果，有时也必须采用外科手术的方法来矫正（图12.24b～e）。

　　在制订上颌全口固定义齿的治疗计划前，必须认真考虑修复体能否向患者提供足够的唇部支持。建议采用树脂复制患者的义齿，或者在蜡型上按理想牙列外形排列牙齿，然后在一侧切去翼板，以模拟全口固定义齿的外形，而在对侧则保留传统的可摘覆盖义齿外形。通过这种方法，可以判断无翼板的一侧（模拟全口固定义齿）能否支撑起患者的唇部，以便最终确定适合患者的修复体类型（图12.35g～i）。这种方法也可以让患者行使知情决定权，通过观察左右侧唇部的丰满状况，来选择最终的修复体类型。有时，上颌全口固定义齿也会出现美学并发症，表现为患者微笑时，唇部出现一条明显的线，反映出修复体在口内的状况。

修复体造成的生物并发症

牙龈炎症和增生

病因

　　当种植覆盖义齿的连接杆（图12.36a）或种植固定全口义齿的支架太接近组织时，种植体周围可出现牙龈炎症和增生（图12.36b）。当患者口腔卫生不良时，任何类型的修复体都可见到这种情况。此外，松动和/或折断的螺丝可引起大量细菌聚集，因而产生牙龈的炎症反应（图12.37a～e）。

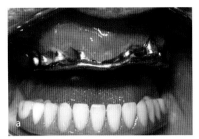

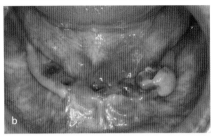

图12.36　a. 上颌种植覆盖义齿的种植体和连接杆周围牙龈组织增生。注意患者的口腔卫生不良。b. 由于种植支架放置过于靠近软组织，没有为固定全义齿的口腔清洁留出足够的空间，导致牙龈发生炎症

有文献报道[31]，软组织的并发症在上颌更为常见，这可能与上颌可用的垂直向空间减少有关。与其他的种植修复方式相比，牙龈炎症和增生更常见于种植覆盖义齿（19%的患者）和种植全口固定义齿（11%的患者）。

预防和处理

　　种植覆盖义齿的连接杆和全口固定义齿的悬臂梁应位于软组织上方1～2mm（图12.38）。必须教会患者如何对修复体的周围进行清洁，同时也要鼓励患者认真做好家庭口腔卫生护理，良好的口腔卫生是预防软组织不良反应的主要因素[32]。

　　松动或折断的基台螺丝，可引起局部的牙龈炎症和增生。一旦螺丝出现松动或折断，应将其拧紧或更换，以减轻软组织并发症（图12.37a，b）。

　　由于长期口腔卫生不良，造成软组织过度增生，有时需要用软组织外科手术的方法，去除不健康的增生软组织。有文献报道，25位患者中，有11位存在种植体周围炎/组织增生，而其中2例需要手术治疗[33]。

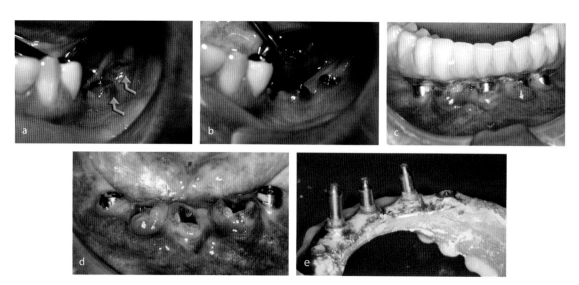

图12.37 a. 松动的基台螺丝周围可见不规则、不健康的组织增生。b. 将基台螺丝拧紧后2周，软组织得到明显的改善，并恢复正常，X线片未发现明显异常。c. 多个基台螺丝折断，所形成的间隙使大量细菌聚集，造成牙龈增生。d. 取下修复体，可见软组织状况。e. 修复体下方可见折断螺丝的基台附着在修复体上

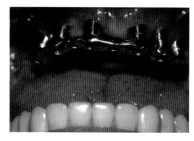

图12.38 连接杆下方与软组织之间有足够的空间，保证患者能进行有效的口腔卫生护理

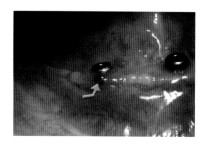

图12.39 右下颌种植体颊侧瘘管

瘘管

病因

单冠、修复体或修复体部件需要用螺丝连接于种植体上，如果螺丝发生松动或折断，会出现瘘管（图12.39）。瘘管的位置通常与发生机械问题的部位在同一个水平。对于粘接固位的冠和修复体，当多余的粘接剂滞留在龈下时，也可发生瘘管（图12.40a，b）[34]。如果修复体边缘位于龈下较深的位置，多余的粘接剂难以去尽，瘘管病变会更严重[33]。

对两阶段式种植手术而言，如果种植体的封闭螺丝没有拧紧，在术后的数天内，可发生螺丝松动和瘘管形成。

预防和处理

松动和/或折断的螺丝应拧紧或更换，这样可解决瘘管问题。当种植体上部的冠或修复体采用粘接固位时，应仔细清除多余的粘接剂，观察并确保龈沟内没有粘接剂残留。不建议将冠或修复体的边缘置于龈下太深，导致难以判断是否有粘接剂残留。有些因粘接剂残留造成的瘘管，需要翻瓣，以彻底去除多余的粘接剂。

在文献报道的多个病例中，均提到与种植体上部冠粘接相关的并发症。患者1出现种植体周唇侧组织的化脓性肿胀，翻瓣后可见到多余的粘接剂残留。患者2为种植体单冠粘接后数周，种植体周

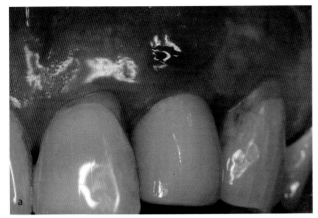

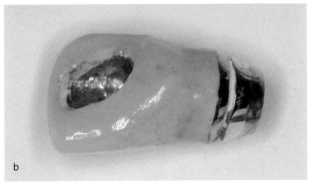

图12.40 a.粘接在种植体基台上的中切牙冠周围出现瘘管。b.将冠取下，去除残留在龈下的树脂粘接剂

围组织出现急性肿胀，探诊深度9mm，放射线检查发现骨丧失。翻瓣后发现多余的粘接剂。患者3表现为单冠粘接5个月后，种植体周颊侧组织出现肿胀，探诊深度6~7mm，放射线检查可见部分骨丧失。通过翻瓣术，同样发现多余粘接剂的残留。患者4是在种植体单冠重新粘接3年后，出现种植体周组织的肿胀、疼痛，探诊深度增加，探诊出血和/或分泌物渗出，放射线检查可见骨丧失。通过翻瓣术将残余的粘接剂去除，组织得到愈合[34]。

应选择在修复体边缘溢出时容易去除的粘接剂。基台可以提供足够固位力时，推荐使用临时粘接剂。对于短基台，需要选择永久性粘接剂时，磷酸锌粘接剂优于玻璃离子或树脂粘接剂。磷酸锌粘接剂更易于去除，而树脂粘接剂是最难去除的[35]。

当采用粘接技术将冠固位于种植体时，应采用各种方法减少粘接剂的溢出[36]。推荐方法之一，是仅将粘接剂置于冠内偏殆方一半[36]。另一种方法

是，当采用未经调改的预成基台时，先将冠粘接到工作模型的替代基台上，然后快速取下冠，再将其粘接到口内基台上[36]。

修复体粘接就位后的随访很重要。建议患者粘接后1周内复诊，此后定期随访（1个月、3个月和6个月）[34]。

器械或种植体部件的误吞

病因

有些器械如螺丝刀或是种植体的部件，在口内戴入或取出时，有可能掉落患者口中。这些器械如果落到口腔后部，患者会无意中将其吞下。

预防和处理

良好的外科技术，包括在口腔内戴入一些小器械、螺丝、基台或种植体时，使用喉部填塞物是避免误吞和误吸的最好方法。在方向指示器上拴上牙线，可以在其移位时，或落到舌上或舌下时，轻而易举地将其取回。应始终将牙线拴在螺丝刀上，以使其从手上滑落时能顺利取回（图12.41）。喉部填塞物或是喉镜对于插管的患者也是有用的。

一旦器械或是其他异物，如种植体部件不慎误吞，应立即让患者拍摄胸片进行评估（图12.42a，b）。应咨询专家是否应将异物取出，或是通过胃肠道排出。

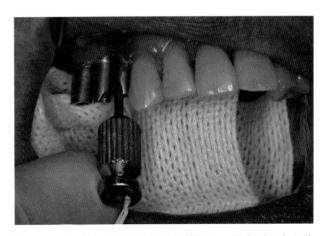

图12.41 图示为采用牙线固定的螺丝刀，注意到图中也使用了喉部填塞物，以防止种植体部件的误吸

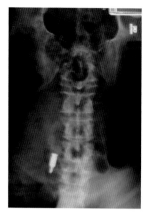

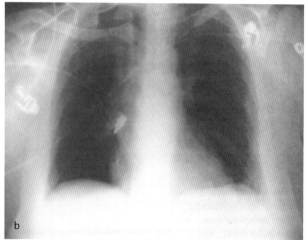

图12.42　a，b. X线片显示被误吞的螺丝刀

结论

本文列举了引起种植术中、术后和修复后并发症的常见病因，并对其中的重要病因进行举例说明，同时对根形种植体植入和修复时出现的并发症提出了建议，并举例说明如何预防和处理。尽管这些处理方法在今天仍很重要，并且高度相关，但最近的进展表明，如果采用了现在的知识、技巧和技术，再重复原有数据的研究，那么各种植修复相关并发症的发生率很可能会降低。事实上，在讨论并发症的发生和处理时，某些并发症是不可能在同一纳入水平上发生的。

修复并发症产生的原因与很多因素有关，主要原因包括：治疗计划制订不当、没有采取最佳的修复设计、患者的特殊性、没有使用外科导板以及没有遵循相关的操作原则。

诊断必须要明确患者因素，如：可用骨组织的量和位置、𬌗力、目前的咬合习惯、口腔卫生状况以及患者参与常规口腔专科检查和洁治的意愿。当采用种植体支持的单冠修复时，一定要明确牙周组织的生物型，确定种植体和天然牙之间的牙槽嵴顶到未来修复冠与天然牙邻面触点之间的距离。这个距离有助于判断牙龈乳头是否能填充颈部的间隙。

减小种植体单冠、局部固定义齿和全口固定义齿的悬臂梁结构很重要。对于单冠和局部固定义齿来说，应尽可能使种植体位于𬌗面中央的下方。而对于全口固定义齿来说，种植体应在牙弓上排列成协调的曲线关系，牙弓弧度的前后距离至少10 mm。在下颌，后牙区的悬臂梁不应超过种植体前后距离的2倍；而在上颌，不应超过前后径。

设计种植覆盖义齿时，连接杆应置于黏膜上方1～2mm，以便于口腔卫生的维护，预防牙龈炎症和增生。这一点同样适用于种植全口固定义齿。

当种植体支持的单冠采用粘接就位时，一定要去除多余的粘接剂，维护软组织健康。推荐使用临时粘接剂或磷酸锌粘接剂，不建议使用玻璃离子和树脂粘接剂，因为这两种粘接剂几乎不可能完全清除。

为避免种植体部件和螺丝刀的误吞和误吸，操作时应放置喉部填塞物，螺丝刀应用牙线固定。

文献中报道的关于并发症的处理，包括了从简单的调整到完全重新恢复或修复。最常见的并发症与活动修复有关，与其他修复方式相比，活动修复就是需要不断地调整，并且本质上来讲，活动修复的固位体也易于磨损。很多并发症如种植体折断、螺丝折断和材料折断，都可以通过新的材料和种植体的设计得到解决。深入理解和掌握与适合性、预负载和材料相关的知识，也有助于减少以前发生的这些并发症。

与其他的种植修复类型相比，种植覆盖义齿的并发症更多。尽管种植覆盖义齿的并发症发生率很高，但仍然有证据支持种植覆盖义齿是全口无牙颌患者的主要修复方式。然而，采用这种修复方式需要更长时间的临床观察，也需要支付调整和修复的费用。对于无牙颌患者，在任何采用覆盖义齿作为第一修复选择的指南中，都应该包括这些信息。在进行修复之前，让患者了解潜在的风险、好处和其他可选择的修复方式是很重要。一旦患者了解了这种治疗方式可能产生的并发症，他们就更容易接受并发症的发生，并且可以为处理并发症付费。

尽管本章内容主要是阐述种植义齿修复并发症的处理，但也必须认识到，有经验的诊断和治疗计划，是所有修复治疗决定和修复设计的基础。Torabinejad等学者[37]发表了一篇系统性综述，比较了根管治疗后修复、种植体支持式单冠、局部固定义齿以及拔牙后不修复的结果。与局部固定义齿相比，种植和根管治疗可以获得更高的长期成功率。这篇文章认为，进行早期根管治疗后牙齿的保存率与单个种植体的保存率相当。深入掌握循证医学的知识，对于制订治疗计划是非常重要的。通过遵循正确的修复原则和判断，临床医生的主要工作是尽可能保存余留天然牙。正如半个世纪以前DeVan提出的，"我们的目标应该是将余留天然牙永久地保留下来，而不是一味地去修复那些缺失牙"[38]。

针对某一特定的种植系统，种植体厂家提供的配件通常是特定的，所以当我们第一次选择种植系统完成治疗时，就建立了一个特定的关系，对一个选定的种植系统，只能用与其配套的配件。但这些部件是否总能获得呢？Goodacre等学者报道了与口腔种植修复有关的各种机械并发症[1]。处理大多数机械并发症，都需要获得种植体的配件。Jokstad等[39]介绍了80家不同厂家生产的220种以上的种植体。他们进一步报道了种植体采用了不同的材料制作，经过不同的表面处理，形成不同的形状、长度、宽度和外形。尽管这篇文章主要是强调种植体的质量，但有一个不可忽视的事实是，对于一些种植系统来说，如果在未来要更改或更换修复配件，确实有可能不容易获得。随着口腔种植体成功率和长期存留率的增加，我们未来将要面临的问题将是修复并发症的处理。

通过口腔多学科合作，我们认识到种植义齿多年的发展已经大大增加种植义齿的成功率，改善了全世界无数患者的生活质量。最近的发展也预示着口腔种植治疗将会在生物学、美观、功能和技术方面不断地改善和提高。尽管天然口颌功能是无法取代的，但和以前的修复模式相比，种植修复是最有可能接近天然口颌功能的。笔者期待将来我们在教育、研究和患者护理方面能够做得更好，并将这种可能变为现实。希望将来的某一天，不再需要这样的章节来阐述种植修复的并发症及处理方法。

重点提示

- 在诊断和制订治疗计划时，应花时间认真回顾患者目前的所有详细状况。
- 采用外科导板以确保种植体的准确植入，一颗准确植入的种植体是保证长期成功率和避免修复并发症发生的主要因素。
- 制订种植修复计划时，应认真考虑可能的修复并发症，以及当并发症发生时如何处理。
- 任何情况下，都要向患者明确告知风险、好处和可选择的其他治疗方案。在治疗开始前，获得患者的知情同意，尽管这样做不能避免修复并发症的发生，但有助于患者对最终的治疗结果有实际的预期。
- 随着种植美学要求的增加反而降低了口腔健康清洁的通道，设计容易清洁的修复体形式仍然是非常重要的，这可以防止发生种植体周围软组织炎症以及种植体周围骨丧失。
- 向患者强化口腔健康指导，患者必须有良好的口腔健康维护。
- 向患者告知种植修复体健康维护的重要性，定期回访、评估。

（马兆峰　轩东英　译）

参考文献

[1] Goodacre CJ, Kan JYK, Rungcharassaeng K. Clinical complications of osseointegrated implants. *J Prosthet Dent* 1999; 81: 537–52.

[2] Albrektsson T, Zarb G, Worthington P, Eriksson AR. The long-term efficacy of currently used dental implants: a review and proposed criteria for success. *Int J Oral Maxillofac Implants* 1986; 1: 11–25.

[3] Garg LC. Preventing and treating infections related to dental implant placement. *Dent Implantol Update* 2001; 10: 73–7.

[4] Tarnow DP, Cho SC, Wallace SS. The effect of inter-implant distance on the height of inter-implant bone crest. *J Periodontol* 2000; 71: 546–9.

[5] Waskewicz GA, Ostrowski JS, Parks VJ. Photoelastic analysis of stress distribution transmitted from a fixed prosthesis attached to osseointegrated implants. *Int J Oral Maxillofac Implants* 1994; 9: 405–11.

[6] Adell R, Lekholm U, Rockler B, Brånemark P-I. A 15-year study of osseointegrated implants in the treatment of the edentulous jaw. *Int J Oral Surg* 1981; 10: 387–416.

[7] Esposito M, Hirsch J-M, Lekholm U, Thomsen P. Biological factors contributing to failures of osseointegrated oral implants. (II) Etiopathogenesis. *Eur J Oral Sci* 1998; 106: 721–64.

[8] Esposito M, Hirsch J, Lekholm U, Thomsen P. Differential diagnosis and treatment strategies for biologic complications and failing oral implants: a review of the literature. *Int J Oral Maxillofac Implants* 1999; 14: 473–90.

[9] Zembic A, Kim S, Zwahlen M, Kelly JR. Systematic review of the survival rate and incidence of biologic, technical, and esthetic complications of single implant abutments supporting fixed prostheses. *Int J Oral Maxillofac Implants* 2014; 29: 99–116.

[10] Boyne PJ, Herford AS. An algorithm for reconstruction of alveolar defects before implant placement. *Oral Maxillofac Surg Clin N Am* 2001; 13(3): 533–41.

[11] Lazzara RJ. Esthetic and restorative benefits of non-axially loaded implants [abstract]. *Implant Dent* 1995; 4: 282–3.

[12] Jacobs R, Schotte A, van Steenberghe D, Quirynen M. Posterior jaw bone resorption in osseointegrated implant-supported overdentures. *Clin Oral Implants Res* 1992; 3: 63–70.

[13] Haraldson T, Carlsson GE. Bite force and oral function in patients with osseointegrated oral implants. *Scand J Dent Res* 1977; 85: 200–8.

[14] Carr AB, Laney WR. Maximum occlusal force levels in patients with osseointegrated oral implant prostheses and patients with complete dentures. *Int J Oral Maxillofac Surg* 1987; 2: 101–8.

[15] Fontijn-Tekamp FA, Slagter AP, van der Bilt A, van't Hof MA, Witter DJ, Kalk W, Jansen JA. Biting and chewing in overdentures, full dentures, and natural dentitions. *J Dent Res* 2000; 79: 1519–24.

[16] Sadowsky SJ. Mandibular implant-retained overdentures: a literature review. *J Prosthet Dent* 2001; 86: 468–73.

[17] Al-Turki LEE, Chai J, Lautenschlager EP, Hutten MC. Changes in prosthetic screw stability because of misfit of implant-supported prostheses. *Int J Prosthodont* 2002; 15: 38–42.

[18] Clausen GF. The lingual locking screw for implant-retained restorations – aesthetics and retrievability. *Aust Prosthodont J* 1995; 9: 17–20.

[19] Chee WWL, Torbati A, Albouy JP. Retrievable cemented implant restorations. *J Prosthodont* 1998; 7: 120–5.

[20] Okamoto M, Minagi S. Technique for removing a cemented superstructure from an implant abutment. *J Prosthet Dent* 2002; 87: 241–2.

[21] Doerr J. Simplified technique for retrieving cemented implant restorations. *J Prosthet Dent* 2002; 88: 352–3.

[22] Williamson RT, Robinson FG. Retrieval technique for fractured implant screws. *J Prosthet Dent* 2001; 86: 549–50.

[23] Rangert B, Jemt T, Jörneus L. Forces and moments on Brånemark implants. *Int J Oral Maxillofac Implants* 1989; 4: 241–7.

[24] Balshi TJ. Preventing and resolving complications with osseointegrated implants. *Dent Clin North Am* 1989; 33: 821–68.

[25] Small PN, Tarnow DP. Gingival recession around implants: a 1-year longitudinal prospective study. *Int J Oral Maxillofac Implants* 2000; 15: 527–32.

[26] Choquet V, Hermans M, Adriaenssens P, Daelemans P, Tarnow DP, Malevez C. Clinical and radiographic evaluation of the papilla level adjacent to single-tooth dental implants. A retrospective study in the maxillary anterior region. *J Periodontol* 2001; 72: 1364–71.

[27] Kan JYK, Rungcharassaeng K, Umezu K, Kois JC. Dimension of peri-implant mucosa: an evaluation of maxillary anterior single implants in humans. *J Periodontol* 2003; 74: 557–62.

[28] Tarnow DP, Cho SC, Wallace SS. The effect of inter-implant distance on the height of inter-implant bone crest. *J Periodontol* 2000; 71: 546–9.

[29] Gomez-Roman G. Influence of flap design on peri-implant interproximal crestal bone loss around single-tooth implants. *Int J Oral Maxillofac Implants* 2001; 16: 61–7.

[30] Kan JYK, Rungcharassaeng K. Interimplant papilla preservation in the esthetic zone: A report of six consecutive cases. *Int J Periodont Restor Dent* 2003; 23: 249–59.

[31] Jemt T, Book K, Lindén B, Urde G. Failures and complications in 92 consecutively inserted overdentures supported by Brånemark implants in severely resorbed edentulous maxillae: a study from prosthetic treatment to first annual check-up. *Int J Oral Maxillofac Implants* 1992; 7: 162–7.

[32] Naert I, De Clercq M, Theuniers G, Schepers E. Overdentures supported by osseointegrated fixtures for the edentulous mandible: a 2.5-year report. *Int J Oral Maxillofac Implants* 1988; 3: 191–6.

[33] Hemmings KW, Schmitt A, Zarb GA. Complications and maintenance requirements for fixed prostheses and overdentures in the edentulous mandible: a 5-year report. *Int J Oral Maxillofac Implants* 1994; 9: 191–6.

[34] Pauletto N, Lahiffe BJ, Walton JN. Complications associated with excess cement around crowns on osseointegrated implants: a clinical report. *Int J Oral Maxillofac Implants* 1999; 14: 865–8.

[35] Agar JR, Cameron SM, Hughbanks JC, Parker MH. Cement removal from restorations luted to titanium abutments with simulated subgingival margins. *J Prosthet Dent* 1997; 78: 43–7.

[36] Dumbrique HB, Abanomi AA, Cheng LL. Techniques to minimize excess luting agent in cement-retained implant restorations. *J Prosthet Dent* 2002; 87: 112–14.

[37] Torabinejad M, Anderson P, Bader J, Brown LJ, Chen LH, Goodacre CJ, et al. Outcomes of root canal treatment and restoration, implant supported single crowns, fixed partial dentures, and extraction without replacement: a systematic review. *J Prosthet Dent* 2007; 98: 285–311.

[38] DeVan MM. Biological demands of complete dentures. *J Am Dent Assoc* 1952; 45: 524–7.

[39] Jokstad A, Bragger U, Brunski JB, Carr AB, Naert I, Wennerberg A. Quality of dental implants. *Int Dent J* 2003; 53(6 Suppl 2): 409–43.

第13章
种植修复体松动综合征
The loose implant restoration syndrome

Harel Simon

引言

种植手术的成功使口腔修复发生了革命性的变化。尽管临床医生期待种植手术的长期成功，但是现在也意识到种植修复可能会遭遇到各式各样的机械性并发症[1-4]。尽管许多并发症诊断明确，有明确的治疗措施，比如修复冠折裂就直接更换新的牙冠，本章节所表述的并发症在诊断上是困难的，所以治疗起来也比较困难。

松动的种植修复体可能表现为一种急诊治疗。通常可能会把原因归咎于螺丝的松动，但是近距离的观察会发现这些问题会揭示出不同的诊断结果，从而需要采取不同的治疗措施。因为解决这些问题时间有限，所以希望通过简单的拧紧螺丝解决这些紧急状况。本章就是要说明，这种处理方法在很少的时候是正确的。本章的目的就是分析不同诊断的临床表现，从而找到针对这一看似简单其实复杂的问题系统的治疗方法。这些现象会在以下的临床医生实践中遇到的患者中体现出来。

病例1：修复体松动的急救

一位新患者以可以感受到修复体松动为主诉就诊，并要求拧紧螺丝。讲述修复体是牙医在20多年前安装的，在过去时间段内已经发生多次松动，而且每隔几年就需要拧紧一下。

检查发现患者左下颌为2个连冠（图13.1a）。

患者时间紧迫，不愿意接受给出的诊断及治疗建议。坚持要求像过去很多次一样，立即拧紧螺丝就能成功地解决问题，并提出口头的同意意见。去掉冠部的充填材料后获得拧紧螺丝的通道，使用手动扳手拧紧螺丝并用手指感受到阻力后停止加力（图13.1b）。在这个过程中，可以听到明显的咔嗒声，突然，刚开始感觉有阻力的螺丝变得没有任何阻力（图13.1c）。这使笔者不得不怀疑螺丝断掉了。进一步检查取出的螺丝头更加明确了这一诊断（图13.1d）。

临床检查和放射评估证明两单位的修复体被装在两个种植体的基台上。螺丝的尖端被留在了第一磨牙的基台里，然而修复体还通过第二磨牙的螺丝固定保留在口内。为了取出断段，必须在螺丝断段上方获得直线通路，因此，必须移除修复体。这就要求取出第二磨牙封闭螺丝入口的充填材料（图13.1e），拧掉冠部的固定螺丝（图13.1f），去除两单位修复体（图13.1g）。卸掉修复体以后，两个螺丝固位的基台清晰可见，其中第一磨牙的基台中残留着螺丝的断片（图13.1h）。基台完好无损而且稳固。

螺丝断端的移除过程是通过探针逆时针旋转开始的（图13.1i），在操作40min以后，螺丝的断段被成功取出，基台依然稳固，没有受到损害（图13.1j）。这个时候，修复体可以通过替换螺丝重新固位。然而这不是一个普通的种植系统，替代螺丝目前很难到位。立即联系厂家，技术支持部门回

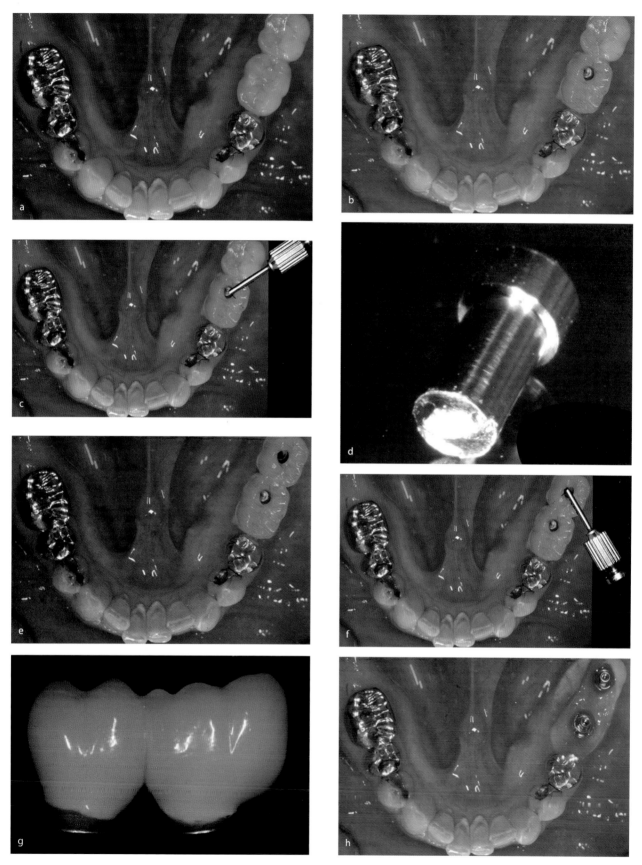

图13.1　a. 螺丝固位种植联冠并用复合树脂封闭固位螺丝通道。b. 去除充填材料开放螺丝通道。c. 手动拧紧螺丝导致螺丝折断。d. 取出螺丝头明确诊断。e. 去除邻近修复冠的封闭材料获得螺丝开放通道。f. 拧松邻近牙冠的固位螺丝从而移除修复体。g. 移除修复体。h. 修复体去除后剩余2个螺丝固位的基台，在第一磨牙的基台中有螺丝的断段（图片中未显示出来）

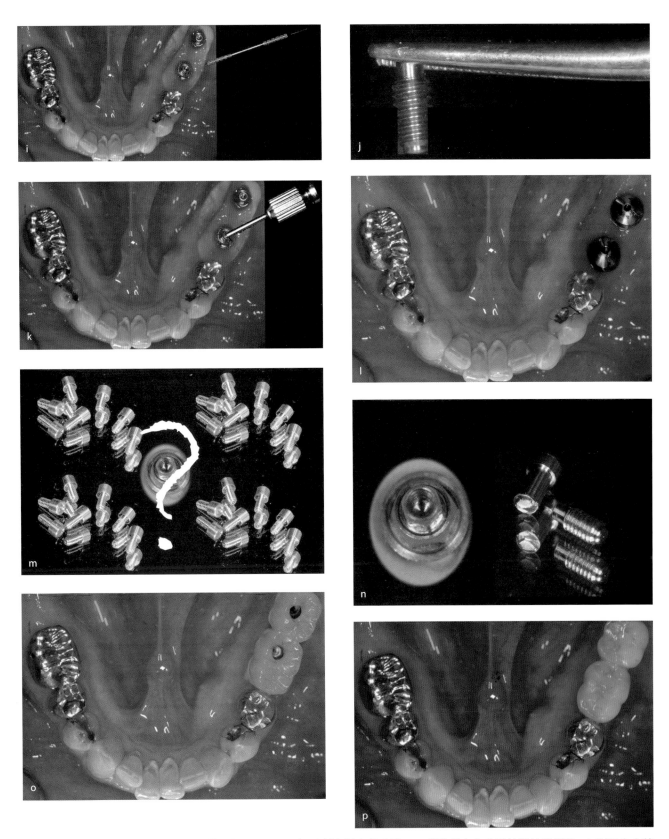

图13.1（续） i. 用探针逆时针旋转带出螺丝断段。j. 螺丝断段被完整移除。k. 移除基台有助于放置替代螺丝。l. 利用愈合基台保持种植体周围软组织开放状态。m. 在没有库存的情况下甄别固定螺丝是很困难的。n. 基台和螺丝断段可以辅助选择替代螺丝。o. 基台和修复体被成功地固定在替代螺丝上。p. 树脂封闭螺丝通道

报这种螺丝已经停产了，在库存备件中有可能会找到，但是只能在周末船运过来。

当得知需要等待一段时间才能戴上修复体，甚至还要度过周末，患者很难接受并且很急躁。为了缩短疗程，决定尝试在当地找一个替代螺丝。在附近的诊所寻找替代螺丝这个方案被患者接受。因此，将基台从患者的种植体中取出，这样可以协助找到一个更匹配合适的替代螺丝（图13.1k）。立即安装愈合基台使种植体周围软组织保持开放状态（图13.1l）。为了找到替代螺丝给很多医生打去了电话。在使用过这个种植系统的医生当中，很多都不能确定他们是否有这种螺丝，因为他们没有一个秩序井然的种植库存系统，而且他们多余的螺丝没有任何标记地混杂在一起（图13.1m）。这就需要亲自去诊所，将他们闲置的螺丝与从患者身上取下来的螺丝作对比以确定是否适合放在基台内（图13.1n）。毋庸置疑这需要修复团队付出大量的努力。在工作8h以后，找到了一个新的螺丝，患者被召回诊所，修复体被成功安装（图13.1o、p）。

尽管结果很成功，没有损坏修复体及种植体，但是患者很不高兴，拒绝交纳治疗费。

结论

8h的辛勤工作却换来患者的不高兴不是我们临床医生的目标。到底是哪里出错了呢？尽管已经口头告知患者螺丝折断的可能性，但是患者并没有重视这个问题，当这个问题真正出现的时候，她已经忘记被提醒过了。因为螺丝松动然后拧紧在过去发生过很多次，不会预期出现别的结果。这教给我们临床医生，在遇到这种情况时一定要签署一份文字的知情同意书。

开始螺丝松动的诊断是唯一的诊断吗？或者说明螺丝变弱了？在经历了20年的口内使用以及多次的松动拧紧，螺丝变得疲劳、脆弱，在行使功能或者拧紧的过程中都有可能折断[5-9]。因此告诉我们另外一个经验，旧的螺丝应该被替换掉而不是拧紧。

这样可以提高治疗的成功率，减少远期的并发症，使用厂家推荐的扭矩力做螺丝固位以达到修复体的最佳负载。

如果用新螺丝替代旧螺丝，就该知道尺寸和型号。因此在开始治疗程序之前，应该对种植系统进行研究和确认。从这个患者身上学到的第三个经验是替代螺丝的获取比治疗更重要。

取出螺丝断段可以采用不同的器械或手段。如果螺丝断段松动，就可以使用探针逆时针旋转取出。但是如果断段嵌进种植体内，就需要其他器械和更多的时间。超声洁治器配合冲洗可以震松螺丝断段，并且可以冲掉多余的渣滓。取出螺丝碎片可以有多种多样的方法，包括在碎片上钻一个"一"字形小槽，可以使用"一"字形螺丝刀或者改良"一"字形器械反向旋转取出碎片；或者用旋转钻头逆时针旋转断段；后者是在断段上钻一个小孔，然后插入逆时针旋转扳手旋出[10-18]。许多种植体厂家为自己的种植系统设计了应急卸载工具盒。但是不是所有厂家都持续更新他们的应急工具盒与当前的元件搭配。因此对工具盒的熟悉及准备是及时解决紧急情况的明智选择。

每个并发症出现的情况不同，所以不可能准确地预测需要治疗的时间。因此，当时间充裕的时候，在一天工作结束后规划整理患者信息就显得非常重要。同样重要的是当遇到此类情况有合理的经济补偿措施。

根据治疗这些类型并发症的经验教训，建立了一个新的治疗方案以便更好地管理这些挑战性的工作。首先，重要的是要了解导致种植修复体松动综合征的病因和可能的诊断。

种植修复体松动综合征的病因分析

由于各种原因，临床种植修复体会出现松动。最明显的原因是修复体螺丝或基台螺丝松动。据报道在扭矩扳手的使用下，螺丝松动应该是罕见事件[19]。然而现实情况是，有大量成功骨结合的种植体有很多老旧组件，临床医生的水平也参差不齐，导致这种情况不断出现。

在某些情况下，修复体可能会出现松动，而事实上，螺丝已经断裂。最近系统性回顾基于至少5年的临床研究报道：基台螺丝断裂出现的比例为1.3%～9.3%和螺丝松动的比例为5.3%～10.4%[20-25]。系统回顾固定种植义齿修复无牙颌患者最常见的机械并发症是螺丝断裂、螺丝松动。单独每个并发症5年发生率约为10%，10年发生率约为20%[25]。

一部分种植修复体松动是发生在粘接固位修复体上的。因为粘接材料的磨耗或松动，修复体可以很容易从基台上松动，而不是完全分离。种植修复体松动的其他原因可能是某一基台或支架折断。事实上，修复体松动可能是由于种植体本身的折断或失败所致（表13.1和表13.2）[4]。

虽然每个单一因素都只可能在非常少的患者中发生，但是所有因素综合在一起考虑，种植修复体松动可能在相当一部分病例中发生了，在许多牙科诊所都会遇到。虽然所有这些因素都可表现为修复体的松动，但其实本质不同。在诊断的基础上，修

表13.1 种植修复体松动综合征的病因分析

基台螺丝松动	7%[4]
修复体螺丝松动	6%[4]
修复体螺丝折断	4%例[4]
支架断裂	3%[4]
基台螺丝折断	2%[4]
种植体折断	1%例[4]
粘接失败（冠脱落）	2%～2.5%[37]
修复的种植失败	1%～10%（表13.2）

表13.2 种植失败率

修复种植失败（占所有失败总数）	39%～53%[4]
未修复种植失败（占所有的失败总数）	47%～61%[4]
所有修复体类型总失败率	3%～19%[4]
估计总失败率	1%～10%

复体松动可能原因从简单的冠重新粘接到种植体的替换或者修复体重做。因此，彻底地分析，准确地诊断是成功处理这种并发症的关键因素。

治疗方案

种植修复体松动综合征的处理需要在不同诊断基础上坚持基本的医疗和口腔原则。在表13.3～表13.9中提出新的治疗方案和原则，在随后的一系列病例里也会列出各种各样的因素来解决紧急情况。这些病例从简单到复杂或者具有挑战性。

病例2：螺丝固位冠的松动

由牙周医生转送过来一位种植修复体松动患者，要求急诊处理（图13.2）。下面是治疗方案：

主诉（表13.4）

患者主诉是左上颌种植修复体松动。

现病史

牙周医生在患者日常的口腔卫生维护中发现修复体松动。患者讲述：她的种植体是由口腔外科医生3年前植入的，并且能够提供她的外科医生的联系信息。

临床和影像学检查

采用复合树脂密封螺丝固位孔的多单位种植冠临床和X线检查（图13.2a）。X线片显示种植体、修复体与周围骨未见明显异常（图13.2b）。左上颌第一磨牙临床检测到异常动度。

种植体和修复细节

从种植外科医生那里获得种植体的信息（Nobel Replace 5mm×13mm；Nobel Biocare，美国）。从种植修复医生那里获得冠修复信息，修复体是一个

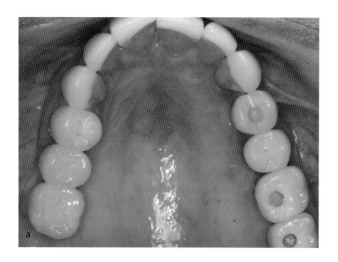

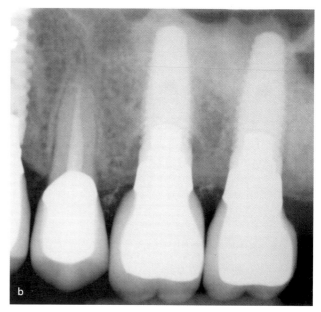

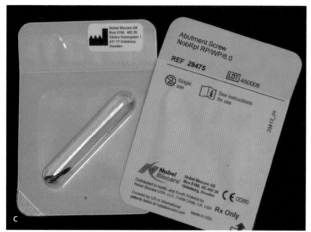

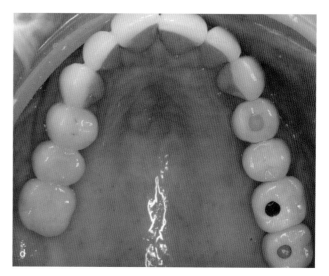

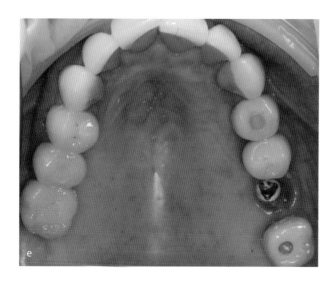

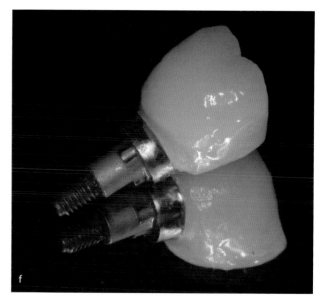

图13.2　a. 采用复合树脂密封的多个螺丝固位的种植修复体，左上颌第一磨牙检测到动度。b. 种植体、修复体与周围骨的X线片。c. 准备了一个新的螺丝。d. 去除螺丝通道的修复材料。e. 取出修复冠，种植体完好无损。f. 螺丝重新固位前仔细检查修复冠和原有螺丝

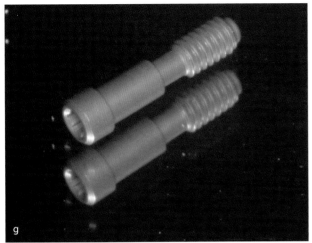

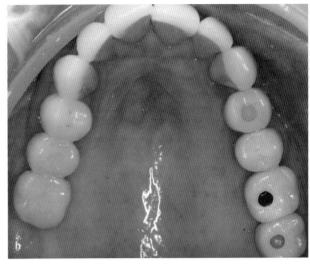

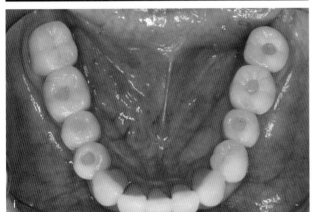

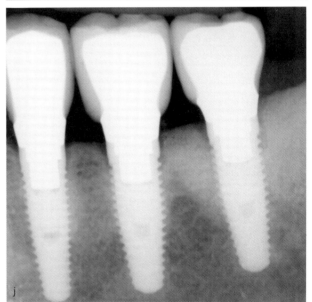

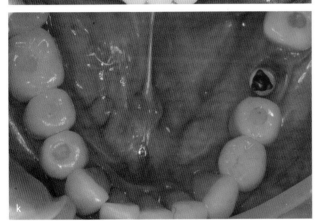

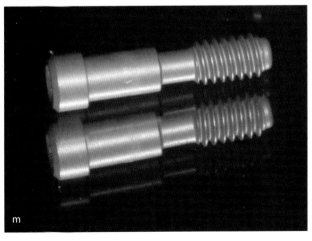

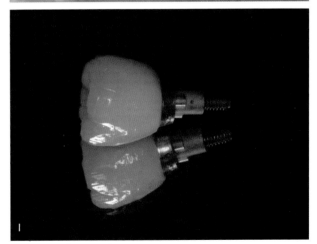

图13.2（续） g. 新螺丝准备插入修复体内。h. 更换螺丝后再次评估修复体稳定性。i. 进一步的评估显示，对颌左上第一磨牙种植修复体也出现松动。j. 种植体、修复体与周围骨的X线片。k. 取出修复体，种植体完好无损。l. 在重新固位前检查修复体及旧螺丝。m. 新螺丝准备植入修复体

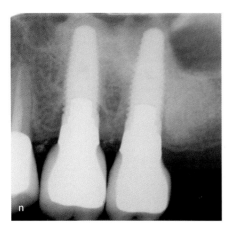

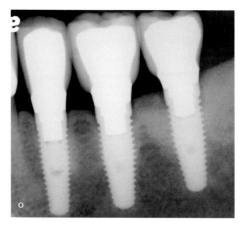

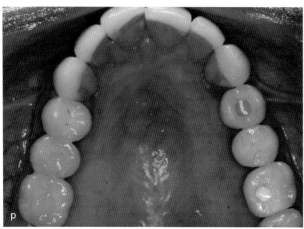

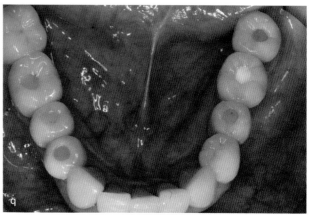

图13.2（续） n，o. 扭矩扳手加力前拍摄X线片显示修复体就位。p，q. 螺丝通道用加成硅橡胶暂时封闭，以便于牙科医生进一步观察和治疗

表13.3　治疗方案

数据收集（表13.4）

鉴别诊断（表13.1、表13.5）

每个诊断的不同试验性治疗（表13.6）

患者知情同意（表13.7、表13.8）

获得种植体部件和工具（表13.9）

探索性评价（表13.9）

最终诊断

执行治疗（表13.9）

螺丝固位、直接连接到非分段式（UCLA型）基台上的金属烤瓷冠。

研究种植系统

　　这个系统的固位螺丝帽是星形设计，使用相应的螺丝刀（Unigrip；Nobel Biocare）。制造商为这

表13.4　治疗方案：数据采集

临床信息	主诉
	现病史
	临床和影像学检查
	种植和修复细节
	研究种植系统
种植体细节	制造商
	模型
	直径和长度
	放置和负载日期
	外科医生联系信息
	制造商联系信息
	可用工具
修复体细节	上部结构和下部结构材料
	粘接/螺丝固位
	基台型号
	粘接材料
	螺丝型号
	螺丝帽的形状、大小和适应性
	螺丝刀
	扭矩扳手
	修复医生联系信息

表13.5　治疗方案：鉴别诊断

识别修复体松动的可能原因（表13.1）

识别可能的合并因素导致需要复杂的治疗

螺丝帽损坏

螺纹变形

不可逆性折断

种植体螺纹损坏

修复体损坏

建议测试排除和消除可能的原因

表13.7　治疗方案：患者知情同意

可能的诊断

可能的程序

必要的风险

利益

替代选择

不治疗的风险

费用

种类型的螺丝推荐的扭矩是35N·cm。

鉴别诊断（表13.5）

虽然最简单的诊断可能是基台螺丝的松动，但是多年来螺丝已经疲劳。目前还不清楚患者修复体松动了多长时间，螺丝可能已损坏、变形，螺丝帽已经损毁到一定程度，螺丝刀可能无法卡入加力，这些可使情况变得更加复杂。此外，重要的是要排除其他可能性，包括螺钉断裂、种植体折断或植入失败。

处理方案——每个诊断的初步治疗（表13.6）

应为每一个诊断准备治疗方案。初步治疗可从替换螺丝到替换种植体或修复体都是有可能的。单纯旋紧原来的旧螺丝通常不是明智的选择，因为随着时间的推移螺丝已被损害，因此单纯拧紧它是不安全的。拧紧旧螺丝的风险可能包括螺丝的断裂和

表13.6　治疗方案：每个诊断的初步治疗方案

诊断	治疗
修复体粘接失败	再粘接修复
螺钉松动	替换螺钉
螺杆损伤/折断	替换螺钉
支架/基台　损伤/折断	替换支架/基台/修复体
不可逆性螺钉折断	螺丝/断片取出和替换
种植体螺纹损坏	种植体螺纹再次攻丝
修复体损坏	更换/重修修复体
种植体折断	更换种植体、基台和修复体
种植失败	更换种植体、基台和修复体

取出断裂部分需要花费大量的时间，而且有可能损伤种植体及失去修复体。

患者知情同意书（表13.7和表13.8）

可能的诊断、程序、必要的风险、替代选择以及不治疗的风险都应该告知患者。该治疗过程、替代选择方案以及需要额外组件的费用也都应该告知患者。由于处理过程的不可预期性，对于患者来说按小时计算收费是公平合理的（见收费注意事项）。

获得种植部件和工具（表13.9）

订购新的专门针对该种植体的固位螺丝（基台螺丝、Nobel Replace RP/WP、Nobel Biocare）和确保能够匹配使用的螺丝刀（图13.2c）。

探索性评估（表13.9）

去除覆盖表层的修复材料以暴露螺丝通道（图13.2d）。螺丝帽具有移动性，头部似乎是完整的。使用合适的螺丝刀连同修复冠一起移除固定螺丝。牙冠完好无损，种植体也比较稳定（图13.2e，f）。

最后诊断

置入新螺丝并手动拧紧（图13.2g）。种植体–修复复合体再次进行稳定性检查（图13.2h）。没有检测到动度，明确诊断是螺丝的松动并排除种植折断或失败的可能性。

至此，可以认为治疗是成功的。然而，完成固

表13.8　知情同意书模板

同意治疗	种植修复体松动
可能的诊断	螺丝、基台、修复和/或种植体可能是：松动，失败，剥离，损坏，削弱，破碎和/或卡住
需要的程序	1. 放射与探索性评价 2. 种植体和零件识别 3. 订购特殊种植部件 4. 螺钉拆卸、更换、拧紧 5. 基台拆除、更换、拧紧 6. 修复体移除、钻孔获得螺丝通道，拧紧，清洗，再粘固，其他 7. 种植体松动度，表征和症状评估
风险	1. 螺钉：不能拧紧，拆卸或更换，损坏，断裂 2. 基台：损坏，断裂，无法更换 3. 修复体：损伤，断裂，无法替代，需要重做 4. 种植体：损伤，不能修复 5. 特殊种植部件难以获得 6. 需要多次的治疗 7. 有可能没有修复体而离开诊室
效益	能够诊断，修复，改造或更换受损的修复体和种植体，进一步减少种植体和邻近牙破坏和进一步损伤
替代选择	不治疗
不治疗的风险	1. 螺钉、基台、修复体、种植体：进一步损伤，并发症和失败，意外折断，无法更换或恢复 2. 需要更复杂的程序来解决问题 3. 修复体意外丢失

费用：小时费率 ＿＿＿＿＿＿＿＿＋部件＋实验室费用

助理 ＿＿＿＿＿＿＿＿时间 ＿＿＿＿＿＿＿＿

患者姓名 ＿＿＿＿＿＿＿＿签名 ＿＿＿＿＿＿＿＿

本表格不代表法律意见，对于您自身情况请做法律咨询。

表13.9　治疗方案：获得种植体部件和工具，进行探索性评估，最终诊断，并执行治疗

所需的种植体零件和工具

至少

- 新螺丝
- 兼容螺丝刀

可选

- 愈合基台
- 替代基台
- 种植体模型替代体

探索性评价

非侵入性评估

临时修复材料除去

评估螺钉的形式和条件

确定种植体、基台、修复体的动度

进行治疗

术前印模/夹板的采集为临时修复做准备

螺钉通道的获得

拆卸螺钉和修复体

检测修复体，剩余组织和种植体的动度和稳定性

用新螺丝更换旧螺丝

拧紧新螺丝

封闭螺丝通道

定期复查

位修复体以后，患者仍然有修复体松动的感觉。仔细检查发现对𬌗（左下颌第一磨牙）种植修复体也出现了松动（图13.2i）。由于种植体的信息已经从外科医生处获得，替代部件及治疗程序都是重复的（图13.2j~m）。其余的修复体并未检测到松动。

进行治疗（表13.9）

通过放射评估修复体完全就位，按厂家要求使用弹簧扭矩扳手对固位螺丝加载35N·cm力矩（Nobel Biocare修复手动扭矩扳手）（图13.2n，o）。咬合评估显示种植体和自然牙之间咬合力分布均匀。两个修复螺丝通道采用聚乙烯硅橡胶（PVS）临时封闭（Fit Checker Ⅱ；GC America Alsip，IL，USA）（图13.2p，q）。建议患者返回到她的家庭牙医那里，重新评价潜在的不良咬合习惯，或者戴用𬌗垫。拧紧螺丝并完成螺丝通道的永久修复（见

"螺丝松动的原因及预防")。

结论

必须要事先预想：患者主诉可能不是唯一紧迫的问题。因此，即使这只是一个针对具体问题的有一定限度的急诊，但仍要进行一个简短的口腔检查，排除其他紧急情况。另外，一旦紧急处理完成，必须做口腔全面评估。

病例3：粘接固位的后牙牙冠松动

主诉

患者下颌第一磨牙种植修复体松动（图13.3a）。

现病史

患者4年前做了全口种植修复，但是没有做后续的任何复诊或维护治疗。

临床和影像学检查

检查明确是粘接固位的牙冠松动（图13.3b）。

种植体和修复体的细节

查阅患者的原始记录显示，植入的是5mm×13mm外六角种植体（Brånemark；Nobel Biocare），修复体是粘接固位的金属烤瓷冠。牙冠是用玻璃离子水门汀粘接在附带人工牙龈的金合金个性化基台上[26]。螺钉是使用制造商的32N·cm电动扭矩扳

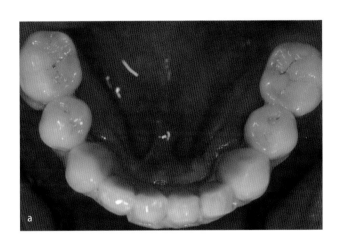

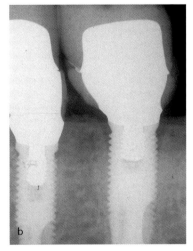

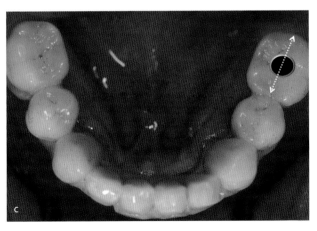

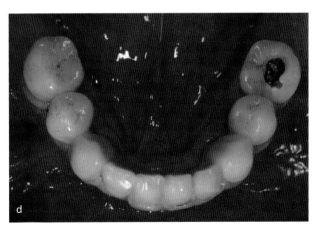

图13.3 a. 患者下颌第一磨牙种植修复体松动。b. 牙冠用永久粘接剂固定在个性化基台上。c. 预计钻孔的位置是对准牙冠中心。d. 扩大钻孔，一直到达螺钉位置

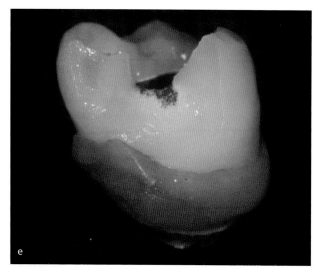

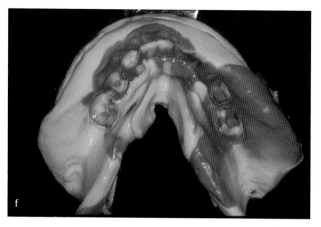

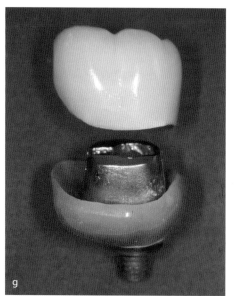

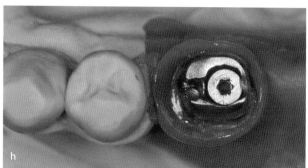

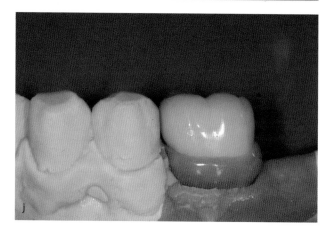

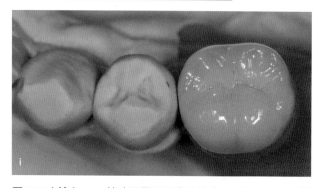

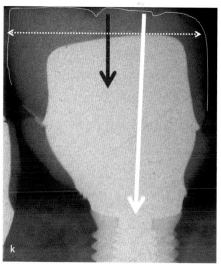

图13.3（续）　e. 钻孔周围牙冠发生瓷崩。f. 非开窗法取转移印模，使用损坏的牙冠做转移杆，冠和基台整体被转移至印模，安装种植替代体，灌石膏模型。g. 在技工室通过加热方法分离牙冠与基台，个性化基台与龈瓷复合体回收利用。h. 基台几乎没有损坏，功能完整。注意基台近中面的钻痕。I，J. 新牙冠安装在个性化修复基台上。k. X线片仔细分析显示：冠的近远中中心（红色箭头）与螺纹的轨迹（白色箭头）不在同一条线上

手拧紧的（其中有预选设置10N·cm、20N·cm、32N·cm、45N·cm Nobel，Biocare）。

分析种植系统

外六角种植体+星形的螺丝帽（Unigrip；Nobel Biocare）。

鉴别诊断

最可能的诊断是基台螺丝的松动。然而，也有可能是粘接剂磨损导致牙冠松动，这也是必须评估的。此外，重要的是要排除其他可能性，如螺钉断裂、种植体折断或植入失败。

每个诊断的初步治疗选择

为每个诊断准备相应的试验性治疗方案。最好的情况会是粘接剂的磨损导致冠部的松动。对于任何其他选项，都需要在牙冠咬合面打开固位螺丝通道，以确定最后的诊断和做相应治疗。本程序涉及的高风险是冠的完整性及患者可能需要修复冠的重新制作。事实上，很难预测螺丝通道的具体位置。在某些情况下，螺丝通道可能位于冠的颊侧，一经暴露便可能影响美学。还有可能，在寻找螺丝通道的钻孔过程中，可能造成不可接受的开口。有时候，牙冠可能需要破坏或者拆除才能获得螺丝通道。与以往一样，种植体本身的预后是不明确的，直到种植体折断或者失败的可能被排除。一定要记住：一旦打通螺钉通道，并不建议单纯拧紧螺钉，更多情况应该是更换螺丝。

患者的知情同意

除了与患者讨论常规的知情同意之外，一定要提醒患者获得螺钉通道的过程中可能会损害修复冠，需要重新制作修复冠。

获得种植体部件和工具

准备好替代螺丝和配套使用的螺丝刀，该种植系统是牙科诊所经常使用的。

探索性评估，最终诊断和完成治疗

可能是牙冠粘接剂的磨损或者削弱导致的松动，所以为了把它完全移除，撬开牙冠是值得的。如果松动的原因是粘接剂的磨耗，修复冠应该很容易移除。拆冠应该采用非常温和的方式，避免种植组件遭到进一步的损害。事先已经知道修复冠是用玻璃离子水门汀粘接的，推测单纯拆冠可能不会成功。

接下来，试图穿过修复冠获得螺丝通道。使用高速金刚砂车针并在充分冲洗的基础上在牙冠的中心开始磨除（图13.3c）。由于螺丝通道很难被发现，在越来越大的范围做钻磨尝试直到有落空感，确定通道的位置。用螺丝刀取出螺钉，将修复冠-基台复合体整体移除。重要的是要排除其他可能性，如种植体松动。因此，愈合基台安装到种植体上，确认种植体的稳定性和排除种植体断裂或失败可能性。

因为钻探螺丝通道的过程对修复冠造成了严重损害，因此决定重新制作修复冠（图13.3e）。为了给实验室提供制作新冠的咬合记录，修复冠-基台复合体被重新旋紧固定在种植体上，用作种植印模转移杆。使用聚乙烯硅橡胶（PVS）制取全牙弓封闭托盘印模，同时取对𬌗模及颌间咬合记录（图13.3f）。随后从种植体上取下冠-基台复合体，连接替代体，将其插入印模中，灌制石膏模型。在技工室，冠从基台上小心分离取下，修复基台几乎没有受到损害，仍然可以再次使用（图13.3g，h）。在现有基台基础上制作新的修复冠（图13.3i，j）。随后，用厂家推荐的35N·cm扭矩重新固定基台，拧紧新的固位螺丝。最后，修复冠用树脂加强型玻璃离子水门汀粘接。

结论

对于此病例，似乎从一开始就已经使用扭矩扳手对修复冠施加了适当的扭矩，然而在行使功能几年后仍然发生松动。重要的是要知道为什么发生，以及学会如何处理这类并发症使之不再复发（见"螺丝松动的原因及预防"部分）。

由于拧紧螺丝的可能性非常小，因此对于粘接修复冠发生固位螺丝松动是具有挑战性的。虽然临时粘接有利于冠拆除，但实际情况可能并不总是如此。种植修复基台通常比天然牙内冠要高，而且在技工室多要求做平行壁预备。因此，这种单纯的机械固位就可以有效阻止修复冠脱位，更何况还有临时粘接剂的作用。另一方面，如果机械固位力有限，临时粘接剂可能会过早剥脱导致不可预期的牙冠移位、脱落。对于本病例，机械固位力是有限的，因此永久粘接固位是必要的。

钻透瓷冠并找到螺丝通道是困难的。由于松动的牙冠难以固定，难以针对特定的位置展开操作同时还有折断风险，又增加了磨冠钻洞的困难。对螺丝通道位置钻孔应该仔细进行，应使用高速金刚砂车针在最小的振动和大量的冲洗下进行。钻头应指向预期开口的位置。这可能不是牙冠𬌗面实际的中心位置。钻头应穿过烤瓷层，到达金属基底部；在保证不损伤螺丝帽的前提下穿通粘接层到达螺丝通道位置。在这种情况下，可视度是非常有限的，通常需要依靠落空感感知是否进入螺丝通道内。如果钻头没有进入螺丝通道内，钻头会毫无知觉地磨到修复基台本体。因此，记录钻入的深度同时保证螺丝开口位置距离冠咬合面2～3mm深度是很重要的。

多种方法可以帮助实施这一过程，包括使用放射线标记和种植体周围骨组织扪诊确定可能的植入角度[27,28]。由于基台长轴与种植体长轴方向实际是不一致的，因此放射线片（图13.3k）显示螺丝通道位置实际上位于牙冠远中。一定要注意，当种植体植入位置偏向颊侧或舌侧，个性化角度基台用于补偿种植体的角度倾斜。虽然修复冠可以垂直戴入，但真正的螺丝通道可能偏向颊侧或舌侧。这种角度倾斜情况很难通过简单的放射线片被检查发现，因

此可能会导致临床过度的牙冠磨除。对于这种情况，特别是涉及较多牙列的夹板型修复体，CT扫描或CBCT可能更有帮助。

一旦找到螺丝通道，需要小心清除通道内的密封材料。由于缺乏标准化材料，去除密封材料可能耗时，同时要保护螺丝本身不受意外损坏。因此必须知道封闭材料是什么才能准备相应的去除工具。密封材料可能是各种材料，如棉球、ZOE、水门汀、牙胶尖、复合树脂、PVS或特氟龙胶带。获得尽可能多的病史，处理也更加精确。

为粘接固位牙冠顺利拆卸提出了多种建议[29,30]。预先在冠粘接前就记录螺旋通道的位置是有帮助的。笔者建议多种方法来记录螺丝通道位置：真空成型模板标注螺丝通道位置；在牙冠的螺丝通道位置个性化染色；用探针从螺丝通道入口到已知标志点做测量并拍摄照片，基台戴冠和不戴冠时在上方𬌗向拍摄照片[31-34]。

粘接种植修复体时，避免残余的粘接剂渗入种植体周围组织非常重要，因为已被证明与种植体周围炎和植入失败[35,36]有很大关系。这个病例的设计特点是在牙冠的边缘设计人工牙龈，可防止多余的粘接剂外渗，为种植体提供一个安全的屏障。

病例4：前牙粘接式固位的牙冠松动

主诉

一个新的急诊患者就诊，讲述她门牙位置的种植修复体松动。

现病史

患者讲述，种植体和修复冠是25年前做的，她的修复医生已经退休，并且已经联系不到了。她预定了最早的预约，并要求在预约前找到她原来种植牙的相关记录。由于她的种植修复记录难以获得，她被建议到植入种植体的外科医生那里就诊。

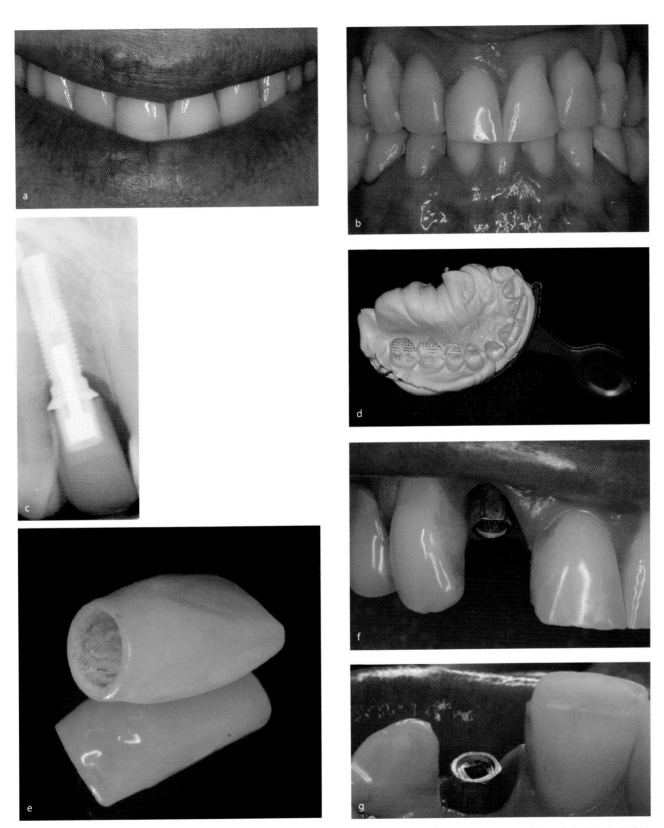

图13.4　a. 患者主述前牙出现种植修复体松动。b. 右上颌侧切牙修复体具有异常动度。c. 牙冠通过粘接固位在基台上（种植体的顶端放置了一个X线阻射结构表示由于外伤而放置的手术固位装置）。d. 制取初印模防止在后期处理过程中对牙冠破坏而需要重新制作临时牙冠。e. 牙冠在取印模过程中脱落，注意内冠残余的粘接剂。f. 基台留在口内，固位稳固。g. 基台显示螺丝头为方形，平行六边形的结构与CeraOne基台一致（Nobel Biocare）

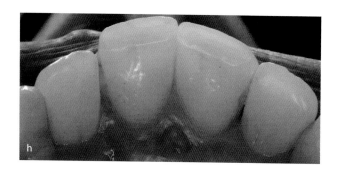

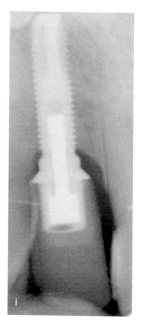

图13.4（续）   h. 牙冠被仔细地重新粘接防止多余的粘接剂残留。i. X线片证实牙冠固位良好，没有多余粘接剂残留

临床和影像学检查

患者指出右上颌侧切牙出现种植修复体的牙龈下冠边缘松动（图13.4a，b）。放射学检查，牙冠通过粘接固定在种植体基台上（图13.4c）。没有观察到其他异常。虽然牙冠是松动的，但是牙冠不能轻易取下。

种植体和修复体细节

种植外科医生为该患者提供以下信息：种植体是外六角形的Nobel Biocare种植体，直径不清楚，1989年植入。无修复基台、螺丝头形状以及粘接剂的相关信息。

研究种植系统

影像学上，基台显示短平行壁，平直的平台接口。由于是1989年做的种植体植入，应该是预制的Brånemark种植体粘接固位基台（CeraOne；Nobel Biocare）。这种类型的基台螺丝头需要方形的螺丝刀。由于此基台已经停产，因此找到一个适宜的替代螺丝以及与之匹配的螺丝刀较困难。

鉴别诊断

当粘接固位的牙冠松动时，最常见的诊断是粘接剂的损耗。这可以通过手指或去冠钳轻轻外拉牙冠而证实（GC钳；美国）。或者松动可能的原因是基台螺丝的松动。此外，一定要排除其他可能性：如螺钉断裂，种植体折断或失败。

每个诊断的初步治疗选择

患者必须要基于各种可能的诊断准备不同的治疗方法：从重新粘冠到更换新的种植体及修复体。为了能够进一步明确诊断，需要打通螺丝通道。这也是治疗过程中必须要做的。本程序涉及的高风险在于牙冠的完整性：如果牙冠在治疗过程中发生崩瓷，患者可能需要重新制作牙冠。即使试图解决看似简单的并发症，如螺丝松动，这种并发症仍可能会发生。

患者的知情同意

患者很难接受比单纯拧紧螺丝更加复杂的治疗过程，尤其是在前牙牙冠。在治疗前她犹豫起来，并要求提供更多的信息。因此，花了额外的时间为患者做解释工作，直到获得同意。

探索性评价

由于手动不能去除牙冠，所以计划钻透牙冠进入螺钉通道。由于这是一个危险过程，可能会损坏牙冠，计划取上颌牙弓的PVS印模，可以作为一旦牙冠损坏，需要进行临时修复牙冠的模板（图13.4d）。令人惊讶的是，从患者口腔中取印模后，牙冠随印模一起带出。基台留在口内，允许评估种植体-基台复合体的稳定性（图13.4e～g）。

确定诊断

基于探索性评价，螺丝-基台-种植体一系列组件是稳定的，并确定在正常范围内。基台被证实是CeraOne（Nobel Biocare）不需要任何维修。这证实了牙冠松动是由于粘接剂的损耗所致。

进行治疗

由于已经认定固位力较好，因此仔细清洗牙冠后使用临时粘接剂粘固牙冠（Temp Bond NE；Kerr，美国）。要确保使用最少量的粘接剂以免残留（图13.4h）。影像学证实已经除净多余粘接剂（图13.4i）。安排患者定期随访和全面检查。

结论

有些牙冠因为粘接失败而完全脱落，另外一些牙冠仅松动，保持在口内，这取决于基台固位力和冠戴入路径。特别是在修复完成后又在相邻部位制作了一个新的牙冠，可能就阻碍牙冠直线脱位。有研究报道：粘接固位牙冠发生牙冠松动与完全脱落的发生率为2%～2.5%[37,38]。此病例表明：印模可以作为一个保守的拆除牙冠手段。临床医生可以选择不同硬度的印模材料以获得预期的效果。

钻入前牙种植体牙冠以获得螺钉通道与进入后牙完全不同。在后牙可以穿过牙冠咬合面，更换固位螺丝，冠可以插入并用复合树脂修复。由于余留牙槽嵴的解剖限制，种植体可能有偏向唇侧的植入角度，因而前牙冠的螺丝通道可能会偏向切缘。螺丝通道一旦打开就会影响美观，在这种情况下，即使最初只是一个螺丝松动问题，也可能需要重做牙冠。

虽然有时诊断很简单，但发现正确病因的过程并不总是简单的。重要的是在治疗前获得患者知情同意并遵循推荐的具体步骤。

病例5：前牙种植牙冠的松动：螺丝固位或粘接固位？

主诉

一个新的患者指向左上颌侧切牙种植牙冠松动（图13.5a）。他似乎很熟悉这个病症和并要求拧紧螺丝。

现病史

15年前，患者被几个不同国家的牙科医生置入了种植体和牙冠。根据患者的说法，牙冠每2～3年就发生一次松动，牙医多次给他拧紧，这是他第五次发病。3周前他开始感觉修复体松动，一个当地的牙医用不同螺丝刀试图拧紧螺丝但没有成功。

临床和影像学检查

临床检查显示松动的种植修复体，螺丝通道位于舌侧，用暂封材料封闭（图13.5b）。牙冠周围组织存在近远中向和垂直向缺损，造成美学缺陷（图13.5c）。影像学检查发现一个圆柱形非螺纹的种植体，约有20%的边缘骨丧失（图13.5d）。

种植体和修复体细节

患者没有关于种植体型号的信息，也没有最近试图拧紧螺钉牙医的信息。因此，患者被要求找到

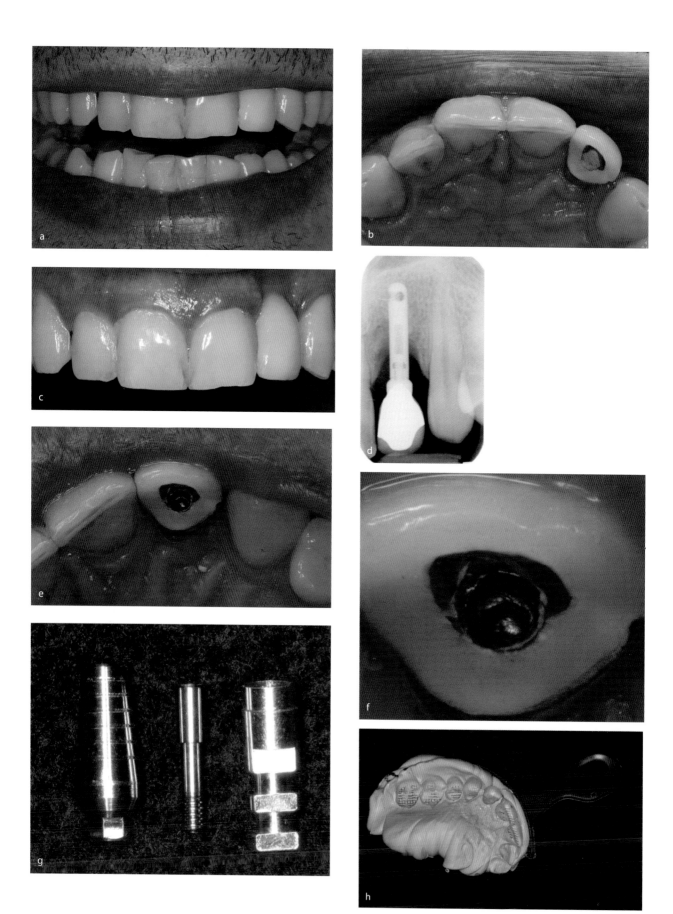

图13.5　a. 患者指出侧切牙位置的种植牙冠松动。b. 松动冠的舌侧有暂封材料封闭的螺丝通道。c. 牙冠周围组织有缺损，造成了美观缺陷。d. 影像学检查发现一个圆柱形非螺纹的种植体，同时伴有明显的骨丧失。e. 去除暂封材料明确螺丝松动的初始诊断。f. 螺丝头受到破坏，难以用螺丝刀卡住。g. 替代组件已经准备好：基台、螺丝、替代体。h. 初印模已经做好模板准备，以防止牙冠不能戴入，需要重新制作临时修复体

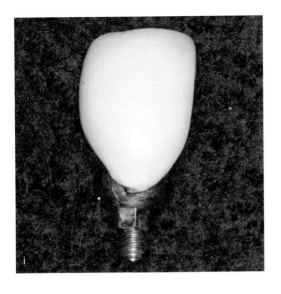

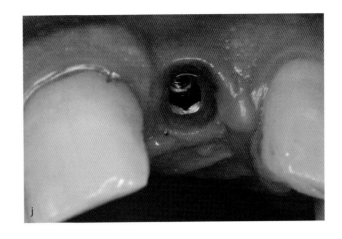

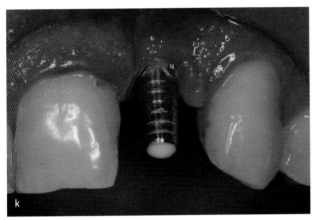

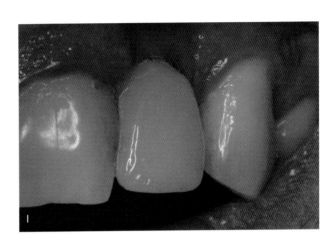

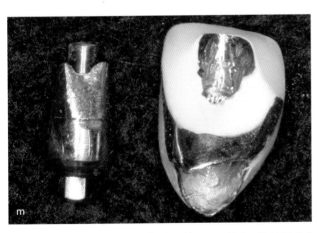

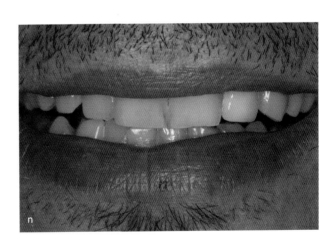

图13.5（续） i. 成功旋出螺丝，使牙冠–基台–螺丝复合体一并取下。j. 组织空开不超过几分钟，就可能导致种植体上方的软组织闭合，后期可能需要手术干预。k. 在口外修整清洗拆卸牙冠的时候，将准备好的基台及螺丝立即安装到种植体上，基台用硅橡胶暂时封闭用来做临时修复。l. 以初印模为模板，在新基台上做临时冠。m. 使用超声震荡60min，将基台–冠复合体分开。n. 更换新的螺丝固定基台，然后戴入原来的冠

他最原始开始种植的医生，通过沟通，获取信息。患者从海外直接追踪到最初植入种植体的牙医。种植外科医生透露以下细节：患者植入16mm×3.5mm内六角植入体（High Tech TPI 16 TPS涂料；High Tech公司，以色列）；一个粘接基台（ACA基台；High Tech公司）；0.050in（1.25mm）的六边形螺丝帽。对这个种植系统的调研发现，该种植系统在美国没有代理，因此找到该种植体所需要的元件是有较大困难的。

鉴别诊断

患者出现牙冠松动伴边缘骨丧失和软组织缺损增加了诊断的难度。这是一个涉及外科-修复-美学方面的复杂问题，需要全面的检查和完整的治疗计划。

然而，他最紧迫的问题是松动的修复体。忽视这个问题，而进行全面的检查和治疗规划可能会使情况迅速恶化。忽视松动的牙冠，即使在很短的时间，也可能会导致松动螺丝变形或断裂，把问题变得更加复杂。因此，重点是对紧急情况做全面而有计划的检查和治疗。

根据患者病史，这可能是松动的螺丝一直由不同的牙医紧固的情况。如果是这样的情况下，螺钉可能会受到损害，而基台和种植体的完整性也是未知的。以下潜在的可能需要排除：基台螺钉松动/破损；牙冠粘接失败、种植失败或种植体断裂或上述的组合。

每个诊断的初步治疗选择

鉴于诊断的不确定性，患者必须面对以下可能的方案来治疗急症：螺钉更换，基台更换，冠替换，种植体和冠全部替换。

患者的知情同意

一个成功治疗的关键是患者的合作与知情同

意。交代患者的具体情况，告诉他病情的同时告知目前还有许多未知因素。再者，患者需要知道，除了种植修复体松动之外，种植体由于骨丧失已受到损害，因为没有软组织的支持，修复体的美观也受到影响。此外，患者还应该被告知，后期可能需要全面的检查来评估种植体的长期预后。然而，患者目前最关心的是保留他的种植体和修复体，稳定目前的状态。

探索性评估

由于牙冠的螺丝通道是暂封材料封闭，所以很容易获得对螺丝的进一步检查。临时修复材料去除以后发现螺钉松动，证实了最初的诊断（图13.5e）。但螺丝头发生剥脱损毁，不能用螺丝刀卡住旋转，增加了处理的复杂性（图13.5f）。同时，由于种植体的稳定性不能被证实，因此其他可能的诊断不能排除。根据收集的数据，初步治疗目的是更换的基台螺钉和重新评估的剩余组件的状态。

获得种植体部件和工具

这个种植系统的组件国内没有，必须在国际上订购。因此，必须仔细考虑哪些部分需要治疗（表13.9）。在这种情况下，需要非常谨慎地为意外情况准备额外的零件。这个病例最关键的是需要一个新的螺丝和与之匹配的螺丝刀。此外，最好还有一个新的基台和替代体（图13.5g）。一旦基台本身损坏，临床医生有准备能够替换。这也允许临床医生在处理之前，仔细研究该种植体的解剖结构及连接平台。此时，患者能够从他原来的外科医生获得部分原件，并亲自把它们带到诊所。

最后诊断

探索性检查证实了松动螺丝的初步诊断，但不能排除其他病理性诊断，需要在实际治疗中进一步探索。

进行治疗

一旦更换部件准备好，治疗就可以开始。治疗目的是去除现有的固位螺丝，重新评估冠、基台和种植体的稳定性和完整性。如果其他因素被排除，就可以更换损坏的螺丝，用厂商建议的扭矩拧紧。使用快速凝固的聚乙烯硅橡胶（PVS）取上颌牙弓的初印模做模板，以备原有瓷冠不能戴入时制作临时修复体使用（图13.5h）。

正常拆螺丝可能只需要几秒钟时间。然而，该病例螺丝头受损，螺丝刀不能卡住，其他的螺丝刀也不能使用。去除螺丝必须耐心，使用探针努力创造足够的摩擦力逆时针方向旋转螺丝。旋出过程花了30min，也可能花费更长的时间，这取决于螺丝头的损害程度和螺丝的摩擦阻碍力。螺丝的成功旋出允许冠–基台复合体整体拆下（图13.5i）。然而，试图拆解冠–基台复合体是困难的。一方面，牙冠用粘接剂固定在基台上；另一方面，螺丝被限制在冠内，现有的通道不能拆卸螺丝。原螺丝入口通道似乎指向切缘，而目前的通道是位于舌侧。通过分析患者的病史可以了解这些。

种植外科医生的病历记录显示：这是一个粘接固位而不是螺丝固位冠。由于螺丝固位的通道指向切缘，因此就制作了粘接固位冠。当第一次发生牙冠松动时，牙医从牙冠的舌部钻入获得通道，拧紧固位螺丝。虽然新钻孔通道允许狭窄的螺丝刀进入达到拧紧的目的，但是它不够宽，不能让螺丝取出，也不允许插入一个新的固位螺丝。临床治疗选择是要么钻磨切缘、破坏牙冠，要么将冠从基台上取下。

牙冠基台之间的粘接剂是不明确的，多次试图用适宜的力将冠取下失败后，将基台冠复合体放入粘接剂溶解液中行超声波振动分离（超声波清洁剂，VK6，贺利氏，美国）。

一旦牙冠从种植体上取下，防止种植体周围软组织的塌陷就非常重要。牙龈软组织没有冠支持只需要几分钟就可能发生组织闭合，需要后期手术干预才行（图13.5j）。在准备从基台上拆卸牙冠的同时，需要立刻提供软组织开口保护。将定制的新基台及螺丝立即安装到种植体上以支持软组织（图13.5k）。

冠–基台复合体超声波孵育20min，没有分离。患者理解并合作，他先行离开诊室，待分开后再返回。然而，患者没有侧切牙冠离开诊所可能是不高兴的，因此建议进行临时修复。最初的印模提供了制作临时冠的模板，新的基台连接到种植体以支持临时冠。几分钟内使用初印模与双丙烯酸树脂制成临时冠（Heraeus Kulzer，美国），固定在新的基台上（图13.5l）。患者离开诊所时戴入恢复原牙冠形态的树脂临时冠。

最终，冠–基台复合体在超声波振荡40min后成功分离（总共60min）。分离基台的检查发现：此基台与该系统预成基台不同，为适应牙冠切端螺丝植入通道制作的个性化基台（图13.5m）。旧螺钉显示出明显的变形迹象，不易从基台上取出来，螺丝变形可能在修复体松动时就发生了。需要使用止血钳施加适度的压力迫使其退出基台。零件分开后，患者被叫进诊室，拆下临时冠，用新螺钉固定原始基台。基台完全就位后影像学检查进一步明确就位情况。螺丝通道用临时材料封闭（cavit；3M ESPE，美国），牙冠用临时材料粘接（Temp Bond NE；Kerr，美国）（图13.5n）。患者被安排进行后续预约，用厂商推荐的扭矩拧紧螺丝，并进行全面检查。

结论

当患者讲述由多个牙医用不同螺丝刀拧紧但没有成功的治疗史，应该是一个红色预警。一方面，这可能表明，螺丝出现了什么问题，没有螺丝刀可用。另一方面，临床医生不知道螺丝头的型号，使用不匹配的螺丝刀，使螺丝的完整性受到损害。

这个病例清晰地显示：不仅很难做出精确的诊断，同时也不清楚在整个过程中会遇到什么样的阻碍（表13.5）。虽然临床上修复冠看起来像是有舌侧螺丝通道的螺丝固位冠，事实上是切端有螺丝通路的粘接固位冠。螺丝通路是上一个接诊牙医想要拧紧螺丝而钻出来的。因为患者的病历里没记载是否粘接固位，这就给预计拆除修复冠所需时间和人力带来了难度。尽管已经知道螺丝松了，但并不期望螺丝破坏到不能使用螺丝刀旋出的程度。螺丝损坏的可能原因就是它的六角形螺丝帽。0.05in（欧洲通用）六角头与0.048in（美国通用）六角头看起来很相似，如果医生用错扳手，就会把六角磨圆钝，给去除牙冠带来挑战。

当遇到对就诊患者的种植系统不熟悉时，就要准备充足的时间去找到相关的种植系统。然而，如果在国内找不到相关的种植体或部件时，就要与另一国家的牙医取得联系，找到合适的部件。

随着一些国家开始发展自己本国特有的种植系统，世界上在售的种植系统已经开始呈指数倍增长。这就给迁移到不同国家生活需要种植维护的患者带来新的挑战。不但临床医生不熟悉种植系统，而且很难获得相关信息和种植部件。种植体的技术信息可以从厂家的官方网站上获得，但也存在语言不通、翻译困难的问题。种植系统没法在国内找到会带来严重问题。这些种植系统和相关组件（被生产国认可的）作为医疗设备使用得到当地官方认可了吗（如美国的FDA）？如果患者口内已经有的种植系统和替代部件在其居住的国家没有被认可怎么办？这些组件能专门进口吗？不同的国家公有不同的答案，但是这些困境只会变得越来越普遍，就得要求当局制订特殊的条款以适合这些患者。对于本病例，患者自己找来了所需的种植部件，简化了上述程序。

无论什么时候在美学区进行这样的操作，都应谨慎地为不可预期的并发症做好准备，万一假牙被破坏了或者无法就位，只需花几分钟时间在治疗之前取个初印模并保存起来，当需要时会有很大的帮助。

关于牙冠可以从口内取出但不能跟基台分离，有几点建议：可以采用机械方法分离部件，但要注意崩瓷的风险；可以把它们放到超声清洁池里清除粘接剂。但这要花费几分钟到几小时的时间[39,40]。另外，可以把牙冠送到技工室，放到烤瓷炉里粘接剂更容易分离，但是一定要注意逐渐增加的风险和每一步的花费。

临床医生应该为有这种主诉的患者留出多长时间？应该事前告知患者需要多少经费？在预定的时间内可以替换螺丝，但很难知道要花多长时间拆掉现有的修复体。应该给患者解释清楚拆解过程需要花费大量的时间。对于这样的患者，治疗发生的两个时间点：第一是初步检查和知情同意（1h），第二是实际操作（3h）。另外，需要熟悉种植系统和与患者及海外医生交流时间。为了给患者提供这样的服务，总时间消耗是4h，时间消耗费用需要考虑在内（见费用考量因素）。

病例6：螺丝固位的局部固定种植义齿松动

主诉

两个侧切牙位置种植体支持的上颌前牙局部固定义齿（FPD），牙周医生检查发现修复体松动送来急诊处理。患者讲述在左侧切牙和左尖牙之间还存在裂缝。牙周医生提供了近期X线片和种植信息（图13.6）。

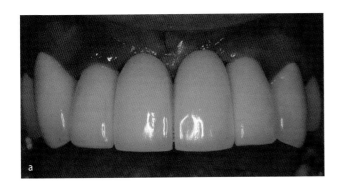

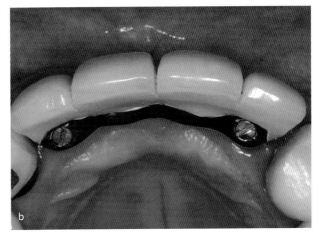

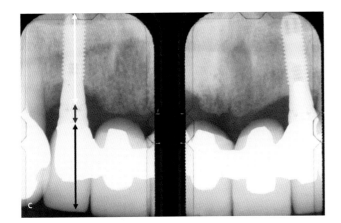

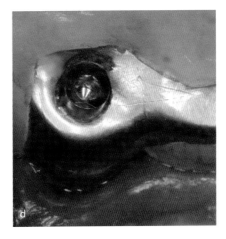

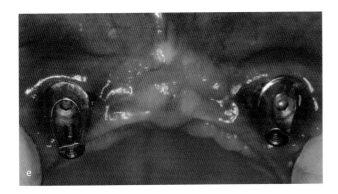

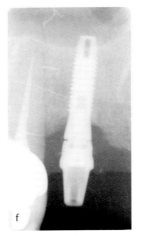

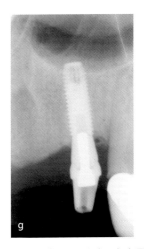

图13.6 a. 两颗种植体支持的四单位固定局部义齿出现松动。b. 带沟槽的固位螺丝头与修复体舌侧平齐。c. 注意3个水平组件的分布：种植体（白色箭头）、修复基台（红色箭头）、修复体（黑色箭头）。d. 完全就位后的替代螺丝头高于原始螺丝，超出了修复体舌侧表面造成咬合干扰。e. 去除修复体后对个性化角度基台进行检查。f. 右侧基台出现松动，用螺丝刀检查发现螺丝松动。放射线检查发现基台与种植体之间有缝隙。g. 自相矛盾？左侧基台也松动了。但用螺丝刀测试，螺丝是拧紧状态。X线片显示基台与种植体之间没有空隙

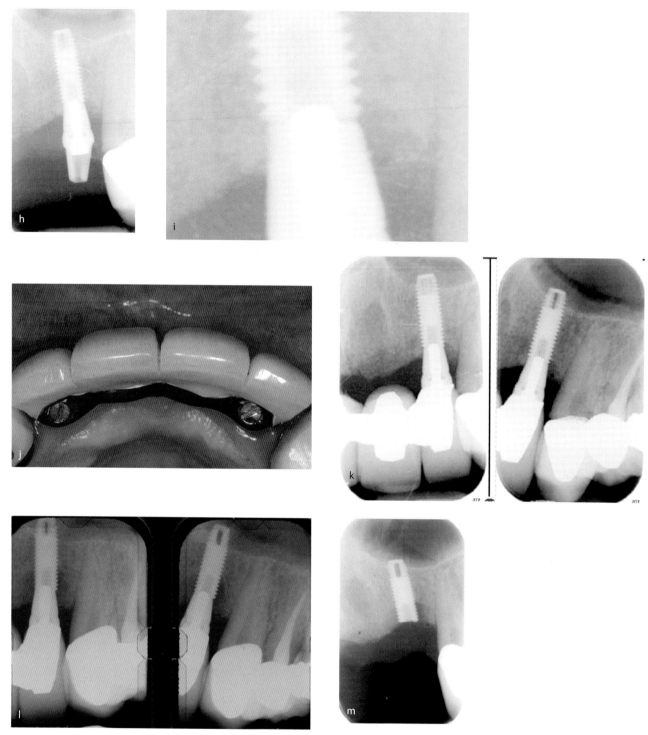

图13.6（续） h. 第二张X线片显示在种植体靠近基台螺丝根端部分有一水平透射线。i. 放大图片进一步观察，确认存在水平透射影像，同时伴随水平透射线远中的边缘骨缺失，提示种植体折断的诊断。j. 医师告知患者最好尽快重新植入新的种植体，重新制作修复冠。k. 1个月后，带着修复体的X线片没有诊断修复体折断，在种植体水平折裂线远中位置可见边缘骨吸收。l. 患者拒绝进一步治疗，3年后随访跟踪X线片显示已经折断的种植体近远中均出现进一步骨吸收。m. 经过3年的消极对待，种植体完全折断，种植体周围出现明显的骨吸收

既往史

种植体植入并修复超过20年，患者自诉曾反复出现基台螺丝松动和折断。

临床和放射线检查

检查发现：切牙位置植入两颗种植体支持的四单位螺丝固位局部义齿（图13.6a）。螺丝头裸露在固定义齿的舌侧面，没有任何修复体覆盖螺丝通路（图13.6b）。检查发现修复体有轻微的移动，左侧切牙与左侧尖牙间约1.5mm的裂缝。牙周科医生提供的X线片显示上颌右侧切牙的种植体周围骨吸收。

种植体和修复细节

通过患者的病历得到下列信息：患者种植体是Brånemark自攻型圆锥形3.75mm×15mm种植体（Nobel Biocare）。基台是预成角度基台，其利用基台螺丝和修复金基底固定螺丝把基台和修复体连接为一体。

种植系统研究

近几年该种植体系统已经升级，所以要联系厂家技术支持了解现在的信息。了解发现黄金固位螺丝已经停产了，被几种不同的螺丝所取代（修复扭矩钛质螺丝）。原有固位螺丝头是有沟槽的，所以需要沟槽形态的螺丝刀，现在的螺丝头是六角形的，需要一个0.048in的六角螺丝刀。

鉴别诊断

此病例种植固定义齿通过螺丝固定到角度基台上，角度基台又通过螺丝固定到种植体上。由于涉及两水平组件总共4个固位螺丝，笔者等仍然不清楚到底是哪个螺丝导致的修复体松动。另外，修复体已经松动一段时间了，也就意味着有些螺丝已经出现变形或损坏，所以要逐一对每个螺丝进行评估甚至替换。也要考虑其他情况也会导致修复体松动，如种植体折断或其他可能需要排除的原因。

每个诊断的初步治疗选择

治疗方法包括可能更换固位螺丝。但要记住，如果种植体是松动的原因，种植体和修复体也应该一并更换。

患者的知情同意

向患者完整讲明目前的情况，包括不可预见的情况，有助于患者同意治疗方案并且同意至少要替换所有的固位螺丝。

种植体部件和工具的获得

原厂订购2个修复固定螺丝和2个基台固定螺丝。

探索性评估

螺丝通道已经找到，应用最小的损坏进行探索性评估。移除沟槽修复螺丝后出现特殊情况，替代螺丝头是现代的六角形设计而不是沟槽设计。而且，试戴时新螺丝比旧的要高，螺丝头超出了修复体舌侧面（图13.6d）。不但患者不高兴还导致咬合干扰。因此，要再次联系原厂家寻找已经停产的螺丝。一旦可能，探索性检查继续进行。

移除修复螺丝有利于移除固定局部义齿，角度基台就可以暴露出来以方便检查（图13.6e）。患者的右侧基台有松动现象，用螺丝扳手卡入发现确实松动。X线片证实了基台与修复体之间存在间隙（图13.6f）。左侧基台也有松动，然而用扳手卡入固位螺丝，发现螺丝是拧紧的、完好的。松动的基台和稳固的螺丝相互矛盾。最新的X线片显示在基台和种植体之间没有间隙（图13.6g）。这证实了临床预测：基台是完好的，但是不能解释一个完好的基台和完好的螺丝却出现了松动。第二张X线片显示在靠近基台螺丝根端部分的种植体上存在一水平透射线，放大图片进一步观察，确认存在水平透射影像（图13.6h，i）。这提示种植体发生折断，也可以解释为什么基台固位螺丝完好而修复体仍然出现松动的现象。

最后诊断

一个种植体基台螺丝折断和另外一侧的种植体折断被明确诊断出来。患者被重新召回诊所做更为详细的检查，给予患者如下治疗建议：更换一个新的种植体，更换一个新的修复体。修复体被重新固定到种植体上（图13.6j）。很有趣的是当修复体被固定到种植体上拍摄X线片，笔者却不能发现折裂，只有取下修复体，才能发现折裂（图13.6k）。

随访

3年随访，医生建议患者采用外科手术方式去除种植体，制订完善的治疗计划，包括置换新的种植体和修复体，患者未遵守。其结果是出现围绕折裂线的进行性骨吸收，直到种植体完全折断（图13.6l，m）。

结论

拍摄近期的X线片对评估种植修复体是有帮助的。因为上次拍片后每天情况都在发生显著变化，所以当急诊例如松动修复体出现时，应该立刻拍摄新的X线片。此外，拆除修复体后拍摄X线片可提供有价值的诊断信息。与拆除前相比只有拆除修复体后折裂线才能清晰可见（图13.6 h，k）。这可能是修复体的夹板作用将折裂两端固定在一起。

随着口腔种植的不断发展，新材料和设计不断出现，而老的种植体逐渐废弃。对于口腔种植来讲是向着更好的方向不断进步。这也由此产生出一系列问题，那就是如何维护长期成功的病例（骨结合良好）。如果替代种植组件（基台、螺丝、扳手）已经断货，不再生产，正常的种植修复体维护就无

从谈起。一个骨整合的种植体如果不能正常连接修复体是不能界定为成功的。尽管越来越多的种植公司提供新的种植产品，也提供原有不常用的种植产品。我们会有疑问：较小的种植公司是否能存在足够长的时间不倒闭，一直为患者提供一生所需的种植组件。既然这样，断货的螺丝要从厂家订货。然而，如果断货的螺丝不能找到，必须要从第三方种植公司寻找货源。

当处理复杂修复体时，我们必须知道每一层级出现问题均可以导致修复体松动。因此必须准备多层级种植体的种植组件。记住，螺丝松动可以将破坏力传递到邻近螺丝上，使其破坏。

对于一个使用较长时间、花费较高的种植患者如果诊断种植体折断，患者认为是毁灭性的。特别是对于那些近些年多次发生螺丝松动的患者更难理解，他们期望的是紧一下或者换一个固位螺丝。因此，当发现患者既往有多个螺丝松动情况，应该提醒患者种植修复体某一部分可能已经折断。

处理注意事项

处理松动种植修复体的急迫度

通常，患者种植修复体发生松动时没有疼痛和不适感。一些患者在早期感觉不到松动，而另一些患者即使发觉少许松动也不去看急诊。这种情形很容易升级成严重的并发症，进而需要花费较多，处理时间较长。即使是一个小的螺丝松动，短时间内如果不及时处理，螺丝可能受到损坏，不易取出。如果长时间不处理，基台和种植体可能变形，甚至不可逆性损坏。修复冠与种植体连接面（无论内连接还是外连接）可能发生永久损坏。可导致将来发生种植体与修复体连接不稳定，螺丝松动现象。最终发生螺丝折断，患者意外缺失修复体，来看急诊（图13.7a）。

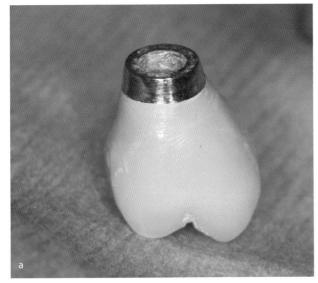

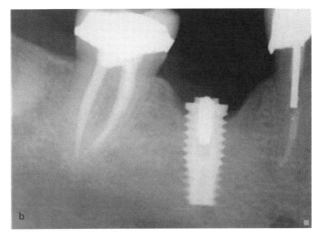

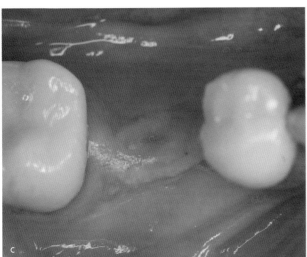

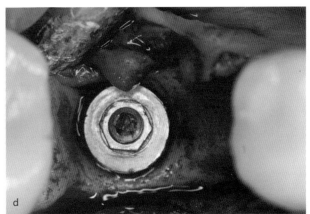

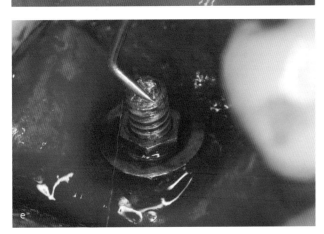

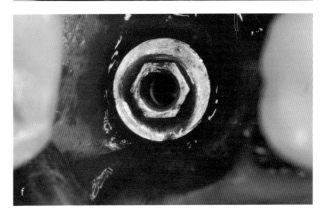

图13.7　a. 松动螺丝未加处理发生折断，患者没有预想到修复牙冠缺失（脱落），寻求急诊处理。b. 螺丝断裂在种植体内，阻碍修复体或愈合基台插入，种植体上端未做组件覆盖处置。c. 如果种植体未做任何组件覆盖处置，周围软组织很快长入，完全盖住种植体。d. 手术打开露出种植体上端，暴露断裂的螺丝，显露种植体外六角接口已经损坏。e. 在手术开窗下，采用探针将折断螺丝反旋并取出。f. 折断螺丝成功取出，种植体准备修复

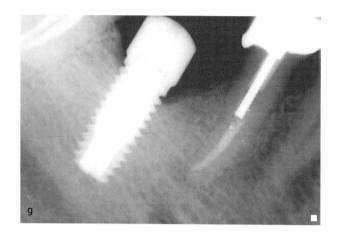

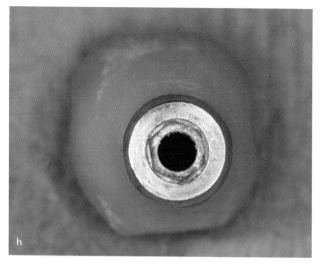

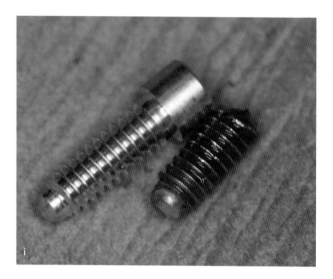

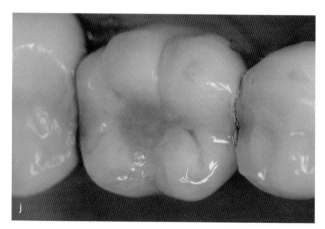

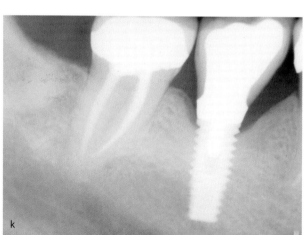

图13.7（续）　g. 愈合基台旋入种植体，确保种植体内螺纹的良好嵌合。h. 修复体的接口面显示有明显的磨损，可能会降低修复体的长期稳定性。i. 新螺丝准备替换旧的折断螺丝。j. 使用新螺丝重新固定修复冠，牙龈瓣复位、缝合。k. 牙冠就位后拍摄X线片

与此同时，断裂的螺丝滞留在种植体内部，阻碍种植修复体戴入。有一些螺丝折断可以较松弛地滞留在种植体内，然而有一些螺丝是非对称性折断，残留楔状螺丝断片滞留在种植体内，不容易被移出。取出这样的螺丝断片很费时、费力。由于断裂螺丝在种植体内，不能插入新的封闭螺丝或愈合基台，种植体上口处于暴露状态（图13.7b）。如果对周围软组织不加处理，软组织很快生长并完全覆盖未加处理的种植体（图13.7c），这将会需要外科手术才能重新暴露种植体上端（图13.7d～k）。越长时间的耽搁，邻近牙齿就可能向缺牙间隙移位，可能造成原有修复体不可再用，或者不能做种植修复。因此一个重要原则就是：越早处理种植并发症越好。

如果松动种植修复体没有正确处理，会有什么问题？

无论是在工作时间还是在休息时间，一个急诊患者可能会完全打乱医生的所有计划安排，甚至有时需要立即处理。然而，当面对一个不熟悉的种植系统或者其他医生制作的种植修复体时，种植修复体松动是很难处理的。只做简单的检查处理而轻易地打发走这类急诊患者，不但可能使病情恶化，还对患者造成损害。不正确的处理可能会折断螺丝，损坏修复冠、基台或种植体，使患者损失掉种植修复体。如果这样处置没有花时间与患者沟通，并得到患者的完全同意，就可能导致患者不满意以及潜在的医疗法律纠纷。

如何向患者解释种植并发症

非常重要的是必须坦诚面对患者并描述发生的事实[41]。尽管患者期望医生熟悉所有口腔种植的知识，并想得到确切的问题答案，但种植修复体松动不是这样的。医生有责任向患者讲述该问题存在多种变数及未知。向患者讲明：当处理并发症时，种植体、组件或者修复冠已经发生不可逆转的破坏、或许可能要安装新种植体、新修复体。越试图保护这个种植冠时，反而越可能破坏了该种植体或牙冠。

虽然这些语言对患者可能有些危言耸听，但处理之前讲述远比处理过程中发生不良结果要强得多。医生应该建议患者尽快处理出现的问题，避免进一步恶化。但是必须让患者充分了解问题的全部，包括可能的诊断和处理意见，可能的结果，处理方式选择，处置花费和不处置的后果，才可以去处理该并发症。宁愿拒绝一个不愿意倾听详细信息、不同意治疗计划的患者，千万不要处理一个对不良结果没有心理预期的患者。

费用考量

因为松动修复体的处理时间和所需要的种植体部件都是未知的，因此涉及费用问题。处理松动修复体的时间是完全不可预计的，可能从几分钟到几小时，随意定价对于医生和患者都是不公平的。因此建议处理该类患者时采用按小时计费方式。这种理念在其他很多行业是很常见的，例如律师和心理医师。在口腔界是不常见的，建议医生在常规治疗程序的基础上建立每小时的收费标准（例如复合体修复牙缺损）。因为处理前并不知道需要额外的是哪部分种植体部件，是否需要技工室加工，所以应该提醒患者每小时的收费里不包括种植部件费用和技工室费用。一旦患者知道处理过程可能存在的变数，存在不确定的处理时间，他们就会理解这种收费方式，尊重医生的坦诚。

预先制作临时牙模板

在处理松动修复体时，有时需要拆卸旧部件，但却不能重新安装。另外有些病例是要在修复体上开窗获得螺丝通道。这些操作都是危险的，需要谨慎操作，应该事先制作导板有利于制作临时修复体。修复体处理之前要取初印模备用。有许多材料可以使用，推荐使用可以保存较长时间的快速凝固硅橡胶印模材料（PVS）。需要的时候，自凝树脂可以放入硅胶印模，放入口内制作临时修复体。在修复体拆除而不能使用的情况下，患者可以快速地戴入临时修复体而离开诊所。

成因和螺丝松动预防

螺丝机械力学

懂得修复体松动的病因，知道如何预防松动再次发生是非常重要的。由于螺丝松动在其中起着重要作用，而且螺丝将修复体与种植体连接在一起，因此熟悉螺丝的机械力学是十分重要的。

临床医生大多习惯在牙科文献内寻找信息，而螺丝机械力学是从机械工程学演化而来的。专家认为：螺丝是由公元前400—前350年古希腊工程学家Archytas of Tarentum发明，并由希腊工程和数学家阿基米德发展的[42]。从那以后，螺丝机械力学和工作原理被研究，最终被引入口腔种植领域。

螺丝设计

在口腔种植领域，螺丝将两部分连接在一起来固定修复体和种植体。当拧紧时，螺丝可以在应力允许范围内将修复体和种植体紧紧地卡压在一起。这种卡压力称之为预负载，正是拧紧螺丝所需要获得的[43]。使用杠杆旋转螺丝产生的力量称为扭矩。从某一点到螺丝中心的扭矩测量是以N·cm（牛顿·厘米）为单位的。同一力量在不同长度的杠杆上旋转产生的扭矩不同。

种植厂家改进了螺丝材料本身和涂层设计，使得螺丝在给定的扭矩下能产生最大的预负载[44]。

使用原厂组件

领先优势的种植公司拥有众多科学家和工程师来不断地发展、测试、优化它们的系统。这些种植组件加工精细，匹配在一起具备安全特质。虽然某些第三方公司宣称可以完全复制部分组件，但是可能没有在组件上做容忍度的安全测试。使用第三方公司的组件可能出现不可预测的并发症，从而影响种植体和修复体的长期成功率[6-9,45-47]。

使用指定组件

尽管从同一厂家出产的螺丝看起来类似，甚至能够装入不同的种植系统上，但却不能互相替代或兼容。不同的螺丝可能具有相同的螺距，但它们在宏观和微观上存在明显差异，可以损坏性能，甚至造成不可行的逆性损伤。它们可能有不同的长度、不同的螺丝帽设计、不同的表面涂层，因而不能真正发挥长期稳定的作用[48]（图13.8）。

按照厂家说明书操作

种植厂家已经测试了它们的固位螺丝，保证了它们的最佳性能。按照这些建议最为重要（科研探索除外）[49]。例如，未按照规定的扭矩旋紧螺丝就会降低预负载，而可能会导致将来的螺丝松动。松动的螺丝可能会折断，最终导致修复体松动[50]。相反，使用过大扭矩，超过螺丝的承载力会导致螺丝

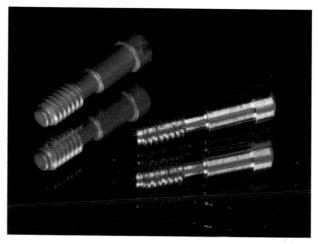

图13.8　同一种植系统的基台螺丝（左）和技工室螺丝（右）（Nobel Replace；Nobel Biocare）表面看上去没有区别，但却有完全不同的临床特性。临床表现完全不同

不可逆形变，这首先就会降低预负载，螺丝仍然有可能松动、脆弱，乃至折断。与此同时，螺丝帽过大受力，可能发生变形、剥脱，会阻碍将来螺丝刀与螺丝之间的卯合[51]。这会使螺丝受损，甚至不能旋出（参见第5章）。

使用扭矩设备

文献报道使用手动旋紧螺丝固位扳手是不确定的[52]。Goheen研究认为：即使让非常有经验的临床医生要求施加10N·cm扭矩时，实际产生的扭矩值是0.7~18.1N·cm；当被要求旋转扭矩至32N·cm时，实际产生的扭矩值为8.2~36.2N·cm[53]。实际上，过高和过低扭矩都是不利的，需要专用扭矩设备施加确定的扭矩[54]。Cho等的前瞻性研究发现：使用手动旋紧螺丝3~7年后有共14.5%发生螺丝松动；而使用扭矩扳手工具旋紧未发生螺丝松动[55]。一项系统性研究显示：使用扭矩扳手在内六角和外六角种植系统上施加正确的扭力时，螺丝松动发生概率没有发现明显区别，在单牙修复3年的螺丝松动发生率只有2.5%[19]。

确保扭矩设备的准确性

市场上可用的扭矩扳手被设计成多种形式，根据扳手的内在设计、使用时间、消毒次数表现出不同的准确度[53]。电动扭矩扳手从出厂设置后会出现更大的准确性误差[56]，而手动扳手误差一般在规定界值内。手动扳手内的弹簧型扳手要比摩擦型扳手更能准确达到预设扭矩值（图13.9）[57]。如果扭矩扳手数值显示有误差，即使非常谨慎的医生也会出现明显低的扭矩或者有破坏性的高扭矩[58]。因此应该选择一款高准确性、更具持久性的扭矩扳手[58]。Britton-Vidal研究了数款扭矩扳手，发现Nobel Biocare公司的手动修复扭力弹簧扳手相较其他扳手更加优良[58]（图13.9）。当然，扭矩扳手是需要定期检测实际扭力的。种植厂家也会把设备提

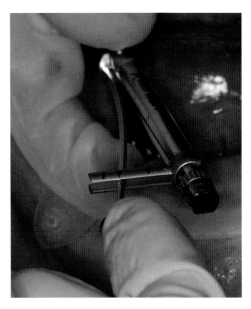

图13.9 弹力杠杆扭矩扳手（Nobel Biocare），用来施加预定扭矩

供给临床医生。

技工室使用技工螺丝，口内使用临床螺丝

技工室制作安装修复体时，几个因素必须要考虑。尽管可以使用不同的方法，但是种植修复体肯定是要安装在石膏模型内的替代体上。由于修复体要在替代体上多次取戴，也就需要固位螺丝多次旋紧。多次旋紧、松开固位螺丝，就不可避免地对螺丝造成拉伸，损坏性能，降低预负载力。螺丝头本身也会被多次地旋紧、松开，可能发生损坏甚至剥脱，必然造成固位螺丝的机械性能降低。

技工室也有许多材料包括：石膏、铸型蜡、合金材料、瓷材料等。不经意的时候，这些材料的碎屑和脱落物可以进入替代体、固位螺丝（图13.10）。这些材料碎屑可以破坏螺丝的机械特性。此外，当修复体试戴的时候，这些材料碎屑可以进入种植体内部污染螺纹，甚至可以污染后期的替代螺丝（图13.11）。

因此强烈推荐技工室使用特定的技工螺丝，

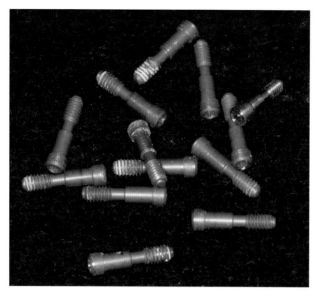

图13.10 技工室返回临床螺丝显示明显有碎屑残留，可以污染种植体，将会导致远期螺丝松动

而临床使用口内专用螺丝。技工螺丝价格低廉，还可以在多个模型上重复使用。完成的修复体佩戴技工螺丝一并送给临床医生，并在模型上评估种植修复体，接下来口内临床用固位螺丝插入并固定修复体。临床专用螺丝应该在包装内保存完好（不打开包装）。技工螺丝可以被返还技工室再次使用。

使用尖端未破损的完好螺丝刀

螺丝刀和扭矩扳手尖端直接与固位螺丝头相接触。它们被设计成精确卯合结构，可以达到预设的扭矩。如果使用不规范的或临时凑合的工具，可能会破坏螺丝头。从另一角度讲，如果经常在损坏的螺丝头上使用标准、规范的螺丝刀，也会发生螺丝

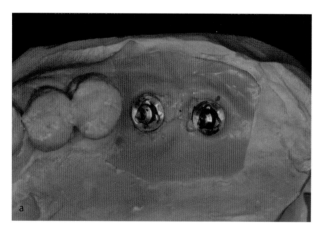

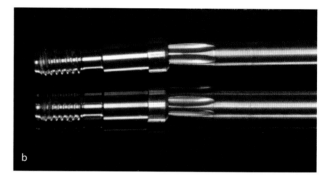

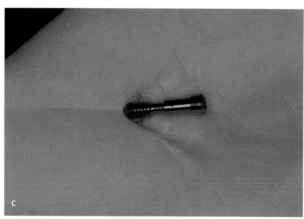

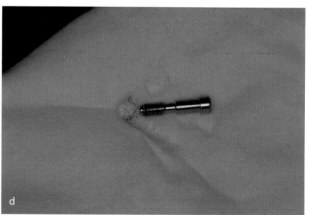

图13.11 a. 带有2个替代体的石膏模型从加工厂返回临床。b~d. 做一个实验：新的固位螺丝旋入种植替代体内，旋出后可见固位螺丝表面明显的残留碎屑。碎屑污染物来源于加工厂进入替代体，从替代体转移至固位螺丝，从固位螺丝到清洁纸巾。如果口内使用，污染物碎屑可以由固位螺丝进入口内种植体内部

刀损毁。这些损坏的螺丝刀会进一步损坏初次使用的螺丝。因此，定期检查螺丝刀，如有损毁迹象，立即更换。

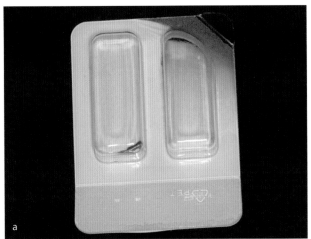

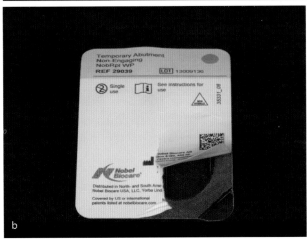

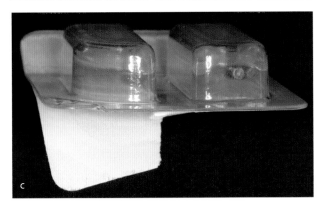

图13.12　a~c. 从技工室返回的临床固位螺丝包装完好，没有被拆封、打开

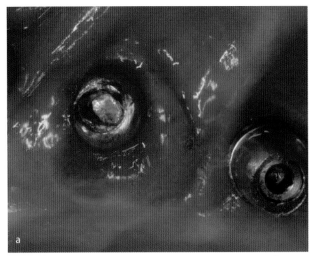

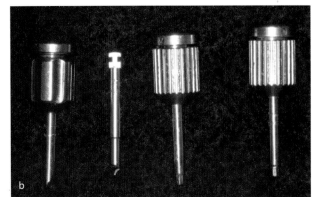

图13.13　a. 顶端损毁的固位螺丝，不能够与螺丝刀相卯合，如果螺丝刀在此使用，会继续损毁。b. 这些螺丝刀尖端在旋转固位螺丝时损坏了，损坏的螺丝刀应该立即更换，否则会进一步损坏初次使用的螺丝

　　需要注意的是：一定要注意螺丝刀旋转螺丝时的正确角度，确保螺丝刀在加力前已经完全锁住螺丝帽并保持在正确位置上。因此在应用加力扳手前，建议锁住螺丝帽并手动拧紧螺丝刀。如果忽视了这个问题，就可能会破坏固位螺丝，甚至不能达到要求的扭矩、损毁螺丝帽，不能旋转。

初次旋紧后的再次旋紧

　　旋紧固位螺丝产生的负载可将修复基台和种植体固定在一起。Cantwell等发现：金基台在正常旋紧情况下，可以出现突然的预负载损失现象。他们发现在10s内可以降低10%，15h后降低25%。

这归因于金属螺纹的压力释放以及合金的塑性应变[59]。为了补偿这种负载损失，建议在初次旋紧螺丝后10min再次旋紧螺丝[54,60,61]。

避免种植体口内污染

种植体在口内操作经历几个手术步骤和修复过程，包括：种植体植入、取印模、修复体试戴及最终完成固位。在这些过程中，种植体内部螺纹（容纳基台螺丝）暴露在口腔内，可能受到来自唾液、血液及医生使用的消毒液污染。Gunus等调查了被血液、洗必泰、唾液污染的骨水平种植体螺丝孔，与未污染的种植体做对照，研究发现：被血液污染的种植基台旋出扭矩明显小于正常组。因此笔者推论：这种污染可以增加螺丝松脱的风险（图13.14）[62]。

相反，Herson认为血液污染在拧紧的螺丝上可发挥粘接剂功能，可使基台在不损伤种植体的情况下，不容易取下种植部件[63]。

这两个报道均给我们警示，因为在种植手术和修复操作过程中经常发生出血情况，应该在插入种植部件前做冲洗，以减少潜在的污染可能。

技工室的质量控制

种植修复体可以采用多种方法制作，包括包埋、铸造法、CAD/CAM方法。总体来说，由于技工室制作方法不同，牙科材料都有其内在形变，它可以影响基台和种植体或者基台与修复体之间的准确性。当修复基台连接在种植体上，螺丝拧紧，最好是两个光滑、机械加工的接触面对接。如果两个接触面不是精确对接，就会长时间地造成螺丝的不合理负载，螺丝松动就可能发生。举例来说：如果修复基台的种植休接触面存在一个小圆球状突起，即使用螺丝加力，也不能使基台和种植体完全就位[64,65]。螺丝拧紧时，缺陷基台和种植体压在一起会导致种植体发生压痕，压痕会逐渐使接触面相互匹配，这会降低螺丝负载力，可能引发螺丝

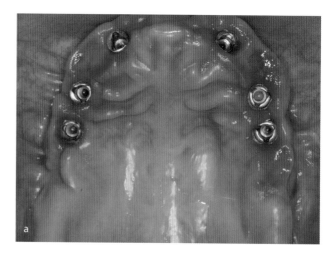

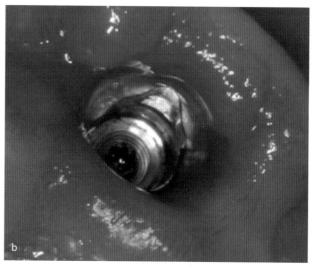

图13.14　a，b. 在种植手术和移除种植组件时，出血会经常发生。出血应该立即被清洗以防治污染种植体，导致螺丝松动

松动[64]。

在技工室抛光过程中，如果一时疏忽，可能会意外降低基台直径，甚至破坏基台的种植体精细接触面，就如同使用了小直径的修复基台。与正常基台相比，小直径基台对抗侧向力的能力降低，增加固位螺丝松动的可能。因此使用抛光保护罩可以阻止这种情形的发生[64]。

过去由于价格相对低廉，塑料铸造甚台比成品基台更受欢迎。应用这种方法，整个基台以铸造塑料为基础的铸造合金制成。必须要知道的是：即使采用了最好的加工设备，这种铸造的基台仍然不能与机械加工的成品基台相比，当然不推荐使用。

Herson建议使用如下方法降低铸造基台缺陷：化学方法剥离铸型，不能直接对铸型做喷砂处理、包围尖端面，抛光帽包裹种植体连接面，掏挖螺丝开孔，使用高倍放大显微镜仔细检查铸件内面，去除各种阻塞物[64]。

相对于塑料铸造基台，出现了铸造成品金属接圈基台，即种植体金属接触面是成品机器研磨而成。尽管金属成品接圈有精密的适合性，但在铸造过程中还是有可能受到损坏，需要仔细保护。Herson建议使用如下方法应对铸造成品金属接圈基台问题：化学方法剥离铸型、不能直接对铸型做喷砂处理、抛光帽包裹种植体连接面[64]。

虽然现代各种种植组件和CAD/CAM技术能够解决上述问题，但是必须知道大量种植体已经采用了上述传统方法修复。这些种植体已经成功骨结合并且会继续在口内存在相当长的时间，有缺陷的修复体已经在种植体上了。这些修复体固位螺丝会出现反复松动，更换固位螺丝也不能解决根本问题，因为这些种植体已经出现损坏。

种植系统

使用高质量种植体

许多种植系统已经在临床上应用许多年了。一些系统已经做了深入研究，取得了良好的临床效果，而另外一些种植系统刚刚进入临床，没有文献资料支持。临床医生有责任选择一款有科学依据的、长期高成功率的种植系统。尽管一些种植厂家宣称自己本身的种植系统是优越的，然而完全没有并发症的种植系统在市场上是不存在的。特定厂家的种植系统更容易在特定地区出现并发症，但这并不意味着该种植系统有更多的并发症，只能说明这一地区该种植系统更受欢迎。负责任的厂家会设计特殊的种植工具应对种植并发症，并不断地让医生得到教育。他们还提供高水平的技术支持来帮助医生了解种植体及其组件。

修复因素

被动就位

被动就位是指在种植基台和上部被固定的修复结构之间不存在缝隙和不良应力[66]。因为不可避免的临床和技工室误差，导致种植体接口与上部修复部件之间的对接不良，不能形成良好的被动就位[67]（图13.15）。文献报道：对于部分的对接不良有一定的生物容忍度[67-71]。然而修复体的对接不良可以造成机械并发症。我们必须知道一旦有螺丝在对接不良的情况下拧紧修复体，修复体与基台之间的缝隙将会关闭，造成修复体完全对接良好的假象[72]。然而这只是一个假象，因为不合理应力存在于骨-种植体-修复支架之间，可引起机械并发症。这些应力可以影响螺丝连接的稳定，引发长期螺丝松动的风险[73]。Kallus 和Bessing 报道：松动螺丝现象经常在全牙列种植5年的病例中出现，原因是种植修复体与种植体之间的对接不良引发

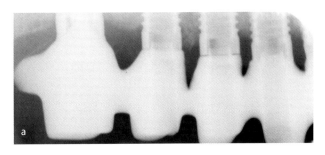

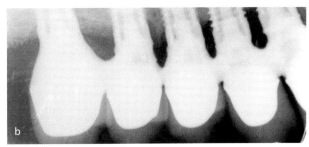

图13.15　a. 5单位修复体支架就位时发现微小缝隙，显示没有被动就位。b. 当所有螺丝全部拧紧时，支架与种植体之间的缝隙消失。但是支架受到不合理应力，可能影响螺丝连接的稳定性，可能导致未来螺丝松动

基台松动[74]。

研究表明：绝对的被动就位在临床上是不易达到的[66,75]。我们应力求达到临床接受的对接适合度，减少机械并发症的发生。在修复过程中，应该仔细地做到如下几点：准确模型制作；利用传统工艺或CAD/CAM技术制作精准支架；在技工室而不是在口内做质量控制[76]。多种方法可以确认支架是否被动就位，包括肉眼观察、探测器检查、交换手指按压、单螺丝固位实验、螺丝抗力测试、放射线检查等[67,77]。这些方法应该作为安装修复体质量控制的一部分。

修复设计

口腔种植应该遵循以修复为导向的治疗设计原则[49]。因此在预想牙位与垂直于𬌗平面的中心位置上设计种植体位点十分重要[10]。在修复设计的基础上合理选择一定直径、长短、数目的种植体，满足患者个性需求[49]。

前牙和后牙的种植要求是不一样的，患者是否有不良咬合习惯也不同。与标准直径种植体（3.75～4mm）相比（14.5%），较大直径种植体（5～6mm）采用手动旋紧经过3～7年观察发生螺丝松动比例较小，为5.8%[55]。然而一旦使用棘轮扳手后，螺丝松动就没有再发生[55]。

悬臂梁

当种植体没有放置在预计修复冠的近远中向和颊舌向中点位置时，就能产生我们不期望的悬臂扭力促使固位螺丝松动[10]（图13.16a）。通常这种悬臂梁在局部缺失牙病例中不被接受，而在全牙列缺牙杆卡修复设计中可接受。可以通过减少义齿排牙数量而减小悬臂梁长度，来降低螺丝松动的可能（图13.16b）。

患者相关的变量

患者会有不同的咬合习惯或异常咬合。异常咬

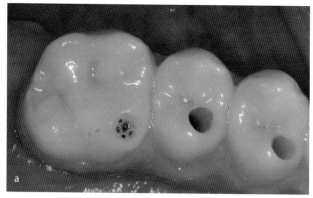
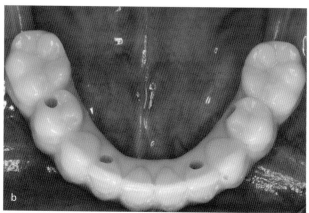

图13.16　a. 当种植体没有放置在预计牙冠的近远中向和颊舌向中点位置时，就能产生悬臂扭力。b. 可以通过减少义齿排牙数量而减小悬臂梁长度，此患者在每一象限内只设计了一颗前磨牙和一颗磨牙来减少悬臂梁长度

合力能超过口内牙科材料的承受力，可以导致螺丝松动、断裂或其他并发症[49,78]。因此提前对患者的异常咬合做出评判是非常重要的，必要时制作并口内戴入咬合夹板。就像对待其他患者一样，种植医生也要知道对种植患者做定期复查与口腔维护。因为口腔始终处在一个动态环境中，包括颌骨生长、牙齿轻微移动，因此口内咬合是需要不断地评估和调整的，有利于医生在出现临床不适症状前及时处理并发症。

重点提示

- 种植修复体松动会有多种病因诊断——不能只认为是单纯的螺丝松动。

- 遵循系统方案进行鉴别诊断和治疗。
- 与患者签订书面知情同意书。
- 获得之前的种植记录信息。
- 治疗前熟悉种植系统。
- 治疗前获得所需的种植组件和种植工具。
- 不能单纯旋紧松动螺丝，应该重新更换。
- 如果患者主诉修复体松动而临床检查稳固，一定要检查对颌牙列情况。
- 如果修复体松动而螺丝未松动，种植体可能发生折断或失败。
- 在问题趋向严重前，尽快地处理种植相关并发症。
- 选择有效方法补偿处理时间（按小时计）。
- 预防螺丝松动的因素，包括：使用原厂特定组件，遵循厂家说明书，使用扭矩扳手。
- 确保扭矩扳手准确性。
- 技工螺丝和临床螺丝分开使用。
- 使用尖端完好的扳手。
- 初次旋紧螺丝后再次旋紧。
- 避免口内种植污染。
- 技工室加工过程的质量控制。
- 使用有质量保证的种植系统。
- 确认修复体临床被动就位。
- 修复为导向的种植体植入。
- 尽量减小悬臂梁。
- 对种植患者做定期检查与咬合检查。
- 控制不良咬合习惯，必要时使用咬合夹板。

致谢

非常感谢Dr Eli Simon和Dr Ady Simon对本章的专业建议。

（马兆峰　轩东英　译）

参考文献

[1] Goodacre CJ, Kan JY, Rungcharassaeng K. Clinical complications of osseointegrated implants. *J Prosthet Dent* 1999; 81(5): 537–52.

[2] Zarb GA, Schmitt A. The longitudinal clinical effectiveness of osscointegrated dental implants: the Toronto study. Part III: Problems and complications encountered. *J Prosthet Dent* 1990; 64(2): 185–94.

[3] Sones AD. Complications with osseointegrated implants. *J Prosthet Dent* 1989; 62(5): 581–5.

[4] Goodacre CJ, Bernal G, Rungcharassaeng K, Kan JY. Clinical complications with implants and implant prostheses. *J Prosthet Dent* 2003; 90(2): 121–32.

[5] Patterson EA, Johns RB. Theoretical analysis of the fatigue life of fixture screws in osseointegrated dental implants. *Int J Oral Maxillofac Implants* 1992; 7(1): 26–33.

[6] Al Jabbari YS, Fournelle R, Ziebert G, Toth J, Iacopino AM. Mechanical behavior and failure analysis of prosthetic retaining screws after long-term use in vivo. Part 1: Characterization of adhesive wear and structure of retaining screws. *J Prosthodont* 2008; 17(3): 168–80.

[7] Al Jabbari Y, Fournelle R, Ziebert G, Toth J, Iacopino A. Mechanical behavior and failure analysis of prosthetic retaining screws after long-term use in vivo. Part 2: Metallurgical and microhardness analysis. *J Prosthodont* 2008; 17(3): 181–91.

[8] Al Jabbari YS, Fournelle R, Ziebert G, Toth J, Iacopino AM. Mechanical behavior and failure analysis of prosthetic retaining screws after long-term use in vivo. Part 3: Preload and tensile fracture load testing. *J Prosthodont* 2008; 17(3): 192–200.

[9] Al Jabbari YS, Fournelle R, Ziebert G, Toth J, Iacopino AM. Mechanical behavior and failure analysis of prosthetic retaining screws after long-term use in vivo. Part 4: Failure analysis of 10 fractured retaining screws retrieved from three patients. *J Prosthodont* 2008; 17(3): 201–10.

[10] Goodacre CJ, Kattadiyil MT, Prosthetic-related dental implant complications: etiology, prevention, and treatment. In: Froum SJ, ed. *Dental implant complications: etiology, prevention, and treatment*, 1st edn. Oxford: Wiley-Blackwell, 2010: 172–96.

[11] Imam AY, Moshaverinia A, Chee WW, McGlumphy EA. A technique for retrieving fractured implant screws. *J Prosthet Dent* 2014; 111(1): 81–3.

[12] Yilmaz B, McGlumphy E. A technique to retrieve fractured implant screws. *J Prosthet Dent* 2011; 105(2): 137–8.

[13] Kurt M, Güler AU, Duran İ. A technique for removal of a fractured implant abutment screw. *J Oral Implantol* 2013; 39(6): 723–5.

[14] Walia MS, Arora S, Luthra R, Walia PK. Removal of fractured dental implant screw using a new technique: a case report. *J Oral Implantol* 2012; 38(6): 747–50.

[15] Nergiz I, Schmage P, Shahin R. Removal of a fractured implant abutment screw: a clinical report. *J Prosthet Dent* 2004; 91(6): 513–17.

[16] Patel RD, Kan JY, Jonsson LB, Rungcharassaeng K. The use of a dental surgical microscope to aid retrieval of a fractured implant abutment screw: a clinical report. *J Prosthodont* 2010; 19(8): 630–3.

[17] Satterthwaite J, Rickman L. Retrieval of a fractured abutment

screw thread from an implant: a case report. *Br Dent J* 2008; 204(4): 177–80.

[18] Williamson RT, Robinson FG. Retrieval technique for fractured implant screws. *J Prosthet Dent* 2001; 86(5): 549–50.

[19] Theoharidou A, Petridis HP, Tzannas K, Garefis P. Abutment screw loosening in single-implant restorations: a systematic review. *Int J Oral Maxillofac Implants* 2008; 23(4): 681–90.

[20] Aglietta M, Siciliano VI, Zwahlen M, Brägger U, Pjetursson BE, Lang NP, Salvi GE. A systematic review of the survival and complication rates of implant supported fixed dental prostheses with cantilever extensions after an observation period of at least 5 years. *Clin Oral Implants Res* 2009; 20(5): 441–51.

[21] Salvi GE, Brägger U. Mechanical and technical risks in implant therapy. *Int J Oral Maxillofac Implants* 2009; 24 (Suppl): 69–85.

[22] Jung RE, Zembic A, Pjetursson BE, Zwahlen M, Thoma DS. Systematic review of the survival rate and the incidence of biological, technical, and aesthetic complications of single crowns on implants reported in longitudinal studies with a mean follow-up of 5 years. *Clin Oral Implants Res* 2012; 23 (Suppl 6): 2–21.

[23] Pjetursson BE, Thoma D, Jung R, Zwahlen M, Zembic A. A systematic review of the survival and complication rates of implant-supported fixed dental prostheses (FDPs) after a mean observation period of at least 5 years. *Clin Oral Implants Res* 2012; 23 (Suppl 6): 22–38.

[24] Romeo E, Storelli S. Systematic review of the survival rate and the biological, technical, and aesthetic complications of fixed dental prostheses with cantilevers on implants reported in longitudinal studies with a mean of 5 years follow-up. *Clin Oral Implants Res* 2012; 23 (Suppl 6): 39–49.

[25] Papaspyridakos P, Chen CJ, Chuang SK, Weber HP, Gallucci GO. A systematic review of biologic and technical complications with fixed implant rehabilitations for edentulous patients. *Int J Oral Maxillofac Implants* 2012; 27(1): 102–10.

[26] Simon H, Raigrodski AJ, Gingiva-colored ceramics for enhanced esthetics. *Quintessence Dent Technol* 2002; 25: 155–72.

[27] Schoenbaum TR, McLaren EA. Retrieval of a defective cement-retained implant prosthesis. *Compend Contin Educ Dent* 2013; 34(9): 692–6.

[28] Patil PG. A technique for repairing a loosening abutment screw for a cement-retained implant prosthesis. *J Prosthodont* 2011; 20(8): 652–5.

[29] Chee WW, Torbati A, Albouy JP. Retrievable cemented implant restorations. *J Prosthodont* 1998; 7(2): 120–5.

[30] Okamoto M, Minagi S. Technique for removing a cemented superstructure from an implant abutment. *J Prosthet Dent* 2002; 87(2): 241–2.

[31] Doerr J. Simplified technique for retrieving cemented implant restorations. *J Prosthet Dent* 2002; 88(3): 352–3.

[32] Schwedhelm ER, Raigrodski AJ. A technique for locating implant abutment screws of posterior cement-retained metal-ceramic restorations with ceramic occlusal surfaces. *J Prosthet Dent* 2006; 95(2): 165–7.

[33] Figueras-Alvarez O, Cedeño R, Cano-Batalla J, Cabratosa-Termes J. A method for registering the abutment screw position of cement-retained implant restorations. *J Prosthet Dent* 2010; 104(1): 60–2.

[34] Daher T, Morgano SM. J The use of digital photographs to locate

[35] Wilson TG Jr. The positive relationship between excess cement and peri-implant disease: a prospective clinical endoscopic study. *J Periodontol* 2009; 80(9): 1388–92.

[36] Wadhwani CP. Peri-implant disease and cemented implant restorations: a multifactorial etiology. *Compend Contin Educ Dent* 2013; 34 (Spec No 7): 32–7.

[37] Mangano F, Macchi A, Caprioglio A, Sammons RL, Piattelli A, Mangano C. Survival and complication rates of fixed restorations supported by locking-taper implants: a prospective study with 1 to 10 years of follow-up. *J Prosthodont* 2014; 23(6): 434–44.

[38] Sherif S, Susarla HK, Kapos T, Munoz D, Chang BM, Wright RF. A systematic review of screw-versus cement-retained implant-supported fixed restorations. *J Prosthodont* 2014; 23(1): 1–9.

[39] Saponaro PC, Heshmati RH, Lee DJ. Using a porcelain furnace to debond cement-retained implant crown from the abutment after screw fracture: a clinical report. *J Prosthodont* 2014, Oct 14. doi: 10.1111/jopr.12233 [Epub ahead of print]

[40] Alsiyabi AS, Felton DA. Technique for removing cement between a fixed prosthesis and its substructure. *J Prosthodont* 2009; 18(3): 279–82.

[41] Bluebond-Langner R, Rodriguez ED, Wu AW. Discussing adverse outcomes with patients and families. *Oral Maxillofac Surg Clin North Am* 2010; 22(4): 471–9.

[42] Woods M, Woods MB. *Ancient machines: from wedges to water wheels.* Minneapolis, MN: Twenty-First Century Books, 2000: 58.

[43] Burguete RL, Johns RB, King T, Patterson EA. Tightening characteristics for screwed joints in osseointegrated dental implants. *J Prosthet Dent* 1994; 71: 592–9.

[44] Park JK, Choi JU, Jeon YC, Choi KS, Jeong CM. Effects of abutment screw coating on implant preload. *J Prosthodont* 2010; 19(6): 458–64.

[45] Jaarda MJ, Razzoog ME, Gratton DG. Ultimate tensile strength of five interchangeable prosthetic retaining screws. *Implant Dent* 1996; 5: 16–19.

[46] Jaarda MJ, Razzoog ME, Gratton DG. Comparison of "look-alike" implant prosthetic retaining screws. *J Prosthodont* 1995; 4: 23–7.

[47] Jaarda MJ, Razzoog ME, Gratton DG. Geometric comparison of five interchangeable implant prosthetic retaining screws. *J Prosthet Dent* 1995; 74: 373–9.

[48] Stüker RA, Teixeira ER, Beck JC, da Costa NP. Preload and torque removal evaluation of three different abutment screws for single standing implant restorations. *J Appl Oral Sci* 2008; 16(1): 55–8.

[49] Heitz-Mayfield LJ, Needleman I, Salvi GE, Pjetursson BE. Consensus statements and clinical recommendations for prevention and management of biologic and technical implant complications. *Int J Oral Maxillofac Implants* 2014; 29 (Suppl): 346 50.

[50] McGlumphy EA. Keeping implant screws tight: the solution. *J Dent Symp* 1993; 1: 20–3.

[51] Weinberg LA. The biomechanics of force distribution in implant-supported prostheses. *Int J Oral Maxillofac Implants* 1993; 8: 19–31.

[52] Jaarda MJ, Razzoog ME, Gratton DG. Providing optimum torque to implant prostheses: a pilot study *Implant Dent* 1993; 2: 50–2.

[53] Goheen KL, Vermilyea SG, Vossoughi J, Agar JR. Torque generated by handheld screwdrivers and mechanical torquing devices for osseointegrated implants. *Int J Oral Maxillofac Implants* 1994; 9: 149–55.

[54] Winkler S, Ring K, Ring JD, Boberick KG. Implant screw mechanics and the settling effect: overview. *J Oral Implantol* 2003; 29(5): 242–5.

[55] Cho SC, Small PN, Elian N, Tarnow D. Screw loosening for standard and wide diameter implants in partially edentulous cases: 3- to 7-year longitudinal data. *Implant Dent* 2004; 13(3): 245–50.

[56] Standlee JP, Caputo AA. Accuracy of an electric torque-limiting device for implants. *Int J Oral Maxillofac Implants* 1999; 14(2): 278–81.

[57] Vallee MC, Conrad HJ, Basu S, Seong WJ. Accuracy of friction-style and spring-style mechanical torque limiting devices for dental implants. *J Prosthet Dent* 2008; 100: 86–92.

[58] Britton-Vidal E, Baker P, Mettenburg D, Pannu DS, Looney SW, Londono J, Rueggeberg FA. Accuracy and precision of as-received implant torque wrenches. *J Prosthet Dent* 2014; 112(4): 811–16.

[59] Cantwell A, Hobkirk JA. Preload loss in gold prosthesis-retaining screws as a function of time. *Int J Oral Maxillofac Implants* 2004; 19(1): 124–32.

[60] Siamos G, Winkler S, Boberick KG. Relationship between implant preload and screw loosening on implant-supported prostheses. *J Oral Implantol* 2002; 28: 67–73.

[61] Breeding LC, Dixon DL, Nelson EW, Tietge JD. Torque required to loosen single tooth implant abutment screws before and after simulated function. *Int J Prosthodont* 1993; 6: 435–9.

[62] Gumus HO, Zortuk M, Albayrak H, Dincel M, Kocaagaoglu HH, Kilinc HI. Effect of fluid contamination on reverse torque values in bone-level implants. *Implant Dent* 2014; 23(5): 582–7.

[63] Hurson S. Implant complications and solutions. Oral presentation. Osseointegration Study Club of Southern California. Jan 9, 2015, Manhattan Beach, CA.

[64] Hurson S. Laboratory techniques to prevent screw loosening on dental implants. *J Dent Technol* 1996; 13(3): 30–7.

[65] Hurson S. Practical clinical guidelines to prevent screw loosening. *Int J Dent Symp* 1995; 3(1): 22–5.

[66] Patterson EA. Passive fit: meaning, significance and assessment in relation to implant-supported prostheses. In Naert F.I, ed. *Passive fit of implant-supported superstructures: fiction or reality?* Proceedings of an international symposium. Leuven: Leuven University, 1995: 17–28.

[67] Kan JY, Rungcharassaeng K, Bohsali K, Goodacre CJ, Lang BR. Clinical methods for evaluating implant framework fit. *J Prosthet Dent* 1999; 81(1): 7–13.

[68] Rungruanganunt P, Taylor T, Eckert SE, Karl M. The effect of static load on dental implant survival: a systematic review. *Int J Oral Maxillofac Implants* 2013; 28(5): 1218–25.

[69] Carr AB, Gerard DA, Larsen PE. The response of bone in primates around unloaded dental implants supporting prostheses with different levels of fit. *J Prosthet Dent* 1996; 76: 500–9.

[70] Jemt T, Book K. Prosthesis misfit and marginal bone loss in edentulous patients. *Int J Oral Maxillofac Implants* 1996; 11: 620–5.

[71] Michaels GC, Carr AB, Larsen PE. Effect of prosthetic superstructure accuracy on the osseointegrated implant bone interface. *Oral Surg Oral Med Oral Pathol Oral Radiol Endod* 1997; 83: 183–205.

[72] Clelland NL, Papazoglou E, Carr AB, Gilat A. Comparison of strains transferred to a bone simulant among implant overdenture bars with various levels of misfit. *J Prosthodont* 1995; 4(4): 243–50.

[73] al-Turki LE, Chai J, Lautenschlager EP, Hutten MC. Changes in prosthetic screw stability because of misfit of implant-supported prostheses. *Int J Prosthodont* 2002; 15(1): 38–42.

[74] Kallus T, Bessing C. Loose gold screws frequently occur in full arch fixed prostheses supported by osseointegrated implants after 5 years. *Int J Oral Maxillofac Implants* 1994; 9: 169–78.

[75] Paniz G, Stellini E, Meneghello R, Cerardi A, Gobbato EA, Bressan E. The precision of fit of cast and milled full-arch implant-supported restorations. *Int J Oral Maxillofac Implants* 2013; 28(3): 687–93.

[76] Simon H, Marchack CB. Implant verification cast – a predictable restorative system in implant prosthodontics. *J Calif Dent Assoc* 2010; 38(8): 571–81.

[77] Abduo J, Bennani V, Waddell N, Lyons K, Swain M. Assessing the fit of implant fixed prostheses: a critical review. *Int J Oral Maxillofac Implants* 2010; 25(3): 506–15.

[78] Conrad HJ, Schulte JK, Vallee MC. Fractures related to occlusal overload with single posterior implants: a clinical report. *J Prosthet Dent* 2008; 99(4): 251–6.

[79] Dittmer S, Dittmer MP, Kohorst P, Jendras M, Borchers L, Stiesch M. Effect of implant-abutment connection design on load bearing capacity and failure mode of implants. *J Prosthodont* 2011; 20(7): 510–16.

第14章

单颗种植体美学并发症的处理
Management of complications associated with single-implant esthetics

Oswaldo Scopin de Andrade, Dario Adolfi, Maristela Lobo and Maurício Contar Adolfi

引言

人们对美观和功能的需求日益增长，骨结合不再是种植修复成功的唯一标准[1-4]。在过去30年，随着新生物材料的出现和力学知识的更新，许多关于口腔种植的临床观念都发生了变化。目前，想要通过种植治疗修复缺失牙的患者中有一部分是希望医生能治疗之前存在功能或美学失败的种植体。大部分美学失败病例出现在前牙区，这些失败会打击患者自尊心并影响社会交往。

已经发表的文章中总结了不同类型的种植失败，包括骨结合不成功导致的失败（早期失败）以及由于种植体周围炎导致的种植体周围骨丧失从而出现的临床失败（继发失败）[4,5]（图14.1）。早期种植失败出现在种植体植入后的数周或数月，通常与手术创伤、创口愈合不良、初期稳定性不够、感染或负载过重有关[5,6]。骨结合成功并修复后出现的种植失败通常与微生物感染、种植体周围炎、负载过重或种植体表面玷污后的毒性反应有关。咬合负载过重会导致骨结合迅速失败并伴有种植体松动[7,8]，而微生物感染起始于种植体周围黏膜炎[9,10]（参见第8章、第9章）。在天然牙中，这种感染表现为牙龈炎，就像牙龈炎有可能发展为牙周炎一样，种植体周围黏膜炎可能发展为种植体周围炎[10]。种植体周围黏膜炎是种植体周围软组织的炎症，是可逆的炎症反应，而种植体周围炎会导致种植体周围骨丧失，从而导致功能障碍[11]（参见第9章）。失败的种植体（无论是骨结合失败还是不可治愈的种植体周围炎）需要尽快移除[12]。早期移除失败种植体是为了尽量保存牙槽嵴，为后续治疗创造更好的条件。对于上前牙区的种植失败更是如此，因为这种失败不仅会导致该区域剩余牙槽嵴的严重不足，而且可能波及邻牙或邻近种植体。

尽管关于种植体失败移除后治疗选择的文献比较有限，但对于经过合理设计和操作的种植治疗，其出现的并发症相对简单且易处理[5]。

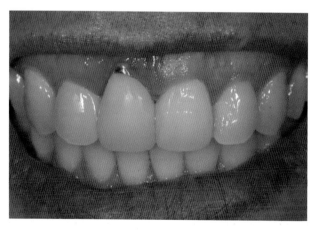

图14.1 8号牙位的种植修复体。种植体位置不正确导致唇侧骨吸收及牙龈退缩

修复失败与牙冠形态、临床冠外形、颜色（色调和亮度）、表面质地、透光度和特性有关。Butler和Kinzer[13]认为修复体失败比种植位置不良导致的失败较容易处理。不同病例的处理方法不同（参见第29章、第30章）。大部分失败与技术有关，万幸的是大部分情况是可逆的。为了避免修复失败，推荐团队合作进行治疗。团队中应包括牙科技师，最好是有丰富知识和临床经验的技师。图14.2展示的是一例修复失败病例。患者10号牙位是种植修复，9号与11号牙位是瓷贴面修复。治疗后9个月，患者抱怨修复体变暗。从临床照片中可以看到，种植修复体比邻牙颜色略黄。这是由于侧切牙使用了烤瓷冠修复而邻牙是全瓷修复，不同材料的特性导致的，这种并发症容易处理，将螺丝固位的修复体更换即可。

本章主要讨论种植修复的美学并发症以及种植体周围组织评价，探讨美学并发症的预防措施及出现后的治疗策略。

并发症的种类、发生率及病因

为了能做出符合仿生学特征并尽量接近天然牙外观的修复体，研究者和临床医生不断寻求能够尽量保存组织并实现种植体周围组织重建的方法，力求使种植修复体能实现与周围天然软硬组织完美的解剖和生物学整合[14]。完美的整合使人几乎分辨不出天然牙和种植修复体，这需要仔细完成每一步才能达到（图14.3）。

与全口种植修复相比，关注单颗牙种植修复美学并发症的文献很有限[7,9,10,15]。Belser等[16]对美学区种植修复的文献进行了综述。文章认为美学区种植体存留率与牙列其他位置并无差异。然而，笔者指出综述中的大部分研究并没有使用明确的美学指标进行评价。

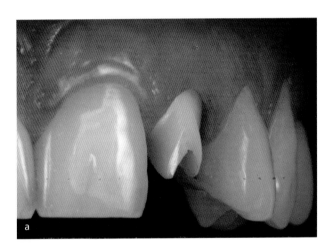

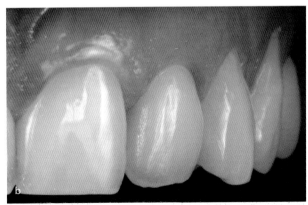

图14.3 a. 种植修复体瓷基台周围软组织支持良好。b. 最终修复体美学效果与生物整合性好

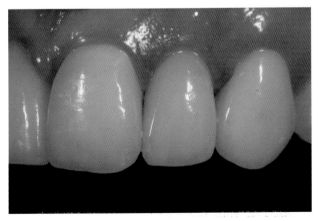

图14.2 图示10号牙位种植修复体由于与邻近瓷贴面色泽不同而导致的美学并发症

Meijer等指出目前缺乏用于种植修复体美学评价的指标[17]。他们提出目前使用的指标多是来源于其他治疗，并不一定适用于种植修复。因此，需要提出一种用于评价种植修复体的美学指标。他们提出了9个指标，包括牙冠的解剖形态、颜色、轮廓以及种植体周围软组织的特性。笔者使用幻灯片验证了这种方法，提出"种植体冠部美学指数"是一种可以用于评价种植体美学效果的客观指标[17]。

另一篇文章评价了外伤缺牙后的单颗牙种植修复疗效[18]。评价包括患者自我评价和临床医生专业评价。患者填写关于牙冠颜色、形态、高度和大小满意度的问卷。专业评价由一名从未接触过患者的全科医生进行。研究共纳入32名患者的42颗牙。实验组的患者在种植前进行了正畸治疗、植骨术或其他治疗以实现组织增量和外形重塑。治疗后对患者随访2～5年，满意率高达91%，对冠高度和形态的满意率高达97%。最常见的修复并发症（12%）是牙冠松动，重新粘接后没有后续问题出现。对结果进行分析后，笔者得出结论，通过正确的治疗设计和实施，无论是从患者角度还是专业角度，满意度都很高，从技术角度讲，例如粘接不当导致的失败很容易解决。

唇侧骨量不足是导致手术并发症的常见原因，它可以出现在牙齿拔除后的任何时间，常会导致种植体植入位置偏舌侧[19]。为了避免出现这种情况，常需使用植骨术或再生技术[20-22]。然而这些方法通常比较耗时而且效果不可预期。即使种植体植入后唇侧仍有薄的骨板，仍有暴露风险，未来组织高度不可预期[23,24]。多位学者报道上前牙拔除后平均剩余骨壁厚度约为0.8mm，其中87%的骨壁厚度小于1mm[25,26]。近期临床医生更倾向使用的宽直径种植体也会导致唇侧骨壁厚度不足或出现唇侧组织退缩[27]。牙龈和骨组织常在修复后才出现退缩，这是

由于薄的骨组织和软组织不能承受修复基台外形产生的压力。

美学区种植成功的策略

无论种植修复单颗牙还是多颗牙，都需要遵循一些治疗原则。Funato等[28]认为成功的种植治疗需要满足以下几点：（1）可用的组织量，包括骨量、血供、结缔组织和上皮组织的质和量[29]；（2）（在制订治疗方案时）选择无论手术阶段还是修复阶段最具有机械和生物学优势的种植系统；（3）微创手术操作，将种植体植入最适宜修复的三维（3D）位置[14]；（4）在适宜的时间拔牙、组织重建、植入种植体、负载。

由于种植体可以看作是修复体的根方延伸部分，所以种植治疗要以修复为导向。因此，在开始阶段应该由修复医生设计治疗方案，手术部分应视为修复前的准备阶段。即使近年来口腔种植学不断发展，仍有一些临床医生仅根据骨量判断种植体植入的位置，这会导致不良的修复位置及相应的软组织、修复体及种植体反应。在拔牙、移除种植体、组织重建、种植等手术前需要先明确解剖、功能和美学方面的修复学指标。这种合作的理念是基于跨学科的策略。每个患者的具体情况和要求不同，所以每个病例都是独一无二的。虽然每个病例带来的临床挑战不同，但关于不同种植系统的优缺点、健康和疾病状态的组织特点、牙周生物型、种植手术和修复时机的知识是相通的。每个病例的治疗流程都需要和团队成员仔细讨论并和患者沟通解释后才能确定。

拔牙：避免并发症的重要环节

决定牙齿去留有时并不像看起来那么容易。我

们需要知道天然牙和钛种植体的区别。如果在拔牙阶段没有深思熟虑，有可能会造成邻近牙槽骨和牙列不可逆的破坏。健康的天然牙比钛种植体更有优势，体现在：天然牙在牙槽窝内有铰链运动，具有本体感受功能，牙槽骨有来自牙周膜血管丛的血供，边缘龈组织有来自牙及牙槽骨通过纤维组织连接的支持[30]。虽然随着医学的发展，现在的种植修复可以模拟缺失牙的解剖、功能和美学特征，能长期维持组织健康，但仍应首选保留天然牙而非种植修复。

　　尽管种植治疗以修复为导向，但拔牙、种植手术及组织处理/重建等外科部分也需要谨慎进行。适当结合应用不同的外科程序为患者最终的治疗效果打下良好的基础。推荐应用的外科治疗流程图见图14.4，包括：（1）拔牙后位点保存或即刻种植；（2）拔牙后早期或延期组织重建；（3）拔牙后不进行再生治疗或位点保存，视情况即刻、早期或延期种植；（4）即刻或择期组织重建后同期种植。

　　从手术角度讲，在适宜的位置采用不翻瓣技术进行种植是有优势的（参见第22章）。多篇文献认为与不翻瓣相比，翻瓣本身会导致更多的骨吸收[31,32]。这可能与翻瓣破坏了骨膜的血供有关[33]。然而，不翻瓣技术有特定的适应证，不能用于所有病例。同时进行组织重建和种植体植入通常需要翻瓣来保证术区的操作和清晰的视野。术前根据临床状况、科学证据和生物学特性预判能否取得理想的疗效极为重要。虽然保守治疗通常比较好，但有时并不是最适合的方案。

　　可以确定，当临床医生合理实施种植治疗3个最重要的手术阶段（拔牙、组织重建、植入种植体）时，治疗成功率会得到提高。在设计美学修复前会遇到各种临床状况，包括：（1）计划拔除的牙暂时情况尚可，可以择期种植；（2）由于感染

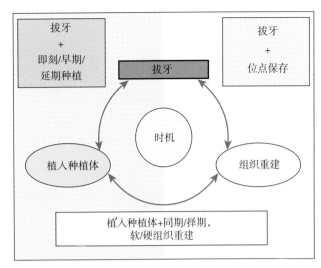

图14.4　牙种植的四维理论[34]，种植外科手术3个步骤的可能联系和时机选择

和/或炎症的存在需要立即拔牙；（3）牙齿已经拔除，牙槽窝已经愈合，但存在明显的组织缺损；（4）牙齿拔除不超过8周，牙槽窝正在愈合尚未完全修复；（5）种植修复体出现了问题，确实需要拔除后再次种植。

　　在这些情况中，对于医生来说，第一种情况最为理想，有更好的条件可以考虑如何进行组织保存和组织增量。这些病例的治疗选择也更多，由于没有感染的存在，可以进行即刻种植。组织增量在拔牙前即可实现，包括缓慢的正畸牵引[35,36]，保留牙周膜对牙槽骨的血供，通过将牙根暂时或永久"埋"在牙槽骨内实现软组织增量[37]。另外，可以分阶段拔牙或微创拔牙尽量保存软硬组织，可以在种植体骨整合完成能够进行固定临时修复前使用树脂粘接桥做暂时修复[35,38-40]。这种选择策略可以避免同时拔除多个相邻牙齿，保护了邻面骨和龈乳头的完整性和稳定性，在种植体一侧骨愈合时保留了另一侧骨壁。

　　第二种临床情况中，牙齿由于感染需要早期拔除，没有机会对已经破坏的牙槽窝进行可预期的再生治疗。这种情况需要在拔牙时小心操作，在清除

感染的前提下尽量减少组织丧失。由于机体对感染的反应，医生应该在拔牙后8~12周进行组织再生治疗或早期种植手术。

第四种临床情况，患者近期已拔牙，比下段描述的第三种情况要好些。因为在第三种情况下，即使骨量能够种植，通常也需要进行结缔组织移植来加厚生物型，避免出现种植相关并发症[41]。

已经愈合的牙槽窝（第三种情况）其组织缺损的程度取决于缺牙时间、拔牙原因、生物型、拔牙方法以及拔牙后有没有进行再生治疗。最差的情况是颊侧骨板由于感染或外伤完全吸收，骨缺损再生可能小，缺牙区骨高度和宽度以及软组织量均不足。这些极端病例往往需要种植前及种植同期进行组织重建。然而，由于组织缺损过多，这种复杂病例能够获得再生的量有限。

第五种临床情况越来越常见，临床医生应该有处理这类问题并尽量保留种植体功能的能力。即使种植体位置不佳，也不能轻易决定移除和/或替换种植体（参见第11章、第24章和第25章）。需要评估骨量和骨整合程度以及适宜的移除技术，同时需要考虑在移除同期还是延期种植时进行组织再生处理。

基于临床情况、科学证据以及生物学表现，有经验的临床医生应该知道如何获得可预期的疗效。

解决种植修复美学并发症的关键因素

获得良好种植修复美学效果的关键因素与解决美学并发症的关键因素相同。Adolfi[42]提出的各项指标，可用于对各方面因素进行分析，以获得美观与和谐的修复效果（图14.5）。与拔除天然牙的区别在于，移除单颗种植体可能造成更大的创伤，所以在处理临床病例前需要仔细评估关键因素。经过多年的研究和临床观察，现在可以确定的是某些临床方法可以帮助医生获得良好的种植修复美学效果。最好的方法详见下文。

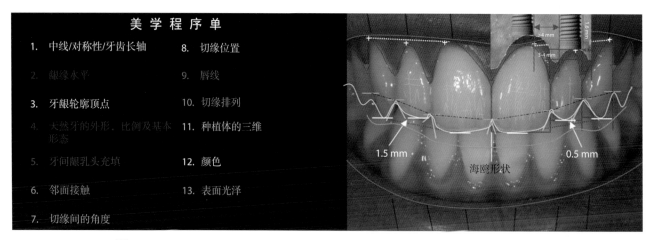

图14.5 美学程序单[42]。用于分析美学协调修复的所有考量

良好三维位置的设计

将种植体植入设计良好的3D位置中，有利于保持组织厚度，获得合适的种植体周生物学宽度，有足够的间隙放置基台和其他修复材料，可以选择螺丝固位或粘接固位的修复体。种植体植入建议位置包括：

- 冠根向：种植体应位于预期龈缘位置的根方 2~4mm
- 颊舌向：推荐保留2mm颊侧骨壁以防止颊侧组织吸收，种植体应位于切缘偏腭侧
- 近远中向：种植体距离相邻天然牙2mm，距离相邻种植体3mm[14,28,43,44]

推荐使用通过理想蜡型定位的外科导板进行种植手术。即使注意了这些细节并完全按照步骤将种植体植入在理想的3D位置上，术后也可能出现少量退缩，但这种退缩可以单纯通过结缔组织移植术来纠正（图14.6）。

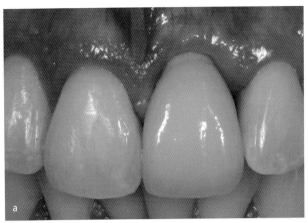

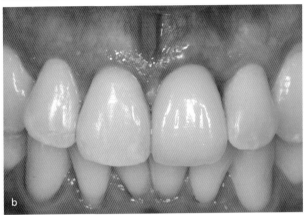

图14.6 种植修复的9号牙唇侧中央有退缩（a），结缔组织移植术后（b）（术者：Sergio Siqueira Jr，巴西圣保罗）

种植系统的选择

选择有缩窄平台的种植系统（平台转移），可以将种植体–基台界面内移，使种植体远离外部环境。种植体与基台界面相差越大，平台转移技术减少骨吸收的作用越大[45,46]。

种植体/基台直径差别带来的显著优势是可以将种植体植入牙槽嵴顶下，可以在种植体冠方保存骨和软组织，甚至可以促使软组织长到或超过种植体边缘，并且不受修复材料的影响[47-49]。

一些学者认为这种外形会使炎症浸润带内移，软组织和/或骨组织形成生物学封闭将种植体表面与口腔环境隔绝[50]。Hurzeler等[51]比较了14个平台转移单冠修复种植体与8个未使用平台转移技术但修复方式类似的种植体，在修复后1年，平台转移种植体的骨吸收明显更少。Atieh等[52]回顾了10篇文献

共1239颗种植体，发现虽然种种植体存留率没有差异，但平台转移明显会减少骨丧失。笔者同时指出当平台转移差在0.4mm以上时对于骨组织的保护作用更强。

选择稳定圆锥形连接的种植体

由于圆锥形连接可以减少种植体/基台连接处的微动，所以像螺丝松脱或组件折断这种生物力学并发症发生率比较低[53-55]。

Tesmer等[56]发现受益于圆锥形连接的密合度，细菌定植有减少的趋势，从而保护了种植体周围骨组织[53,54,56-60]。基台连接的稳定性可能比微间隙的存在对炎症和骨丧失的影响更大。

King等[61]的一项随访研究也认为基台/种植体连接的稳定性或无动度比微间隙的大小更重要。

Verdugo等近期的一项体外研究发现无论螺丝的扭矩多大，内连接种植体的微渗漏都小于外连接种植体[62]。

最终修复基台的放置

如果可能的话，尽量在手术同期放置最终修复基台，并在4周内不再进行再连接。Small和Tarnow[63]的研究表明基台连接后3个月唇侧龈缘达到稳定。Abrahamsson等[64]对狗进行的组织学研究也证实了基台取出/再连接的有害性。

近期，一项纳入了48颗下后牙区种植体的研究发现[65]，不移除在手术同期放置的基台，可以减少即刻修复种植体周围的骨改建。种植手术同期使用最终修复基台，可以保存在早期愈合时的初始生物学宽度[64,66]。有些临床情况在手术当天不适合放置基台，更不可能放置最终修复基台，这种情况需要避免过度或重复取出/再连接。

避免侵占空间

确保种植体直径、基台穿龈形态、临时或最终修复体的外形适宜，避免侵占原有软硬组织空间[67]。评估以上所有数值，使用小直径基台，创造出特殊的解剖结构：室腔。基台周围的3D生物学空间界定范围：底部（种植体界面），四周骨壁，顶部，特别是即刻临时修复体的底部。根据以往报道[68-70]，此空间内充满由胶原纤维组成的结缔组织，形成了围绕基台的3D网状结构。这种通过手术和修复手段获得的"室腔"内的生物学平衡，是能够获得满意治疗效果的重要原因，这种平衡对于长期疗效的保持至关重要。

为了避免唇侧骨板过薄或穿孔从而造成附着组织丧失和种植体暴露，推荐使用3.75 mm的标准直径或略小直径的种植体[71,72]。一些关于牙与种植体

间距的研究认为为了保留龈乳头，牙与种植体间距至少应有1.5mm[73]。另外，小直径种植体有特殊设计的基台，能提供更多颈部组织空间。

改善软组织美学的轮廓修整

可以通过修整基台或临时冠轮廓改善种植修复体周围的软组织美学[74]。轮廓修整的作用差异很大，取决于对 "关键轮廓" 还是 "次关键轮廓" 的修整，因为这两种情况各具有重要的临床意义。

"关键轮廓"是指种植体基台与即刻置于龈缘根方牙冠之间的区域，360°环绕在修复体周围，在冠根向1mm之内非常重要。关键轮廓的唇侧特征对于决定龈缘外形高点和唇侧牙龈边缘高度很重要，而这些位置会影响修复体的临床冠长度[75]。还可以通过修整关键轮廓控制牙龈外形高点的位置。唇侧关键轮廓的凸度会影响牙龈边缘的扇贝状外形。

如果种植体颈部与牙龈边缘之间有足够的距离，关键轮廓根方还会存在"次关键轮廓"。如果种植体植入过浅，这个轮廓就不存在。修整关键轮廓和次关键轮廓都可以改善种植体周围软组织美学，并影响粉色美学指数的7个指标[76,77]。

种植体材料

医生需要选择能促进种植体周围黏膜健康及稳定性的材料。氧化锆基台组织相容性高，对于前牙来说强度足够、美学效果好，适用于所有种植系统。在某些情况中，氧化锆材料可以与纤维组织紧密接触，形成生物封闭，利于长时间保持龈缘稳定。氧化锆基台配合设计正确的种植体周围软组织区域，利于获得良好的穿龈形态和美学效果（图14.7和图14.8）。

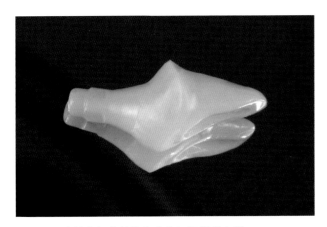

图14.7 个性化氧化锆基台为软组织提供支持

病例报告：解决美学区种植并发症的临床步骤

正如之前所讲，美学区种植修复已被广泛接受，大量文献皆有描述。然而，对于临床医生来说，上前牙的单颗种植修复并不容易，即使有很多技术可用，有时也会产生并发症。美学区种植存在多种挑战，制订适宜的方案至关重要。处理好这些关键因素才能获得良好的治疗效果并长期保持软硬组织稳定。

下面展示一个上前牙种植并发症病例的处理过程，尽量通过最小的创伤保存骨组织和牙周结构，获得理想的美学和功能。需要强调的是每一步都要小心进行，以免问题反复发作。

诊断和治疗设计阶段

患者，32岁，女，主诉两颗种植牙肿痛（7号和10号牙位）。患者因为先天缺失双侧上颌侧切牙，几年前进行了种植修复。初诊时患者描述了之前治疗的过程。患者首先接受了正畸治疗获得足够的近远中距离。随后从正中联合取骨进行自体骨移植，8个月后植入种植体。患者唇线高，微笑时能暴露出龈乳头及部分牙龈（图14.9）。初诊口内照见图14.10。患者对种植修复的美观并不在意。患者

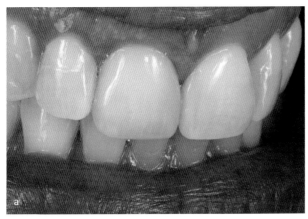

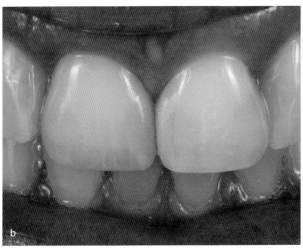

图14.8 采用了氧化锆基台和粘接固位修复的8号牙位最终修复效果的侧面（a）和正面观（b）（术者：Robert Carvalho da Silvab，皮拉西巴卡，巴西）

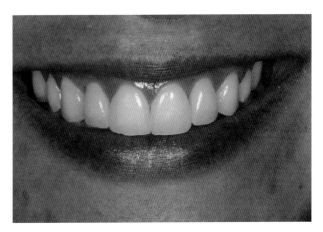

图14.9 术前照显示了患者的笑线

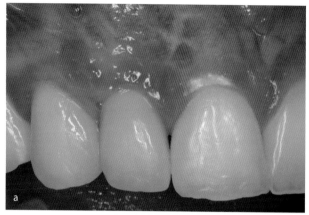

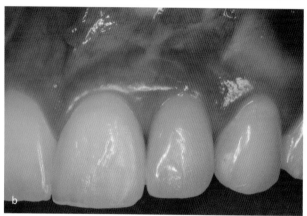

图14.10   右侧面照显示7号牙位种植体初诊时的状况（a），左侧面照显示10号牙位种植体初诊时的状况（b）

不吸烟，口腔卫生状况非常好。

局麻下对种植体进行牙周探诊，发现两颗种植体唇侧都有深牙周袋。由于唇侧骨板缺失，触诊可以感觉到种植体的螺纹。影像学（CT）检查也确诊了两颗种植体唇侧骨板缺失（图14.11）。仔细分析该病例后，向患者解释治疗方案。患者能接受的方案包括移除种植体，软硬组织增量，随后再次种植。

移除种植体及第一次组织增量

目前，临床医生可以选用专用工具移除种植体。需要指出的是，移除种植体与拔除有牙周膜的天然牙不同。移除上颌种植体最保守的方式是使用反扭矩扳手。本病例先去除粘接冠和基台，随后使用反扭矩扳手将失败的种植体旋出来（图14.12）。用刮治器清理种植窝并用无菌盐水冲洗。然后用可吸收膜覆盖颊侧缺损并缝合。种植窝内放置骨替代材料（ Bio-Oss；Osteohealth Shirley，纽约，美国）并缝合固定（图14.13）。为了更容易清洁，术后3周患者佩戴可摘活动义齿，3周后更换为更舒适的复合树脂酸蚀（马里兰桥型）的金属固定义齿。

植入种植体

6个月后再次拍摄CT，显示新骨生成，可以将种植体植入理想的3D位置（图14.14）。组织已经

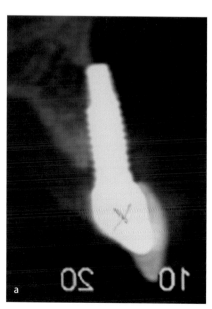
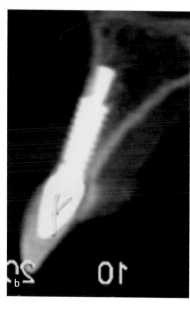

图14.11   CT扫描显示7号牙位种植体唇侧骨板完全缺失（a），10号牙位种植体唇侧骨板部分缺失（b）

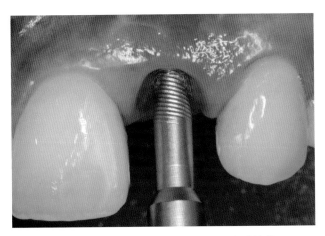

图14.12 使用种植体移除工具移除10号牙位种植体

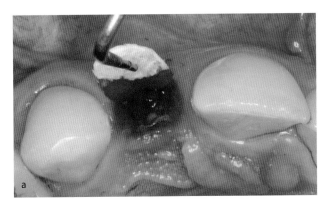

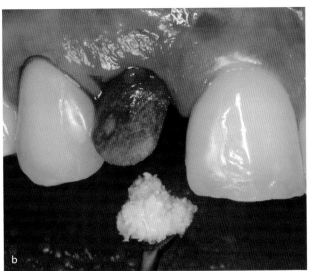

图14.13 a. 放置可吸收膜。b. 使用骨替代材料填充移除种植体后的空间（术者：Paulo Fermando Cavalho，圣保罗，巴西）

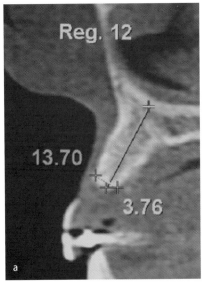

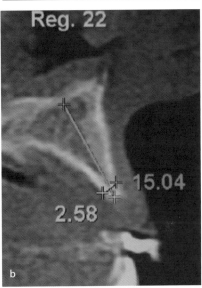

图14.14 6个月后，CT显示。a. 7号牙位有新骨生成。b. 10号牙位有足够供种植的骨组织

愈合，临床表现健康（图14.15）。双侧（7号、9号）均行全厚瓣切口以进行软组织增量来修正颊侧组织缺损并植入种植体。同时做牙槽嵴顶切口保证初期愈合和血供。翻全厚瓣保证视野清晰。植入种植体（3.3mm×10mm骨水平种植体；Straumann，瑞士）后，仔细检查颊侧骨板以防螺纹暴露。由于处于美学区，植入种植体后进行了再生治疗，包括放置颗粒状骨粉和可吸收膜，以及取自上腭的结缔组织移植（图14.16）。患者是薄龈生物型，所以需要上述处理来避免露出种植体的灰色[78]。无张力缝合种植区域来保证伤口愈合。随后放置临时冠并粘接在邻牙上。

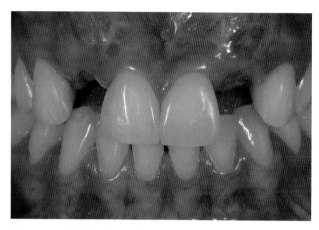

图14.15　移除临时冠后的正面观

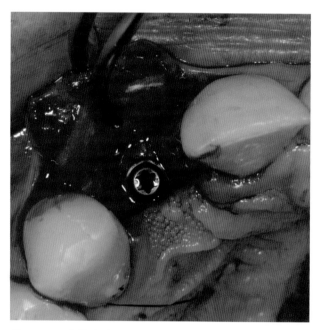

图14.16　种植体植入7号牙位，从图中可以见到可吸收膜和用来增加软组织厚度的结缔组织移植物

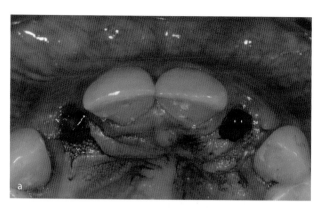

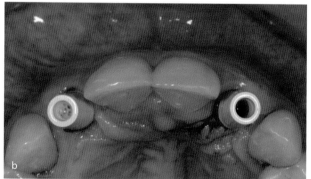

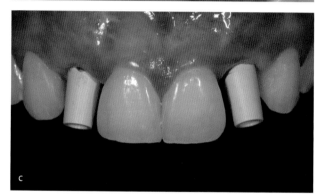

图14.17　a."打孔"暴露种植体。b，c. 制作个性化粘接固位修复体前将临时基台就位

粘接临时修复体

　　愈合4个月后，进行微创二期手术暴露种植体顶部。"打孔"瓣（punch type）利于保存邻面组织，促进龈乳头再生（图14.17a）。放置临时基台（图14.17b），然后用金刚砂车针标记预期的颈缘位置（图14.18）。将基台取下，进行个性化修整，制作丙烯酸树脂粘接的临时修复体。该阶段临时基台不对软组织产生额外压力，只起帮助愈合和支持黏膜的作用。因此，将基台在口外进行个性化修整

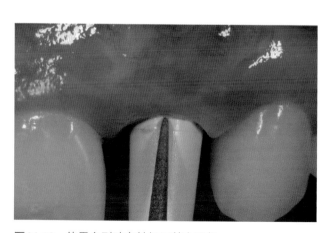

图14.18　使用金刚砂车针标记基台颈部

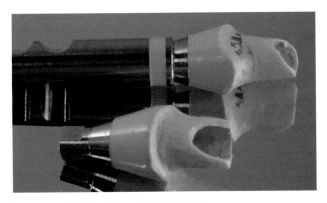

图14.19 个性化修整后的2个临时基台

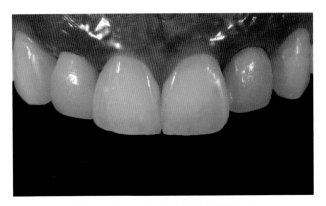

图14.21 粘接固位临时修复体就位后的正面观

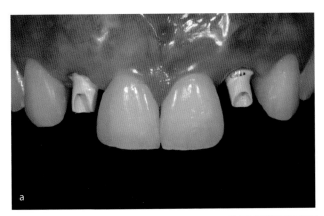

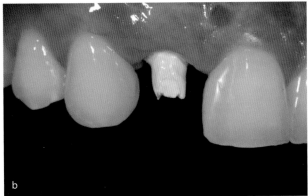

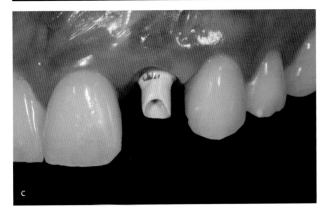

图14.20 a. 基台就位时的口内像。b. 基台右侧观。c. 基台左侧观

以防对软组织造成损伤（图14.19和图14.20）。

使用聚乙烯基硅氧烷（PVS）制取印模，选用适宜直径和设计的印模柱，送技工室制作临时修复体。螺丝固位基台，螺丝孔使用棉球和临时材料填塞。使用临时树脂粘接剂粘接丙烯酸临时修复体（图14.21）。

螺丝固位临时修复体

技工室使用硬石膏灌注模型并制作人工牙龈来模拟口内软组织情况。技师使用弹性材料塑形人工牙龈，修整出合适的穿龈轮廓。根据技师制作出的种植体周围组织形态修整2个新的临时基台。4周后局麻下将粘接固位的临时修复体更换为螺丝固位的临时修复体。如果存在过多的组织压力，可以较容易地在椅旁修整出理想的形态。

制取印模和比色选择

使用螺丝固位临时修复体稳定软组织4个月后（图14.22），使用个性化印模帽制取终印模（图14.23和图14.24）。拍摄数码照片并传给技工室，然后选择合适的遮光度。

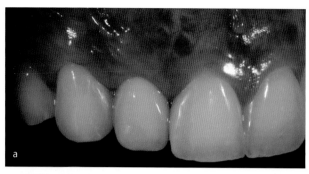

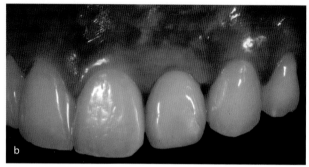

图14.22　螺丝固位修复体放置4个月后7号牙位（a）和10号牙位的（b）侧面观

基台预备的技工室流程

　　印模送至技工室，灌制石膏模型。使用弹性硅胶材料复制颈部和邻面区域。使用计算机辅助设计/计算机辅助制作设备（CAD/CAM）（Ceramill Motion 2，Amann Girrbach，福拉尔贝格，澳大利亚）制作个性化复合基台。这种复合基台是将氧化锆涂层粘接在个性化制作的钛临时基台而成的（图14.25）。粘接修复体最终的全瓷冠是焦硅酸铝内核（IPS e.max press，Ivoclar Vivadent）加生物玻璃瓷饰面制作而成（图14.26）。用磷酸酯单体改性的双固化树脂粘接剂（Panavia F 2.0；Kuraray，大阪，日本），将氧化锆涂层粘接到金属基台上。

最终修复体就位

　　由于制取终印模前用了4个月时间仔细处理牙龈组织，组织目前保持稳定，可以放置最终的种植修复体。在放置最终基台和冠之前检查所有细节，包括邻面接触情况、咬合调整、组织稳定性。在放

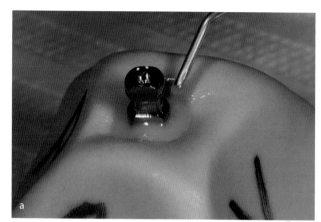

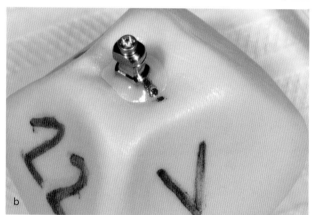

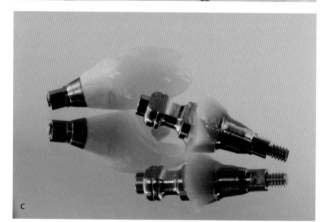

图14.23　a. 使用流动树脂修整印模柱，复制临时修复体塑造的穿龈轮廓。b. 使用红笔标记牙位（巴西为22，美国为10号）和唇侧（V）。c. 修整后的印模柱和临时修复体

置前使用2%戊二醛溶液消毒最终复合基台10min。同时移除螺丝固位的临时修复体并用无菌盐水冲洗龈沟（图14.27）。放入基台，拍2张根尖片确认基台就位，随后立即上扭力（图14.28）。使用

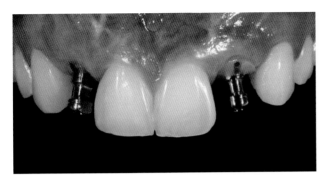

图14.24　印模柱就位

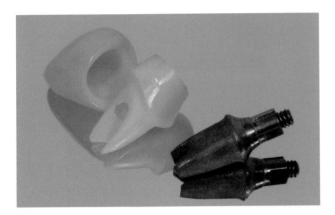

图14.25　复合基台粘接前

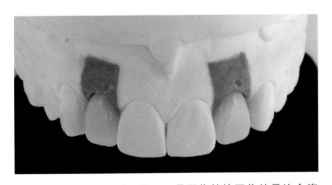

图14.26　石膏模型上7号、10号牙位粘接固位的最终全瓷种植修复体

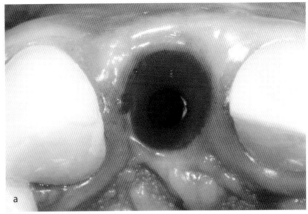

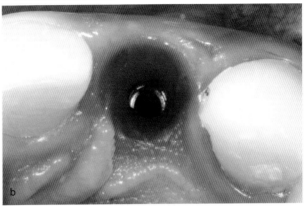

图14.27　7号牙位（a）和10号牙位（b）种植体周围黏膜局部观

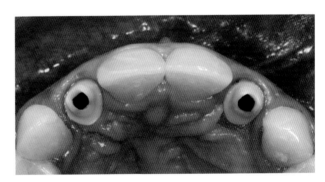

图14.28　7号、10号氧化锆基台就位，螺丝扭矩适宜

单体改性的树脂粘接剂（Clearfil Esthetic Cement；Kuraray；大阪，日本）进行粘接（图14.29）。2周后的临床情况见图14.30和图14.31。术后2年软组织、遮光度、咬合保持稳定，美学效果非常好（图14.32和图14.33）。

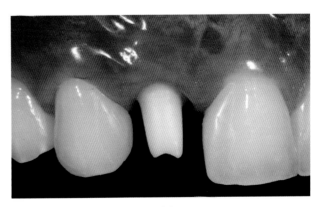

图14.29　7号牙位基台位置的侧面观

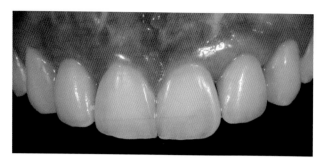

图14.30　E-max冠粘接后即刻

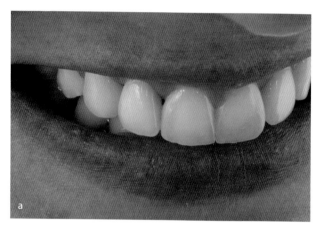

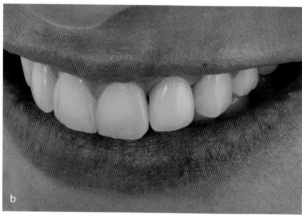

图14.31　a. 右侧微笑观。b. 左侧微笑观

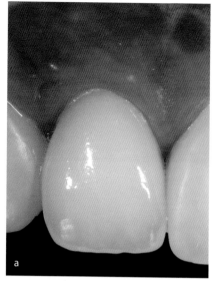

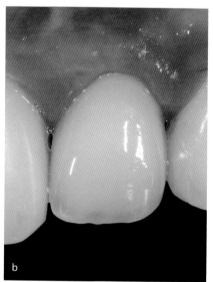

图14.33　7号牙位（a）和10号牙位（b）近照显示良好的软组织美学效果

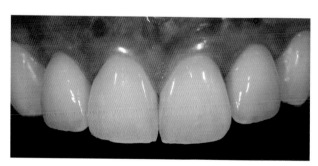

图14.32　冠粘接后30天

结论

目前关于美学种植修复的概念包括使用微创技术，即使是无救的种植体。正如之前所讲，种植修复的最终目标是获得长期的美观和功能。然而并发症时有发生，临床医生应该熟知处理并发症的技术和材料，并根据情况选择最好的治疗方案。

重点提示

- 治疗计划：在需要移除种植体时，选用最适宜的技术和时机。进行种植修复时外科医生与修复医生的合作是必需的，而且在治疗设计阶段就应该开始。

- 复合基台：目前，可以使用CAD/CAM技术制作有氧化锆涂层的个性化基台来增加生物相容性。新技术可以帮助临床医生获得可预期的功能和美观。

- 临时修复阶段：一定要制作个性化的临时修复体，如果医生和/或患者对最终结果不确定，需要制作不止一副临时修复体。

- 手术和修复阶段：再次进行种植修复是一个复杂的治疗过程，需要外科医生和修复医生通力合作，尽量减少不良结果。

致谢

感谢Sergio Siqueria Jr、Paulo Fernando Carvolho、Robert Carvalho da Silva医生提供临床病例，感谢技师Luiz Alves Ferreira。

（王　晶　轩东英 译）

参考文献

[1] Papaspyridakos P, Chen CJ, Singh M, Weber HP, Gallucci GO Success criteria in implant dentistry: a systematic review. *J Dent Res* 2012; 91: 242–8.

[2] Higginbottom FL. Implants as an option in the esthetic zone. *J Oral Maxillofac Surg* 2005; 63(9 Suppl 2): 33–44.

[3] Chrcanovic BR, Albrektsson T, Wennerberg A. Reasons for failures of oral implants. *J Oral Rehabil* 2014; 41: 443–76.

[4] Chrcanovic BR, Albrektsson T, Wennerberg A. Immediately loaded non-submerged versus delayed loaded submerged dental implants: A meta-analysis. *Int J Oral Maxillofac Surg* 2014, Dec 22 [Epub ahead of print]

[5] Salvi GE, Lang NP. Diagnostic parameters for monitoring peri-implant conditions. *Int J Oral Maxillofac Implants* 2004; 19 (Suppl): 116–27.

[6] Esposito M, Hirsch JM, Lekholm U, Thomsen P. Biological factors contributing to failures of osseointegrated oral implants. (II). Etiopathogenesis. *Eur J Oral Sci* 1998; 106: 721–64.

[7] Miyata T, Kobayashi Y, Araki H, Ohto T, Shin K. The influence of controlled occlusal overload on peri-implant tissue. Part 3: a histologic study in monkeys. *Int J Oral Maxillofac Implants* 2000; 15: 425–31.

[8] Piattelli A, Scarano A, Favero L, Iezzi G, Petrone G, Favero GA. Clinical and histologic aspects of dental implants removed due to mobility. *J Periodontol* 2003; 74: 385–9.

[9] Zitzmann NU, Berglundh T, Marinello CP, Lindhe J. Experimental peri-implant mucositis in man. *J Clin Periodontol* 2001; 28: 517–23.

[10] Zitzmann NU, Berglundh T. Definition and prevalence of peri-implant diseases. *J Clin Periodontol* 2008; 35(8 Suppl): 286–91.

[11] Albrektsson T, Isidor F. Consensus report of session IV. In: Lang NP, Karring T, eds. *Proceedings of the 1st European workshop on periodontology*. London: Quintessence, 1994: 365–9.

[12] Mardinger O, Oubaid S, Manor Y, Nis-san J, Chaushu G. Factors affecting the decision to replace failed implants: a retrospective study. *J Periodontol* 2008; 79: 2262–6.

[13] Butler B, Kinzer GA. Managing esthetic implant complications. *Compend Contin Educ Dent* 2012; 33: 514–18, 520–2.

[14] Garber DA, Belser UC. Restoration-driven implant placement with restoration-generated site development. *Compend Contin Educ Dent* 1995; 16: 796, 798–802, 804.

[15] Froum S, ed. *Dental implant complications: etiology, prevention, and treatment*, 1st edn. Oxford: Blackwell Publishing, 2010: chapter 11.

[16] Belser UC, Schmid B, Higginbottom F, Buser D. Outcome analysis of implant restorations located in the anterior maxilla: a review of the recent literature. *Int J Oral Maxillofac Implants* 2004; 19 (Suppl): 30–42.

[17] Meijer HJ, Stellingsma K, Meijndert L, Raghoebar GM. A new index for rating aesthetics of implant-supported single crowns and adjacent soft tissues – the Implant Crown Aesthetic Index. *Clin Oral Implants Res* 2005; 16: 645–9.

[18] Andersson L, Emami-Kristiansen Z, Högström J. Single-tooth implant treatment in the anterior region of the maxilla for treatment of tooth loss after trauma: a retrospective clinical and interview study. *Dent Traumatol* 2003; 19: 126–31.

[19] Leblebicioglu B, Rawal S, Mariotti A. A review of the functional and esthetic requirements for dental implants. *J Am Dent Assoc* 2007; 138: 321–9.

[20] Fagan MC, Owens H, Smaha J, Kao RT. Simultaneous hard and soft tissue augmentation for implants in the esthetic zone: report of 37 consecutive cases. *J Periodontol* 2008; 79: 1782–8.

[21] Buser D, Chen ST, Weber HP, Belsar UC. Early implant placement following single-tooth extraction in the esthetic zone: biologic rationale and surgical procedures. *Int J Periodontics Restorative Dent* 2008; 28: 441–51.

[22] Elian N, Ehrlich B, Jalbout ZN, Classi AJ, Cho SC, Kamer AR, et al. Advanced concepts in implant dentistry: creating the "aesthetic site foundation". *Dent Clin North Am* 2007; 51(2): 547–63.

[23] Chen ST, Darby IB, Reynolds EC. A prospective clinical study of non-submerged immediate implants: clinical outcomes and esthetic results. *Clin Oral Implants Res* 2007; 18: 552–62.

[24] Huynh-Ba G, Pjetursson BE, Sanz M, Cecchinato D, Ferrus J, Lindhe J, et al. Analysis of the socket bone wall dimensions in the upper maxilla in relation to immediate implant placement. *Clin Oral Implants Res* 2010; 21: 37–42.

[25] Morris HF, Ocho S, Orenstein IH, Petraz-zuolo V. AICRG, Part V: Factors influencing implant stability at placement and their influence on survival of Ankylos implants. *J Oral Implantol* 2004; 30: 162–70.

[26] Spray JR, Black CG, Morris HF, Ochi S. The influence of bone thickness on facial marginal bone response: stage 1 placement through stage 2 uncovering. *Ann Periodontol* 2000; 5: 119–28.

[27] Evans CD, Chen ST. Esthetic outcomes of immediate implant placements. *Clin Oral Implants Res* 2008; 19: 73–80.

[28] Funato A, Salama MA, Ishikawa T, Garber DA, Salama H. Timing, positioning, and sequential staging in esthetic implant therapy: a four-dimensional perspective. *Int J Periodontics Restorative Dent* 2007; 27: 313–23.

[29] Sammartino G, Marenzi G, di Lauro AE, Paolantoni G. Aesthetics in oral implantology: biological, clinical, surgical and prosthetic aspects. *Implant Dent* 2007; 16: 54–9.

[30] Araújo MG, Lindhe J. Dimensional ridge alterations following tooth extraction. An experimental study in the dog. *J Clin Periodontol* 2005; 32: 212–18.

[31] Sunitha RV, Sapthagiri E. Flapless implant surgery: a 2-year follow-up study of 40 implants. *Oral Surg Oral Med Oral Pathol Oral Radiol* 2013; 116: 237–43.

[32] Tsoukaki M, Kalpidis CD, Sakellari D, Tsalikis L, Mikrogiorgis G, Konstantinidis A. Clinical, radiographic, microbio-logical, and immunological outcomes of flapped versus flapless dental implants: a prospective randomized controlled clinical trial. *Clin Oral Implants Res* 2013; 24: 969–76.

[33] Nobuto T, Suwa F, Kono T, Taguchi Y, Takahashi T, Kanemura N, et al. Microvascular response in the periosteum following mucoperiosteal flap surgery in dogs: angiogenesis and bone resorption and formation. *J Periodontol* 2005; 76: 1346–53.

[34] Funato A, Ishikawa T. *4D implant therapy: esthetic considerations for soft tissue management.* Tokyo: Quintessence, 2008.

[35] Kan JY, Rungcharassaeng K, Fillman M, Caruso J. Tissue architecture modification for anterior implant esthetics: an interdisciplimary approach. *Eur J Esthet Dent* 2009; 4(2): 104–17.

[36] Watanabe T, Marchack BW, Takei HH Creating labial bone for immediate implant placement: a minimally invasive approach by using orthodontic therapy in the esthetic zone. *J Prosthet Dent* 2013; 110(6): 435–41.

[37] Salama M, Ishikawa T, Salama H, Funato A, Garber D. Advantages of the root submergence technique for pontic site development in esthetic implant therapy. *Int J Periodontics Restorative Dent* 2007; 27(6); 521–7.

[38] Kan JY, Rungcharassaeng K. Interimplant papilla preservation in the esthetic zone: a report of six consecutive cases. *Int J Periodontics Restorative Dent* 2003; 23: 249–59.

[39] Weiss A, Stern A, Dym H. Technological advances in extraction techniques and outpatient oral surgery. *Dent Clin North Am* 2011; 55(3): 501–13.

[40] Dym H, Weiss A. Exodontia: tips and techniques for better outcomes. *Dent Clin North Am* 2012; 56(1): 245–66.

[41] Grunder U. Crestal ridge width changes when placing implants at the time of tooth extraction with and without soft tissue augmentation after a healing period of 6 months: Report of 24 consecutive cases. *Int J Periodontics Restorative Dent* 2011; 31: 9–17.

[42] Adolfi D. Functional, esthetic and morphologic adjustment procedures for anterior teeth. *Quintessence Dental Technol* 2009; 32: 153–68.

[43] Kois JC. Predictable single tooth peri-implant esthetics: Five diagnostic keys. *Compend Contin Educ Dent* 2001; 22: 199–206.

[44] Grunder U, Gracis S, Capelli M. Influence of the 3-D bone-to-implant relationship on esthetics. *Int J Periodontics Restorative Dent* 2005; 25: 113–19.

[45] Vandeweghe S, De Bruyn H. A within-implant comparison to evaluate the concept of platform switching: a randomized controlled trial. *Eur J Oral Implantol* 2012; 5: 253–62.

[46] Annibali S, Bignozzi I, Cristalli MP, Graziani F, La Monaca G, Polimeni A. Peri-implant marginal bone level: a systematic review and meta-analysis of studies comparing platform switching versus conventionally restored implants. *J Clin Periodontol* 2012; 39: 1097–113.

[47] Novaes AB Jr, de Oliveira RR, Muglia VA, Papalexiou V, Taba M. The effects of interimplant distances on papilla formation and crestal resorption in implants with a morse cone connection and a platform switch: a histomorphometric study in dogs. *J Periodontol* 2006; 77: 1839–49.

[48] Novaes AB Jr, Barros RR, Muglia VA, Borges GJ. Influence of interimplant distances and placement depth on papilla formation and crestal resorption: a clinical and radio-graphic study in dogs. *J Oral Implantol* 2009; 35: 18–27.

[49] Weng D, Nagata MJ, Bell M, Bosco AF, de Melo LG Richter EJ. Influence of microgap location and configuration on the peri-implant bone morphology in submerged implants. An experimental study in dogs. *Clin Oral Implants Res* 2008; 19: 1141–7.

[50] Luongo R, Traini T, Guidone PC, Bianco G, Cocchetto R, Celletti R. Hard and soft tissue responses to the platform-switching technique. *Int J Periodontics Restorative Dent* 2010; 30: 6–17.

[51] Hürzeler M, Ficki S, Zuhr O, Wachtel HC. Periimplant bone level around implants with platform-switched abutments: preliminary data from a prospective study. *J Oral Maxillofac Surg* 2007; 65: 33–9.

[52] Atieh MA, Ibrahim HM, Atieh AH. Platform switching for marginal bone preservation around dental implants: a systematic review and meta-analysis. *J Periodontol* 2010; 81: 1350–66.

[53] Schwarz MS. Mechanical complications of dental implants. *Clin Oral Implants Res* 2000; 11: 156–8.

[54] Bozkaya D, Mufta S, Muftu A. Evaluation of load transfer characteristics of five different implants in compact bone at different load levels by finite element analysis. *J Prosthet Dent* 2004; 92: 523–30.

[55] Mangano C, Mangano F, Piatelli A, Iezzi G, Mangano A, La Colla L. Prospective clinical evaluation of 307 single-tooth morse taper-connection implants: a multicenter study. *Int J Oral Maxillofac Implants* 2010; 25: 394–400.

[56] Tesmer M, Wallet S, Koutouzia T, Lundgren T. Bacterial colonization of the dental implant fixture-abutment interface: an in vitro study. *J Periodontol* 2009; 80; 1991–7.

[57] Norton MR. In vitro evaluation of the strength of the conical implant to abutment joint in two commercially available implant

systems. *J Prosthet Dent* 2000; 83: 567–71.

[58] Stanford CM. Achieving and maintaining predictable implant esthetics through the maintenance of bone around dental implants. *Compend Contin Educ Dent* 2002; 23: 13–20.

[59] Degidi M, Iezzi G, Scarano A, Piattelli A. Immediately loaded titanium implant with a tissue-stabilizing/maintaining design (beyond platform switch) retrieved from man after 4 weeks: a histological and histomorphometrical evaluation. A case report. *Clin Oral Implants Res* 2008; 19: 276–82.

[60] Weng D, Nagata MJ, Bosco AF, de Melo LG. Influence of microgap location and configuration on radiographic bone loss around submerged implants: An experimental study in dogs. *Int J Oral Maxillofac Implants* 2011; 26: 941–6.

[61] King GN, Hermann JS, Schoolfield JD, Buser D, Cochran DL. Influence of the size of the microgap on crestal bone levels in non-submerged dental implants: a radiographic study in the canine mandible. *J Periodontol* 2002; 73: 1111–17.

[62] Verdugo CL, Núñez GJ, Avila AA, San Martín CL. Microleakage of the prosthetic abutment/implant interface with internal and external connection: In vitro study. *Clin Oral Implants Res* 2013, July 4. doi: 10.1111/clr.12217

[63] Small PN, Tarnow DP. Gingival recession around implants: A 1-year longitudinal prospective study. *Int J Oral Maxillofac Implants* 2000; 15: 527–32.

[64] Abrahamsson I, Berglundh T, Lindhe J. The mucosal barrier following abutment dis/reconnection. An experimental study in dogs. *J Clin Periodontol* 1997; 24: 568–72.

[65] Degidi M, Nardi D, Piattelli A. One abutment at one time: non-removal of an immediate abutment and its effect on bone healing around subcrestal tapered implants. *Clin Oral Implants Res* 2011; 22: 1303–7.

[66] Degidi M, Piattelli A, Scarano A, Shibli JA, Iezzi G. Peri-implant collagen fibers around human cone Morse connection implants under polarized light: a report of three cases. *Int J Periodontics Restorative Dent* 2012; 32: 323–8.

[67] Rodriguez AM, Rosenstiel SF. Esthetic considerations related to bone and soft tissue maintenance and development around dental implants: report of the Committee on Research in Fixed Prosthodontics of the American Academy of Fixed Prosthodontics. *J Prosthet Dent* 2012; 108: 259–67.

[68] Romanos GE, Traini T, Johansson CB, Piattelli A. Biologic width and morphologic characteristics of soft tissues around immediately loaded implants: studies performed on human autopsy specimens. *J Periodontol* 2010; 81: 70–8.

[69] Degidi M, Piattelli A, Scarano A, Shibli JA, Iezzi G. Peri-implant collagen fibers around human cone Morse connection implants under polarized light: a report of three cases. *Int J Periodontics Restorative Dent* 2012; 32: 323–8.

[70] Gamborena I, Blatz MB. A clinical guide to predictable esthetics with zirconium oxide ceramic restorations. *Quintessence Dent Technol* 2006; 29: 11–23.

[71] Tarnow DP, Cho SC, Wallace SS. The effect of inter-implant distance on the height of inter-implant bone crest. *J Periodontol* 2000; 71: 546.

[72] Covani U, Cornelini R, Calvo JL, Tonelli P, Barone A. Bone remodeling around implants placed in fresh extraction sockets. *Int J Periodontics Restorative Dent* 2010; 30: 601–7.

[73] Pieri F, Siroli L, Forlivesi C, Corinaldesi G. Clinical, esthetic, and radiographic evaluation of small-diameter (3.0 mm) implants supporting single crowns in the anterior region: a 3-year prospective study. *Int J Periodontics Restorative Dent* 2014; 34: 825–32.

[74] Su H, González-Martin O, Weisgold A, Lee E. Considerations of implant abutment and crown contour: critical contour and subcritical contour. *Int J Periodontics Restorative Dent* 2010; 30: 335–43.

[75] Van Dooren E, Calgaro M. The periodontal-prosthodontic interface around natural teeth and implants. In: Cohen M, ed. *Interdisciplinary treatment planning*: *comprehensive case studies*. Chicago, IL: Quintessence, 2012: 415–37.

[76] Fürhauser R, Florescu D, Benesch T, Haas R, Mailath G, Watzek G. Evaluation of soft tissue around single-tooth implant crowns: the pink esthetic score. *Clin Oral Implants Res* 2005; 16: 639–44.

[77] Steigmann M, Monje A, Chan HL, Wang HL Emergence profile design based on implant position in the esthetic zone. *Int J Periodontics Restorative Dent* 2014; 34: 559–63.

[78] Joly JC, Carvalho PFM, Da Silva RC *Reconstrução Tecidual Estética*: *procedimentos plásticos e regenerativos periodontais e peri-implantares*. São Paulo, Brazil: Editora Artes Médicas, 2010.

第15章
相邻种植修复体的美学并发症
Esthetic complications with adjacent implant restorations

Dennis P. Tarnow, Sang-Choon Cho, Stephen J. Chu, and Stuart J. Froum

并发症

美学区两颗相邻种植体最常见的并发症是牙间龈乳头高度的丧失。即使最终修复体骨结合成功，牙冠颜色、大小、适合度和外形理想，龈乳头高度不足也常导致患者不满意。龈乳头缺失常导致两颗相邻天然牙或种植牙冠间出现"黑三角"（图15.1）[1]。修复医生使用过大的牙冠或粉色瓷试图掩盖这一暗区时往往会出现其他并发症（图15.2）[2]。患者和医生都认为这些修复手段并不是很好的解决方案。

种植体间骨嵴顶到龈乳头顶点的平均距离大约3.5mm[3]。比相邻天然牙龈乳头高度短2mm[1,4]。这种差异是高位笑线和美学区不对称性缺牙患者主要并发症的原因。例如，如果一颗上颌中切牙和相邻的侧切牙是种植修复而对侧天然牙邻面龈乳头完全充盈，就会因为不对称性影响美学效果（图15.3）[5]。只有在上颌两颗中切牙间，较短的龈乳头可能不是大问题。这是因为上颌中切牙之间的

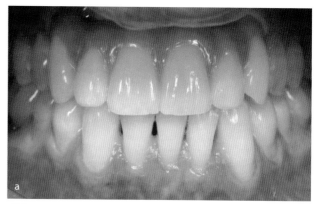

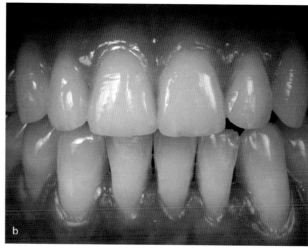

图15.2 a，b. 龈乳头高度不足时使用粉色瓷来关闭邻间隙

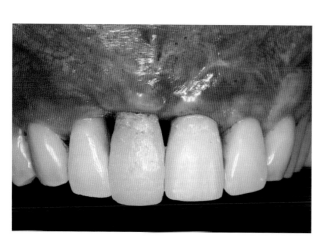

图15.1 种植修复的右上中切牙与邻牙间龈乳头缺失导致"黑三角"

龈乳头处于笑线中间，所以中切牙间和中切牙及侧切牙间龈乳头高度的差异不会引起视觉上的关注（图15.4）。临床医生可以制作略宽，接触点略靠

根方的牙冠来掩盖龈乳头高度的不足，效果通常可以接受[6]。

病因

邻间组织丧失与治疗过程中的多个因素有关。最常见的原因是邻面骨高度不足。这可能是由拔牙前固有的牙周病、牙髓疾病或拔牙时的额外创伤导致。拔牙时翻瓣也会加重唇侧骨板和邻面龈乳头的丧失[7]。如果拔牙或种植时的翻瓣涉及龈乳头，更会加重邻面龈乳头丧失。事实上，与保留龈乳头切口相比，涉及龈乳头的翻瓣会增加骨丧失的风险（图15.5）[8]。两颗相邻种植体植入过近是导致邻面骨丧失的另一个原因。当基台直径与种植体直径相同或略小时，基台–种植体连接界面根方会有1.5～2.0mm的骨吸收[9-12]。然而，骨组织沿着种植体根向吸收的同时，也发生水平向吸收。所以骨吸收是三维方向的。水平方向骨吸收平均值是约1.4mm。报道显示两颗相邻种植体间距小于3mm会增加边缘骨吸收（图15.6）[9]。然而，即使两颗种

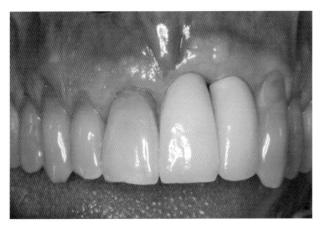

图15.3 左侧上颌中切牙和侧切牙种植修复美学效果差。邻面龈乳头高度明显低于对侧天然牙

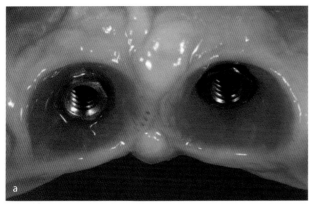

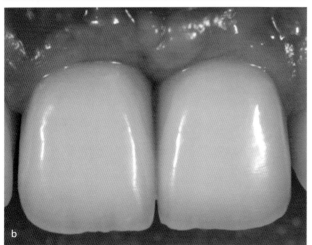

图15.4 两颗上颌中切牙间龈乳头高度不足相对不醒目

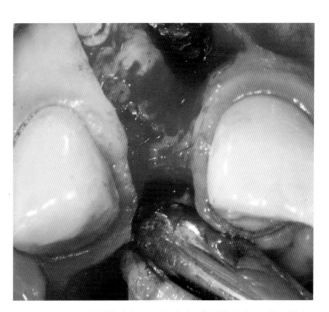

图15.5 采用纵向松弛切口，保留与种植体相邻天然牙的龈乳头，可以保存邻面骨组织和软组织

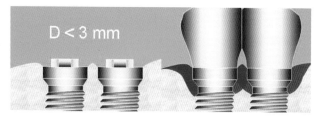

图15.6　种植体植入后，放置标准基台，若两种植体根方间距<3mm，形成生物学宽度过程中发生交叉重叠从而导致邻面软硬组织丧失

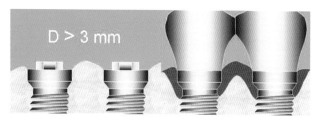

图15.7　即使种植体间距>3mm，由于种植体间平均龈乳头高度较低，仍有可能发生龈乳头高度不足

植体间距大于3mm，仍不能避免龈乳头高度丧失。有时种植体间骨高度正常但龈乳头高度仍不足（图15.7）。这还是因为种植体平均邻面龈乳头高度为3.5mm，而骨嵴顶到邻接点距离通常是4.5~5.0mm。

　　种植体邻面骨丧失以及两颗相邻种植体难以获得良好的美学效果，是因为牙槽嵴顶软组织会随着骨吸收而丧失。如果种植体毗邻牙周健康的天然牙，通常能获得良好的龈乳头外观和高度[13,14]。这是因为龈乳头获得了来自邻牙的牙龈纤维和上皮附着的支撑，这种情况下，组织的生物学宽度位于牙槽嵴顶（图15.8和图15.9），能为龈乳头提供生理

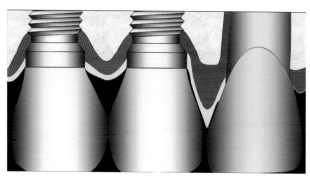

图15.8　天然牙和种植体间的龈乳头能获得来自牙龈纤维和唇侧骨板的支撑

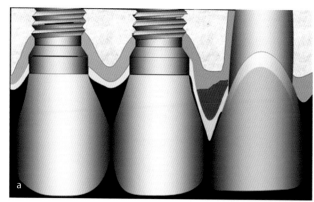

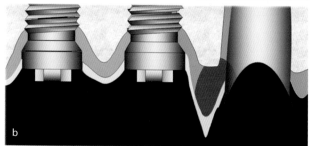

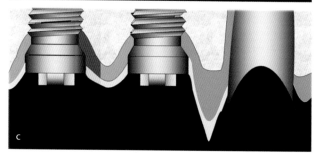

图15.9　a~c. 天然牙和种植体牙槽嵴顶和牙槽嵴下生物学宽度的区别

支持和血供。2颗相邻种植体间生物学宽度位于牙槽嵴顶下。这种生物学宽度的区别可以解释为何美学区两颗相邻种植体间龈乳头较短。另一个原因可能是戴入最终基台前每次更换基台导致的上皮附着位置改变，这会使上皮组织（初始可能位于牙槽嵴顶）根向移位，从而导致龈乳头的支持组织丧失[15]。

预防

　　美学区两颗相邻种植体的治疗设计应该在拔除无救牙前就开始。如果其中1颗或2颗无救牙存在牙龈退缩或骨缺损，拔牙前进行正畸牵引往往有助于

将软硬组织冠向移动[16]。不翻瓣的微创拔牙有利于保持软硬组织。使用骨移植物、骨替代材料和膜进行位点保存是可以保持牙槽窝形态和龈乳头的又一方法[17]。最后，针对美学区软硬组织不足的情况，可以在种植体植入前行增量手术以重建软硬组织。所有这些步骤都是为了避免2颗相邻种植修复牙冠与正常天然牙相比显得冠根向过长。

目前，预防出现龈乳头问题最可靠的方法是避免在美学区种植2颗相邻牙，但2颗中切牙除外。另外，尽可能采用保留龈乳头切口减少邻面骨吸收[8]。一侧中切牙–侧切牙或侧切牙–尖牙种植修复，而对侧是天然牙且龈乳头健康的情况绝大部分会出现美学失败（图15.10）。替代方案是种植中切牙或尖牙，采用带卵圆形桥体的单端悬臂桥修复侧切牙（图15.11）[6]。如果缺牙区有软硬组织缺损，在侧切牙位置放置卵圆形桥体前也要进行软组织移植和植骨处理。另外，需要进行咬合调整避免单端桥在正中颌和前伸颌有颌干扰，这是可以避免造成龈乳头缺失从而影响美学效果的好方法[18,19]。如果4颗上颌切牙均缺失，在双侧侧切牙位置植入种植体，2颗中切牙使用桥体修复或在一侧侧切牙和另一侧中切牙位置植入种植体，另外两颗缺牙采用桥体修复，都会获得良好的美学效果（图15.12和图15.13）。

其他避免产生龈乳头问题的解决方案仍处于

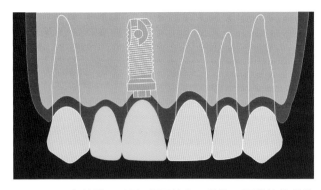

图15.11 当美学区2颗相邻牙缺失，种植一颗种植体并使用单端桥修复可以达到良好的美学效果，保持龈乳头正常的高度和外形

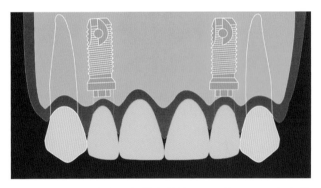

图15.12 4颗上颌切牙都缺失的情况下，植入2颗不相邻的种植体会达到良好的美学效果

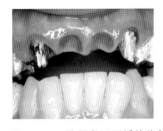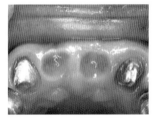

图15.13 使用卵圆形桥体修复可以达到良好的美学效果

探索阶段，需要进一步研究。某些方法似乎效果很好，但缺乏足够的研究证明其可预期性和长期效果。一些方案在相邻种植体植入时，使用1种或联合使用2种技术，显示出一定的应用前景。这些技术包括选用一段式种植体[20]，种植同期戴入最终基台[21]，使用扇贝形平台种植体[22]，只更换一次基台而不是反复更换[23]，使用平台转移技术[24,25]。平台转移是指使用比种植体直径小的基台进行连接。这些技术都获得了不同程度的成功[25]。然而还需要更多的研究以及长时间的观察来判断这些技术的可行

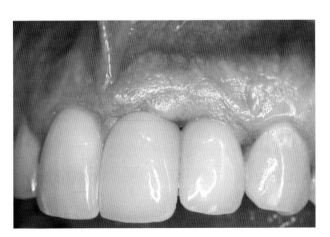

图15.10 左上中切牙和侧切牙区2颗种植体出现了美学并发症，龈乳头较相邻天然牙短，造成美学失败

性。目前为止，正如上文提到的，避免2颗相邻种植体出现美学问题最好的方法仍然是种植1颗并使用单端卵圆桥体修复。

治疗

以下几种方法可以用于治疗出现龈乳头退缩的并发症。最常用的是用修复手段掩盖。可以将牙冠

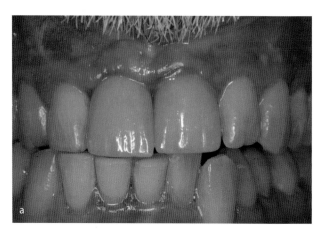

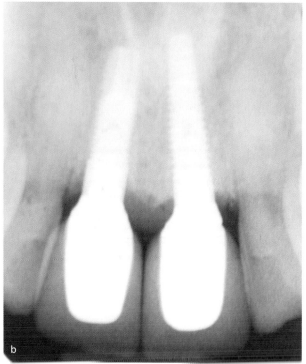

图15.14 a，b 延长2颗种植修复中切牙的接触点能够获得可接受的美学效果，因为这个区域不存在需要对称的问题

制作得略宽并扩大邻面接触点。上文提到，这种方法对于两颗毗邻上颌中切牙效果尚可（图15.14a，b）。然而这种方法会改变最终修复体的外观，患者可能不满意。另一种方法是对相邻种植体旁边的天然牙进行牙冠延长术，然后一起修复美学区的全部牙齿，试图获得对称的美学效果。这种方法虽然能改善美学效果，但眼光挑剔和美学要求高的患者并不一定满意（图15.15a，b）。第三种方法是用粉色瓷关闭外展隙（图15.16a，b）。这种方法可以在保持正常牙冠形态的同时消除黑三角。这种方法可以获得成功。然而，这需要一个有天赋的技师来选择与患者组织匹配的颜色。虽然粉色瓷可以改善美

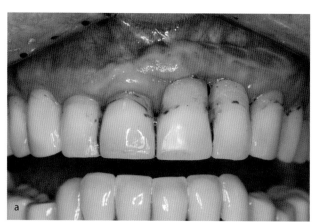

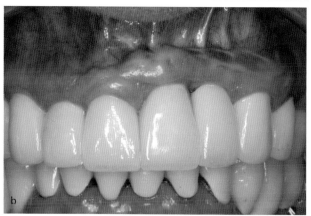

图15.15 a，b. 2颗种植体邻牙行牙冠延长术，然后一起修复，试图获得对称的美学效果。这种方法虽然能改善美学效果，但眼光挑剔和美学要求高的患者并不一定满意

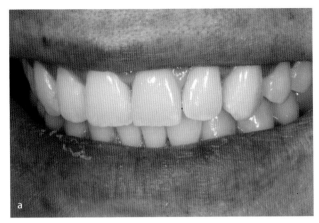

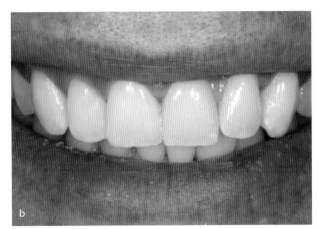

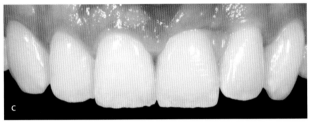

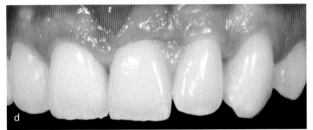

图15.16 另一种关闭邻间隙的方法是用粉色瓷模拟软组织

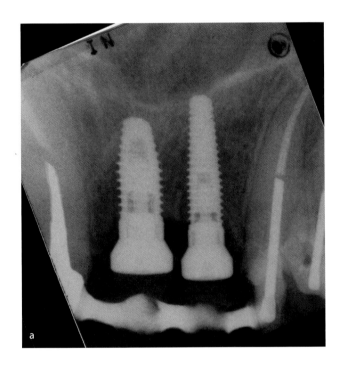

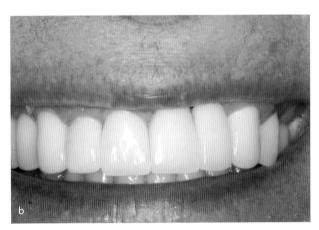

图15.17 a，b. 2颗毗邻种植体（左侧中切牙和侧切牙）间龈乳头缺失患者的初诊像

观，但很多病例还是难以获得理想的效果。

如果粉色瓷或树脂不能改善美观，可能需要通过手术方式使用厚的结缔组织移植将其中1颗种植体（最好是侧切牙）永久埋入（图15.17a，b和

图15.18a，b）。2个月后，使用小卵圆形桥体修复该区域。另一种手术方法是彻底移除其中1颗种植体，但此种方法可能会导致大范围骨缺损，而这种缺损难以弥补，需要更多的软硬组织手术。所

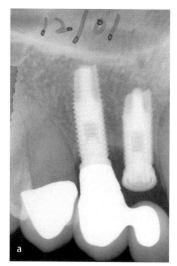

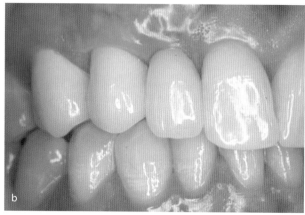

图15.18　a. 如根尖片所示，植入2颗不对称种植体（右侧中切牙和侧切牙）后，使用结缔组织移植包埋其中1颗（侧切牙）后使用"单端桥"修复来保存邻面龈乳头。b. 包埋1颗种植体后，营造出龈乳头及良好的美学效果

以，通常选择包埋1颗种植体来保持骨嵴的解剖形态以简化治疗。

一些临床医生试图用手术方法修复缺失的龈乳头。这些方法只有病例报告[26,27]。遗憾的是，目前尚无可预期的手术修复方法。手术方法难以获得可靠效果是因为该区域的血供有限。将龈乳头翻开及试图覆盖和埋入移植组织或材料的过程会进一步损害该区域的血运。为数不多发表的病例中2颗毗邻种植体的近远中距离都较大[28]。较宽的空间血运更好，这增加了临床医生治疗的成功率。然而，由于手术对该区域血供的影响，很多龈乳头在尝试手术重建后变得更糟。所以，除非是经过特殊选择的病

例并由专家实施，一般应该避免进行这种手术。下面的病例展示了处理这种问题的复杂性。

病例报告

患者主诉不满意左侧上颌中切牙和侧切牙2颗相邻种植修复的美学效果。2颗种植体间龈乳头缺失，为了弥补龈乳头，牙冠和邻接点过长（图15.19a，b）。使用8号基牙支持的单端三单位临时修复体修复9号、10号牙（图15.20）。使用覆盖螺丝替代基台，使得结缔组织和上皮可以部分覆盖种植体（图15.21a，b）。第一次手术行保留龈乳头切口的全厚瓣，翻瓣范围从8号牙近中至11号牙近中（图15.22）。在种植体颊侧和咬合面行异体真皮移植（Zimmer，Carlsbad，加州，美国）进行软组织

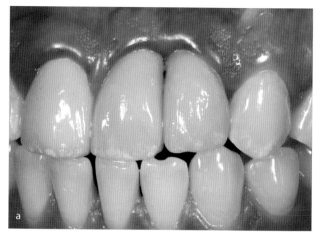

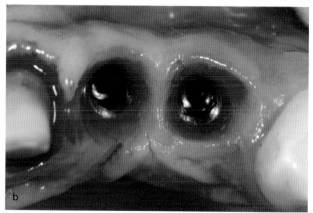

图15.19　a. 延长邻接点来关闭间隙导致最终修复体不对称，效果不令人满意。b. 美学区2颗相邻种植体有严重的垂直骨吸收

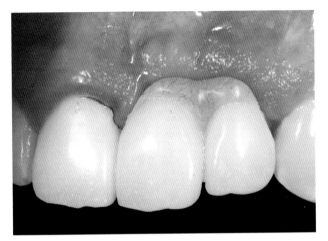

图15.20　放置带粉色树脂的临时修复体

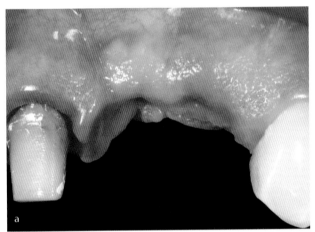

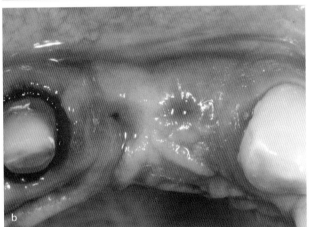

图15.21　a，b. 放置覆盖螺丝，愈合3周后

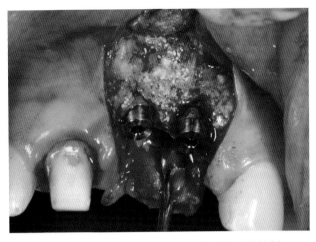

图15.22　第一次手术，可见到之前手术的骨移植材料

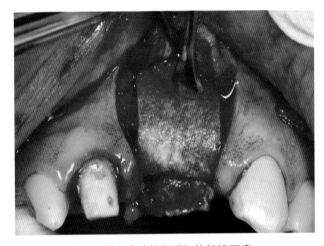

图15.23　放置异体真皮移植物增加软组织厚度

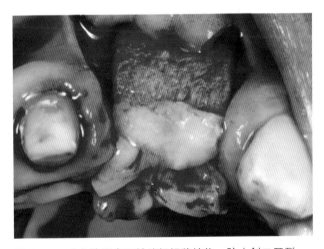

图15.24　殆方放置皮下结缔组织移植物，防止创口开裂

增量（图15.23）。

　　在异体真皮移植物上放置上皮下结缔组织（图15.24）。无张力一期关闭创口（图15.25）。即刻

戴入临时修复体并塑形。临时修复体周围组织愈合良好（图15.26）。3个月后，组织彻底愈合（图15.27），采用同样的切口和翻瓣方式进行第二次

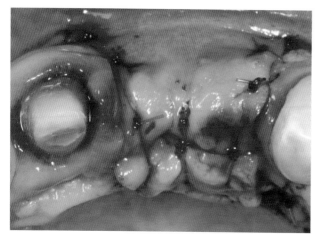

图15.25　无张力一期关闭创口

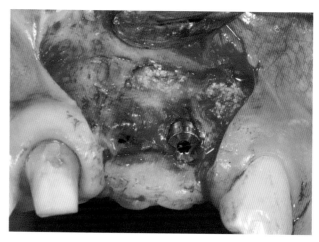

图15.28　第二次手术

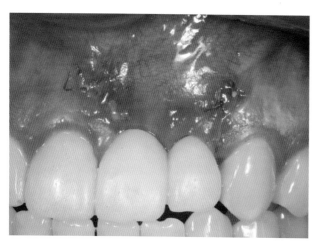

图15.26　术后1周

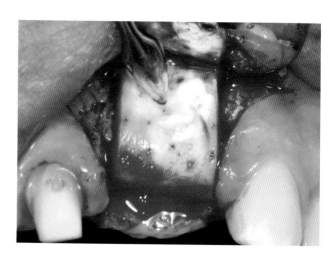

图15.29　使用异体真皮移植物增加软组织厚度

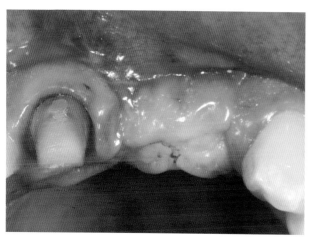

图15.27　术后3个月

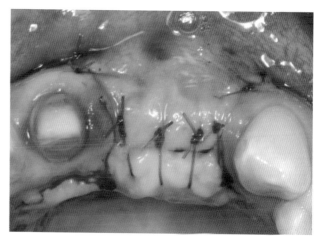

图15.30　无张力一期关闭创口

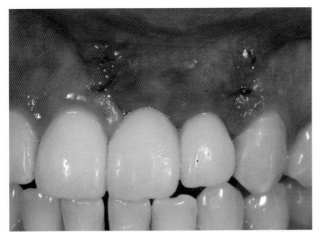

图15.31　术后1周

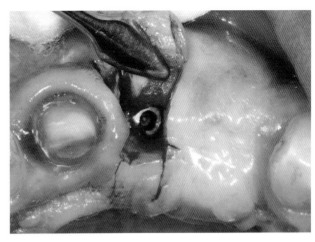

图15.34　二期手术：暴露术区。暴露9号牙位种植体，包埋10号牙位种植体

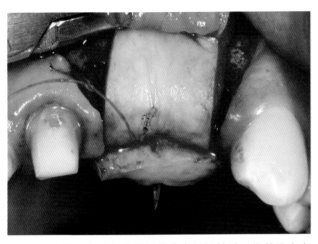

图15.32　第三次手术使用异体真皮组织基质。将其缝合在腭侧保持稳定

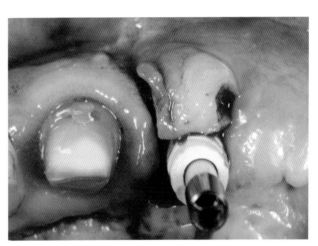

图15.35　临时修复体：8号、9号牙位支持的单端桥修复10号牙

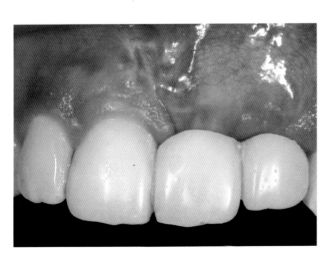

图15.33　术后3.5个月

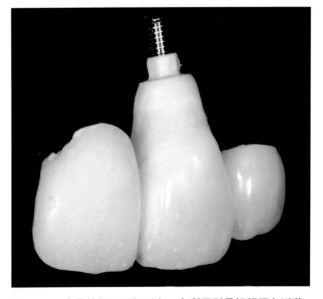

图15.36　扁平的龈下冠部形态，有利于引导组织冠向迁移

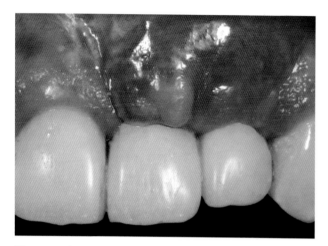

图15.37　邻面龈乳头高度得到恢复

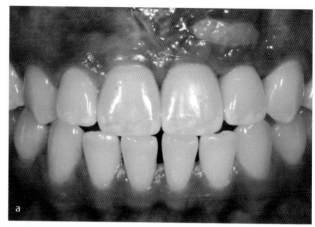

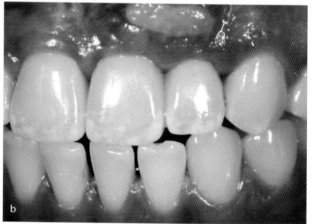

图15.38　a，b. 最终修复体

手术（图15.28）。再次放置异体真皮移植物（图15.29），无张力缝合（图15.30）。术后1周，组织愈合良好（图15.31）。第三次手术，再次使用异体真皮移植物，将其缝合在腭侧保持稳定（图15.32）。3.5个月后进行二期手术（图15.33）。暴露左侧中切牙位置的种植体，沉默侧切牙种植体（图15.34）。使用3单位单端临时修复体修复9号及10号牙（图15.35）。扁平的龈下冠部形态，有利于引导组织冠向迁移（图15.36）。组织仍在愈合，但邻面和颊侧软组织已经恢复（图15.37）。最终修复体显示美观得到明显改善，患者表示满意（图15.38 a，b）。最终修复体是9号牙支持的单端桥。比较图15.19和图15.38a，b。

正如上文所讲，中切牙和侧切牙间龈乳头缺失是很大的美学挑战。如果需要种植修复美学区有牙周组织缺损的相邻牙，可以采用正畸牵引的方法消除牙周袋，重获健康的牙周组织。需要强调的是，无救牙不是无用牙。在需要种植修复的部位，正畸牵引可以用于软硬组织增量。下面这个病例中，患者的9号、10号牙位预后差（图15.39a～d）。2颗牙进行了正畸牵引（图15.40a，b）。牵引后发现10号牙位虽然牙支持组织有丧失，但牙周健康，最终决定保留10号牙，拔除9号牙并行种植修复（图15.41 a～c）。愈合期后，将9号种植体和10号天然牙做联冠以防止10号牙过长（图15.42 a～d）。相比治疗前的情况，治疗后邻面龈乳头的美观得到明显改善（图15.43 a，b）。

结论

美学区相邻种植体间龈乳头的美学并发症对于患者和医生来说都是严重的问题。尽管所有操作过程都很顺利且遵循了生物学原则，这一小部分组织的缺失足以使得一个本来成功的病例看起来像个失败病例，即使种植体周围组织健康。这种美学区问题最好的解决办法是预防。本章描述了这种并发症的病因、预防和治疗方法。将来的研究可能使在美学区植入相邻种植体变得更可行。这依赖于专门用于这种情况的特殊设计种植体，更可靠的手术技巧和材料的发展。

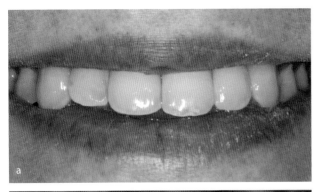

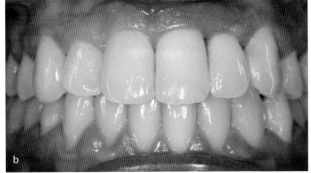

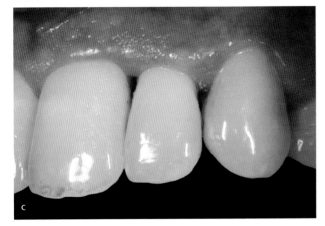

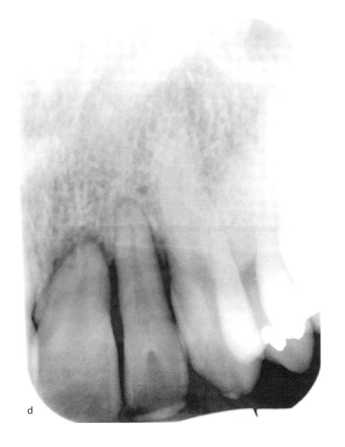

图15.39 a~d. 患者9号、10号牙预后差，初诊像

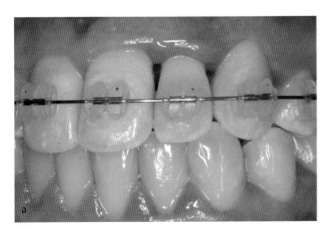

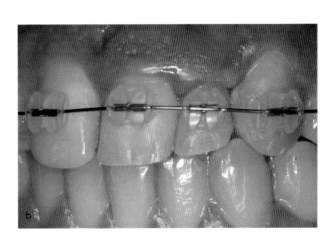

图15.40 正畸牵引9号、10号牙

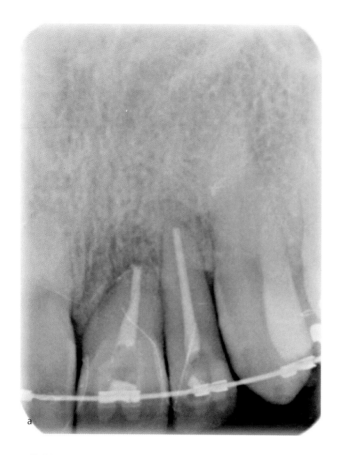

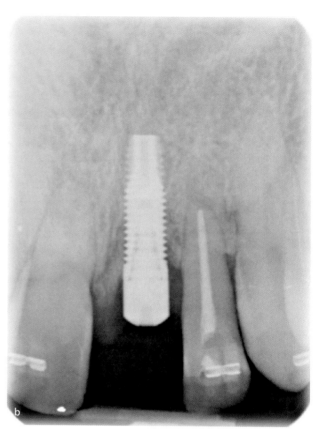

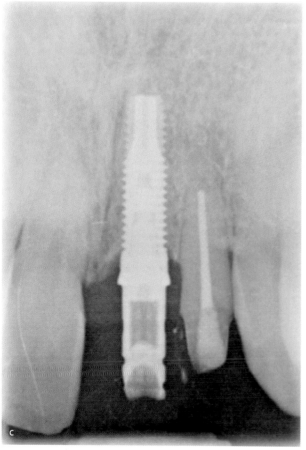

图15.41 a～c. 拔除9号牙并植入种植体

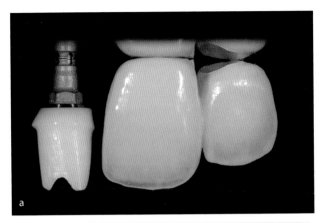

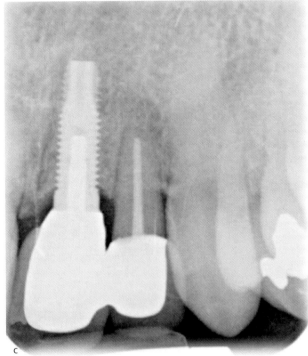

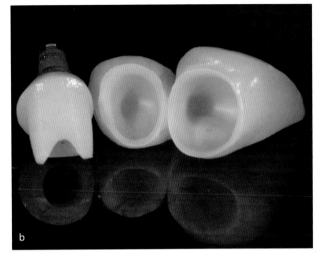

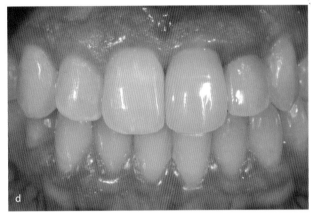

图15.42　a～d. 使用联冠修复种植体和天然牙

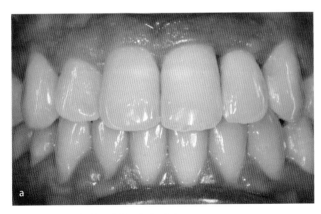

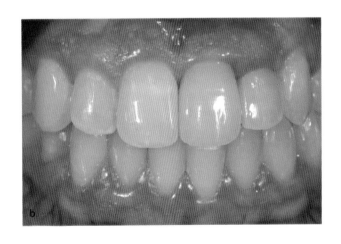

图15.43　治疗前后的龈乳头对比

重点提示

- 在拔除美学区两颗相邻牙之前考虑进行正畸牵引，拔除时采用不翻瓣的微创方法，避免干扰邻面龈乳头。
- 延期种植前在缺牙区使用引导性骨再生术、块状植骨和/或软组织移植来重建缺失的骨和软组织。
- 2颗相邻种植体间距至少为3mm以保存邻面骨。
- 尽量避免在不对称区域（例如，尖牙/侧切牙，中切牙/侧切牙）植入2颗相邻种植体。在中切牙或尖牙位置植入1颗种植体，使用单端悬臂卵圆桥体修复侧切牙。

（王　晶　轩东英　译）

参考文献

[1] Tarnow DP, Magner AW, Fletcher P. The effect of the distance from the contact point to the crest of bone on the presence or absence of the interproximal dental papilla. *J Periodontol* 1992; 63: 995–6.

[2] Furhauser R, Florescu D, Benesch T, Haas R, Mailath G, Watzek G. Evaluation of soft tissue around single-tooth implant crowns: the pink esthetic score. *Clin Oral Implants Res* 2005; 16: 639–44.

[3] Tarnow D, Elian N, Fletcher P, Froum S, Magner A, Cho S-C, *et al.* The vertical distance from the crest of bone to the height of the interproximal papilla between adjacent implants. *J Periodontol* 2003; 74: 1785–8.

[4] Garber DA, Salama MA, Salama H. Immediate total tooth replacement. *Compend Contin Educ Dent* 2001; 22: 210–18.

[5] Carrick J, Petto LC, Ellison JT. Creating soft tissue symmetry around implants utilizing provisional restorations. *AACD* 2004; 1: 49–52.

[6] Spear FM, Kokich VG, Matthews DP. The esthetic management of a severe isolated periodontal defect in the maxillary anterior. *Compend Contin Educ Dent* 2008; 29: 280–2, 284–7.

[7] Cardaropoli G, Araujo M, Hayacibara R, Sukekava F, Lindhe J. Healing of extraction sockets and surgically produced – augmented and non-augmented – defects in the alveolar ridge. An experimental study in the dog. *J Clin Periodontol* 2005; 32: 435–40.

[8] Gomez-Roman G. Influence of flap design on peri-implant interproximal crestal bone loss around single-tooth implants. *Int J Oral Maxillofac Implants* 2001; 16: 61–7.

[9] Tarnow DP, Cho SC, Wallace SS. The effect of inter-implant distance on the height of the inter-implant bone crest. *J Periodontol* 2000; 71: 546–9

[10] Hermann JS, Buser D, Schenk RK, Higginbottom FL, Cochran DL. Biologic width around titanium implants. A physiologically formed and stable dimension over time. *Clin Oral Implants Res* 2000; 11: 1–11.

[11] Hermann JS, Buser D, Schenk RK, Cochran DL. Crestal bone changes around titanium implants. A histometric evaluation of unloaded non-submerged and submerged implants in the canine mandible. *J Periodontol* 2000; 71: 1412–24.

[12] Hermann JS, Buser D, Schenk R, Schoolfield J, Cochran D. Biologic width around one-and two-piece titanium implants. A histometric evaluation of unloaded nonsubmerged and submerged implants in the canine mandible. *Clin Oral Implants Res* 2001; 12: 559–71.

[13] Grunder U. Stability of the mucosa; topography around single-tooth implants and adjacent teeth: 1-year results. *Int J Periodontics Restorative Dent* 2000; 20: 11–17.

[14] Choquet V, Hermans M, Adriaenssens P, Daelemans P, Tarnow D, Malevez C. Clinical and radiographic evaluation of the papilla level adjacent to single-tooth dental implants. A retrospective study in the maxillary anterior region. *J Periodontol* 2001; 72: 1364–71.

[15] Abrahamsson I, Cardaropoli G. Peri-implant hard and soft tissue integration to dental implants made of titanium and gold. *Clin Oral Implants Res* 2007; 18: 269–74.

[16] Salama H, Salama M. The role of orthodontic extrusive remodeling in the enhancement of soft and hard tissue profiles prior to implant placement: a systematic approach to the management of extraction site defects. *Int J Periodontics Restorative Dent* 1993; 13: 312–33.

[17] Araujo MG, Lindhe J. Dimensional ridge alterations following tooth extraction. An experimental study in the dog. *J Clin Periodontol* 2005; 32: 212–18.

[18] Salama H, Salama MA, Garber D, Adar P. The interproximal height of bone: a guidepost to predictable aesthetics strategies and soft tissue contours in anterior tooth replacement. *Pract Periodontics Aesthet Dent* 1998; 10: 1131–41.

[19] Funato A, Salama MA, Ishikawa T, Garber DA, Salama H. Timing, positioning, and sequential staging in esthetic implant therapy: a four-dimensional perspective. *Int J Periodontics Restorative Dent* 2007; 27: 313–23.

[20] Ostman PO, Hellman M, Albrektsson T, Sennerby L. Direct loading of Nobel Direct and Nobel Perfect one-piece implants: a 1-year prospective clinical and radiographic study. *Clin Oral Implants Res* 2007; 18: 409–18.

[21] Abrahamsson I, Berglundh T, Sekino S, Lindhe J. Tissue reactions to abutment shift: an experimental study in dogs. *Clin Implant Dent Relat Res* 2003; 5: 82–8.

[22] Worhle PS. Commentary on "Scalloped dental implants: a retrospective analysis of radiographic and clinical outcomes of 17 NobelPerfect™ implants in 6 patients". *Clin Implant Dent Relat Res* 2006; 8: 54–8.

[23] Abrahamsson I, Berglundh T, Lindhe J. The mucosal barrier following abutment dis/reconnection: an experimental study in dogs. *J Clin Periodontol* 1997; 24: 568–72.

[24] Lazzara RJ, Porter SS. Platform switching: a new concept in implant dentistry for controlling postrestorative crestal bone levels. *Int J Periodontics Restorative Dent* 2006; 26: 9–17.

[25] Canullo L., Rasperini G. Preservation of peri-implant soft and hard tissues using platform switching of implants placed in

immediate extraction sockets: a proof-of-concept study with 12- to 36-month follow-up. *Int J Oral Maxillofac Implants* 2007; 22: 995–1000.

[26] El Askary AES. Inter-implant papilla reconstruction by means of a titanium guide. *Implant Dent* 2000; 9: 85–9.

[27] Azzi R, Etienne D, Takei H, Fenech P. Surgical thickening of the existing gingiva and reconstruction of interdental papillae around implant-supported restorations. *Int J Periodontics Restorative Dent* 2002; 22: 71–7.

[28] Han TJ, Klokkevold PR, Takei HH. Strip-gingival autograft used to correct mucogingival problems around implants. *Int J Periodontics Restorative Dent* 1995; 15: 404–11.

第16章

自体骨移植术的并发症

Complications of autogenous bone grafting

Craig M. Misch

引言

从组织学角度讲，自体骨移植术向来被认为是骨重建修复的金标准。Brånemark等[1]在1975年首先将自体骨移植术用于种植领域。

早期研究显示在重建的颌骨中种植成功率较低。这是由于当时使用机械光滑面种植体，术者手术经验不足，采用植骨同期种植方案。

在早期瑞典的研究之后，有大量研究报道了不同的用于骨增量和种植的自体骨移植术式。随着种植技术和手术方式的发展，在重建骨中种植的成功率有所提高。

外科医生应该知道没有适用于所有骨增量病例的术式和生物材料。目前将生长因子和干细胞与传统材料联合应用来替代自体骨是研究的热点。但是，大部分观点仍认为自体骨移植还是修复颌骨萎缩和骨缺损的金标准。

自体骨移植术可以为种植提供可预期的骨增量和骨缺损修复效果[2]。但是，任何手术都有可能产生并发症。牙槽嵴增量术技术敏感性高，结果更容易受术者经验影响[3,4]。本章总结了取骨、置入骨移植物、在骨增量区植入种植体过程中可能发生的并发症。

准确诊断，适宜的手术方案，严谨地实施可以预防自体骨移植很多潜在的并发症。在讨论自体骨移植术相关并发症的病因、预防和治疗措施前，先回顾一下不同的取骨部位，以便临床医生更好地理解其优点、局限性和固有并发症。

本章仅对与自体骨移植相关的问题进行回顾，详细讨论受区并发症，包括其病因、预防和治疗措施。关于与自体骨移植相关的患者习惯、疾病和用药情况等内容已在第2章详述。

供骨区

供区的选择

在萎缩的上下颌骨进行种植，早期的研究通常使用髂嵴进行颌骨重建[5]。髂嵴移植通常用于大范围颌骨重建，但其有需要手术室、需全身麻醉、术后仍需住院及发生步态改变等缺点。其他可能的供区包括颅骨、肋骨、胫骨近端和颌面部区域。

设计植骨手术前需要详细评估受区情况。供区取骨需要考虑以下因素：骨缺损的大小，需要的骨量，需要块状骨还是颗粒骨，医生和患者的喜好。在诊断评估阶段需要选择一个能提供足够骨量的供区，使种植体能植入理想的修复位置。将供区能提供的骨量从多到少排列如下：后髂骨、前髂骨、胫骨近端、颅骨、肋骨、下颌骨颏部、下颌骨升支、上颌结节。在需要进行骨增量区域局部取骨也可认为是少量骨的供区。

拍摄全景片或根尖片来评估骨缺损的情况、周围牙列情况和局部解剖。计算机断层摄影（CT）可以判断骨缺损区和口内供区的三维情况。结合使用种植设计软件与CT扫描，可以更精确评估患者重建所需的骨量[6]。可以使用CT扫描制作颌骨快速立体成型模型用于制订进一步治疗方案[7]。甚至可以将模型消毒用于术中塑形块状骨移植物。医生可以使用研究模型和诊断蜡型来明确修复所需的牙槽嵴形态，也可以用于CT扫描中放射导板的制备[8]。该导板阻射影的轮廓提示了修复体在余留牙槽嵴断层扫描的位置（图16.1和图16.2）。这有助于确定骨移植物的尺寸和供区选择。按预期修复体位置设计的导板也可以在手术中帮助确定移植的位置以达到骨增量的需要。

髂骨

大范围骨缺损进行自体骨移植常常需要从髂骨取骨。如果自体骨移植需要大块带松质骨的皮质骨，髂骨是最常选用的位置（图16.3）。大部分患者可以通过髂骨前入路获取合适的骨量。髂骨后入路较少使用，通常在需要大量松质骨进行大范围颌骨重建时才选用这种方案。尽管文献报道髂骨后入路术后疼痛较轻[9]，但使用止疼泵也可以减少髂骨前入路的术后疼痛问题（图16.4）。

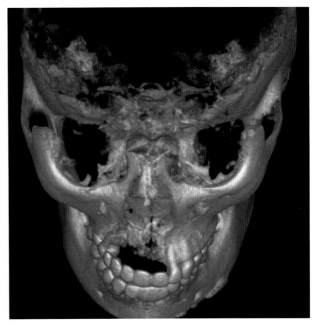

图16.2　CT扫描结合放射模板显示余留牙槽嵴与预期修复体位置的关系

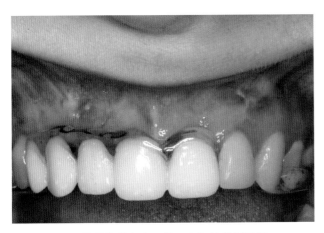

图16.1　上颌骨外伤的患者，戴入含钡的放射导板

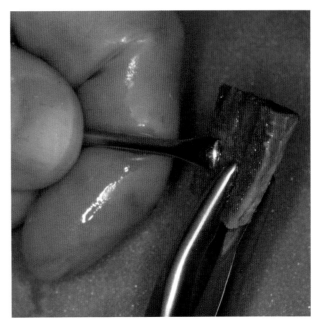

图16.3　取自髂前嵴带松质骨的皮质骨

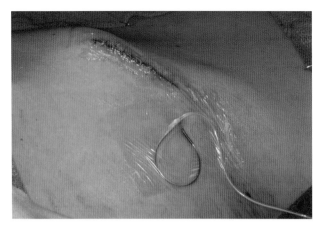

图16.4 从远端位置插入止疼泵导管

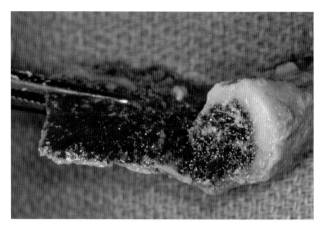

图16.7 取自髂嵴的三面皮质骨块

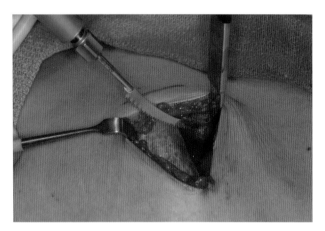

图16.5 使用往复锯锯开髂骨

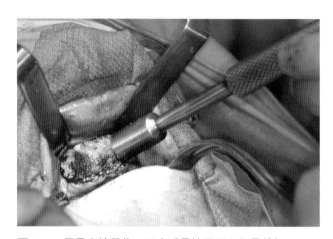

图16.8 用骨充填器将三面皮质骨块置于上颌骨前部

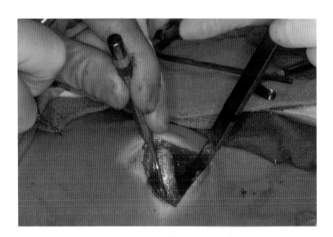

图16.6 使用骨凿获取髂骨中带松质骨的皮质骨块

在髂骨可以取到各种不同形状的块状骨。使用往复锯和骨凿进行取骨（图16.5和图16.6）。从髂骨内侧皮质取带松质骨的皮质骨块时，至少应从距

离髂前嵴1cm处的顶部开始截骨。如需更厚的三面皮质骨骨块时，应从距离髂前嵴更远的地方开始截骨。否则，剩余髂前嵴会变弱，容易发生骨折[10]。只取单层皮质骨时，可沿髂嵴长轴切口，保留对侧皮质骨。如果需要更厚的骨块进行垂直骨增量，可以取髂嵴全层的三面皮质骨（图16.7和图16.8）。沿髂嵴的外侧皮质翻起臀肌附着。这种形状的骨块通常用于重建严重萎缩的上颌骨[2]。使用粗锉或锉刀将髂嵴皮质骨边缘打磨光滑。取骨后将微纤维胶原或明胶海绵等止血材料置于取骨部位的松质骨表面。使用长效麻醉止疼泵可以显著减少臀部区域的术后疼痛[11]。缝合骨膜层后，再将止疼泵埋入伤口。控释输送系统可以保证长效局麻药的剂量以减少术后疼痛。用可吸收缝线褥式和间断缝合关闭

肌层和皮下组织。用丝线间断缝合或外科钉关闭皮肤。术后几天当局麻药释放完后移除止疼泵。嘱患者术后1周内勿用患侧全腿负重，可使用拐杖或学步车协助走动。从左侧髂骨取骨可以使患者更早地恢复驾车。患者术后6周应避免锻炼和搬重物[12]。

术后髂骨供区的并发症包括疼痛、感染、感觉神经异常、血清肿、血肿、步态异常、外观异常和瘢痕形成。深部伤口感染的发生率很低，但表面皮肤感染相对常见[13]。

血肿不常见，取骨后使用止血药可以避免。血清肿可以通过小切口引流来处理。放置引流管来预防这些并发症是不必要的。

取骨后发生感觉神经异常并不常见。术中有可能切断或损伤横跨髂嵴的髂腹下神经外侧皮支。大腿外侧和臀部可能出现感觉迟钝。股骨外侧皮神经穿过髂窝，然后穿行于髂嵴之下。在切开或向内牵拉髂肌时可能会损伤该神经。神经损伤的概率大约是10%，并可能与取骨的大小有关[14]。神经损伤会导致大腿外侧的皮肤感觉异常。初始切口应位于髂前上嵴外1~2cm，以避免切断神经，牵拉髂肌动作要轻柔（图16.9）。无论这种麻木是否会随时间改善，大部分患者并不会抱怨。曾有报道供区出现慢性疼痛[15]。步态异常通常是暂时的，肌肉完全修复后会好转。切口长度大约是4cm，通常会被内裤覆盖，所以瘢痕并不是大问题。如果患者是瘢痕体质，可能需要使用硅胶薄膜或局部注射类固醇激素。

胫骨

胫骨近端可以提供大量松质骨[2,16,17,18]，可提供多达40mL的松质骨，且并发症发生率低[16,17]。胫骨取骨的另一个优点是可以在诊室进行。大多数患者愿意接受深静脉麻醉或清醒镇静。最常用的入路位于Gerdy's结节的外侧面，Gerdy's结节是位于胫骨关节平面下1.5cm的骨性突起[16]，也有人提出在胫骨内侧入路[19]。用卷起的毛巾或较硬的枕头将腿部垫高，膝盖微屈。术前腿部备皮，用抗菌液（碘伏或氯己定）消毒皮肤。用无菌巾隔离术区，术者严格无菌操作，包括穿无菌衣以及戴无菌手套。用无菌手术笔标记切口位置，用含血管收缩剂的局麻药沿手术切口行浸润麻醉。将局麻针直接插入骨面进一步浸润麻醉。在腿部前外侧Gerdy's结节上的皮肤做2~3cm的斜行切口[17]（图16.10）。该区域无重要的神经和动脉，一般没必要用止血带，使用电刀止血即可。切开髂胫束的表层及皮下组织后，即可见到骨膜。在骨上方做一个带有短松弛切口的斜行切口。翻开骨膜，暴露皮质骨。使用耙形牵开器

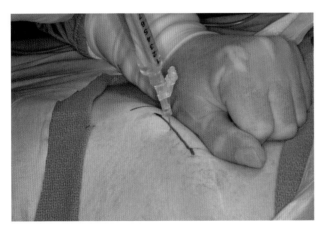

图16.9 将腹部皮肤向中线牵拉，在距离髂前嵴1cm处做切口

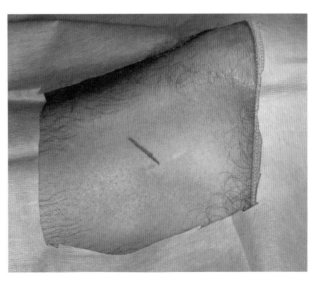

图16.10 在Gerdy's结节上方做胫骨切口

有助于翻起致密的组织瓣。用碳化合金裂钻（702号）在皮质骨制备1.5cm大的窗口。还可以选用大环钻（10cm）（图16.11）。外科医生应注意控制钻针的方向，尽量靠内侧和下方，以免损伤膝关节。这里的皮质骨非常薄，可以从取骨区把块状骨的皮质骨撬下，用于重建牙槽嵴缺损（图16.12和图16.13）。用整形骨刮匙或者2~4号脱皮刮匙来刮取松质骨。必要时可在骨空腔内放置微纤维胶原等止血药。用3-0可吸收缝线分层缝合伤口。用5-0丝线或外科钉关闭皮肤创口。使用抗生素油膏，用弹性压力绷带包扎膝盖。建议患者将腿部抬高并冰敷。术后患者可以走动，但数天之内应避免术侧腿部完全负重。尽管几天后患者即可恢复常规活动，但4~6周内应避免剧烈运动。

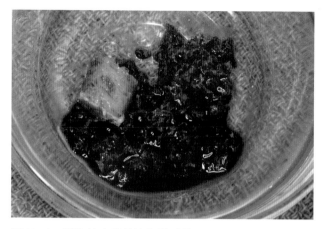

图16.13 获取的皮质骨块和松质骨

中等麻药镇痛剂可以有效缓解胫骨取骨的术后疼痛。供区远端腿部的瘀斑很常见，这种操作并发症发生率很低[16-18,20]。可能的并发症包括血肿形成、伤口开裂、感染和骨折。骨折并发症很罕见，大多数胫骨骨折是因为取骨位置过低[21]（图16.14）。患者最在意的并发症是残留的瘢痕。

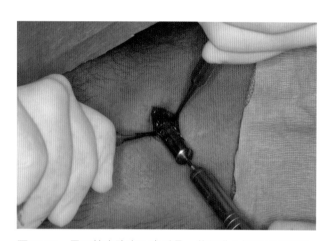

图16.11 用环钻去除表面皮质骨，获得进入松质骨的通道

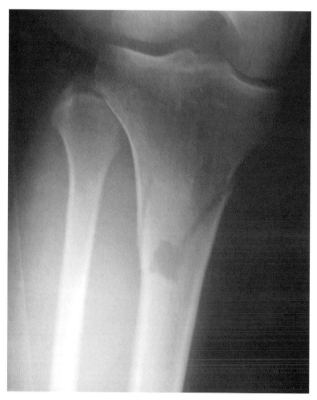

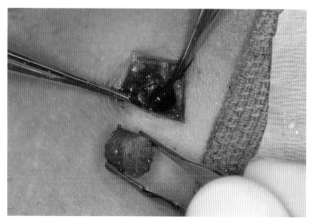

图16.12 将皮质骨块从胫骨上移除

图16.14 医生取骨位置过低导致罕见的骨折

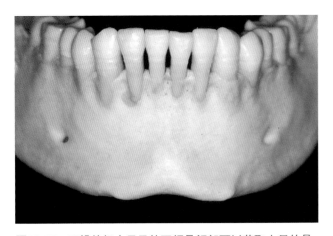

图16.15　干燥的标本显示从下颌骨颏部可以获取大量的骨

下颌骨正中联合

正中联合部取骨多用于上颌窦提升和Onlay植骨[22-28]。从下颌骨前部取块状骨和颗粒骨的技术均有报道。正中联合供区是可提供最大骨量的口内供区（图16.15）。颏孔间的平均距离是5.0cm，下颌骨前部深度通常超过1.0cm[29]。使用CT扫描评估供区可用骨量。根尖片可以更精确地测量该区牙根长度。

入路容易是正中联合供区的主要优点之一。用含1∶100 000肾上腺素的2%利多卡因行双侧下颌阻滞麻醉及局部浸润麻醉。采用沟内切口或者前庭沟切口暴露术区。在双侧尖牙间距离膜龈联合1cm的黏膜上做前庭沟切口（图16.16和图16.17）。限制切口向远中延伸可以降低损伤颏神经的风险。由于可以牵拉组织瓣，通过有限的切口可以很容易到达颏部。前庭沟切口可以轻易到达术区，但出血会较多并可能产生口内瘢痕。当膜龈有缺损时不能用龈沟内入路，因为可能会导致牙龈退缩。沟内切口应延伸至双侧前磨牙区域（图16.18）。翻黏骨膜瓣，暴露双侧颏孔及下颌骨下缘（颏点）。下颌骨基底部需要额外的局麻来阻滞颈神经支配。

暴露颏部后，设计取骨的切口。取骨块的大小取决于受区所需骨量。骨切开处距离根尖及颏孔至少应有5mm[23,30,31]。多数情况下，要保留下颌骨下缘和舌侧皮质骨的完整性。唇侧皮质较厚，

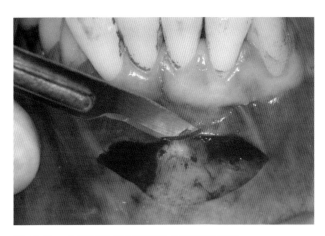

图16.16　在双侧尖牙间黏膜处行前庭沟切口

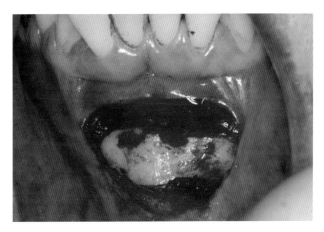

图16.17　前庭沟入路，翻黏骨膜瓣暴露下颌正中联合

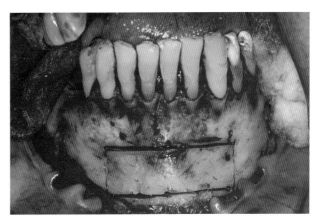

图16.18　龈沟入路，下颌骨正中联合取骨

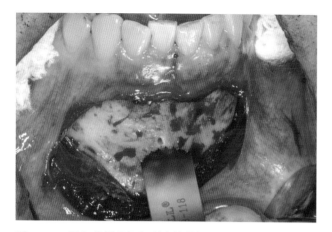

图16.19　用矢状锯行颏部联合处骨切开

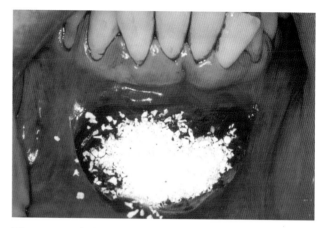

图16.21　用小牛羟磷灰石充填颏部供区

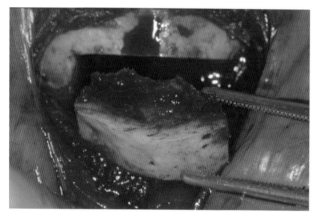

图16.20　从正中联合取厚的带松质骨的皮质骨

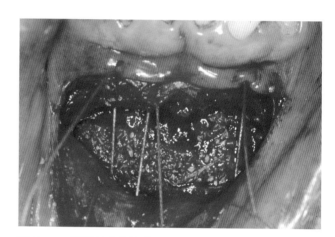

图16.22　用可吸收缝线分层缝合颏部供区

其内侧的松质骨通常较致密。可以用涡轮手机钨钢裂钻（557号或701号）或矢状锯将骨切开（图16.19）。切透皮质骨到达松质骨后，用骨凿移除骨块（图16.20）。用单面骨凿沿骨切开线轻轻敲击，除了下缘，将骨块从基底部折断。也可以在中线处将块状骨分割成矩形骨块，分段取出。分成两个骨块后更容易取出，可以用骨凿将第二块骨块从舌侧撬起。骨块取出后还可以用骨刮匙、骨凿、咬骨钳或环钻获取一些松质骨，但骨量通常有限[29]。

取骨后可以将胶原或明胶海绵等止血材料置于松质骨表面。当获取较大的骨块时，供区应使用可吸收羟磷灰石或矿化骨移植物等骨替代物充填，来维持唇侧外形[23]（图16.21）。可使用环

钻、骨收集器、刮匙来获得较少的或颗粒状骨移植物[32-34]。将骨移植物植入受区后再关闭供区创口。这样可以缩短从取骨到植骨间的时间。分离前庭沟切口上方的黏膜以减少水肿和下唇运动产生的张力。使用可吸收缝线分层缝合前庭沟切口（图16.22）。深层组织用4-0可吸收缝线缝合，表层黏膜用4-0铬肠线缝合。术后使用压力绷带包扎颏部，以减少水肿、血肿形成和切口开裂（图16.23）。

相比其他颌面部供区，下颌正中联合区术后并发症发生率较高[26,35-37]。当骨块或环形骨块移除后，下前牙感觉异常是术后常见并发症[23,26,35-37]。取骨过程中损伤切牙管内支配切牙的神经（图16.24和图16.25）。患者会感觉切牙麻木，这种

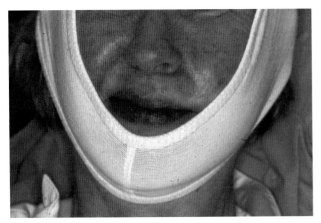

图16.23　用压力绷带包扎颏部，以减少水肿，保证创口关闭

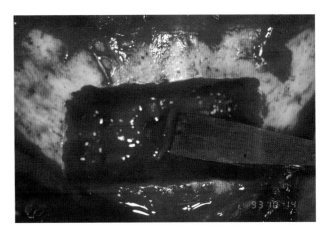

图16.25　颏部取骨过程中常会损伤下牙槽神经的切牙分支

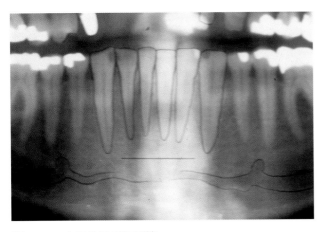

图16.24　全景片显示切牙管

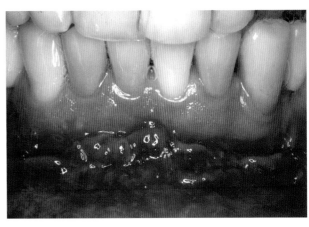

图16.26　颏部取骨后切牙变色

症状通常6个月内会缓解。需要进行前牙根管治疗的情况较罕见。牙髓损伤会导致下前牙变色和继发性牙本质形成（图16.26）。即使使用龈沟内切口，颏部区域也有可能发生感觉异常[35-37]。颏部取骨患者发生暂时性颏神经感觉异常的概率通常很低，但也有高达43%发生率的报道[35]（图16.27），也有报道寒冷天气发生颏部气候功能症（meteorotropism）[35]。尽管绝大部分神经损伤会恢复，但还是会对患者造成困扰。术前应告知患者可能发生的牙齿和颏部的暂时感觉异常。尽管没有关于术后颏部软组织外形改变的报道，患者仍关心该区域取骨后是否会影响美观[35]。影像学证据表明年长患者供区骨空腔不能完全修复[38]。用可吸收的骨替代品例如骨库骨或小牛骨充填供

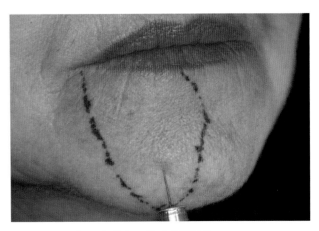

图16.27　下颌正中联合取骨后感觉异常

区的缺损可以减少患者的担心[23]。术后没有发生过颏部下垂，为防止颏部下垂，取骨时应避免将下颌骨上的组织完全撕脱[39]。

有报道称颏部取骨后在舌侧皮质骨发生下颌骨骨折[40]。如前所述，这可能是由于取骨时太靠近下颌骨边缘。颏部取骨术后疼痛比较明显[35]。术后使用长效局麻药，如布比卡因行下颌神经阻滞麻醉，可以延迟疼痛的发生，以便机体有充分时间来吸收止痛药。术前可以服用布洛芬等非甾体药物来减少疼痛和肿胀。

下颌骨升支

下颌升支是很好的骨移植供区，与颏部或口外供区相比，它有诸多优点[26,37,41-43]。但是该区域皮质骨块较薄，更适合取片状骨。使用CT扫描或全景片评估下颌骨的解剖结构，包括升支、外斜线和下颌神经管。使用含1∶200 000肾上腺素的0.25%布比卡因行下颌阻滞麻醉。使用含1∶100 000肾上腺素的2%利多卡因在下颌骨后部唇侧行浸润麻醉。取块状骨和颗粒骨的手术入路切口设计不同。如果取块状骨，切口与拔除第三磨牙类似。沿后牙行沟内切口。切口向后延伸偏向颊侧，并与第二磨牙的远中颊侧成45°角，当磨牙缺失时，以磨牙后垫的基底部为参考。切口沿下颌升支向上延伸。翻起黏骨膜瓣，暴露升支外侧面和下颌骨体部。用牵拉器牵起咬肌，形成一个开放式的口袋形状。额外局麻该区域，以阻断颈支的神经支配（图16.28）。除了喙突、磨牙、下颌神经管，下颌升支区还受到临床入路的限制。下颌升支的平均前后径为30mm，下颌小舌通常位于后1/3[44]。

获取骨块需要在4处将骨切开，分别是外斜线、下颌升支处、前体及下缘处[42]（图16.29）。根据受区需要的骨量来决定取骨的长度。用直机头和钨钢裂钻（557号或701号）切开皮质骨，术中使用无菌生理盐水冷却。可以使用超声骨刀减小骨切开的宽度（图16.30）。沿下颌升支前缘、外斜线内侧4~6mm处做外斜切口。该切口可向上延伸到髁突

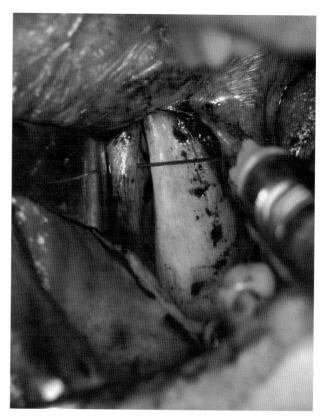

图16.28 在咬肌上行局部麻醉，以阻滞颈支神经的支配

的基底部，向前达第一磨牙区，这样可以取出长达40mm的骨块。升支的切口要完全切透升支的外皮质层，并与外斜线切口垂直。可以尽量向后延伸切口，因为下颌小舌位于相对应的升支内侧。尽管如此，该切口的长度通常只有10mm。前体的切口通常位于下颌神经管之上。虽然下颌神经管颊舌侧位置会有变化，但颊侧皮质骨内侧面距离下颌神经管（髓质骨的厚度）最远处常在第一磨牙远中1/2区域（平均为4.05mm）[45]（图16.31）。因此，前体切口应在此区域内，而不是离下颌神经管更近的下颌第三磨牙颊侧面。

前缘切口应该深入直到来自松质骨的血液渗出。下缘切口仅仅是使用球钻（8号）切开皮质骨的部分厚度。它连接着升支切口和前缘切口。升支外侧面的切口与外斜线切口平行，形成矩形骨块的

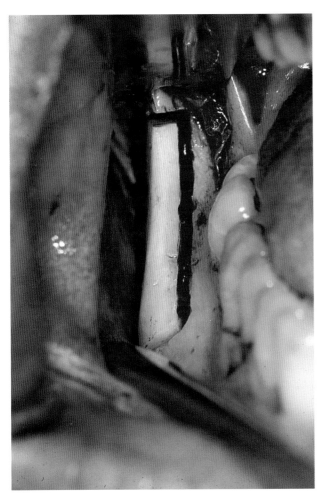

图16.29 锯开下颌升支的移植骨块

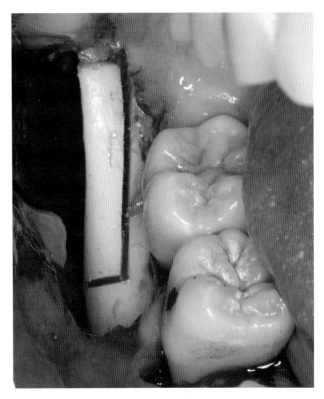

图16.30 使用超声骨刀减小切口宽度

基底部。切口深入部分皮质骨形成骨折线。控制切口的深度十分重要，因为下颌神经管在第三磨牙区域可能突向颊侧皮质骨的内表面[46]。用骨凿楔入外斜线切口来取出骨块。需要仔细操作，使骨凿与下颌骨外侧面平行，并控制骨凿进入骨内的深度。还可以使用拔牙挺来撬动骨块（图16.32）。由于移植物可能会激惹可能暴露的下牙槽神经引起不适，所以取骨后不使用骨替代品进行骨增量。首选可吸收缝线（4-0铬肠线）关闭创口。在升支区可以获取厚约4mm的矩形骨块（图16.33），这种形状的骨块适用于骨片移植增加牙槽嵴宽度或磨成骨颗粒使用。

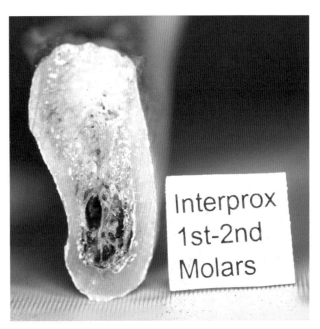

图16.31 干燥颌骨标本显示下颌神经管中间位置与颊侧皮质骨的关系

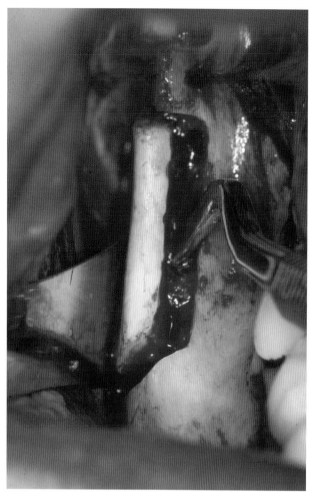

图16.32　使用Potts挺将骨块从下颌升支撬出

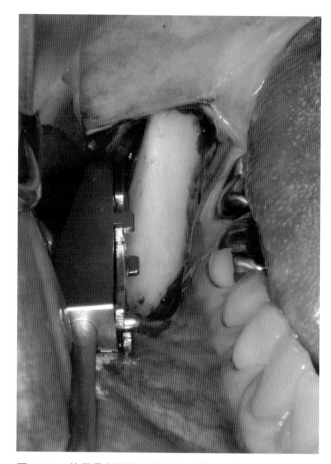

图16.34　使用骨刮器从下颌升支区域取颗粒骨

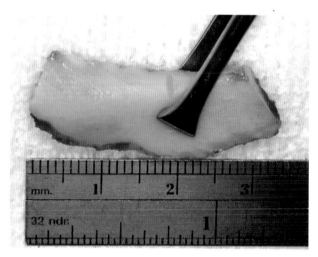

图16.33　从下颌升支获取的皮质骨移植物

拔除第三磨牙同时从下颌升支取骨是很方便的[47]。对于先天缺牙的年轻人，常用于修复牙槽嵴的缺损。如果第三磨牙部分萌出，在取骨前拔牙。

如果骨性埋伏，则先取骨，随后拔牙。皮质骨块可以用于重建牙槽嵴缺损。

下颌后部是可以用刮刀器械获取大量颗粒骨的理想区域[34]（图16.34）。与下颌骨矢状劈开类似，这种方法的初始切口也位于颊侧前庭沟。在外斜线旁行切口，向前延伸至磨牙区。这种切口设计节省了翻瓣时间，可以快速到达颌骨，且创口容易关闭。充分暴露下颌骨，可以使用更长的刮匙，加速取骨过程。在刮取高密度的皮质骨时，应使用无菌生理盐水反复润湿骨面。通常可以从该区获取4mL颗粒骨。用刮刀从皮质骨表面取骨的并发症很少。

与颏部取骨相比，升支取骨并发症发生率更低[36,37]。患者对从该区取骨的顾虑也更少。咬肌为取骨区提供了足够的软组织填充，所以取骨后没

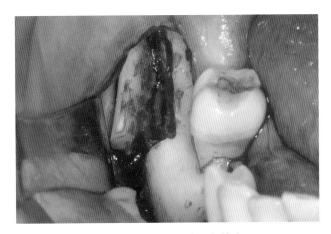

图16.35 升支取骨后可见暴露的神经血管束

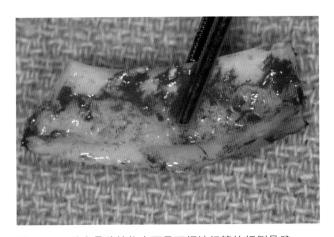

图16.36 升支骨移植物内可见下颌神经管的颊侧骨壁

有必要植骨。升支取骨更应该警惕损伤下牙槽神经的潜在风险，而非外围颏神经分支损伤。正如之前所讲，在下颌神经管周围的下颌后牙区，骨切口线的设计十分重要。升支取骨后发生感觉异常的情况非常少[26,43]。虽然有可能暴露下颌神经血管束，但取骨的过程并不会损伤该结构（图16.35和图16.36）。与颏部取骨后可能发生的切牙感觉异常相比，升支取骨不会导致磨牙的麻木[26,37]。

虽然沿外斜线的后缘切口有可能损伤颊神经，但颊侧黏膜术后感觉异常的报道非常少，几乎可以忽略[48]。与颏部取骨相比，升支取骨患者术后水肿和疼痛较容易处理[26,37]。术后，患者可能出现牙关紧闭，可使用糖皮质激素和非甾体类抗炎药减少功能障碍。由于升支取骨并发症明显少于颏部取骨，

很多医生更愿意选择升支供区[26,34,36,37,43]。

上颌结节

虽然与其他供区相比，上颌结节能提供的骨量较少，但该区域骨组织较软，更适于用来填充骨缺损[49]。上颌结节的骨质呈多孔状，骨皮质较薄。当侧壁开窗行上颌窦提升术时，应优先考虑从术区内的上颌结节取骨[50]。由于上颌结节表面黏膜较厚，常难以判断该区骨量。可以拍摄全景片或根尖片来评估该区的骨量。上颌窦区域的CT扫描可以判断该区的三维情况。限制上颌结节供区骨量的解剖结构包括：上颌窦、翼状板、磨牙和腭大孔。沿上颌结节区牙槽嵴行切口，暴露术区。沿上颌后牙侧面行垂直松弛切口。翻黏骨膜瓣，暴露上颌结节、牙槽嵴和上颌骨侧面。翻腭侧瓣暴露整个上颌结节。

可以用骨凿或咬骨钳取骨。将骨凿轻轻放置在上颌骨表面从上颌结节刮除骨片，避免上颌窦穿孔[51]（图16.37和图16.38）。还可以用骨凿在上颌骨后部侧方取薄片状皮质骨，用来覆盖上颌窦提升术的开窗。即使发生了上颌窦穿孔，通常也不会有严重的术后反应，因为该区域软组织较厚，可以覆盖穿孔区。

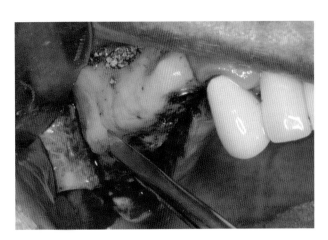

图16.37 使用骨凿从上颌结节取骨

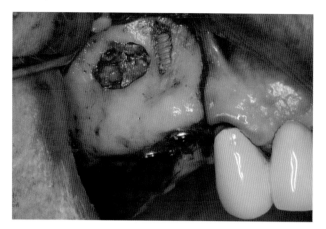

图16.38 将取自上颌结节的颗粒状骨用于上颌窦提升术

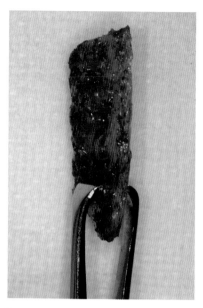

图16.39 使用Allis钳安全地处理骨移植物

局部取骨

从需要骨增量的术区取骨并不会明显增加并发症。使用钻或骨刮器可以获取颗粒状骨。颗粒的大小影响移植物的代谢。钻孔获得的骨浆或小颗粒骨很快会吸收[52]。使用骨刮器或骨粉磨获得的较大颗粒的骨不仅能更好地起到支架作用，细胞活性也更高，有更强的成骨潜能[53]。颗粒骨可以用于种植骨缺损区行引导性骨再生术[54]。可以用环钻取小的块状骨。要小心操作，避免损伤邻牙的牙根。

受区并发症：早期愈合并发症

移植物的污染

为了维持细胞的活性，取骨后应将骨移植物保存于无菌生理盐水中，而不是放在潮湿的海绵或毛巾上[55]。无菌水的低渗性会导致细胞溶解。应尽量缩短取骨到植骨间的时间。外科医生应保护骨移植物，以免不小心接触到有菌环境。建议在无菌环境中穿无菌手术衣进行手术。在预备受区时将骨移植物保存在放有无菌盐水的单独密闭容器中。在传递和操作过程中，应使用骨钳或Allis钳夹持骨移植物，不能用戴手套的手指触碰（图16.39）。还要注意手套上的滑石粉可能造成移植物污染[56]。如果移植物放在了有菌表面，通常已被污染。尽管有些外科医生会使用高压蒸汽、灭菌液或抗生素溶液等尝

试清洁污染的移植物，但这方面研究很少。有研究发现用10%碘伏溶液浸泡10min可以清除移植物表面的细菌而不改变其组织学完整性[57]。但这会改变移植物的成骨和骨诱导潜能。如果可能的话，应弃用已污染的移植物而重新取骨。避免这种并发症至关重要。

- 并发症：移植物污染
- 病因：移植物处理不当
- 预防方法：穿无菌手术衣，使用骨钳或Allis钳，使用单独的密闭容器放置移植物，去除外科手套上的滑石粉
- 处理方法：碘伏浸泡，重新取骨

创口开裂

完全关闭创口并保证无张力缝合对于骨移植术的成功非常重要。Onlay植骨受区最常见的并发症是切口开裂及骨移植物暴露。骨移植物的再血管化是其能在受区存活的关键。所以，骨移植物在术后2～3周内的早期暴露常会导致手术失败。临床医生应尽可能避免这种灾难性的并发症。早期对术者骨增量策略认知的调查提示，切口开裂最常见的原因

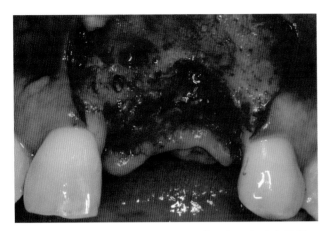

图16.40　靠近术区的中切牙近中骨缺损会限制垂直骨增量所能达到的高度

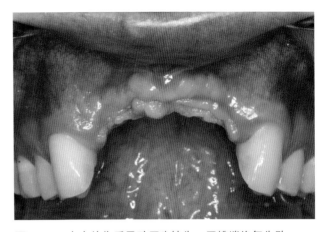

图16.41　患者外伤后导致牙齿缺失，牙槽嵴修复失败

是未进行组织瓣松解充分减张。随着处理软组织瓣的经验增加，这种并发症发生率降低，所以经验少的医生不应尝试治疗例如严重萎缩或垂直骨增量等复杂病例。

术前应评估植骨受区邻牙的牙周和牙髓状况。术前应该拔除预后差或无救牙，尤其在存在感染的情况下[58]。骨缺损区邻牙的边缘骨高度决定了垂直骨增量能达到的高度（图16.40）。如果邻牙骨吸收限制了骨增量的高度，即使该牙稳固，也需要拔除。

医生应该检查骨移植受区的软组织情况，包括角化黏膜宽度和质量、组织厚度、肌肉附着高度、系带和瘢痕。在植骨术前需要处理软组织异常。术前应治疗软组织的炎症。术前还要调磨软组织支持式修复体，用衬里调整术前软组织状况。术前要检查并处理桥体下方的不良口腔卫生状况。术前数周应拔除植骨术区内需要拔除的患牙。

Onlay植骨前推荐进行软组织移植（图16.41～图16.44）。软组织移植可以提供更多的软组织量和厚度来保证关闭创口。软组织手术中还可以处理前庭沟浅和肌肉附着高的问题。取自上腭的自体游离龈比真皮等尸体组织更适合用来增宽角化龈，因为自体组织再血管化更快。瘢痕组织会限制瓣的动度并影响切口的血供。受区出现瘢痕组织时应考虑切除瘢痕，用游离龈瓣修复。如果受区表面黏膜较薄，

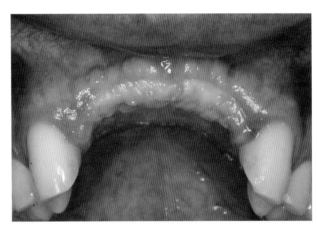

图16.42　植骨前8周使用取自上腭的带上皮结缔组织修复软组织

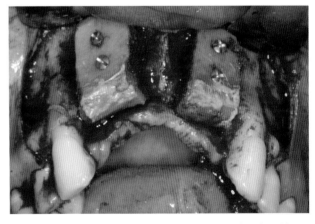

图16.43　使用取自髂骨的带松质骨的皮质骨块修复骨缺损

采用上腭结缔组织移植来增厚软组织。如果只是为了增加软组织厚度，可以考虑使用异体真皮代替自体组织。软组织手术至少应在植骨前8周进行，以保证移植组织长入受区并形成再血管化。

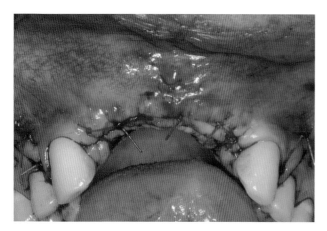

图16.44　软组织移植后组织质量得到改善，保证了创口关闭

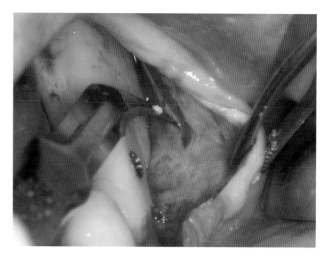

图16.45　用12号刀片沿着颊侧瓣切开骨膜以减少张力

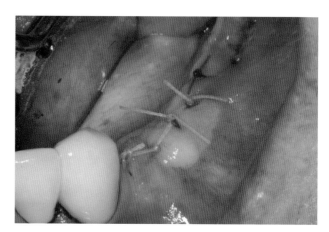

图16.46　用4-0可吸收缝线褥式和间断缝合关闭组织瓣

通常在取骨前暴露和预备受区，这样有助于决定所需的骨量，并缩短取骨和植骨间隔。明确口腔内的血管分布有助于预防血供不足和愈合不良。暴露受区的切口通常位于牙槽嵴顶。牙槽嵴顶切口可以保持组织瓣的血供，因为牙槽嵴唇侧的血管往往不会跨至腭侧或舌侧区域[59]。上颌切口过于偏腭侧，下颌后牙切口过于偏颊侧都可能导致组织坏死而引起伤口开裂。远离骨缺损区的松弛切口，制备基底较宽的组织瓣，以利于关闭创口及保持血供（图16.43）。初始嵴顶切口最好位于角化黏膜。如果角化黏膜缺失，则需要进行游离龈移植（植骨术前）来增加组织量。

有多种方法有助于软组织瓣覆盖Onlay骨移植物。翻起的黏骨膜瓣应充分分离，超过骨移植区域。垂直切口可以增加瓣的动度。植骨区软组织瓣动度的最大限制来自于骨膜。沿颊侧瓣基底部，在薄层骨膜上做水平切口。骨膜切口应该延伸至组织瓣的整个基底部并与纵切口相接。需要注意的是，骨膜切口要保持在浅层，避免损伤深部提供血供的血管和区域内的神经分支（例如眶下神经和颏神经）（图16.45和图16.46）。制备骨膜松弛切口后，轻轻牵拉组织瓣，评估是否可以无张力关闭创口。如果仍有阻力，进一步钝性分离骨膜的松弛切口超过前庭沟[60]。可以使用钝剪刀或止血钳，平行于唇侧骨板做进一步的分离。这样可以避免干扰组

织瓣的血供。

上颌腭侧组织难以移动，所以大部分的组织覆盖来源于唇侧。必要时可以在远离牙槽嵴顶的区域做腭侧平行切口，这样可以使腭侧瓣有一定的动度。在下颌后牙区，翻起黏骨膜瓣至下颌舌骨肌附着处，用一个手指牵拉并松弛这一薄层骨膜，可以获得舌侧瓣的动度（图16.47）。之前感染或失败的手术导致的瘢痕会使切口边缘产生张力。另外，瘢痕组织也会影响血供和组织瓣的愈合。因此，骨增量失败病例的再治疗更为复杂，需要由更有经验的医生来进行。

覆盖移植物的过程常会导致前庭沟变浅。对于种植体固位的修复体，这并不是问题，因为它不需要通过软组织封闭来获得固位力。移动唇侧瓣来

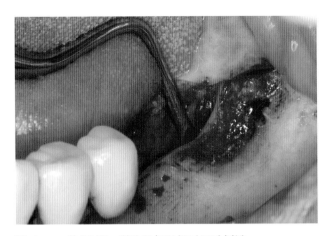

图16.47 使用Miller刮匙翻起下颌后牙舌侧瓣

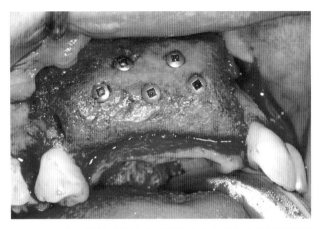

图16.48 使用带松质骨的皮质骨块重建上颌骨的大范围缺损

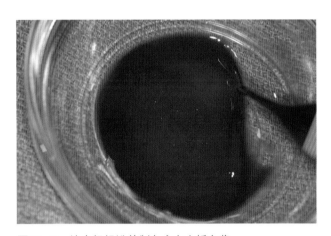

图16.49 缝合组织瓣前制备富血小板血浆

封闭移植物往往会导致角化龈移位，偏向腭侧或舌侧。有些病例需要进行软组织移植，也可以在二期暴露种植体时将角化组织唇侧复位。尽管组织瓣边缘靠近非常重要，但不能缝得过紧以免引起组织缺血。骨移植物上方的组织瓣，应使用能在伤口完全愈合前保持张力的缝线缝合。Vicryl、PTFE或尼龙线优于铬肠线和丝线。使用多个间断缝合或褥式缝合关闭移植物上方的组织瓣。切口完全愈合后再拆线（10~14天）。使用激素可减少术区水肿，避免对组织瓣产生额外张力。使用3天糖皮质激素例如地塞米松，剂量逐渐递减（例如9mg、4.5mg、3mg）[61]。

有报道称加用生长因子可以加速软组织伤口愈合[2,62]。富血小板血浆利于皮肤移植供区的愈合[63]。很多临床医生观察到，在软组织愈合过程中自体生长因子具有积极的作用。在血小板的α颗粒中发现的各种细胞因子和介质可促进血管再生和胶原合成[64]。这些因子可以促进软组织愈合并减少伤口开裂和骨移植物暴露的风险。在缝合前将富血小板血浆置于移植区（图16.48~图16.51）。重组人血小板衍生生长因子（rhPDGF）的发展为促进伤口愈合和预防并发症提供了途径。这种生长因子的强度是自体富血小板血浆的1000倍，并能避免抽血离心的步骤。可将薄层胶原海绵浸入rhPDGF液体中，在缝合前将其置于移植区上（图16.52~图16.54）。

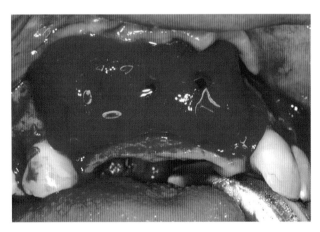

图16.50 缝合前将富血小板血浆置于移植物上

如果可能，术后在切口完全愈合前尽量不要佩戴软组织支持的可摘活动义齿。如果必须佩戴，需要将义齿进行调改以免影响早期伤口愈合。因为关闭组织瓣后前庭沟常会变浅，所以应减少覆盖植骨区的修复体翼板。应调磨修复体的内表面，使之与

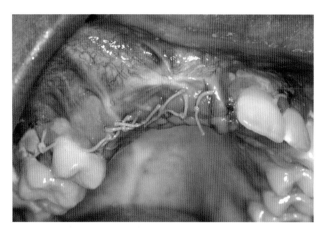

图16.51   术后1周复诊，伤口愈合加快

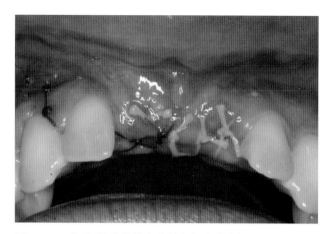

图16.54   术后1周移植物上方软组织愈合良好

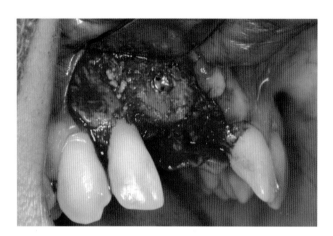

图16.52   使用胫骨的皮质骨块和松质骨重建缺损的上颌骨

为此时的软组织有感染，比较脆弱，所以不应尝试重新缝合或处理周围的组织瓣。骨移植物一旦暴露在口腔中，其多孔表面即会受到细菌生物膜的污染。因此暴露的骨组织不再具有生物相容性，周围的软组织不会再次覆盖创口。另外，上皮不会爬到暴露的骨表面。临床医生应让伤口自行愈合并密切观察愈合过程（图16.55和图16.56）。患者每天含漱氯己定2次，饭后用盐水漱口来保持术区清洁。吸烟会延迟愈合过程并导致更多的移植物暴露。术后1周使用抗生素，随后无须继续服用，除非感染进一步发展（肿胀、红肿、渗出）。

有医生定期使用四环素软膏处理伤口，但效果尚不明确。使用粗的金刚砂车针将骨移植物的锐利边缘打磨光滑。如果骨移植物暴露了超过一

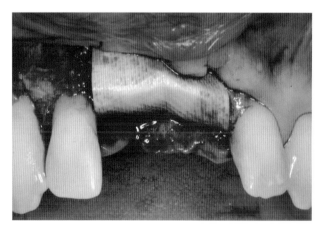

图16.53   在植骨区表面覆盖浸泡有重组人血小板衍生生长因子的胶原膜

植骨位点间有充分的缓冲。拆线后，义齿内可进行组织衬垫。

Onlay植骨后伤口开裂的处理需要遵循生物学原则，即骨移植物再血管化之前是没有活力的。因

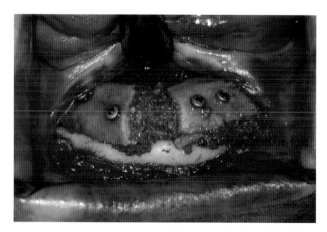

图16.55   使用带松质骨的皮质骨重建严重萎缩的下颌骨

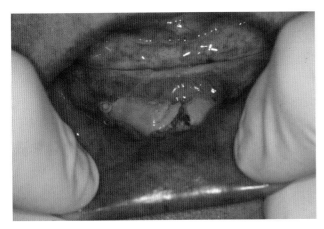

图16.56 伤口开裂，骨移植物暴露

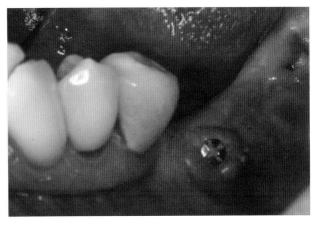

图16.58 术后吸烟导致伤口开裂，螺丝暴露

半，则预后很差，可以考虑移除骨移植物。松质骨再血管化较快，抗感染能力强于皮质骨[65]（图16.57）。

发生早期骨暴露时，患者应每周复诊，检查移植物的感染或活力。每月拍根尖片，检查移植骨块的吸收程度或未结合区情况（低密度影）。如果暴露的骨移植物2个月后仍保持稳定，就可以检查移植物的结合情况。如果可以看到固位螺丝顶部，则应旋出螺丝，检查移植物的稳定性（图16.58）。如果骨移植物松动，说明结合情况不确定，可以考虑移除骨移植物。如果骨移植物稳定，则重新放置固位螺丝，再观察2个月。4个月的愈合期后，彻底检查和评估移植物状况。可以使用钻针磨除暴露骨的

坏死表面。下方骨面出血说明移植物结合良好。此时可以植入种植体或者选择再等2个月，待移植物充分改建后，再植入种植体。

- 并发症：骨移植物上方伤口开裂
- 病因：临床经验不足，组织质、量差，拔牙创缺损，未达到无张力关闭伤口，术后水肿，吸烟，修复体有干扰
- 预防方法：选择合适的病例，软组织移植，分期拔牙，扩大翻瓣面积，使用骨膜松弛切口，戒烟，使用生长因子，选用稳定的缝线，使用糖皮质激素，使用固定临时修复体、弃用或调磨活动修复体
- 治疗方法：观察，氯己定漱口，使用抗生素抗感染，去除暴露的骨移植物，X线检查，螺丝检测，移除坏死移植物。

感染

Onlay植骨术后感染的发生率很低[66,67]。供区和受区都有可能发生感染。尽管在牙种植术中可以只使用清洁技术（clean technique）[68]，但在范围更大、时间更长的重建手术中，应使用无菌技术（aseptic technique）。当使用口外供区时（胫骨、髂骨），应严格使用无菌技术。用消毒液消毒皮肤，用无菌巾隔离术区。

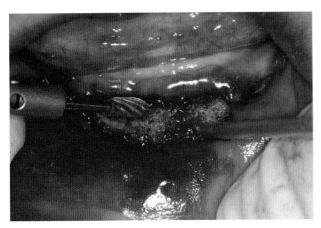

图16.57 术后4个月，用碳合金钻磨除表面的死骨，暴露出血的骨面

由于术后感染有可能导致植骨失败，术前1h应让患者预防性服用负荷剂量的抗生素并连续用药1周[23,66]。通常使用阿莫西林，因为其容易吸收且每日只需服用3次（首次服用2g，随后1周1天3次，每次500mg）。青霉素过敏患者应使用头孢菌素、克林霉素（例如，首次服用600mg，随后每次150mg，3次/天，服用1周）或克拉霉素。术前使用氯己定含漱可以减少口内骨移植物的细菌污染[69]。因为术区不能进行刷牙和使用牙线等常规口腔卫生措施，术后需继续每天使用氯己定含漱2次。

术前使用甘罗溴铵等抑制唾液分泌的药物，以减少唾液将细菌带入植骨区的可能性。伤口开裂与植骨受区的术后感染率增高有关[70]。术区术后感染应积极治疗。由于患者术前已经使用抗生素，需要选择可以增加抗菌谱的另一种药物联合用药（例如，阿莫西林+甲硝唑）。后期感染很少见，通常与移植物开裂或死骨形成有关（图16.59）。

- 并发症：移植物感染
- 病因：细菌污染、伤口开裂
- 预防方法：无菌操作，预防性使用抗生素，氯己定含漱，使用止涎药
- 治疗方法：使用抗生素

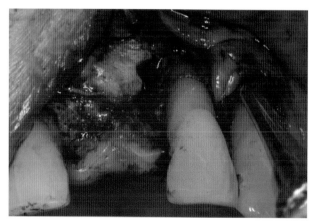

图16.59　与侧切牙有关的后期感染

受区并发症：愈合后期的并发症

骨移植物的结合与吸收

使用自体骨移植进行骨增量术后移植物的吸收已经成为某些争议的焦点。以前常在全口义齿修复前使用取自髂骨或肋骨的自体骨移植来重建萎缩的上下颌骨。缺乏生理性刺激以及来自修复体的压力，造成大部分移植骨在短期内吸收[71]。这种情况导致的自体骨移植效果不佳，使很多医生认为自体骨移植用于种植治疗也会大量吸收。

移植物与骨受区结合过程中必然会发生吸收。自体骨移植物的皮质骨部分可以作为骨引导的支架[72]。骨移植物会改建并随着时间被新骨替代（爬行替代）[72]。游离的自体骨移植物必须再血管化才能发生结合。松质骨再血管化速度快于皮质骨[73]。致密的皮质骨通过其已存在的哈佛氏管来发生再血管化[73]。

自体骨移植物的胚胎来源可用来预测其吸收情况。下颌骨或颅骨等来源于膜内成骨的骨移植物比髂骨等来源于软骨成骨的移植物吸收更少[74-78]。近期研究认为骨的微观结构比胚胎来源影响更大[72,79]。在Onlay植骨时，致密的皮质骨比多孔的松质骨吸收更少[79]。取自下颌骨的皮质骨移植物吸收很少，能保持致密性[23]（图16.60和图16.61）。皮质骨用于Onlay植骨发生骨结合的吸收率小于20%[80]。取自髂骨的带松质骨的皮质骨由于外层皮质薄而含有更多多孔的松质骨成分，吸收率会更高（图16.62和图16.63）。带松质骨的皮质骨在术后前3个月宽度变化最明显，而高度的变化会持续1年[81]。在重建牙槽嵴时应少量过度植骨以弥补愈合过程中的吸收。

预备受区使移植骨块与之更贴合。用小球钻在受区皮质骨表面磨出小孔，释放出生长因子来加速移植骨的再血管化并促进骨结合[82]（图16.64）。修整受区使之与移植物更贴合，优于大量修整骨移植

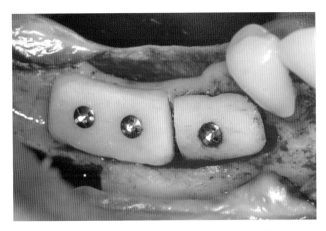

图16.60 使用皮质骨移植物重建萎缩的下颌骨后部

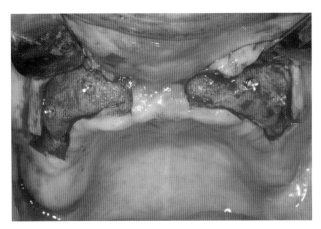

图16.63 骨移植物发生了中等程度的吸收，骨量仍足以用于植入种植体

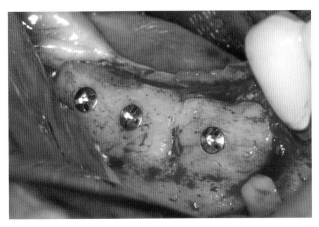

图16.61 4个月后，骨结合良好，骨吸收少

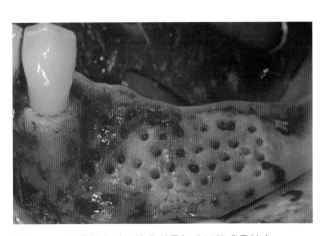

图16.64 用球钻在受区的皮质骨打孔以促进骨结合

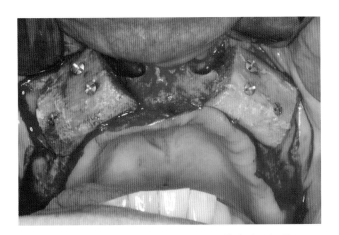

图16.62 使用带松质骨的皮质骨块重建萎缩的上颌骨

物[82]。带松质骨的皮质骨块较少需要修整，因为较软的松质骨容易堆塑到牙槽嵴上。

移植骨块不能承受微动，所以除非有坚强的固定，否则会发生骨吸收。将移植骨块嵌入受区，用螺钉固定到牙槽嵴上。固定螺钉直径一般在1.0～2.0mm。固位螺钉的长度以能进入自体骨并能获得最大的固位力为宜。使用拉力螺钉技术在固定Onlay植骨的皮质骨块（图16.65）。将螺钉穿过块状骨，并旋紧在受区骨上，以压紧、固定移植物。单颗螺钉可以用于固定单个牙位小的移植骨块，较大的移植物需要2颗或更多螺钉。固位螺钉除了可以增强移植物的固位力，在骨改建过程中还具有撑起骨膜的作用。当再次进入植骨区种植时，应尽量减少翻瓣面积以保持移植物的血供。可以在螺钉顶部上方做一个小切口来移除螺钉，避免大范围翻瓣

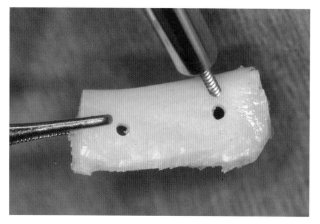

图16.65　使用拉力螺钉技术固定皮质骨移植物

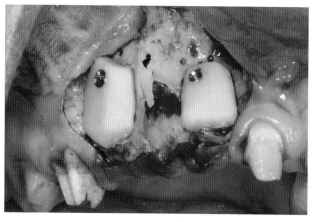

图16.68　用皮质骨移植物重建右上颌区缺损

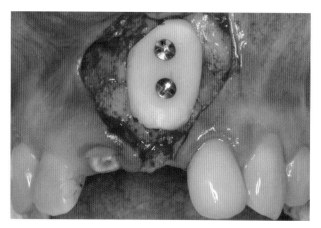

图16.66　使用皮质骨移植物修复上颌前牙区缺损

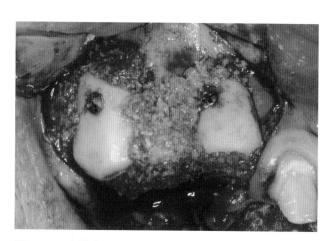

图16.69　在块状骨移植物周围放置颗粒状骨

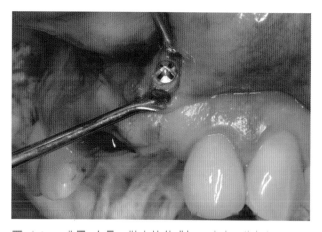

图16.67　术后4个月，做小的黏膜切口移除固位螺钉

（图16.66和图16.67）。

　　有人建议使用屏障膜来减少骨块移植物的吸收。虽然一些研究认为屏障膜对减少骨吸收有积极

作用，但另外一些研究却不支持这种观点[83]。虽然术后早期屏障膜可以减少移植物吸收，但可能只是将骨吸收的时间延迟到屏障膜移除或吸收后[84]。另外，屏障膜会增加花费并可能产生并发症。皮质骨移植物吸收较少，并不需要屏障膜的保护[23,79,80,85]。尽管常规使用屏障膜来保护块状骨移植物的做法值得商榷，但其可能会改善块状骨周围颗粒状骨移植物的骨结合[86]。当块状骨移植物不能完全修复牙槽嵴缺损时，可以在骨块周围放置颗粒状骨并覆盖屏障膜（图16.68～图16.71）。自体骨碎屑或颗粒状骨替代物，例如同种异体骨和小牛骨羟基磷灰石，可以用于这种情况。在使用颗粒状骨或松质骨进行牙槽嵴增量时，由于容易发生吸收，所以应使用屏障膜。与PTFE膜相比，胶原膜发生暴露和感染

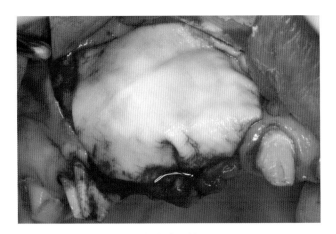

图16.70 使用胶原膜覆盖移植区域

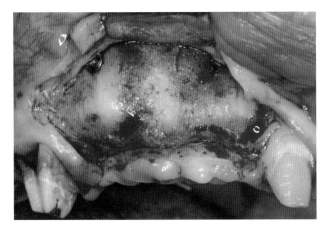

图16.71 颗粒状骨与块状骨移植物结合良好，仅发生少量骨吸收

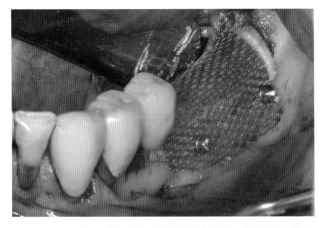

图16.72 在愈合过程中使用钛网保持空间，保护颗粒状骨移植物

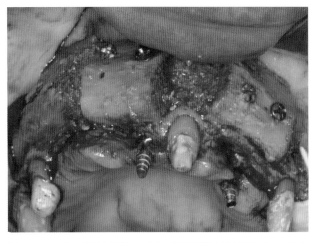

图16.73 临时种植体植入在植骨区腭侧的天然骨中，用来支持临时桥

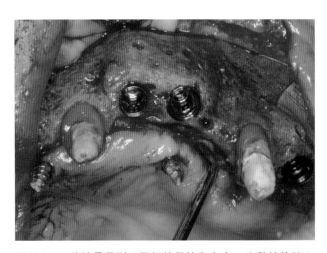

图16.74 移植骨得到了很好的保护和愈合，为种植体植入提供了良好的条件

植入[90]。含有较多松质骨和颗粒骨的移植物更容易发生吸收。当使用带松质骨的皮质骨块移植时，用器械压紧松质骨有利于减少愈合过程中的骨吸收。

在愈合过程中，骨移植物应保持稳定。固定的临时修复体，例如临时桥或粘接修复体，更适合用于修复植骨区上方的缺牙。对于不能耐受全口或局部义齿的患者，可以使用临时种植体支持的临时固定义齿[91]。临时种植体应植入天然骨中，避开植骨区（图16.73和图16.74）。可摘Essix固位体不会对组织产生压力，所以可以在愈合期用于修复美学区缺牙（图16.75）。正如前面提到的，在术后前几

等并发症更少[87]。还可以选择钛网来支持和保护颗粒状松质骨移植物愈合[88,89]（图16.72）。初期愈合后钛网暴露并不一定会影响移植物结合和种植体

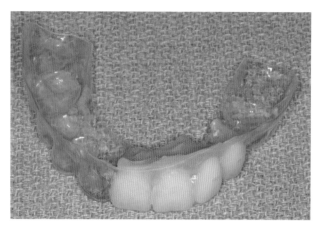

图16.75 在植骨位点上方使用Essix 固位体作为临时修复

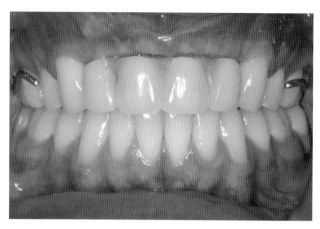

图16.77 调磨植骨区上方的可摘局部义齿（图16.41～图16.44的患者）

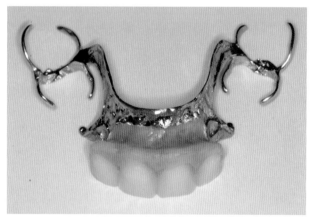

图16.76 制备一个金属基托可摘局部义齿，在植骨区上方不设计金属支架

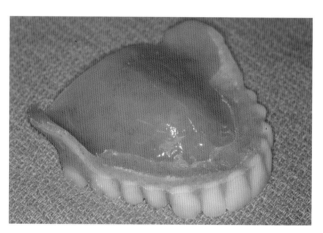

图16.78 在植骨区，全口义齿的翼板被完全磨除，嵴顶区进行缓冲

周伤口尚未愈合时不应该佩戴软组织支持的活动义齿。之后调磨活动义齿避免与植骨位点产生接触。与软组织支持式的塑料可摘局部义齿相比，金属基托的可摘局部义齿更好，因为其在基牙上有支托，功能状态下移植物潜在的负荷更小（图16.76和图16.77）。然而，必须设计大连接体，以保证移植物表面没有金属支架。对于佩戴全口义齿的患者来说，义齿翼板必须离开植骨区域。修复体的组织面在植骨区域必须做充分缓冲。义齿可在拆线后进行重衬（图16.78和图16.79）。告知患者活动修复体主要为了改善美观，而不能行使咀嚼功能。应避免对颌牙不利的应力集中，尽量分散𬌗力[92]。

磨牙症对骨移植患者有不良影响[70]。在大范围

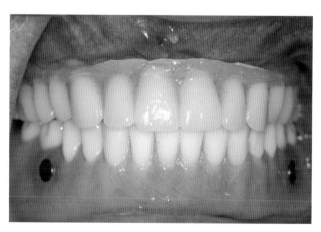

图16.79 使用组织调整材料垫衬牙槽嵴上方的间隙

骨移植物上佩戴活动义齿的患者术后至少2个月应吃软食。之后，移植骨块将和受区骨形成骨结合，

减少了对固位螺钉的依赖。

- 并发症：移植骨吸收
- 病因：骨改建，骨的性质（皮质骨、松质骨），固位差，骨有负重
- 预防方法：预备受区，使用固位螺钉，使用屏障膜，过量植骨，使用固定临时修复、弃用或调磨活动修复体，减少再次翻瓣范围
- 治疗方法：使用短种植体、窄径种植体，种植体植入时再次植骨。

患者习惯/系统疾病

吸烟

吸烟与伤口开裂率高和Onlay植骨失败相关[70,93,94]（图16.80）。吸烟患者不适合进行植骨手术，除非患者考虑戒烟，不然临床医生不应进行骨移植术。骨移植术后也不建议咀嚼烟草。吸烟不仅对全身有不良影响，对口腔局部组织的不良影响更大，所以戒烟利于软组织愈合。考虑到吸烟患者发生并发症的风险高，应一直教育患者戒烟，并把吸烟情况记录在知情同意书中。给予患者一个具体的"停止日"来完全戒烟。这个日期最好在术前2~4周，至少也应该在术前1周。重度吸烟者（1~2包/日）通常依从性较差，可以在手术当天停止吸烟。术前至少1周开始，患者按医嘱服用安非他酮缓释片

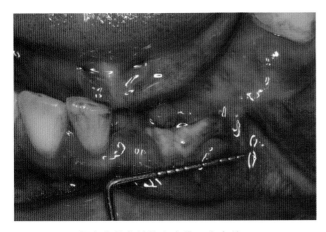

图16.80 吸烟患者骨移植物上方伤口愈合差

（Zyban）或伐伦克林（Chantix）。用药必须咨询内科医生，因为伐伦克林与自杀倾向增加有关。另外，如果患者已经在戒烟，可以指导其使用尼古丁透皮贴剂。联合使用安非他酮缓释片和尼古丁透皮贴剂来戒烟，比单独使用一种更容易戒烟成功[95]。然而由于联合用药可能引起血压升高，需要密切监测患者血压。

指导患者在切口完全愈合前戒烟。使用生长因子（例入rhPDGF）可以缩短伤口愈合的时间。应密切监测患者术后的愈合过程，并强化这些方案。即使患者在植骨区上方软组织愈合后恢复吸烟，也会发生成功的骨结合。然而，吸烟还是导致种植失败的重要危险因素[96,97]。

双磷酸盐治疗

使用静脉注射双磷酸盐治疗的癌症患者发生双磷酸盐相关颌骨坏死的风险很高。接受静脉注射双磷酸盐治疗的患者应避免例如可选择的植骨术等侵入性治疗。虽然有病例报道，但口服双磷酸盐药物的患者口腔外科手术后发生骨坏死的概率非常低[98]。多项研究报道，口服双磷酸盐药物的患者种植术后并不会发生骨坏死[99-102]。报道口服双磷酸盐药物对植骨术不良影响的文献很少。一篇近期的回顾性研究发现口服双磷酸盐药物并不会增加种植或植骨术失败的风险[102]。笔者并没有发现大量服用双磷酸盐的绝经后妇女会出现植骨并发症。相反，目前还在研究使用双磷酸盐来限制骨吸收并促进骨结合[103-105]。

口服双磷酸盐并不是选择性植骨手术的禁忌证。然而，当同时伴有以下风险因素，例如长时间持续服用双磷酸盐药物（>3年），年龄大（>65岁），使用雌激素或糖皮质激素时，临床医生应考虑做其他的检测，停药一段时间，或使用替代疗法[98]。建议在选择性侵入牙科手术前后停用口服双磷酸盐药物一小段时间[98]。要咨询患者的内科医生来调整口服双磷酸盐药物的治疗。

移植骨折裂

通常在移植物愈合后择期在重建的萎缩颌骨上植入种植体。之前的研究表明，植骨同期植入种植体的成功率较低，骨改建效果不确定，骨结合率降低[24,106,107]。Onaly骨移植物应该在种植体植入之前发生骨结合。骨移植物需要足够时间完成骨结合，但也应尽早植入种植体，以刺激和维持再生骨[81]。自体骨块移植需要4个月的愈合期才能植入种植体[23,108]。使用屏障膜或钛网及颗粒状松质骨进行的牙槽嵴增量需要更长的愈合时间，至少需要6个月。种植体植入和延期负重后，X线片上并不会出现额外的骨吸收[81,109]。

在已经愈合的移植骨中种植和在天然骨中种植类似。然而，种植位点通常在骨块和宿主骨结合处。在种植备洞和种植体植入过程中，外科医生应该小心处理，避免将移植骨块从牙槽嵴上分离。

通常在植入种植体前将固位螺钉移除。不建议单纯为了移除螺钉而大范围翻瓣，因为这样会影响植骨区的血供。在螺钉顶部做小的黏膜切口就可以轻易移除螺钉。如果螺钉不位于种植体植入的区域，可以不移除螺钉，尤其是需要其为移植物提供额外的稳定性时（图16.81）。无论受区原来的骨质如何，来源于下颌骨的块状骨移植物在愈合后质地往往较硬。在致密的皮质骨上植入种植体时，需要适合的钻孔顺序，甚至需要攻丝。在使用直径更大的扩孔钻之前，先使用侧切钻（Linderman钻）有助于在皮质骨移植物旁边制备窝洞（图16.82）。当植入锥形种植体或种植体颈部较宽时，临床医生需要小心，因为种植体的楔形力可能会导致移植骨块的折裂（图16.83和图16.84）。如果发生了折裂，医生需要考虑使用新的固位螺钉来稳定骨块（图16.85）。如果移植物不稳定，则不应该植入种植体。使用颗粒状骨填充种植窝洞，并在2～4个月后再进入术区。

- 并发症：移植物折裂
- 病因：骨结合差，备洞顺序，抗下沉种植体（颈部较宽）
- 预防方法：固位螺钉，Linderman钻，螺纹攻丝，柱形种植体
- 治疗方法：旋出种植体，使用新的固位螺钉

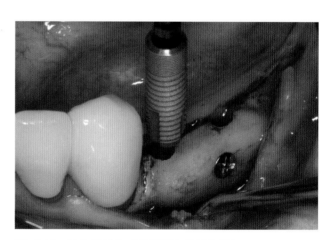

图16.82　植入种植体时保留原来的固位螺钉

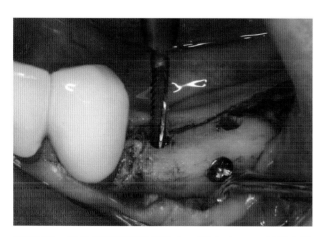

图16.81　固位螺钉远离种植位点，用Linderman钻扩大种植窝洞

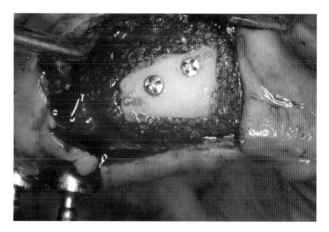

图16.83　使用皮质骨修复萎缩的上颌骨

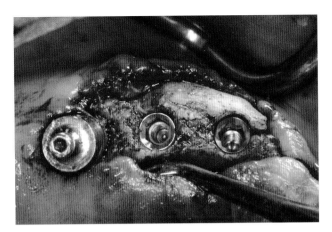

图16.84　植入种植体时移植骨块从受区宿主骨处发生折裂

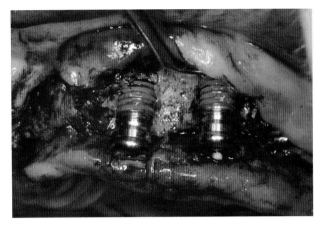

图16.86　由于在埋入愈合期使用了软组织支持的修复体，咬合创伤导致了种植体周围骨丧失

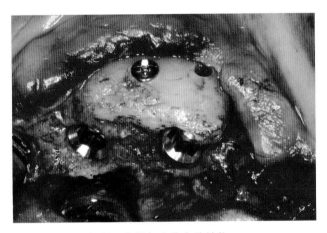

图16.85　使用新的固位螺钉来稳定移植物

种植失败

　　分阶段将种植体植入已结合的移植骨中，与植入天然骨中类似。当植骨区骨质较好时，种植体植入后可以早期暴露和/或修复。如果种植体初期稳定性适当，可以考虑在植骨区即刻负重。种植体表面的微结构处理，可以将种植体–骨结合时间缩短到6～8周[110]。如果骨质量不佳，建议增加种植体的愈合时间并采用埋入愈合方式。种植体的存活主要依靠剩余牙槽骨支持而不是移植骨[3]。早期研究中，重建牙槽嵴上种植体存留率通常低于天然骨[106]。这主要是由于在较软的带松质骨的皮质骨移植物中使用机械光滑面种植体，植骨同期植入种植体和不成熟的技术。系统综述发现，Onlay植骨区种植体存留率为90.4%[3]。但是，只有少量文献符

合综述的纳入标准，这些文献里包括了使用光滑面种植体和植骨同期种植的病例。Onlay植骨区较高的种植体失败率与骨萎缩严重、使用短种植体、患者年龄大、磨牙症、吸烟以及佩戴临时活动义齿有关[70,111]（图16.86）。

　　Onlay植骨愈合后，分阶段进行种植修复，种植体存留率与在天然骨位点种植类似[86,89,112-115]。然而，牙槽嵴增量术有可能失败，因此，与原位骨内种植体相比，在这些位置的种植体不一定能获得长时间的高存留率[111,116]。目前，关于植骨区种植体长期稳定性的文献有限，还需要进一步研究来评估[109]。

- 并发症：种植失败
- 病因：植骨同期种植，光滑面种植体，种植体稳定性差，骨质量差
- 预防方法：分阶段植骨和植入种植体，使用表面微结构处理的种植体，长种植体，骨条件差时适当增加种植体数量
- 治疗方法：重新植入种植体

重点提示

- 良好的术前评估与掌握充分的解剖知识，可以减少并发症的发生。适当的供区选择，精

确的外科操作，术后密切随访是获得成功的
保证。

- Onlay植骨术具有技术敏感性，初学者并发症
更多。临床医生应根据自己的经验和技能水
平选择病例。

- 选择能提供足够骨量的合适供区，以使种植
体能植入理想的修复位置，这是术前评估的
重要部分。

- 根据所需移植骨的大小，以及供区和受区相
邻情况选择口内供区（颏部、升支、上颌结
节）。

- 始终在无菌区域使用镊子处理骨移植物，避
免发生意外污染。

- 最好在植骨术前纠正软组织问题。

- Onlay植骨最常见的受区并发症是伤口开裂，
应尽量避免这种毁灭性的并发症发生。

- 在大部分病例中，可以使用宽基底瓣、扩大
松弛切口、充分分离黏骨膜瓣、骨膜松弛切
口等方法，使骨移植物表面的软组织达到无
张力一期缝合。

- 骨结合过程中会发生骨吸收。需要在重建牙
槽嵴时少量过度植骨来抵抗愈合过程中的骨
丧失。

- 块状骨移植物不能耐受微动。应固定骨块并
避免临时修复体接触植骨区。

- 修整受区，使之与移植骨块紧密贴合，这有
利于骨块的再血管化以及骨愈合。

- 吸烟患者不适合进行Onlay植骨，除非患者考
虑戒烟，否则临床医生不应进行手术。

- 植骨术后临床医生需要制作新的临时修复
体，避免对植骨区产生压力。可以考虑使用
迷你种植体支持的固定临时修复。美学区可
以使用Essix固位体或丙烯酸树脂桥。

- 临床医生应该常规考虑从植骨区取局部自体骨。

（王　晶　轩东英　译）

参考文献

[1] Brånemark P-I, Lindstrom J, Hallen O. Reconstruction of the defective mandible. *Scand J Plast Reconstr Surg* 1975; 9: 116–28.

[2] Misch CM. Autogenous bone grafting for dental implants. In: Fonseca RJ, Turvery TA, Marciani RD, eds. *Oral and maxillofacial surgery*, 2nd edn, Vol. 1. Philadelphia, PA: WB Saunders Co., 2008: 344–70.

[3] Aghaloo TL, Moy PK. Which hard tissue augmentation techniques are the most successful in furnishing bony support for implant placement? *Int J Oral Maxillofac Implants* 2007; 22 (Suppl): 49–70.

[4] Jingjing L. Wang H-L. Common implant-related advanced bone grafting complications: classification, etiology and management. *Implant Dentistry* 2008; 17: 389–97.

[5] Breine U, Brånemark PI. Reconstruction of alveolar jaw bone. An experimental and clinical study of immediate and preformed autologous bone grafts in combination with osseointegrated implants. *Scand J Plast Reconstr Surg* 1980; 14(1): 23–48.

[6] Mecall RA, Rosenfeld AL Influence of residual ridge resorption patterns on fixture placement and tooth position, Part III: Presurgical assessment of ridge augmentation requirements. *Int J Periodontics Restorative Dent* 1996; 16: 322–37.

[7] Misch CM. Use of a surgical template for autologous bone grafting of alveolar defects. *J Prosthodont* 1999; 8(1): 47–52.

[8] Rosenfeld AL, Mecall RA The use of interactive computed tomography to predict the esthetic and functional demands of implant-supported prostheses. *Compend Contin Educ Dent* 1996; 17: 1125–8.

[9] Nkenke E, Weisbach V, Winckler E, Kessler P. Morbidity of harvesting of bone grafts for the iliac crest for preprosthetic augmentation procedures: a prospective study. *Int J Oral Maxillofac Surg* 2004; 33: 157–63.

[10] Cricchio G, Lundgren S. Donor site morbidity in two different approaches to anterior iliac crest bone harvesting. *Clin Implant Dent Relat Res* 2003; 5: 161–9.

[11] Hahn M, Dover MS, Whear NM, Moule I. Local bupivacaine infusion following bone graft harvest from the iliac crest. *Int J Oral Maxillofac Surg* 1996; 25: 400–1.

[12] Kalk WW, Raghoebar GM, Jansma J, Boering G. Morbidity from iliac crest bone harvesting. *J Oral Maxillofac Surg* 1996; 54: 1424–9.

[13] Schnee CL, Freese A, Weil RJ, Marcotte PJ. Analysis of harvest morbidity and radiographic outcome using autograft for anterior cervical fusion. *Spine* 1997; 22: 2222–7.

[14] Murata Y, Takahashi K, Yamagata M. Injury to the lateral femoral cutaneous nerve during harvest of iliac bone graft, with reference to the size of the graft. *J Bone Joint Surg Br* 2002; 84-B: 798 801.

[15] Almaiman M, Al-Bargi HH, Manson P. Complication of anterior iliac bone graft harvesting in 372 adult patients from May 2006 to May 2011 and a literature review. *Craniomaxillofac Trauma Reconstr* 2013; 6: 257–66.

[16] O'Keefe RM, Reimer BL, Butterfield LS. Harvesting of autogenous cancellous bone graft from the proximal tibial metaphysic: a review of 230 cases. *J Orthop Trauma* 1991; 5: 469–74.

[17] Catone GA, Reimer LB, McNeir D. Tibial autogenous cancellous bone as an alternative donor site in maxillofacial surgery: a preliminary report. *J Oral Maxillofac Surg* 1992; 50: 1258–63.

[18] Mazock JB, Schow SR, Triplett RG. Proximal tibia bone harvest: review of technique, complications, and use in maxillofacial surgery. *Int J Oral Maxillofac Implants* 2004; 19: 586–93.

[19] Herford AS, King BJ, Audia F, Becktor J. Medial approach for tibial bone graft: anatomic study and clinical technique. *J Oral Maxillofac Surg* 2003; 6: 358–63.

[20] Chen YC, Chen CH, Chen PL, Huang IY, Shen YS, Chen CM. Donor site morbidity after harvesting of proximal tibia bone. *Head Neck* 2006; 28: 496–500.

[21] Thor A, Farzad P, Larsson S Fracture of the tibia: complication of bone grafting to the anterior maxilla. *Br J Oral Maxillofac Surg* 2006; 44: 46–8.

[22] Sindet-Pedersen S, Enemark H. Reconstruction of alveolar clefts with mandibular or iliac crest bone grafts: a comparative study. *J Oral Maxillofac Surg* 1990; 48: 554–8.

[23] Misch CM, Misch CE, Resnik RR, Ismail YH. Reconstruction of maxillary alveolar defects with mandibular symphysis grafts for dental implants: a preliminary procedural report. *Int J Oral Maxillofac Implants* 1992; 7(3): 360–6.

[24] Jensen J, Sindet-Petersen S, Oliver AJ. Varying treatment strategies for reconstruction of maxillary atrophy with implants: results in 98 patients. *J Oral Maxillofac Surg* 1994; 52: 210–16.

[25] Lundgren S, Moy P, Johansson C, Nilsson H. Augmentation of the maxillary sinus floor with particulated mandible: a histologic and histomorphometric study. *Int J Oral Maxillofac Implants* 1996; 11: 760–6.

[26] Misch CM. Comparison of intraoral donor sites for onlay grafting prior to implant placement. *Int J Oral Maxillofac Implants* 1997; 12: 767–76.

[27] Khoury F. Augmentation of the sinus floor with mandibular bone block and simultaneous implantation: a 6-year clinical investigation. *Int J Oral Maxillofac Implants* 1999; 14: 557–601.

[28] Misch CM. Maxillofacial donor sites for sinus floor and alveolar reconstruction. In: Jensen OT, ed. *The sinus bone graft*. Chicago, IL: Quintessence Publishing, 2006: 130.

[29] Buhr W, Coulon JP. Limits of the mandibular symphysis as a donor site for bone grafts in early secondary cleft palate osteoplasty. *Int J Oral Maxillofac Surg* 1996; 25: 389–93.

[30] Borstlap WA, Heidbuchel KLWM, Freihofer HPM, Kuijpers-Jagman AM. Early secondary bone grafting of alveolar cleft defects: a comparison between chin and rib grafts. *J Craniomaxillofac Surg* 1990; 18: 201–5.

[31] Hoppenreijs TJM, Nijdam ES, Freihofer HPM. The chin as a donor site in early secondary osteoplasty: a retrospective clinical and radiographic evaluation. *J Cranio-Max-Fac Surg* 1992; 20: 199–224.

[32] Hunt DR, Jovanovic SA. Autogenous bone harvesting: a chin graft technique for particulate and monocortical bone blocks. *Int J Periodontics Restorative Dent* 1999; 19: 165–73.

[33] Zide MF. Autogenous bone harvest and bone compacting for dental implants. *Compend Contin Educ Dent* 2000; 21: 585–90.

[34] Peleg M, Garg AK, Misch CM, Mazor Z. Maxillary sinus and ridge augmentations using a surface-derived autogenous bone graft. *J Oral Maxillofac Surg* 2004; 62: 1535 44.

[35] Raghoebar GM, Louwerse C, Kalk WWI. Morbidity of chin bone harvesting. *Clin Oral Implant Res* 2001; 12: 503–7.

[36] Nkenke E, Schulze-Mosgau S, Radespiel M. Morbidity of harvesting of chin grafts: a prospective study. *Clin Oral Implant Res* 2001; 12: 495–502.

[37] Hallman M, Hedin M, Sennerby L. A prospective 1 year clinical and radiographic study of implants placed after maxillary sinus floor augmentation with bovine hydroxylapatite and autogenous bone. *J Oral Maxillofac Surg* 2002; 60: 277–84.

[38] Jensen J, Sindet-Pedersen S. Autogenous mandibular bone grafts and osseointegrated implants for reconstruction of severely atrophied maxilla: a preliminary report. *J Oral Maxillofac Surg* 1991; 49: 1277–87.

[39] Rubens BC, West RA. Ptosis of the chin and lip incompetence: consequences of lost mentalis support. *J Oral Maxillofac Surg* 1989; 4: 359–66.

[40] Cordaro L, Rossini C, Mijiritsky E. Fracture and displacement of lingual cortical plate of mandibular symphysis following bone harvesting: case report. *Implant Dent* 2004; 13: 202–6.

[41] Misch CM. Ridge augmentation using mandibular ramus bone grafts for the placement of dental implants: presentation of a technique. *Pract Periodont Aesthet Dent* 1996; 8: 127–35.

[42] Misch CM. Use of the mandibular ramus as a donor site for onlay bone grafting. *J Oral Implantol* 2000; 26: 42–9.

[43] Scheerlinck LM, Muradin MS, van der Bilt A, Meijer GJ, Koole R, Van Cann EM. Donor site complications in bone grafting: comparison of iliac crest, calvarial and mandibular ramus bone. *Int J Oral Maxillofac Implants* 2013; 28: 222–7.

[44] Smith BR, Rajchel JL, Waite DE. Mandibular anatomy as it relates to rigid fixation of the sagittal ramus split osteotomy. *J Oral Maxillofac Surg* 1991; 49: 222–6.

[45] Rachel J, Ellis E, Fonseca RJ. The anatomic location of the mandibular canal; its relationship to the sagittal ramus osteotomy. *Int J Adult Orthod Orthognathic Surg* 1986; 1: 37–42.

[46] Miller CS, Nummikoski PV, Barnett DA, Langlais RP. Cross-sectional tomography. A diagnostic technique for determining the buccolingual relationship of impacted mandibular third molars and the inferior alveolar neurovascular bundle. *Oral Surg Oral Med Oral Pathol* 1990; 70: 791–7.

[47] Misch CM. The harvest of ramus bone in conjunction with third molar removal for onlay grafting prior to placement of dental implants. *J Oral Maxillofac Surg* 1999; 57: 1376–9.

[48] Hendy CW, Smith KG, Robinson PP. Surgical anatomy of the buccal nerve. *Br J Oral Maxillofac Surg* 1996; 34: 457–60.

[49] Ten Bruggenkate CM, Kraaijenhagen HA, van der Kwast WAM. Autogenous maxillary bone grafts in conjunction with placement of ITI endosseous implants: a preliminary report. *Int J Oral Maxillofac Surg* 1992; 21: 81–4.

[50] Misch CE. Maxillary sinus augmentation for endosteal implants: organized alternative treatment plans. *Int J Oral Implantol* 1987; 4: 49–58.

[51] Silva FM, Cortez AL, Moreira RW, Mazzonetto R. Complications of intraoral donor site for bone grafting prior to implant placement. *Implant Dent* 2006; 15: 420–6.

[52] Kon K, Shiota M, Ozeki M, Yamashita Y, Kasugai S. Bone augmentation ability of autogenous bone graft particles with different sizes: a histological and micro-computed tomography study. *Clin Oral Implants Res* 2009; 20: 1240–46.

[53] Miron RJ, Gruber R, Hedbom E, Saulacic N, Zhang Y, Sculean A, *et al.* Impact of bone harvesting techniques on cell viability

and the release of growth factors of autografts. *Clin Implant Dent Relat Res* 2013; 15: 481–9.

[54] Buser D, Wittneben J, Bornstein MM, Grütter L, Chappuis V, Belser UC. Stability of contour augmentation and esthetic outcomes of implant-supported single crowns in the esthetic zone: 3-year results of a prospective study with early implant placement postextraction. *J Periodontol* 2011; 82: 342–9.

[55] Steiner M, Ramp WK. Short-term storage of freshly harvested bone. *J Oral Maxillo Fac Surg* 1988; 46: 868–71.

[56] Field EA. The use of powdered gloves in dental practice: a cause for concern? *J Dent* 1997; 25: 209–14.

[57] Hooe W, Steinberg B. Management of contaminated bone grafts. *Oral Surg Oral Med Oral Pathol* 1996; 82: 34–7.

[58] Misch CM. Implant therapy. In: Laskin DM, Abubacker AO, eds. *Decision making in oral and maxillofacial surgery*. Chicago, IL: Quintessence Publishing, 2007: 18–24.

[59] Whetzel TP, Sanders CJ. Arterial anatomy of the oral cavity: an analysis of vascular territories. *Plast Reconstr Surg* 1997; 100: 582–7.

[60] Misch CE. Bone augmentation for implant placement: keys to bone grafting. In: Misch CE, ed. *Contemporary implant dentistry*. St. Louis, MO: Mosby, 1999: 457.

[61] Misch CE, Moore PA. Steroids and the reduction of pain, edema and dysfunction in implant dentistry. *J Oral Implantol* 1989; 6: 27–31.

[62] Marx RE, Carlson ER, Eichstaedt RM. Platelet-rich plasma: growth factor enhancement for bone grafts. *Oral Surg Oral Med Oral Pathol* 1998; 85: 638–46.

[63] Monteleone K, Marx, RE, Ghurani R. Healing enhancement of skin graft donor sites with platelet rich plasma. Presented at the 82nd American Association of Oral and Maxilliofacial Surgeons Meeting, San Francisco, CA, September 22, 2000.

[64] Cromack DT, Porras-Reyes B, Mustoe TA. Current concepts in wound healing: growth factor and macrophage interaction. *J Trauma* 1990; 30 (12 Suppl): 129–33.

[65] Carlson ER, Monteleone K. An analysis of inadvertent perforations of mucosa and skin concurrent with mandibular reconstruction. *J Oral Maxillofac Surg* 2004; 62: 1103–7.

[66] Lindeboom JA, van den Akker HP. A prospective placebo-controlled double-blind trial of antibiotic prophylaxis in intraoral bone grafting procedures: a pilot study. *Oral Surg Oral Med Oral Pathol Oral Radiol Endod* 2003; 96: 669–72.

[67] Lindeboom JA, Frenken JW, Tuk JG, Kroon FH. A randomized prospective controlled trial of antibiotic prophylaxis in intraoral bone-grafting procedures: preoperative single-dose penicillin versus preoperative single-dose clindamycin. *Int J Oral Maxillofac Surg* 2006; 35: 433–6.

[68] Scharf DR, Tarnow DP. Success rates of osseointegration for implants placed under sterile versus clean conditions. *J Periodontol* 1993; 64: 954–6.

[69] Young MP, Korachi M, Carter DH, Worthington HV, McCord JF, Drucker DB. The effects of an immediately pre-surgical chlorhexidine oral rinse on the bacterial contaminants of bone debris collected during dental implant surgery. *Clin Oral Implants Res* 2002; 13: 20–9.

[70] Brånemark PI, Grondahl K, Worthington P. *Osseointegration and autogenous onlay bone grafts: reconstruction of the edentulous atrophic maxilla*. Chicago, IL: Quintessence Publishing, 2001: 112–34.

[71] Wang JH, Waite DE, Steinhauser E. Ridge augmentation: an evaluation and follow up report. *J Oral Surg* 1976; 34: 600–2.

[72] Manson PN. Facial bone healing and bone grafts. A review of clinical physiology. *Clin Plast Surg* 1994; 21: 331–48.

[73] Burchardt H. The biology of bone graft repair. *Clin Orthop Relat Res* 1983; 174: 28–42.

[74] Smith JD, Abramson M. Membranous vs. endochondral autografts. *Arch Otolaryngol* 1974: 99: 203–9.

[75] Zins JE, Whitaker LA. Membranous vs endochondral autografts: implacations for craniofacial reconstruction. *Plast Reconstruct Surg* 1983; 72: 778–85.

[76] Dado DV, Izquiedo R. Absorption of onlay bone grafts in immature rabbits: membranous versus endochondral bone and bone struts versus paste. *Ann Plast Surg* 1989; 23: 39–48.

[77] Lin KY, Barlett SP, Yaremchuk MJ. The effect of rigid fixation on the survival of onlay bone grafts: an experimental study. *Plast Reconstruct Surg* 1990; 86: 449–56.

[78] Hardesty RA, Marsh JL. Craniofacial onlay bone grafting: a prospective evaluation of graft morphology, orientation and embryonic origin. *Plast Reconstruct Surg* 1990; 85: 5–14.

[79] Ozaki W, Buchman SR. Volume maintenance of onlay bone grafts in the craniofacial skeleton: micro-architecture versus embryologic origin. *Plast Reconstr Surg* 1998; 102(2): 291–9.

[80] Proussaefs P, Lozada J, Kleinman A. The use of ramus autogenous block grafts for vertical alveolar ridge augmentation and implant placement: a pilot study. *Int J Oral Maxillofac Implants* 2002; 17: 238–48.

[81] Nystrom E, Ahlqvist J, Kahnberg KE, Rosenquist JB. Autogenous onlay bone grafts fixed with screw implants for the treatment of severely resorbed maxillae. Radiographic evaluation of preoperative bone dimensions, postoperative bone loss, and changes in soft-tissue profile. *Int J Oral Maxillofac Surg* 1996; 25: 351–9.

[82] Carvalho P, Vasconcellos L, Pi J. Influence of bed preparation on the incorporation of autogenous bone grafts: a study in dogs. *Int J Oral Maxillofac Implants* 2000; 15: 565–70.

[83] Gielkens PF, Bos RR, Raghoebar GM, Stegenga B. Is there evidence that barrier membranes prevent bone resorption in autologous bone grafts during the healing period? A systematic review. *Int J Oral Maxillofac Implants* 2007; 22: 390–8.

[84] Rasmusson L, Meredith N, Kahnberg KE, Sennerby L. Effects of barrier membranes on bone resorption and implant stability in onlay bone grafts. An experimental study. *Clin Oral Implants Res* 1999; 10: 267–77.

[85] Dongieux JW, Block MS, Morris G, Gardiner D. The effect of different membranes on onlay bone graft success in the dog mandible. *Oral Surg Oral Med Oral Pathol Oral Radiol Endod* 1998; 86: 145–51.

[86] Buser D, Dula K, Hirt HP, Schenk RK. Lateral ridge augmentation using autografts and barrier membranes: a clinical study with 40 partially edentulous patients. *J Oral Maxillofac Surg* 1996; 54: 420–32.

[87] von Arx T, Buser D. Horizontal ridge augmentation using autogenous block grafts and the guided bone regeneration technique with collagen membranes: a clinical study with 42 patients. *Clin Oral Implants Res* 2006; 17: 359–66.

[88] Boyne P, Peetz M. *Osseous reconstruction of the maxilla and mandible: surgical techniques using titanium mesh and bone mineral*. Carol Stream, IL: Quintessence Publishing, 1997: 1–100.

[89] Von Arx T, Wallkamm B, Hardt N. Localized ridge augmentation using a micro titanium mesh: a report on 27 implants followed 1 to 3 years after functional loading. *Clin Oral Implant Res* 1998; 9: 123–30.

[90] Louis PJ, Gutta R, Said-Al-Naief N, Bartolucci AA. Reconstruction of the maxilla and mandible with particulate bone graft and titanium mesh for implant placement. *J Oral Maxillofac Surg* 2008; 66: 235–45.

[91] Krennmair G, Krainhofner M, Weinlander M, Piehslinger E. Provisional implants for immediate restoration of partially edentulous jaws: a clinical study. *J Oral Maxillofac Implants* 2008; 23: 717–25.

[92] Becktor JP, Eckert SE, Isaksson S, Keller EE. The influence of mandibular dentition on implant failures in bone grafted edentulous maxillae. *Int J Oral Maxillofac Implants* 2002; 17: 69–77.

[93] Jones JK, Triplett RG. The relationship of cigarette smoking to impaired intraoral wound healing: a review of evidence and implications for patient care. *J Oral Maxillofac Surg* 1992; 50: 237–9.

[94] Levin L, Schwartz-Arad D. The effect of cigarette smoking on dental implants and related surgery. *Implant Dent* 2005; 14: 357–61.

[95] Jorenby DE, Leischow SJ, Nides MA. A controlled trial of sustained-release bupropion, a nicotine patch, or both for smoking cessation. *N Engl J Med* 1999; 340: 685–9.

[96] Weyant RJ. Characteristics associated with the loss and peri-implant tissue health of endosseous implants. *Int J Oral Maxillofac Implants* 1994; 9: 95–102.

[97] Bain CA, Moy PK. The association between the failure of dental implants and cigarette smoking. *Int J Oral Maxillofac Implants* 1993; 8: 609–15.

[98] American Association of Oral and Maxillofacial Surgeons Position Paper on Medication-Related Osteonecrosis of the Jaw –2014 Update. https://www.aaoms.org/docs/position_papers/mronj_position_paper.pdf? pdf=MRONJ-Position-Paper

[99] Jeffcoat MK. Safety of oral bisphosphonates: controlled studies on alveolar bone. *Int J Oral Maxillofac Implants* 2006; 21: 349–53.

[100] Fugazzotto PA, Lightfoot WS, Jaffin R, Kumar A. Implant placement with or without simultaneous tooth extraction in patients taking oral bisphosphonates: postoperative healing, early follow-up, and the incidence of complications in two private practices. *J Periodontol* 2007; 78: 1664–9.

[101] Grant BT, Amenedo C, Freeman K, Kraut RA. Outcomes of placing dental implants in patients taking oral bisphosphonates: a review of 115 cases. *J Oral Maxillofac Surg* 2008; 66: 223–30.

[102] Bell BM, Bell RE. Oral bisphosphonates and dental implants: a retrospective study. *J Oral Maxillofac Surg* 2008; 66: 1022–4.

[103] Qingyun, X, Haisheng, L, Xuenong, Z, Mathias, B. The influence of alendronate treatment and bone graft volume on posterior lateral spine fusion in a porcine model. *Spine* 2005;

30: 1116–21.

[104] Astrand J, Harding AK, Aspenberg P, Tägil M. Systemic zoledronate treatment both prevents resorption of allograft bone and increases the retention of new formed bone during revascularization and remodelling. A bone chamber study in rats. *BMC Musculoskelet Disord* 2006; 4(7): 63.

[105] Altundal H, Sayrak H, Yurtsever E, Göker K. Inhibitory effect of alendronate on bone resorption of autogenous free bone grafts in rats. *J Oral Maxillofac Surg* 2007; 65: 508–16.

[106] Adell R, Lekholm U, Grondahl K, Brånemark PI, Lindstrom J, Jacobsson M. Reconstruction of severely resorbed edentulous maxillae using osseointegrated fixtures in immediate autogenous bone grafts. *Int J Oral Maxillofac Implants* 1990; 5: 233–46.

[107] Friberg B. Bone augmentation at single-tooth implants using mandibular grafts: a one-stage surgical procedure. *Int J Periodontics Restorative Dent* 1995; 15: 436–45.

[108] Matsumoto MA, Filho HN, Francishone CE. Microscopic analysis of reconstructed maxillary alveolar ridges using autogenous bone grafts from the chin and iliac crest. *Int J Oral Maxillofac Implants* 2002; 17: 507–16.

[109] Buser D, Ingimarsson S, Dula K. Long term stability of osseointegrated implants in augmented bone: a 5-year prospective study in partially edentulous patients. *Int J Periodontics Restorative Dent* 2002; 22: 108–17.

[110] Attard NJ, Zarb GA. Immediate and early implant loading protocols: a literature review of clinical studies. *J Prosthet Dent* 2005; 94: 242–58.

[111] Becktor JP, Isaksson S, Sennerby L. Survival analysis of endosseous implants in grafted and nongrafted edentulous maxillae. *Int J Oral Maxillofac Implants* 2004; 19: 107–15.

[112] Misch CE, Dietsh F. Endosteal implants and iliac crest grafts to restore severely resorbed totally edentulous maxillae – a retrospective study. *J Oral Implantol* 1994; 20: 100–10.

[113] Raghoebar GM, Batenburg RH, Vissink A, Reintsema H. Augmentation of localized defects of the anterior maxillary ridge with autogenous bone before insertion of implants. *J Oral Maxillofac Surg* 1996; 54: 1180–5.

[114] Reinert S, König S, Bremerich A, Eufinger H, Krimmel M. Stability of bone grafting and placement of implants in the severely atrophic maxilla. *Br J Oral Maxillofac Surg* 2003; 41: 249–55.

[115] Donos N, Mardas N, Chadha V. Clinical outcomes of implants following lateral bone augmentation: systematic assessment of available options (barrier membranes, bone grafts, split osteotomy). *J Clin Periodontol* 2008; 35 (8 Suppl): 173–202.

[116] Tonetti MS, Hämmerle CH; European Workshop on Periodontology Group C. Advances in bone augmentation to enable dental implant placement: Consensus Report of the Sixth European Workshop on Periodontology. *J Clin Periodontol* 2008; 35 (8 Suppl): 168–72.

第17章

引导性骨再生术的并发症

Complications in guided bone regeneration

Filippo Fontana, Isabella Rocchietta, and Massimo Simion

引言

过去几十年引导性骨再生术的发展，增加了在骨量不足的颌骨区域进行种植修复的可能性。目前，由于GBR手术的可预期性和良好效果，有经验的医生在骨缺损区域进行植骨术已经成为临床常规。

GBR是基于Nyman、Gottlow和Karring等在20世纪80年代进行的关于伤口愈合的前瞻性研究提出的[1-4]。动物研究和人体研究都发现，在骨缺损表面放置屏障膜，可以阻止上皮和结缔组织进入伤口，从而提高骨再生的速度和骨质[5-7]。

实验和临床研究提出大量可以用于GBR的屏障膜材料。大致可以分为两类：可吸收膜和不可吸收膜。不可吸收膜包括聚四氟乙烯膜（e-PTFE）、致密聚四氟乙烯膜（d-PTFE）和钛网。可吸收膜包括胶原膜（天然或交联）、心包膜、硬脑膜、聚乳酸、聚二醇酸、聚亚安酯和皮质箔。

与不可吸收膜相比，可吸收膜具有以下优点：不需移除，手术过程简单，并发症少并且费用低。然而，如果缺损区不能自行维持空间，可吸收膜的作用大大降低。在这种骨缺损中，不可吸收膜能发挥更好的作用，得益于其硬度、屏障作用时间的可控性，膜不会发生吸收，骨再生的成功率更高。目前，生物可吸收膜有效性的证据越来越多，这限制

了PTFE膜和钛膜的使用；然而，在牙槽嵴顶大范围水平骨缺损的情况中，PTFE膜更适合。

尽管科学证据表明PTFE膜和钛网用于水平和垂直骨增量的成功率高且效果稳定[8-10]，使用这些屏障膜还是有一些缺点。最常见的并发症是膜过早暴露于口腔环境并产生后遗症。其他并发症也有报道。

Verardi和Simion[11]讨论了e-PTFE膜暴露后的治疗方法，他们建议将膜暴露分为Ⅰ类和Ⅱ类。Ⅰ类指小范围软组织穿孔（≤3mm），Ⅱ类指较大的开裂（>3mm）。

Fontana等[12]提出了使用e-PTFE膜后并发症的分类，并提出了不同临床情况的治疗策略。根据膜暴露的量和/或是否存在感染，笔者提出了4种不同的临床情况：不伴有溢脓的小范围膜暴露（≤3mm）（Ⅰ类）；不伴有溢脓的大范围膜暴露（>3mm）（Ⅱ类）；伴有溢脓的膜暴露（Ⅲ类）；不伴有膜暴露的脓肿形成（Ⅳ类）。

根据临床经验，使用不可吸收膜进行GBR可能的并发症包括：

- 膜暴露和感染：
  - Ⅰ类：不伴有溢脓的小范围膜暴露（≤3mm）
  - Ⅱ类：不伴有溢脓的大范围膜暴露（>3mm）
  - Ⅲ类：伴有溢脓的膜暴露

– Ⅳ类（a，b）：不伴有膜暴露的脓肿形成。
- 与骨膜松弛切口有关的病损。

文献回顾

不同文献和不同屏障膜使用技术报道的膜暴露发生率不同。20世纪90年代将e-PTFE膜用于水平向牙槽嵴增量，膜暴露的发生率为41%[13]。近年来由于手术技巧的发展，这一数字明显下降。由于这些技术的改进，目前GBR已成为一种高度可预期的骨组织再生技术。

Rocchietta等[8]的系统综述报道了使用e-PTFE不可吸收膜进行垂直牙槽嵴GBR手术的情况及其并发症。并发症发生率在0~45.5%。并发症包括不需治疗的软组织开裂或需要使用氯己定含漱和/或系统性使用抗生素的软组织开裂等小问题，以及治疗失败、种植体/移植物脱落等严重并发症。

Simion等[14]使用1:1的自体/异种骨移植材料结合e-PTFE膜，膜暴露的发生率是18%；Merli等[15]比较了两种不同的垂直骨增量技术，在11例使用不可吸收膜的病例中，仅有1例发生了严重并发症。Simion等[16]报告垂直骨增量和上颌窦提升术同时进行时，膜暴露的发生率为12.5%。

Fontana等[12]进行了一项比较异体骨和自体骨用于牙槽嵴垂直骨增量的回顾性研究，在10个手术位点中，只有1例发生了膜暴露。Simion等[17]发现，一旦膜暴露在口腔环境中，微生物可以吸附和穿透膜的表面。在此研究中，笔者得出结论：当距离污染的膜表面2~3mm时，膜下骨组织的再生会终止。Simion等[18]进一步的实验和临床研究认为，e-PTFE少孔的质地会延迟细菌的渗透；膜暴露后3~4周，细菌定植在再生组织中。这段时间很关键，需要移除屏障膜，避免深层组织感染。

氯己定可以减少细菌对暴露膜的污染。一项体外研究发现[19]，每天2次局部使用0.2%氯己定凝胶可以有效减少周围组织的细菌量和炎症程度。然而，该研究并没有发现使用氯己定会影响细菌穿透屏障膜的速度。

虽然大量研究不可吸收膜用于骨再生的可预期性、有效性和生物学行为的研究都使用的e-PTFE膜，但近年来e-PTFE膜已经淡出牙科市场。取而代之的是带微米级（<0.3μm）多孔结构的d-PTFE膜，这种膜最初用于缺乏软组织关闭的拔牙窝中[20-22]。d-PTFE膜用于GBR的有效性仍缺乏科学证据，但短期数据显示了这种膜的应用前景。

近期，一项比较了e-PTFE膜和d-PTFE膜用于垂直骨增量的回顾性随机对照临床试验显示出令人振奋的结果[23]。笔者认为使用e-PTFE膜或d-PTFE膜进行GBR，种植体周围垂直增量骨的临床和组织学表现均无差异。Urban等[24]对19例患者使用d-PTFE 膜进行垂直骨增量的回顾性病例系列研究也得到了类似的结果。

使用钛膜进行GBR的并发症发生率类似[8,25-27]。Artzi等[25]使用钛网及去蛋白的小牛骨在上颌及下颌位点进行垂直骨增量，并发症的发生率为20%。Corinaldesi等[26]评价了使用自体骨和微型钛网进行了垂直骨增量的位点中植入的56颗种植体，27个微型钛网中有4例发生了早期暴露（并发症发生率为14.8%）。在骨再生完成前移除钛网。

Von Arx等[28]报道使用钛网后早期暴露的发生率为50%，但其下方的再生组织很少发生感染。

Ricci等[10]系统性回顾了钛网联合或不联合使用生物材料进行骨再生手术的成功率，以及在再生骨进行种植的存留率和成功率。在搜索到的72篇文献中，只有6篇符合综述的纳入标准。在手术并发症方面，综述显示22.78%的患者出现了钛网暴露；其中一半的病例需要早期移除钛网。伤口开裂导致的结果可以从轻微不适到骨增量手术的完全失败。

并发症的预防：外科技术

在所有GBR手术中，使用不可吸收膜进行垂直或水平牙槽嵴增量的技术敏感性最高。适当的外科技术和外科医生的临床技巧对于获得成功和可预期的结果至关重要（图17.1~图17.26）。

术前和术后护理

进行外科手术操作的私人诊所必须有严格的卫生条件。患者术前使用0.2%氯己定葡萄糖酸盐含漱2min（Corsodyl；葛兰素史克公司）和聚维酮碘溶液（优碘，Viatris）口外擦洗。术前给予地西泮镇静剂（20~30滴，安定-2；罗氏）。使用含1：100 000肾上腺素的4%阿替卡因行局部麻醉（Citocartin 100；Molteni Dental）。

患者术前1天开始服用抗生素（阿莫西林875mg和克拉维酸125mg；安灭菌；葛兰素史克），术后服用1周，每日2次。同时，术前1h使用非甾体抗炎药，术后服用1周，每日2次。术后每天2次使用0.12%氯己定含漱液漱口以控制局部菌斑，减少伤口细菌污染的风险。患者每月复诊1次。术后即刻和移除屏障膜时拍X线片。

瓣的设计和受区预备

对受区进行小心谨慎的预备是外科手术成功的关键点（图17.1~图17.8）。在缺牙区角化黏膜内，做嵴顶切口直达骨面。沿龈沟扩展切口至1~2颗近中和远中的邻牙。在嵴顶切口近远中止点的颊侧做2个垂直松弛切口。翻颊腭侧全厚瓣以放置屏障膜，以及最终植入种植体。在颊侧瓣的基底部做连续骨膜松弛切口连接近远中垂直切口以保证无张力缝合。

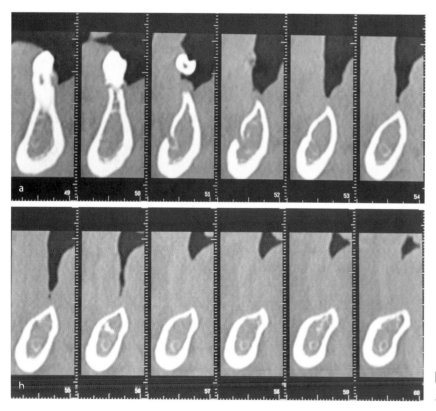

图17.1 a，b. 计算机体层（CT）扫描显示严重骨萎缩

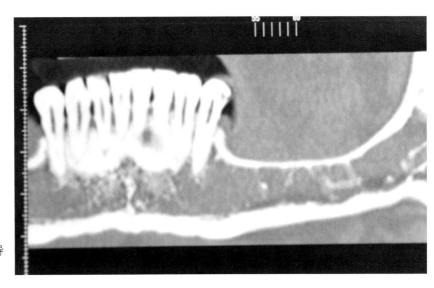

图17.2 全景CT扫描显示需要进行引导性骨再生的区域

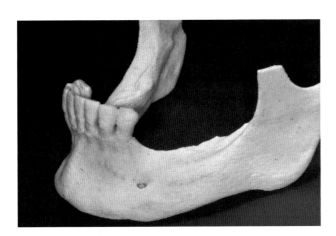

图17.3 下颌骨模型显示垂直和水平骨缺损

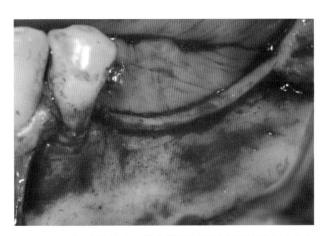

图17.5 翻颊舌侧瓣后，刮治并预备需要进行骨再生手术的骨缺损区

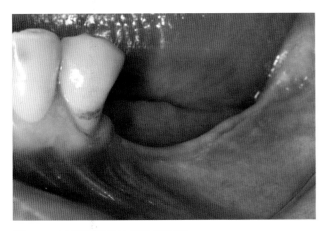

图17.4 下后牙区骨缺损的侧面观

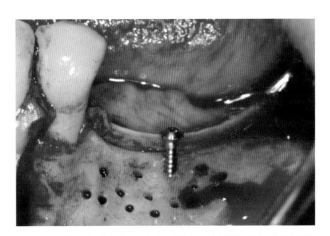

图17.6 放置膨胀螺钉，在皮质骨钻孔以增加骨再生需要的血供

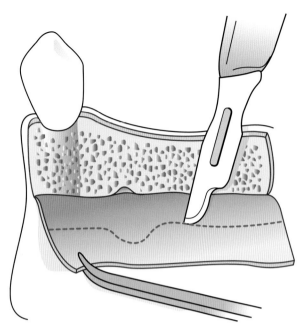

图17.7　示意图显示松弛颊侧瓣的骨膜切口

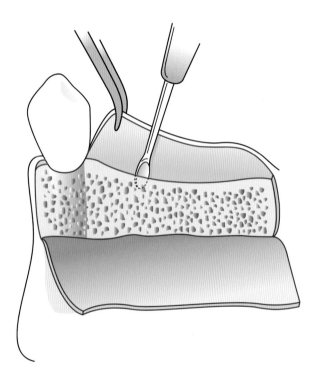

图17.8　示意图显示松弛舌侧瓣

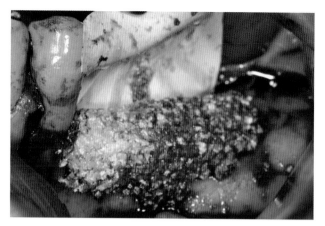

图17.9　使用微螺钉将钛–加强d–PTFE膜固定在舌侧，将骨移植物植入缺损区

成软组织损伤或穿孔，从而导致愈合期内发生膜暴露。翻瓣后，必须刮除骨面残留的影响骨再生的结缔组织和骨膜。

膜的放置

当需要使用GBR技术引导大范围骨缺损再生时，建议使用钛加强的d–PTFE膜（Cytoplast；Osteogenics Biomedical）或钛网（图17.9）。与可吸收膜相比，使用不可吸收膜能获得更好的效果，因为其有更好的空间维持能力、可控的屏障时间以及没有吸收的过程。不可吸收膜可修剪塑形，以适应牙槽嵴外形，还可以裁剪出预计受植区的宽度和高度。为了避免干扰愈合过程，不可吸收膜不能接触邻牙的牙周韧带，并应盖过余留牙槽嵴至少3～4mm。

使用不锈钢微螺钉（长6～12mm；Omnia）支撑膜/钛网（图17.10）。将微螺钉放置在余留牙槽嵴中并将膜支撑到所需的高度和/或宽度。当剩余牙槽嵴高度至少有6mm，并且种植体可以获得初期稳定性时，可以在放置膜的同时植入种植体。在垂直骨增量病例中，种植体可以突出皮质骨充当微螺钉的作用。必须在皮质骨钻孔以保证出血，促进凝血块形成[29]。

当膜在植骨区就位后，在下颌使用微螺钉

在上颌需要小心操作，避免损伤颏神经和口底血管丛。另外，舌侧瓣必须越过下颌舌骨肌进入肩胛舌骨肌，以允许组织瓣向冠方移动。上颌腭侧瓣不制备骨膜切口。需要小心处理组织瓣，避免造

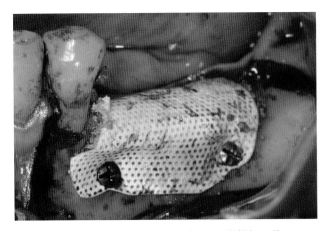

图17.10　轻轻将膜固定到颊侧，使用2颗微螺钉固位

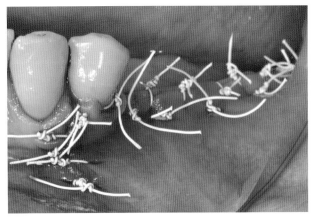

图17.11　使用双层缝合。首先用水平褥式缝合对位关闭组织瓣，然后使用间断缝合

（Pro-fix；Deoramaterials），在上颌使用平头顶钛钉（Maxill）将膜固定在舌侧/腭侧。然后将颗粒状骨移植物放置到部分固定的膜下方的缺损区。将膜向颊侧轻拉覆盖过移植材料，将其固定在近远中颊侧边缘，以获得最佳的组织瓣适应性。

骨移植物

　　科学证据表明，使用骨移植物填充空间可以增加骨再生的潜力和可预期性，同时可增加种植体与骨之间的接触。联合使用骨移植物与GBR是因为骨移植物可以为膜提供支持，并作为成骨的支架。多种骨移植材料已被用于实验研究和临床实践。但是，很多材料缺乏可以用于GBR的科学证据。取自口内和口外供区的自体骨移植物被认为是骨再生的金标准[30,33-35]。然而，必须考虑到与取骨过程相关的并发症和患者不适。通常使用骨刮器和环钻在下颌升支和/或颏部联合处采集自体骨移植物。为了避免取自体骨的缺点，有些学者建议使用骨替代物或与自体骨混合使用[36-38]。

　　有人提议使用异体骨进行GBR。Fontana等[12]进行了组织学和临床研究，认为异体骨基质可以获得垂直骨增量。Simion等使用异体脱矿冻干骨的研究也验证了这一点[33,39]。还有学者推荐使用脱蛋白小牛骨联合可吸收或不可吸收膜应用在GBR技术

中[40-44]。

　　虽然目前只有少量研究报道了自体骨移植物与异种骨和不可吸收膜的联合应用[14]，最近的临床证据建议将自体骨和脱蛋白小牛骨按1∶1比例混合使用，这种混合物既具有骨替代材料的支架作用，又具有自体骨的骨诱导和成骨作用。

缝合

　　精确缝合对于成功的愈合十分重要（图17.11～图17.13）。缝合使松解后的黏骨膜瓣维持在冠向对位愈合。缝合前，医生需要评估双侧组织瓣的冠向延伸。理想情况下，双侧瓣重叠至少10mm。采用双层缝合关闭伤口。首先用U形针行水平褥式缝合保证瓣的正确对位，两侧结缔组织面相对贴至少3mm。然后，在水平褥式缝合之间进行间断缝合来关闭垂直切口。术后12～15天拆线。推荐使用e-PTFE不可吸收单线（Gore-Tex缝线；WL Gore）缝合。

膜/钛网的移除

　　使用不可吸收材料时需要进行二次手术将其取出。这些材料需要完全埋入6～10个月，具体时间取决于需要进行再生的骨量（图17.14～图17.16）。这个时期是获得足够成熟的再生新骨的最佳愈合时

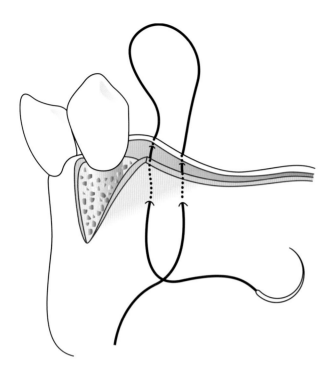

图17.12 示意图展示水平褥式缝合

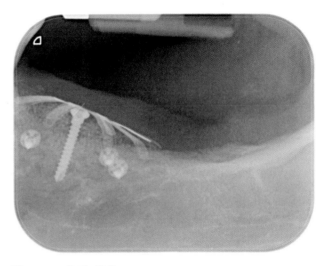

图17.14 术后X线片

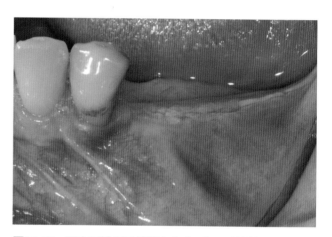

图17.15 再生区域无干扰埋入愈合8个月后的侧面观

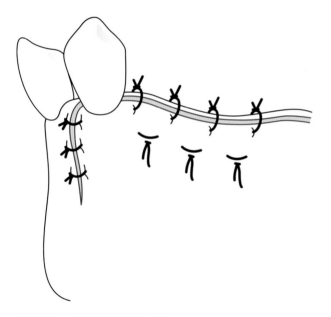

图17.13 示意图展示缝合方法

间[13,45]。二次移除手术采用嵴顶切口及近远中垂直松弛切口。翻颊、舌/腭侧全厚瓣来定位并移除微螺钉（或上颌的半头顶钛钉）。将不可吸收膜仔细地从骨面剥离（图17.17～图17.20）。通常，垂直增量的骨冠方会有一层结缔组织样软组织[46]。这层组织大约1mm厚，必要时可以将颊侧瓣做根向复位，使用这层软组织来增加角化黏膜宽度。

植入种植体

可以同期或择期植入种植体。如果剩余骨量足够保证种植体的初期稳定性（>6mm），可以在垂直骨增量同期植入种植体。这样，可以在种植二期手术时移除不可吸收膜。分阶段种植时，膜埋入愈合至少6～8个月，在移除膜时植入种植体（图17.21～图17.26）。有时，如果发现角化组织不足，需要从上腭取瓣进行软组织移植来增加角化组织。可以在放置基台时或最终修复前进行软组织手术。

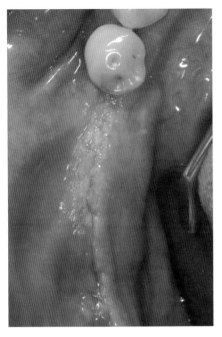

图17.16 该区域的殆面观

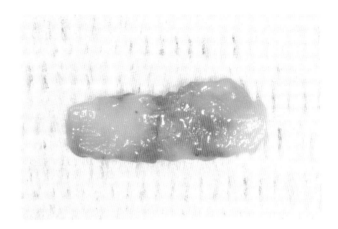

图17.19 种植体植入后将这层结缔组织放置在再生区域上

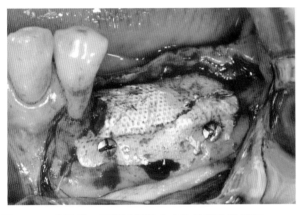

图17.17 移除膜，翻颊舌侧瓣来定位并移除微螺钉

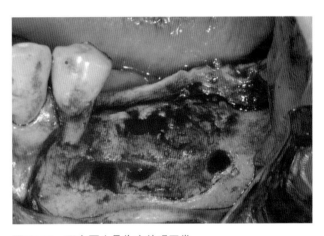

图17.20 下方再生骨临床外观正常

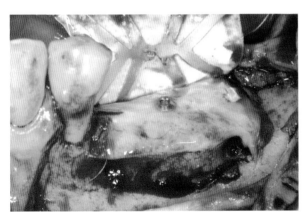

图17.18 小心将膜从再生骨上剥离。膜下方有一薄层结缔组织。将该组织移除，观察到骨再生情况良好，定位种植位点

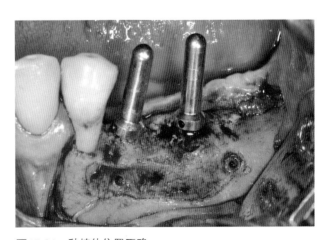

图17.21 种植体位置正确

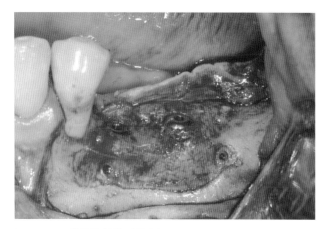

图17.22 种植体就位时的侧面观

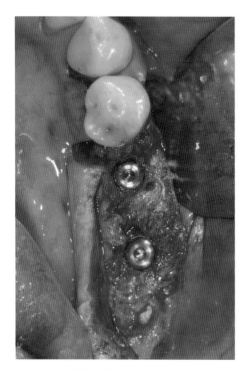

图17.23 种植体就位时的殆面观

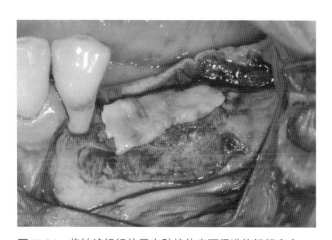

图17.24 将结缔组织放置在种植体表面促进软组织愈合

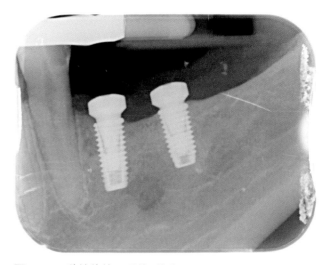

图17.25 种植体植入后的X线片

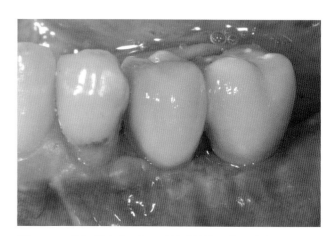

图17.26 软组织愈合2个月后使用粘接固位冠修复

引导性骨再生术并发症的临床处理

膜的暴露与感染

膜暴露在口腔环境中被认为是GBR最常见的并发症。临床研究[7,13,50-52]和动物实验[47-49]都证实，膜暴露后，其下方组织再生的量会减少。膜的暴露和伤口开裂可能导致的结果严重程度不一，比较轻的可能是必须将膜移除而导致不完全的骨再生，严重的后果可能是治疗失败和种植体脱落，从而增加了患者的经济和时间成本[7,13,51,52]。

以下几种不同的临床情况，可能是膜暴露及感染的协同因素：

- 拔牙后软组织愈合不良
- 瓣设计不合理
- 存在缝合张力
- 可摘临时修复体存在压力

治疗

膜早期暴露的治疗方法根据是否存在溢脓和软组织开裂的范围大小而不同。

Ⅰ类：膜暴露<3mm且不伴有溢脓

小于3mm的膜暴露且没有溢脓的情况不会引起临床症状，偶尔会在术后随访中发现。根据膜暴露的时间，治疗方法不同。如果在术后前2个月发生穿孔，最好进行手术治疗（图17.27 a~f）。翻全厚瓣后，移除PTFE膜或钛网暴露部分及周围2mm范围内的膜。缝合组织瓣关闭缺损区。可以在暴露区使用结缔组织移植或可吸收膜覆盖以保护下方的再生骨愈合。

如果膜暴露发生在4个月之后，可以将膜保留在原位，强化口腔卫生，每天2次局部使用0.2%氯己定凝胶来减少菌斑形成并避免周围组织感染。而且，需要每周复查1次。这样处理的目的是尽量延迟移除膜的时间，以促进骨再生。文献报道[17,18]，e-PTFE膜最多可以放置3~4周。相比之下，d-PTFE膜和钛网似乎更能抵抗细菌的侵入，可以放置更长的时间，但缺乏科学证据支持这种观点，很有必要进一步研究。

与使用PTFE膜相比，使用钛网更有可能造成黏膜穿孔。最容易穿孔的位置是钛网前面的垂直边缘。由于钛网比较坚硬，更有可能在整个愈合过程中发生黏膜穿孔。

Ⅱ类：膜暴露>3mm且不伴有溢脓

如果膜暴露大于3mm（Ⅱ类），必须立即移除膜/钛网，避免再生组织发生感染（图17.28 a~g）。如果下方骨移植物没有受到影响，应该关

闭组织瓣，让移植区域愈合至少4~5个月。移除膜时，不能移除下方软组织，避免损失再生组织。建议使用阿莫西林和克拉维酸。

Ⅲ类：膜暴露伴有溢脓

如果膜暴露且伴有溢脓，需要立即移除膜/钛网，以减少感染造成的损伤并避免感染扩散到深层再生组织。移除膜之后，需要轻轻刮移植物，除去会破坏再生过程的感染骨粉颗粒和炎症组织。术后服用阿莫西林（875mg）和克拉维酸（125mg）（Augmentin；GlaxoSmithKline），每天2次，至少服用5天。

避免发生膜暴露的关键点

- 软组织愈合：GBR术前软组织已经完全愈合是手术成功的基础。软组织必须健康，没有炎症，且角化良好。这些因素是获得正确的瓣设计、最佳缝合和软组织初期愈合的基础。推荐在拔牙后10~14周的软组织愈合期后再进行GBR手术
- 瓣的设计和受区精细的预备：如前所述，为防止并发症，要合理设计瓣达到无张力的缝合，最终完成手术
- 骨膜松弛切口：需要在颊侧瓣行水平向连续的骨膜松弛切口。颊舌侧瓣需要能够重叠至少10mm来达到无张力伤口关闭。张力会导致缝线附近组织缺血从而导致坏死和膜开裂
- 缝合技术：合适的缝合技术对于成功愈合十分重要。使用双层缝合关闭组织瓣：首先使用内层水平褥式缝合将龈瓣准确对位，然后使用间断缝合关闭褥式缝合之间的空隙以及垂直切口
- 适当的临时修复体：进行GBR手术后尽量使用固定临时修复体。GBR术后15~20天内不应使用活动修复体。这段时间之后，需要调磨活动修复体，避免对下方组织产生压力或松动。早期愈合期间出现的压力往往会导致缺血、组织瓣坏死和膜暴露。进行垂直骨增量后，整个愈合期间都不

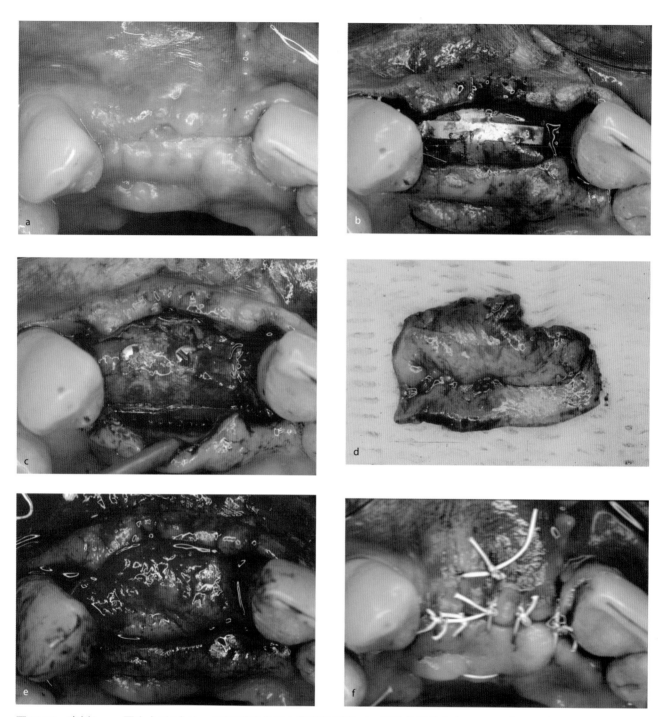

图17.27　病例1：a. 再生术后1个月e-PTFE膜发生了小范围的暴露。b. 翻黏骨膜瓣分离e-PTFE膜。c. 使用剪刀切除暴露在口腔环境的膜，保留剩余部分。可探及骨样再生组织。d. 从上腭取结缔组织。e. 将结缔组织放置到再生区域，作为屏障保护下方组织愈合。f. 使用水平褥式缝合和间断缝合关闭颊舌侧瓣

能佩戴活动修复体

- 钛网边缘与牙槽嵴外形相适应：与使用PTFE膜相比，使用钛网更容易造成膜龈联合线下方的牙槽黏膜穿孔。这是由于坚硬的钛网边缘对下方组织造成了创伤。当使用钛材料时，应小心检查，保证钛网所有边缘都是光滑且紧贴骨面的

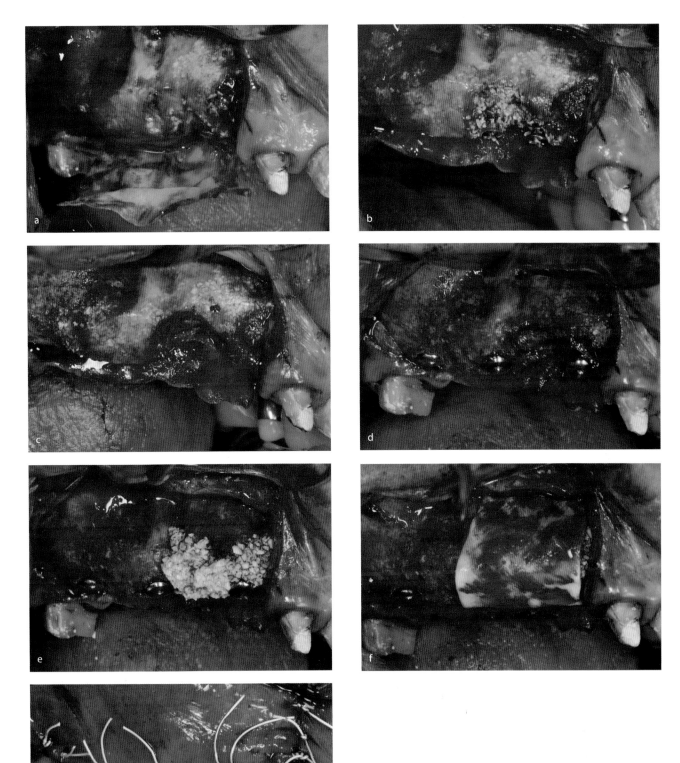

图17.28　病例2：a. 术后5个月，e-PTFE膜发生了大面积早期暴露，需要立即移除。b. 除了膜暴露区域，其他不可吸收膜下方组织似乎已经得到再生。c. 小心移除肉芽组织避免扩大穿孔区，可见不完全的骨再生。d. 在植骨区域植入种植体。e. 再次进行引导性骨再生术以完成骨增量：使用脱蛋白小牛骨填充缺损区。f. 使用胶原膜覆盖该区，再愈合4个月。g. 缝合组织瓣

IV类：不伴膜暴露的脓肿形成

这是一种严重的临床并发症，发生率不超过5%。临床表现为手术区不伴膜暴露的脓肿形成。这种情况发生时，脓肿通常在术后3~4周内形成。术区肿胀、组织发生感染并有脓液产生。通常，患者还感觉疼痛、紧绷感、体温升高和瘘管形成（图17.29 a~f）。

这种情况的病因可能包括下列一条或数条：

- 使用PTFE膜时发生了细菌污染
- 骨移植材料发生了细菌污染

- 拆线不当
- 邻牙的牙髓/牙周感染
- 不恰当的修复体边缘
- GBR术区接触了外源性细菌（例如手、指甲、牙刷、活动临时义齿）

治疗

需要立即移除膜/钛网。翻瓣后可见到两种不同的临床情况：IVa类和IVb类。

IVa类中脓肿位于膜下方（图17.29）。这种情况是最常见的，结果也是最严重的。所有感染的组织都需要刮除。骨移植物和种植体（如果存

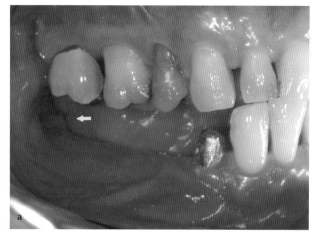
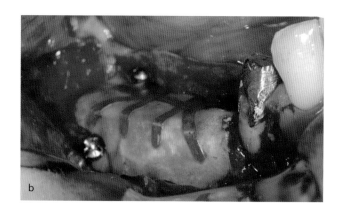
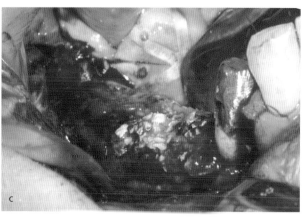
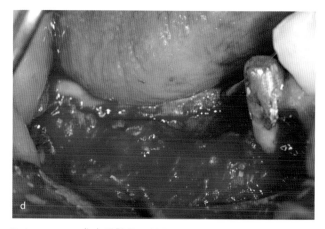

图17.29 病例3：a. 3周前通过GBR手术进行了垂直牙槽嵴增量的右下后牙区发生了脓肿。该区红肿，患者感到疼痛和紧绷感。磨牙后垫区可见瘘管形成（黄箭头）。b. 翻双侧全厚瓣，移除膜和固位螺钉。可见膜下有黄色脓液。c. 膜下方可见感染和充血的组织。需要移除所有再生材料以清除感染。d. 使用利福霉素溶液冲洗刮治后的剩余牙槽嵴

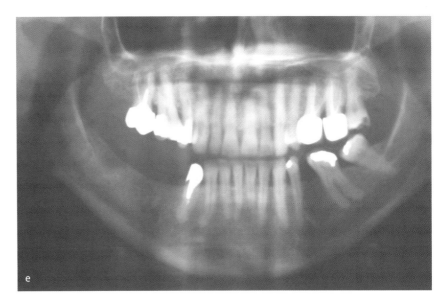

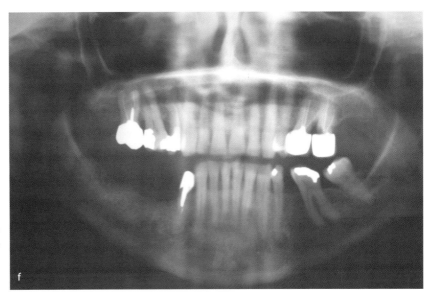

图17.29（续）　e. 全景片示GBR术前缺牙区（右下）的情况。f. 全景片示缺牙区（右下）脓肿形成和膜移除后的情况。可以看到并发症发生后，与术前相比，骨缺损加重

在），预后都会受到影响。建议使用利福霉素（利福霉素90mg；赛诺菲–安万特）或四环素（四环素250mg；Schapre）抗生素冲洗以减少术区的细菌污染。术后服用阿莫西林（875mg）和克拉维酸（125mg），至少服用5天。

Ⅳb类中（图17.30a～p）脓肿位于膜上方。这种不常见的并发症通常与拆线不当有关。移除膜后，如果下方骨移植物没有受到影响可以留在原位。然后使用可吸收膜覆盖骨移植物。需要额外

4～5个月的愈合期以达到再生。建议使用阿莫西林和克拉维酸。

避免脓肿形成的关键点

- d–PTFE膜：需要小心处理，减少在不可吸收的d–PTFE膜表面发生细菌定植的风险。患者的术区处理应包括所有必要的牙周治疗，使用0.2%氯己定漱口水进行全口消毒（Corsodyl；GlaxoSmithKline），使用聚维酮碘溶液进行口外

消毒（优碘；Viatris）。另外，需要将膜放置在无菌区域，由于手术前半部分可能导致外科手套的细菌污染，外科医生在使用膜时需更换新的无菌手套

- 自体骨取骨过程：Cochrane的一篇系统综述[9]认为"使用口内来源自体颗粒状骨可能与感染并发症的风险增高有关"。需要小心处理，避免这些骨中来自唾液的污染。笔者建议使用骨刮器或伴

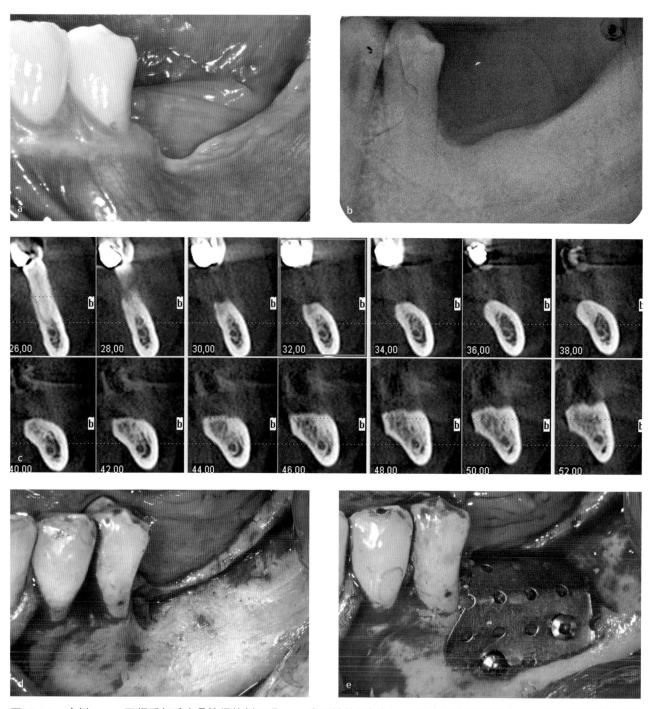

图17.30　病例4：a. 下颌后部垂直骨缺损的侧面观。b. 该区域的X线片。c. 骨缺损的CT扫描像。d. 翻双侧瓣暴露骨嵴顶。e. 将钛网塑形，固定在骨移植物上

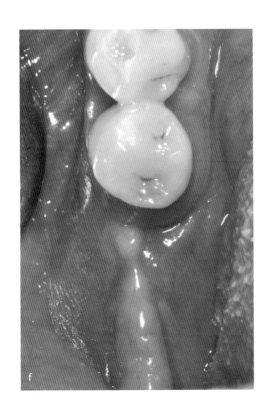

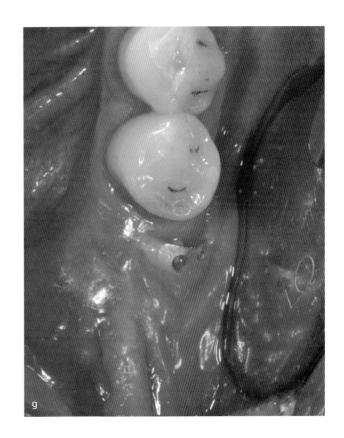

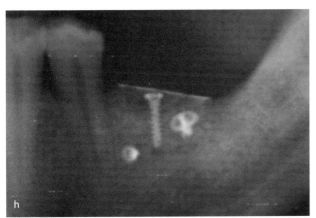

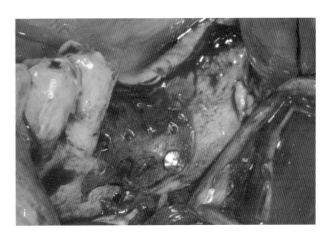

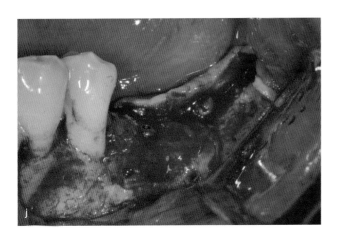

图17.30（续） f. 6周后，膜发生了小范围暴露。将钛网留在原位，教患者在该区域使用氯己定凝胶。g. 6个月后钛网上出现溢脓。必须移除钛网。h. 再生区域的X线片。i. 翻全厚瓣移除钛网。j. 移除钛网后，再生区域看起来愈合不完全。将瓣关闭，再愈合2~3个月

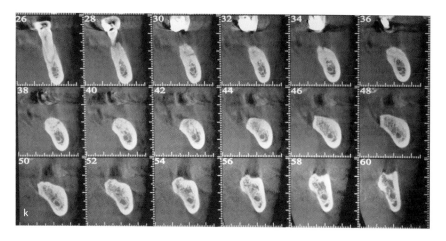

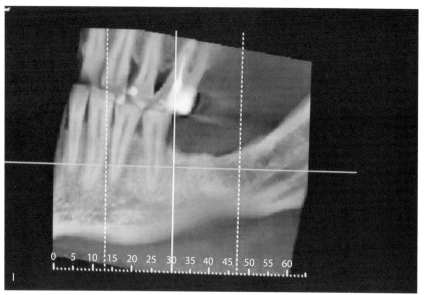

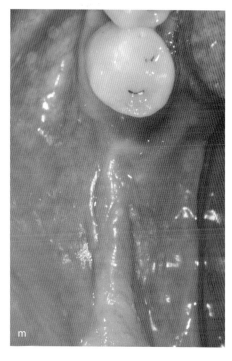

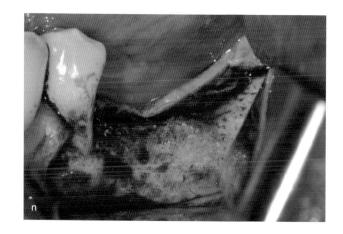

图17.30（续） k. 2个月后，拍CT扫描检查再生区域。l. CT扫描显示似乎有足够的骨再生。m. 拍CT时的口内殆面观。n. 翻瓣后，组织愈合良好，可以进行种植

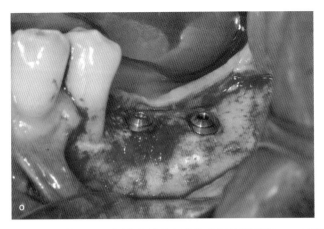 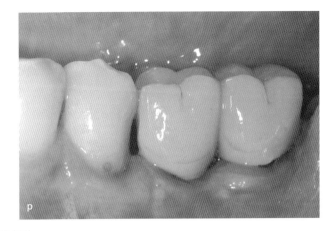

图17.30（续）　o. 再生区域植入种植体后的侧面观。p. 最终修复体

足量生理盐水冲洗的环钻取骨。不建议使用带专用吸管的骨收集器，因为Young等报告在这些器械所取的颗粒骨中，检测到相当多的细菌[53]

- 拆线：在愈合的最初2周，褥式缝合的缝线有"收进"软组织的趋势。因此，拆线会比较困难，需要在局麻下进行。需要在这段时间内拆除不可吸收缝线。如果留在组织中，缝线可能会导致肉芽肿和脓肿形成
- 移除所有感染来源：GBR术前必须治疗牙髓和牙周感染。术前还需要将术区邻牙不密合的修复体或充填体边缘进行修整或重做

与骨膜松弛切口有关的损伤

GBR手术中关键步骤之一是充分松弛颊舌侧瓣以达到无张力缝合。这需要在上下颌的颊侧做骨膜松弛切口。在下颌舌侧，需要将翻瓣越过下颌舌骨肌附着以松弛骨膜。

在下颌，要特别注意避免损伤下牙槽神经在颏孔的出口段。同样要注意避免损伤上颌骨的眶下神经。不恰当的操作可能会导致短暂或永久的感觉障碍（麻木、皮肤感觉异常或感觉迟钝）。

另外，舌侧瓣的手术创伤会导致舌下间隙（下颌舌骨肌上）和颌下间隙（下颌舌骨肌下）水肿。这些区域容易发生间隙感染，有可能严重到需要急诊治疗。

预防这些并发症的关键点

- 了解并定位（影像学上和临床上）颏神经前襻的走向：颊侧骨膜切口需要离开颏神经开孔至少4～5mm，切口不能太深，否则可能损伤颏神经
- 避免舌侧骨膜切口：由于舌侧瓣靠近口底，需要谨慎处理，这是行GBR手术时最重要的部位之一。口底下方是舌下间隙，这是位于下颌舌骨肌、下颌骨、颏舌骨肌和颏舌肌之间的间隙。舌下间隙内包含了重要的解剖结构，例如舌下动脉（舌动脉的分支）、下颌舌骨动脉（下牙槽动脉的分支）、舌神经、颌下腺导管、舌下腺和一些外部的舌肌纤维。需要避免舌侧骨膜切口从而减少术后水肿和血肿，并避免损伤这些解剖结构

在任何情况下，临床医生进行外科操作前都应充分了解口腔的解剖结构。

结论

尽管GBR被认为是一种可预期的外科技术，但仍需要进一步的研究来改善材料和技术以减少并发症。遵循已证实的临床方案，引进新材料，可以减

少并发症的发生，增加骨增量术的可预期性。

　　与GBR技术相关的临床方案，包括外科操作步骤、术后护理以及愈合时间，是建立在使用不可吸收膜的基础上。然而，由于可吸收膜也有效且便于操作，其使用逐渐增加，仅在特殊适应证下使用不可吸收膜。

重点提示

- 在进行GBR之前需要软组织完全愈合。
- 术前清除所有感染病灶（例如，牙周感染、牙髓感染或术区无救牙）。
- 瓣的设计需要保证恰当的血运和组织瓣关闭。
- 受区的预备必须小心谨慎。
- 准确定位（影像学上和临床上）邻近的重要解剖结构。
- 采用骨膜切口充分松弛颊侧瓣。
- 保证膜/钛网的正确放置及固定。
- 保证精确缝合，首先使用内层水平褥式缝合，然后使用间断缝合。
- 恰当的术前和术后护理，包括系统性使用抗生素和局部抗菌剂。
- 掌握口腔解剖知识及并发症的预防和治疗方法。

（王　晶　轩东英　译）

参考文献

[1] Nyman S, Gottlow J, Karring T, Lindhe J. The regenerative potential of the periodontal ligament. An experimental study in the monkey. *J Clin Periodontol* 1982; 9(3): 257–65.

[2] Gottlow J, Nyman S, Karring T, Lindhe J. New attachment formation as the result of controlled tissue regeneration. *J Clin Periodontol* 1984 Sep;11(8):494–503.

[3] Gottlow J, Nyman S, Lindhe J, Karring T, Wennström J. New attachment formation in the human periodontium by guided tissue regeneration. Case reports. *J Clin Periodontol* 1986; 13(6): 604–16.

[4] Gottlow J, Karring T, Nyman S. Guided tissue regeneration following treatment of recession-type defects in the monkey. *J Periodontol* 1990; 61(11): 680–5.

[5] Dahlin C, Linde A, Gottlow J, Nyman S. Healing of bone defects by guided tissue regeneration. *Plast Reconstr Surg* 1988; 81(5): 672–6.

[6] Dahlin C, Sennerby L, Lekholm U, Linde A, Nyman S. Generation of new bone around titanium implants using a membrane technique: an experimental study in rabbits. *Int J Oral Maxillofac Implants* 1989; 4(1): 19–25.

[7] Buser D, Dula K, Belser U, Hirt HP, Berthold H. Localized ridge augmentation using guided bone regeneration. 1. Surgical procedure in the maxilla. *Int J Periodontics Restorative Dent* 1993; 13(1): 29–45.

[8] Rocchietta I, Fontana F, Simion M. Clinical outcomes of vertical bone augmentation to enable dental implant placement. A systematic review. *J Clin Periodontol* 2008; 35(8 Suppl): 203–15.

[9] Esposito M, Grusovin MG, Kwan S, Worthington HV, Coulthard P. Interventions for replacing missing teeth: bone augmentation techniques for dental implant treatment. *Cochrane Database Syst Rev* 2008; (3): CD003607. doi: 10.1002/14651858.CD003607.pub3

[10] Ricci L, Perrotti V, Ravera L, Scarano A, Piattelli A, Iezzi G. Rehabilitation of deficient alveolar ridges using titanium grids before and simultaneously with implant placement: a systematic review. *J Periodontol* 2013; 84(9): 1234–42.

[11] Verardi S, Simion M. Management of the exposure of e-PTFE membranes in guided bone regeneration. *Pract Proced Aesthet Dent* 2007; 19(2): 111–17.

[12] Fontana F, Santoro F, Maiorana C, Iezzi G, Piattelli A, Simion M. Clinical and histologic evaluation of allogeneic bone matrix versus autogenous bone chips associated with titanium-reinforced e-PTFE membrane for vertical ridge augmentation: a prospective pilot study. *Int J Oral Maxillofac Implants* 2008; 23: 1003–12.

[13] Buser D, Bragger U, Lang NP, Nyman S. Regeneration and enlargement of jaw bone using guided tissue regeneration. *Clin Oral Implants Res* 1990; 1(1): 22–32.

[14] Simion M, Fontana F, Rasperini G, Maiorana C. Vertical ridge augmentation by expanded-polytetrafluoroethylene membrane and a combination of intraoral autogenous bone graft and deproteinized anorganic bovine bone (Bio-Oss). *Clin Oral Implants Res* 2007; 18: 620–9.

[15] Merli M, Migani M, Esposito M. Vertical ridge augmentation with autogenous bone grafts: resorbable barriers supported by osteosynthesis plates versus titanium-reinforced barriers. A preliminary report of a blinded, randomized controlled clinical trial. *Int J Oral Maxillofac Implants* 2007; 22(3): 373–82.

[16] Simion M, Fontana F, Rasperini G, Maiorana C. Long-term evaluation of osseointegrated implants placed in sites augmented with sinus floor elevation associated with vertical ridge augmentation: a retrospective study of 38 consecutive implants with 1-to 7-year follow-up. *Int J Periodontics Restorative Dent* 2004; 24(3): 208–21.

[17] Simion M, Baldoni M, Rossi P, Zaffe D. A comparative study of the effectiveness of e-PTFE membranes with and without early exposure during the healing period. *Int J Periodontics Restorative Dent* 1994; 14(2): 166–80.

[18] Simion M, Trisi P, Maglione M, Piattelli A. A preliminary

report on a method for studying the permeability of expanded polytetrafluoroethylene membrane to bacteria in vitro: a scanning electron microscopic and histological study. *J Periodontol* 1994; 65(8): 755–61.

[19] Simion M, Trisi P, Maglione M, Piattelli A. Bacterial penetration in vitro through GTAM membrane with and without topical chlorhexidine application. A light and scanning electron microscopic study. *J Clin Periodontol* 1995; 22(4): 321–31.

[20] Barber HD, Lignelli J, Smith BM, Bartee BK. Using a dense PTFE membrane without primary closure to achieve bone and tissue regeneration. *J Oral Maxillofac Surg* 2007; 65(4): 748–52.

[21] Bartee BK. A simplified technique for ridge preservation after tooth extraction. *Dent Today* 1995; 14(10): 62–7.

[22] Bartee BK. The use of high-density polytetrafluoroethylene membrane to treat osseous defects: clinical reports. *Implant Dent* 1995; 4(1): 21–6.

[23] Ronda M, Rebaudi A, Torelli L, Stacchi C. Expanded vs. dense polytetrafluoroethylene membranes in vertical ridge augmentation around dental implants: a prospective randomized controlled clinical trial. *Clin Oral Implants Res* 2013; 25(7): 859–66.

[24] Urban IA, Lozada JL, Jovanovic SA, Nagursky H, Nagy K. Vertical ridge augmentation with titanium-reinforced, dense-PTFE membranes and a combination of particulated autogenous bone and anorganic bovine bone-derived mineral: a prospective case series in 19 patients. *Int J Oral Maxillofac Implants* 2014; 29(1): 185–93.

[25] Artzi Z, Dayan D, Alpern Y, Nemcovsky CE. Vertical ridge augmentation using xenogenic material supported by a configured titanium mesh: clinicohistopathologic and histochemical study. *Int J Oral Maxillofac Implants* 2003; 18(3): 440–6.

[26] Corinaldesi G, Pieri F, Sapigni L, Marchetti C. Evaluation of survival and success rates of dental implants placed at the time of or after alveolar ridge augmentation with an autogenous mandibular bone graft and titanium mesh: a 3-to 8-year retrospective study. *Int J Oral Maxillofac Implants* 2009; 24(6): 1119–28.

[27] von Arx T, Wallkamm B, Hardt N. Localized ridge augmentation using a micro titanium mesh: a report on 27 implants followed from 1 to 3 years after functional loading. *Clin Oral Implants Res* 1998; 9(2): 123–30.

[28] von Arx T, Hardt N, Wallkamm B. The TIME technique: A new method for localized alveolar ridge augmenta-tion prior to placement of dental implants. *Int J Oral Maxillofac Implants* 1996; 11: 387–94.

[29] Schenk RK, Buser D, Hardwick WR, Dahlin C. Healing pattern of bone regeneration in membrane-protected defects: a histologic study in the canine mandible. *Int J Oral Maxillofac Implants* 1994; 9(1): 13–29.

[30] Tinti, C, Parma-Benfenati, S, Polizzi, G. Vertical ridge augmentation: What is the limit? *Int J Periodontics Restorative Dent* 1996; 16: 221–9.

[31] Tinti C, Parma-Benfenati S. Vertical ridge augmentation: surgical protocol and retrospective evaluation of 48 consecutively inserted implants. *Int J Periodontics Restorative Dent* 1998; 18: 434–43.

[32] Parma-Benfenati S, Tinti C, Albrektsson T, Johansson C. Histologic evaluation of guided vertical ridge augmentation around implants in humans. *Int J Periodontics Restorative Dent* 1999; 19: 424–37.

[33] Simion M, Jovanovic SA, Trisi P, Scarano A, Piattelli A. Vertical ridge augmentation around dental implants using a membrane technique and autogenous bone or allografts in humans. *Int J Periodontics Restorative Dent* 1998; 18(1): 8–23.

[34] Burchardt H. The biology of bone graft repair. *Clin Orthop Relat Res* 1983; 174: 28–42.

[35] Buser D, Dula K, Hirt HP, Schenk RK. Lateral ridge augmentation using autografts and barrier membranes: a clinical study with 40 partially edentulous patients. *J Oral Maxillofac Surg* 1996; 54(4): 420–32; discussion 432–3.

[36] Tidwell JK, Blijdorp PA, Stoelinga PJ, Brouns JB, Hinderks F. Composite grafting of the maxillary sinus for placement of endosteal implants: a preliminary report of 48 patients. *Int J Oral Maxillofac Surg* 1992; 21: 204–9.

[37] Misch CE, Dietsh F. Bone grafting materials in implant dentistry. *Implant Dent* 1993; 2: 158–67.

[38] Yildirim M, Spiekermann H, Handt S, Edelhoff D. Maxillary sinus augmentation with the xenograft Bio-Oss and autogenous intraoral bone for qualitative improvement of the implant site: a histologic and histomorphometric clinical study in humans. *Int J Oral Maxillofac Implants* 2001; 16: 23–33.

[39] Simion M, Jovanovic SA, Tinti C, Benfenati SP. Long-term evaluation of osseointegrated implants inserted at the time or after vertical ridge augmentation. A retrospective study on 123 implants with 1–5 year follow-up. *Clin Oral Implants Res* 2001; 12: 35–45.

[40] Zitzmann NU, Naef R, Scharer P. Resorbable versus nonresorbable membranes in combination with Bio-Oss for guided bone regeneration. *Int J Oral Maxillofac Implants* 1998; 13(4): 576.

[41] Zitzmann NU, Scharer P, Marinello CP. Long-term results of implants treated with guided bone regeneration: a 5-year prospective study. *Int J Oral Maxillofac Implants* 2001; 16(3): 355–66.

[42] Canullo L, Trisi P, Simion M. Vertical ridge augmentation around implants using e-PTFE titanium-reinforced membrane and deproteinized bovine bone mineral (bio-oss): A case report. *Int J Periodontics Restorative Dent* 2006; 26(4): 355–61.

[43] Fugazzotto PA. GBR using bovine bone matrix and resorbable and nonresorbable membranes. Part 1: histologic results. *Int J Periodontics Restorative Dent* 2003; 23(4): 361–9.

[44] Fugazzotto PA. GBR using bovine bone matrix and resorbable and nonresorbable membranes. Part 2: Clinical results. *Int J Periodontics Restorative Dent* 2003; 23(6): 599–605.

[45] Becker W & Becker BE. Guided tissue regeneration for implants placed into extraction sockets and for implant dchiscences: surgical techniques and case report. *Int J Periodontics Restorative Dent* 1990; 10(5): 376–91.

[46] Dahlin C, Simion M, Nanmark U, Sennerby L. Histological morphology of the e-PTFE/tissue interface in humans subjected to guided bone regeneration in conjunction with oral implant trcatment. *Clin Oral Implants Res* 1998; 9(2): 100–6.

[47] Gotfredsen K, Nimb L, Buser D, *et al.* Evaluation of guided bone regeneration around implants placed into fresh extraction sockets. An experimental study in dogs. *J Oral Maxillofac Surg* 1993; 51: 879–84.

[48] Kohal RJ, Trejo PM, Wirsching C, Hürzeler MB, Caffesse

RG. Comparison of bioabsorbable and bioinert membranes for guided bone regeneration around non-submerged implants. An experimental study in the mongrel dog. *Clin Oral Implants Res* 1999; 10(3): 226–37.

[49] Lekholm U, Becker W, Dahlin C, Becker B, Donath K, Morrison E. The role of early versus late removal of GTAM membranes on bone formation at oral implants placed into immediate extraction sockets. An experimental study in dogs. *Clin Oral Implants Res* 1993; 4(3): 121–9.

[50] Becker W, Dahlin C, Becker BE, Lekholm U, van Steenberghe D, Higuchi K, Kultje C. The use of e-PTFE barrier membranes for bone promotion around titanium implants placed into extraction sockets: a prospective multicenter study. *Int J Oral Maxillofac Implants* 1994; 9(1): 31–40.

[51] Jovanovic SA, Spiekermann H, Richter EJ. Bone regeneration around titanium dental implants in dehisced defect sites: a clinical study. *Int J Oral Maxillofac Implants* 1992; 7(2): 233–45.

[52] Simion M, Trisi P, Piattelli A. Vertical ridge augmentation using a membrane technique associated with osseointegrated implants. *Int J Periodontics Restorative Dent* 1994; 14(6): 496–511.

[53] Young MP, Carter DH, Worthington H, Korachi M, Drucker DB. Microbial analysis of bone collected during implant surgery: a clinical and laboratory study. *Clin Oral Implants Res* 2001; 12(2): 95–103.

第18章

节段性牙槽骨黏骨膜瓣之并发症规避

Avoiding complications of alveolar segmental osteoperiosteal flaps

Ole T. Jensen

通过牵张成骨、岛状骨骨膜瓣（i-瓣）、书页瓣或三明治截骨术进行水平或垂直骨增量，在制订治疗计划时，应考虑到骨增量手术相关并发症的病因与预防。由于骨黏骨膜瓣可以维持萎缩的牙槽骨节段通过血管化带蒂瓣保留，所以无论手术还是修复过程中，任何会影响血供的操作都会导致并发症的发生。即使短暂的血流干扰都会由于后期吸收而导致骨量丧失。

对血管化骨瓣不熟悉的外科医生进行手术完全是"盲目"的，往往会过度翻软组织而导致骨瓣坏死。引导性骨再生术及翻瓣植骨或拔牙的概念已经深入人心，做小切口增加骨高度和宽度似乎是违反直觉的，但这些方法已被证实能比除了使用钛网外的引导性骨再生术或其他翻瓣技术获得更多的骨量。与使用钛网进行骨增量相比，骨骨膜瓣的并发症发生率更低。

本章目的是讨论治疗骨缺损的骨黏骨膜瓣手术并发症的诊断、技术和处理。临床医生需要对手术流程足够熟悉，才能更好地理解手术并发症的病因、预防和治疗。

牙槽骨牵张成骨

牙槽骨牵张成骨是做节段性切口，在切口中放置能使截骨块缓慢移动的装置，这样在增宽的间隙中就有再生骨生成。这种技术最好用在美学区，通常用于超过10mm的垂直骨增量。如果操作不当，整个骨段可能由于血供受阻而吸收。

通过前庭沟切口进行牙槽骨牵张。水平骨切开加垂直骨切开相连形成截骨块，将牵张装置放入后可以增加牙槽骨高度（图18.1和图18.2）。术后1周开始牵引，每日牵引0.5～0.8mm。牵引完成后，建议固定4个月。

并发症：节段截骨术的供血不良

病因

血供完全剥离会导致活动的截骨块坏死、软硬组织完全吸收。血供部分剥离会导致骨段部分吸收，减缓术后骨改建过程。甚至过分牵拉或松弛切口，也可能降低截骨段的活力。所以，推荐使用翻瓣范围最小的前庭沟切口进行骨切开和牵张装置的放置。

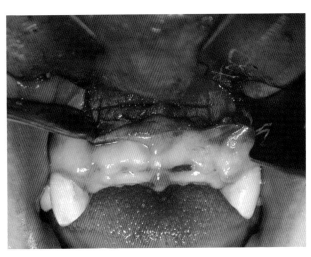

图18.1 前庭沟切口，不翻嵴顶黏骨膜瓣，进行块状截骨术

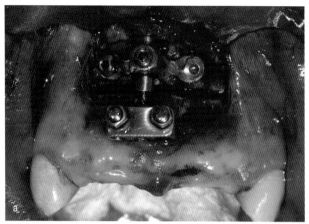

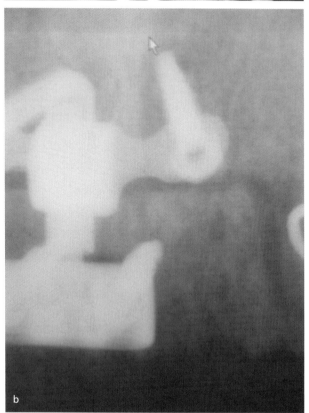

图18.2　a，b. 骨切开后，放入牵张装置，术后1周开始牵引

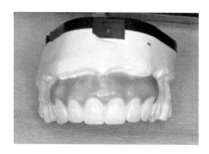

图18.3　使用美学参照模型确定矫正牙槽嵴的骨牵张目标

蜡型，建立美学参照模型（图18.3），按计划完成治疗。纠正缺损牙槽骨的高度和宽度，恢复Ⅰ类牙弓关系，重建正位牙槽嵴形态。

诊断过程

计算机断层扫描（CT）图像可以提供骨量和骨质（通过Hounsfield单位）的横断面图像，排除牙槽骨内的缺损或病理性改变（图18.4和图18.5）。戴入修复模板进行扫描时，模板会指示牙齿的位置及预期植入位点，术者据此判断需要对缺损颌骨增加的骨量，以恢复正位牙槽嵴形态。如果发生了并发症，例如截骨段发生了全部或部分的吸收，

预防

若牙槽骨骨量充足，且轴向排列为Ⅰ类牙弓关系，此时称之为正位牙槽嵴形态。此标准可用于在模型上诊断和确定正确的软硬组织形态。这样，可以更好地明确牙槽嵴缺损的范围。充分的术前计划是预防术中意外最好的方法。进行牵张成骨更需要术前确定治疗目标。将研究模型上𬌗架，制作诊断

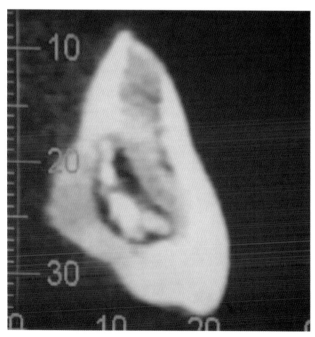

图18.4　CT扫描可以提供关于骨量、骨质和病变的信息。该CT扫描图像显示髓质骨髓炎

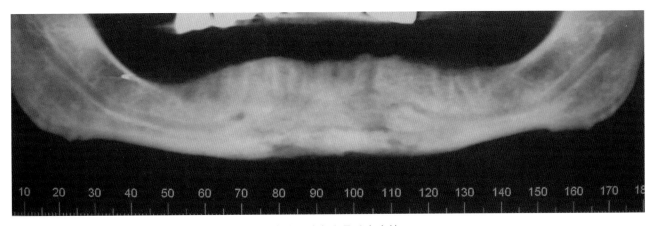

图18.5　CT扫描重建的全景观，显示在拟植入种植体的区域存在骨髓炎病灶

通过与术前美学参照模型比较，可以轻易定量吸收的部分。

殆架模型

使用殆架模型制作诊断蜡型甚至比影像学图像更重要。根据诊断蜡型，设计义齿位置，制作导板，将导板放置在原始模型上，很容易观察到牙槽嵴缺损和植入角度（图18.6和图18.7）。CT扫描时戴入导板可以精确评估可用骨量。与任何单一的治

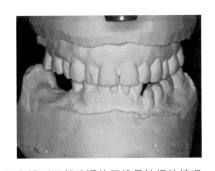

图18.6　研究模型可帮助评估牙槽骨缺损的情况

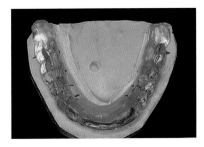

图18.7　CT扫描时戴入导板可以精确评估可用骨量

疗手段相比，制作良好的手术模板更利于预防并发症的发生。

治疗计划

最好的治疗计划应兼顾外科手术及修复学原则。虽然同一治疗者也可以进行成功治疗，但严格来讲，其常受到技术或经验不足的限制，往往不能兼顾手术和修复。理想的治疗计划需要有经验的外科医生和修复医生共同参与。需要了解修复的美学和生物力学需求才能制订软硬组织重建的目标。通力合作完善的治疗设计，常常可以避免牙槽骨增量术的并发症。一旦制订了治疗计划，需要与患者讨论方案优点和风险，做到知情同意。

垂直牙槽骨牵张常用于6mm及以上的垂直缺损，常用于2~4颗牙的截骨段。起初，由于分离了黏骨膜瓣，成骨过程远离切口。因此，应小心操作避免损伤舌侧或腭侧带蒂瓣，并尽量减少颊侧翻瓣范围，这是为了避免截骨段的血供不足，以及尽可能为成骨保留有功能的完整骨膜。腭侧的松弛切口，或者翻起整个颊侧黏骨膜，都会降低截骨段的活力，导致后期骨改建吸收。基于此原因，应避免截骨块过小，例如一颗牙的小截骨块，否则容易引起瓣的剥离。小截骨块更容易发生瓣的撕裂、剥离和骨折，一定程度上会降低骨愈合的能力[1]。

并发症的治疗

血供不足

如果节段截骨术完全失败了，需要从胫骨或髂骨取骨进行骨修复。骨形成蛋白-2（BMP-2）是另一种可供选择的方法，虽然此方法尚未常规用于临床。截骨段部分吸收更难治疗，如果置之不理，在1~2年后会完全吸收。因此，二次干预治疗的时机难以明确，有时需要延迟。此时的治疗通常选择翻瓣植骨术而非重新牵张成骨，当瓣的血供已明显受损时，不建议进行牵张成骨。

邻牙受损

牵张成骨其次需要考虑的重要因素是邻牙的骨支持。垂直牵张的范围通常不会超过邻牙牙根的骨水平。因此，如果美学要求的骨水平超过邻牙现有状况，需要对邻牙进行正畸牵引或将邻牙包含到牵张成骨的范围内。有时为了获得更多的垂直牵引量，需要牺牲有明显骨丧失的邻牙。如果忽视这些情况，在上颌前牙区可能会发生美学并发症。

牵张装置失败

牵张成骨的其他并发症包括牵张装置失败或因牵引轴使用不当造成的意外。大多数牵张装置是单向的，因为必须考虑牵引骨块舌腭向的移动。应尽量控制舌向移动的截骨块，避免此问题的一种方法是在装置中放置补偿向量轴，另外一个方法是放置牙支持式的对抗牵引装置，来帮助维持理想的牵引轴。如果仍有移位， 种治疗方法是4~6个月后行骨劈开术，大多数情况下可以将带骨膜的颊侧骨板回位到正位牙槽嵴形态（图18.8）。

当再生骨还未完全矿化时，可尝试双向牵引、修复或正畸技术，来移动错位的截骨段，但这些方法很难将牙槽嵴完全推回到轴向位置。

除非牵引装置松脱，否则牵张成骨术很少发生感染。如果固定装置松脱，除非可以重新固定，一

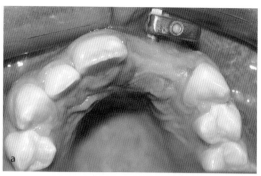
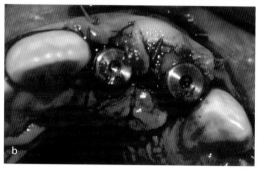

图18.8 a，b. 如果牵引后骨块向腭侧移位，在大多数情况下，使用牙槽骨劈开术可以将骨板回位到正位牙槽嵴形态

般需要将整个装置移除。这可能导致成骨失败甚至整个截骨段缺失，这种情况需要通过标准引导性骨再生术（GBR），块状植骨或使用BMP-2进行修复。

候补程序

牵张成骨最常见的"并发症"是牵张后仍需要进行软硬组织移植。有时认为这是并发症，尤其是医生和患者对疗效期待过高时。大部分牵张成骨的区域，术后植入种植体时仍需要进行软硬组织移植以建立良好的软硬组织形态。在一项纳入了20名进行过牵张成骨患者的研究中，超过一半患者术后还需要再进行植骨[2,3]。

三明治截骨术

在无牙颌的垂直骨增量技术中，应用时间最长的是夹心植骨或三明治截骨术（图18.9）。这项技术最早在20世纪70年代及80年代用于下颌来改善义

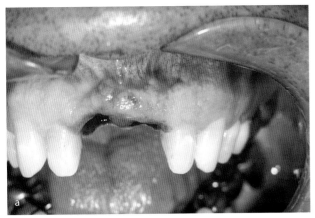

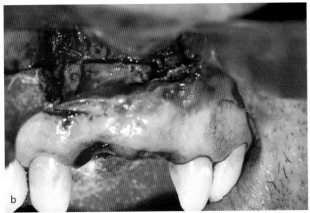

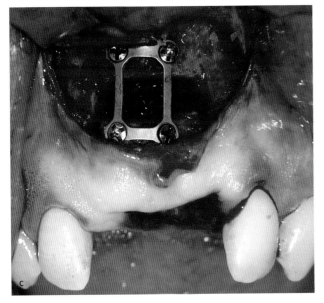

图18.9 a~c. 治疗上颌前牙区的萎缩，通过前庭沟切口行截骨术，将骨块固定于预期位置

齿的固位。近期，这项技术开始用于种植治疗[4,5]。

三明治植骨可为缺损牙槽嵴提供固定的垂直增高量。虽然最多可获得10mm的垂直增量，但通常认为三明治植骨最适合获得4~6mm的垂直增量，

通常用于前牙2~4颗牙的范围。

三明治植骨采用前庭沟切口，在前庭水平做水平骨切口，连接两侧直达牙槽嵴顶的垂直骨切口。将截骨段冠向移位，在中间空隙中植骨。

并发症：鼻底骨折，提升部分塌陷

病因

三明治截骨术最常用于上颌前牙区的垂直骨缺损。水平切口需留出足够的截骨块，高度至少5mm，但也必须保证至少3mm的鼻底基骨。如果截骨块太小，有可能发生骨折或治疗后发生骨吸收，如果鼻底基骨太薄，可能发生内骨折，妨碍截骨块的垂直移动。鼻黏膜穿孔可能引起植骨区感染。另外，如果骨量太少很难行截骨术，几乎不能固定截骨段，即使植骨也是无效的。提升段塌陷是多因素导致的，包括技术（早期）和生物学（后期）因素。

预防

正颌手术的并发症与术者操作密切相关，术者应该小心操作，预防并发症。在有骨缺损的区域，缺牙区截骨块缺失后，几乎不可能再进行骨重建，除非用髂骨移植或使用BMP-2移植物，但这两种方法的长期稳定性不确定。避免意外最好的方法是预防其发生。熟悉正颌手术可以避免术者的误判和错误。通常，正颌外科医生不愿设计单颗或2颗牙范围的截骨块，因为这种骨块血供较差，且随时会松动脱落，最终失去活力。缺牙区的小骨块也存在同样问题。

治疗

血供不足

如果截骨块部分或完全吸收，或夹心植骨区已经塌陷，必须等待数月再尝试使用髂骨移植或BMP-2移植物进行重建。血供障碍可导致骨痂形成，在重建前需移除骨痂，对死骨进行清创，直至下方骨面出血。

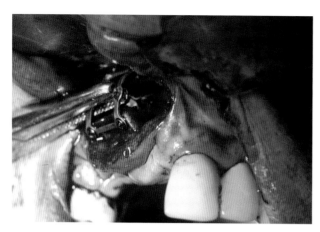

图18.10　扭转调整固定的钛板，将错位的骨块重新恢复轴向排列

腭侧移位

和垂直牵张成骨一样，三明治截骨术也可能发生截骨块腭侧移位，尤其在垂直增量大于5mm的情况中。所以当发现提升的截骨块错位时，需使用辅助手段调整截开牙槽骨的方向，回归轴向位置。和之前垂直牵张成骨中讨论的一样，可在骨块愈合后使用书页瓣和同期植入种植体来解决这个问题，但对于三明治技术来说，在术中放置固定装置后，可以将截骨块按照预期向颊侧移动（图18.10）。

当截骨块提升达到预期的高度时，将固定夹板向前弯曲扭转，在机械力作用下，截骨块向唇侧移动回归轴向位。这样可以纠正牙槽嵴腭侧错位的并发症。

三明治技术中较常见的并发症是骨块的大小和活力足够，已完成了愈合，但发现腭侧错位，这时可在术后4个月行牙槽骨劈开术进行二次移植，将唇侧骨板回归到轴向位。

除了截骨块移位，其他的并发症包括邻近组织的损伤（神经、牙齿或种植体）、不当的截骨块大小（过小或过大）以及软组织损伤导致的血供障碍。夹板暴露和感染也可能发生，但如果使用块状内置移植物，可不使用固定装置。

手术治疗的注意事项

三明治截骨术适用于仅有垂直骨缺损，但骨基底部较宽的情况。不幸的是，在最需要使用该技术的上颌前牙区很少有这种骨条件。另外，截骨块越大，牙槽骨稳定性越好。

骨宽度牵张术

骨宽度牵张术是一种比较精巧的手术，通过劈开牙槽骨，缓慢地增宽正在生长的内部组织，与单纯的骨劈开术相比，可获得质量更高的骨质，使随后植入的种植体更有可能获得骨结合（图18.11）。并发症常见于经验不足者，可由于血供障碍发生整个颊侧骨板的丧失。

骨宽度牵张术的入路是在牙槽嵴顶做小范围翻瓣：使用超声骨刀盲式劈开牙槽骨，前后做垂直切口，限制劈开的范围。通常劈开的高度是10mm。插入骨凿，轻轻扩开裂隙后，置入牵张器。每日可以牵张0.5mm，4～8天完成，为种植体植入创造足够骨宽度。6周后取出牵张器，植入种植体。

并发症：颊侧骨板失去活力

牙槽骨高度足够，有中等程度3～4mm宽度缺损的情况可以劈开牙槽嵴，形成颊侧骨骨膜瓣，牵张成骨4～6mm以增加牙槽骨宽度。并发症可能是由于劈开骨块破碎，与组织瓣分离或不适当地移动导致牵张过程无法顺利进行。最常见的技术问题是由于骨凿或超声骨刀过于偏颊侧导致截骨量不合适。发生骨块穿孔或组织瓣分离时，小骨块可能会完全吸收或分离。偶有发生牵张骨块的舌侧骨折和舌侧移位[3]（图18.12）。

病因

颊侧骨板失去活力大多由于手术技巧欠缺，包括翻瓣过大影响血供、劈开不当形成的小骨片无法扩张，或是牵张器放置不当导致不稳定。所有这些情况都属于伤口处理不当的技术问题，都会导致血供障碍。

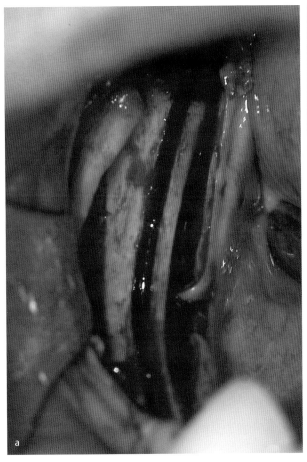

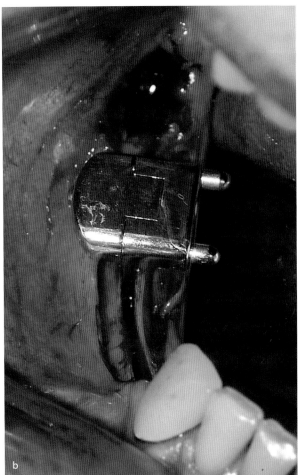

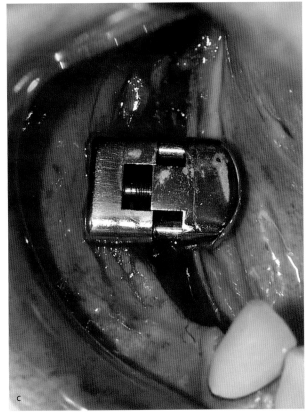

图18.11 a~c. 将牙槽骨劈开后，以每日0.5mm的速度进行骨宽度牵张

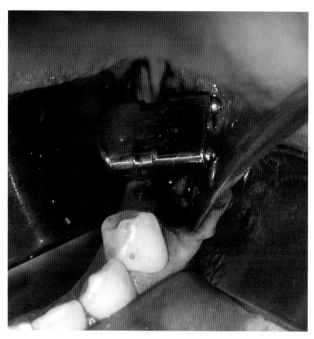

图18.12 牙槽骨劈开术后6周，种植区的舌侧骨板发生骨折

预防

预防黏骨膜瓣翻瓣过度的方法，是在牙槽嵴顶行小的黏骨膜切口，尽可能减小翻瓣范围，采用接近盲法的操作，在截骨过程中用一根手指支撑住颊侧的软组织。在置入牵张器的过程中支撑骨块非常重要，在固定装置时，可使用一根棒槌状物来获得支撑。在治疗的任何阶段，如果牵张器发生松动都会导致治疗失败，所以在整个治疗过程中需要对其进行监测。

治疗

技术问题

一旦劈开牙槽骨，放入牵张器后，为确保颊侧骨块具有可移动性，需要模拟牵引过程，尝试牵引几毫米的宽度。骨块必须平稳均匀地移动。一种复杂化的情况是，仅在骨块一端有部分皮质骨切口，导致骨块一端无法移动。出现这种情况后应该移除牵张器，垂直切透不移动的一端。如果扩宽骨块所需的力量过大，骨块不能分离或颊侧骨板突然折裂，则需要重新切开颊侧骨板的基底部。有经验的外科医生可以在不翻瓣的情况下，在前庭沟水平用

隧道技术来完成操作。如果组织瓣完全翻起，可以在前庭水平做水平切口，伤口关闭愈合3周。随后替换牵张器，继续治疗。

舌侧骨板骨折

另外一个不常见的并发症是舌侧骨板骨折，牵张的骨板舌侧移位，这时可能需要停止治疗。一般不会发生舌侧骨板的血供障碍，所以骨折的舌侧骨板会慢慢愈合，但很可能需要终止骨牵张术。

血供障碍

一旦颊侧骨板丧失，要重建一个极窄的牙槽骨，就意味着必须用翻瓣技术进行潜在的骨增量。通常软组织也会丧失，不再可能恢复原有的牙槽骨-牙龈组织状况。

岛状骨黏骨膜瓣

岛状骨黏骨膜瓣（i-瓣）是指牙槽骨劈开后的骨块与骨分离但仍与黏骨膜瓣相连，可以获得宽度和一定高度的骨增量。通常仅用于上颌。这种术式报道较少，没有并发症的报道。图18.13～图18.15显示了可移动的颊侧骨块以及植入其中的骨移植材料（BMP-2/同种异体骨移植物）术前术后的情况。预防并发症最主要的一点是为骨移植物提供支持，避免骨块塌陷。这意味着需要将骨移植材料放到i-瓣中，不仅要增加宽度还要增加高度来到达嵴顶位置。由于并没有放入硬件装置，伤口不用初期关闭，外科医生必须精确计算植骨材料的量。使用缝线将i-瓣拉到靠近嵴顶的位置。在暴露的伤口处放置胶原来限制植骨材料的移位。由于瓣的活动度过大，通常会发生过度植骨，需要限制骨块的移动度来预防这种情况发生。

并发症：动度过大

如果i-瓣的软组织瓣太大，动度会过大，难以

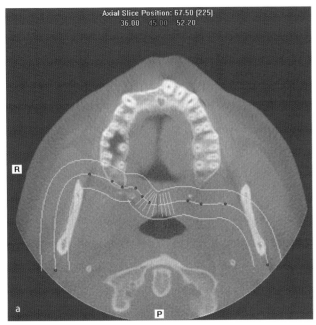 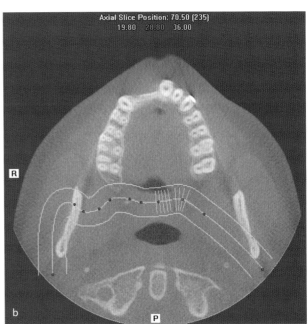

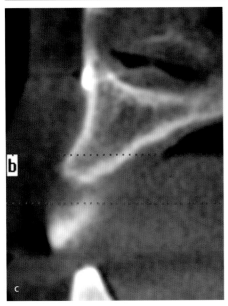

图18.13　a. CT扫描显示牙槽骨基底宽度小。b. CT扫描显示牙槽嵴顶宽度小。c. 拟使用i-瓣进行骨劈开区域的矢状面

填充中间的空隙并支持i-瓣。外科医生应该考虑填充软组织"信封"，这样植骨材料就不会发生前后或冠向移位。在只有嵴顶开口的受限空间中，植骨材料可以完美填充并支持骨瓣。

预防

预防翻瓣过大的方法显然是小心限制切口范围。关键是要在i-瓣与基底骨分离的骨折部位小心做切口。也许5mm的翻瓣范围就足够了，可以使骨膜瓣保持连接并植入植骨材料。

治疗

过度翻瓣会导致需要植入更多的植骨材料，并导致骨膜瓣塌陷。一种处理方法是将i-瓣冠向移位至接近水平状，形成新的牙槽嵴顶。只要植骨材料能提供足够的支持就可以获得一期伤口愈合。

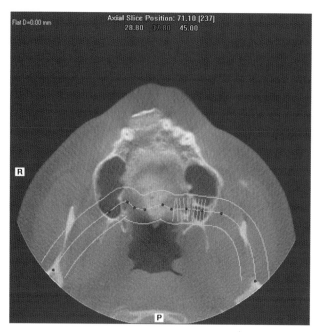

图18.14　CT横断面显示使用岛状骨骨膜瓣及植骨材料过度增宽的牙槽嵴

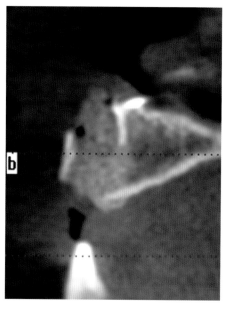

图18.15　i-瓣手术当天的CT扫描矢状面图显示增宽了的牙槽嵴

书页瓣

牙槽骨劈开的骨黏骨膜瓣或书页瓣，是用内置移植物或同期种植的方法来增宽狭窄的牙槽骨（图18.16）。由于颊侧骨块边缘供血不足，牙槽骨劈开同期植入种植体通常会发生牙龈退缩。

书页瓣与增宽牙槽骨的牵张成骨类似，都需要将牙槽骨劈开，但书页瓣通过在空隙植骨可以即刻增宽牙槽骨。做牙槽嵴顶切口，盲法将骨切开10mm，将牙槽骨劈开。4个月后植入种植体。

并发症：牙龈退缩

病因

所有牙槽骨劈开植骨术的技术并发症都是由于手术技巧差造成的。治疗计划是恰当的，但没有完美执行。使用超声骨刀，翻最小的瓣及适度的增宽策略可以帮助术者避免发生错误。如果在已修复的种植体周围发生颊侧骨板的后期吸收，临床可表现为牙龈退缩，这可追溯到先前不恰当的骨劈开伤口处理。非生物学的侵入可导致边缘骨坏死。图18.17可见不恰当的牙槽骨劈开术导致的后期牙龈退缩。

预防

骨组织缺血性坏死、骨块与瓣分离、感染、骨块不愈合或扩张处塌陷，都可导致后期发生边缘骨吸收，严格遵循生物学原则可预防这些并发症的发生。

- 不损伤骨组织
- 不破坏骨的血供
- 按生物学原则处理伤口

遵循以上原则，需在骨劈开术时，获得至少2mm厚且有活力的颊侧骨板，并黏附在半厚或全厚的软组织瓣上，换句话说就是保持住骨骨膜瓣。

良好的伤口关闭可以预防感染和骨块分离，当增宽骨组织时可在嵴顶辅助使用胶原塞来关闭伤口。

不应使用活动义齿压迫伤口，否则会导致骨块不愈合、植入的骨移植物吸收，甚至发生颊侧骨板错位。

治疗

颊侧骨板丢失

当发生骨块脱离、开裂或感染时，不应再保留

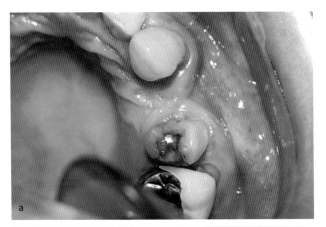

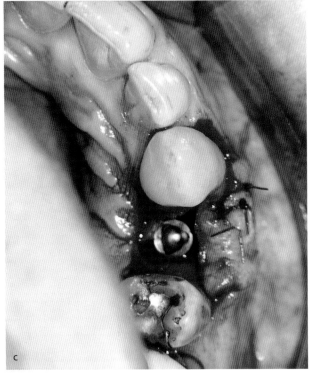

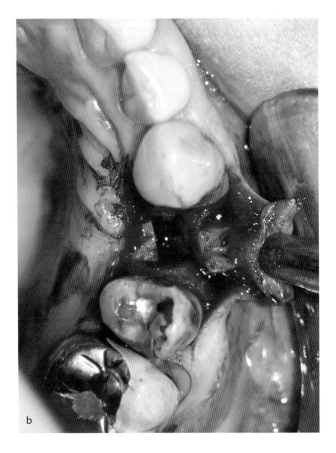

图18.16 a～c. 书页瓣是将牙槽骨劈开植骨来增宽牙槽骨，图中展示同期植入种植体

这些失去活力和受污染的组织，需要移除颊侧骨块。

龈乳头丧失

牙槽骨劈开植骨术失败的一个严重后果是邻面龈乳头下方骨丧失。该位点既有垂直向又有水平向的缺损，缺损范围超过病损边缘。此时的治疗需要使用正畸牵引甚至包含邻牙的垂直牙槽骨牵张成骨。严重的情况可能需要拔除邻牙。这些并发症通常相当严重，且大多无法治疗，一般将选用非种植修复，而不做大范围的植骨术或牵张成骨术。

骨劈开术的其他并发症与其他植骨术相同，包括：开裂、感染、神经损伤或骨吸收。这些并发症中，骨吸收是最严重的，通常由于软组织处理不当。

手术技巧

骨劈开的部位应有一定的厚度，不能在非常窄的部位进行。只有2mm宽的牙槽嵴应该用其他方法治疗。使用超声骨刀劈开牙槽骨。

正颌牵张主要策略

并发症：牵张失败或复发

主要的正颌或颌骨牵张过程，包括腭部快速扩

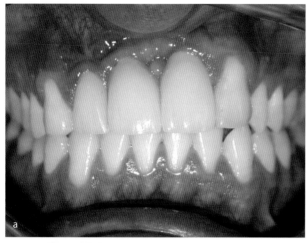

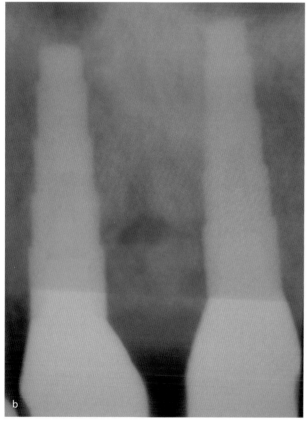

图18.17　a，b. 牙槽骨劈开植骨术引起颊侧骨板吸收，导致修复体过长

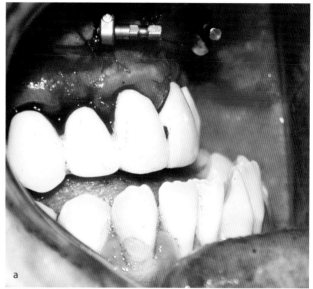

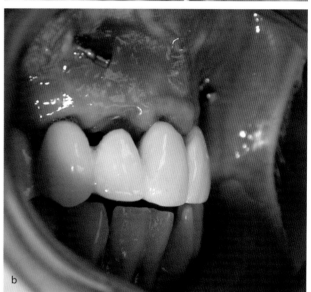

图18.18　a，b. LeFort骨牵张术需要双侧放置装置，通常可使上颌骨前移10mm以上

弓、LeFort Ⅰ型下拉移植、LeFort Ⅰ型骨牵张、下颌提升牵引或上下颌骨的体部牵引，可帮助建立正位牙槽嵴形态，即Ⅰ类颌位关系。这些是目前比较先进的技术，临床很少使用，在此提及仅是为了使讨论更全面，使大家认识到可在三维方向上进行

牙槽骨重建。关于这些技术并发症的讨论超出了本章的范围[7]。

　　LeFort Ⅰ型牵张术的手术切口，是标准的前庭沟周围组织上的高位切口。通过Caldwell Luc手术入路，将双侧上颌窦膜分离提升。水平向的截骨延伸至鼻孔和翼上颌缝。断开翼上颌缝合鼻中隔。上颌骨可向下折断移动。上颌窦内植骨。双侧放置牵张装置。术后1周开始牵引，每日牵引1mm，直至牵引完成（图18.18）。再进行4个月的观察巩固期。

总结

总的来说，植骨术并发症最重要的治疗方法是预防其发生。尤其当使用骨黏骨膜瓣时，需要小心操作避免干扰血运从而预防并发症。

外科与修复团队合作制订适当的治疗方案是成功的关键。通过团队合作，才最可能凝聚所需的专业知识（形成良好的临床判断）。虽然有时会发生技术失败，只要在手术过程中遵循了生物学原则，通常不会发生不可逆的并发症。最重要的原则是在术中和术后都要谨慎处理伤口。

有人可能把并发症的处理看作是一项技术或医疗措施，例如切口引流或抗生素治疗，但如果能够根据文献详细计划并执行治疗，并发症的发生率非常低，预防才是最好的治疗策略。

重点提示

- 骨劈开高度应该有10mm，以防黏骨膜瓣剥离。
- 三明治骨切开术需要保持舌侧软组织瓣完整，否则骨块会发生坏死。
- 三明治骨块至少应5mm×5mm大小，才能安全移动。

（王　晶　轩东英　译）

参考文献

[1] Robiony M, Costa F, Politi M. Letters to the editor: alveolar sandwich osteotomy of the anterior maxilla. *J Oral Maxillofac Surg* 2006; 64: 1453–64.

[2] Jensen OT, Cockrell R, Kuhlke L, Reed C. Anterior maxillary alveolar distraction osteogenesis: a prospective 5-year clinical study. *Int J Oral Maxillofac Implants* 2002; 17(1): 52–68.

[3] Laster Z, Rachmiel A, Jensen OT. Alveolar width distraction osteogenesis for early implant placement. *J Oral Maxillofac Surg* 2005; 63(12): 1724–30.

[4] Jensen OT. Alveolar segmental "sandwich" osteotomies for posterior edentulous mandibular sites for dental implants. *Am Assoc Oral Macillofac Surg* 2006; 64: 471–5.

[5] Jensen OT, Kuhlke L, Bedard JF, White D. Alveolar segmental sandwich osteotomy for anterior maxillary vertical augmentation prior to implant placement. *J Oral Maxillofac Surg* 2006; 64: 209–96.

[6] Jensen OT, Ellis E. The book flap: a technical note. *J Oral Maxillofac Surg* 2008; 66: 1010–14.

[7] Jensen OT, Branca R. Lefort I downgraft with sinus elevation. In: Jensen OT, ed. *The sinus bone graft* (2nd edn). Chicago, IL: Quintessence, 2006: 241–50.

第19章
侧壁上颌窦提升术的并发症
Complications in lateral window sinus elevation surgery

Stephen S. Wallace and Tiziano Testori

引言

上颌窦提升术是如今公认的用于种植位点扩增与骨增量最有可预期性的术式[1]。其高可预期性可以从两方面体现：第一，无论是基于手术过程的成功率还是对种植体存活率的循证研究，经侧壁上颌窦提升术都表现出高度可预期性[1-5]；如果针对术中使用的骨移植材料、种植体表面以及覆盖在侧壁开窗处的屏障膜进行合理的循证决策，这种术式中种植体存活率具有高达95%的可预期性。第二，上颌窦提升术中及术后的并发症较少，即使发生也多比较局限且容易弥补[6-9]。

本章主要讨论上颌窦提升术在术中、术后可能出现的并发症，以及对如何预防与治疗这些并发症提供建议。

术中并发症

术中并发症主要是由于手术外科过程中遇到困难，此时往往存在复杂的解剖结构（窦膜较薄、不完整的厚而凸起的侧壁与窦间隔或有囊肿存在）、治疗方案的选择缺乏预见性、术前没有完善进行系统性和局部解剖分析以及术者失误等问题。

最常见的术中并发症是上颌窦黏膜（Schneiderian膜）穿孔，还有一些较为少见的并发症，如术中出血、颊侧瓣穿孔等，更少见的并发症有眶下神经损伤、损伤邻牙、上颌窦内侧壁或眶底穿通、种植体进入上颌窦或副鼻窦以及窦口堵塞。

术中出血

病因与发生率

术中出血是由于切断或破坏了上颌窦侧壁或周围软组织的血管分支，这种出血通常比较轻微而且持续时间相对较短，但某些情况也会出血很多并且短时间内难以控制。Solar等[10]通过对尸体标本观察，描述了上颌窦侧壁的血供：由上牙槽后动脉的内侧支和外侧支组成，而上牙槽后动脉通过与眶下动脉吻合形成双层动脉弓。出血可能是由于翻瓣过程中损伤软组织（外侧支血供）或开窗过程中高速涡轮器械直接损伤侧方骨壁（内侧支血供）。如果损伤了鼻后外侧动脉，也会出现上颌窦内壁出血[11]。上牙槽后动脉、眶下动脉和鼻后外侧动脉都是上颌动脉的分支，为上颌窦提升术移植物血管化提供血供来源。

预防

Solar等[10]研究显示，在尸体标本颌骨中，上牙槽后动脉100%存在内侧分支。Elian等[12]通过CT横断面扫描上颌窦侧壁发现，该动脉分支出现率为52%，而其中20%病例甚至可以在侧壁开窗时就暴露在手术视野当中。Mardinger等[13]通过类似的CT扫描研究也发现55%上颌窦侧壁有动脉存在，而Temmermann、Quirynen[14]与Rosano等[15]的研究结果分别是49.5%和47.5%。而且Rosano[15]还强调这些经

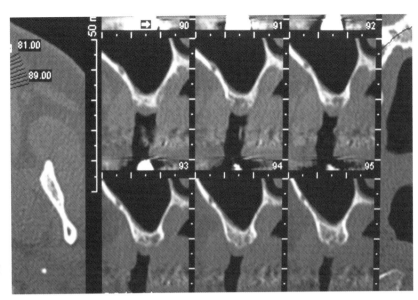

图19.1　上牙槽后动脉在窦外侧壁横断面
（近轴向）影像

上颌窦侧壁走行的动脉可以位于侧壁外侧、侧壁中
或侧壁内侧，而位于内侧或外侧壁的动脉在CT或
CBCT中不易发现。

　　尽管并不是每个病例动脉损伤后都会引起出
血，但通过3D扫描尽可能地定位此动脉不失为谨慎
行为（图19.1）。有时这支动脉在瓣翻开后即可在
侧壁上看到（图19.2）。很多情况下，可选择在此
动脉的冠方位置开窗，在窦内将上颌窦黏膜上提到
需要的高度（图19.3）。再次强调，此动脉并不总
是位于上颌窦侧壁骨板内，有时仅仅位于侧壁内，
前后走行穿出至骨壁外侧。位于侧壁内侧时，机动

和手动器械均易造成该动脉损伤。

　　若预测到术中出血，就应该仔细在术前通过CT
断层扫描确认动脉的位置，选择利于进入与提升上
颌窦的理想开窗位置，同时术中使用能保存动脉及
软组织完整性的非创伤性器械。若需要使用涡轮器
械，首选金刚砂车针，其与钨钢车针比较更不易卷
入或撕裂窦膜。

　　由Vercellotti发明的超声骨刀是将超声波用于骨
手术的一项技术[16]，特别适用于上颌窦提升术，几
乎完全可以避免出血并发症。超声骨刀技术采用低
频超声振动（不同品牌设备频率范围为24~32Hz）

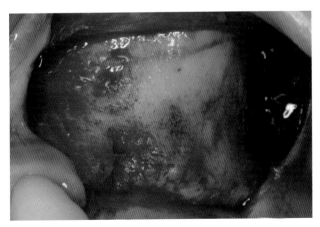

图19.2　翻瓣后在外侧壁可见动脉。图片来源：Wallace
等，2007[26]。再版经Quintessence允许

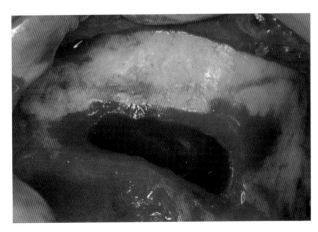

图19.3　动脉冠方完成开窗，窦内提升上方黏膜

完成骨切割（截骨术）和骨磨削（骨成形术）等操作。这种低频率的选择性切割不能切割血管以及上颌窦膜，因而避免了损伤软组织。超声骨刀技术已经成功用于许多口腔外科手术，避免了软组织（包括血管和神经）并发症的发生，如LeFort截骨术[17]和下颌骨矢状劈开术[18]等。超声骨刀技术在欧洲已经使用超过15年，目前在美国市场上，可以见到至少6种超声设备。自从2005年美国引进该技术，很多临床医生意识到它在上颌窦提升术中的优势。超声骨刀技术使得侧壁开窗时出血最少，其选择性切割功能（仅切割骨组织）允许术者将上牙槽后动脉从开窗部位分离而保存其完整性（图19.4和图19.5）。

治疗

很多技术可以控制上颌窦提升术中出血，包括：

- 直接压迫止血
- 局部使用血管收缩剂
- 骨蜡
- 压迫血管周围骨通道（使用血管钳）
- 电凝（窦膜附近要小心使用）
- 缝合出血点附近的血管

对于控制翻开黏骨膜瓣前制备松弛切口的出血，使用血管收缩剂（1∶50 000的肾上腺素）更有效，而电凝对侧壁切割时骨组织出血更有效。但须谨记，电凝处理近上颌窦膜的骨内血管出血时容易损伤窦膜，所以使用时要小心。压迫骨内血管通道虽然有效，但仍须注意避免直接压力造成的膜穿孔。这个操作可以通过小心迅速地分离上颌窦膜及其内侧的血管，然后用止血钳夹紧血管完成（开窗时尽量开大些，分离时用强力吸引头改变血流方向以提供较佳视野）。

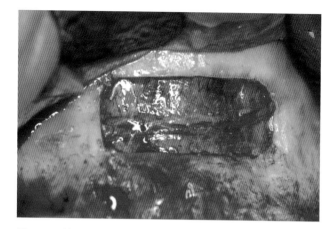

图19.4　使用超声压电手术分离外侧壁动脉

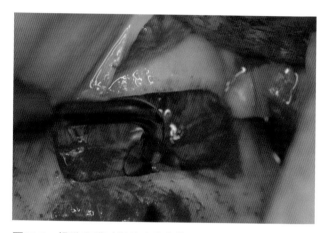

图19.5　提升窦膜时保持动脉完整性

上颌窦提升术中遇到的出血情况通常为缓慢渗血。然而有些情况也可能出现搏动性出血。通常表现出的状况要比实际出血情况严重。出血，即使搏动性出血，会自动停止或压迫数分钟后停止，其原因是血管周围骨通道内形成了血凝块。术中可以让助手使用小头的强吸装置放在出血点附近以减少血流进入术野。通过上述方式控制出血，就可以完成开窗预备、窦膜提升以及植入骨移植材料。出血往往在完成移植材料放置后就停止了，创口关闭后的术后出血也不常发生。需注意吸引器仅用于保持术野清晰，并不利于止血。

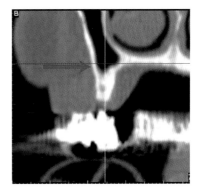

图19.6　窦底靠前端的锐角（箭头所示）

上颌窦黏膜穿孔

病因与发病率

上颌窦黏膜穿孔是上颌窦提升术最常见的术中并发症[9,19]。文献报道使用涡轮器械开窗其发病率差异很大，低至11%[9]，高达56%[20]。大多数有经验的临床医生评估使用传统涡轮器械时术中穿孔发生率约25%。纽约大学牙周种植中心的回顾性CT扫描研究显示（2002年AO年会壁报展示），穿孔率与黏膜厚度有关，而与窦间隔关系相对少些。研究认为，当黏膜厚度<1.5mm时，穿孔率为41%，而黏膜厚度≥1.5mm时，穿孔率是19.6%。另一项独立研究显示，136个上颌窦提升病例，窦间隔存在时穿孔率为44.2%，无间隔的病例穿孔率是35.7%。Cho等[21]进行的回顾性CT研究认为，穿孔率与上颌窦宽度相关，或更具体些，与窦内侧壁和外侧壁在窦底汇合形成的角度有关，上颌窦前部较窄者（角度<30°）穿孔发生率是62.5%，中部较宽者（角度为30°～60°）发生率为28.6%，而后部最宽者（角度>60°）发生率为0%。近期由Chan等[22]报道的CT研究明确了另外一个"角"，从内侧壁提升上颌窦膜时需要考虑到鼻腭隐窝的形状（图19.6和图19.7）。该角由牙槽突与上颌窦内侧壁形成。如果该角是锐角，而且位于距上颌窦底近10mm以内的距离（此区域是移植材料放置的位置），就必须小心保持提升器械在骨面上而不是陷进窦内至窦膜撕裂。

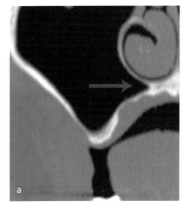
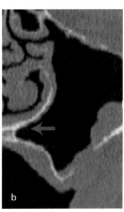

图19.7　牙槽突与内侧壁结合处鼻腭隐窝的锐角

上颌窦提升术中很多操作都有损伤上颌窦黏膜的风险，包括：

- 翻瓣（剥离器穿通较薄的骨嵴、外侧壁或之前的炎性窦瘘仅形成了软组织愈合）
- 侧壁开窗预备（尤其使用涡轮器械）
- 手用器械提升窦膜（狭窄的窦腔、窦侧壁锐角、薄窦膜、过于靠近窦间隔）
- 植入移植材料（对窦膜压力过大）

预防

充分了解上颌窦3D解剖是降低窦膜穿孔率的基础。CT分析可以提供其相关信息，包括牙槽嵴与外侧壁厚度、骨壁的不连续性、上颌窦宽度、上颌窦前壁的倾斜度、窦膜厚度、窦间隔是否存在及其大小位置等。临床医生还需要获取上颌窦健康与口鼻

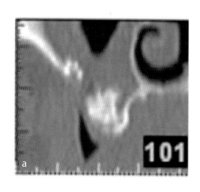
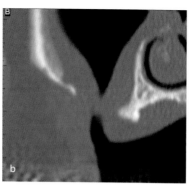

图19.8　a. 横断面CT影像显示侧壁缺损。b. 横断面CT影像显示拔牙后侧壁缺损，愈合后形成口鼻瘘

复合体开放情况等相关信息。这些评估可以决定是否需要术前治疗以预防术后上颌窦炎和感染等并发症。图19.8a，b所示的就是一例失败的上颌窦提升术所致的窦侧壁穿孔影像。同时，拔牙也可以造成侧壁损伤，暴力翻瓣也可能导致窦膜撕裂。如果术前就了解组织的不连续性，术中采用半厚瓣切开此位点，就可以避免撕裂窦膜。如果对上颌窦间隔的3D情况包括其存在、位置以及解剖情况有所了解，就有助于确定开窗的最佳位置，促进窦膜提升。

窦间隔可能最初所见为贯穿窦底的骨嵴，但它常呈脊状延伸至上颌窦内侧壁达其最高点（图19.9a～c）[23]，窦间隔可能很大（图19.10），但只要采用正确入路还是可以避开的。少数病例间隔很高甚至将窦腔分成两部分（图19.11）。

一旦进入上颌窦，良好的入路及视野便于窦膜的提升。侧壁开窗的位置、大小将影响术者能否安全提升窦膜。在最佳的位置制备开窗口，可提供充足的器械回转空间和通道，便于术者将手术器械直抵骨面以提升窦膜，然而制备这样的开窗口是不易的。器械操作角度，要求能穿过窦底上到窦前壁和内侧壁。窦前部可能很窄，为了避免意外穿孔需要助手协作与保持视野清晰。许多有经验的临床医生认为理想的开窗位置位于窦底上方3mm，和窦前壁斜面远中3mm（图19.12a～c），这样可以保持提升窦膜时器械始终抵住骨面。Zijderveld等[9]遇到的11例穿孔病例，其中5例与间隔有关，4例是提升

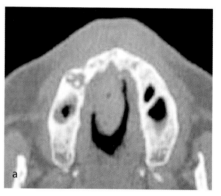
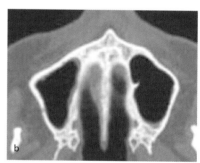
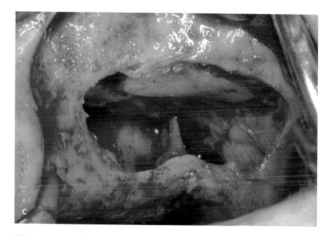

图19.9　a. 轴向扫描影像显示窦间隔靠近窦底部（左）。b. 较高水平截面的轴向扫描影像显示与图19.7相同的窦间隔。可见脊状突起在左边内侧壁。c. 临床所见a与b中的窦间隔

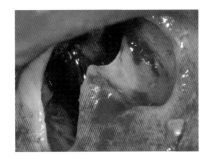

图19.10 极大的上颌窦间隔

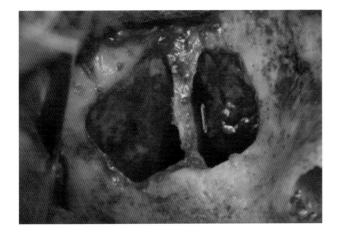

图19.11 间隔将上颌窦分成两部分，高度达18mm

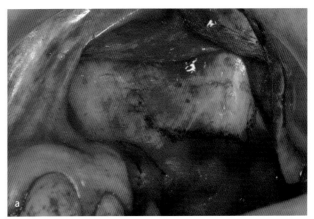

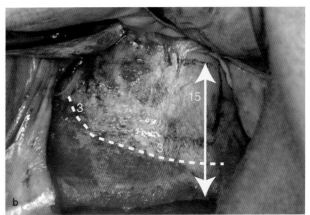

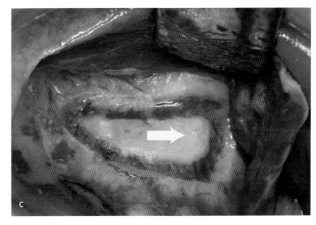

图19.12 a. 带有倾斜前壁与颊侧区较厚窦膜的上颌窦。b. 为顺利提升上颌窦膜而开窗的理想位置。c. 梯形开窗，距离底壁与前壁3mm。显示为增加对膜的可视性在颊侧颧部使骨壁厚度减少形成折页开窗或移除开窗骨块

前壁窦膜时视野不清所致。上颌窦前壁斜面向上延伸时，不能像传统开窗形状呈卵圆形或矩形，要求做梯形开窗口，上壁截骨要长于下壁而且更靠近前方，但要保持距窦前壁3mm以内。前壁应视为窦底的延伸，沿着窦底向前向上延伸是达到前壁的最可靠路径。

当明确窦间隔存在时，建议延长开窗的前后向距离以使间隔前后向的窦膜均得以暴露，分别从间隔两侧把窦膜从外侧向内侧提升。尽管一直保持提升器械抵住骨面分离窦膜，要将窦膜从尖锐的窦间隔以近远中方向提升仍是极其困难的。此种情况下，尽管有研究者提出制备两个独立开窗[9,24]，仍需进一步探讨。两个独立开窗，面积减小以至于入路与视野均更难获得。在临床实践中，开一个大窗暴露间隔两侧的窦膜便于入路才是更有效的解决方案，通过骨成形术彻底切开骨壁制备骨窗，小心地将其抬起并移除，显露间隔位置并将其去除，然后

从两侧提升窦膜（图19.13a，b）。尽管扩大开窗有利于手术入路与视野清晰，但必须提及，Avila-Ortiz等[25]最近的研究表明开窗大小与骨形成活力成负相关，尽管如此，仍没有证据显示开窗大小影响种植体成活。

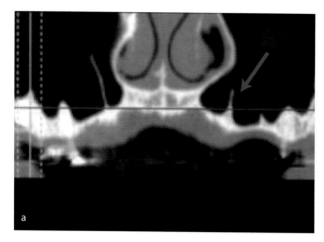

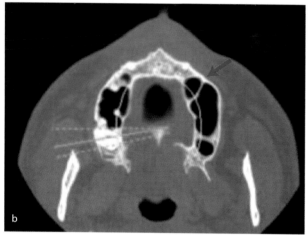

图19.13　窦间隔将窦腔分成两部分。a. 全景观显示左侧两个窦间隔。b. 轴向观前部窦间隔完全从内侧壁到外侧壁，并将窦腔分成前后两部分，间隔高度为16mm

由于上颌窦开窗时手术器械的改进，很多医生发现膜穿孔率明显降低。主要改进的有两项技术：超声骨刀和DASK钻头（Dentium Advanced Sinus Kit）。

超声骨刀由于其机械性的微幅超声摆动而不损伤软组织。Wallace等[26]报道，在使用超声骨刀技术完成的连续100例上颌窦提升术中，窦膜穿孔率为7%，所有穿孔均发生在使用手动器械撬升窦膜的过程中，使用超声骨刀时并无穿孔发生。在Blus等[27]的报道中，53例上颌窦提升术分别使用两种不同超声骨刀完成，其中有2例发生穿孔，穿孔率为3.6%。Toscano等[28]报道，在56例超声骨刀完成的上颌窦提升术中穿孔率为3.6%。而Barone等[29]报道的数据则有争议，在13例双侧上颌窦提升的病例中，

采用自身对照，一侧使用超声骨刀，另一侧使用金刚砂车针制备窗口。使用骨刀的穿孔率为30%，而车针预备的穿孔率为23%；这一研究结果与其他报道，以及纽约大学牙周种植科和哥伦比亚大学牙周科近8年的积极经验相比，结论是相反的。

超声骨刀技术依据上颌窦外侧壁的厚度和形态不同选择不同的工作头。如果开窗骨壁较薄，可以使用金刚砂工作头制备一个上方悬挂或黏附窦膜的游离骨块（图19.14a，b），然后将此骨块水平提升。若侧壁较厚或在磨牙隆突处凸出，则采用骨成形术去除开窗区的整个外侧壁（图19.15a~f）。此时，可在直视下联合使用超声骨刀和手动器械提升窦膜。直接接触上颌窦膜的操作似乎有穿孔风险，但从开窗骨块的尖锐边缘分离提升可能更容易损伤窦膜。尽管目前还缺乏这两种技术在新生骨形成方

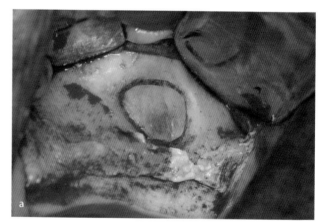

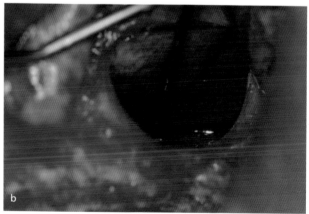

图19.14　a. 超声骨刀金刚钻制备薄的开窗口。b. 提升起薄的折页状开窗或岛状开窗。图片来源：Wallace等，2007[26]。再版经Quintessence允许

面的组织学比较，但是根据笔者8年的临床经验，这两种技术对种植体存活的影响无差异。

DASK技术是使用6～8mm穹顶形状的金刚砂钻头制备侧壁开窗。钻头安装在传统种植机上以800～1200r/min的转速钻入，内喷水，通过上下移动器械，开窗可以制备成圆形，或者通过侧向移动

可以制备出各种大小和形状的开窗。这一技术完全采用骨成形技术（即完全磨除骨窗），由于其钻头直径大转速低，不会产生牵拉动作而破坏窦膜完整性，因此比较安全。此钻头可以选择性地切割骨而保持窦膜完整。膜的提升可以采用马达驱动或手动器械，这些器械外形都与喇叭形状的超声骨刀提升

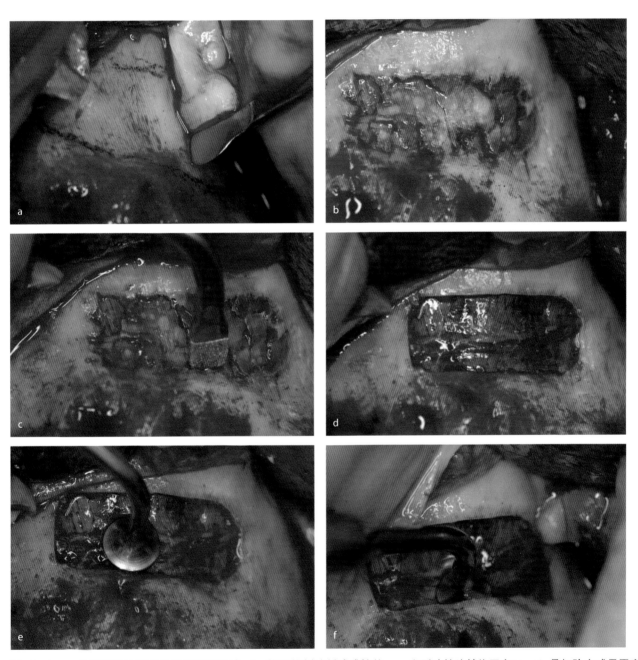

图19.15 a. 骨整形钻头置于外侧壁较厚区域。b. 将厚的侧壁削减成块状。c. 金刚砂钻头精修开窗口。d. 骨切除完成暴露窦膜。e. 在开窗处使用超声提升器械。f. 初步提升窦膜。a～d，f. 图片来源：Wallace等，2012[79]。再版经Elsevier允许。e. 图片来源：Wallace等，2007[26]。再版经Quintessence允许

器械类似（图19.16a～h）。这一技术在Lozada等[30]的初步研究中被描述为侧壁骨平整开窗术，其穿孔率为5.6%。Nishimoto等[31]报道的连续50例病例，穿孔率为4%。

治疗

当使用自体骨或骨替代颗粒作为上颌窦骨移植材料时，保持上颌窦膜的完整性以容纳移植颗粒非常重要。但在块状骨移植时则并非必要[32,33]，窦膜的提升为容纳和放置颗粒状移植物提供了空间。提升的窦膜构成了该空间的远中壁和上壁，而骨性上颌窦壁构成了下壁（牙槽嵴）、前壁、内侧壁和外侧壁。Proussaefs等[34]认为，因上颌窦穿孔而无法容纳足够的颗粒状移植物，会导致骨形成量减少（14.2%与33.6%），降低种植体存留率（70%与100%）。

如果窦膜撕裂或穿孔，余留窦膜脆性会增加，因此完成上提的过程要更加小心仔细。最好从穿孔周围的窦膜开始提升以减少穿孔区的张力，而不是直接在穿孔处薄弱区域进行操作。此外，必须沿着上颌窦底、内侧壁和前壁提升窦膜，以便利用骨壁的血供使移植物血管化。有些医生选择在完成提升前做小范围修补以稳定受损区域。如果这样做需在移植物植入前评估修补处的稳定性。

修补穿孔窦膜最常用的材料是生物可吸收胶原屏障膜。其他方法还有使用薄片状骨，缝合（困难），富生长因子的生物屏障膜如富白细胞血小板纤维（L－PRF）（如果术中抽血）。

目前已经报道很多用于修补穿孔或撕裂窦膜的方法[35-41]。方法的选择主要根据穿孔的大小、位置以及能否保证修补膜的稳定。如果修补膜稳定性不良出现移位，甚至在植入移植物时或之后，修补膜会通过穿孔进入窦内。因此，除了上述因素，还要兼顾修补膜的物理特性。Zijderveld[9]和Shlomi[10]等倾向于选择薄片状骨做修补，因为其硬度较佳。Testori等[40]报道了4种生物可吸收胶原屏障膜用于修补大的穿孔。

以下要点有助于实施窦膜修补：

- 很小的穿孔，可以通过窦膜折叠或血凝块实现自我修复
- 大的穿孔，需要大的修补膜确保稳定
- 植入移植材料时大的修补膜会向上方膨隆
- 植入移植材料时，放置在外侧壁的修补膜易向内侧移位
- 软而不易成形的膜在湿润状态不适合做大的修补

在侧壁开窗截骨时使用高速涡轮器械（金刚砂车针）导致窦膜穿孔并不少见。小心提升窦膜，这些穿孔可能保持较小，当窦膜提升完成，小的穿孔可以随着窦膜的折叠而消失，或更可能通过小的血凝块完成自我修复。此种情况下，不需要采取额外的修补措施，因为已经达到了将骨移植材料生物学封闭的目的。如果小穿孔还是很明显，可以采用生物性L－PRF纤维原修补（Intra-Lock International，BocaRaton，FL，USA），或采用软的修补膜如CollaTape（Sulzer Dental，Plainsboro，NJ，USA）或GelFilm（Upjohn Company，Kalamazoo，MI，USA）。

如果穿孔较大（>5mm），应该使用可以保持形态的生物可吸收膜（BioGide；OsteoHealth，Shirley，NY，USA）或在湿润时也可以保持硬度的膜（BioMend；Zimmer Dental，Carlsbad，CA，USA，或OsseoGuard；BioMet 3i，Palm Beach Gardens，FL，USA），或者Dentium胶原膜（Dentium USA，Cypress，CA，USA）等作用类似的膜。修补膜的稳定性与其覆盖穿孔区周窦膜的多少直接相关。我们完全可以利用修补膜为骨移植材料提供一个新顶

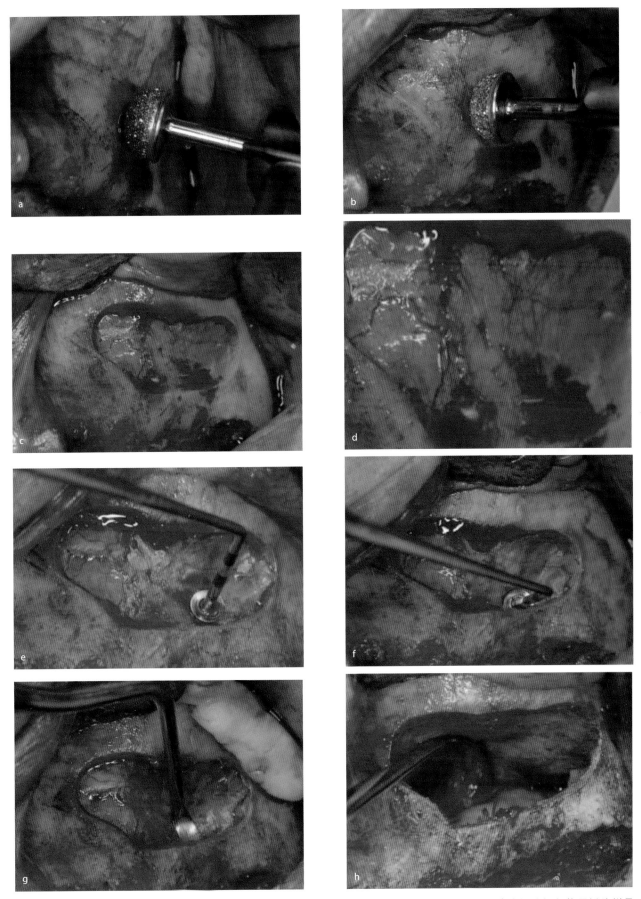

图19.16 a. 一个8mmDASK钻放置在外侧壁。b. 侧方移动钻头平整骨壁形成需要的外形。c. 移除骨壁仅留薄层纸片样骨。d. 外侧壁/窦膜微血管网完整。e. 穹顶样提升器就位。f. 初步提升窦膜。g. 从底部开始提升窦膜。h. 完全提升起外侧壁。a~d，f，h. 图片来源：Wallace等，2012[79]。再版经Elsevier允许

部，因为动物实验已经证实提升的窦膜对移植物的血管化和骨形成作用很小[42,43]。图19.17a～e所示的两个临床案例，就是用胶原修补膜为移植材料形成新顶部。可以注意到窦膜已提升到水平位置，表明已从内侧壁得到松弛。

如果穿孔继续增大（>10mm），修补膜放置不稳定时其效果不可预期，在放入移植材料时容易向内侧移位，甚至被推向上方，突入撕裂处，导致移植物部分或全部进入窦腔。这种不良事件发生可能导致窦孔堵塞，术后上颌窦炎或上颌窦感染发生，大量骨移植材料进入窦腔，可能需要再次手术以清除这些颗粒状移植物。

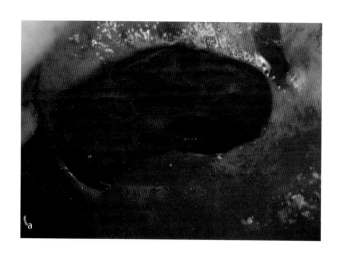

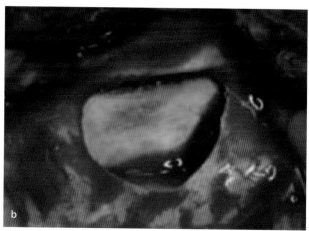

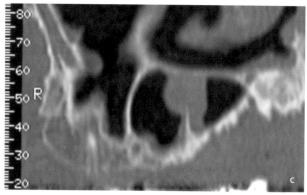

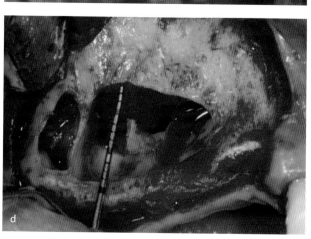

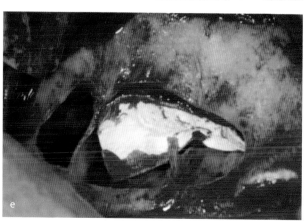

图19.17　a. 小穿孔。b. 未固定的胶原膜修补为移植材料提供新顶部。c. 全景CT显示的多间隔上颌窦。d. 临床所见：一个完整的间隔、一个部分间隔、靠近前部间隔的穿孔。e. 胶原修补膜稍作修剪以适应间隔外形

修补术的进步已经可以做到修补大面积的或位置较难操作的窦膜撕裂。最终完成窦膜提升后，穿孔位置如果接近开窗口的外侧上方，植入的颗粒材料常常将修补膜推向内侧。这是由于在磨牙（第一磨牙）隆起区的侧壁存在突起，当压紧植入的移植材料时，修补膜向上隆起，此时修补膜的宽度可能不足以覆盖内侧壁。为了应对这种推移，可以使用一张大的修补膜（通常修剪成20mm×30mm），留一部分在开窗外并向上折叠（图19.18a，b）以使之贴附在内侧壁。此修补方法是简单改良法，可以防止修补膜向内侧和／或上方移位而致移植材料进入窦腔。

某些情况下，可以进一步采用外固定和／或内

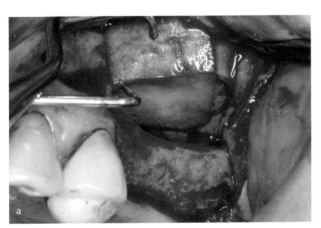

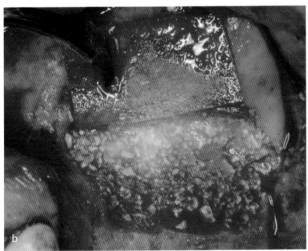

图19.18 a. 在开窗口折叠修补膜使其稳定。b. 移植材料就位（图片来源：Testori等，2008[40]。再版获得Quintessence允许）

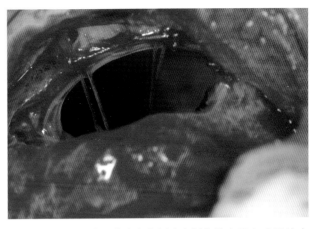

图19.19 将撕裂窦膜缝合在侧壁上制备的小孔上（图片来源：Testori等，2008[40]。再版获得Quintessence允许）

缝合联合上述折叠技术加固修补膜。但是在修补之前必须提升窦膜，完全暴露骨壁以获得血供。一定要注意，撕裂的窦膜非常脆，必须用小针细线以最小张力缝合。通常不可能通过缝合完全关闭裂口，此种情况，可以将缝线作为修补膜的支撑。缝合时可将撕裂窦膜的两部分连在一起，也可将窦膜缝在侧壁钻好的小孔上（图19.19和图19.20）。图19.21和图19.22显示的就是成功修补9个月后影像学和组织学证据。

在极端情况下，没有足够的剩余窦膜可供缝合，此时必须做出决定，停止手术或进行更大

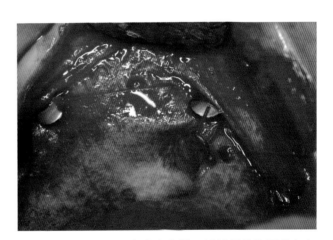

图19.20 窦膜以缝合处为支撑，辅以折叠和固位钉加强稳定性（图片来源：Testori等，2008[40]。再版获得Quintessence允许）

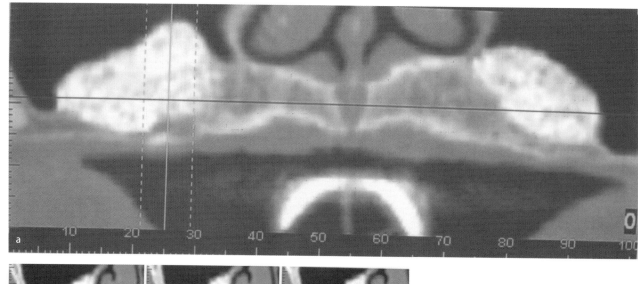

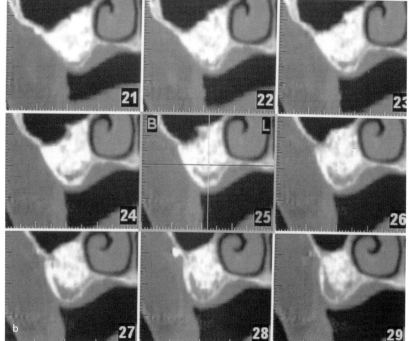

图19.21 a. 术后9个月全景CT图（右）（图片来源：Testori等，2008[40]。再版获得Quintessence允许）。b. 术后9个月断层CT图

的修补。下面的病例中（图19.23～图19.27）采用了Loma Linda口袋技术外加膜钉加固，制备出一个容纳移植材料的完整容器。把一张大的30mm×40mm BioGide膜（Geistlich，Wolhusen，Swizerland）通过窗口置入，形成容纳移植材料的窦内袋。将修补膜的边缘留在窗口外缘，同时使用2颗膜钉加固修补膜，以防止其通过穿孔滑入上颌窦。

修补膜常常根据术者喜好来选择，很多临床指南建议根据窦膜损伤的类型和位置进行选择。多数

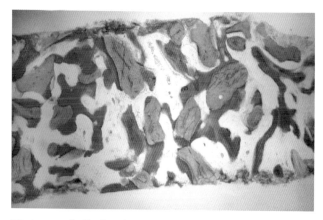

图19.22 术后9个月组织学检查（图片来源：Testori等，2008[40]。再版获得Quintessence允许）

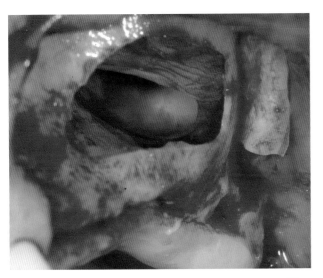

图19.23 大的窦膜撕裂（图片来源：Testori等，2008[40]。再版获得Quintessence允许）

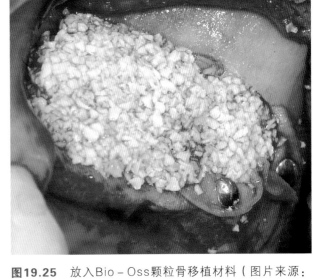

图19.25 放入Bio-Oss颗粒骨移植材料（图片来源：Testori等，2008[40]。再版获得Quintessence允许）

病例中，临床医生推荐使用在湿润状态下仍能保持硬度和形状的修补膜，因为这种膜能通过与余留窦壁保持紧密接触来维持稳定。在剩余窦膜很少或没有窦膜的情况下，需使用Loma Linda口袋修补术，将一张软而易塑形的膜置于可用骨壁，形成"袋状"空间以容纳移植材料。

有相当大量的文献对上颌窦膜穿孔修补后的种植体存活率进行过报道。Proussaefs等[34]、

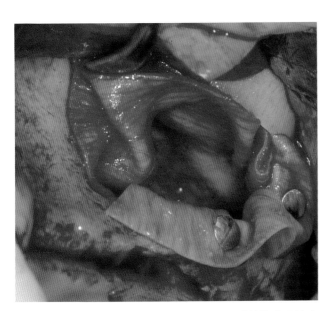

图19.24 放置一张30mm×40mm Biogide膜就位（图片来源：Testori等，2000[40]。再版获得Quintessence允许）

Jensen等[44]（1996上颌窦共识研讨会的报告）和Khoury[45]研究认为窦膜穿孔对种植体存活有负面影响。Hernandez-Alfaro等[46]认为种植体存活率与窦膜穿孔的大小呈负相关；而其他学者的数据表明种植体存活率并不受窦膜穿孔影响[19,40,41,47,48]。纽约大学牙周种植科的近期研究认为，只要修补得当并在整个术后愈合期保持稳定，种植体存活率是不受影响的。Froum等[49]的一项研究报道，窦膜穿孔后（已修补）活性骨的平均百分比为26.3%±6.3%，而窦膜未穿孔者为19.1%±6.3%，此差异具有显著性，而种植体存活率两者无明显差异。

在提升窦膜处覆盖可吸收修补膜不影响移植物的血供，因为窦膜对其提供的血供很有限。但是，Loma Linda口袋技术存在一个理论问题，修补膜完全包裹移植物，这至少延迟了移植材料来自窦侧壁的血供。在上述两种大的修补术中活性骨形成体积比分别为30%和32%，对于使用100%异种骨的情况这已经是较佳结果了。Testori[40]报道了20个人穿孔修复病例。所有患者都在最小的术后反应下获得了临床、病理、放射影像上的提升、修复窦膜的成功证据及100%的种植体存活率。

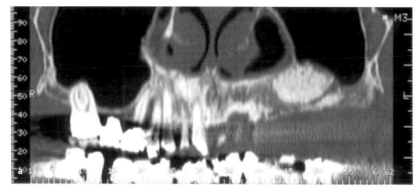

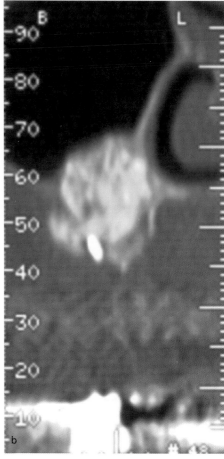

图19.26 a. 术后6个月全景CT（左）。b. 术后6个月断层CT（图片来源：Testori等，2008[40]。再版获得Quintessence允许）

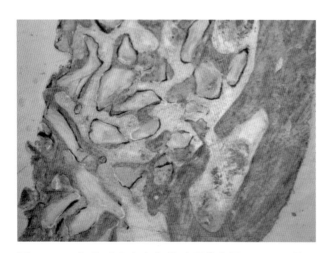

图19.27 术后6个月组织切片（图片来源：Testori等，2008[40]。再版获得Quintessence允许）

如果预估修补术不能获得稳定的结果，可能就需要终止移植手术，等待上颌窦膜愈合。耳鼻喉医生推荐的合理等待时间为4个月左右，小穿孔则需要2个月。如果需要选择终止手术，开窗口须覆盖生物可吸收屏障膜，以阻止软组织长入上颌窦腔。因为骨膜可能在开窗口处与新形成的窦膜粘连，所以再手术时需要在原窗口上方制备半厚瓣，然后将剩余的少量软组织与窦膜一起提升，作为移植材料的顶部；可以在其上覆盖生物可吸收胶原屏障膜，以分隔移植材料和此少量结缔组织（图19.28和图19.29）。

另一修补技术是使用由Intra-Spin系统及其工具盒（L-PRF/IntraSpin；Intra-Lock International，BocaRaton，FL，USA）制备的自体L-PRF膜。抽取患者血液，放在标准离心机上离心，通过压缩制备出纤维块。压缩的纤维块柔软而有弹性，可以对其剪切或制成片状作为有生物活性的修补膜，富含血小板、白细胞、生长因子和细胞因子[50-54]。这些制备好的膜具有很强的黏附性，可以连接在一起用于修补大的穿孔，这种纤维膜有足够强度通过缝合连

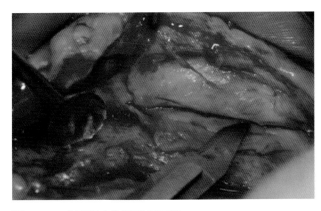

图19.28　在原开窗位置翻半厚瓣

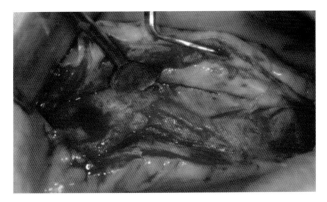

图19.29　将少量骨膜与窦膜一起提升

接在一起（图19.30a～d）。

黏液潴留囊肿

黏液潴留囊肿经常在上颌窦内发现。Maestre-Ferrin等[55]的断层扫描研究发现，38%的病例可发现上颌窦影像学异常，其中10%是黏液潴留囊肿。仅仅这些囊肿的存在并不是上颌窦提升的难题或禁忌证，但是，随着移植材料的植入，囊肿会被提升而阻塞窦孔妨碍上颌窦引流。术前CT分析可以预估这一情况发生的可能性。CT可以发现这些囊肿并进行评估：体积较小可能无潜在影响，或术中通过大号针头对其引流就能解决的问题，或在上颌窦提升前需要通过功能性内窥镜进行上颌窦手术。抗生素和抗感染药物对这些情况无效，因此谨慎起见，在上颌窦骨增量手术之前应建议患者去耳鼻喉专科医生处诊治。图19.31所示为具有薄窦膜和明显骨膜的健康上颌窦。图19.32a～c为上颌窦潴留

囊肿和息肉的影像学表现。上颌窦潴留囊肿和息肉可以通过其形态和位置加以鉴别。囊肿的典型特征是起于窦底而外形呈穹顶状。而息肉的典型特征为具有蒂状基底和起于窦壁[56]。有黄色液体者能明确诊断为上颌窦囊肿。一般认为囊肿占据上颌窦2/3以上空间，窦膜提升后就会堵塞窦孔影响引流（图19.33）。

如果明确囊肿被提升后可能出现并发症（窦孔阻塞所致的术后上颌窦炎），有两种治疗方案可供选择。第一是提升窦膜前进行功能性上颌窦内窥镜手术（FESS）去除囊肿或袋形术后囊腔引流。第二是上颌窦提升术中抽吸囊肿内容物。经侧壁开窗的手术完全采用骨整形术并移除开窗骨壁，因此可以用22号针头刺穿窦膜进入囊腔吸除内容物（图19.34a～f）。

对于是否进行术中保留囊膜在原位囊肿穿刺存在争议，这一操作可能与内窥镜下移除囊膜的袋状缝合术效果一样。Hadar等[57]跟踪观察了内窥镜下囊肿移除病例，发现有3%出现囊肿复发。Testori等[58]对采用术中囊肿穿刺病例追踪了1～3年，在23个病例中仅有3例（13%）复发，而且比原发囊肿尺寸要小且没有任何临床症状（图19.35a，b）。

其他术中并发症

颊侧瓣撕裂和眶下神经损伤等并发症一般是由外科技术欠佳造成的。

颊侧瓣的撕裂可能是术中为了完全关闭创口对瓣进行松弛时造成。常规的上颌窦提升术常常不需要这么做，因为骨外形没有改变，不进行松弛仍然可以进行无张力缝合。但如果同时行牙槽嵴增量术，初期关闭失败就是一个经常遇到的问题。此时就要注意拟松弛的瓣可能较薄，以及颧牙槽突区的骨面突度变化。

翻瓣牵拉的过程会导致眶下神经钝挫伤。如果翻瓣范围过于向上而超出这一位置，可以看到该

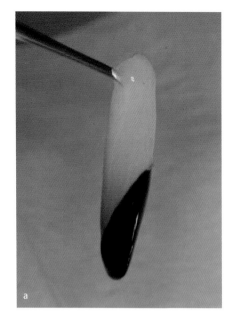

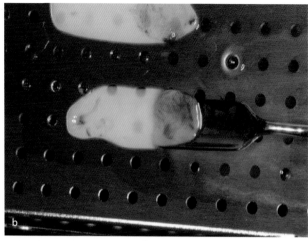

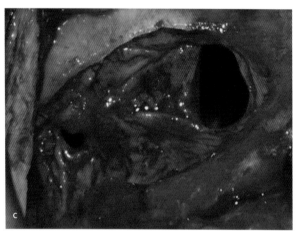

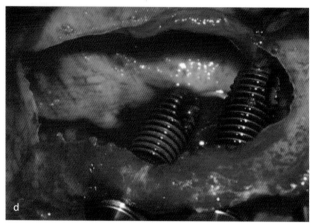

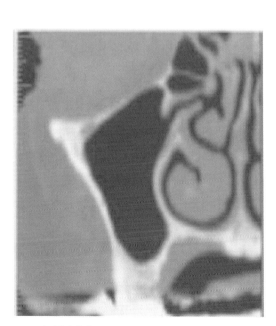

图19.30 a. 刚从离心机中取出的富白细胞和血小板纤维（L–PRF），还未移除红细胞。b. 压缩以形成L–PRF膜。c. 多个窦膜穿孔。d. 穿孔的生物学封闭。c，d照片由R.Miller提供。再版取得R.Miller同意

神经从骨面穿出，此时应在其远中位置牵拉。为了达到初期关闭而进行锐分离以松弛龈瓣时，也可能损伤该神经。此神经穿出颅骨的位置恰好在眶下切迹下方，在术前熟悉这一解剖结构非常重要（图19.36）。

在上颌骨严重萎缩的病例中，在原上颌窦的位置可能发现是鼻道所在。术前的CT扫描显示已无任何牙槽嵴，拟放置修复体的位置在97号断层扫描中所示并不在上颌窦下方，而是在鼻道下方（图19.37）。而术后轴向影像显示，除了在上颌窦增加了骨量，鼻道里也填充了部分移植材料（图19.38）。在此病例中，上颌窦孔保持畅通，鼻泪管

图19.31 内侧壁高位可见窦孔的健康上颌窦

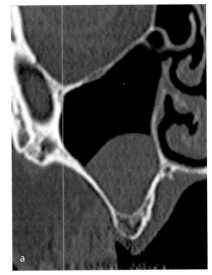

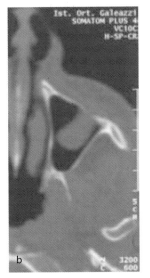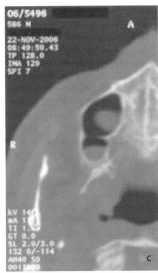

图19.32 a. 穹顶外形的黏液潴留囊肿，CT扫描影像。b，c. 起于内侧壁和外侧壁的息肉，轴向观

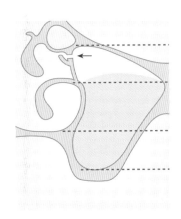

图19.33 囊肿随着植入物放置而提升阻塞窦孔

也未受影响，因此不建议实施补救治疗。该上颌窦移植的是Puros同种异体骨。14个月后所有的移植骨（鼻道和上颌窦处）都吸收了，此时仅对上颌窦区进行再移植。

重点提示

- 通过术前CT扫描来明确疑难的解剖结构、血管位置、上颌窦的病理变化及囊肿存在。
- 选择最佳的开窗位置（距离窦底及前壁3mm处）。
- 使用超声骨刀或DASK技术制备侧壁窗口并初步提升窦膜。
- 从外侧向内侧提升窦膜时，要始终保持工具紧贴骨面。
- 穿孔可用胶原屏障膜或生物膜L-PRF修补。
- 使用湿润后仍能保持硬度的修补膜达到稳定修补。L-PRF膜弹性好，而且具有黏附性。
- 所有的修补都必须稳定。

术后并发症

术后肿胀、瘀斑、轻中度不适、少量鼻出血、切口渗血充血是常见的术后反应。部分是由颊侧翻瓣引起，其他则是由窦膜提升操作所致。

上颌窦提升后的主要并发症包括移植物感染、上颌窦感染、术后上颌窦炎、术后大出血、颊瓣裂开、口腔上颌窦瘘、新形成骨量不够放置种植体、由于窦膜破裂或者移植材料从窗口漏出造成骨移植材料流失、上颌窦囊肿形成[59,60]、种植体滑入骨移植材料、上颌窦腔或副鼻窦内以及种植体失败。

骨整合大会[1]的共识性会议认为，上颌窦提升术是修复前骨增量技术中最有预见性的措施。并认为其并发症相对较少、局限且易补救。此共识在绝大多数情况下是正确的，但须注意，如果对并发症

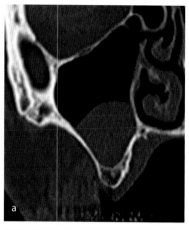

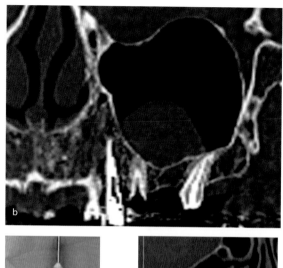

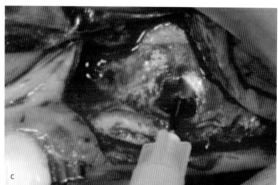

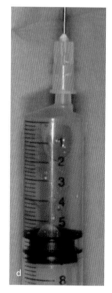

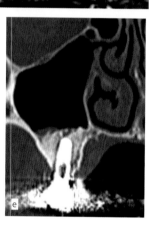

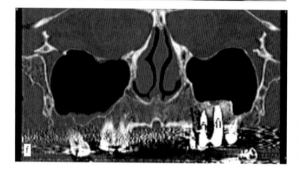

图19.34　a. 窦底囊肿的横断面观。b. 囊肿穹顶外形的全景观。c. 22号针头刺穿窦膜进入窦腔。d. 典型的黄色抽吸物。e. 2年后的横断面影像。f. 术后1年的全景影像

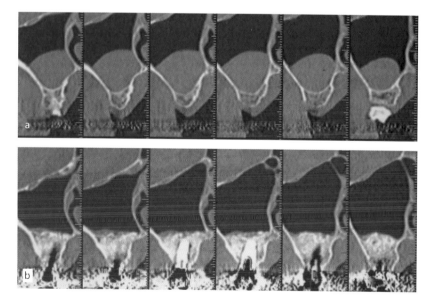

图19.35　a. 术前穹顶形上颌窦囊肿横断面层片。b. 同一上颌窦提升术中同期抽吸囊肿植入种植体1年后影像

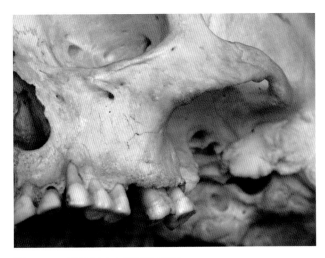

图19.36　颅骨标本上识别眶下孔

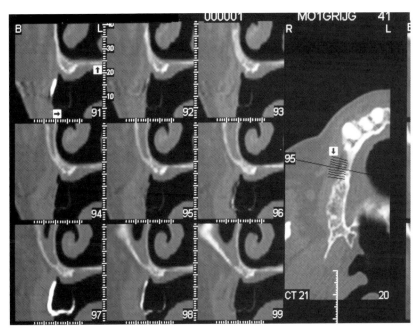

图19.37　横断面CT扫描显示理想修复位置不在上颌窦下方

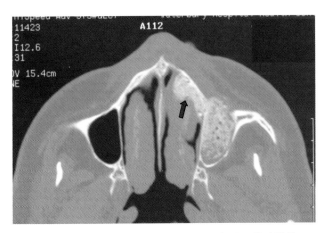

图19.38　术后轴向影像显示了上颌窦和鼻道里的移植物

处置不当会引起严重的不良后果，比如颅内脓肿或种植体进入上颌窦或副鼻窦[61]。

对100例连续上颌窦提升术进行的前瞻性研究中，Zijderveld等[9]报道11%的术中并发症是窦膜穿孔，2%为使用涡轮器械开窗所致的出血[62]。术后并发症按发生频率高低排列如下：种植体脱落（4%）、创口裂开（3%）、移植物感染（2%）、术后上颌窦炎（1%）、移植骨量丧失或不足（1%）。虽然术后并发症相对少见，但是掌握应对方法对于提升术的最终成功至关重要。

术后感染

上颌窦炎／上颌窦感染的病因与发病率

术后感染相对少见，通常不区分上颌窦感染和上颌窦移植物感染，在此前提下报道的感染率为2%~5.6%[7,9,19,62]。如果病例选择得当（术前诊断）、使用可靠的外科技术以及术前术后合理应用抗生素进行感染控制，可以降低术后感染的发生率。若怀疑发生感染，应该采用迅速而有效的治疗措施以避免发生不良后果。

上颌窦提升术后感染来源主要有两个：第一是原来就存在的无症状慢性上颌窦病变（感染或炎症），随着术后炎症的改变而加重；第二是由于膜穿孔或撕裂，口内细菌或感染的移植物相互交会。

术前存在的上颌窦炎性疾病（季节性、牙源性），可能成为术后上颌窦感染的一个原因。通常认为健康的上颌窦具有高度"适应性"，这主要指上颌窦对细菌或炎性侵袭会有所反应并自我修复，而不健康的上颌窦则缺乏该应对能力。

通常，导致急性上颌窦炎的原因有：窦口鼻道复合体堵塞，牙源性疾病（牙髓炎或牙周炎），以及季节性过敏反应。上颌窦提升术后出现上颌窦炎的最常见原因为，移植物通过发现或未被发现的穿孔进入而感染窦腔、随着窦膜提升的囊肿阻塞引流通道或严重的窦膜增厚。

对已明确病因的炎症（牙周、根尖周、过敏）、感染病例，大多在提升术前使用抗生素或抗感染治疗可以解决问题。图19.39a～c所示病例上颌窦病变原因就是磨牙感染。将患牙拔除后，并给予安灭菌及强的松治疗，经过一段时间上颌窦病变几乎完全缓解。

如果患者在术前被诊断为急性上颌窦炎，或慢性上颌窦炎急性发作，或者具有这类疾病症状时，应该在术前接受适当的治疗或转诊接受治疗。如果是转诊治疗，在上颌窦提升术前要取得相应的检查合格证明。治疗方式可以采用抗生素（安灭菌或左氧氟沙星）、联合抗生素与抗感染治疗（配方可以包含安灭菌（阿莫西林—克拉维酸合剂875mg/125mg，每日2次，服用10天）和泼尼松（40mg服用3天，20mg服用3天，10mg服用3天），也可采用内窥镜手术去除病变组织，或者扩大窦口以促进有效引流。上颌窦提升术前应该拍摄CT确认治疗是否成功。上颌窦提升术一般会引起短期的炎症反应，加重术前已经存在的上颌窦病变。当使用骨形成蛋白（BMP-2）作为上颌窦移植材料成分时，这种炎性反应更为明显，同时细胞反应也显著增加。不过这种炎症反应持续时间较短，无须治疗可自行愈合（图19.40a～c）。

上颌窦移植物感染的病因与发病率

这是上颌窦提升术后最常出现的感染。术后移植物感染的发生率尚无单独报道，但根据推断，其发生率为2%～5%。发生感染时最常见的症状包括局部压痛、鼻阻塞、疼痛、肿胀、瘘道形成、黏膜瓣撕裂、瘘道处或切口处溢脓。窦内压升高可能是导致上颌窦引流受阻的另一因素。这些症状可能在术后立即出现（约2周内），也可能在数月后出现，但偶尔在症状出现之前有一些模糊的综合征表现。图19.41a～c显示典型的术后迟发（2个月后）感染的CT影像。这种情况通常影像表现为移植物中央出现圆形阻射的"黑洞"或移植物上方的环状影像。三维视图显示了正常骨移植材料（正常阻射密度）包绕着感染的核心。开窗清创中发现此核心坚硬而不易清除。

上颌窦移植物感染的原因：

- 术前存在的上颌窦感染经穿孔蔓延（有症状者不应手术）
- 术区污染，通过：
  - 唾液或细菌污染移植材料、手术器械或屏障膜
  - 未经治疗的牙周病
  - 邻牙根尖周病变
  - 违反无菌操作
  - 手术时间过长
- 同期行牙槽嵴增宽术造成污染

上颌窦移植物感染的预防

上颌窦移植物感染可能有各种症状，需要额外治疗及更长的治疗周期，甚至可能引发系统性并发症，所以对患者而言，非常痛苦，应尽力预防该不良后果发生。

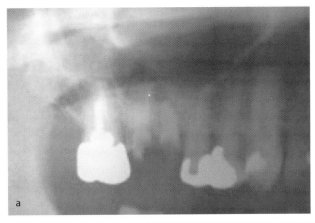

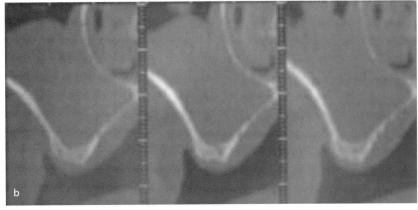

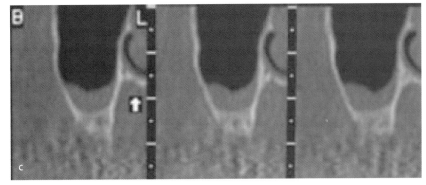

图19.39 a. 全景片显示保留无望的磨牙。b. 磨牙拔除后的CT扫描。c. 安灭菌和强的松治疗后2个月的CT扫描

术前判断是否存在导致移植物感染的潜在因素非常重要。根尖靠近上颌窦或在窦内的患牙如果术前存在根尖周病变，可能引起上颌窦炎症反应和／或上颌窦细菌污染（图19.42）。当窦膜提升后，细菌立刻随移植材料进入封闭的空间内，此空间是细菌理想的培养基。因此术前须完善局部牙髓、牙周治疗，拔除无望保留的患牙。

同期拔除穿通上颌窦底的牙齿可能开通一条感染通道，植入物会立刻通过拔牙窝与口腔相通，此时又可能无法通过减张龈瓣，达到一期创口关闭。

上颌窦植骨同期做牙槽嵴增量术与上述拔牙方案一样会出现类似的感染状况。Barone等[62]报道，124例上颌窦提升术中，有26例同期行侧方牙槽嵴增量术。单纯上颌窦植骨术的感染率为3%（n=98），而同期行牙槽嵴增量术者的感染率为15.4%（n=26）。7例感染者中，5例为吸烟患者。本研究及其他相关研究的结果显示，感染的原因是术区软组织关闭失败导致屏障膜暴露进而造成移植物感染。需要注意的是牙槽嵴增量术中，切口有时直接位于屏障膜上，而合理的设计应为屏障膜远离

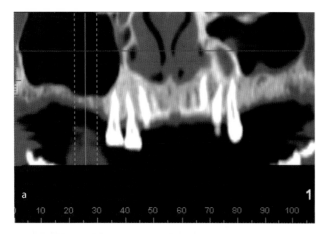

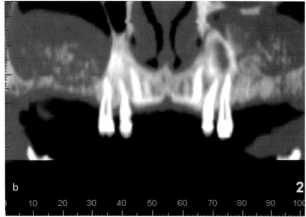

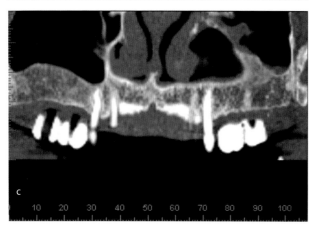

图19.40　a. 术前CT。b. 以rhBMP-2与同种异体骨作为移植材料进行上颌窦提升后1周。c.提升后4个月

所有切口。吸烟可能对软组织愈合有不良影响，但吸烟对单纯上颌窦植骨术没有显示不良影响。Levin等[63]的研究发现，Onlay植骨术中，吸烟患者的手术并发症发生率高于非吸烟者，但是单纯的上颌窦提升植骨术中吸烟与之无相关性。

药物预防对于预防感染十分重要。针对这一目

的有许多抗生素可以推荐使用。根据笔者经验，阿莫西林-克拉维酸合剂（沃格孟汀）为首选。这种药的抗菌谱要比阿莫西林或氨比西林更宽，这是因为克拉维酸的存在对产b-内酰胺酶的细菌有效。沃格孟汀875/125mg，每日2次，服用7~10天（术前一晚服用），这是有效的预防剂量。根据病史，如果对阿莫西林过敏，可以推荐患者服用克林霉素。但是有些医生认为克林霉素并不是理想的预防性抗生素。根据笔者20多年上颌窦提升植骨术的经验，术前以克林霉素作为预防用药或完全不用抗生素，有大部分患者会发生术后感染，而使用第二、三代奎诺酮类抗生素，如左氧氟沙星（Levaquin）或莫西沙星（Avelox）则取得了较好的效果。有很多研究报道了奎诺酮类药物尤其与类固醇联合使用治疗跟腱断裂，对青霉素过敏患者使用大环内酯类抗菌药阿奇霉素或克拉霉素[64,65]。一般来说，对青霉素过敏的患者在上颌窦提升植骨术中有更高的感染率。一项非相关研究认为，因过敏而不能在种植手术即刻服用阿膜西林的患者感染率提高了3.3倍[66]。

下面是针对减少术后感染的几点建议措施：

- 合理选择病例
- 使用合适的预防性抗生素
- 术前使用氯己定和／或碘伏消毒口腔及面部
- 使用无菌铺巾作为感染控制的措施
- 术前关注牙周和牙体牙髓问题
- 切口远离开窗口和屏障膜
- 避免唾液污染移植物和屏障膜
- 确保使用无菌器械
- 将上颌窦手术器械与非上颌窦手术器械分开
- 尽可能缩短手术时间
- 术后使用抗生素及氯己定含漱液

治疗

上颌窦植入物感染一旦出现症状须及时治疗。最常见的感染症状是侧壁开窗处肿胀；其他症状局

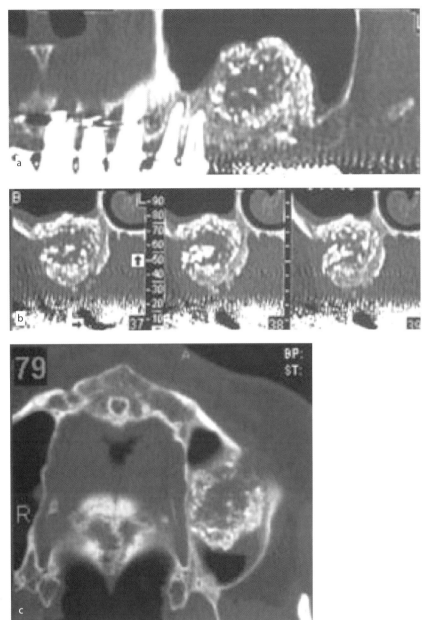

图19.41 a. CT全景影像显示"黑洞"样表现的移植物感染。b. CT横断面影像显示颊侧引流通道。c. CT轴向影像显示移植物中央的感染核心

部疼痛和／或压痛、瘘管形成、瓣破裂、化脓等。

上颌窦植入物感染常发生在术后2周内，迟发性感染（术后1~6个月）则不常见。一般来说，当患者自述不适并且临床观察到肿胀，说明感染已非常明显。而外侧壁窗口处形成小瘘管引流时，症状就不明显。其他情况下，如果症状表现太轻微（非特异性的轻微不适），感染的诊断会延迟1个月或更长时间。

早期治疗是最基本原则，因为部分或全部的移植物丧失会产生不良结果。其他不良状况包括需要

手术解决的口腔上颌窦瘘和引起移植物丧失的上颌窦炎扩散。

治疗一般分4个阶段，侵入性依次增加，应根据需要按顺序进行，直到感染消除。每个阶段依次实施的等待观察期最多7~10天，这个时间段是可以观察到疗效的最长期限。这4个步骤是：

1. 重新制订或改变抗生素治疗计划。

2. 抗生素治疗的同时插入引流装置。

3. 部分或全部清除移植物。

4. 通过口内路径彻底清除移植物及彻底清创上

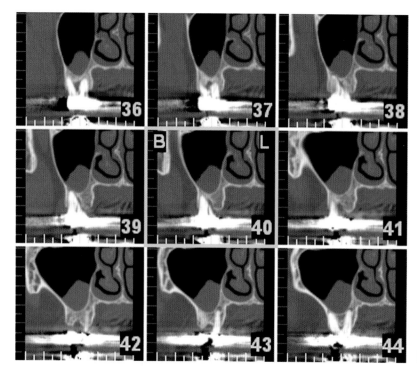

图19.42　根尖周病变蔓延至上颌窦

颌窦。

　　如果不做微生物实验，立即进行抗生素治疗须选择对最常见的病原体及耐药菌有针对性的药物。所选择的抗生素应能在发炎组织内达到较高浓度并有较宽的抗菌谱。

　　如果出现了感染症状，可将预防性抗生素更换为广谱抗生素（安灭菌或左氧氟沙星）。可选择硝基咪唑类的甲硝唑，对革兰阳性、阴性厌氧菌有效，所以需要与另一种对需氧菌有效的抗生素联合使用（安灭菌或左氧氟沙星）。

　　细菌培养可用来判断感染细菌是否对所选抗生素有耐药性。但多数情况下，如果不是口腔细菌引起的感染，是很难实现细菌培养的，也很难在合适的时间取得想要的结果。

　　若放置烟卷式引流，最好不要直接置于移植物表面。引流放置于开窗切口处或移植物处，会增加口腔上颌窦瘘的风险。图19.43示引流放置于原已存在的瘘管处，3天后抽出，炎症消除。

　　若以上方法均无效，清除感染的植入物则是控制感染的最后策略。清除所有植入物后，彻底地冲洗上颌窦底。如果感染较轻，可以清创同期再行植骨术，但是再次感染的风险也会增加。因此，通常建议症状完全消失后再行植骨术。

　　图19.42a～c所示病例为迟发性感染，治疗可考虑部分清创。若试图去除围绕在移植物感染中心周围的"硬壳"，可能会破坏上颌窦膜。为了避免该不良后果，有人建议在移植物感染中心彻底清创或冲洗后，留下周围的"硬壳"，此为明智的治疗决策。Urban等[67]应用此技术在8个病

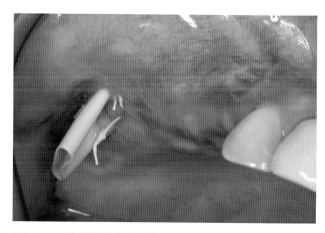

图19.43　放置烟卷式引流管

例中取得了成功。去除胶原膜和污染的移植物，用生理盐水冲洗腔隙两次，用强力霉素试剂处理2min，再次冲洗，不再放置移植材料，关闭创口。种植体植入与移植物中心再植入通常可按计划进行，与原定方案变化不大。原来剩余的移植物已成熟，可以为种植体提供植入空间和稳定性。Khouly等[68]的研究从组织学上证实了无植入物的后期修复位置有新骨形成。

> **重点提示**
>
> - 确保选择合适的病例，适当预防性使用抗生素，术中控制感染。
> - 感染一经发现早期治疗。
> - 7天内治疗无效须改变治疗方案。

术后上颌窦炎

病因

上颌窦底提升放置移植物减少了上颌窦的容积，这有益于更好地引流。很多临床医生发现，上颌窦提升术前患有轻微慢性上颌窦炎的患者，术后对此易感性降低。这是因为上颌窦容积减少的同时窦底与上颌窦口或引流孔距离更近了。推断可能因为原来的窦底狭窄、偏向牙槽嵴方向，难以向内侧壁引流，而窦膜提升后，窦底升高，更利于向内侧壁引流。一般情况下，由于术后炎症反应，可观察到短期窦膜增厚的现象。根据Peleg等[69]的研究判断，此情况是暂时的，因为他们观察的24例上颌窦提升植骨术病例，发现窦膜厚度有12例变薄，11例保持不变，1例增厚。

据报道，上颌窦提升术后，有3%～20%的病例发生上颌窦炎[5]，且症状轻微。主要症状包括轻度不适、阻塞和呼吸困难。而中到重度术后上颌窦炎，多数是因为炎症和/或感染导致骨性引流通道堵塞。上颌窦炎的各种病因如下：

- 术后炎症反应
- 膜穿孔后血流入上颌窦内
- 膜穿孔后细菌污染／感染
- 骨外耳道复合体堵塞由于：窦内出血，植入材料从穿孔处进入，大囊肿或厚上颌窦膜被提升到上颌窦口水平处

预防

预防术后上颌窦炎，需要从评估患者病史和选择合适病例开始。比起上颌窦健康的患者，术前曾患上颌窦炎的患者，更易在术后发生慢性上颌窦炎[70-71]。对所有病例，术前应通过CT检查，了解上颌窦病理状况。术前治疗程序应包括：

- 3D治疗方案检查上颌窦已存在的病理状况
- 治疗前预防性使用抗生素和抗感染药物
- 通过内窥镜治疗解决病变

由Mantovani等[72]提出的治疗方案建议，术前就存在的可逆转的上颌窦病状（PERCs），在上颌窦提升术前就应解决。如果是潜在的或明确存在的引流阻塞，积极治疗应包括内窥镜下袋形成术处理黏膜来源的囊肿，去除息肉或增厚的窦膜，或内窥镜下扩大窦口。

若在术中发生上颌窦膜穿孔，则应将其稳固修复，防止颗粒状移植物进入窦腔成为感染源，引起炎症反应，感染及堵塞窦口。可见，窦膜完整性破坏时，上颌窦感染的治疗更复杂。

治疗

许多临床医生常规术后使用鼻道血管收缩药，如羟甲唑啉（阿氟林）。但是，术后需要这种治疗的病例偶有出现，因此很多临床医生不将这种药作为术后常规用药，而是按需开药。可用无菌生理盐水灌洗鼻腔作为辅助治疗。

治疗方案应根据上颌窦炎的严重程度和可能病

因而定。较轻的上颌窦炎，使用鼻道血管收缩药物治疗。若为感染和炎症引起，则需抗生素和抗感染同时治疗。如果这些方法都解决不了，可能有移植物和上颌窦感染同时存在的状况，治疗就须选择口内入路或通过内窥镜进行手术治疗。

从以上的讨论和下面的总结可以看出，如果移植物因感染而丧失，治疗就会变得复杂。对此，有两个治疗方案可供选择[73]：

- 若药物治疗（通常使用7天）后移植物仍然存留在窦膜下，但临床症状仍持续存在，建议结合药物治疗的同时，经口内入路部分或全部移除骨移植物
- 如果窦膜下的移植材料部分进入了上颌窦内（通过CT扫描可见），而且延期抗生素治疗后症状持续存在（通常延长用药7天），就需要采用多种治疗方案应对复杂状况

针对上颌窦移植物感染、上颌窦感染和术后上颌窦炎，上述的治疗策略我们可以制成流程图（图19.44）。

上颌窦感染可能造成的不良后果远不止移植物丧失。全鼻窦炎，可能造成视力丧失的眶内脓肿，颅内脓肿等不良后果本章也已提及。该类病例容易出现的最大错误就是治疗过迟，或改变抗感染方案前等待时间过久；以及未积极请其他外科专家会诊，利用他们的知识技能帮助制订解决方案。

其他术后并发症

移植物经开窗口丧失

术后上颌窦炎症或出血所致的窦内压升高，可以引起移植物材料从开窗口漏出（图19.45a，b）。如果没有覆盖屏障膜在开窗口，或者膜放置不稳定，也可能发生上述情况。异位的骨移植材料可能引起颊黏膜隆起。这时可以通过一个小翻瓣入口（避免开窗处或屏障膜覆盖处进入）去除，也可以保持其在原位等植入种植体时再处理。一些临床医生使用可吸收粗线或褥式缝合固定可吸收屏障膜。但开窗处移植物丧失发生率非常低，常规没必要采取这些措施。然而，如果能选择有弹性的屏障膜，润湿后与侧壁外形更贴合，则更妥帖；还有一种稳定修复膜的办法，将其即刻放在开窗处，置于移植材料上，在各个方向均超出开窗口2mm[74]（图19.46a ~ c）。

种植体滑入上颌窦或上颌窦移植物内

在上颌骨后部植入柱形种植体时，常出现这种并发症[75]。螺纹状种植体如果植入过深超出其生物学界限时（图19.47），也会出现这种情况。此并发症的发生，常常是由于种植体初期稳定性不足或丧失。也可能是因为感染导致支持骨丧失。多数临床医生在最少具有4 ~ 5mm嵴顶高度时选择同期植入种植体；然而，虽然文献报道，在仅有1 ~ 2mm高度的牙槽嵴[76]，同期植入也可获得成功，但我们

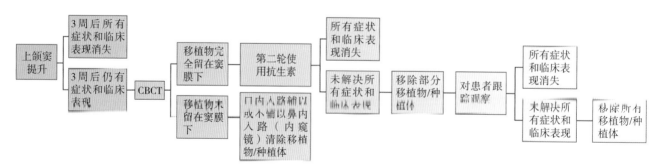

图19.44 治疗上颌窦移植物感染、上颌窦感染与术后上颌窦炎的流程图

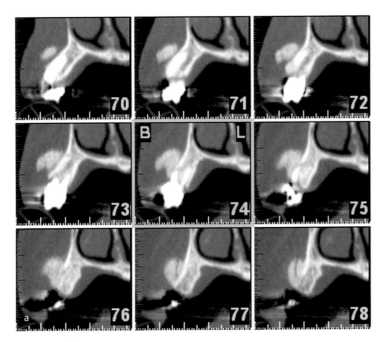

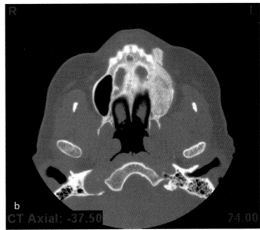

图19.45　a.窦内出血导致移植材料异位（横断面观）。b.窦内出血导致移植材料异位（轴向观）

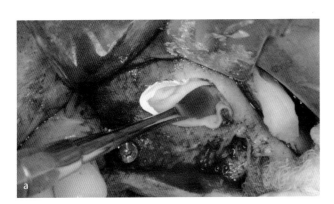

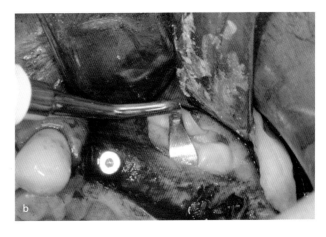

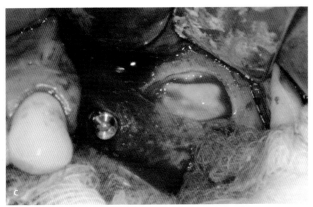

图19.46　a~c.为防止移植材料漏出在骨壁内侧放置胶原屏障膜

应该意识到这样做是有风险存在。如果种植体植入时，只有1~3mm高度的牙槽嵴，且一期创口关闭不良，那么在移植物成熟之前，早期形成生物学宽度时将会导致一半以上的支持骨壁丧失。

结论

在种植体植入前进行的骨增量手术中，经外侧壁开窗的上颌窦提升术最有预期性[1]。评价患者预

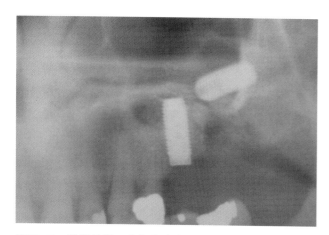

图19.47　种植体滑入上颌窦腔内

后（植骨成功率）时，能够取得高成功率，是由于并发症发生少、选择合适的病例、合理选择预防性抗生素，采用良好的外科技术，及时解决发生在术中、术后的并发症等。上颌窦提升植骨术操作得当并不影响上颌窦的功能[77]与发声特性[78]。评价种植体预后（种植成功率）时，若选择良好的种植体表面处理（多孔形）、植骨材料（高成功率的异种骨移植材料），以及开窗处放置屏障膜，其成功率可高达90%[1-5]。

本章探讨的内容，无论对于术中还是术后并发症的预防，都建议术前CT扫描。笔者认为这应该作为通用标准实行。多数医生已经意识到这些CT扫描结果的确有助于术前了解术区情况，所以在上颌窦骨增量术前，建议采用该辅助诊断。

（金冬梅　轩东英　译）

参考文献

[1] Aghaloo TL, Moy PK. Which hard tissue augmentation techniques are the most successful in furnishing bony support for implant placement? *Int J Oral Maxillofac Implants* 2007; 22 (Suppl): 49–70.

[2] Pjetursson BE, Tan WC, Zwahlen M, Lang NP. A systematic review of the success of sinus floor elevation and survival of implants inserted in combination with sinus floor elevation. *J Clin Periodontol* 2008; 35(8 Suppl): 216–40.

[3] Del Fabbro M, Wallace SS, Testori T. Long-term implant survival in the grafted maxillary sinus: a systematic review. *Int J Periodontics Restorative Dent* 2013; 33(6): 773–83.

[4] Wallace SS, Froum SJ. Effect of maxillary sinus augmentation on the survival of endosseous dental implants. A systematic review. *Ann Periodontol* 2003; 8: 328–43.

[5] Del Fabbro M, Testori T, Francetti L, Weinstein R. Systematic review of survival for implants placed in the grafted maxillary sinus. *Int J Periodontics Restorative Dent* 2004; 24: 565–77.

[6] Ziccardi VB, Betts NJ. Complications of maxillary sinus augmentation. In: Jensen OT, ed. *The sinus bone graft*. Chicago, IL: Quintessence, 1999: 201–8.

[7] Misch CE. *Contemporary implant dentistry*, 3rd edn. St Louis, MO: Mosby, 2008: 905–74.

[8] Pikos MA. In: Jensen OT, ed. *The sinus bone graft*, 2nd edn. Chicago, IL: Quintessence, 2006: 103–14.

[9] Zijderveld SA, van den Bergh, JPA, Schulten EAJM, ten Bruggenkate CM. Anatomical and surgical findings and complications in 100 consecutive maxillary sinus floor elevations. *J Oral Maxillofac Surg* 2008; 66: 1426–38.

[10] Solar P, Geyerhofer U, Traxler H, Windish A, Ulm C, Watzak G. Blood supply to the maxillary sinus relevant to sinus floor elevation procedures. *Clin Oral Implants Res* 1999; 10: 34–44.

[11] Flanagan D. Arterial supply of maxillary sinus and potential for bleeding complication during lateral approach sinus elevation. *Implant Dent* 2005; 14: 336–8.

[12] Elian N, Wallace S, Cho SC, Jalbout ZN, Froum S. Distribution of the maxillary artery as it relates to sinus floor augmentation. *Int J Oral Maxillofac Implants* 2005; 20: 784–7.

[13] Mardinger O, Abba M. Hirshberg A, Schwartz-Arad D. Prevalence, diameter and course of the maxillary intraosseous vascular canal with relation to sinus augmentation procedure: a radiographic study. *Int J Oral Maxillofac Surg* 2007; 36: 735–8.

[14] Temmermann A, Quirynen M. Are panoramic images reliable in planning sinus augmentation procedures. *Clin Oral Implants Res* 2011; 22(2): 189–94.

[15] Rosano G, Taschieri S, Gaudy JF, Weinstein T, Del Fabbro M. Maxillary sinus vascular anatomy and its relation to sinus lift surgery. *Clin Oral Implants Res* 2011; 22(7): 711–15.

[16] Vercellotti T, De Paoli S, Nevins M. The piezoelectric bony window osteotomy and sinus membrane elevation: introduction of a new technique for simplification of the sinus augmentation procedure. *Int J Periodontics Restorative Dent* 2001; 21: 561–7.

[17] Beziat JL, Vercellotti T, Gleizal A. What is Piezosurgery? Two-years experience in craniomaxillofacial surgery. *Rev Stomatol Chir Maxillofac* 2007; 108: 101–7.

[18] Geha HJ, Gleizal AM, Beziat JL. Sensitivity of the inferior lip and chin following mandibular bilateral sagittal split osteotomy using Piezosurgery. *Plast Reconstr Surg* 2006; 118: 598–607.

[19] Schwartz-Arad D, Herzberg R, Dolev E. The prevalence of surgical complications of the sinus graft procedure and their impact on implant survival. *J Periodontol* 2004; 75: 511–16.

[20] Kasabah S, Krug J, Simunek A, Lecaro MC. Can we predict maxillary sinus mucosa perforation? *Acta Med* 2003; 46: 19–23.

[21] Cho S-C, Wallace SS, Froum SJ, Tarnow DP. Influence of anatomy on Schneiderian membrane perforations during sinus elevation surgery. three-dimensional analysis. *Pract Proced Aesthet Dent* 2001; 13: 160–3.

[22] Chan HL, Monje A, Suarez F, Benavides E, Wang HL. Palatonasal recess on medial wall of the maxillary sinus and clinical implications for sinus augmentation via lateral window

approach. *J Periodontol* 2013; 84(8): 1087–93.

[23] Velasquez-Plata D, Hovey L, Peach CC, Alder ME. Maxillary sinus septa: a 3-dimensional computerized tomographic scan analysis. *Int J Oral Maxillofac Implants* 2002; 17: 854–60.

[24] Betts MJ, Miloro M. Modification of the sinus lift procedure for septa in the maxillary antrum. *J Oral Maxillofac Surg* 1994; 52: 332–3.

[25] Avila-Ortiz G, Wang HL, Galindo-Moreno P, Misch CE, Rudek I, Neiva R. Influence of lateral window dimensions on vital bone formation following maxillary sinus augmentation. *Int J Oral Maxillofac Implants* 2012; 27(5): 1230–8.

[26] Wallace SS, Mazor Z, Froum SJ, Cho SC, Tarnow DP. Schneiderian membrane perforation rate during sinus elevation using Piezosurgery: clinical results of 100 consecutive cases. *Int J Periodontics Restorative Dent* 2007; 27: 413–19.

[27] Blus C, Szmukler-Moncler S, Salama M, Salama H, Garber D. Sinus bone grafting procedures using ultrasonic bone surgery: 5-year experience. *Int J Periodontics Restorative Dent* 2008; 28: 221–9.

[28] Toscano NJ, Holtzclaw D, Rosen PS. The effect of piezoelectric use on open sinus lift perforation: a retrospective evaluation of 56 consecutively treated cases from private practices. *J Periodontol* 2010; 81: 167–71.

[29] Barone A, Santini S, Marconcini S, Giacomelli L, Gherlone E, Covani U. Osteotomy and membrane elevation during the maxillary sinus augmentation procedure. A comparative study: piezoelectric device vs. conventional rotary instruments. *Clin Oral Implants Res* 2008; 19: 511–15.

[30] Lozada JL, Goodacre C, Al-Ardah AJ, Garbacea A. Lateral and crestal bone planing antrostomy: a simplified surgical procedure to reduce the incidence of membrane perforation during maxillary sinus augmentation procedures. *J Prosthet Dent* 2011; 105(3): 147–53.

[31] Nishimoto M, Kan JY, Lozada JL, Wallace SS, Ua-itthipon N, Rungcharassaeng K. Incidence of maxillary sinus membrane perforation during lateral window approach using the DASK technique (lateral bone-planing antrostomy). Manuscript in preparation.

[32] Triplett RG, Schow SR. Autologous bone grafts and endosseous implants: complementary techniques. *J Oral Maxillofac Surg* 1996; 54: 486–94.

[33] Keller EE, Eckert SE, Tolman DE. Maxillary antral and nasal one-stage inlay composite bone graft. Preliminary report on 30 recipient sites. *J Oral Maxillofac Surg* 1994; 52: 438–47.

[34] Proussaefs P, Lozada J, Kim J, Rohrer MD. Repair of the perforated sinus membrane with a resorbable collagen membrane: a human study. *Int J Oral Maxillofac Implants* 2004; 19: 413–20.

[35] Pikos MA. Maxillary sinus membrane repair: report of a technique for large perforations. *Implant Dent* 1999; 8: 29–33.

[36] Vlassis JM, Fugazzotto PA. A classification system for sinus membrane perforations during augmentation procedures with options for repair. *J Periodontol* 1999; 70: 692–9.

[37] Fugazzotto PA, Vlassis JM. A simplified classification and repair system for sinus membrane perforations. *J Periodontol* 2003; 74: 1534–41.

[38] Proussaefs A, Lozada J. The "Loma Linda pouch": a technique for repairing the perforated sinus membrane. *Int J Periodontics Restorative Dent* 2003; 23: 593–7.

[39] Wallace SS, Froum SJ, Tarnow DP. In: Jensen OT, ed. *The sinus bone graft*, 2nd edn. Chicago, IL: Quintessence, 2006: 229–39.

[40] Testori T, Wallace SS, Del Fabbro M, Taschieri S, Trisi P, Capelli M, Weinstein RL. Repair of large sinus membrane perforations using stabilized collagen barrier membranes: surgical techniques with histologic, and radiographic evidence of success. *Int J Periodontics Restorative Dent* 2008; 28: 9–17.

[41] Shlomi B, Horowitz I, Kahn A, Dodriyan A, Chaushu G. The effect of sinus membrane perforation and repair with Lambone sheet on the outcome of maxillary sinus floor augmentation: a radiographic assessment. *Int J Oral Maxillofac Implants* 2004; 19: 559–62.

[42] Hürzeler MB, Quiñones CR, Kirsch A, Gloker C, Schüpbach P, Strub JR. Maxillary sinus augmentation using different grafting materials and dental implants in monkeys. Part 1. Evaluation of anorganic bovine bone-derived bone matrix. *Clin Oral Implants Res* 1997; 8: 476–86.

[43] Haas R, Baron M, Donath K, Zechner W, Watzek G. Porous hydroxyapatite for grafting the maxillary sinus. *Int J Oral Maxillofac Implants* 2002; 17: 337–46.

[44] Jensen OT, Shulman LB, Block MS, Iacono VJ. Report of the Sinus Consensus Conference of 1996. *Int J Oral Maxillofac Implants* 1998; 13 (Suppl): 11–45.

[45] Khoury F. Augmentation of the sinus floor with mandibular bone block and simultaneous implantation. *Int J Oral Maxillofac Implants* 1999; 14: 557–64.

[46] Hernández-Alfaro F, Torradeflot MM, Marti C. Prevalence and management of Schneiderian membrane perforations during sinus-lift procedures. *Clin Oral Implants Res* 2008; 19: 91–8.

[47] Ardekian L, Oved-Peleg E, Mactei EE, Peled M. The clinical significance of sinus membrane perforation during augmentation of the maxillary sinus. *J Oral Maxillofac Surg* 2006; 64: 277–82.

[48] Karabuda C, Arisan V, Hakan O. Effects of sinus membrane perforation on the success of dental implants placed in the augmented sinus. *J Periodontol* 2006; 77: 991–7.

[49] Froum SJ, Khouly I, Favero G, Cho SC. Effect of maxillary sinus membrane perforation on vital bone formation and implant survival: a retrospective study. *J Periodontol.* 2013; 84(8): 1094–9.

[50] Dohan Ehrenfest DM, Rasmusson L, Albrektsson T. Classification of platelet concentrates: from pure platelet-rich plasma (P-PRP) to leucocyte-and platelet-rich fibrin (L-PRF). *Trends Biotechnol* 2009; 27(3): 158–67.

[51] Dohan Ehrenfest DM. How to optimize the preparation of leukocyte-and platelet-rich fibrin (L-PRF, Choukroun's technique) clots and membranes: introducing the PRF Box. *Oral Surg Oral Med Oral Pathol Oral Radiol Endod* 2010; 110(3): 275–8.

[52] Simonpieri A1, Choukroun J, Del Corso M, Sammartino G, Dohan Ehrenfest DM. Simultaneous sinus-lift and implantation using microthreaded implants and leukocyte-and platelet-rich fibrin as sole grafting material: a six-year experience. *Implant Dent* 2011; 20(1): 2–12.

[53] Mazor Z1, Horowitz RA, Del Corso M, Prasad HS, Rohrer MD, Dohan Ehrenfest DM. Sinus floor augmentation with simultaneous implant placement using Choukroun's platelet-rich fibrin as the sole grafting material: a radiologic and histologic study at 6 months. *J Periodontol* 2009; 80(12): 2056 64.

[54] Tajima N1, Ohba S, Sawase T, Asahina I. Evaluation of sinus

floor augmentation with simultaneous implant placement using platelet-rich fibrin as sole grafting material. *Int J Oral Maxillofac Implants* 2013; 28(1): 77–83.

[55] Maestre-Ferrín L, Galán-Gil S, Carrillo-García C, Peñarrocha-Diago M. Radiographic findings in the maxillary sinus: comparison of panoramic radiography with computed tomography. *Int J Oral Maxillofac Implant* 2011; 26(2): 341–6.

[56] Vogiatzi T, Kloukos D, Scarfe Wc, Bornstein MM. Incidence of anatomical variations and disease of the maxillary sinuses as identified by cone beam computed tomography: a systematic review. *Int J Oral Maxillofac Implants* 2014; 29: 1301–14.

[57] Hadar T1, Shvero J, Nageris BI, Yaniv E. Mucus retention cyst of the maxillary sinus: the endoscopic approach. *Br J Oral Maxillofac Surg* 2000; 38(3): 227–9.

[58] Testori T, Mantovani M, Wallace SS, Capelli M, Fumagalli L, Parenti A, *et al.* Maxillary sinus elevation with simultaneous cyst deflation: a clinical prospective study. *Int J Periodontics Restorative Dent* 2015; Manuscript in preparation.

[59] Misch CM, Misch CE, Resnik RR, Ismael YH, Appel B. Post-operative maxillary cyst associated with a maxillary sinus elevation procedure: a case report. *J Oral Implantol* 1991; 17: 432–7.

[60] Lockhart R, Ceccaidi J, Bertrand JC. Postoperative maxillary cyst following sinus bone graft: report of a case. *Int J Oral Maxillofac Implants* 2000; 15: 583–6.

[61] Felisati G1, Lozza P, Chiapasco M, Borloni R. Endoscopic removal of an unusual foreign body in the sphenoid sinus: an oral implant. *Clin Oral Implants Res* 2007; 18(6): 776–80.

[62] Barone A, Santini S, Sbordone L, Crespi R, Covani U. A clinical study of the outcomes and complications associated with maxillary sinus augmentation. *Int J Oral Maxillofac Implants* 2006; 21: 81–5.

[63] Levin L, Herzberg R, Dolev E, Schwartz-Arad D. Smoking and complications of onlay bone grafts and sinus lift operations. *Int J Oral Maxillofac Implants* 2004; 19: 369–73.

[64] Parmar C, Meda KP. Achilles tendon rupture associated with combination therapy of levofloxacin and steroid in four patients and a review of the literature. *Foot Ankle Int* 2007; 28: 1287–9.

[65] Stephenson AL, Wu W, Cortes D, Rochon PA. Tendon injury and fluoroquinolone use: a systematic review. *Drug Saf* 2013; Jul 26.

[66] Wagenberg B, Froum SJ. A retrospective of 1925 consecutively placed implants from 1988–2004. *J Oral Maxillofac Implants* 2006; 21: 565–78.

[67] Urban I, Nagursky H, Church C, Lozada JL. Incidence, diagnosis, and treatment of sinus graft infection after sinus floor elevation: a clinical study. *Int J Oral Maxillofac Implants* 2012; 27(2): 449–57.

[68] Khouly I, Phelan J, Munoz C, Froum SJ. Human histologic and radiographic evidence of bone formation in a previously infected maxillary sinus graft following debridement without re-grafting; a case report. *Int J Perio Restorative Dent* 2014; Submitted for publication.

[69] Peleg M, Chaushu G, Mazur Z, Ardekian L, Bakoon M. Radiological findings of the post-sinus lift maxillary sinus: a computerized tomography follow-up. *J Periodontol* 1999; 70: 1564–73.

[70] Timmenga NM, Raghoebar GM, Boering G, van Weissenbruch R. Maxillary sinus function after sinus lifts for the insertion of dental implants. *J Oral Maxillofac Surg* 1997: 55: 936–9.

[71] Timmenga NM, Raghoebar GM, van Weissenbruch R, Vissink A. Maxillary sinus floor elevation surgery. A clinical, radiographic and endoscopic evaluation. *Clin Oral Implants Res* 2003; 14: 322–8.

[72] Mantovani M, Testori T, Cappadona M, Pignataro L. Inportance of ENT assessment in stratifying candidates for sinus floor elevation: a prospective clinical study. *Clin Oral Implants Res* 2013; 24 (Suppl A100): 57–62.

[73] Testori T, Drago L, Wallace SS, Capelli M, Galli F, Zuffetti F, *et al.* Prevention and treatment of postoperative infections after sinus elevation surgery: clinical consensus and recommendations. *Int J Dent* 2012; 365809. doi: 10.1155/2012/365809

[74] Testori T, Mandelli F, Valentini P, Wallace SS. A novel technique to prevent the loss of graft material through the antrostomy after sinus surgery. *Int J Oral Maxillofac Implants* 2014; 29(3): e272–274.

[75] Regev E, Smith RA, Perrott DH, Pogrel MA. Maxillary sinus complications related to endosseous implants. *Int J Oral Maxillofac Implants* 1995; 10: 451–61.

[76] Peleg M, Garg AK, Mazur Z. Predictability of simultaneous implant placement in the severely atrophic posterior maxilla: a 9-year longitudinal experience study of 2132 implants placed into 731 human sinus grafts. *Int J Oral Maxillofac Implants* 2006; 21: 94–102.

[77] Timmenga NM, Raghoebar GM, Liem RS, van Weissenbruch R, Manson WL, Vissink A. Effects of maxillary sinus floor elevation surgery on maxillary sinus physiology. *Eur J Oral Sci* 2003; 111: 189–97.

[78] Tepper G, Haas R, Schneider B, Watzak G, Maitath G, Jovanovic SA, *et al.* Effects of sinus lifting on voice quality. A prospective study and risk assessment. *Clin Oral Implants Res* 2003; 14: 767–74.

[79] Wallace SS, Tarnow DP, Froum SJ, Cho SC, Zadeh HH, Stoupel J, DelFabbro M, Testori T.J. Maxillary sinus elevation by the lateral window approach. *Evidence-based Dent Pract* 2012; 12(3 Suppl): 161–71.

第20章

穿嵴顶入路上颌窦提升术的并发症：病因、预防及治疗

Complications with transcrestal sinus floor elevation: etiology, prevention, and treatment

Michael Toffler and Paul S.Rosen

发病率

后牙拔牙区牙槽嵴的萎缩吸收[1]与上颌窦腔的增龄性气化[2,3]的共同存在，导致上颌后牙区种植体植入部位的可利用骨有限。庆幸的是，经侧壁及嵴顶入路行上颌窦提升（sinus floor elevation、SFE）重建此空间的骨量使种植体得以植入就位。经侧壁开窗截骨术（lateral window osteotomy，LWO）最常用，该方法较易进入上颌窦，显著提升窦底，为上颌后牙区种植体的长期存留提供足够骨量[4-11]。但该方法创伤太大，患者常常愿意选择创伤较小（less invasive，LI）的方法。

LI经嵴顶入路SFE技术是由Tatum[12]首先提出，后来由Summers发展成冲顶提升技术[13,14]。Summers的冲顶式上颌窦底提升联合植骨术（bone added

osteotome sinus floor elevation，BAOSFE）使用一组顶端凹陷的锥形骨凿将窦底牙槽嵴上抬，同时植入移植材料，提升窦底同期种植增加骨支持[14]（图20.1和图20.2）。BAOSFE适用于窦底余留骨高度（residual subantral bone height，RSBH）至少在5.0~6.0mm的患者。很多病例系列报道[15-21]证实了该技术的成功性，其临床应用更加普及。

起初认为，在骨挤压器介导上颌窦底提升（osteotome mediated sinus floor elevation，OMSFE）同时植入移植材料，促进了窦膜压力提升，可以产生更多的骨量以支持种植体；然而，文献中没有明确数据报道种植体根尖部骨移植材料的优势与成熟情况[22,23]。2006年Nedir等[24]的初步研究认为，在术前窦底平均高度约5.5mm（6~9mm之间）的病例中，OMSFE术中未使用移植材料依然获得了超过

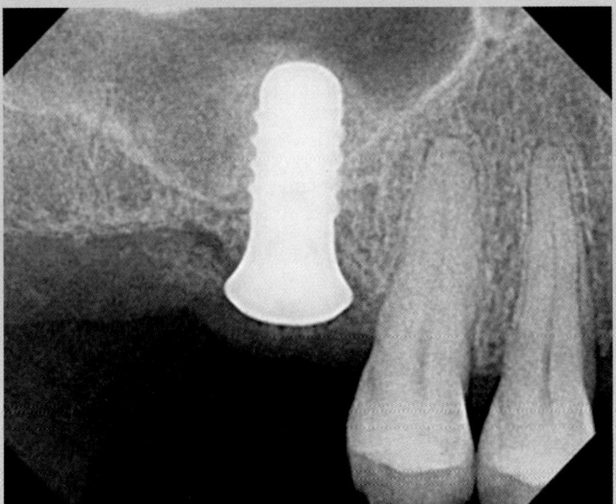

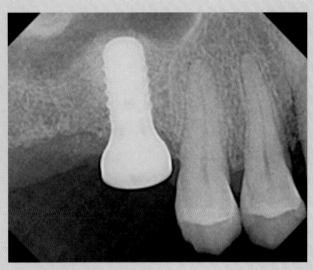

图20.1 种植体在3号牙位点植入，采用BAOSFE技术提升窦底抬高窦膜3~6mm

图20.2 4个月后二期手术，上颌窦底根方新骨形成超过种植体底端

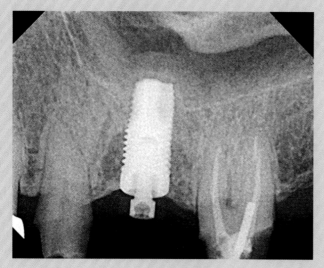

图20.3 在14号牙处骨挤压器介导的窦底提升（OMSFE），未使用任何移植材料

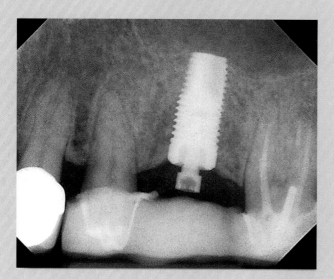

图20.4 4个月后窦底已根向移位至种植体根尖

功率无显著差异。而且OMSFE术中使用自体血小板凝集物而未用骨移植材料文献中已有报道[37-41]。血小板提取物如富血小板纤维素（PRF）[37,38]、富血浆生长因子（PRGF）[39,40]，与浓缩生长因子（CGF）[41]据称在SFE术中可提供较好的压力控制，保护窦膜、减少并发症的发生以及促进愈合（图20.5～图20.9）。

与其他任何技术相似，为了操作更简单、提高成功率和降低并发症，BAOSFE技术也在不断地创新和改良。最初的改良有加快手术流程，减少震荡与锤入的力量，简化窦底骨折等[19,20,42]。这些改良策略不同于Summers的传统方法，差异体现在截骨预备提升窦膜[43-48]、窦膜提升方式[49-56]，使用移植物的类型，目前不使用移植物或单纯使用生物制品的趋势[25,38,57,58]。这些方法均已证实有高成功率，但它们同传统的BAOSFE技术一样仍然有并发症发生[14]。

从临床对照研究甚至病例报告中确定任何手术或技术相关的并发症发生率都是困难的，根源在

90%的种植体成功率。之后其他研究者进行更新[25]，并证实在提升窦膜同时未使用骨替代移植材料亦是可行的，改进了上颌窦内提升术[26-29]。Watzek与Haas[30]提出即使没有放骨移植材料，在种植体根尖处也有新骨形成，可能是因为激发了窦膜的骨膜层（图20.3和图20.4）。

He等[29]认为单纯窦膜提升后的膜下空间在种植体植入后以稳定的血块填充，血块成熟后形成了新骨。事实上，横断面研究骨挤压提升上颌窦术中，比较植入与不植入颗粒状骨移植物[31-34]，所得的结果与系统性回顾[35,36]一样，证实其种植体存活与成

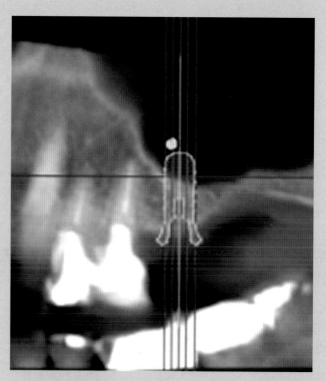

图20.5 14号牙位全景观膜下剩余骨量4～6mm

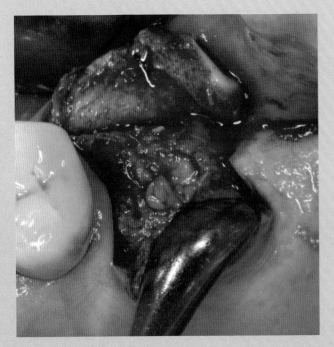

图20.6　窦底直接骨折后放置富血小板纤维（PRF）

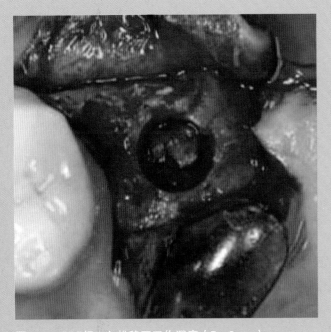

图20.7　PRF根尖向推移至工作深度（5~6mm）

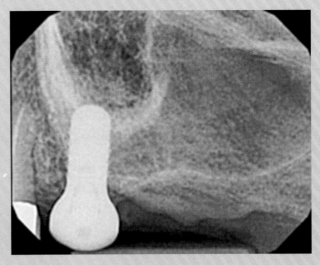

图20.8　14号牙位植入10mm长种植体的即刻术后影像

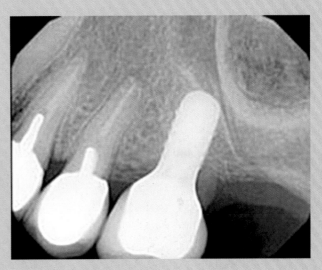

图20.9　3年后的根尖片可清楚看到种植体根尖区窦底位置提升

于固有的出版偏倚（发表的良性结果比负面结果要多）。确定并发症的发生率，必须要看一下运用OMSFE技术时种植体的失败率。表20.1总结了进行OMSFE术的各种系统性回顾文献，很显然纳入标准具有异质性，这些标准主要涉及评估时间、报道的并发症（如穿孔、良性阵发性位置性眩晕、鼻

出血）、观察时间期限等。因此，比较这些系统性回顾并总结得出结论是困难的，这提示需要更贴切地对各个研究分别评估。Tan等[59]2008年发表了一篇系统性回顾，纳入19篇研究，共4388个种植体观察了平均3.1年，每年的失败率是2.48%，3年的种植体成功率是92.8%。这篇回顾比2005年Emmerich等[60]发表的分析回顾数据量大得多。Emmerich的文章报道了1139个种植体，其中最小负载时间是6个月。种植体的丧失率在6、12、24、36个月后分别是1.8%、2.5%、4.3%和9.1%。

近来，多数回顾性研究主要评估OMSFE术中

表20.1　不同种植系统种植体的存留率

系统综述	研究数量,时间跨度	种植体数量	移植材料	时间	BPPV	存留率	穿孔率	感染率	鼻出血
Cǎlin et al., 2014[36]	25 1985—2011	3092	有 (AB, DBBM, TCP, BG & Col) 或无	≥1年	1.2% 9/748 患者	96.15% 2973/3092	6.28% 124/1974	0.78%, 9/1150 患者	2.97% 30/976 患者
Tan et al., 2008[59]	19 1965—2007	4388	有 (Col, DBBM, AB, BG, FDBA, TCP) 或无	3.1年		92.8% 4285/4388	3.8% 62/1621	0.8% 7/884 种植体	
Emmerich et al., 2005[60]	8	1139	有 (Col, AB, FDBA, DBBM) 和无	≥6个月		96%			
Romero-Millón et al., 2012[61]	14 1999—2010	1870	有 (DBBM, AB,FDBA, PRP) 和无	≥1年		93.5% ~ 100%	2.2% ~ 21.4%		
Viña-Alumnia et al., 2012[62]	20 1998—2008	2006	有 (AB, DBBM, PRF, Col/PB) 或无	6 ~ 144个月		90.5% ~ 100% 66/2006			
Del Fabbro et al., 2012[35]	19	3131	有 (DBBM, ABFDBA, MgHA, PB, PRF 或无	≥6个月		95.81%	4.2%		1.9%
Antonaya-Mira et al., 2012	11 2003—2008	2063	有 (DBBM, AB, TCP, FDBA, Col) 和无		1.25%	95.5%	6.5% 66/1013 种植体		

AB，自体骨；DBBM，去蛋白牛骨；TCP，磷酸三钙；BG，生物玻璃；Col，胶原；FDBA，同种异体冻干骨；PRP，富血小板血浆；PRF，富血小板纤维素；Col/PB，猪骨胶原；MgHA，富集镁羟基磷灰基

使用或不使用移植材料种植体的成活率。Romero Millan等[61]从1999—2010年的14个采用OMSFE的研究中发现，种植体存活率为93.5% ~ 100%，这些植体观察时间最短为1年。Vina-Almunia等[62]在2012年的报道中，2006个种植体，负载时间为6 ~ 144个月，存活率为90.5% ~ 100%。Del Fabbo等[35]选取了19篇研究，其中1822个患者共3131颗种植体，发现平均累计种植体存活率在1、2、3和5年时分别为98.12%、97.40%、96.75%和95.81%。

Calin等[36]近期进行的系统性回顾中纳入了25篇研究，其中3092颗种植体的总存活率为96.15%。在回顾中，所报道的绝大部分失败（约64.5%）发生在负载前，这一结果与之前的文献报道一致。早期种植体失败主要可能因为骨质量差，从而影响愈合或缺乏初期稳定性[63]。Calin等[36]筛选了8篇文献进行Meta分析，阐述了当RSBH<4mm采用OMSFE种植

的成功/失败率与RSBH>4mm时有显著差异。其中有15篇文献提及，报道最多的术中并发症是窦膜穿孔。1974个位点中发现的穿孔率（DPR）从0%到26%，平均为6.28%（$n=124$）。鼻出血为最常见的术后并发症，有15篇文章报道了鼻出血并发症，其中976例患者有30例出现鼻出血（2.97%）。术后阵发性眩晕的发生率在6篇文献748名患者中的发病率为1.2%（$n=9$）。术后感染为最少见的并发症，其中1150名患者9例出现感染（0.78%）[36]。

病因

感染

导致并发症的首要原因是感染。可能导致植入位点感染的因素有口腔卫生差、植入时种植体表面污染、移植材料污染、上颌窦潜在疾病或膜穿

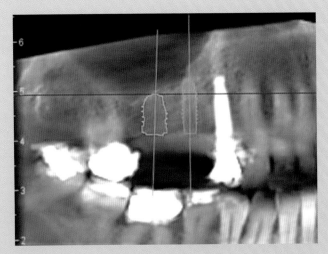

图20.10 患者右侧上颌窦完全堵塞，其耳鼻喉医生建议不要在上颌窦处放置种植体。图中模拟在3号牙位放置8mm长种植体，4号牙位放置11mm长种植体，恰好避开上颌窦底

孔，这些因素可能联合存在。术前上颌窦疾病可能与上颌窦提升植骨术后急性上颌窦炎的发生有关[64-66]。如果术前不能根治上颌窦疾病，就要调整方案以减少感染风险（图20.10~图20.12）。除了解剖结构变异（图20.13），术后感染肿胀[67]、血肿形成或术后积液充满上颌窦腔后，降低鼻道窦孔通畅性，从而发展成上颌窦炎[65,67,68]。急性术后

上颌窦炎可能不利于种植体和移植物的存活[68]（图20.14）。

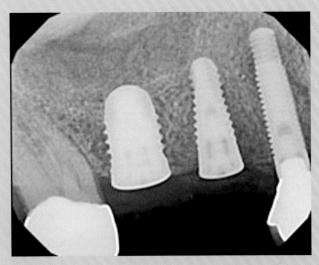

图20.12 术后即刻影像证实了理想的术前计划，种植体放置合适且避免了上颌窦提升

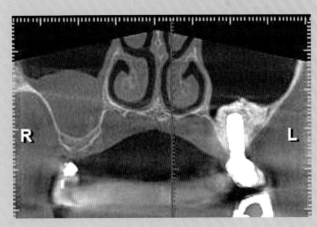

图20.13 冠状影像显示被提升的左侧上颌窦健康，而右侧上颌窦积液水平升高、窦膜增厚，这可能促进术后并发症以及窦孔堵塞

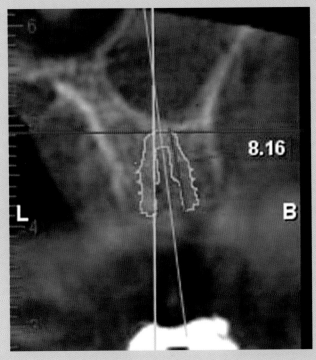

图20.11 3号牙的横断面影像所示混浊的上颌窦和计划植入的6mm×8mm种植体并未侵入上颌窦

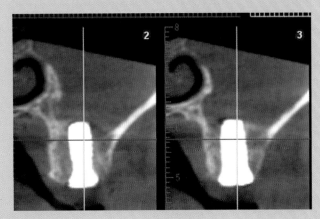

图20.14 BAOSFE位点术后急性上颌窦炎，10天前此处窦膜出现过穿孔，种植体1周后移除

术前窦下方骨高度相关的初期稳定性不足

种植体的初期稳定性对骨整合至关重要，与种植体表面结构、所采用的外科技术和局部骨量有关[69-71]。较低的初期稳定性会在愈合中降低种植体对微生物的抵抗力，增加骨整合失败的风险[72]。OMSFE术前窦底的垂直骨高度影响种植体的稳定性和成功率[17,19,20,26,73,74]。Rosen等[17]与Toffler[20]通过系列病例数据证明，植入前窦底骨高度≤4mm时，失败率增加10%~20%（图20.15~图20.17）。

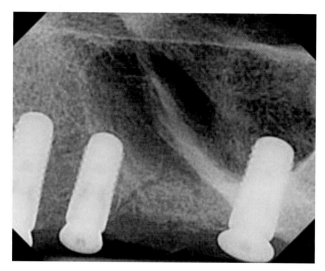

图20.17 膜修复及植入移植材料即刻的根尖片，种植体将4个月后再植入

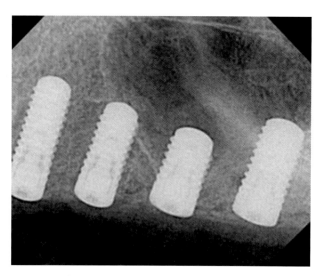

图20.15 在14号牙位窦膜下剩余骨量为3mm，进行穿牙槽嵴SFE，植入1颗4.8mm×8mm种植体

骨质量相关的初期稳定性不足

上颌后牙区萎缩骨量不足时，较难获得初期稳定性，因为此处皮质骨有限，多数情况为含髓质骨较多的骨质（如四类骨）[75]。骨质较差时，获得种植体的初始机械固位力与初期稳定性较难[76]，植入种植体时建议对传统的手术步骤改良，如降低扩孔尺寸[77,78]，使用锥形种植体[79]，骨挤压[13,80,81]等技术。目前认为通过骨挤压进行非侵入性种植床预备，使骨向侧方及根方重新就位，可以增加局部骨密度、骨-种植体接触（bone-implant contact，BIC），从而获得初期稳定[71,82-84]。一些采用影像密度测量的研究发现，骨挤压术可以增加骨小梁密度，组织学上也证实了其增加BIC减少骨—种植体间隙[85,86]。

位点预备相关的初期稳定性不足

相比骨量充足的位点，在RSBH较少的位点进行任何外科创伤性的不当操作或增加宽度的骨，都会有较大的不良影响[87]。BAOSFE术中要考虑种植窝是否有过度预备，因为骨移植材料需要反复用骨挤压器植入窦腔，可能会增加预备直径，降低初期稳定性[31]。在预备第一、第二磨牙位点时，用30°弯曲的骨挤压器以获得理想的轴向，避免过度扩大

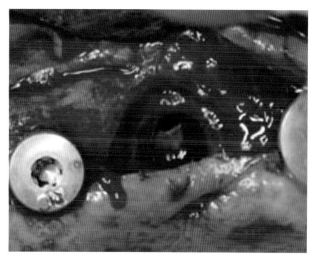

图20.16 4个月后种植体在翻瓣时出现松动，移除后显示上颌窦穿通

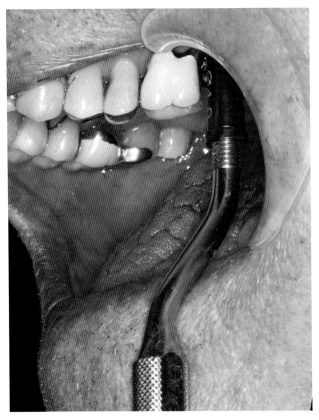

图20.18　第一、第二磨牙位点预备时以30°弯曲的骨挤压器保持理想的轴向，以免种植窝预备时过度扩大

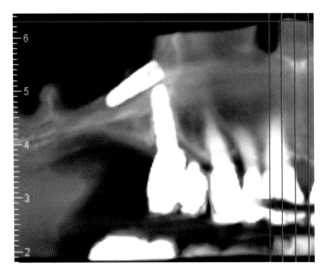

图20.19　穿牙槽嵴行SFE时种植体异位

种植体就位道（图20.18）。

　　也要注意预备不足的问题。如果预备不够，尤其骨密度较高者，过度挤压可能导致不可逆的骨损伤，导致骨坏死与骨小梁折断而不是活性骨的形成。对预备窝可以施加多少压力、少预备多少才是有利的，尚无界定，以及对骨小梁施加压力有否生物学限制，目前尚不明确。Tabassum等的动物实验研究认为对种植窝预备不足少于种植体直径的15%时，对早期愈合的BIC百分比没有提高[88]。

种植体过早负重相关的初期稳定性不足

　　许多研究曾讨论，戴可摘局部义齿可能导致OMSFE技术植入的种植体过早负重，从而导致骨整合失败[19,89]。如果可以，尽量避免使用可摘局部义齿，但临床上有时很难做到。因此临床医生需要确保患者在佩戴尤其是使用可摘义齿时，对种植体没有穿龈压力。

种植体异位

　　种植体异位可以发生在术中[90,91]（图20.19和图20.20）或种植体植入后数天[92]或基台连接时[93]，甚至是在种植体行使功能数年后[94]（图20.21）。初期稳定性不足常常是早期异位的原因[91,95]。种植体延迟异位至上颌窦的病因尚不清楚。很多推论认为可能由于鼻腔和上颌窦腔压力变化、不正确的殆向力，或种植体周围炎所致[96,97]。确切的病因仍不明确，然而，这种情况的发生一定存在3个要素：缺乏骨整合，窦膜穿孔，对种植体朝向窦内的侵入性外力[98]。

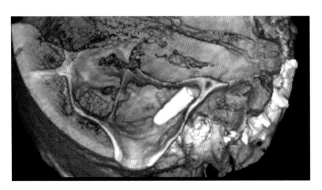

图20.20　移除异位种植体前CBCT三维影像

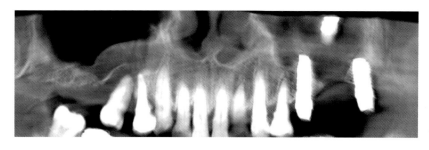

图20.21　种植体支持式义齿行使功能3年后松脱，中间一颗种植体异位导致急性上颌窦炎，采用内窥镜手术将其取出

与过度敲击、解剖因素或过度提升相关的窦膜穿孔

窦膜穿孔确实是OMSFE术中最常见的并发症（图20.22）。Tan等[59]、Del Fabbro[35]等与Calin等的系统性回顾都报道了上颌窦膜穿孔率为3.85%～6.28%。所有上颌窦内提升技术的难点就在于难以控制提升的量与提升过程中完全保持窦膜的完整性。穿孔可以在操作的任何阶段发生，包括种植窝骨成形预备、窦底折裂、根向移植物植入与种植体就位。通过直视、钝性探诊、瓦氏动作或擤鼻试验可以发现窦膜撕裂。事实上，由于可视性有限，难以准确诊断出窦膜的微小撕裂[99]。而且通过瓦氏动作明确是否穿孔是有争议的[21,73]，因此以往对经牙槽嵴顶上颌窦提升时的穿孔率应该是低估的。

无论任何阶段发生的穿孔，只有通过内窥镜检查才能准确判断[73,100]，而内窥镜检查报告的穿孔率不低于13%[73,101-103]，这说明经牙槽嵴上颌窦提升的穿孔很多未被发现。而且，事实上很多穿孔发生在种植体植入过程中，此时不可能再使用内窥镜[103]（图20.23）。术后出现穿孔的早期提示性临床表现包括鼻出血，移植材料从鼻腔内漏出，以及发生上颌窦炎。另外，检测是否穿孔也可以先放入少量移植材料后就拍摄根尖片，检查移植材料是否在骨成形区的根尖处。OMSFE中窦膜撕裂的原因可能为窦膜过薄、存在窦间隔、过度骨预备、钻入窦膜、使用环钻进入窦膜（图20.24）或过快置入的较大颗粒移植材料具有锐利的边缘或骨屑[21,104]。如果拔牙同期行OMSFE[105]或嵴顶中心提升[CCE][81,104,106,107]，则穿孔的概率会增加（25%～26.6%）。

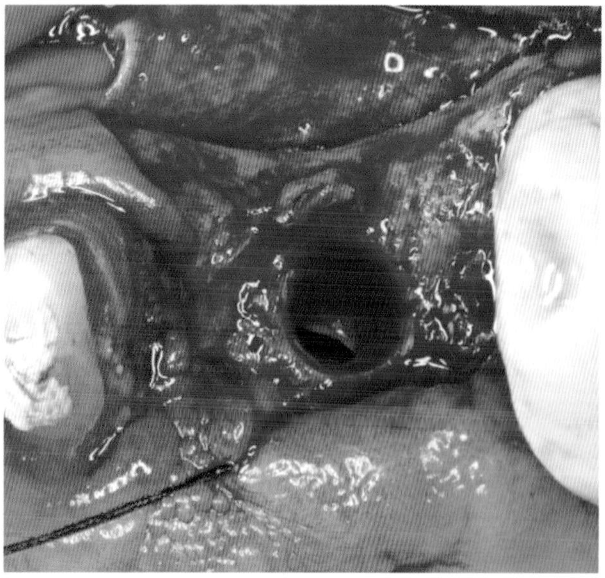

图20.22　种植窝骨凿预备窦底折裂的即刻窦膜穿孔

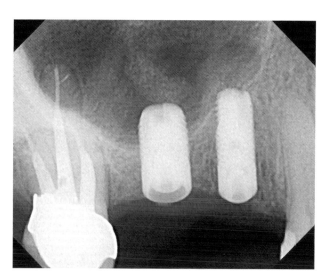

图20.23　术后即刻影像显示，移植材料未留在窦底，提示窦膜穿孔

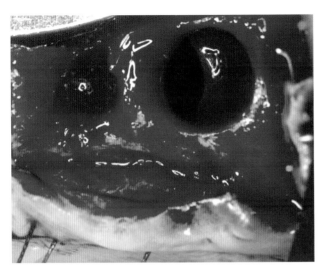

图20.24　环钻所致的大穿孔需要侧壁入路进行修补

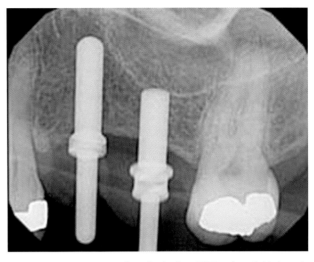

图20.26　13、14号牙位预备达到了理想深度，此处由于窦底倾斜增加了OMSFE术中穿孔的风险

Reiser和同事[22]发现上颌窦的解剖结构也是窦膜易撕裂的发病因素之一。这些研究者在人类尸体上观察窦膜对BAOSFE的反应。种植的25个位点中有6例发生穿孔，发生率为24%。穿孔的6例当中有4例是由于骨成形部位与窦间隔（图20.25）或鼻外侧壁过近。同理，在窦底倾斜位点穿牙槽嵴提升时穿孔风险亦增加（图20.26）。膜厚度与穿孔率也显著相关。Wen等[108]报道，膜厚度>3.0mm或<0.5mm

时穿孔率较高。有报道认为，OMSFE术中较小的窦膜穿孔（<2mm）（图20.27）在临床术后长、短期疗效中都无显著影响[73,101,102,109]。笔者验证了此报道，但仅限于术前无上颌窦病变或上颌窦病史的患者。

文献报道的窦膜提升高度差异很大，所以临床医生很难界定何谓合理的提升高度。最大提升高度与窦膜弹性、窦膜与其下骨壁的附着情况有关[102]，同时也与上颌窦解剖结构及手术穿透骨壁的力度技

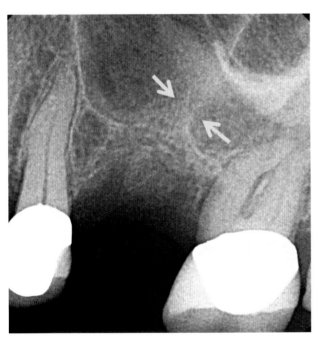

图20.25　14号牙位处的窦间隔增加了OMSFE术中穿孔的风险

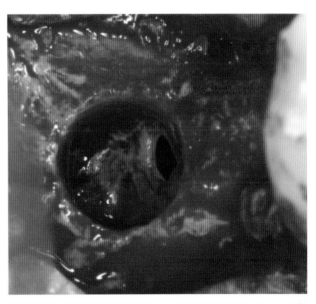

图20.27　在穿牙槽嵴SFE中，小的窦膜撕裂（<2mm）位点可以实现窦膜的修复与种植体植入

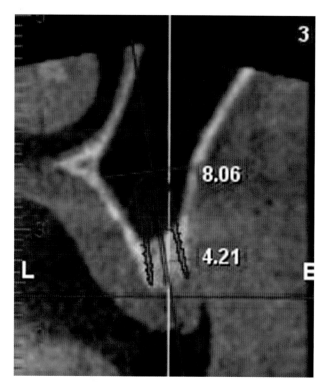

图20.28　CBCT横断面影像显示窦腔狭窄，穿牙槽嵴提升窦膜时获得更大的提升高度

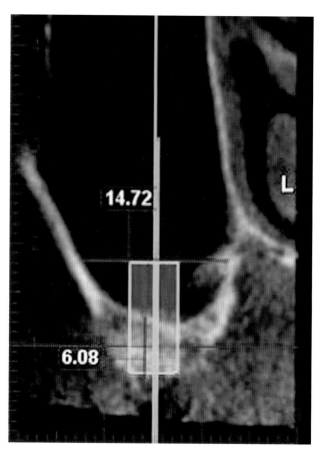

图20.29　CBCT横断面影像显示窦腔较宽，这种情况穿孔风险更大

巧有关[56]。提升窦膜的力度要足以使窦膜与骨壁分离又不能超过它的形变能力，否则就会导致穿孔[56]。使用OMSFE技术时，窦膜提升的力度具有位点特异性，因其受提升区域范围影响。上颌窦内解剖空间较窄的病例（图20.28），提升范围较小，因此比宽上颌窦者最大提升高度要高[110]（图20.29）。

　　内窥镜检查证实上颌窦膜的最大弹性范围是3~5mm，为了避免穿孔，建议在内提升时不要超出这个范围[73,102]。Shakibaie[111]在显微镜下进行SFE操作，发现提升窦膜及移植物植入>4mm时，损伤黏骨膜层以及发生与其相关的额外并发症（种植体失败、上颌窦炎等）的风险显著增加。这些报道与两个人类尸体上的相关研究[22,103]均证实了两个早期报道的推论[13,112]：为避免穿孔，使用OMSFE技术时窦膜提升最大高度不能超过5mm。

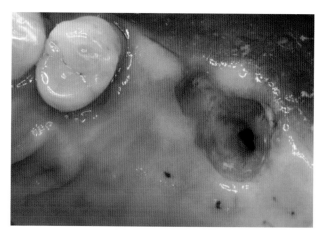

图20.30　14号牙位的BAOSFE后上颌窦感染、种植失败，导致口鼻相通（OAC）

　　窦膜撕裂相关的另一问题是其可能导致口鼻相通（oral-antral communication，OAC）[113]（图20.30）。很多之前就患有上颌窦疾病的患者往往会出现这种情况，因为这些疾病会影响窦膜的愈合及被覆的软组织关闭[114]。

骨锤敲击导致良性阵发性体位性眩晕或感觉不适

使用骨挤压器行上颌窦内提升术（SFE）[115-119]或牙槽嵴增宽术[120-123]时引起良性阵发性体位性眩晕（benign paroxysmal positional vertigo，BPPV）已有报道。BPPV的临床表现包括眩晕、平衡失调、轻微头痛和恶心。这些症状由头部朝向术区方向的侧方和伸展运动引发[124,125]。BPPV不是渐进性发生，可能突然发生，难以预料，还可能出现暂时性的功能障碍。Di Girolamo等[116]推测骨成形，尤其是骨挤压器锤入时的压力，可能造成大量无机结晶颗粒（耳石）从囊状黄斑上的耳石层分离。这些碳酸钙晶体在内耳液漂浮时，撞击位于半规管末端的平衡器感觉神经末梢，造成体位性或移动性眩晕。患者的头位朝操作者相对方向过度伸展和倾斜，使这些漂浮颗粒易于进入手术侧的半规管后部。BPPV尽管如前所述出现的症状极其不适，但它通常1个月之内可以自愈[117]。上颌窦内提升时骨成形造成的阵发性BPPV发生率在所有相关报道中均为1.25%～3.06%[58,116,118,123]。

上颌窦内提升术中，骨锤敲击给患者带来的不良体验是术后抱怨最多的[126]。Diseries和同事[14]将55位患者分成两组，一组使用Summers骨挤压技术行上颌窦内提升术，另一组患者同时同位置行标准种植体植入。采用视觉模拟评分法比较两组患者的反应，发现组间疼痛感觉无差异，但是，骨挤压组患者治疗感觉较差。最主要的原因是敲击，给患者带来强烈冲击和不适。而疼痛并不是抱怨的主要原因。

预防

控制并发症最好方法是预防而非治疗。治疗并发症需要花费时间和精力，处理已发生状况时病情会出现恶化，而这些是可以避免发生的。此部分预防根据不同的病因主线分别阐述，包括：感染、初期稳定性、过早负重、位点过度预备、窦膜撕裂以及BPPV和患者不良体验。切记，使用单一循证方法来预防并发症是不可能的。关于并发症预防和处理是动态的，并且随着更多证据的出现而更新。以下内容主要来自笔者经验、文献回顾以及与其他临床医生的交流。随着时间推移、新信息的出现、新技术的研究应用，所给出的建议也可能相应改变。

感染

实施OMSFE术时，必须强调减少术中细菌污染。术前应该对任何活动性牙髓感染、牙周或上颌窦疾病进行治疗，尤其是术区的感染性疾病。对有慢性上颌窦疾病或相关症状的患者，在进行穿牙槽嵴的SFE或LWO之前必须保证其恢复健康（图20.31和图20.32）。因为术后并发症及其所致的相关结果与术前即存在的上颌窦疾病或已证明对上颌窦疾病易感有关[65,66]。在上颌窦提升之前可使用CBCT进行评估，以了解窦膜状况（厚度，形态）。Shanbhag等[127]发现膜厚度>5mm时尤其是息肉状形态的窦膜将会增加上颌窦堵塞的风险。Carmeli及其同事[128]

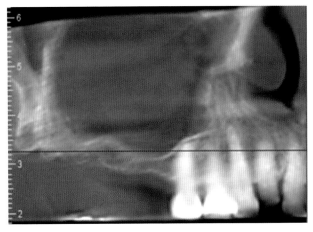

图20.31 在上颌窦提升前，患者先转诊治疗上颌窦疾病

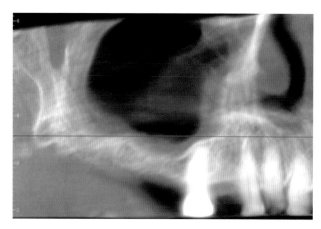

图20.32　内窥镜下上颌窦根治后6个月，5号牙拟行拔除同时行上颌窦提升

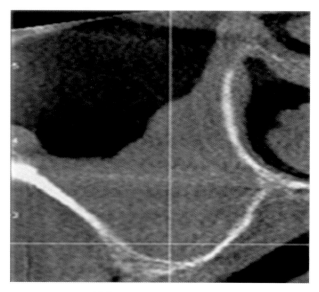

图20.33　CBCT横断面显示膜厚度>10mm时，显著增加了窦口堵塞的风险

报道存在扁平和/或呈半球形厚度>10mm窦膜（图20.33）的患者发生上颌窦阻塞的风险高达74%。由于该情况的存在，增加了术后并发症的风险，因此这些患者应该先进行内窥镜检查以保证术前窦口畅通。如果影像学检查有任何膜病理学或窦口通畅性异常，均建议将患者转诊给耳鼻喉医生。

采用术前抗菌剂冲洗和全身使用抗生素会进一步减少致病菌。同样在术后使用抗生素和抗菌剂冲洗也可以减少术后感染。每个临床医生在做出治疗决策之前必须权衡术前术后使用抗生素减少并发症、避免种植体及手术失败的利弊。

初期稳定性

使用骨挤压器提升窦底时，种植体初期稳定性是治疗成功的基础。在植入位点以编织骨为主时，可以考虑略小直径预备技术以增加BIC[76-78,129,130]。笔者习惯根据余留骨皮质厚度、术前或术中通过CBCT分析测定的局部骨密度以及RSBH将种植窝直径略小预备0.5~1.0mm（约15%），也可以考虑选择锥形根种植体而不是柱状种植体。因为锥形种植体就位时的楔力作用可以提供更多的稳定性[70,131]。要使用粗糙表面种植体，有助于获得最佳的初期稳定性[79]。

早期关于OMSFE的研究强调，术前窦底下方至少要有5mm的余留垂直骨高度（RSBH），若垂直骨高度不足5mm，种植成功率会减少5%~20%[14,17,19,20]。值得注意的是，近期有关OMSFE[28,32,132,133]与改良的穿牙槽嵴技术[41,49,55,134,135]的研究表明，在RSBH<5mm位点进行手术也有很高的成功率；这可能是由于种植体表面处理、种植体设计的优化与位点预备、窦膜提升技术的革新。然而，Del Fabbro等在2012年一篇系统性回顾文章认为，穿牙槽嵴上颌窦提升同期植入种植体在剩余骨高度较少的病例中也是一种切实可行的治疗选择，尽管认为余留牙槽嵴高度至少5mm预后才会更好[35]。如果RSBH<5mm，可以考虑使用CCE技术逐级穿牙槽嵴方法[81,107,136]或改良环钻骨挤压技术（modified trephine osteotome technique，MTOT）[137]。同期植入种植体也可以通过LWO技术完成窦底提升。

有骨吸收的后牙区骨质较软也是个要考虑的问题[72,138]。当骨质较软时，相比钻孔预备法，可以考虑使用骨凿挤压骨床，以期增加骨密度、提高种植体的初始稳定性[71,84,139]。另一选择是钻孔预备略小直径的种植窝，然后植入较大直径种植体（约15%），以获得更好的初期稳定性[77,78,130]。

锤敲过程也可能会减小种植体的初期稳定性[140]，尤其在骨质致密的情况下[141]。由于骨挤压位点预备过程中的欠精确性和振动，骨成形位点常可能被扩大。Donati等[142]评估了使用骨挤压技术植入种植体并即刻负重与传统预备方法植入种植体使其埋入愈合，研究认为骨挤压较后者有较高的失败率（5.5%与2%）。最好使用同一尺寸略小直径骨挤压器预备窝洞，完成骨移植材料植入和窦提升，再用先锋钻将冠方再扩大2～4mm，使得冠部骨成形后的直径比种植体直径略小0.3～0.5mm，避免植入种植体时摆动而影响初期稳定性。避免过宽预备窝洞的另一方法是，尽可能使用扩孔钻预备，因为其在位点预备方面精确性更高。根向逐级预备时使用具有精确深度止动环的扩孔钻可以使预备过程更容易更安全。在OMSFE同期植入种植体的操作中，由于很多患者尤其是年长者对反复敲击感到不安紧张，所以扩孔钻骨成形联合骨挤压直接折裂窦底薄层骨壁，证明是最迅速且患者评价较好的方法[104]。

早期负荷

如果患者要佩戴过渡性可摘义齿，应确保无压力传递到愈合中的种植体。避免这一点，可以采用两步法将种植体埋入组织和/或检查来自义齿的任何压力位点，去除其施压于种植体的任何接触点。可以在邻牙上安放支托，咬合止点可以设计在过渡可摘义齿上。如果在BAOSFE时植入多颗种植体，则可考虑使用临时种植体支持式固定过渡义齿。当RSBH只有5mm或更少时（图20.34），或者种植体初期稳定系数（ISQ）<65时，需考虑埋入式或保护性愈合措施，以避免任何不良的早期负重施加于初期稳定性较差的种植体上，减少失败率[104]。

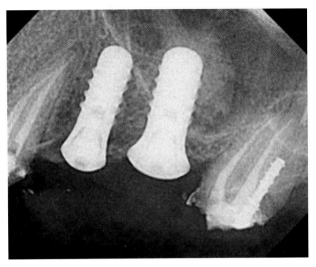

图20.34 由于窦底垂直骨高度不足与低ISQ值，14号位点种植体采用埋入式愈合

窦膜撕裂或穿孔

避免扩孔钻和骨挤压器穿通上颌窦边界可以有效防止窦膜撕裂。因此，术前通过CBCT准确地测量RSBH是保证手术成功与安全的最基本措施。然而，使用骨挤压器使上颌窦底壁直接形成不完全性骨折而不植入移植材料时，有必要将骨挤压器深入窦底边界1～2mm以敲破窦底骨板提升窦膜。此插入深度通常是安全的而且未超出窦膜的弹性限度，因而很少引起穿孔。使用可调节的止动装置会使骨挤压器的工作长度更精确（图20.35和图20.36），同时限制其根向钻入从而最大限度减少了膜穿孔的风险。目前有新型微创钻、扩孔钻、嵴顶骨平整钻头（图20.37和图20.38）可供使用，这些器械在接近窦膜时可以安全旋转研磨，保留薄层窦底骨壁方便骨挤压器制造不完全性骨折。

"膜安全钻"可以多伸入1mm，在可控下研磨窦底骨壁，安全暴露窦膜（图20.39），替代骨挤压器形成内骨折而暴露窦膜[47,134]。在钻孔过程中有骨屑形成，防止钻与窦膜直接接触进一步提升操作安全性（图20.40）。然后，用骨挤压器根向置入移植物以提升窦膜。利用超声骨刀设备进行骨成形技术也得到了发展，避免钻造成的膜穿孔以及减少冲击力[45,143]（图20.41～图20.47）。

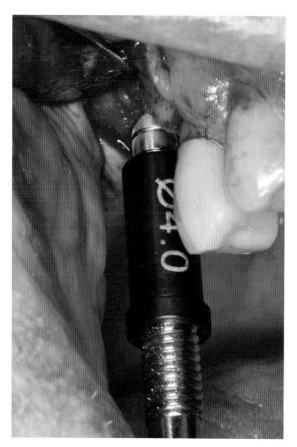

图20.35 使用骨凿直接形成窦底内骨折

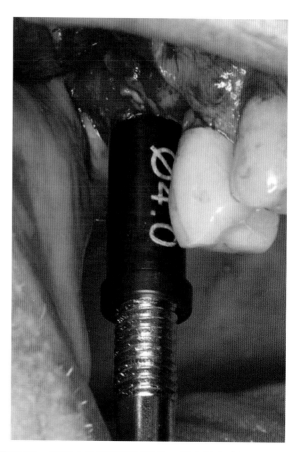

图20.36 可调止动装置限制骨挤压器穿通窦底深入1mm，减少了膜穿孔的风险

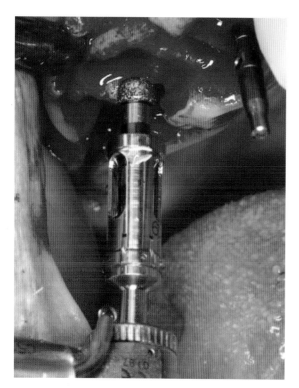

图20.37 使用带止动环的骨平整钻（dentium.com）钻透窦底暴露窦膜

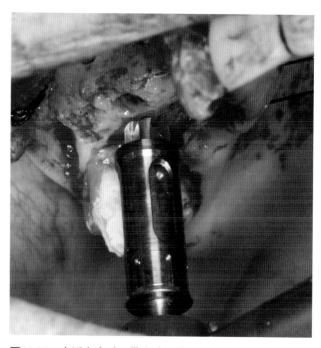

图20.38 在近窦底时，带止动环的CAS钻（hiossen. com）安全拓宽拓深了预备窝洞

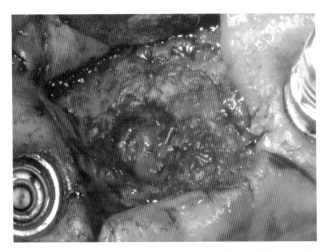

图20.39　"膜安全"钻在可控下对窦底进行研磨，暴露完整的窦膜

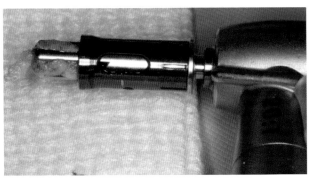

图20.40　CAS钻（hiossen.com）在骨成形预备时形成骨屑保护了窦膜

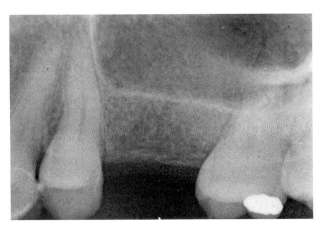

图20.41　一位61岁女患者左上第一磨牙区术前根尖影像，显示窦底骨高度为5mm

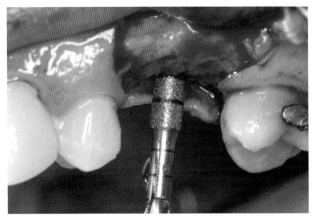

图20.42　在骨成形预备中使用超声骨刀工作头制备窦底内骨折

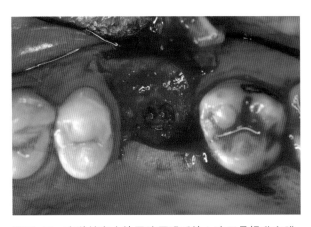

图20.43　在种植窝内放置胶原膜后放入冻干骨提升窦膜

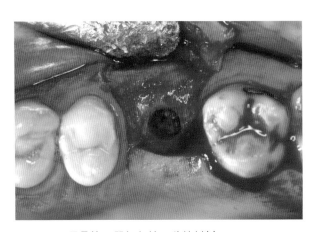

图20.44　用骨挤压器根向植入移植材料

　　笔者目前进行OMSFE时使用具有止动装置的"窦膜安全钻"系统，预备直径略小于种植体直径的15%，预备超出窦底1mm。应用直径略小的骨挤压器，在比RSBH多出1mm处放置止动环，用骨挤压器直接形成窦底内骨折。然后仅放置胶原膜或PRF，或在植入颗粒状移植物之前以提升窦底。这种技术有效地减少了膜穿孔的发生。

　　使用冲顶或球囊辅助策略进行穿牙槽嵴上颌窦

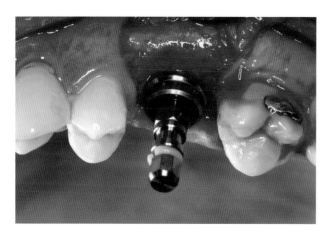

图20.45　植入种植体，采用穿龈愈合

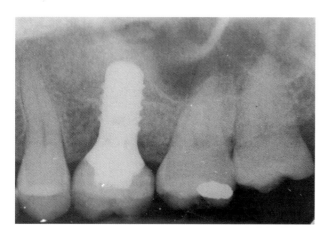

图20.46　负载1年后影像。根尖移植物存留完好说明窦膜完好

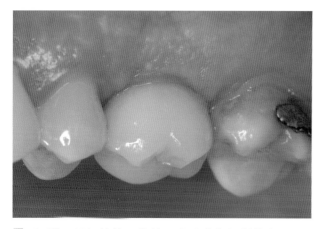

图20.47　最后粘接固位的口内照（修复制作由Dawn Rickert DMD，New Hope，Pennsylvania完成）

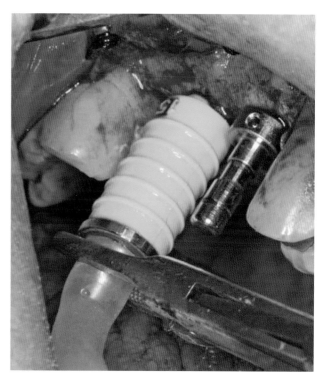

图20.48　在窝沟预备处使用水压提升装置（hiossen.com）必须手动将其固定，然后注入生理盐水通过水压提升窦膜

提升，均会对窦膜产生撕裂的力量[46]。推荐选择液压技术，以减少产生窦膜撕裂的风险[52,144]。在液压闭合操作系统内，每平方毫米上颌窦膜所受的水压力是均等的，这样就减少了附着在窦底骨壁上较脆弱窦膜边缘的张力。如果注入的液体流走或从嵴顶骨成形区流出，则在膜提升中此闭合区域的压力不够，窦膜就不会被均匀提起。在骨成形位点使用高速涡轮机喷出的水流/空气喷射驱动水压装置或塑料针筒作为水泵都不能产生可调压力，不能使水压均匀分布，因为力集中在"帐篷形"窦膜根尖处[53]。发明了手动或螺丝固定的管道，将管道插入预备窝洞内，封闭窝洞同时形成液体流直接作用于窦膜（图20.48和图20.49）[145]。根据笔者经验，与传统的冲顶技术相比，液压式提升装置既未减少窦膜穿孔率，也未简化穿牙槽嵴SFE术。另外需要注意，初始分离窦膜所需的液压根据窦膜厚度、窦腔解剖外形或仅仅个体的差异而有变化[53]。

为了进一步提高窦膜提升的安全性，可以联合使用超声振动与液压装置完成一个水动力上颌窦提升[45,46,55,146,147]（图20.50和图20.51）。需要重申，使

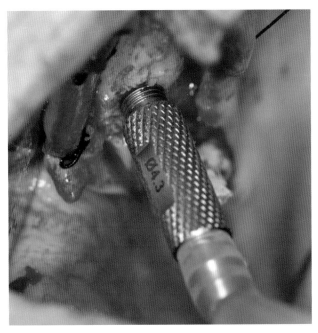

图20.49 在4.1mm直径的骨成形窝洞内，使用螺丝固定的4.3mm直径的Aqua Tip（mrcurette.co.kr），利用水压提升窦膜

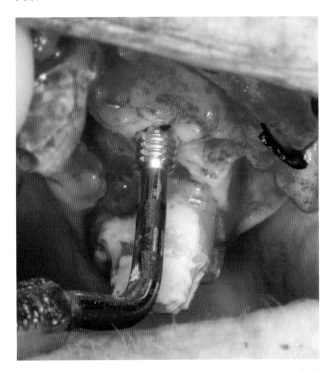

图20.50 在14号牙位使用直径2.8mm的超声钨钢工作头（028i，youngsdental.com），插入预备窝内完成扩大窝洞，联合使用水压装置与超声提升窦膜

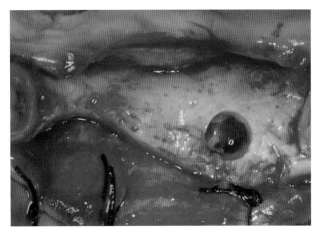

图20.51 在14号牙位点使用水动力压电超声设备进行上颌窦内提升（HPISE），窦膜提升了5~7mm

作用点[46,55]。

窦膜撕裂也可能由于震击窦底致骨折时或根向放入移植材料时用力过大所致。Cavicchia等[19]认为放置胶原膜有助于缓冲置于窦膜下的移植材料。自体血小板凝聚物也可以用作同样的目的，同时具有促进愈合的作用[37-39]。该方法也进一步避免了移植材料的尖锐边缘导致的膜撕裂。在Summer's最初的BAOSFE步骤中[14]，制备内骨折及随后提升窦膜的过程中，填充移植材料以提供额外的缓冲。该方法的初期临床应用中，担忧在骨成形窝内将移植颗粒根向充填时，锐利的颗粒边缘或者骨片可能刺破上颌窦膜。要认真考虑使用移植材料占据窦腔造成随后可能出现的不良影响。而且，据报道，OMSFE术使用移植材料时的穿孔率（7.87%）要高于不使用移植材料（2.62%）[133]。

在使用穿牙槽嵴提升上颌窦前，需通过三维影像明确是否存在可能增加窦膜撕裂的解剖因素（如窦间隔或倾斜窦底）[148]。在拟放置种植体处测量上颌窦宽度也是有必要的，因为提升区域的范围与对窦膜实施牵拉的力量有关[110]。在上颌窦较宽的病例中，需要更大的力提升窦膜，穿孔风险增加。而且，窦底骨板的解剖外形也有影响，因为窦底凹形与凸形对操作的反应是不同的[149]。

用球囊辅助或冲顶提升，对窦膜产生拉伸张力；而使用水动力提升时，没有牵拉作用而是通过空穴效应轻柔地从各个方向分离窦膜，而没有单一的压力使用内窥镜行上颌窦提升是避免上颌窦撕裂的另外一种方法，穿孔一旦发生容易及时发现[73]。术中直接用内窥镜观察窦膜的完整性使临床医生根据窦膜的变形情况调整骨移植材料的持续放入，根据提升的骨高度选择所需的种植体长度[101]。内窥镜观察证实上颌窦膜的弹性极限是3~5mm，因此在内提升SFE操作中建议不要超过此限度，以免穿孔[73,102,103]。

良性阵发性体位性性眩晕和头痛

使用骨凿引起BPPV和头痛的后果很严重，尤其是当干扰了患者的生活和工作安排。使用新技术，如合并使用带有止动装置的钻头与超声装置可以减少或者避免敲打产生的震荡力，这些新技术在减少术后BPPV并发症、改善患者就诊体验方面将不断发展进步。当采用OMSFE时，须影像学检查确认窦底骨板有0.5~1.0mm的工作长度（图20.52）。然后再用带有止动环的传统扩孔钻或新型"膜安全"钻头拓宽骨成形窝。最后骨成形窝的直径要比拟植入的种植体直径小0.5~1.0mm以得到最大的初期稳定性。当采用该方式预备种植窝时，用最小

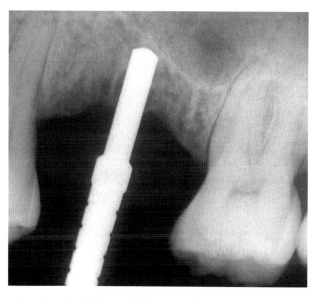

图20.52 完成最终骨成形前，确认距上颌窦底0.5~1.0mm的理想工作深度

震动力制备骨成形窝，使余留薄层窦底骨板微创骨折。尽管骨挤压器进行骨成形预备相较传统钻头预备可以获得更高的初期与早期稳定性，但3个月后其优势相较传统方法就不明显了[139]。

当使用骨挤压器直接制备窦底内骨折或植入移植材料时，须通过额部固定患者头部保持稳定，建议避免在操作中过度拉伸颈部。

患者不良体验

接受冲顶式上颌窦提升术的患者，最大的抱怨就是术中的锤击震荡。Diserens及其同事[126]对患者术中体验进行回访，他们建议对于即将接受冲顶式操作的患者，应该详细告之术中可能发生的情况。控制患者的期望值总比控制"惊讶"要容易得多。正如文中前面所说，避免或尽可能少使用锤敲震荡可能更受患者欢迎。

展望

上颌窦内提升术随着时间推移已经不断改革，并将继续发展。临床医生需要判断哪些技术应该保留，哪些改良和/或新技术值得推广。市场上新设备层出不穷，每种都宣称能减少并发症、改善骨成形预备、容易在窦底壁形成内骨折、安全增加窦膜的提升高度以及减少术后并发症发生率。临床医生可以考虑使用改良设计的钻头，因为其切割韧得到优化，并配有可调节的止动装置，可以安全微创并快速地在接近窦底骨板处进行骨成形预备。内窥镜介导上颌窦提升[73]可以在术中直视上颌窦完整性。不幸的是，这些新方法的技术培训与花费对绝大多数临床医生来说是不切实际的。

另外报道的可供选择的窦膜提升方法有液压法[53,54,135]、球囊辅助法[49,150,151]、超声/水动力法[141,55,152]和凝胶压力法[56]等。所有这些方法在广泛使用及出版文章中都得到了肯定并逐渐获得关注。笔者的临床经验就上述简化窦膜提升的技术首先持肯定态度。然而，临床证明冲顶式提升技术仍

然是穿牙槽嵴提升的主要方法。这些可替代的方法可以考虑在RSBH只有3~4mm、OMSFE预期不佳的情况下使用。

处理

处理并发症最好的方法是预防。一旦出现并发症常常很难处理。尽管如此，下面还是给出一些处理的建议。

当种植位点发生感染，首先应该给予患者抗生素治疗，如阿莫西林/克拉维酸875mg/125mg每天口服2次，共服7天。如果患者对抗生素治疗反应不佳，则可能存在移植物或上颌窦的感染。此时，须经侧方入路移除移植物，且必须取出种植体。无论是发现还是未发现的穿孔都会增加早期上颌窦感染或种植体失败的风险[111,153]。

如果种植体就位后存在不稳定性，须考虑种植体埋入并延长愈合时间；或者更换更宽直径的种植体。当种植体稳定系数（ISQ）<65或植入扭力<25N时，笔者都会选择埋入式愈合并延长愈合时间（4~5个月），以此为基本原则。如果不能获得初期稳定，我们可以尝试使用骨替代移植物来稳定种植体。在这种情况下选择使用脱矿骨移植物要优于矿化的骨移植物。临床医生将松动的种植体拔出，植入脱矿的骨移植物，然后尝试重新植入此位点。矿化的移植物可能会妨碍种植体的顺利植入，并导致种植体的摆动和植入位置不佳。再次说明，可以考虑使用同样长度的宽种植体，但再度预备须保持颊腭侧骨的厚度（>1mm）以维持牙槽嵴骨高度和种植体的稳定性。

如果上述方法均不奏效，就应该移除种植体，植入移植材料至预备的种植窝内，覆盖生物可吸收胶原膜，一期关闭创口。临床医生在此位点须保证4~6个月的愈合期以植入新的种植体。种植体植入时测量植入扭力<15Ncm，或ISQ<60[69-72]，还须考虑到初始稳定性不足可能会面临种植体异位至上颌窦

的风险。如果确实发生种植体移位到窦内，必须取出种植体避免导致进一步的不良结果，如上颌窦感染或口鼻穿通。

种植体过早负荷很难处理，除了进一步去除负重原因，或指导患者停止佩戴过渡义齿。

如果发现窦膜穿孔，有4种治疗方法可供选择：（1）局部修补然后植入种植体；（2）使用比原计划长度短的种植体（4~8mm）以避免种植体进入上颌窦；（3）终止手术，再治疗间隔至少为3个月；（4）通过LWO修复穿孔，植入移植材料，然后放置种植体。

正如前面所述，OMSFE术中的微小穿孔（≤2mm）不影响临床短期及长期效果[20,22,26,73,101,102]。Reiser等[22]推断小的膜穿孔可以被移植材料和稳定的血凝块堵塞，尽管也需要考虑移植材料存在移位的可能。Nkenke等[73]与Berengo等[102]都通过内窥镜研究认为，如果出现非常小的窦膜撕裂，操作仍然可以继续，植入移植材料，余留窦膜可将移植物保持原位。然而，这需要植入材料之前完成窦膜提升，之后再提升窦膜是不可能实现的[154]。一旦穿孔发生，植入移植材料时须在种植体根尖处保持垂直向增量，避免其向侧方周围扩张，以减少施加在窦膜上的压力[102]（图20.53）。

确认窦膜发生微小撕裂或撕裂后，可以尝试放置胶原膜或生物材料制成的栓块如PRF[37,38]进行修补。但是，临床医生仍然不能确认穿孔是否被完全封闭，所以仍然可能在随后放置颗粒状移植物时出现穿孔扩大与移植物移位。Jank等[155]在动物尸体上的一项研究发现，原本1.2mm的膜破损，进行Summers BAOSFE操作后，85%的病例裂孔增大。他们还发现，使用液压法和超声空穴作用继续提升窦膜，由于对膜施力轻柔可以降低破损扩大的风险。Garbacea等[103]在一项尸体研究中使用内窥镜评估穿牙槽嵴SFE术，当种植体就位，移植材料会向根尖方或侧方移位，导致窦膜穿孔或致使小穿孔增大。Pjetrrsson等[31]发现Valsalva瓦氏试验检测膜

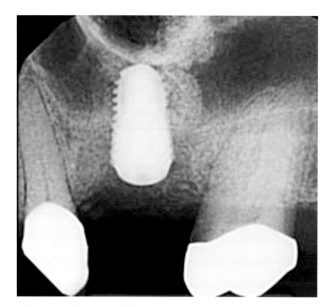

图20.53　明显的膜穿孔，垂直向增量

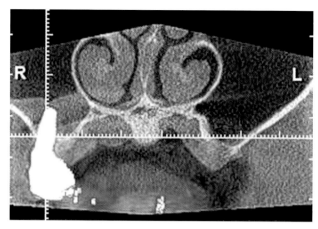

图20.54　CBCT横断面观显示右侧3号牙位种植体深入窦底5～7mm发生窦膜增厚。种植体行使功能6年，患者无症状

穿孔在OMSFE病例中的阳性率为11%。在这类情况中，建议停止植入种植体，或不放置移植材料植入种植体。

　　当已经确认膜撕裂，我们须考虑避免使用颗粒状移植材料而仅使用胶原或自体血小板凝集物（autologous platelet concentrate，APC）以减少移植材料移位的风险，因为临床医生不能直视或使用内窥镜检查时无法确保穿孔被封闭。试图修补穿孔时，必须明确种植体就位是否合适，其超出原来窦底边界安全植入多深的距离。Boyne[156]在猴身上的一项研究提出，当种植体穿出膜下仅2～3mm时，围绕种植体尖端可以自发形成新骨。当同样的种植体在上颌窦同样区域穿出5mm或更多时，在种植体尖端仅有部分新骨（50%）形成。

　　Jung等[157]在狗模型上证实了Boyne的发现。他们分别报告了种植体分别穿入窦膜底部骨板2mm、4mm、8mm时上颌窦出现并发症的风险。当种植体穿出窦底少于2mm时，会有自主形成的上颌窦黏膜覆盖种植体；而当种植体穿出窦膜下超过4mm时，

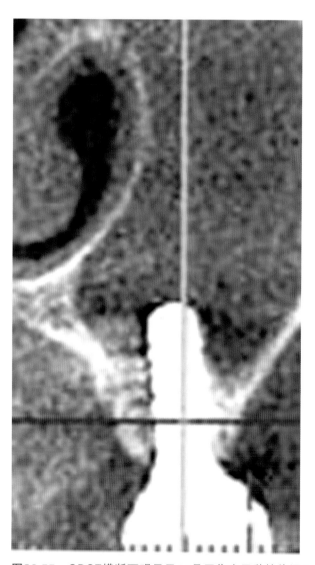

图20.55　CBCT横断面观显示14号牙位由于种植体深入窦内出现明显的上颌窦病变，种植体2年多前植入，患者曾有间歇性上颌窦感染。建议内窥镜下行上颌窦根治术（FESS），可能需移除种植体

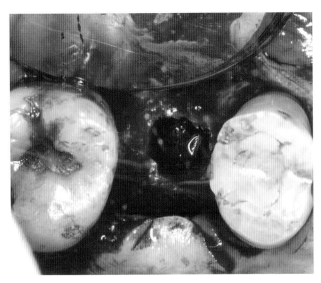

图20.56　在经嵴顶SFE中3号牙位小的膜穿孔

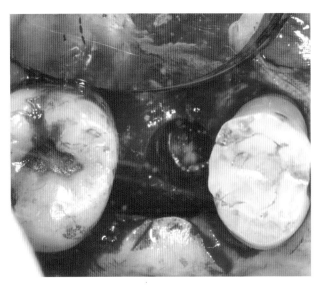

图20.57　PRF放入种植预备窝封闭穿孔促进愈合

种植体尖部穿入窦腔的部分无窦膜生长覆盖。

种植体穿入窦腔内>4mm时的长期结果尚不明确（图20.54和图20.55）。Nooth[158]故意用2mm的麻花钻在种植体植入同期钻穿窦膜，所有63颗种植体穿出窦底骨板3mm。56例患者中有7例发生鼻出血，一例发展为鼻窦炎，但在修复后1年的成功率达98.4%（1例失败）。

基于现有文献和临床经验，笔者建立了处理穿牙槽嵴顶提升中窦膜穿孔的处理方法[104]。如果穿孔直视下可见（图10.56），或通过Valsalva实验、钝性探诊发现，则不放置移植材料，仅将患者静脉全血离心后所得的PRF膜置入骨成形预备窝根尖向轻推至原窦底骨板处（图20.57）。另外，也可以将浸有重组血小板衍生因子（Gem 21S；Osteohealth，Shiley，NY，USA）的胶原海绵塞入预备位点，其不易移位，可以作为上颌窦与植入点间的屏障[19,20]。

在穿孔位点，种植体长度应仅比原来RSBH长2～3mm（图20.58～图20.60）。若不能放置至少8～9mm长的种植体，直径>4mm且ISQ>65，那么就要放弃此位点，3个月后再行延期种植。这种处理穿孔的方法有文献支持，报道中很多病例小的

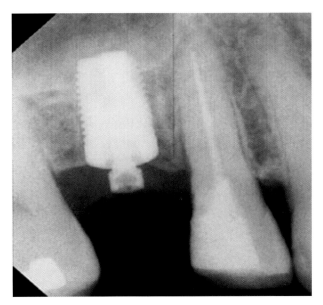

图20.58　1颗5.5mm×9mm种植体植入超出原窦底2～3mm

窦膜裂口不影响愈合过程[20,22,26,73,101,102,154]；种植体植入窦内2～3mm不会影响上颌窦的生理或术后结果[24,31,156,159]；血小板凝集物（如PRF）可以封闭和促进修复受损的窦膜[160-162]；穿牙槽嵴顶的SFE在不放置颗粒状移植物时成功率更高[25,27,34,35,37,38,159,163]。

另外需要考虑的是，可通过LWO以修补并提升窦膜，从而延期或同期进行种植体植入（图20.61和图20.62）。LWO无论是对于严重牙槽嵴萎缩者还

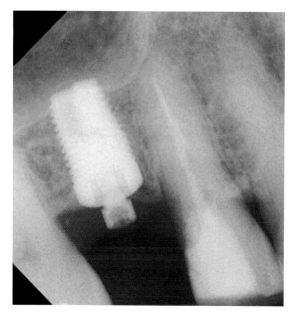

图20.59 4个月后种植体根尖区窦底愈合修复

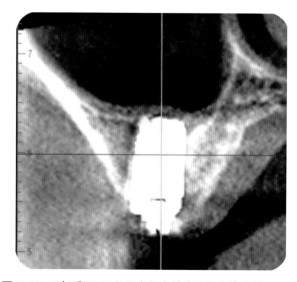

图20.60 3年后CBCT显示上颌窦健康及骨支持良好

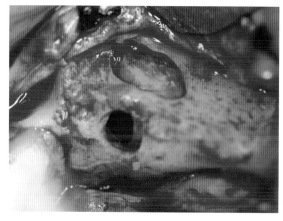

图20.61 经牙槽嵴顶提升时大的穿孔只能通过侧壁开窗进入达到可预期的治疗

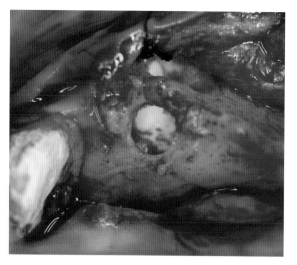

图20.62 侧壁开窗截骨用生物膜修补。置入移植物，5~6个月种植体延期植入

是直视下修补窦膜穿孔，仍然是一项重要技术。它与穿牙槽嵴技术一样应用广泛[28]。

如果在穿孔位点不能实施此操作，要等3~6个月后延期再治疗以获骨与窦膜的修复。如果再次手术进入时发现原预备窝内无骨充填，要将窝内的软组织推移至近窦膜水平，其剩余组织随新形成的窦膜一起提升（图20.63~图20.65）。如果再进入时牙槽嵴上颌窦的穿通仍然存在，需要考虑使用APC来修补然后再等3~4个月延期植入种植体（图20.66~图20.70）或使用侧壁入路进行修补，如果可能也可考虑同期植入种植体。

如果临床医生确认窦膜微小撕裂/撕裂已发生，应该考虑给患者系统使用抗生素（阿莫西林/克拉维酸875mg/125mg口服，每日2次，7天）进行

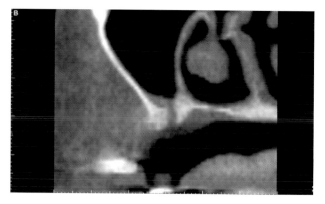

图20.63 3号牙位的CBCT，在进行OMSFE时膜穿孔后3个月放弃植入种植体，骨预备位点距离鼻侧壁过近

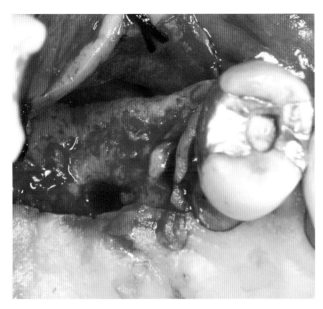

图20.64　用2.5mm的骨挤压器将充填骨预备区的软组织及富血小板纤维素推向根尖方向

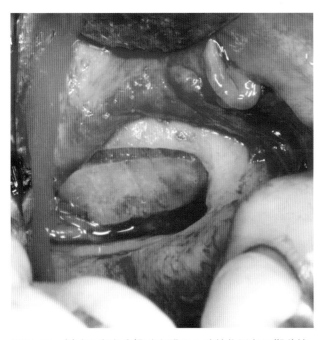

图20.65　侧壁开窗充分提升窦膜置入移植物以备延期种植

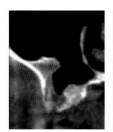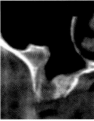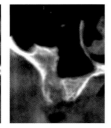

图20.66　CBCT横断面影像示3号牙位，术后感染在种植体失败移除后6周的影像

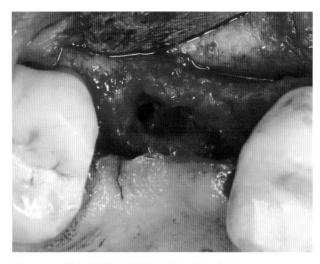

图20.67　软组织清创后暴露小的上颌窦穿通

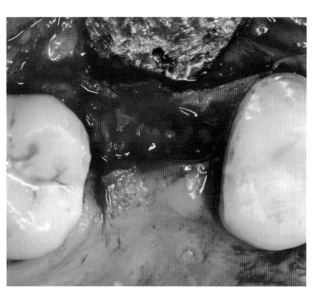

图20.68　余留牙槽嵴缺损处植入富血小板纤维素，有助于修复膜与牙槽嵴缺损

抗菌与抗充血治疗。应指导患者禁止擤鼻。随着种植体脱落及随后明显的口鼻相通瘘口（OAC），如果修补膜撕裂失败，需尝试再修复此区域。如果上颌窦保持健康，<3mm的小OAC将会自行关闭，而大于此尺寸的则需要外科修复[164,165]。关闭失败最常见的原因是未能充分控制上颌窦炎症。为此，需要马上移除异物、感染的以及退行性息肉样变的黏膜及感染的骨组织[166,167]。如果存在OAC，需要指导患

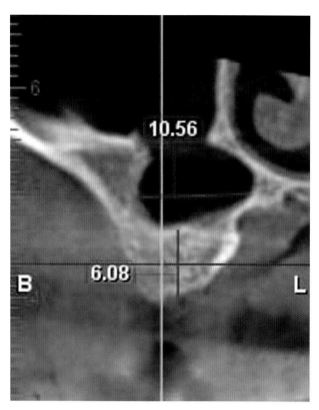

图20.69   5个月后牙槽嵴与窦膜修复明显，计划采用OMSFE术植入种植体

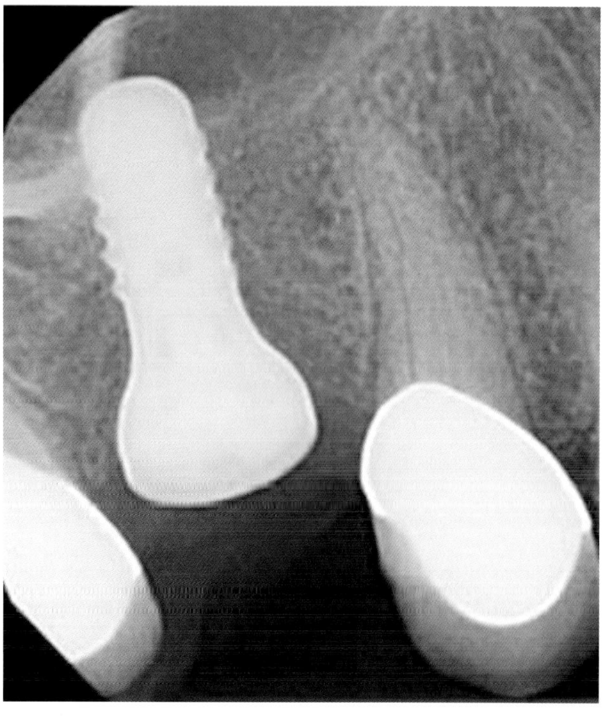

者使用50∶50稀释的双氧水进行冲洗，轻柔地间歇冲洗预备窝洞，配合全身系统使用抗生素如阿莫西林—克拉维酸或左氧氟沙星。

修补可以在开窗处使用胶原膜，辅以松解颊侧瓣[168]、腭侧旋转瓣[165]或颊侧带蒂脂肪垫[169,170]来获得初期关闭。必须考虑将患者转诊至在此领域有经验的医生或耳鼻喉医生处，尤其当临床医生没有进行这些复杂治疗的经验时。

如果发生了BPPV，通常会在1个月内不经治疗即可自愈[117]。然而，已有报道耳石复位的方法，如所知的"Epley手法"治疗BPPV非常有效，尤其当耳石颗粒位于半规管后部时[171-173]。临床医生可以考虑使用药物治疗缓解眩晕感和/或与之伴随的位移造成的恶心症状。最常用的药物是苯二氮䓬类与抗组胺药物[119]。由于症状严重影响正常生活能力，所以强烈建议马上将患者转诊至耳鼻喉医生处，BPPV的早期诊断与马上使用"Epley耳石复位手法"帮助患者减少不适感。

最后，解决患者不良的就诊体验，最好的办法是制备窦底内骨折时，尽量减少锤击，同时让患者预知在术中可能遇到的情况。这需要花费时间充分告知患者手术过程及可能遇到的不良结果，以及通过填写适当的知情同意表格将患者的知情状况记录在案。

重点提示

- 充分的上颌窦筛查（病史与CBCT），确保术前上颌窦健康可以减少术后并发症与不良后果的发生。
- 上颌窦间隔的存在、倾斜的上颌窦底或宽窦腔是需要考虑的解剖因素，会增加膜穿孔的风险。成功治疗有这些问题的患者需要有较高水平的临床经验。
- 在上颌后牙区常常骨质差，窦下骨量少，可

图20.70   根尖影像，示3号牙位植入4.8mm×10mm种植体3个月后

以考虑略小预备技术（5%～15%）增加初期稳定性。

- 使用带有止动装置的"膜安全"逐级扩孔钻进行骨成形预备快速而安全，预备时可穿出窦底骨壁1mm。

- 敲击骨挤压器时，通过稳固患者额部将其头部固定，也可使患者头抬起避免颈部过度拉伸。

- 在骨挤压器上考虑使用可调节的止动装置，借此可以在直接进行窦底内骨折时限制其根向穿入。止动点设置在比测量并确认过的剩余骨高度多1mm的位置。

- 如果在骨成形预备中放置颗粒状移植材料，应首先考虑置入保护性/缓冲性材料如胶原膜/栓或自体血小板凝集物形成的膜/栓。这些材料有助于封闭已发生但未被发现的穿孔。

- 如果发现了穿孔，考虑避免放置颗粒状移植物，使用血小板浓集物或胶原以提升窦膜并以此作为种植体与窦腔的屏障。然而，如果使用颗粒状移植物须考虑使用少量0.5%甲硝唑液湿润之以减少感染的风险[174]。

（金冬梅　轩东英　译）

参考文献

[1] Schropp L, Wenzel A, Kostopoulos L, Karring T. Bone healing and soft tissue contour changes following single-tooth extraction: a clinical and radiographic 12 month prospective study. *Int J Periodontics Restorative Dent* 2003; 23: 313–23.

[2] Sharan A, Madjar D. Maxillary sinus pneumatization following extractions: A radiographic study. *Int J Oral Maxillofac Implants* 2008; 23: 48–56.

[3] Farina R, Pramstraller M, Franceschetti G, Pramstraller C, Trombelli L. Alveolar ridge dimensions in maxillary posterior sextants: a retrospective comparative study of dentate and edentulous sites using computerized tomography data. *Clin Oral Implants Res* 2011; 22(10): 1138–44.

[4] Yamamichi N, Itose T, Neiva R, Wang HL. Long-term evaluation of implant survival in augmented sinuses: a case series. *Int J Periodontics Restorative Dent* 2008; 28: 163–9.

[5] Pjetursson BE, Tan CW, Zwahlen M, Lang NP. A systematic review of the success of sinus floor elevation and survival of implants inserted in combination with sinus floor elevation. Part I: Lateral approach. *J Clin Periodontol* 2008; 35 (Suppl 8): 216–40.

[6] Cabezas-Mojón J, Barona-Dorado C, Gómez-Moreno G, Fernández-Cáliz F, Martínez-González JM. Meta-analytic study of implant survival following sinus augmentation. *Med Oral Patol Oral Cir Bucal* 2012; 17(1): e135–9.

[7] Cho-Lee GY, Naval-Gias L, Castrejon-Castrejon S, Capote-Moreno AL, Gonzalez-Garcia R, Sastre-Perez J, Munoz-Guerra MF. A 12-year retrospective analytic study of the implant survival rate in 177 consecutive maxillary sinus augmentation procedures. *Int J Oral Maxillofac Implants* 2010; 25: 1019–102.

[8] Del Fabbro M, Rosano G, Taschieri S. Implant survival rates after maxillary sinus augmentation. *Eur J Oral Sci* 2008; 116: 497–506.

[9] Esposito M, Grusovin MG, Rees J, Karasoulos D, Felice P, Alissa R, et al. Interventions for replacing missing teeth: augmentation procedures of the maxillary sinus. *Cochrane Database Syst Rev* 2010; (3): CD008397.

[10] Del Fabbro M, Bortolin M, Taschieri S, Rosano G, Testori T. Implant survival in maxillary sinus augmentation. An updated systematic review. *J Osteol Biomat* 2010; 1: 69–79.

[11] Del Fabbro, Wallace SS, Trisi P, Capelli M, Zuffetti F, Testori T. Long-term implant survival in the grafted maxillary sinus: a systematic review. *Int J Periodontics Restorative Dent* 2013; 33(6): 773–83.

[12] Tatum H Jr. Maxillary and sinus implant reconstructions. *Dent Clin North America* 1986; 30: 207–29.

[13] Summers RB. A new concept in maxillary implant surgery: the osteotome technique. *Compend Contin Ed Dent* 1994; 15: 152–8.

[14] Summers RB. The osteotome technique. Part 3: Less invasive methods of elevating the sinus floor. *Compend Contin Educ Dent* 1994; 15: 698–708.

[15] Coatoam GW, Krieger JT. A four-year study examining the results of indirect sinus augmentation procedures. *J Oral Implant* 1997; 23: 117–27.

[16] Horowitz RA. The use of osteotomes for sinus augmentation at the time of implant placement. *Compend Contin Educ Dent* 1997; 18: 441–7, 450–2.

[17] Rosen PS, Summers R, Mellado JR, Salkin LM, Shanaman RH, Marks MH, Fugazzotto PA. The bone-added osteotome sinus floor elevation technique: multicenter retrospective report of consecutively treated patients. *Int J Oral Maxillofac Implants* 1999; 14: 853–8.

[18] Leonetti JA, Rambo HM, Throndson RR. Osteotome sinus elevation and implant placement with narrow size bioactive glass. *Implant Dent* 2000; 9: 177–82.

[19] Cavicchia F, Bravi F, Petrelli G. Localized augmentation of the maxillary sinus floor through a coronal approach for the placement of implants. *Int J Periodontics Restorative Dent* 2001; 21: 475–85.

[20] Toffler M. Osteotome-mediated sinus floor elevation: a clinical report. *Int J Oral Maxillofac Implants* 2004; 19: 266–73.

[21] Ferrigno N, Laureti M, Fanali S. Dental implants placed in conjunction with osteotome sinus floor elevation: a 12-year life-table analysis from a prospective study on 588 ITI implants. *Clin Oral Implants Res* 2006; 17: 194–205.

[22] Reiser GM, Rabinovitz Z, Bruno J, Damoulis PD, Griffin TG. Evaluation of maxillary sinus membrane response following

elevation with the crestal osteotome technique in human cadavers. *Int J Oral Maxillofac Implants* 2001; 16: 833–40.

[23] Artzi Z, Parson A, Nemcovsky CE. Wide-diameter implant placement and internal sinus membrane elevation in the immediate postextraction phase: clinical and radiographic observations in 12 consecutive molar sites. *Int J Oral Maxillofac Implants* 2003; 18: 242–9.

[24] Nedir R, Bischof M, Vazquez L, Szmukler-Moncler S, Bernard JP. Osteotome sinus floor elevation without grafting material: a 1-year prospective pilot study with ITI implants. *Clin Oral Implants Res* 2006; 17: 679–86.

[25] Nedir R, Nurdin N, Vazquez L, Szmukler-Moncler S, Bischof M, Bernard JP. Osteotome sinus floor elevation technique without grafting: a 5-year prospective study. *J Clin Periodontol* 2010; 37: 1023–8.

[26] Fermergård R, Åstrand P. Osteotome sinus floor elevation and simultaneous placement of implants – a 1-year retrospective study with Astra Tech implants. *Clin Implant Dent Relat Res* 2008; 10: 62–9.

[27] Schmidlin PR, Muller J, Bindl A, Imfeld H. Sinus floor elevation using an osteotome technique without grafting materials or membranes. *Int J Periodontics Restorative Dent* 2008; 28: 401–9.

[28] Gabbert O, Koob A, Schmitter M, Rammelsberg P. Implants placed in combination with internal sinus lift without graft material: an analysis of shortterm failure. *J Clin Periodontol* 2009; 36: 177–83.

[29] He LL, Chang X, Liu Y. Sinus floor elevation using osteotome technique without grafting materials: a 2-year retrospective study. *Clin Oral Implants Res* 2013; 24 (Suppl A100): 63–7.

[30] Watzek G, Haas R. Internal augmentation of the alveolar crest with the sinus membrane for guided bone regeneration. *Oral Maxillofac Surg Clin North America* 2001; 13: 511–20.

[31] Pjetursson BE, Rast C, Brägger U, Schmidlin K, Zwahlen M, Lang NP. Maxillary sinus floor elevation using the (transalveolar) osteotome technique with or without grafting material. Part I: implant survival and patients' perception. *Clin Oral Implants Res* 2009; 20: 667–76.

[32] Nedir R, Nurdin N, Khoury P, Perneger T, El Hage M, Bernard J-P, Bischof M. Osteotome sinus floor elevation with and without grafting material in the severely atrophic maxilla. A 1-year prospective randomized controlled study. *Clin Oral Implants Res* 2013; 24: 1257–64.

[33] Lai H-C. Osteotome sinus floor elevation with or without grafting: a 3-year randomized controlled clinical trial. *J Clin Periodontol* 2013; 40: 396–403.

[34] Si M-s, Zhuang L-f, Gu Y-X, Mo J-j, Qiao S-c, Lai H-C. Osteotome sinus floor elevation with or without grafting: a 3-year randomized controlled clinical trial. *J Clin Periodontol* 2013; 40: 396–403.

[35] Del Fabbro M, Corbella S, Weinstein T, Valentina C, Taschieri S. Implant survival rates after osteotome-mediated maxillary sinus augmentation: a systematic review. *Clin Implant Dent Relat Res* 2012; 14 (Suppl s1): e159–e168.

[36] Călin C, Petre A, Drafta S. Osteotome-mediated sinus floor elevation: a systematic review and meta-analysis. *Int J Oral Maxillofac Implants* 2014; 29: 558–576.

[37] Diss A, Dohan DM, Mouhyi J, Mahler P. Osteotome sinus floor elevation using Choukroun's platelet-rich fibrin as grafting material: a 1-year prospective pilot study with microthreaded implants. *Oral Surg Oral Med Oral Pathol Oral Radiol Endod* 2008; 105: 572–9.

[38] Toffler M, Toscano N, Holtzclaw D. Osteotome-mediated sinus floor elevation using only platelet-rich fibrin: an early report on 110 patients. *Implant Dent* 2010; 19(5): 447–56.

[39] Taschieri S, Del Fabbro M. Postextraction osteotome sinus floor elevation technique using plasma-rich growth factors. *Implant Dent* 2011; 20(6): 418–24.

[40] Taschieri S, Corbella S, Saita M, Tsesis I, Del Fabbro M. Osteotome-mediated sinus lift without grafting material. A review of literature and a technique proposal. *Int J Dent* 2012; 2012: 1–9.

[41] Kim JM, Sohn DS, Bae MS, Moon JW, Lee JH, Park IS. Flapless transcrestal sinus augmentation using hydrodynamic piezoelectric internal sinus elevation with autologous concentrated growth factors alone. *Implant Dent* 2014; 23: 168–74.

[42] Davarpanah M, Martinez H, Tecucianu JF, Hage G, Lazzara R. The modified osteotome technique. *Int J Periodontics Restorative Dent* 2001; 21: 599–607.

[43] Cosci F, Luccioli M. A new sinus lift technique in conjunction with placement of 265 implants: a 6-year retrospective study. *Implant Dent* 2000; 9: 363–8.

[44] Chen L, Cha J. An 8-year retrospective study: 1,100 patients receiving 1,557 implants using the minimally invasive hydraulic sinus condensing technique. *J Periodontol* 2005; 76: 482–91.

[45] Sohn DS, Lee JS, An KM, Choi BJ. Piezoelectric internal sinus elevation (PISE) technique: a new method for internal sinus elevation. *Implant Dent* 2009; 18: 458–63.

[46] Troedhan AC, Kurrek A, Wainwright M, Jank S. Hydrodynamic ultrasonic sinus floor elevation – an experimental study in sheep. *J Oral Maxillofac Surg* 2010; 68: 1125–30.

[47] Ahn SH, Park EJ, Kim ES. Reamer-mediated transalveolar sinus floor elevation without osteotome and simultaneous implant placement in the maxillary molar area: clinical outcomes of 391 implants in 380 patients. *Clin Oral Implants Res* 2012; 23(7): 866–72.

[48] Trombelli L, Minenna P, Franceschetti G, Minenna L, Farina R. Transcrestal sinus floor elevation with a minimally invasive technique. *J Periodontol* 2010; 81(1): 158–66.

[49] Kfir E, Goldstein M, Rafaelov R, Yerushalmi L, Kfir V, Mazor Z, Kaluski E. Minimally invasive antral membrane balloon elevation – results of a multicentre registry. *Clin Implant Dent Relat Res* 2009; 11: e83–e91.

[50] Arroyo R, Cabrera D. Minimally invasive antral membrane balloon elevation (MIAMBE): a 3 case report. *J Oral Res* 2013; 2(3): 135–8.

[51] Yamada JM, Park HJ. Internal sinus manipulation (ISM) procedure: a technical report. *Clin Implant Dent Relat Res* 2007; 9: 128–35.

[52] Sotirakis EG, Gonshor A. Elevation of the maxillary sinus floor with hydraulic pressure. *J Oral Implantol* 2005; 31: 197–204.

[53] Kao DW, DeHaven HA. Controlled hydrostatic sinus elevation: a novel method of elevating the sinus membrane. *Implant Dent* 2011; 20: 425–9.

[54] Jesch P, Bruckmoser E, Bayerle A, Eder K, Bayerle-Eder M, Watzinger F. A pilot-study of a minimally invasive technique to elevate the sinus floor membrane and place graft for

augmentation using high hydraulic pressure: 18-month followup of 20 cases. *Oral Surg Oral Med Oral Pathol Oral Radiol* 2013; 116: 293–300.

[55] Troedhan A, Kurrek A, Wainwright M, Schlichting I, Fischak-Treitl B, Ladentrog M. The transcrestal hydrodynamic ultrasonic cavitational sinuslift: results of a 2-year prospective multicentre study on 404 patients, 446 sinuslift sites and 637 inserted implants. *Open J Stomatol* 2013; 3: 471–85.

[56] Pommer B, Watzek G. Gel-pressure technique for flapless trancrestal maxillary sinus floor elevation: a preliminary cadaveric study of a new surgical technique. *Int J Oral Maxillofac Implants* 2009; 24: 817–22.

[57] Taschieri S, Del Fabbro M. Postextraction osteotome sinus floor elevation technique using plasma-rich growth factors. *Implant Dent* 2011; 20(6): 418–24.

[58] Antonaya-Mira R, Barona-Dorado C, Martínez-Rodríguez N, Cáceres-Madroño E, Martínez-González JM. Meta-analysis of the increase in height in maxillary sinus elevations with osteotome. *Med Oral Patol Oral Cir Bucal* 2012; 17(1): e146–52.

[59] Tan WC, Lang NP, Zwahlen M, Pjetursson BE. A systematic review of the success of sinus floor elevation and survival of implants inserted in combination with sinus floor elevation. Part II: transalveolar technique. *J Clin Periodontol* 2008; 35 (Suppl 8): 241–54.

[60] Emmerich D, Att W, Stappert C. Sinus floor elevation using osteotomes: a systematic review and meta-analysis. *J Periodontol* 2005; 76: 1237–51.

[61] Romero-Millán J, Martorell-Calatayud L, Peñarrocha M, García-Mira B. Indirect osteotome maxillary sinus floor elevation: an update. *J Oral Implantol* 2012; 38(6): 799–804.

[62] Viña-Almunia J, Maestre-Ferrín L, Alegre-Domingo T, Peñarrocha-Diago M. Survival of implants placed with the osteotome technique: an update. *Med Oral Patol Oral Cir Bucal* 2012; 17(5): e765–768.

[63] Sakka S, Baroudi K, Nassani MZ. Factors associated with early and late failure of dental implants. *J Investig Clin Dent* 2012; 3: 258–61.

[64] Timmenga NM, Raghoebar GM, van Weissenbruch R, Vissink A. Maxillary sinusitis after augmentation of the maxillary sinus floor: a report of 2 cases. *J Oral Maxillofac Surg* 2001; 59: 200–4.

[65] Timmenga NM, Raghoebar GM, Liem RSB, van Weissenbruch R, Manson WL, Vissink A. Effects of maxillary sinus floor elevation surgery on maxillary sinus physiology. *Eur J Oral Sci* 2003; 111: 189–97.

[66] Anavi Y, Allon DM, Avishai G, Calderon S. Complications of maxillary sinus augmentations in a selective series of patients. *Oral Surg Oral Med Oral Pathol Oral Radiol Endod* 2008; 106: 34–8.

[67] Quirynen M, Lefever D, Hellings P, Jacobs R. Transient swelling of the Schneiderian membrane after transversal sinus augmentation: a pilot study. *Clin Oral Implants Res* 2014; 25: 36–41.

[68] Alkan A, Celebi N, Bas, B. Acute maxillary sinusitis associated with internal sinus lifting: report of a case. *Eur J Dent* 2008; 2: 69–72.

[69] Sennerby L, Meredith N. Implant stability measurements using resonance frequency analysis: biological and biomechanical aspects and clinical implications. *Periodontol 2000* 2008; 47: 51–66.

[70] Ostman PO, Hellman M, Wendelhag I, Sennerby L. Resonance frequency analysis measurements of implants at placement surgery. *Int J Prosthodont* 2006; 19: 77–83.

[71] Markovic A, Calvo-Guirado JL, Lazic Z, Gómez-Moreno G, Calasan D, Guardia J, *et al.* Evaluation of primary stability of self-tapping and non-self-tapping dental implants. A 12-week clinical study. *Clin Implant Dent Relat Res* 2013; 15(3): 341–9.

[72] Turkyilmaz I, Sennerby L, McGlumphy EA, Tözüm TF. Biomechanical aspects of primary implant stability: a human cadaver study. *Clin Implant Dent Relat Res* 2009; 11: 113–19.

[73] Nkenke E, Schlegel Andreas, Schultze-Mosgau Stefan, Neukam Friedrich W, Wiltfang J. The endoscopically controlled osteotome sinus floor elevation: a preliminary prospective study. *Int J Oral Maxillofac Implants* 2002; 17: 557–66.

[74] Schleier P, Bierfreund G, Schultze-Mosgau S, Moldenhauer F, Küpper H, Freilich M. Simultaneous dental implant placement and endoscope-guided internal sinus floor elevation: 2-year post-loading outcomes. *Clin Oral Implants Res* 2008; 19: 1163–70.

[75] Scardano A, Degidi M, Iezzi G, Pecora G, Piattelli M, Orsini G, *et al.* Maxillary sinus augmentation with different biomaterials: a comparative histologic and histomorphometric study in man. *Implant Dent* 2006; 15: 197–207.

[76] Molly, L. Bone density and primary stability in implant therapy. *Clin Oral Implants Res* 2006; 17 (Suppl 2): 124–35.

[77] Beer A, Gahleitner A, Holm A, Birkfellner W, Homolka P. Adapted preparation technique for screw-type implants: explorative in vitro pilot study in a porcine bone model. *Clin Oral Implants Res* 2007; 18: 103–7.

[78] Tabassum A, Meijer GJ, Wolke JG, Jansen JA. Influence of the surgical technique and surface roughness on the primary stability of an implant in artificial bone with a density equivalent to maxillary bone: a laboratory study. *Clin Oral Implants Res* 2009; 20: 327–32.

[79] Shalabi MM, Wolke JG, Jansen JA. The effects of implant surface roughness and surgical technique on implant fixation in an in vitro model. *Clin Oral Implants Res* 2006; 17: 172–8.

[80] Komarnyckyj OG, London RM. Osteotome single-stage dental implant placement with and without sinus elevation: a clinical report. *Int J Oral Maxillofac Implants* 1998; 13: 799–804.

[81] Toffler M. Site development in the posterior maxilla using osteocompression and apical alveolar displacement. *Compend Contin Educ Dent* 2001; 22: 775–90.

[82] Strietzel FP, Nowak M, Küchler I, Friedmann A. Peri-implant alveolar bone loss with respect to bone quality after use of the osteotome technique: results of a retrospective study. *Clin Oral Implants Res* 2002; 13: 508–13.

[83] Hahn J. Clinical uses of osteotomes. *J Oral Implantol* 1999; 25: 23–9.

[84] Nóbrega AR, Norton A, Silva JA, Silva JP, Branco FM, Anitua E. Osteotome versus conventional drilling technique for implant site preparation: a comparative study in the rabbit. *Int J Periodontics Restorative Dent* 2012; 32: e109–e115.

[85] Fanuscu MI, Chang TL, Akca K. Effect of surgical techniques on primary implant stability and peri-implant bone. *J Oral Maxillofac Surg* 2007; 65: 2487–91.

[86] Proff P, Bayerlein T, Rottner K, Mai R, Fanghänel J, Gedrange T. Effect of bone conditioning on primary stability of FRIALIT-2

implants. *Clin Oral Implants Res* 2008; 19: 42–7.

[87] Fugazzotto P. Augmentation of the posterior maxilla: a proposed hierarchy of treatment selection. *J Periodontol* 2003; 74(11): 1682–91.

[88] Tabassum A, Meijer GJ, Walboomers XF, Jansen JA, Biological limits of the undersized surgical technique: a study in goats. *Clin Oral Implants Res* 2011; 22: 129–34.

[89] Bruschi GB, Scipioni A, Calesini G. Bruschi E. Localized management of sinus floor with simultaneous implant placement: a clinical report. *Int J Oral Maxillofac Implants* 1998; 13: 219–26.

[90] Chiapasco M, Felisati G, Maccari A, Borloni R, Gatti F, Di Leo F. The management of complications following displacement of oral implants in the paranasal sinuses: a multicenter clinical report and proposed treatment protocols. *Int J Oral Maxillofac Surg* 2009; 38: 1273–8.

[91] Ridaura-Ruiz L, Figueiredo R, Guinot-Moya R, Piñera-Penalva M, Sanchez-Garcés MA, Valmaseda-Castellón E, Gay-Escoda C. Accidental displacement of dental implants into the maxillary sinus: a report of nine cases. *Clin Implant Dent Relat Res* 2009; 11 (Suppl 1): e38–e45.

[92] Lubbe DE, Aniruth S, Peck T, Liebenberg S. Endoscopic transnasal removal of migrated dental implants. *Br Dent J* 2008; 204: 435–6.

[93] Kluppel LE, Santos SE, Olate S, Freire Filho FW, Moreira RW, de Moraes M. Implant migration into maxillary sinus: description of two asymptomatic cases. *Oral Maxillofac Surg* 2010; 14: 63–6.

[94] Iida S, Tanaka N, Kogo M, Matsuya T. Migration of a dental implant into the maxillary sinus. A case report. *Int J Oral Maxillofac Surg* 2000; 29: 358–9.

[95] Chappuis V, Suter VG, Bornstein MM. Displacement of a dental implant into the maxillary sinus: report of an unusual complication when performing staged sinus floor elevation procedures. *Int J Periodontics Restorative Dent* 2009; 29: 81.

[96] Regev E, Smith RA, Perrott DH, Pogrel MA. Maxillary sinus complications related to endosseous implants. *Int J Oral Maxillofac Implants* 1995; 10: 451–61.

[97] Galindo P, Sanchez-Fernandez E, Avila G, Cutando A, Fernandez JE. Migration of implants into the maxillary sinus: two clinical cases. *Int J Oral Maxillofac Implants* 2005; 20: 291–5.

[98] Chan HL, Wang HL. Sinus pathology and anatomy in relation to complications in lateral window sinus augmentation. *Implant Dent* 2011; 20(6): 406–12.

[99] Watzek G, Pommer B, Strbac GD. Status quo analysis. In: Watzek G, ed. *The percrestal sinus lift: from illusion to reality.* London: Quintessence, 2012: 67–86.

[100] Engelke W, Deckwer I. Endoscopically controlled sinus floor augmentation. A preliminary report. *Clin Oral Implants Res* 1997; 8: 527–31.

[101] Baumann A, Ewers R. Minimally invasive sinus lift. Limits and possibilities in the atrophic maxilla. *Mund Kiefer Gesichtschir* 1999; 3: 70–3.

[102] Berengo M, Sivolella S, Majzoub Z, Cordioli G. Endoscopic evaluation of the bone-added osteotome sinus floor elevation procedures. *Int J Oral Maxillofac Surg* 2004; 33: 189–94.

[103] Garbacea A, Lozada JL, Church CA, Al-Ardah AJ, Seiberling KA, Naylor WP, Chen JW. The incidence of maxillary sinus membrane perforation during endoscopically assessed crestal sinus floor elevation: a pilot study. *J Oral Implantol* 2012; 38(4): 345–59.

[104] Toffler M. Sinus elevation: osteotome-mediated approach. In: Sonick M, Hwang D, eds. *Implant site development.* Chichester, UK: Wiley-Blackwell, 2012: 270–91.

[105] Jensen OT, Brownd C, Baer D. Maxillary molar sinus floor intrusion at the time of dental extraction. *J Oral Maxillofac Surg* 2006; 64: 1415–19.

[106] Kolerman R, Moses O, Artzi Z, Barnea E, Tal H. Maxillary sinus augmentation by the crestal core elevation technique. *J Periodontol* 2011; 82: 41–51.

[107] Toffler M. Staged sinus augmentation using a crestal core elevation procedure (CCE) to minimize membrane perforation. *Pract Proced Aesthet Dent* 2002; 14: 767–74.

[108] Wen S-C, Lin Y-H, Yang Y-C, Wang H-L. The influence of sinus membrane thickness upon membrane perforation during transcrestal sinus lift procedure. *Clin Oral Implants Res* 2014, May 29. doi: 10.1111/clr.12429 [Epub ahead of print].

[109] Aimetti M, Romagnoli R, Ricci G, Massei G. Maxillary sinus elevation: the effect of macrolacerations and microlacerations on the sinus membrane as determined by endoscopy. *Int J Periodontics Restorative Dent* 2001; 21: 581–9.

[110] Pommer B, Unger E, Su" D, Hack N, Watzek G. Mechanical properties of the Schneiderian membrane in vitro. *Clin Oral Implants Res* 2009; 20: 633–7.

[111] Shakibaie B. Microscope-controlled internal sinus floor elevation (MI-SFE): a new technique to evaluate the sinus membrane during transcrestal lifting. *Int J Microdent* 2013; 4: 12–19.

[112] Zitzman N, Scharer P. Sinus elevation procedures in the resorbed posterior maxilla: comparison of the crestal and lateral approaches. *Oral Surg Oral Med Oral Pathol Oral Radiol Endod* 1998; 85: 8–17.

[113] Anzalone JV, Vastardis S. Oroantral communication as an osteotome sinus elevation complication. *J Oral Implantol* 2010; 36: 231–7.

[114] Lin PT, Bukachevsky R, Blake M. Management of odontogenic sinusitis with persistent oro-antral fistula. *Ear Nose Throat J* 1991; 70: 488–90.

[115] Saker M, Ogle O. Benign paroxysmal positional vertigo subsequent to sinus lift via closed technique. *J Oral Maxillofac Surg* 2005; 63: 1385–7.

[116] Di Girolamo M, Napolitano B, Arullani CA, Bruno E, Di Girolamo S. Paroxysmal positional vertigo as a complication of osteotome sinus floor elevation. *Eur Arch Otorhinolaryngol* 2005; 262: 631–3.

[117] Su GN-C, Tai P-W, Su P-T, Chien H-H. Protracted benign paroxysmal positional vertigo following osteotome sinus floor elevation: a case report. *Int J Oral Maxillofac Implants* 2008; 23: 955–9.

[118] Sammartino G, Mariniello M, Scaravilli, MS. Benign paroxysmal positional vertigo following closed sinus floor elevation procedure: mallet osteotomes vs. screwable osteotomes. A triple blind randomized controlled trial. *Clin Oral Implants Res* 2011; 22: 669–72.

[119] Kim M-S, Lee J-K, Chang BS, Um H-S. Benign paroxysmal positional vertigo as a complication of sinus floor elevation. *J Periodontal Implant Sci* 2010; 40: 86–9.

[120] Pérez-Garrigues H, Mateos Fernández M, Peñarrocha M. Benign paroxysmal positional vertigo secondary to surgical maneuvers on superior maxilla. *Acta Otorrinolaringo Esp* 2001; 52: 343–6 (Spanish).

[121] Peñarrocha M1, Pérez H, Garciá A, Guarinos J. Benign paroxysmal positional vertigo as a complication of osteotome expansion of the maxillary alveolar ridge. *J Oral Maxillofac Surg* 2001; 59: 106.

[122] Flannagan D. Labyrinthine concussion and positional vertigo after osteotome site preparation. *Implant Dent* 2004; 13: 129–32.

[123] Peñarrocha-Diago M, Rambia-Ferrer J, Perez V, Pérez-Garrigues H. Benign paroxysmal positional vertigo secondary to placement of maxillary implants using the alveolar expansion technique with osteotomes: a study of 4 cases. *Int J Oral Maxillofac Implants* 2008; 23: 129–32.

[124] Galli M, Petracca T, Minozzi F, Gallottini L. Complications in implant surgery by Summers technique: benign paroxysmal positional vertigo (BPPV). *Minerva Stomatol* 2004; 53: 535–41.

[125] Rodrıguez-Gutierrez C, Rodríguez-Gómez E. Positional vertigo afterwards maxillary dental implant surgery with bone regeneration. *Med Oral Patol Oral Cir Bucal* 2007; 12: E151–E153.

[126] Diserens V, Merickse E, Schäppi P, Mericske-Stern R. Transcrestal sinus floor elevation: report of a case series. *Int J Periodontics Restorative Dent* 2006; 26: 151–9.

[127] Shanbhag S, Karnik P, Shirke P, Shanbhag V. Cone-beam computed tomographic analysis of sinus membrane thickness, ostium patency, and residual ridge heights in the posterior maxilla: implications for sinus floor elevation. *Clin Oral Implants Res* 2014; 25: 755–60.

[128] Carmeli G, Artzi Z, Kozlovsky A, Segev Y, Landsberg R. Antral computerized tomography preoperative evaluation: relationship between mucosal thickening and maxillary sinus function. *Clin Oral Implants Res* 2011; 22: 78–82.

[129] Tabassum A, Meijer GJ, Walboomers XF, Jansen JA, Biological limits of the undersized surgical technique: a study in goats. *Clin Oral Implants Res* 2011; 22: 129–34.

[130] Al-Marshood MM, Junker R, Al-Rasheed A, Al Farraj Aldosari A, Jansen JA, Anil S. Study of the osseointegration of dental implants placed with an adapted surgical technique. *Clin Oral Implants Res* 2011; 22: 753–9.

[131] Petrie CS, Williams JL. Comparative evaluation of implant designs: influence of diameter, length, and taper on strains in the alveolar crest. A three-dimensional finite-element analysis. *Clin Oral Implants Res* 2005; 16: 486–94.

[132] Jung J-H, Choi S-H, Cho K-S, Kim C-S. Bone-added osteotome sinus floor elevation with simultaneous placement of non-submerged sand-blasted with large grit and acid etched implants: a 5-year radiographic evaluation. *J Periodontal Implant Sci* 2010; 40: 69–75.

[133] Lai H-C, Zhuang L-F, Lv X-F, Zhang Z-Y, Zhang Y-X, Zhang Z-Y. Osteotome sinus floor elevation with or without grafting: a preliminary clinical trial. *Clin Oral Implants Res* 2010; 21: 520–6.

[134] Bernardello F, Righi D, Cosci F, Bozzoli P, Soardi Carlo M, Spinato S. Crestal sinus lift with sequential drills and simultaneous implant placement in sites with <5 mm of native bone: a multicenter retrospective study. *Implant Dent* 2011; 20: 439–44.

[135] Kim DY, Itoh Y, Kang TH. Evaluation of the effectiveness of a Water Lift System in the sinus membrane lifting operation as a sinus surgical instrument. *Clin Implant Dent Relat Res* 2012; 14: 585–94.

[136] Toffler M. Staged sinus floor elevation using the crestal core elevation (CCE) procedure: a review of the technique. *J Implant Adv Clin Dent* 2010; 2: 27–42.

[137] Fugazzotto PA. The modified trephine/osteotome sinus augmentation technique: technical considerations and discussion of indications. *Implant Dent* 2001; 10: 259–62.

[138] Pommer B, Hof M, Fädler A, Gahleitner A, Watzek G, Watzak G. Primary implant stability in the atrophic sinus floor of human cadaver maxillae: impact of residual ridge height, bone density and implant diameter. *Clin Oral Implants Res* 2014; 25(2): e109–13.

[139] Shayesteh YS, Khojasteh A, Siadat H, Monzavi A, Bassir SH, Hossaini M, Alikhasi M. A comparative study of crestal bone loss and implant stability between osteotome and conventional implant insertion techniques: a randomized controlled clinical trial study. *Clin Implant Dent Relat Res* 2013; 15: 350–7.

[140] Buchter A, Kleinheinz J, Wiesmann HP, Kersken J, Nienkemper M, Weyhrother H, *et al.* Biological and biomechanical evaluation of bone remodeling and implant stability after using an osteotome technique. *Clin Oral Implants Res* 2005; 16: 1–8.

[141] Padmanabhan TV, Gupta RK. Comparison of crestal bone loss and implant stability among the implants placed with conventional procedure and using osteotome technique: a clinical study. *J Oral Implantol* 2010; 36: 475–83.

[142] Donati M, La Scala V, Billi M, Di Dino B, Torrisi P, Berglundh T. Immediate functional loading of implants in single-tooth replacement: a prospective clinical multicenter study. *Clin Oral Implants Res* 2008; 19: 740–8.

[143] Zhen F, Fandg W, Jing S, Zuolin W. The use of a piezoelectric ultrasonic osteotome for internal sinus elevation: a retrospective analysis of clinical results. *Int Oral Maxillofac Implants* 2012; 27: 920–6.

[144] Vitkov L, Gellrich NC, Hannig M. Sinus floor elevation via hydraulic detachment and elevation of the Schneiderian membrane. *Clin Oral Implants Res* 2005; 16: 615–21.

[145] Sentineri R, Dagnino G. Sinus augmentation by crestal approach with the Sinus Physiolift device. *Implants* 2011; 1: 13–17.

[146] Velázquez-Cayón R, Romero-Ruiz MM, Torres-Lagares D, Pérez-Dorao B, Wainwright M, Abalos-Labruzzi C, Gutiérrez-Pérez JL. Hydrodynamic ultrasonic maxillary sinus lift: review of a new technique and presentation of a clinical case. *Med Oral Patol Oral Cir Bucal* 2012; 17: e271–275.

[147] Kim JM, Sohn DS, Heo JU, Park JS, Jung HS, Moon JW, *et al.* Minimally invasive sinus augmentation using ultrasonic piezoelectric vibration and hydraulic pressure: a multicenter retrospective study. *Implant Dent* 2012; 21: 536–42.

[148] Jang H-Y, Kim H-C, Lee S-C, Lee J-Y. Choice of graft material in relation to maxillary sinus width in internal sinus floor augmentation. *J Oral Maxillofac Surg* 2010; 68: 1859–68.

[149] Polak D, Shapira L. From maximally to minimally invasive

surgery for sinus floor augmentation. *Compend Contin Ed Dent Special Issue* 2013; 34: 19–25.

[150] Penarrocha-Diago M, Galan-Gil S, Carrillo-Garcia C, Penarrocha-Diago D. Transcrestal sinus lift and implant placement using the sinus balloon technique. *Med Oral Patol Oral Cir Bucal* 2012; 17: e122–e128.

[151] Hu X, Lin Y, Metzmacher AR, Zhang Y. Sinus membrane lift using a water balloon followed by bone grafting and implant placement: a 28-case report. *Int J Prosthodont* 2009; 22: 243–7.

[152] Li J, Lee K, Chen H, Ou G. Piezoelectric surgery in maxillary sinus floor elevation with hydraulic pressure for xenograft and simultaneous implant placement. *J Prosth Dent* 2013; 110: 344–8.

[153] Tetsch J, Tetsch P, Lysek DA. Long-term results after lateral and osteotome technique sinus floor elevation: a retrospective analysis of 2190 implants over a time period of 15 years. *Clin Oral Implants Res* 2010; 21: 497–503.

[154] Watzek G, Fügl A. Compromised results and complications. In: Watzek G, ed. *The percrestal sinus lift: from illusion to reality.* London: Quintessence, 2012: 199–220.

[155] Jank S, Kurrek A, Wainwright M, Bek VE, Troedhan A. Rupture length of the sinus membrane after 1.2 mm puncture and surgical sinus elevation: an experimental animal cadaver study. *Oral Surg Oral Med Oral Pathol Oral Radiol Endod* 2011; 112: 568–72.

[156] Boyne PJ. Analysis of performance of root-form endosseous implants placed in the maxillary sinus. *J Long Term Effects Med Implants* 1993; 3: 143–59.

[157] Jung JH, Choi BH, Zhu SJ, Lee SH, Huh JY, You TM, *et al.* The effects of exposing dental implants to the maxillary sinus cavity on sinus complications. *Oral Surg Oral Med Oral Pathol Oral Radiol Endod* 2006; 102: 602–5.

[158] Nooh N. Effect of schneiderian membrane perforation on posterior maxillary implant survival. *J Int Oral Health* 2013; 5: 28–34.

[159] Ding X, Zhu X-h, Wang H-m, Zhang X-h. Effect of sinus membrane perforation on the survival of implants placed in combination with osteotome sinus floor elevation. *J Craniofac Surg* 2013; 24: e102–104.

[160] Sullivan SM, Bulard RA, Meaders R, Patterson MK. The use of fibrin adhesive in sinus lift procedures. *Oral Surg Oral Med Oral Pathol Oral Radio Endod* 1997; 84: 616–19.

[161] Choi BH, Zhu SJ, Jung JH, Lee SH, Huh JY. The use of autologous fibrin glue for closing sinus membrane perforations during sinus lifts. *Oral Surg Oral Med Oral Pathol Oral Radiol Endod* 2006; 101: 150–4.

[162] Shin HI, Sohn DS. A method of sealing perforated sinus membrane and histologic finding of bone substitutes: a case report. *Implant Dent* 2005; 14: 328333.

[163] Pjetursson BE, Ignjatovic D, Matuliene G, Bragger U, Schmidlin K, Lang NP. Transalveolar maxillary sinus floor elevation using osteotomes with or without grafting material. Part II: radiographic tissue remodeling. *Clin Oral Implants Res* 2009; 20: 677–83.

[164] Abuabara A, Cortez AL, Passeri LA, de Moraes M, Moreira RW. Evaluation of different treatments for oroantral/oronasal communications: experience of 112 cases. *Int J Oral Maxillofac Surg* 2006; 35: 155–8.

[165] Anavi Y, Gal G, Silfen R, Calderon S. Palatal rotation-advancement flap for delayed repair of oroantral fistula: a retrospective evaluation of 63 cases. *Oral Surg Oral Med Oral Pathol Oral Radiol Endod* 2003; 96: 527–34.

[166] Hernando J, Gallego L, Junquera L, Villarreal P. Oroantral communications. A retrospective analysis. *Med Oral Patol Oral Cir Bucal* 2010; 15: e499–503.

[167] Lin PT, Bukachevsky R, Blake M. Management of odontogenic sinusitis with persistent oro-antral fistula. *Ear Nose Throat J* 1991; 70: 488–90.

[168] Rehrmann A. A method of closure of oroantral perforation. *Dtsch Zahnarztl Z* 1936; 39: 1136–9.

[169] El-Hakim IE, El-Fakharany AM. The use of the pedicled buccal fat pad (BFP) and palatal rotating flaps in closure of oroantral communication and palatal defects. *J Laryngol Otol* 1999; 113: 834–8.

[170] Martín-Granizo R, Naval L, Costas A, Goizueta C, Rodriguez F, Monje F, *et al.* Use of buccal fat pad to repair intraoral defects: review of 30 cases. *Br J Oral Maxillofac Surg* 1997; 35: 81–4.

[171] Hornubia V, Baloh RW, Harris MR, Jacobson KM. Paroxysmal positional vertigo syndrome. *Am J Otol* 1999; 20: 465–70.

[172] von Brevern M, Seelig T, Radtke A, Tiel-Wilck K, Neuhauser H, Lempert T. Short-term efficacy of Epley's manoeuvre: a double-blind randomised trial. *J Neurol Neurosurg Psychiatry* 2006; 77: 980–2.

[173] Bhattacharyya N, Baugh RF, Orvidas L, Barrs D, Bronston LJ, Cass S, *et al.* Clinical practice guideline: benign paroxysmal positional vertigo. *Otolaryngol Head Neck Surg* 2008; 139: S47–81.

[174] Simonpieri A, Del Corso M, Sammartino G, Dohan Ehrenfest DM. The relevance of Choukroun's platelet-rich fibrin and metronidazole during complex maxillary rehabilitations using bone allograft. Part I: a new grafting protocol. *Implant Dent* 2009; 18(2): 102–11.

第21章

拔牙位点即刻种植的相关并发症

Implant complications related to immediate implant placement into extraction sites

Barry D. Wagenberg and Stuart J. Froum

引言

牙科种植最常见的两个问题是治疗周期长和费用高。传统采用一段式或二段式无负荷原则，将种植体植入外形完好的牙槽骨内[1,2]。目前，常需要在种植体植入前或植入中重建牙槽骨。可通过许多骨增量方法实现：包括块状骨移植[3]、引导性骨再生术（GBR）[4]、植入移植材料[5]、牵张成骨[6]。

在不同出版物里，Schulte等[7]和Lazarra[8]分别引入了拔牙后将种植体植入新鲜牙槽窝的概念。但即刻植入种植体的成功率存在争议。迄今为止，很多文献回顾已报道即刻种植（immediate implant placement，IIP）和在已愈合的无牙区种植成功率是相似的[9-11]。近期系统性文献回顾还对即刻种植与延期种植后牙槽骨丧失进行了比较[12]。文中阐述经过至少12个月的负载，即刻种植位点的骨丧失量少于已愈合位点。许多临床医生认为通过两段式包括拔牙、牙槽骨增量和4～12个月愈合期将提高种植体的成功率。然而，这种方法不仅延长义齿最终修复、功能及美学恢复的时间，而且将增加患者的费用。将种植体植入感染牙槽窝的做法很有争议，大部分临床医生都避免这样做，同时也避免在上、下颌磨牙区采用IIP的方法。在所有这些病例中，只要外科操作正确，其成功率与将种植体植入缺牙区和进行过骨增量的区域相似[13,14]。有一项研究对即刻种植与种植在天然骨上的种植体进行了比较[15]，

二者均在植入后72h内负重，其5年后的骨丧失程度相当。

相比延期种植，拔除天然牙即刻种植有许多优点（图21.1），包括：无较大范围翻瓣而使伤口愈合得到改善、缩短治疗时间、简化手术程序、降低费用和减轻患者不适感。许多研究讨论了这些即刻种植的优点，并且均报道了IIP的高成功率[16-26]。

与所有的种植方法一样，IIP也会发生并发症。拔除天然牙后行IIP最常见的并发症包括：

- 植入位置不佳
- 愈合中膜暴露
- 愈合后角化组织宽度不足[27]
- 牙龈退缩
- 种植失败
- 美学效果不佳

病因与预防

植入位置不佳

植入位置不佳的原因是临床医生未在正确位置上进行窝洞预备（图21.2和图21.3）（参见第11章、12章和25章）。理想的植入位置，上前牙沿舌隆突；前磨牙在牙槽窝中心（如果牙位置正确）；磨牙在牙槽间隔。天然牙拔除后标准球钻不能引导2mm扩孔钻进入理想位置。使用尖而锋利的先锋钻将使初始进入的位置更可靠（图21.4）（长钻：

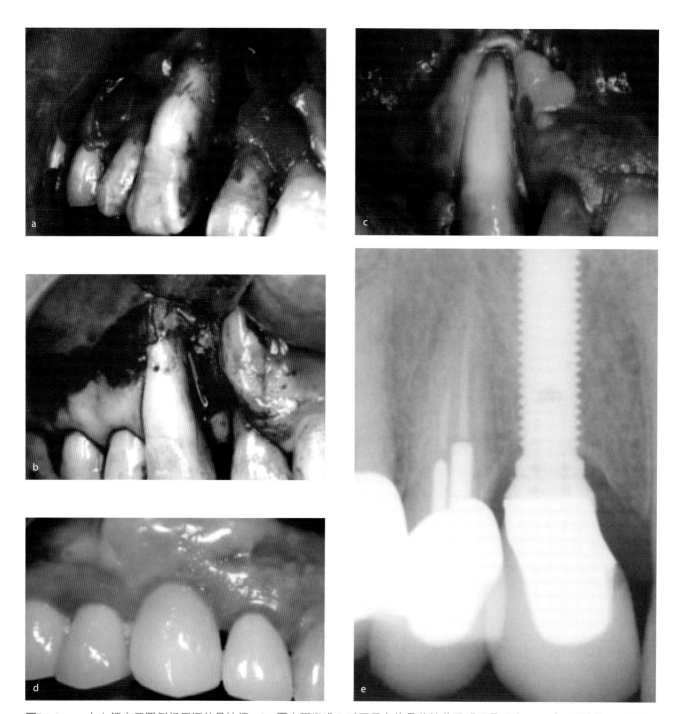

图21.1　a. 右上颌尖牙腭侧根周深的骨缺损。b. 再次翻瓣进入时可见自体骨移植获得明显骨再生。c. 尖牙唇侧根面暴露明显，但由于笑线较低并未显露出来。11年后尖牙出现严重的附着丧失，确诊无望保留，需要拔除。d. 拔除患牙，植入种植体，同时行同种异体骨移植并覆盖Vicryl膜试图获得唇侧骨再生。这些都在拔牙同期完成。种植修复改善了此牙的美学效果并行使功能12年以上。e. 修复后10年的X线片

Nobel Biocare，Yorba Linda，CA，USA；短钻：3i，Palm Beach Gardens，FL，USA）。按照程序步骤谨慎预备非常重要[26]。关键要事先知道此位点最终计划修复的类型，以及中央窝或舌隆突的位置。

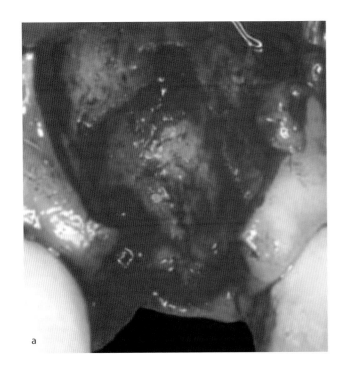

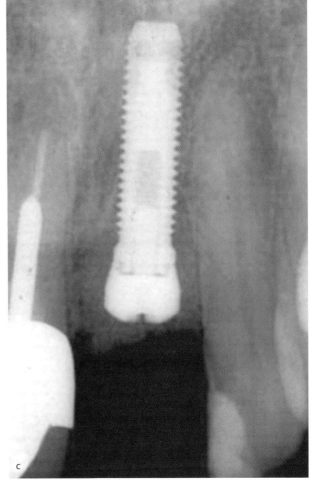

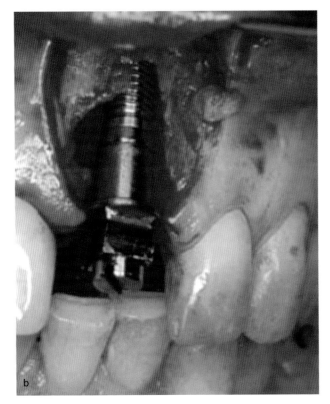

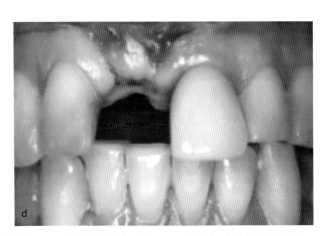

图21.2 a. 右上中切牙拔除后留下明显的骨缺损。b. 植入1颗种植体，同时行骨移植并覆盖PG910膜以促进缺失的骨再生。c. 手术当天植入种植体的X线影像，直接放置愈合基台以简化二期手术进入。d. 术区愈合良好并有足够的角化组织

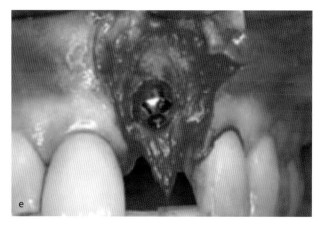

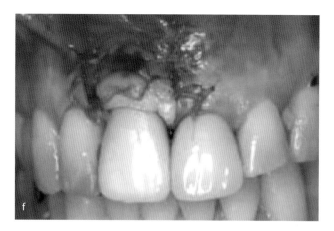

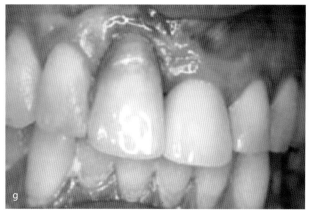

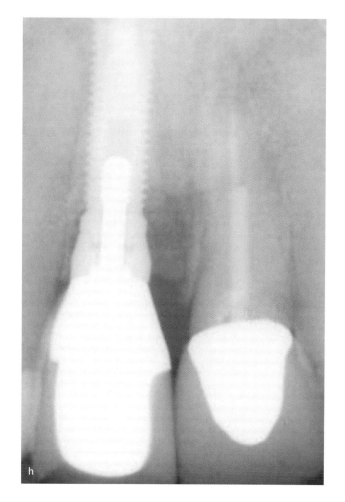

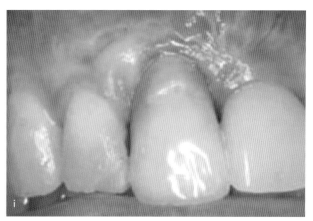

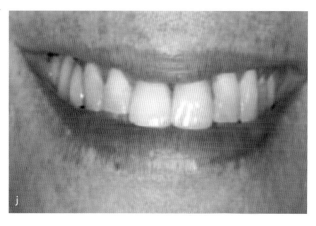

图21.2续　e. 一期手术显示明显骨再生。f. 由于种植体植入位置偏向唇侧，造成颈部软组织退缩，虽然进行了结缔组织移植，但并未达到预期效果。g. 龈瓷可以帮助掩盖软组织高度的差异。h. 修复后12年的X线影像。i. 修复后12年的临床照片。j. 患者的笑线低，未露出不一致的龈缘水平

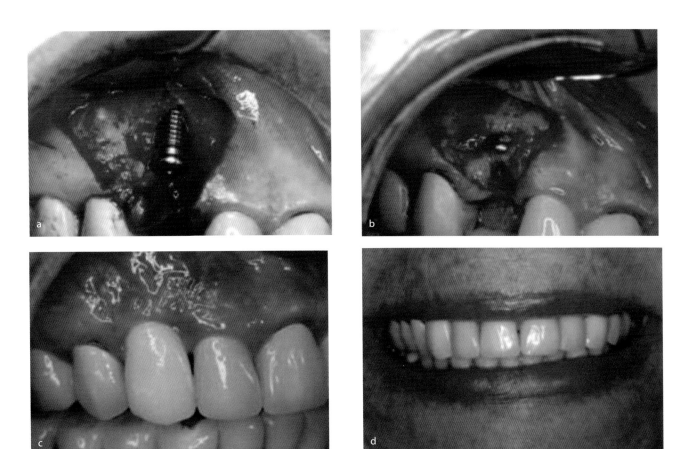

图21.3 a. 即刻种植中显示唇侧骨壁丧失。b. 愈合6个月后，唇侧骨再生明显。c. 修复后2年。d. 患者笑线低，修复体的龈缘未外露

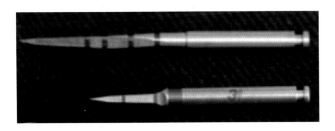

图21.4 锋利的先锋钻使医生在预备种植窝时不至于打滑

对于螺丝固位的修复体，种植体穿出位置，后牙应在中央窝，前牙应在舌隆突。

对于粘接固位的修复体，种植体穿出位置，后牙应在中央窝，前牙应位于切缘。

对于固定修复桥，种植体应从前牙/后牙的偏腭侧穿出，且最好位于两颗天然牙之间，这样会减少义齿脱落的概率。

愈合期的膜暴露

愈合期间膜暴露常有发生。与膜类型相关性不明显。对于多数类型的膜，一期关闭愈合非常重要。一期愈合阶段推荐使用无张力的滑行瓣和利于保持龈瓣稳定的缝合材料。膜暴露如果是可吸收膜，如聚明胶910（PG910）（Vicryl，Ethicon；Johnson and Johnson，Somerville，NJ，USA）或胶原膜，通常并不影响结果。PG910膜以酸性物质的形式分解，其上的细菌生长极少，不需要再翻瓣以覆盖之，因为不影响种植体是否成功。尽管没有再翻瓣覆盖，随着可吸收膜的降解，在原龈瓣边缘会形成足够多的角化组织。在特殊情况下，比如患者吸烟，即使使用的是这种膜也建议再次翻瓣覆盖，因为吸烟者的组织收缩更多，菌斑堆积增加。在薄龈生物型的病例中，膜的降解产物可能导致薄的唇颊

侧组织溶解退缩（图21.5a～f）。此时，最基本的做法是用蘸有氯己定的棉签每天擦拭2～3次保持此区域清洁。一旦膜降解就会有新的角化组织生成。

愈合后角化组织宽度不足

当有足够宽度角化组织时，种植修复体周围的龈边缘水平能够更久地维持在冠方。愈合期冠向滑行瓣会使种植修复体唇侧角化组织减少。通常这就

需要将原来冠向滑行的瓣再复位或放置移植组织以增加唇侧的角化组织。

牙龈退缩

在即刻种植中，种植体的植入位置太偏唇侧或使用接近唇侧骨板的宽径种植体，只留过小间隙，会增加种植体周围牙龈退缩的风险。种植体唇侧留有足够的间隙对保持种植体长期稳定非常重要（图

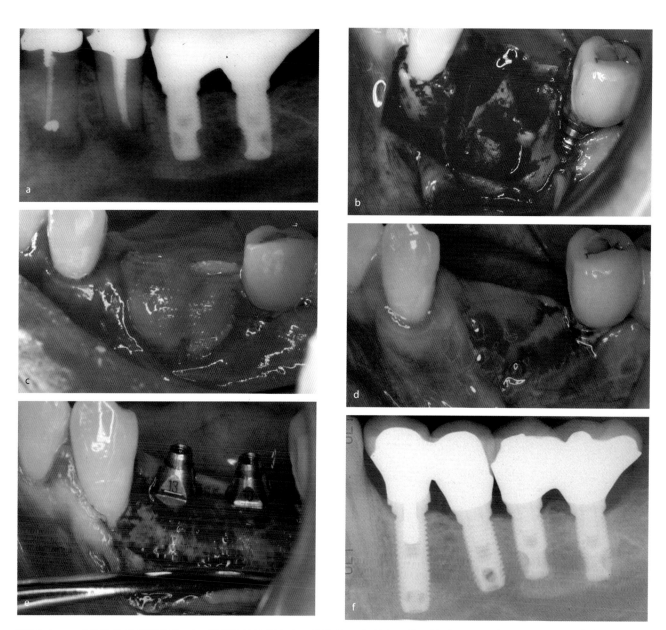

图21.5 a. 感染牙位将延期种植。b. 明显的骨缺损存在。此处植入皮质冻干骨，然后用Vicryl膜覆盖。c. 膜的降解物使薄的颊侧软组织溶解退缩。d. 随着膜的降解，可以看见岛状角化组织形成。e. 在植入位点可以观察到新骨形成。f. 5年后X线影像证实了骨的形成和稳定

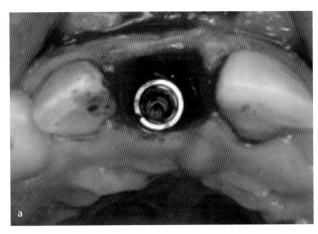
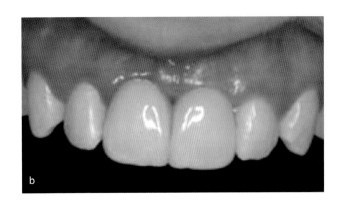

图21.6 a. 偏向腭侧植入种植体，可促进组织再生和增加唇侧骨板厚度从而维持组织的长期稳定。同时相邻中切牙也被同期拔除并植入种植体。治疗后分别制作临时修复体。b. 2颗中切牙最终的种植体，支持式修复体

21.6a，b）。另外要关注的问题是在牙齿拔除和即刻种植后，牙龈退缩的不可预期性，在许多研究中有报道[28-32]。

种植体失败

在自然骨或曾行骨再生的牙槽嵴行IIP均有可能发生种植失败。有研究显示IIP和延期种植的种植成功率相似[11]。如果种植失败，可以重新种植，或者立即重新植入直径略大的种植体，或者移除原种植体及牙槽嵴增量后延期种植[33]。

美学效果不佳

即使临床医生按照正确的IIP程序操作，最终修复体也仍然会有让人难以接受的美学效果（图21.7a～f）[34,35]（参见第11～14章）。

即使患者笑线较低且不会露出龈缘，患者仍然认为修复体的美学效果不理想。因此，在种植之前，了解患者的期望值是最基本的。那些对美学效果期望很高的患者，应考虑采取两段式方法并在植入种植体前对牙槽嵴进行修复。影响单颗种植体与天然牙之间牙龈乳头效果的限制因素是邻牙的牙槽嵴水平（参见第14章）。图21.6所示2颗中切牙位种植体间有牙槽骨存在。图21.7的病例中中切牙和侧

切牙间的骨水平降低。虽然修复后的影像结果显示种植体的位置非常好，但临床上修复体的美学效果非常不理想（图21.7d）。该患者认为功能最重要，因此他接受了这一美学结果。然而从理想的美学角度考虑，这个修复体并不成功。此病例中美学问题的病因部分是因为切牙间的骨丧失。如果该患者对美学效果要求高，那么在植入种植体前须进行诸多治疗程序，为最终修复体创造良好轮廓。此外，在两相邻种植体间获得正常高度的牙龈乳头，还需要考虑此区域的愈合生物学（参见第15章）。

天然牙拔除即刻种植修复（无咬合负重）

对临床医生而言，在美学区天然牙拔除同期行即刻种植是一个挑战（参见第11章和第14章）。正如前面所说，了解种植体植入的位置与最终修复位置的相关性是最基本的原则（图21.8a～f）。患者在佩戴临时活动义齿如局部义齿或Essix装置时经常感觉不舒服。酸蚀固位的临时义齿很难处理，因为必须考虑戴入临时义齿与去除之间的平衡。临时修复体制作有助于形成穿龈轮廓，为牙龈和龈乳头提供支持，有助于维持天然组织的轮廓（图21.9a～c）。对于即刻种植和即刻临时修复，下面

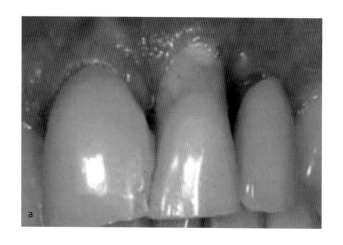

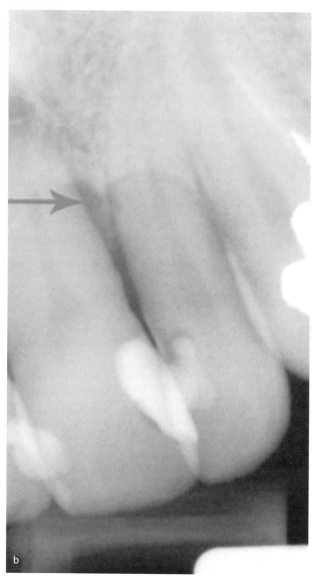

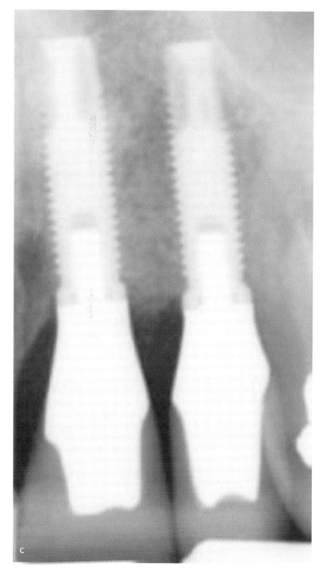

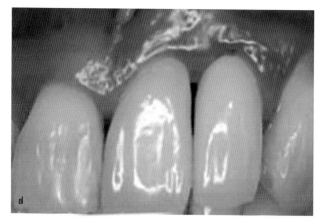

图21.7 a. 临床照片显示中切牙与侧切牙间的严重牙周病损。b. X线显示了骨缺损的程度。c. 种植修复后的X线影像显示种植体排列位置良好。d. 修复后的临床照片显示与邻牙相比左侧的中切牙和侧切牙种植体的龈缘水平不一致

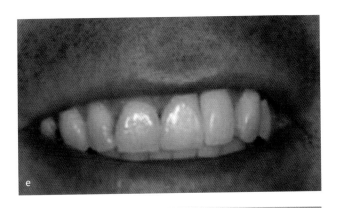

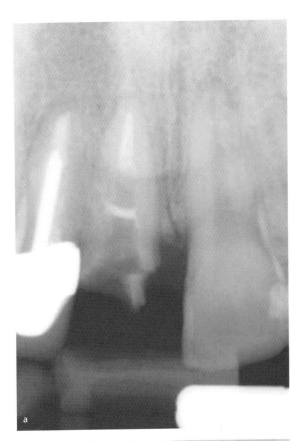

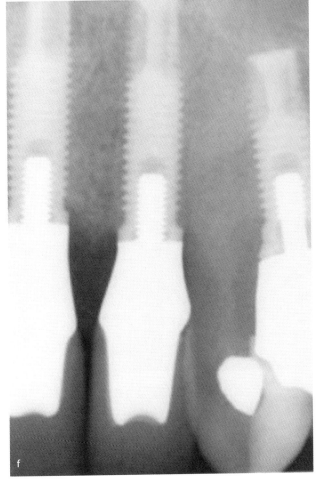

图21.7续　e. 患者的笑线水平暴露了牙齿间的长度差异。f. 尽管最初骨缺损较多，但5年后种植体的骨水平保持稳定

是几条基本要求：

- 彻底清除牙槽窝内的感染组织
- 充足的可利用组织
- 种植体的初期稳定性
- 患者术后维护的配合

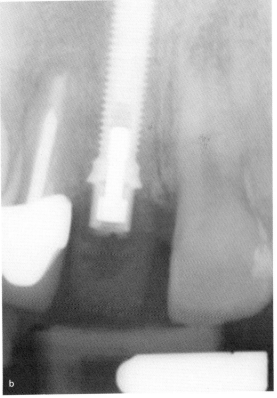

图21.8　a. X线影像可见右上中切牙根折。b. 拔牙后清创牙槽窝同期即刻植入种植体，手术同期粘固基台

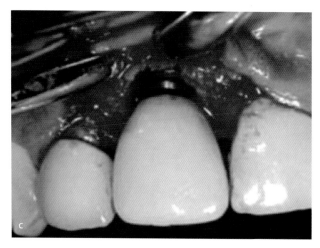

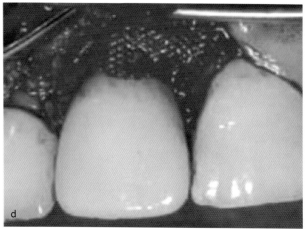

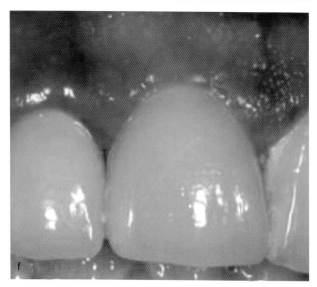

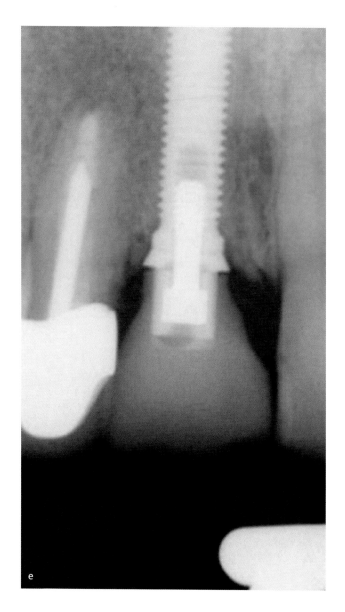

图21.8续 c. 临时义齿制作完成后（用强力粘接剂将其粘固以防松动），在种植体和牙槽骨之间紧密填塞人工骨。d. 用Vicryl膜覆盖移植材料，将其延伸至牙槽骨边缘外侧并修整邻面形态。e. 修复后8年X线影像显示牙槽骨稳定。f. 患者修复后8年出现轻微组织感染，但牙龈高度与即刻修复后的相似

临床医生应避免即刻种植的种植体负荷，这是基本原则。在前牙和上颌双尖牙区（常设计成尖牙外形以免有咬合面），临时修复体通常是单颗牙，容易受到咀嚼运动影响而出现较大动度。因此，食物必须切成小块放在后牙区咀嚼。偶然的接触会时有发生，但是负荷过重将导致种植体失败。所有这

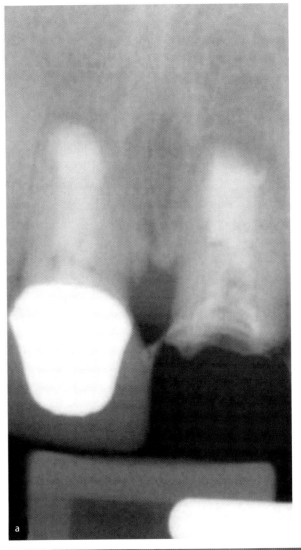

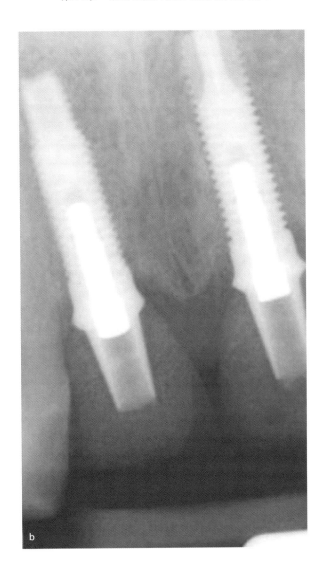

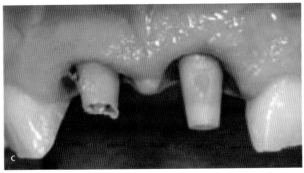

图21.9 a. 上颌中切牙冠根比失调不能保持稳固，因此保留无望。b. 拔除患牙、清创牙槽窝、植入种植体、放置基台、粘固临时修复体。c. 愈合6个月后拆除临时修复体，证实了其在即刻种植修复后塑形牙龈的能力

些都必须向患者解释清楚，患者也必须同意遵守这些术后医嘱。如果患者不配合，即刻种植和即刻临时修复就不作为治疗选择。为了治疗成功，在最大牙尖交错位和咀嚼运动时，临时修复体都不能有咬合接触。

预防即刻种植无负荷临时修复失败的程序

种植体必须按IIP的方法植入（图21.10a ~ e）。应该选择合适的基台置于种植体上，按厂家

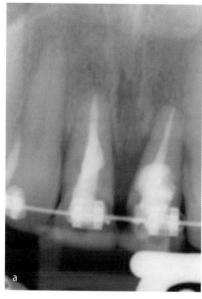
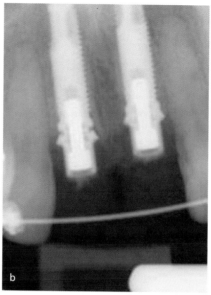
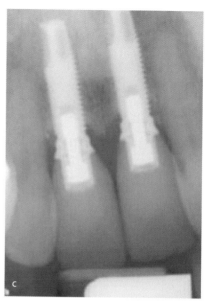
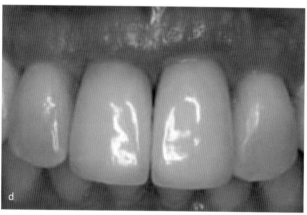
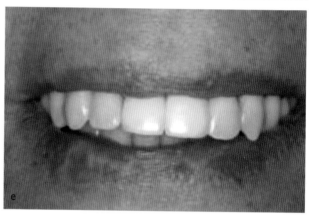

图21.10　a. 上颌左右中切牙不能保留。b. 拔除患牙、彻底清创牙槽窝，植入种植体并放置基台，粘固临时修复体并保证其无咬合接触。c. 修复后7年影像显示牙槽嵴稳定。d. 临床照片显示龈缘稳定，与稳定的牙槽嵴高度相符。e. 患者相对笑线较低

推荐的扭力将其拧入，在X线片或直视下确认基台完全就位。制作临时修复体并将其粘固，然后清除所有多余的粘接剂。对于需要的位点一定要行骨增量并尽量过度，膜就位后无张力缝合，然后检查咬合确认无负荷。

必须周期检查监测组织愈合，重申无咬合原则，如果医生和患者都能遵守此原则，治疗结果预期性很高。研究表明IIP修复替代天然牙与延期种植相比，不论骨再生还是软组织效果都相似[36]。

该治疗方法的另一个优点是拔牙同期植入种植体并放置基台，通常就不需要再更换。这样可以防止种植体周围的龈缘退缩和骨丧失[37]。

上颌磨牙IIP的治疗原则

由于离上颌窦较近以及多牙根拔除后剩余骨量的问题，上颌磨牙的种植治疗通常采用延期种植。但如果行IIP，需要遵循以下原则（图21.11a~e）：

1. 将冠根分离，并分离每个牙根，切割牙周膜，轻柔地拉出每个牙根。
2. 彻底清创整个拔牙窝，评估种植体植入的埋想位点，用骨挤压器进行种植窝预备。

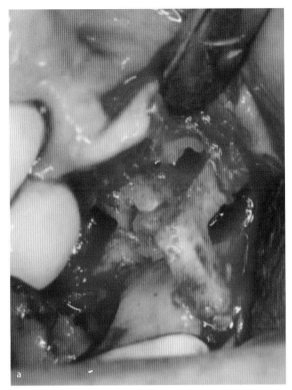

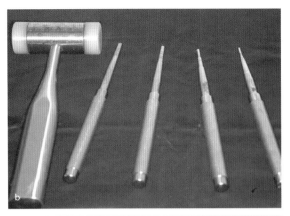

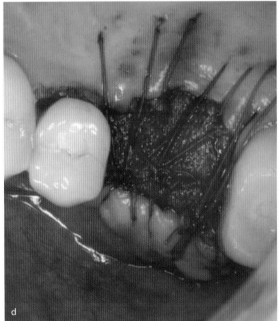

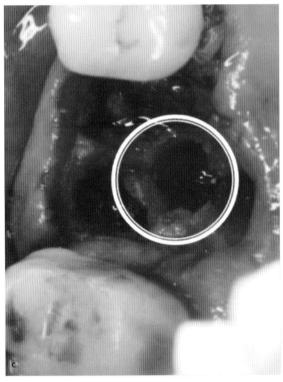

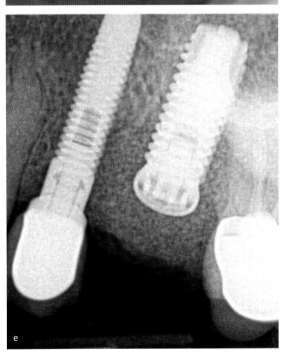

图21.11　a. 明显的骨缺损。b. 直径1～4mm的骨挤压器。c. 使用骨挤压器进行骨成形预备。d. 骨移植后盖Vicryl膜，缝合颊腭侧瓣，不需要强求用瓣盖住屏障膜。e. X线片显示种植体的最终位置及移植材料

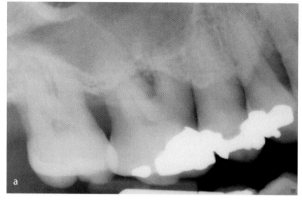

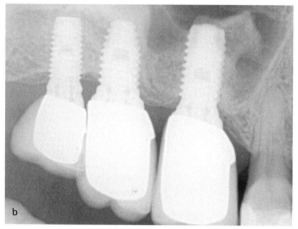

图21.12　a. 近上颌窦仅有很少的骨量可以利用。b. 负载7年后骨保持稳定

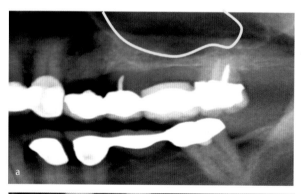

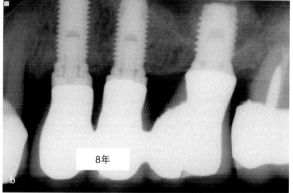

图21.13　a. 黄色线描画的是上颌窦位置。b. 负载8年后种植体周围骨量保持稳定

3.预备窝内放入足量骨粉直至感觉有阻力。

4.放置确定好长度及直径的软组织水平种植体。

5.用移植材料充填余留间隙，并覆盖屏障膜。

　　如果能够遵循以上原则，种植体可以获得稳定并达到95%~97%的成功率（图21.12a，b和图21.13a，b）。然而，还有很多因素会妨碍即刻种植的实施，如：

- 上颌窦穿孔
- 骨量不足以稳定种植体
- 不能将种植体放在修复需要的位置
- 不能清除所有的感染

　　上述任一种情况存在，临床医生都需要将骨粉填入此区域并盖膜缝合，3~4个月后再进行种植，如果有必要可能还需要上颌窦内提升术。

下颌磨牙的处理

　　由于特殊的解剖结构（下牙槽神经）及拔牙后可用骨量的限制，在下颌新鲜拔牙位点即刻种植是有挑战的。理想的植入位点是牙槽间隔。即使在有感染的位点只要彻底清除感染，也是可行的（图21.14a~e）。再次强调，与上颌磨牙的处理原则类似：将冠根分离，分离牙根，松解根周牙周膜直到可以用轻微的力量将其拔出。术前和术中的测量很重要。一旦牙根拔出，骨高度会发生变化；即使术前做了CT扫描，在牙根拔出之前术者也不能获得足够的测量信息。牙根拔出之后最关键的测量就是拔牙窝的当前深度相对牙槽嵴的目高度。另外需要测量的是根尖到下牙槽神经管冠方的距离。有时也可以将深度测量尺置于2mm标记处然后拍X线片，明确还可以根尖向安全预备多深（图21.15a~c）。

　　此外，深度测量杆可以放在牙槽窝内进行测量：首先用2mm测量尺，然后是3mm和5mm。利用

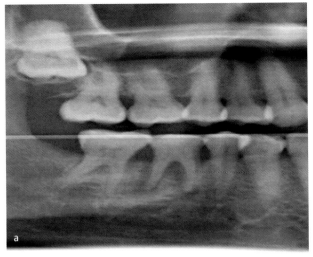

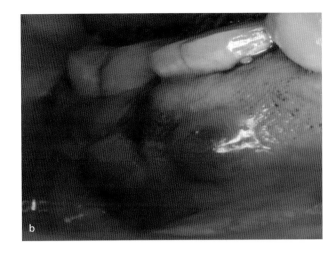

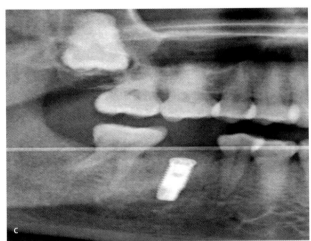

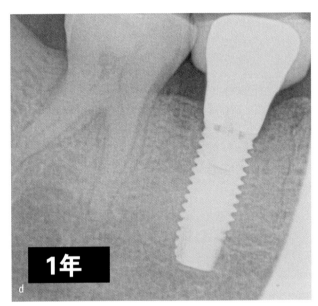

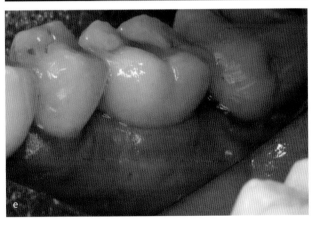

图21.14　a. X线片显示30号牙的明显感染。b. 明显的肿胀。c. 植入种植体。d. X线片显示负载1年后骨状况完好。e. 临床照片显示健康的种植体及其周围组织

2mm与更大尺寸测量尺的不同可以帮助术者判断可放置种植体的近远中与颊舌向空间。

有时磨牙区相邻两天然牙的近远中距离超过11mm。即使放置5mm或6mm直径的种植体也会出现生物机械问题，并且由于患者食物嵌塞可能造成清洁维护困难。如果可能，医生需要考虑在此区域

放置两颗直径略小的种植体（图21.16a，b）。

近期有文献报道了上下颌磨牙区种植的"新方法"[38]。该技术把拟拔除的磨牙先行截冠然后直接进行种植窝预备，利用剩余牙根引导钻的放置。扩孔预备完成之后将残余牙根拔除，接下来按本章介绍的传统方法继续进行处理。尽管文中仅报道了

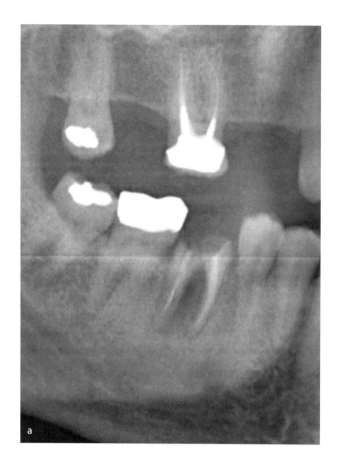

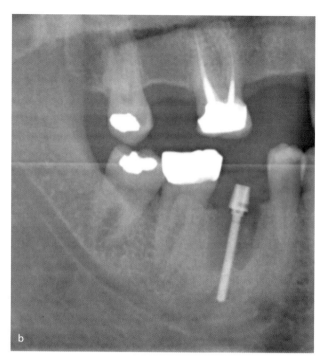

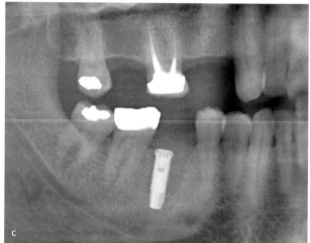

图21.15   a. 30号牙由于根周的龋腐与感染必须拔除。b. 拔除后用2mm钻扩孔，用深度测量尺确定深度和到神经管的距离。c. 最后种植体植入

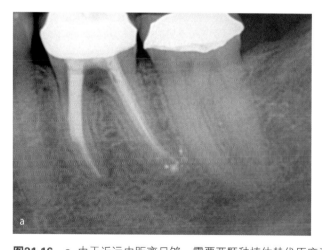

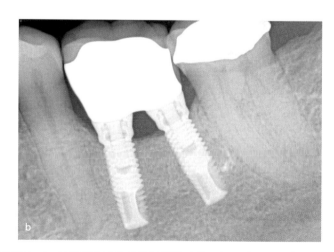

图21.16   a. 由于近远中距离足够，需要两颗种植体替代原磨牙牙冠。b. 最终两个种植体通过螺丝固位，用一个牙冠修复

两例病例（一例下颌磨牙，另一例上颌磨牙），文章作者（SF）在牙学院和自己的诊所都用过此方法。此方法出现的并发症与传统方法相同，除了在种植窝预备完成后还要拔除牙根，此操作可能会破坏扩孔预备的种植窝洞壁。这可能会降低获得初期稳定性而对IIP产生不良影响，所以临床医生在选用该方法时需要考虑到这个问题（图21.17a~f和图

21.18a~d）。

妨碍下颌磨牙进行种植修复的并发症有：

- 侵犯下牙槽神经
- 不能在正确位置放置种植体
- 不能有效稳定种植体
- 不能彻底清除感染

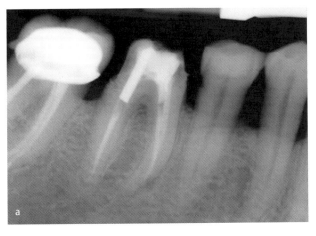
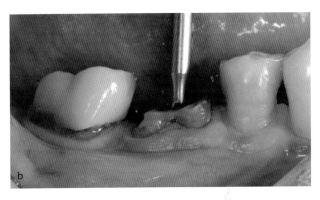
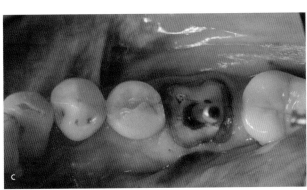
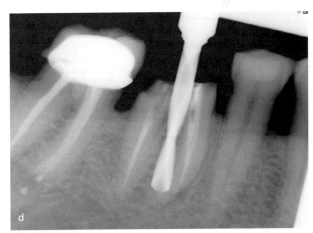
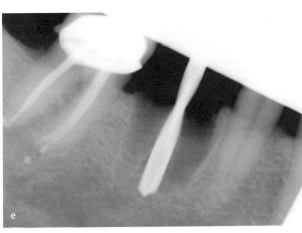
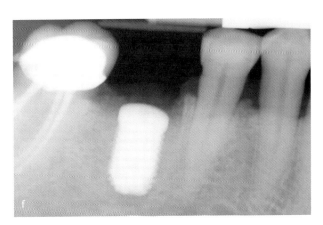

21.17 a. X线片显示右下后牙无保留价值。b~d. 临床照片显示磨牙截冠后用2mm的扩孔钻直接穿牙根进行预备，利用剩余牙根引导种植窝预备位置准确。拔除牙根后完成预备。e, f. 种植体植入照片。由T.Suzuki和A.Dagba提供。再版经T.Suzuki和A.Dagba同意

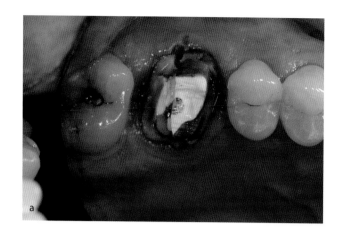
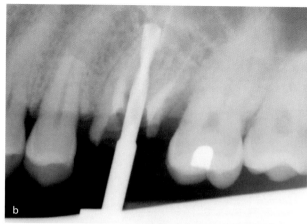
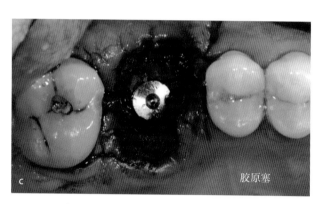
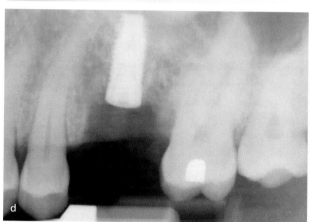

21.18　a. 保留无望的左上第一磨牙截冠后𬌗面观。b. X线片显示用2mm的扩孔钻直接通过牙根进行预备，利用剩余牙根引导种植窝预备位置正确。c. 拔除牙根后种植体就位，种植体周围间隙放置骨移植颗粒覆盖屏障膜。d. 种植体植入后X线影像。照片由T.Suzuki和M.Lagoudis提供。再版经T.Suzuki和M.Lagoudis同意

　　再次强调，前述的基本原则不能满足，建议使用两阶段法进行种植治疗。

预防

　　IIP技术要获得成功，需要严格遵循正确的治疗程序。以下是获得即刻种植成功的基本原则：

- 根尖或侧向稳定性。种植体必须置于足够的天然骨中以获得初期稳定性。如果可以获得初期稳定，种植体植入时由于骨缺损而致螺纹暴露不是即刻种植的禁忌

- 必须清除所有残余的感染组织。彻底清创去除根尖以及侧壁所有残余的纤维，完成后须再次检查

拔牙窝

- 外科和修复医生必须了解患者的期望值，制作理想的蜡型兼顾术后骨吸收的问题以确定是否能够满足患者的要求

- 必须使用精湛的外科技术兼顾植入位点的解剖结构将种植体放入理想位置[39]

- 临床医生必须非常熟悉种植技术的各个步骤

　　治疗程序如下：对患者实施局部浸润麻醉（不进行阻滞麻醉）。除非有医学禁忌，应对患者以含1：50 000肾上腺素的利多卡因进行浸润麻醉（Abbott Laboratories，North Chicago，IL，USA）。对那些不能使用肾上腺素的病例进行浸润麻醉，可以使用3%马比佛卡因（Abbott Laboratories）。在上颌应翻全厚瓣且腭侧翻瓣尽可能小。为了视野清

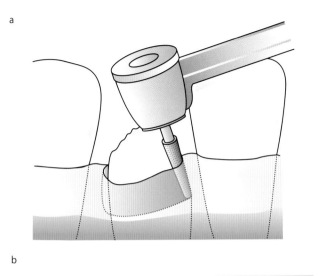

a

b

图21.19 a. 用锥形金刚砂车针松解根周附着，使牙齿拔除时无牙槽骨丧失。b. 当牙根比较长时可用细而长的车针

晰，必要时可用垂直切口，尤其在有骨缺损或穿孔的病例中。拔牙时尽可能不翻瓣而微创拔除。磨牙拔除时采用分根，且每个根逐一拔出。牙根拔除前应用一支很细的锥形金刚砂车针（图21.19a，b）（Komet USA LLC，Rock Hill，SC，USA）在根周磨出一个凹槽，然后用很小的力量楔入牙挺将其挺出。拔牙后的拔牙窝有根尖或牙周感染或有感染的病理证据（脓性渗出或肉芽组织）并不是即刻种植的禁忌（图21.20a~j）。感染组织必须彻底清除，要用刮匙或车针彻底地将拔牙窝内的肉芽组织去除干净并再次检查。如果牙槽窝中残余的纤维和软组织已彻底清除就可以继续IIP，然后按照种植体制造商的推荐程序进行标准预备。

种植体的植入位置依余留牙槽骨的范围和位置而不同。美学区种植体位置尽量偏向腭侧，上颌双尖牙区的种植体偏腭侧，根尖穿过牙根间隔植入。

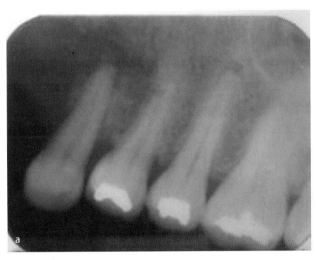

a

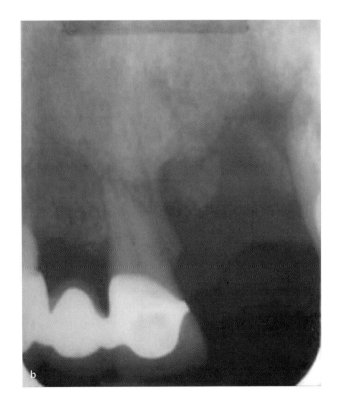

b

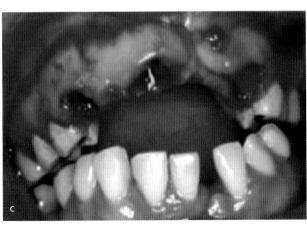

c

图21.20 a，b. X线显示由于外伤牙齿脱位引起牙槽骨吸收。c.临床检查可见尖牙区感染，唇侧出现瘘管

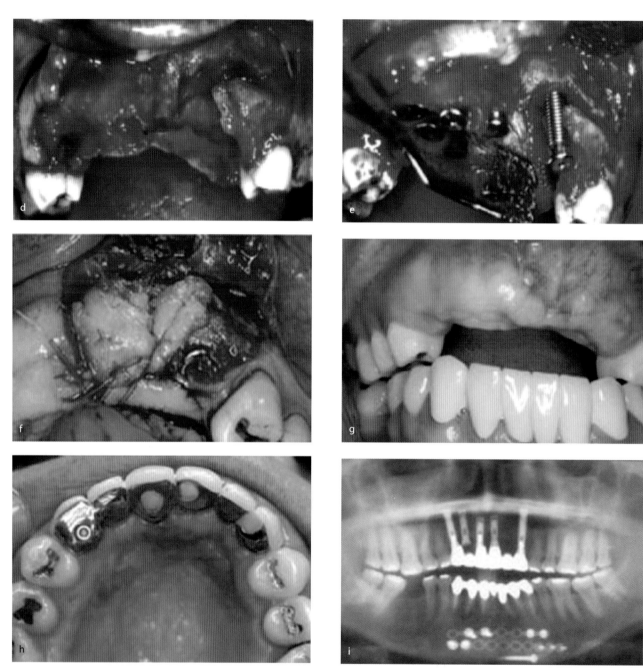

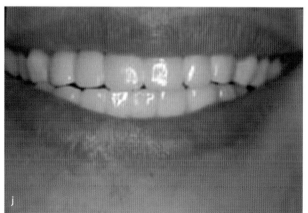

图21.20续　d. 翻瓣清创后可见严重骨缺损。e. 种植体植入理想的修复位置，骨增量至整个种植体高度。f. 左侧区骨增量十分成功以致左右两侧出现差异，行结缔组织瓣移植以平整牙槽嵴。可注意到原来种植体暴露处的骨再生。g. 牙槽嵴平整，准备最终修复。h. 戴入最终修复体。i. 全景影像显示最终修复，有一颗种植体未负荷。j. 患者咬合功能与美学效果均很好

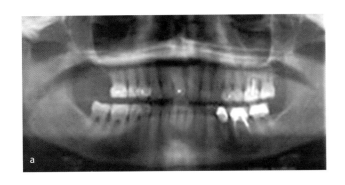
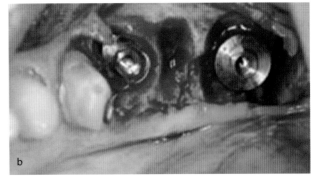
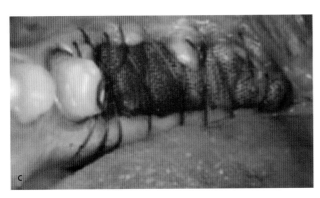
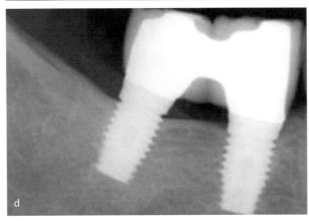

图21.21　a. 右下颌磨牙治疗无望需拔除。b. 种植体植入原牙槽窝，可见种植体周围存在间隙，需进行骨移植。c. 在种植体周围及拔牙窝植入矿化的同种异体骨移植材料并紧密填塞，覆盖PG910膜，不必刻意完全初期关闭组织。d. 修复后5年X线显示牙槽骨稳定

下颌双尖牙区种植体应在牙槽窝中间植入，前提是原本拔除牙位置正确。上、下颌磨牙区的种植体应从牙根间隔略偏近中植入，且大多选用宽径种植体，但勿与颊舌侧骨板接触（图21.21a~d）。在至少还有3~4mm天然骨存在的情况下，可以进行上颌窦提升用骨挤压器预备种植窝。如果骨高度不够（<3~4mm）进行冲顶预备，就必须侧壁开窗进入上颌窦，拔牙同期不植入种植体，而是在骨移植材料愈合后延期种植。植入的种植体长度要适宜，使种植体平台位于颊侧剩余骨嵴冠方最高点下1~2mm。

在种植体周围余留间隙紧密填塞同种异体矿化冻干骨（Miami Tissue Bank，University of Miami；Miami，FL，USA）。移植材料的颗粒大小很关键，应不超过300~500μm。手术中可以使用牙周探针或消毒的银汞合金充填器将骨粉填塞到狭窄间隙内。所有种植体周围有间隙的病例都需要使用骨移植材料。种植体植入后，将冻干皮质骨紧密填塞在植入位点周围，填塞的量相当于预期高度和宽度的120%左右。覆盖常规修剪好的PG910 Vicryl膜（Ethicon；Johnson&Johnson，Somerville，NJ，USA），将其边缘延伸至缺损边缘5~7mm，然后塞入唇腭侧瓣之下，不需缝合。

用4-0的铬肠线关闭组织瓣，不需要用滑行瓣来完全覆盖（图21.21c）屏障膜。患者需要在术前2天及手术当天口服阿莫西林500mg/次，每日4次（TEVA Pharmaceuticals，PA，USA），术后继续服用10天。青霉素过敏患者可在术前和术后9天服用阿奇霉素（Pfizer，New York，NY，USA）300mg/d。指导患者用棉签蘸0.12%的氯己定液（Pfizer，Vila Pharmaceutical Phoenix，AZ，USA）轻轻擦拭清洁暴露的膜，每日3次直到膜吸收。在二期手术之前，下颌种植体需要3个月的愈合期而上颌者则需要6个月。多数病例最后的修复应该在二期手术后3~4周内进行（图21.22）。

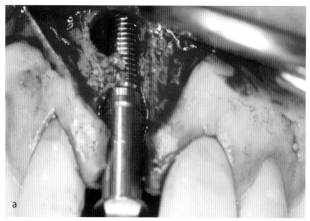

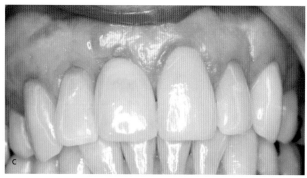

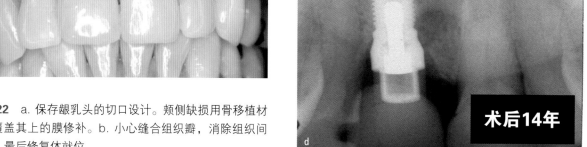

图21.22　a. 保存龈乳头的切口设计。颊侧缺损用骨移植材料及覆盖其上的膜修补。b. 小心缝合组织瓣，消除组织间隙。c. 最后修复体就位

并发症的治疗

即刻种植相关的并发症最好的治疗方法就是之前所述的治疗原则。特别是种植体植入位置不佳，植入操作中就能发现问题，使用基于理想蜡型及CT扫描制作的手术导板可以预防。如果开始植入时种植体的位置不佳，可采取移除种植体重新定位以植入合适位置。如果植入处骨量不够，无法使种植体重新正确就位，则须移除种植体后行GBR术等待足够的愈合期（3~6个月）再行植入。

如果种植体已经在不佳的位置上愈合了且整合，则需修复方法来解决（参见第9章）或取出种植体。膜暴露的治疗包括取出生物膜（不可吸收膜）或按之前介绍的方法保留膜在原位但保持其清洁直到膜吸收及伤口愈合。

如果需要足够的角化组织，可以在种植体植入同期或之后通过瓣的复位或结缔组织移植来获得。只要植入位置正确及病例选择合适（厚龈生物型患者不易发生牙龈退缩），术后龈退缩问题在很多病例中是可避免的。在种植体发生骨整合和完成修复之后，可以用结缔组织移植治疗龈退缩（参见第29章）。

最后，如前所述，美学效果差往往是主观的，且受患者主观期望值影响（参见第4章）。完成修复之后可以采用很多方法来提高美学效果（参见第29章和第30章）。然而，这些方法费用高，需要更多次的手术及更长的时间，通常还需要联合手术，并且治疗结果不可预期。取出种植体也是治疗方法之一，但这也会带来很多前文所列缺点。IIP是一种对技术要求很高的操作，经验不足的医生应避免在美学区进行此类手术。

重点提示

- 在拔牙同期IIP之前要详细了解患者病史、行为史及患者期望值与依从性。

- 严格选择适应证。选择愈合能力好、厚龈生物型、软硬组织充足且依从性好的患者可以将风险降到最低。

- 严格遵守IIP治疗原则，即刻或延期修复。

- 尽量微创拔牙，尽可能采用不翻瓣技术保存龈乳头及牙槽窝骨壁完整（注意：即使不翻瓣的即刻种植也存在唇侧牙槽窝骨壁退缩的风险，尤其是薄龈生物型）。临床医生可以考虑将唇侧瓣冠向复位至比预期唇侧龈缘更冠方的位置以弥补可能的龈退缩，这与对天然牙进行根面覆盖的操作类似。

- 彻底清创拔牙窝。

- 将种植体植入理想的三维修复位置。

- 熟悉引导骨再生术和软组织移植术用以覆盖暴露的螺纹。

- 当出现差错时知道如何处理。

（金冬梅　轩东英　译）

参考文献

[1] Adell R, Lekholm U, Rockler B, Brånemark P-I. A 15-year study of osseointegrated implant in the treatment of the edentulous jaw. *Int J Oral Surg* 1981; 10: 387–416.

[2] Brånemark P-I, Zarb G, Albrektsson T. *Tissue-integrated prostheses: osseointegration in clinical dentistry*. Chicago, IL: Quintessence, 1985.

[3] Misch CM. Autogenous bone grafting for dental implant. In: Fonseca RJ, Turvey TA, Marciani RD, eds. *Oral and maxillofacial surgery*, Vol. 1, 2nd edn. Philadelphia, PA: WB Saunders, 2008: 344–70.

[4] Hammerle CH, Jung RE. Bone augmentation by means of barrier membranes. *Periodontol 2000* 2003; 33: 36–53.

[5] Chiapasco M, Bursati R, Ronchi P. Le Fort I osteotomy with interpositional bone grafts and delayed oral implants for the rehabilitation of extremely atrophical maxillae: a 1–9 year clinical follow-up study on humans. *Clin Oral Implants Res* 2007; 18: 74–85.

[6] Jensen O, Cockrell R, Kuhlke L, Reed C. Anterior maxillary alveolar distraction osteogenesis: a prospective 5-year clinical study. *Int J Oral Maxillofac Implants* 2002; 17: 52–68.

[7] Schulte W, Kleineikenscheidt H, Linder K, Schareyka R. The Tubingen immediate implant in clinical studies. *Dtsch Zahnarztl* 1978; 5: 348–59.

[8] Lazzara RJ. Immediate implant placement into extraction sites. Surgical and restorative advantages. *Int J Periodontics Restorative Dent* 1989; 9: 333–9.

[9] Schwartz-Arad D, Chaushu G. The ways and wherefores of immediate placement of implant placement of implants into fresh extraction sites: a literature review. *J Periodontol* 1997; 68: 915–23.

[10] Chen ST, Wilson TG Jr, Hammerle CF. Immediate or early placement of implants following tooth extraction: review of biologic basis, clinical procedures, and outcomes. Consensus statement. *Int J Oral Maxillofac Implants* 2004; 19 (Suppl): 12–28.

[11] Mayfield L. Immediate, delayed and late submerged and transmucosal implants. In: Lang NP, Karring T, Lindhe J, eds. *Proceedings of the Third European Workshop on Periodontology Implant Dentistry*. Berlin: Quintessence, 1999: 520–34.

[12] Kinala BM, Shah M., Neely,AL,Goodis HE. Crestal bone level changes around immediately placed implants: a systematic review and meta-analysis with at least 12 months' follow-up after functinal loading. *J Periodontol* 2014; 11: 1537–48.

[13] Siegenthaler DW, Jung RE, Holderegger C, Roos M, Hammerle CHF. Replacement of teeth exhibiting periapical pathology by immediate implants. *Clin Oral Implants Res* 2007; 18: 727–37.

[14] Schwartz-Arad D, Grossman Y, Chaushu G. The clinical effectiveness of implants placed immediately into fresh extraction sites of molar teeth. *J Periodontol* 2000; 71: 839–44.

[15] Jaffin RA, Kolesar M, Kumar A, Ishikawa S, Fiorellini J. The radiographic bone loss pattern adjacent to immediately placed, immediately loaded implants. *Int J Oral Maxillofac Implants* 2007; 22(2): 187–94.

[16] Gelb D. Immediate implant surgery: 3-year retrospective evaluation of 50 consecutive cases. *Int J Oral Maxillofac Implants* 1993; 3: 389–99.

[17] Mensdorff-Pouilly N, Haas R, Mallath G, Watzed G. The immediate implant: a retrospective study comparing the different types of immediate implantation. *Int J Oral Maxillofac Implants* 1994; 9: 571–8.

[18] Becker BE, Becker W, Ricci A, Geurs N. A prospective clinical trial of endosseous screw-shaped implants placed at the time of tooth extraction without augmentation. *J Periodontol* 1998; 69: 920–6.

[19] Grunder U, Polizzi F, Goene R, Hatano N, Henry P, Jackson WJ, et al. A 3-year prospective multi-center follow-up report on the immediate and delayed-immediate placement of implants. *Int J Oral Maxillofac Implants* 199; 14: 210–16.

[20] Schwartz-Arad D, Gulayen N, Chaushu G. Immediate versus non-immediate implantation for full arch fixed reconstruction following extraction of all residual teeth: a retrospective comparative study. *J Periodontol* 2000; 71: 923–8.

[21] Gomez-Roman G, Kruppenbacker M, Weber H, Schulte W. Immediate post extraction implant placement with not-analog stepped implants: surgical procedure and statistical outcome after 6 years. *Int J Oral Maxillofac Implants* 2001; 16: 503–13.

[22] Wagenberg BD, Ginsberg TR. Immediate implant placement on removal of the natural tooth. Retrospective analysis of 1081 implants. *Compend Contin Educ Dent* 2001; 22: 399–410.

[23] Prosper L, Gherlome EF, Redalle S, Quaranja M. Four-year-follow up at large diameter implants placed in fresh extraction sockets using a resorbable membrane or a resorbable alloplastic material. *Int J Oral Maxillofac Implants* 2009; 18: 854–6.

[24] Covani U, Crespi R, Cornelini R, Barone A. Immediate implant supporting single crown restoration. A 2-year prospective study. *J Periodontol* 2004; 75: 982–8.

[25] Bianchi AR, San Filippo F. Single tooth replacement by immediate implant and connective tissue graft. A 1–9 year clinical evaluation. *Clin Oral Implants Res* 2004; 15: 269–77.

[26] Wagenebrg B, Froum SJ. A retrospective study of 1925 consecutively placed immediate implants from 1988–2004. *Int J Oral Maxillofac Implants* 2006; 21: 71–80.

[27] Lin GH, Chan HL, Wang HL. The significance of keratinized mucosa on implant health. A systematic review. *J Periodontal* 2013; 84: 1755–67.

[28] Chen ST, Darby IB, Adams GG, Reynolds EC. A prospective clinical study of bone augmentation techniques at immediate implants. *Clin Oral Implants Res* 2005; 16: 176–84.

[29] Lindenboom JA, Tjiook Y, Kroon FH. Immediate placement of implants in periapical infected sites: a prospective randomized study in 50 patients. *Oral Surg Oral Med Oral Pathol Endodontol* 2006; 101: 705–10.

[30] Chen ST, Darby IB, Reynolds EC. A prospective clinical study of non-submerged immediate implants: clinical outcomes and esthetic results. *Clin Oral Implants Res* 2007; 18: 552–62.

[31] Kan JYK, Rungcharassaeng K, Sclar A, Lozada JL. Effects of the facial osseous defect morphology on gingival dynamics after immediate tooth replacement and guided bone regeneration: 1-year results. *J Oral Maxillofac Surg* 2007; 65: 13–19.

[32] Chen ST, Darby I, Reynolds EC. Immediate implant placement post-extraction without flap elevation: a case series. *J Periodontol* 2009; 80: 163–72.

[33] Grossman Y, Levin L. Success and survival of single dental implants placed in sites of previously failed implants. *J Periodontol* 2007; 78: 1670–4.

[34] Evans CJD, Chen ST. Esthetic outcomes of immediate implant placements. *Clin Oral Implants Res* 2008; 19: 73–80.

[35] Chen ST, Buser D. Clinical and esthetic outcomes of implants placed in post-extraction sites. *Int J Oral Maxillofac Implants* 2009; 24 (Suppl): 186–217.

[36] Shibly O, Patel N, Albandar JM, Kutkut A. Bone regeneration around implants in peridontally compromised petients: a randomized clinical trial of the effect of immediate implant with immediate loading. *J Periodontol* 2010; 12: 1743–51.

[37] Abrahamsson I, Berglundh T, Lindhe J. The mucosal barrier following abutment dis/reconnection. An experimental study in dogs. *J Clin Periodontol* 1997; 24: 568–72.

[38] Rebele SF, Ruhr O, Aurzeler MB. Pre-extractive inter-radicular implant bed preparation: case presentations of a novel approach to immediate implant placement at multirooted molar cites. *Int J Periodontics Restorative Dent* 2013; 33: 88–95. doi: 10.11607/prd1444

[39] Buser D, Martin W, Belser UC. Optimizing esthetics for implant restorations in the anterior maxilla: anatomic and surgical considerations. *Int J Oral Maxillofac Implants* 2004; 19 (Suppl): 43–61.

第22章

不翻瓣术的相关并发症

Complications associated with flapless surgery

Thomas G. Wilson, Jr.

引言

种植体的正确植入充满着挑战性。由于外科手术经验不足，如对软组织切口的处理、翻瓣，手术后遗症诸如出血、肿胀、疼痛等缺乏经验，以及种植潜在并发症的存在，使得有些牙科医生在植入种植体时备感犹豫。为减少种植手术的复杂性，有人提出了微创外科方法，此方法常被称为"不翻瓣术"[1-3]。然而，不翻瓣种植手术比起传统的种植手术需要更多的经验和技术。本章目的在于探讨此微创手术，明确其含义和临床适应证，以及探讨使用不翻瓣术所引起的并发症的病因、预防及治疗。

不翻瓣术的定义

所谓瓣是指为了手术入路而翻起的软组织（覆盖在骨面上的上皮和结缔组织）。不翻瓣术是指植入种植体时不翻开黏骨膜瓣[4]。这就是说，在植入种植体时钻针可以直接穿过完整的黏骨膜组织到牙槽骨或者在种植位点环行去除软组织再钻孔。在本章中，牙齿拔除后的即刻种植不认为是不翻瓣。

治疗目标

治疗目标之一是确保种植体周围存在健康、功能良好的骨组织。为达到本章所述的不翻瓣目的，一般认为，种植位点需有足够宽度的附着龈，这样患者才会有比较好的临床效果，并易于维护。第一个目标与种植体的长期存留率相关，几乎无医生会质疑。但第二个目标却存在争议。然而大多数经验丰富的临床医生认为，种植体周围有足够宽度的附着龈会减少临床并发症，并降低远期骨吸收量。这一观点是依据临床经验和已发表的文献提出的[5-8]。

不翻瓣术可能出现以下问题：

- 种植体植入位置不佳，影响最终修复
- 损伤邻近的结构
- 破坏稳定种植体周软组织的角化组织

病因

不翻瓣术的并发症主要是由于对种植位点的临床评估不够充分。这些位点不仅要有足够的种植体植入空间，还要有适宜的最终修复空间。另外，种植位点要有足够的角化组织以保证种植体愈合后周围有足够的角化龈。笔者认为，种植修复体周围至少需要2mm角化组织以减少如功能运动时软组织的移动等临床问题。最新的系统性回顾文献也确认了种植体周围角化黏膜的重要性[9]。为了减少牙龈退缩的风险，种植体唇侧有足够厚度的附着龈对位于美学区域的种植体尤为重要。

仅靠二维X线片（根尖片和全景片）来评估不翻瓣术种植体植入位点是远远不够的。以不翻瓣术种植体植入的设计和植入过程，强烈建议使用CBCT来作为辅助诊断。

不翻瓣术的另一个问题就是术者看不到种植体的顶端与牙槽嵴的相对位置，会导致种植体植入位置偏冠向或根向，从而影响修复效果。此外，这也使得去除全部粘接剂变得更加困难，导致随后种植的失败[10]。

预防

即使是有经验的种植医生要想正确植入种植体并完成与邻近组织相协调的最终修复也是很难的，因此，建议在种植窝预备时使用手术导板。

传统手术导板很有用，是依据最终修复体的蜡型来制作的。影像学导板，通常是结合阻射材料如钡，引导相应的影像位置与最终拟定修复体位置相关联（图22.1）。拍摄X线时将此导板直接放在患者口内[11]。根据影像学检查调改制作手术导板。

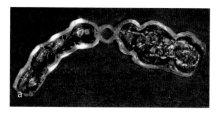

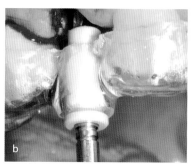

图22.2 a. 传统外科导板，开孔为最终扩孔钻直径。制作目的是为这些扩孔钻提供稳定性。开孔位置与最终种植修复体的位置有关。首先，制作预期最终修复冠的蜡型，然后，根据冠确定植入种植体理想位置的开孔[10]。b. 种植体植入过程中的传统外科导板

这个手术导板在种植窝制备时指导钻针方向（图22.2～图22.6）。

治疗计划

计算机辅助制订种植计划有助于医生正确植入种植体，与外科技术无关。牙医将CBCT与专业设计的计算机软件相结合，运用这些软件程序，数字化模拟将不同设计、型号和外形的种植体植入理想位置。为了最大限度地利用这些程序，推荐使用CBCT扫描含有X线阻射材料的模板，其代表着最终修复体的位置，建议使用与修复体相对应的修复基台。此模板放在患者牙列石膏研究模型上确定最终修复体的最佳位置，然后采用真空成形材料固定[11]（图22.1）。

修复模型上预留直径3mm的开口，标示基台与在最终修复体最佳位置进行种植窝预备的位点。将最终的断层扫描放入数字化设计程序中。

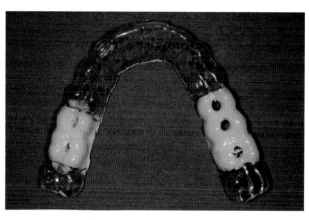

图22.1 代表预期最终修复体的含钡真空导板。开孔为种植钻孔的路径。拍摄CBCT片时患者将导板戴入口内。可见预期植入路径与可利用骨的关系，便于在制订计划中使用

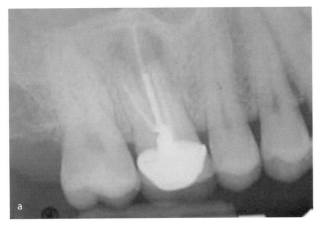

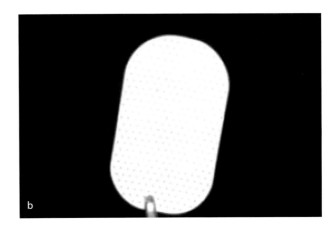

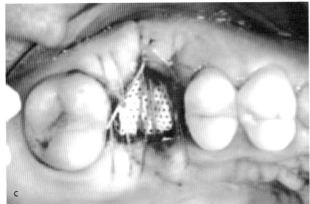

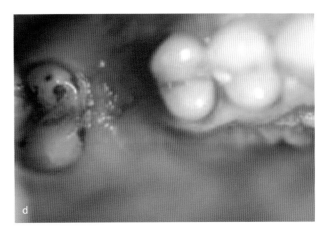

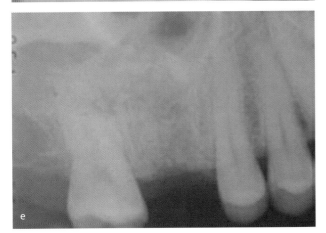

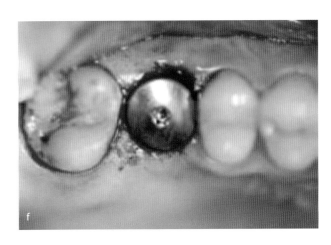

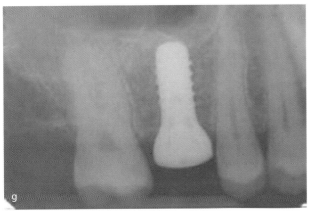

图22.3　a. 上颌第一磨牙根管治疗后折裂，须拔除。牙齿拔除后即刻植入种植体不易获得稳定，故不宜即刻种植。b，c. 采用人脱矿冻干骨行牙槽窝位点保存术，用致密的PTFE（聚四氟乙烯）膜覆盖创口，不需滑行瓣初期关闭创口。d. 与采用全厚黏骨膜瓣腭向复位相比，该方法可明显增加角化龈。e. 应用传统外科导板植入种植体时，种植体植入位点有充足的骨量和足够宽的角化龈。f. 此条件下种植体植入时可采用不翻瓣术。g. X线片显示种植体植入预期的位置

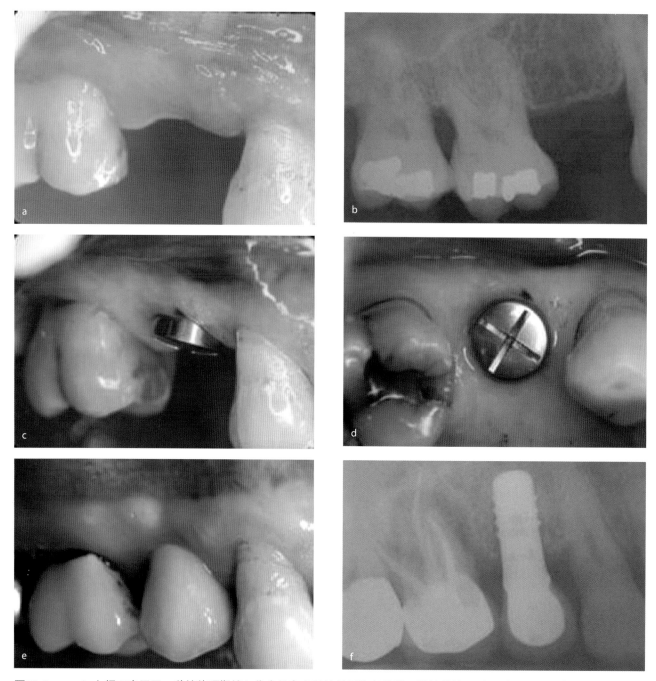

图22.4 a~d. 上颌双尖牙区，种植体预期植入位点具有充足的骨量和角化龈，种植体植入时可采用不翻瓣术。e, f. 种植体植入8年后X线片，目前计划拔除第一磨牙

　　将模拟数字化种植体放置到与邻近结构和最终修复体相协调的理想位置（图22.7），数字化设计可以采用以下两种方式：

- 将数字化设计方案输出制作硬质导板，在种植体植入手术中作为种植体尺寸和位置的参考。
- 该设计可以用来引导计算机辅助下种植体的植入

（引导或导航）。

　　当采用不翻瓣术时，钻孔的精确性尤为重要。该硬质导板对种植窝洞预备的精确方向并没有或很少有积极的引导作用。

　　最近研究显示，即使有CBCT检查，如果不采用外科导板，60%以上的不翻瓣术会导致骨板穿

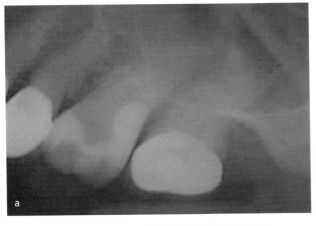
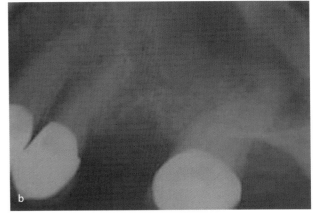
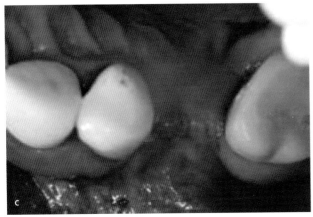
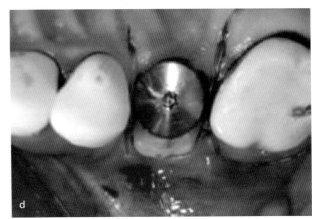
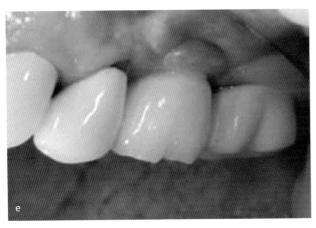

图22.5 左上第一磨牙拔除后行引导骨再生术（牙槽窝位点保存）。拔牙窝覆盖结缔组织膜，从颊侧翻起全厚黏骨膜瓣冠向复位将膜覆盖。a，b. 这意味着颊侧膜龈联合向腭侧推进。c. 拔牙创愈合后植入种植体。如果采用不翻瓣术，颊侧角化龈就会消失。d. 因此，翻全厚黏骨膜瓣，将瓣颊向复位以增加角化组织。e. 种植体植入2年后

孔，与术者经验无关[12]。报道同时称不翻瓣术是种植失败的原因之一[13,14]。这提示如果不采用外科导板，不翻瓣术的临床效果将大打折扣。

因此建议，在不翻瓣术中使用导板来指引手术钻头的方向。种植位点的情况越复杂，种植位置的精确性越有必要。目前有两种形式的数字化辅助种植：计算机辅助设计的外科导板（以下称作导板）

和计算机辅助的导航（以下称作导航）：

• 计算机辅助制作手术导板[4]，利用完成种植体设计的CT图像来制作手术中定位的手术导板

• 计算机辅助的术中导航[4]，计算机系统向临床医生提供当前的器械位置和患者三维重建影像上的手术位点情况，这些信息由手术室中的监控器显

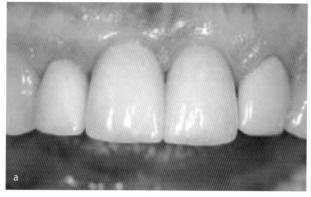

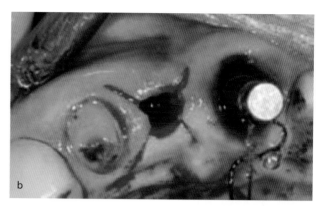

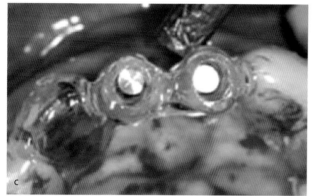

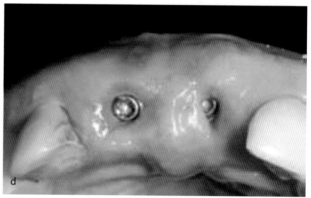

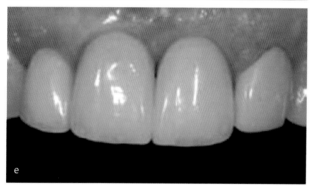

图22.6　a. 左侧上颌中切牙作为基牙，采用悬臂桥修复右侧中切牙，发生折裂。左侧上颌中切牙区行即刻种植，右侧上颌中切牙区行改良不翻瓣种植术。b. 改良包括小切口，允许软组织移动，并在唇侧行少量上皮下结缔组织移植。c. 种植体植入过程中应用传统手术导板。图示可见种植体植入后种植体携带体还未取出，证实植入位置的准确性。d. 一期愈合之后。e. 最终修复体完成3年后

示出来。本系统旨在将影像学或计算机断层扫描设计的术前计划实时地转移到患者口内，且不受患者头部位置的影响

导板

如上所述，数字化设计后，预定手术导板。通常情况下，会提供一个或多个具有钻孔袖口的导板（图22.8）。每个导板都预留有一个孔道，此孔道比钻头的直径稍微大些。这些导板用牙齿或骨支持，也可以用周围黏膜支持，这取决于临床和余留天然牙的数目。

在情况较复杂的种植位点，如果采用不翻瓣手术，使用手术导板会比没有手术导板或由传统方式制作的导板更有帮助[15]。使用计算机辅助手术导板会比传统外科导板更精确地指导种植体与牙槽骨、预期的最终修复体以及邻近组织的关系。这些导板的精确性取决于很多因素。一旦反馈给程序的CT数据出现任何偏差，就会使精确性大打折扣。理想的种植体植入取决于完善的治疗计划、导板制作的精确性和术者对导板的正确使用[16]。

CBCT虽然更精确但也存在部分变形，可能会影响临床效果。另外，潜在问题还包括用于手术导

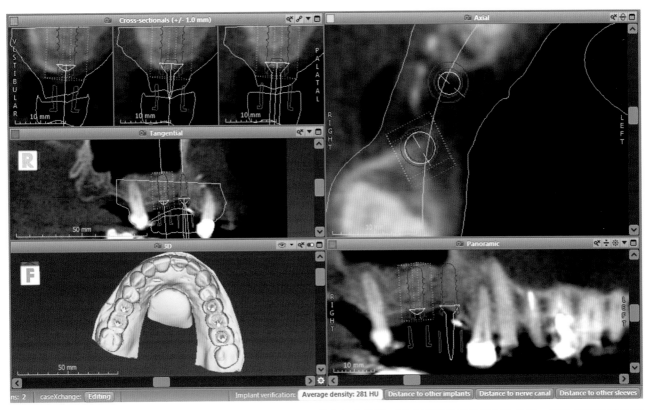

图22.7　使用计算机辅助的种植设计方案。利用图22.1所示的含钡实体模型拟定预期的最终修复体位置，辅助模拟设计数字化种植体植入

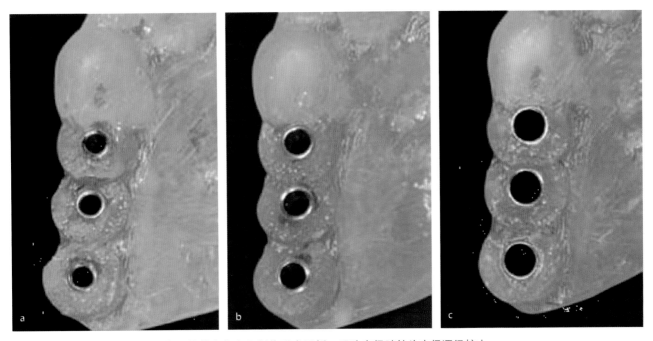

图22.8　输出含有种植体最终位置的数字化方案制作手术导板。开孔直径随钻头直径逐级扩大

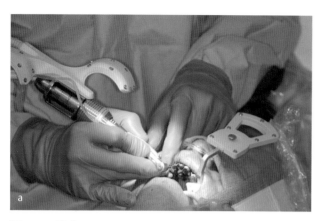
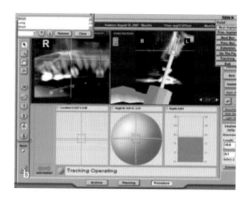

图22.9 这个Image Guided Implantology（IGI）系统通过发光二极管（LED）装置连接种植手柄（左）与患者。LEDs摄取的信息通过一台红外线照相机采集，然后与之前计算机设计的数字化种植方案重叠。术者观看监视器，其上的引导信息可以使术者准确地根据计划进行扩孔定位

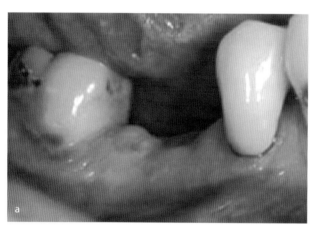
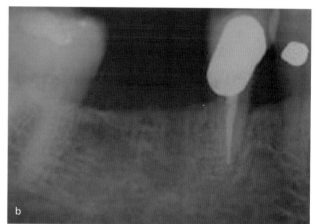
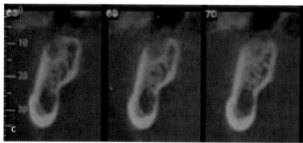
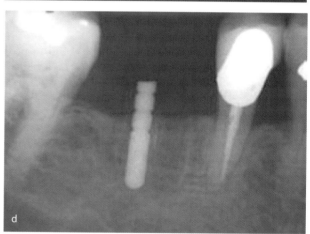
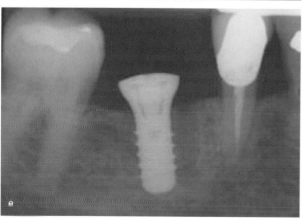

图22.10 a，b. 患者初诊时下颌第一磨牙缺失数月。c. 采集CBCT影像，并将其导入计算机辅助导航装置。依据治疗计划种植体植入过程使用此装置。d. 术中X线影像用以确定位置。e. 使用不翻瓣技术植入种植体。f. 后期修复

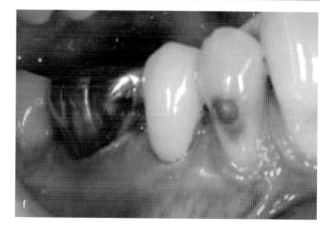

板制作的研究模型可能不精确，以及导板制作过程中的误差。在不翻瓣术中这些因素非常重要，因为术者在制备种植窝洞的过程中完全依靠导板的准确性。术者看不到钻头，也看不到钻头与导板以及手术位点的相关位置。通过对很多公司制作的大量导板进行检查，发现种植钻头的大小与导板上预留的孔道之间的差距会导致种植体植入位点出现明显偏差。大部分情况下，尤其是不翻瓣术时，这种偏差会导致种植体植入位点偏离预期位置，导致种植体植入位置不佳[16]。

导航

种植医生通过外科导航系统（也叫手术机器人）能够直接监控窝洞预备，使扩孔钻运动方向与预先制订的数字化方案重叠，并监控扩孔钻与断层影像中数字化种植体横断面的关系。在某导航系统中，通过发光二极管（LEDS）可以实现这一导航，二极管装置一端连着患者，另一端与种植机手柄相接（Image Guided Implantology，IGI）；Image Navigation Ltd，New York，USA）（图22.9）。

LEDs摄取的信息通过一台红外线照相机采集，然后传输到与相机相连的计算机中央处理器（CPU）。患者体位及钻头位置与数字化种植体设计方案相重叠，显示在监控系统上。根据监控系统上的影像，术者可以在术中及时调整钻头的颊舌向路径。同时坐标图像进一步提供了准确信息，这些图像根据前期计算机制订的数字化方案设计出的角度与深度指导钻头近远中、颊舌向运动。此方法准确性高，并且使术者在种植位点解剖结构复杂的情况下操控性更好[17,18]（图22.10和图22.11）。目前此种导航系统提供信息较准确，但相较导板的应用更难学习掌握。

不管采取哪些措施，不是总能完美植入准确位置。因此，在相对复杂的植入位点，可先用最小麻花钻制备6mm深的窝洞，然后将X线阻射的标记物（改良的深度标记物）放入窝洞预备位点，拍摄X线片（图22.10），这样可以定位预备窝的近远中位置关系。采用不翻瓣术时，在扩孔预备过程中，用手指抵住颊侧或舌侧骨板可以感知钻头是否过于靠近颊或舌侧骨板使其穿通。如果出现该情况，术者可重新调整扩孔钻方向。

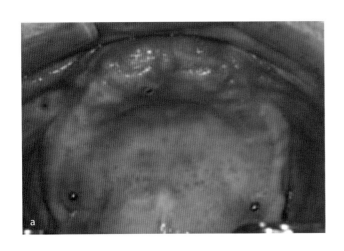

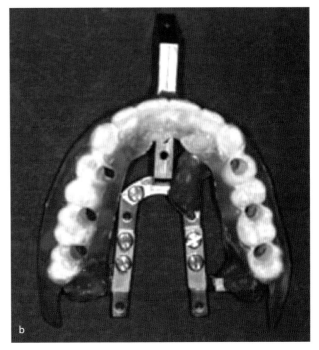

图22.11　a. 双侧上颌窦提升后整个上颌无牙颌的𬌗面观。植入3颗小直径种植体，为最终修复位置的蜡型提供固位。b. 将含钡蜡型固定在支架上，然后再与之前的3颗小种植体相连。这些有助于CBCT扫描中放置导板

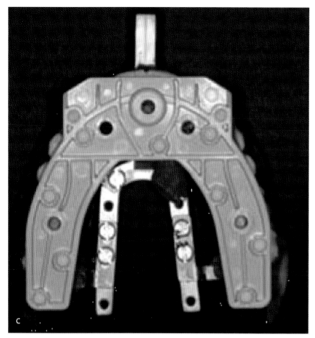

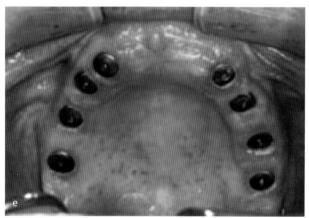

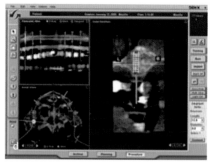

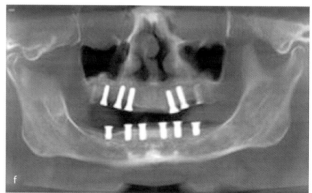

图22.11续 c. CBCT扫描之前，包含9个瓷基准点的马蹄形支架密封在图b所示的蜡型上，这些部件在CBCT扫描前固定在小直径种植体上。d. CBCT数据传入导航装置的CPU，在设计软件上标示基准点减少变形。然后按设计程序放置虚拟种植体，考量其与可利用骨以及最终修复体的适当关系，修复体位置用含钡牙齿替代物模拟。e. 通过导航植入种植体（本章其他部分有详细描述），这是上颌最终植入种植体的位置。f. 术后约30天种植体植入后的全景片。本病例中种植体植入方向的成功，是因为种植位点有充足的角化龈和利用了导航技术的准确性

并发症的治疗

采用不翻瓣术导致种植体植入位置不佳的发生率很高[19]。如果种植窝预备后，种植体周围没有完全被骨组织覆盖（比如，有骨穿孔或骨开裂），必须翻开全厚瓣，并行引导骨再生术来覆盖种植体表面（图22.12）。如果手术过程中能及时纠正方向，此方法仍可行。如果在种植体已经骨整合后才发现问题，也有可能采取一些解决方法。如果唇侧或舌侧骨板处种植体只有一小部分暴露而且没有临床症状或体征，可以不处理。然而一旦出现了症状或体征就必须采取适当的治疗，包括减少种植体暴露部分与骨水平的距离（图22.14）。种植体虽有小部分暴露但仍在骨床内，可以采用引导性骨再生术，但有时必须拔除种植体（图22.15）。有时也可以截除牙槽嵴冠方种植体部分，留下牙槽嵴内的部分，然后移植软组织覆盖在种植体表面。有些学者将该方法称作"使种植体休眠"，此情况下，一旦"休眠"的种植体刺激软组织则需要取出种植体。

有些种植体愈合过程中角化组织不足的情况，可采用游离龈移植或上皮下结缔组织移植[20-29]（图22.16）。

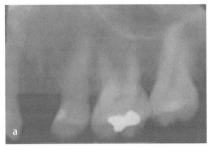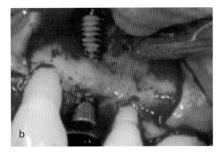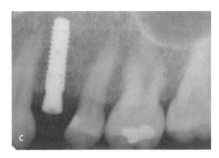

图22.12　a~c. 该种植体植入应用了手术导板，采用不翻瓣术。扩孔钻在导板孔内发生偏移，导致唇侧骨板穿孔。临床检查发现，翻起全厚黏骨膜瓣行引导骨组织再生术，种植体得以成功保留

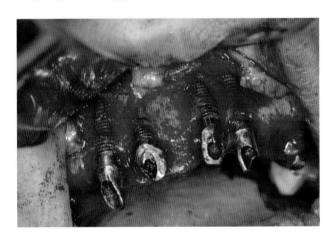

图22.13　如图显示不翻瓣技术植入的种植体愈合后，显示种植体植入唇侧骨板外侧。照片由S.J.Froum提供，再版经S.J.Froum允许

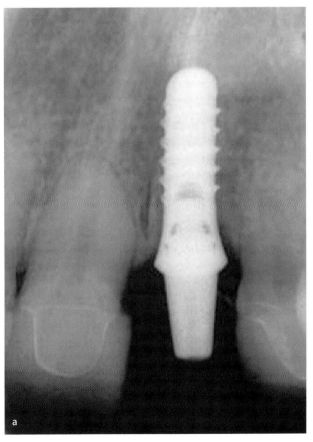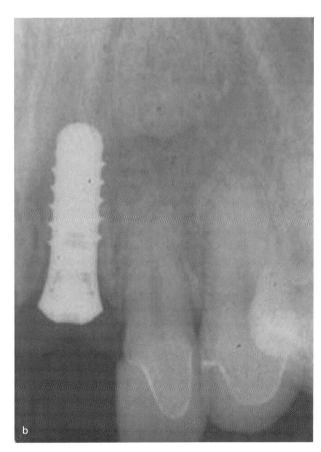

图22.14　种植体植入邻近切牙管的位置。当种植体负荷时患者会有神经刺激样疼痛。 a. 将种植体的肩台降到骨组织水平，并用颗粒状骨覆盖。b. 使用固定杯再修复

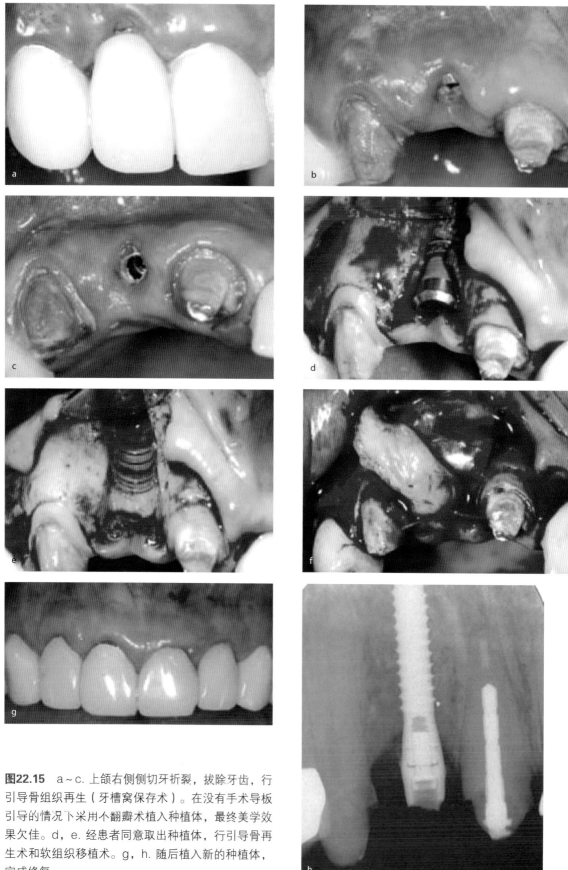

图22.15　a～c. 上颌右侧侧切牙折裂，拔除牙齿，行引导骨组织再生（牙槽窝保存术）。在没有手术导板引导的情况下采用不翻瓣术植入种植体，最终美学效果欠佳。d，e. 经患者同意取出种植体，行引导骨再生术和软组织移植术。g，h. 随后植入新的种植体，完成修复

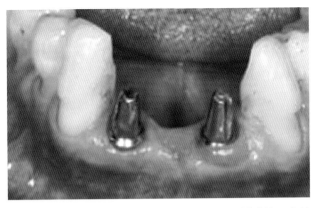

图22.16　该患者拔除数个下颌前牙后接受即刻种植。术前检查，可见拔牙处唇侧无角化龈，为减少组织活动和随后的不适，修复同期行种植位点唇侧上皮下结缔组织移植

总结

不翻瓣种植术具有很多优势，包括缩短手术时间、减少出血和肿胀、降低发病率。然而大量采用不翻瓣术植入的种植体位置欠佳。如果想要采用不翻瓣术，术者必须充分了解种植位点的解剖结构并尽可能植入理想位点。临床医生应当熟悉一些手术程序，如引导骨再生术，以备种植体暴露时采用。数字化的程序和外科导板的使用需要改进，提高精确性。

重点提示

- 不翻瓣术可以减少患者的发病率和手术时间。
- 若无恰当的植入计划，不翻瓣术常因种植体植入位置不佳而打折扣。
- 为了减少这些问题，应联合使用CBCT。实时监控（带方向指示杆进行X线检查）可以提高种植体植入的准确性。
- 导板和导航能够提高种植体植入的准确性，但价格昂贵且学习过程复杂。
- 种植体周围如果有角化龈会存活更好。

- 一旦附着龈不足，建议调整软组织瓣位置，术前或术后行软组织移植以增加附着龈。
- 临床医生应熟练掌握各种软硬组织增量技术，以备并发症时及时矫正。

潜在利益冲突

本章的笔者已经收到了稿费，研究得到了Straumann的支持，并成为影像中心的小投资者。

（金冬梅　轩东英　译）

参考文献

[1] Campelo LD, Camara JR. Flapless implant surgery: a 10-year clinical retrospective analysis. *Int J Oral Maxillofac Implants* 2002; 17: 271–6.

[2] Al-Ansari BH, Morris RR. Placement of dental implants without flap surgery: a clinical report. *Int J Oral Maxillofac Implants* 1998; 13: 861–5.

[3] Cannizzaro G, Leone M, Consolo U, Ferri V, Esposito M. Immediate functional loading of implants placed with flapless surgery versus conventional implants in partially edentulous patients: a 3-year randomized controlled clinical trial. *Int J Oral Maxillofac Implants* 2008; 23: 867–75.

[4] Laney WR, ed. *Glossary of oral and maxillofacial implants.* Berlin: Quintessence, 2007.

[5] Zigdon H, Machtei EE. The dimensions of keratinized mucosa around implants affect clinical and immunological parameters. *Clin Oral Implants Res* 2008; 19: 387–92.

[6] Block MS, Kent JN. Factors associated with soft-and hard tissue compromise of endosseous implants. *J Oral Maxillofac Surg* 1990; 48: 1153–60.

[7] Warrer K, Buser D, Lang NP, Karring T. Plaque-induced peri-implantitis in the presence or absence of keratinized mucosa. An experimental study in monkeys. *Clin Oral Implants Res* 1995; 6: 131–8.

[8] Bouri A, Bissada N, Al-Zahrani MS, Faddoul F, Nouneh I. Width of keratinized gingiva and the health status of the supporting tissues around dental implants. *Int J Oral Maxillofac Implants* 2008; 23: 232–6.

[9] Lin GH, Chan HL, Wang HL. The significance of keratinized mucosa on implant health. A systematic review. *J Periodontal* 2013, 84: 1755–67.

[10] Wilson TG. The positive relationship between excess cement and peri-implant disease: a prospective clinical endoscopic study. *J Periodontol* 2009; 80: 1388–92.

[11] Higginbottom FL, Wilson TG. Three-dimensional templates for placement of root-form dental implants: a technical note. *Int J Oral Maxillofac Implants* 1996; 11: 787–93.

[12] Kopp KC, Koslow AH, Abdo OS. Predictable implant placement

with a diagnostic/surgical template and advanced radiographic imaging. *J Prosthet Dent* 2003; 89: 611–15.

[13] Van de Velde T, Glor F, Debruyn H. A model study on flapless implant placement by clinicians with a different experience level in implant surgery. *Clin Oral Implants Res* 2007; 19: 66–72.

[14] Sennerby L, Rocci A, Becker W, Jonsson L, Johansson L, Albrektsson T. Short-term clinical results of Nobel direct implants: a retrospective multicentre analysis. *Clin Oral Implants Res* 2008; 19: 219–26.

[15] Hultin M, Svensson KG, Trulsson M. Clinical advantages of computer-guided implant placement: a systematic review. *Clin Oral Implants Res* 2012; 23 (Suppl): 124–35.

[16] D'haese J, Van de Velde T, Komiyama A, Hultin M, De Bruyn H. Accuracy and complications using computer-designed stereolithographic surgical guides for oral rehabilitation by means of dental implants: a review of the literature. *Clin Implant Dent Relat Res* 2012; 14: 321–35.

[17] Komiyama A, Klinge B, Hultin M. Treatment outcome of immediately loaded implants installed in edentulous jaws following computer-assisted virtual treatment planning and flapless surgery. *Clin Oral Implants Res* 2008; 19: 677–85.

[18] Elian N, Jalbout ZN, Classi AJ, Wexler A, Sarment D, Tarnow D. Precision of flapless implant placement using real-time surgical navigation: a case series. *Int J Oral Maxillofac Implants* 2008; 23: 1123–7.

[19] Voulgarakis A, Strub JR, Att W. Outcomes of implants placed with three different flapless surgical procedures: a systematic review. *Int J Oral Maxillofac Surg* 2014; 43: 476–86.

[20] Meyer U, Wiesmann HP, Runte C, Fillies T, Meier N, Lueth T, Joos U. Evaluation of accuracy of insertion of dental implants and prosthetic treatment by computer-aided navigation in minipigs. *Br J Oral Maxillofac Surg* 2003; 41: 102–8.

[21] Silverstein LH, Lefkove MD. The use of the subepithelial connective tissue graft to enhance both the aesthetics and periodontal contours surrounding dental implants. *J Oral Implantol* 1994; 20: 135–8.

[22] ten Bruggenkate CT, Krekeler G, Kwast WVD, Oosterbeek H. Palatal mucosa grafts for oral implant devices. *Oral Surg Oral Med Oral Pathol Oral Radiol Endodont* 1991; 72: 154–8.

[23] Simons A, Darany D, Giordano J. The use of free gingival grafts in the treatment of peri-implant soft tissue complications: clinical report. *Implant Dent* 1993; 2: 27–30.

[24] Simons AM, Baima RF. Free gingival grafting and vestibuloplasty with endosseous implant placement: clinical report. *Implant Dent* 1994; 3: 235–8.

[25] Han TJ, Klokkevold PR, Takei HH. Strip gingival autograft used to correct mucogingival problems around implants. *Int J Periodontics Restorative Dent* 1995; 15: 404–11.

[26] Hoelscher DC, Simons AM. The rationale for soft-tissue grafting and vestibuloplasty in association with endosseous implants: a literature review. *J Oral Implantol* 1994; 20: 282–91.

[27] Nemcovsky C, Artzi Z. Split palatal flap. II. A surgical approach for maxillary implant uncovering in cases with reduced keratinized tissue: technique and clinical results. *Int J Periodontics Restorative Dent* 1999; 19: 385–93.

[28] Azzi R, Etienne D, Takei H, Fenech P. Surgical thickening of the existing gingiva and reconstruction of interdental papillae around implant-supported restorations. *Int J Periodontics Restorative Dent* 2002; 22: 71–7.

[29] Nemcovsky C, Moses O. Rotated palatal flap. A surgical approach to increase keratinized tissue width in maxillary implant uncovering: technique and clinical evaluation. *Int J Periodontics Restorative Dent* 2002; 22: 607–12.

第23章
种植体即刻负重相关并发症
Complications related to immediately loaded dental implants

Jeffrey Ganeles and David Grossberg

外科手术植入种植体的同期进行即刻负重为患者带来很大方便。采用即刻负重技术，无论单颗牙种植还是全口总义齿，都能够实现一次就诊完成手术植入和上层修复，相较于步骤烦琐的传统流程而言，这种治疗方案更受患者青睐。即刻负重能够即刻恢复功能，降低术后不适并缩短治疗周期，体现了以病患为中心的理念[1]。

选择即刻负重之前，临床医生应确保其在成功率、美学和并发症发生率方面与常规治疗方案相似。

本章节介绍了即刻负重技术的常见风险和并发症，并在此基础上进一步探讨其治疗原则和技术细节，以期避免相关问题的发生。此外，对常见并发症的处理方式也将在本章展开讨论。

《口腔颌面种植学词汇》（《GOMI》）[2]一书中对即刻负重有几种不同类型的定义，具体分为"即刻功能性负重、即刻非功能性负重、即刻临时修复和即刻修复"等几类。

这些分类之间的根本区别在于，种植体支持的修复体在植入当天是否与对颌牙建立咬合。即使修复体没有殆接触，仍旧有外力作用于它，这些外力通常来自唇、舌的肌肉、副功能运动、不良习惯和咀嚼运动。

根据《GOMI》，并发症是指常规治疗效果之外发生的无法预期的问题，可能包括患者损伤、手术事故、种植体失败或美学问题等。

美学并发症常与种植位点不佳有关，而与负重时机无关。讨论即刻负重并发症时，应特别注意其潜在失败率和美学问题的增加，可能与提前负重或对拔牙及即刻种植后牙槽骨形态及骨量变化的预判不足有关。

本章涉及的种植即刻负重并发症主要包括：

- 种植体骨整合失败
- 手术并发症
- 美学并发症
- 种植体植入位置不良
- 修复并发症
- 引导手术和预成修复体相关并发症
- 即刻负重复合修复体相关并发症

骨整合失败

病因

了解种植体即刻负重骨整合并发症之前，先要了解种植体植入后骨组织的早期愈合过程。Raghavendra等学者[3]研究了植入后种植体稳定性随时间的变化，并绘制成曲线（如图23.1）。他们指出，种植体植入即刻稳定性最高，稳定性主要来自宏观固位要素，包括螺纹、种植体表面积、表面纹理结合较小预备窝洞产生的楔应力。愈合早期开始

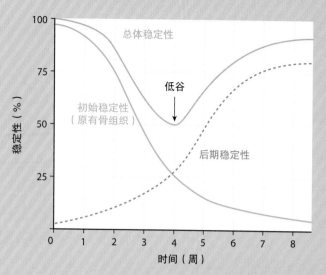

图23.1 种植体原发及继发稳定性变化曲线图

于破骨活动，导致种植体稳定性下降。种植体逐渐"松动"的趋势将持续数周，直至成骨活动在种植体表面形成新骨并引发骨整合效应。这一变化周期的长短受多种因素影响，包括种植体尺寸、形状、表面形态、骨密度、患者健康状况、种植窝预备技术及骨生理状况。种植体稳定性的动态变化已经过共振频率分析研究得以证实[4]。

在齿科领域，种植体植入后的稳定性已被认为是成功骨整合的先决条件[5-10]，相关研究证实，如果愈合期的种植体骨结合界面保持稳定，种植窝预备过程中严格无菌操作并将产热控制到最低，纯钛种植体等生物相容性材料就可以获得骨整合。

相关研究已证实，良好的骨结合并不需要种植体保持绝对无动度。相反，"微动临界值"情况下仍可以获得良好的骨结合。然而具体动度范围目前尚无定论，有学者建议值为50~100μm，这是健康天然磨牙生理状态下的动度范围[11]。

综合分析上述研究结果以及常规负重种植体的高成功率[12,13]，可以得出，尽管正常愈合过程中种

植体初期稳定性有所下降，但不足以导致种植体失败。同样，相当多的临床资料[14-25]与科学研究[26-28]均证实，除极少数例外情况[29,30]，即刻负重同样可以达到良好骨整合[31-34]。这表明在临床报告所述条件下，种植体稳定性的丧失和动度均不足以导致种植失败。报道中即刻负重的成功案例，既有在愈合后牙槽骨上种植的，也有新鲜拔牙窝即刻种植的[35,36]。此外，越来越多证据表明[28]，适当的外力刺激有利于加速骨整合，促进骨与种植体的接触。

即刻负重：种植失败

短种植体

病因

众多研究证实，即刻负重或修复可获得较高的成功率并无并发症的发生。这与许多医生的临床经验和传统教学观点相冲突。仔细评估以往报道的为数不多的失败案例，有助于对影响成功或失败因素的进一步了解。强调几篇文献，检查失败种植体的原因可能带来启示作用。

Schitman等[37,38]开创了骨整合种植体即刻负重的相关研究，报道了10例系列治疗患者。患者接受了由2~4颗种植体即刻负重支持的全下颌固定修复体，均为螺丝固位。相邻的未负重种植体采取常规愈合。28例即刻负重种植体中，失败4例（14.3%），而常规加载种植体获得了100%的骨整合。在对失败病例的分析中，研究者发现绝大多数失败种植体的植入位点均在颏孔远中并且长度均<10mm，长度>10mm并植于颏孔近中的种植体即刻负重后均能达到良好的骨整合，并在长达10年的研究中保持稳定。

预防

笔者推测，即刻负重失败可能与在下颌后牙区应用短种植体有关，此区域可用骨量及骨质经常有限，且为咬合应力集中区。下颌前部骨质致密区植入的长种植体能获得100%的骨整合率。

临时修复体反复摘戴引发种植体动度过大

病因学

Tarnow等[39]曾就多种植体系统全牙弓即刻负重进行研究，比较了同一患者口内即刻负重种植体和常规传统负重种植体的成功率，结果显示两组无显著差异——即刻负重组67/69（97%）；常规负重组37/38（97%）。研究人员还发现即刻负重失败病例主要集中在最初的几例患者，这些患者由于使用Periotest装置检测种植体稳定性而需要频繁摘戴临时修复体。

预防

该研究表明种植体失败与反复摘戴临时修复体造成的种植体动度过大有关。实验后期研究人员并未进行此类检测，后期患者再未出现失败案例。

机械加工表面种植体的应用

病因

报道指出，单颗即刻种植修复的成功率较低。这些报道包括Ericsson[40]、Rocci[41]以及Malo[42]等，他们各自报道的成功率分别为85.7%、81.5%和85.2%。这些研究的共同因素之一就是，所采用种植体均为机械加工表面种植体。

预防

在一项随访调查中，Rocci[43]对患者进行相同手术和修复治疗，但随机植入机械加工钛表面或TiUnite表面的种植体，研究发现粗糙表面能显著提高种植成功率。评估IV类骨质中植入两种不同类型种植体后，其成功率差异更加明显，11颗机加工表面种植体植入后有5例未能形成骨整合，而粗糙表面种植体该比率为1/12。Schincaglis等[44]在对部分缺牙患者研究中也发现了类似现象，22颗机加工表面种植体中有2例失败，而粗糙表面种植体全部成功。此外，一年后的影像学检查发现粗糙表面种植体周围骨水平比机加工表面种植体周围稳定。

被动就位种植体的设计

病因学

Chaushu等学者指出[45]，在新鲜拔牙窝内植入羟基磷灰石表面处理的柱状种植体并即刻负重，其成功率为82.4%，而植入愈合良好的牙槽骨内，其成功率为100%。研究者据此建议不要在拔牙即刻种植时采用即刻负重。此类种植体不具备螺纹等宏观固位特性，也可能是导致较低骨整合率的重要原因。

预防

Kan等[46]报道在拔牙窝中植入带有螺纹的种植体获得了100%的成功率，将此结果与前述研究相对比，不难发现，他们结果最重要的不同之处是种植体形状的不同，尽管他们均采用了粗糙表面的种植体。由于当今种植体几乎均具有加强宏观固位的结构如螺纹等，被动就位设计已不是主要考量。

创伤性位点准备

病因

位点预备技术可能会对种植成功产生影响。很多学者建议，在骨质较差的位点预备种植窝时，根方窝洞直径小一些以增加骨紧密性及初期稳定性[47-49]。然而，Digidi和Piattelli等[50]在对单个牙缺失采用Frialit 2型种植体即刻负重修复后发现，单纯骨挤压方式植入的种植体有大量的失败率。他们认为高失败率是由位点预备造成的。Stavropoulos等[51]对狗研究中发现类似现象：单纯骨挤压术后植入的种植体全部失败。进一步证实单纯骨挤压不利于创口的正常愈合及骨整合的形成。

部分组织学和临床证据表明，骨挤压可能延迟骨创伤的愈合，降低种植体初期稳定性，这些都不利于即刻负重的成功。Nkenke[52]和Bucher等[53]的研究表明，即便在术后28天，骨挤压的骨与种植体接触面积仍低于骨钻孔术，大大延迟了继发稳定性的获得，影响远期骨结合的形成。在其研究中术后数周，种植体稳定性持续降低，据此他们认为早期负重病例的种植位点处理不应采用骨挤压的方式。

过度骨挤压会导致种植失败，致密骨尤为如此[54]。有限数据认为，骨组织和种植体间可能存在最佳紧密度，促进正常愈合，与负重时机无关。引发骨折或过度骨压力的创伤性预备延迟术后愈合，易导致不良结果。这一理念在一项以山羊为实验动物的研究中再一次被证实[55]。研究者采用钻孔预备3种不同直径的孔洞，当孔径比种植体直径小5%或15%时，术后3周的检查结果无显著差异。而当欠备25%时（相当于将4mm直径种植体植入3mm直径孔洞），术后愈合状况显著下降，并出现炎症和种植体周围微型骨折。Jimbo等[56]以绵羊为研究对象，观察了不同种植体形态和不同程度欠备在术后6周的骨整合情况，发现欠备率最大组，种植体与骨组织的结合率最低。

需要认识到，临床中稍欠备和骨挤压技术在即刻负重中获得了成功。Koutouzis等[57]报道了一系列临床病例，均采用2mm麻花钻钻孔，之后用骨挤压器进行骨扩张，植入3.5～4.0mm直径种植体后即刻临时修复。一年成功率为95%（19/20）。

预防

骨挤压和骨欠备对早期愈合的影响研究有限且相互矛盾。即使有这些异议，可接受的骨挤压程度既没有相关实验室研究也缺乏相应临床检测。因此，笔者建议对于相对疏松的编织骨，可以谨慎选择骨挤压术，而对于致密的皮质骨，则应采用精确的、应力小的备洞方式。

初期稳定性不足或种植体支持不足

病因

Horwitz等[20]对一组曾患严重牙周病的患者进行上颌即刻负重全牙列种植修复术，仅获得了52%的成功率。与之相对，Jaffin等[20]对更大样本的同类人群研究，却获得了93%的成功率。仔细回顾他们研究的细节，会发现有一些微小的不同。Horwitz的病例中依据植入位点来选取用于支持临时修复体的种植体，而并未采用种植体稳定系数（Implant Stability Quotient, ISQ）[58]或抗扭力性能来筛选其初期稳定性。12颗失败种植体中有8颗的初期稳定性低于预设标准——ISQ 60。此外，该研究中临时修复体全部使用"金-塑"基台，可能刚性较低，导致种植体微动。与Jaffin和其他获得高成功率的研究相比[59,60]，Horwitz的研究中使用了较少的种植体，并且初期稳定性较差，临时修复体的刚性也未受到足够的重视。

拔牙后即刻植入的种植体初期稳定性要低于在完整牙槽骨植入的种植体，这符合逻辑思维。Terkyilmaz等[61]在尸体研究上证实了这一观点，缺损深度与植入扭矩或ISQ之间呈线性关系，以此类比拔牙窝中和完整牙槽骨中种植体的状况，缺损深度每增加1mm，初期稳定性平均降低2.7ISQ。

预防

伤口愈合研究和临床建议均强调在愈合期要保持种植体稳定。由此可以推测，种植体只有在获得出色稳定性后才能开始愈合。因此，初期稳定性不良的种植体不适宜即刻负重。

有多种方法可用来评价种植体初期稳定性和扭矩[62,63]。植入扭矩是根据手术钻孔估算，精度不高。通常种植机所示的扭矩是种植体植入中的最大扭矩，因此，除非在植入过程中暂停操作，否则无法知道实际扭矩值。大部分种植医生认为能够从种植手机或是手柄的手感上判断种植体的稳定性。Degidi等[64]最近的研究结果表明，医生的主观感觉并不如客观检测准确。现有的稳定性检测设备中，市售的只有Osstell，也是最多文献报道使用的。然而，应该认识到，无论哪种负重策略，均尚未明确可以获得成功负重的扭矩标准或阈值。

最近一项动物实验研究也对共振频率分析检测结果提出质疑[65]，认为其他检测方法可能更加准确可靠。

评估某病例中种植体支持是否充足，既是临床判断又是严谨的科学。其影响因素包括患者因素和种植体特性，患者因素包括缺牙数量、种植位点骨质、骨量、对颌牙状况、副功能运动以及上层修复体设计等，种植体特性包括种植体尺寸、形状和表面处理[1]。Degidi等[50]建立了"修复单位-种植体比率"的数学公式，认为上颌至少1.4，下颌至少1.5。Jaffin等[20]建议可选择的种植位点的最小骨密度值在350 HU（Hounsfield units）。但应当认识到，这些种植体数量和骨质密度的建议不是基于客观实验数据支持，只是临床经验的总结。

Parel和Phillips[66]为4颗种植体支持的即刻负重上颌复合修复方案的制订引入了风险评估的理念。他们研究了导致种植体失败的常见因素，发现最相关因素包括对颌固定修复、骨质不良和男性等。其他较弱相关因素包括系统性疾病、吸烟、夜磨牙等。对于具有这些危险因素的患者，应当调整种植计划，如增加种植体数量、避免即刻负重等。调整后早期结果显示，此类患者同样能获得100%骨结合率。

建议

对于提高种植体稳定性的建议，是基于合理的手术和治疗设计原则而提出的。选择骨质好的种植位点或无创伤的前提下利用皮质骨，可提高初期稳定性。反之，应该避开骨质不佳或骨质缺损严重的区域。

三维影像学检查较二维图像而言，能够提供更全面而准确的解剖信息。Song等[67]研究发现CBCT观察到的骨质密度和骨量与Osstell ISQ测量的初期稳定性呈正相关。此外，许多基于计算机的图像分析和方案设计软件都可以进行骨密度分析。对植入后种植体稳定性进行客观检测，可以减少在稳定性不足的种植体上负重的可能性。

对于无牙颌病例，若要获得高成功率，使用至少4~6颗种植体，而且种植体尺寸要适当，稳定性要好，种植位点分布也要合理。下颌骨密度较上颌骨高，且颏孔近中皮质骨量较大，因此下颌种植体数量可比上颌少些。当对颌采用可摘义齿修复时，可以减少即刻负重修复的种植体数量。

即刻负重相关的外科并发症

尽管现有研究均认为，即刻负重是牙科种植中可预期的技术，在绝大多数病例中，仍需考虑很多问题及潜在并发症。

患者损伤或材料失败

病因

绝大多数患者损伤相关并发症与即刻负重并不直接相关。如果外科医生未充分考虑种植位点的骨质、骨量，为了增加初期稳定性而采用过长或过粗种植体，可能会造成牙槽骨骨折，穿破皮质骨或损伤重要毗邻结构等。

为增加初期稳定性，外科医生常有意将种植体植入较小种植窝内，可能导致牙槽突骨折、下颌骨骨折以及骨挤压过度导致骨坏死。合理植入宽颈或锥形种植体不会增加牙槽嵴骨丧失的风险[68,69]。然而，若锥形或宽颈种植体强行植入未充分备洞的皮质骨，可能会加重牙槽骨的破坏。正如Bashutski[54]等研究所示，种植体植入扭矩过大带来的压力会导致皮质骨坏死，缺损形成，抑制正常愈合。

植入扭矩过大带来的另一问题是种植体自身可能折裂。图23.2显示的是一位缺乏经验的手术医生为了追求高的初期稳定性，植入一颗直径5mm的种植体时，扭矩过大，导致种植体沿其内径纵折。

尽管种植体应更加坚固，但操作者对即刻负重初期稳定性的盲目追求也是关键因素。并且，环钻取出折断种植体造成周围骨组织更多丧失，影响将来再次种植（图23.3）。

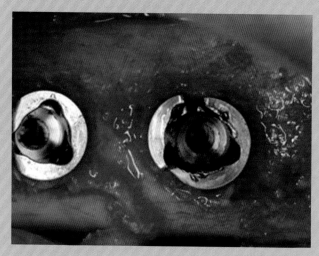

图23.2 一颗5mm直径种植体因植入扭矩过大而纵折

预防

为了避免种植体植入过程损伤重要结构或周围组织，手术医生必须遵守传统做法以及种植体制造商的指南。无论何种负重方式，术前诊断和设计都应意识到特殊位点的解剖条件限制。强行将种植体植入预备不足的窝洞会有生物学并发症风险，导致愈合不良或种植失败，以及种植体折裂。

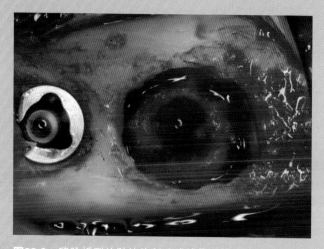

图23.3 移除折裂的种植体所造成的骨质缺损

种植体植入过深

病因

众多医生均意识到，即刻负重的成功取决于良好的初期稳定性。因此他们常尽力将种植体植入到获得足够大扭矩为止，这往往会导致种植体植入过紧或过深。图23.4所示，一例上颌侧切牙无法保留的患者，即刻种植即刻修复。回顾病例，发现医生为了获得更好的初期稳定性而将外展型的种植体颈部旋入骨壁，显然植入过深。不管是操作者刻意为之还是一昧追求稳定性而造成的无心之过，最终都导致了邻间骨吸收和美学效果欠佳。另外，从一系列X线片中可见，中切牙远中出现了越来越严重的附着丧失。

种植医生在即刻负重时偏爱植入过深的情况不仅仅出现在图示病例中。一项旨在对比后牙区即刻负重与早期负重的前瞻性、多中心联合研究中，Ganeles等[70]发现即刻负重种植体植入深度比早期负重平均多出0.3mm，对这一结果的可能解释是，手术医生知道哪颗种植体将要即刻负重，从而在植入种植体时刻意深一些以获得更好的初期稳定性。事实上，无论有意与否，在即刻负重时医生都会将种植体植入更深。但3年后评估显示，这两组在骨结合率和骨水平的稳定性方面均无显著差异[71]。

预防

与其他并发症相同，无论何种负重方式，均应将种植体植在正确的三维位置，不应为了片面追求初期稳定性而改变理想种植体大小和植入深度。建议使用手术导板确定种植体理想的冠根向植入位置，大部分病例中种植体顶端到颊侧龈缘的距离不超过3mm。

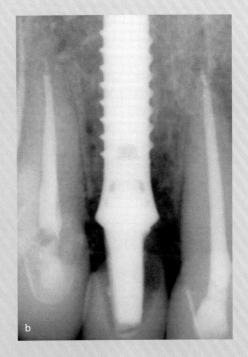

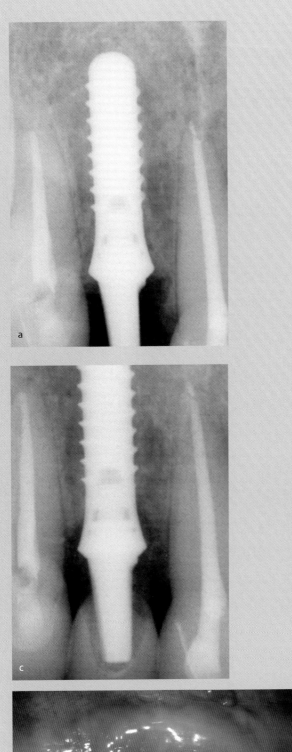

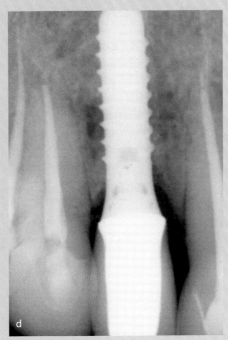

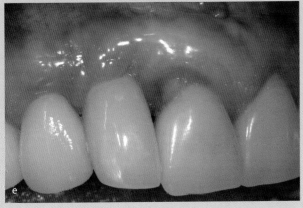

图23.4 a. 上颌侧切牙即刻种植即刻负重术后根尖片。注意种植体颈部明显低于中切牙远中骨嵴。b. 术后3个月拍片显示邻间骨嵴在中切牙远中吸收严重，在尖牙近中也有一定吸收。c. 术后9个月拍片显示种植体周围牙槽嵴骨质重构整合，邻间骨嵴高度进一步丧失。d. 术后39个月拍片显示由于在新的水平重新建立生物学宽度，此时邻间骨嵴水平较9个月时稳定。种植体近中出现轻微骨质丧失。e. 术后39个月复诊时口内观，可见尽管为了恢复种植体近中软组织缺损而进行了多次手术，但未能缓解邻间隙骨质丧失，美学效果也不佳

对策

如果不能获得足够的初期稳定性，就应当改变治疗计划，使种植体在无负重或无修复状态下愈合。

上颌窦提升后即刻负重相关并发症

病因

通常，上颌后牙区种植位点垂直骨量不足时，常采用骨挤压联合植骨（bone-added osteotome，BAO）技术进行垂直骨增量。虽然缺乏关于上颌窦提升同期即刻负重的随机对照研究，仍有一些有限的资料显示，此技术具有较高的失败风险，由于牙槽骨垂直高度不足而致初期稳定性不佳造成[72]。Levine等[73]曾报道，一项延期负重的研究中，种植体存活率为96%～99%，不包括联合采用BAO技术的种植体。后者出现了更高的失败率，研究分析是初期稳定性不足造成的。

正如Nkenke[52]、Buchter[53]所报道，骨挤压带来的延期愈合也可能是失败原因之一。BAO技术植入种植体同期即刻负重的失败风险较高，应尽量避免。同理，过度骨压力也会延长愈合时间，即刻负重时应避免此类情况。

预防

对于BAO技术植入的上颌后牙种植体不应即刻负重。可采用延期负重、单端固定修复或倾斜植入种植体。

系统并发症——发生率不确定

目前无文献报道系统性疾病或局部病理改变引起即刻负重并发症。大多数研究者进行即刻负重研究时，均排除了有副功能运动或磨牙症的患者，所以无相关资料。Romenos等[59]进行小样本研究，9名每日吸烟量大于2盒且烟龄10年以上的患者，共计12例无牙颌，植入了72颗种植体进行固定修复，成功率达99%（71/72）。另有无对照的研究报道[42,43]，认为吸烟对种植体骨结合无显著负面影响。这些研究样本量小，缺乏统计学意义，临床医生应审慎对待其结论。同样，更不能由此认为即刻负重不会使吸烟患者产生并发症，因为重度吸烟是种植体周围炎的重要风险因素[74]。

美学并发症

美学区域的缺牙往往是病患牙，且该区域牙槽嵴往往条件不佳。不论是健康牙还是病患牙，其拔除常常伴随软硬组织丧失[75]。由于具有较高的美学需求或解剖条件限制，采用常规负重方式的种植体的美学控制更具挑战性。为了提高成功率，临床上常需要做软、硬组织增量术[76-78]。这些措施可用于修复已有组织缺损或预防性地补偿未来可能出现的退缩或吸收。

据目前报道，只要能遵循初期稳定性和咬合控制相关原则，即刻负重并临时修复的骨整合成功率非常高。然而对于美学区域而言，这显然不是最重要的评价指标[31,79]。以美学效果为评判标准时，即刻负重与早期或延期负重的表现孰好孰坏众说纷纭[80]。PES和WES已经越来越广泛地分别应用到软、硬组织的评价中[81,82]。通常说来，相对于早期或延期种植而言，拔牙后即刻种植的美学效果更加不易控制[80]。

美学区域拔牙后即刻种植修复的优点在于，缩短治疗时间并能够维持牙龈轮廓，否则牙齿拔除后就塌陷了。即刻临时修复体还可能减少邻间龈乳头高度的丧失[83]。排除了骨结合失败的可能性后，即刻种植即刻修复可能面对的风险便是能否达到传统修复方式所能实现的美学效果了。

若要准确预判某病例能否达到良好的美学效果，需全面考虑牙槽骨改建、手术及修复技术、移植材料的使用等。牙齿拔除后可能会造成不同形状和不同大小的骨质缺损。对此业内已提出多种分级方法。Elian等[84]提出的分类获得广泛认可，该分类以牙拔除后牙槽突颊侧骨壁的量为观测指标。在随后对愈合过程的研究中，发现拔牙创颊侧组织量在水平和垂直方向上均有丧失，尤其在拔牙后前3个月和颊侧骨板遭受破坏的情况下更为显著[85,86]。术前对拔牙位点解剖条件充分评估有助于医生选择正确的负重方式从而达到更好的美学效果。

早期临床报道中，拔牙同期种植并即刻修复的病例并未注意拔牙窝的完整性，这些病例都出现了不同程度的组织退缩，个别病例退缩1.5mm[87-89]。Kan等[90]认为拔牙窝缺损的大小与形状同最终的美学效果存在相关性。即刻种植即刻修复的病例其初期缺损越大，最终的软组织缺损就越多，美学效果也就越差。有学者认为不翻瓣的牙拔除术、种植术和位点保存术优于翻瓣手术，前者可以降低颊侧骨组织丧失，尤其是唇侧骨壁较薄时。但该观点未能在人或动物实验中得到证实[91,92]。

近来，随着临床医生有更多选择筛选骨缺损并应用更加持久而精细的材料和技术，报道了更好更稳定的美学修复结果[93]。Kan等[94]对前牙美学区域单颗牙即刻种植即刻修复的病例随访8年，其龈缘稳定性始终良好。Chu等[95]针对美学区域单颗牙种植方案提出"双区理念"。通过回顾性分析，该方法同其他种植和移植策略相比，能更有效地减少牙槽骨轮廓的改变，并为患者提供美学效果良好且具备一定功能的即刻修复体，其颊侧骨板丧失平均值为0.4mm[96]。如果种植修复同期进行腭侧结缔组织转瓣术，边缘高度和牙槽嵴宽度的变化能控制在更小范围[97]。其他学者也报道了同样良好的效果，术前术后CBCT数据显示牙槽骨吸收较少，不似常规拔牙后出现颊侧骨板的退缩和吸收[98,99]。

拔牙后颊侧骨板吸收

病因

种植体的植入无法防止拔牙后牙槽骨的吸收[100]，而在美学区域尤为关键。图23.5显示一例极端的病例，是一例即刻种植即刻负重术后7年的照片。尽管临床检查没有动度且作为固定桥基牙其功能完好，但整个唇面骨板已裂开，种植体暴露。在不翻瓣种植的时代，种植体置于窝洞内，种植修复后发生的骨质吸收会造成骨板开裂并带来图23.5b所示的美学问题。

牙龈退缩、龈乳头圆钝和不完全再生

病因

很多文献报道即刻种植延期修复可以实现良好的美学效果和稳定的组织结构。Kan等[90]发现术前骨缺损越严重其术后美学效果越差。对于缺损严重，需要软硬组织移植的病例，即刻修复并不适用。图23.6a~f显示的是一例美学效果欠佳的病例[84]，该患者拔除根折牙齿之后形成了Ⅱ型骨缺损。由于采用了即刻修复，就不能将种植体埋入组织，也无法行位点增量来改善软硬组织缺陷，更无法维持或改善远中龈乳头的形态。对于一些美观要求不高的患者来说，这一方案牺牲了部分美学效果但节省了治疗时间，是可以接受的。但对于一些要求较高的患者或缺损更大的情况，即刻修复带来的美学风险是不容忽视的。

预防

术前应用CBCT严格评估唇侧骨壁[101]，也可用根尖片和牙周探针测量。如果术前存在骨缺损，需要大量骨增量，应采用分阶段或埋入式愈合策略，可能行位点保存术，以实现最大量的组织再生和最佳美学效果。

建议

对于Ⅰ类牙槽嵴，如果操作者有丰富经验和技巧，初期稳定性和咬合因素都可控，可以考虑即刻种植。该情况下须告知患者同样存在一定的美学风险，可能发生0.5~0.75mm的牙槽骨退缩或吸收。如果可以接受，也可在即刻种植即刻修复的同期进

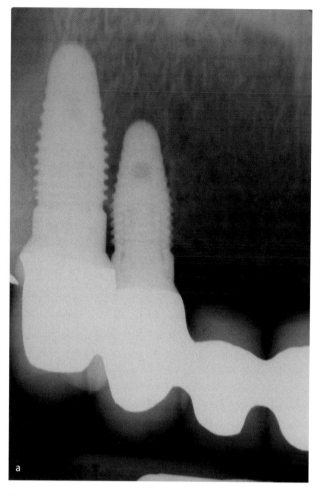

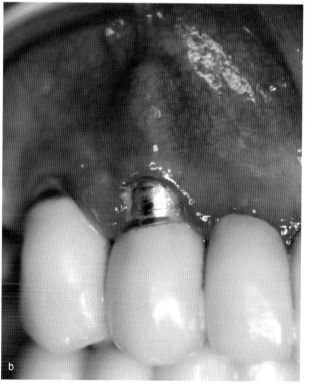

行软硬组织移植增量。

图23.7和图23.8展示的是 I 类牙槽嵴采用不同术式的治疗效果。图23.7所示病例中，翻开唇侧瓣以测量即刻种植即刻修复时牙槽骨缺损状况，这一临床实验研究尚未发表。翻开全厚皮瓣测量颊侧骨板（图23.7a，b），贴紧腭侧植入种植体，种植体与颊侧骨板间留有间隙，Osstell 装置测量初期稳定性（图23.7c ~ e）。

该研究还要求只能进行自体组织移植以便后期影像学检查。自体骨片取于上牙颊侧根尖区，充填至颊间隙（图23.7f，g），暂时冠为螺丝固位，咬合调空，肠线缝合（图23.7h），术后6周，创口愈合与骨整合良好（图23.7i），永久修复后1年，可见唇腭向厚度与根侧隆起已出现明显吸收（图23.7j，k）。尽管存在一定量的组织吸收，术后3年影像学检查显示邻间骨水平保持稳定。

本病例可与图23.8病例对比，该患者因反复腭侧组织粘连吸收呈薄生物型（图23.8a）。采用不翻瓣术和牙周膜切割微创拔牙（图23.8c，d），沿牙槽骨长轴方向偏腭侧备洞，种植体唇侧形成间隙（图23.8e）。唇侧间隙采用自体骨颗粒[102,103]与牛无机骨基质[104]混合充填（图23.8f），种植体稳定性良好（图23.8g）。采用PEEK临时基台以补偿调整种植体角度并升高粘接边缘，以便彻底清除粘接剂（图23.8h ~ j）[105]。术后唇边缘形态和轮廓保存良好（图23.8k，l）。对比术前术后CBCT检查结果不难发现唇侧骨壁厚度增加明显，有利于维持唇颊侧轮廓（图23.8m，n）。

图23.5 一个薄生物型患者尖牙区即刻种植即刻负重术后7年唇侧骨板严重吸收。影像学检查（a），口内检查（b）

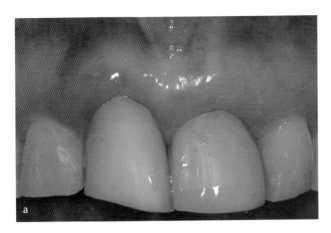

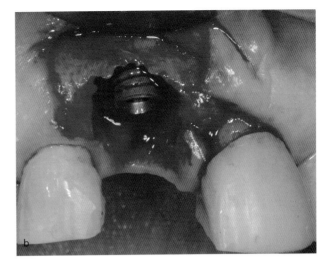

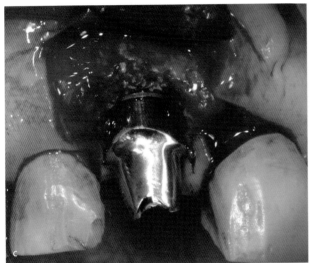

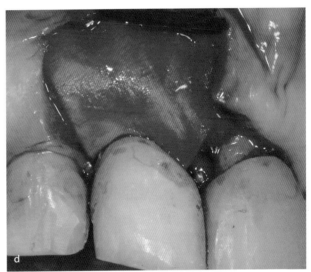

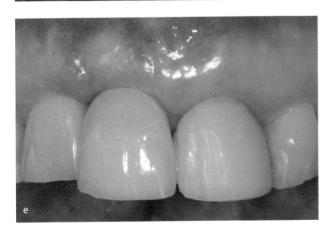

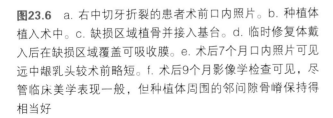

图23.6 a. 右中切牙折裂的患者术前口内照片。b. 种植体植入术中。c. 缺损区域植骨并接入基台。d. 临时修复体戴入后在缺损区域覆盖可吸收膜。e. 术后7个月口内照片可见远中龈乳头较术前略短。f. 术后9个月影像学检查可见，尽管临床美学表现一般，但种植体周围的邻间隙骨嵴保持得相当好

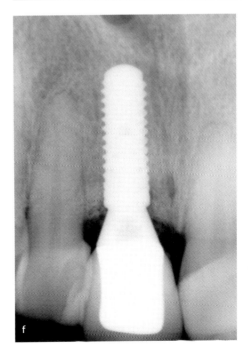

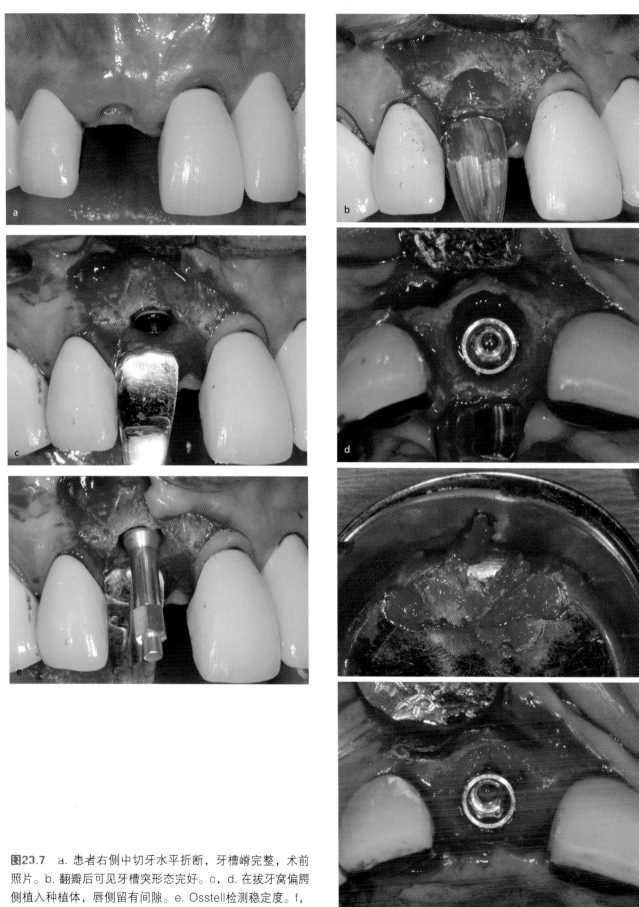

图23.7 a. 患者右侧中切牙水平折断，牙槽嵴完整，术前照片。b. 翻瓣后可见牙槽突形态完好。c，d. 在拔牙窝偏腭侧植入种植体，唇侧留有间隙。e. Osstell检测稳定度。f，g. 收集自体骨并在种植体唇侧空隙压实

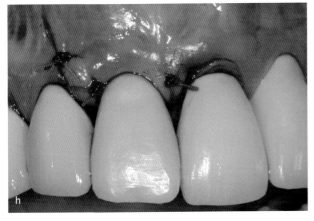
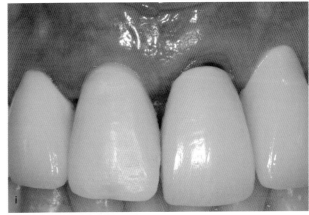
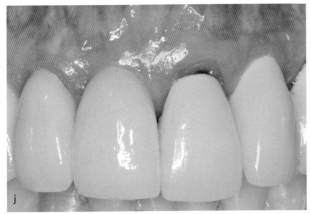
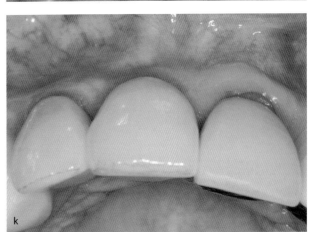
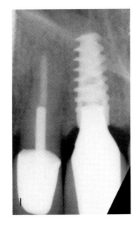

图23.7续　h，i. 即刻临时修复体就位。术后6周可见组织反应良好。j，k，l. 术后1年临床和影像学检查可见邻间隙软硬组织保持良好，但唇侧弧度丧失，形成凹形唇面而非根部隆起

对于美学要求较高的病例（如高笑线和连续多颗牙缺失）和Ⅱ类骨缺损，应首选延期种植与修复。在美学要求高的病例中，采用不同种植方法同时植骨并获得良好美学和稳定组织状态的相关报道很多[106,107]。

对于Ⅲ类牙槽嵴或牙槽骨缺损严重的病例，应慎重考虑负重时机。如果追求最佳效果，就不应采用即刻负重。须分阶段治疗，在种植前先行软硬组织增量[108]。如果治疗目标是采用混合修复或用龈瓷弥补牙槽骨缺陷，在种植体初期稳定性较好和咬合因素都可控情况下，可以考虑即刻负重[109]。

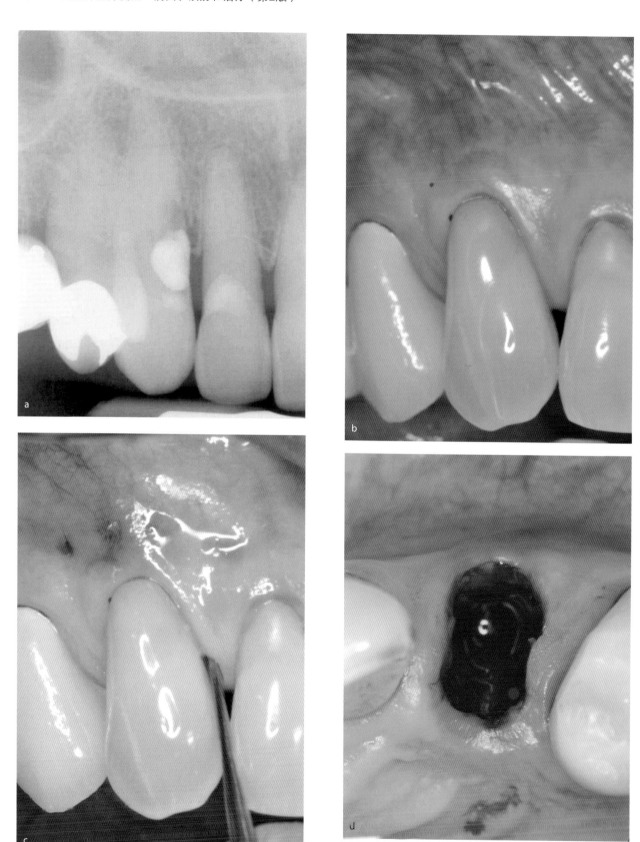

图23.8　患者上颌尖牙牙根吸收，其牙根隆突明显，薄龈生物型。影像学检查（a）和临床检查（b）。微创拔牙，最大限度保存骨质（c，d）

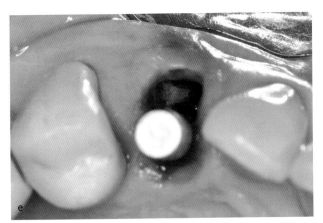

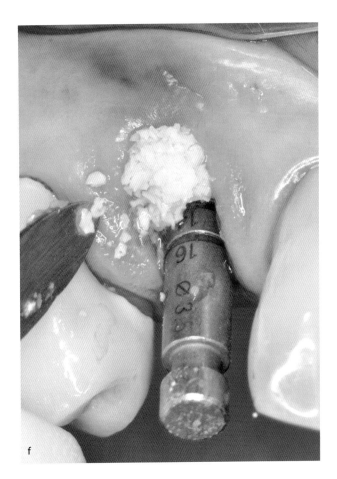

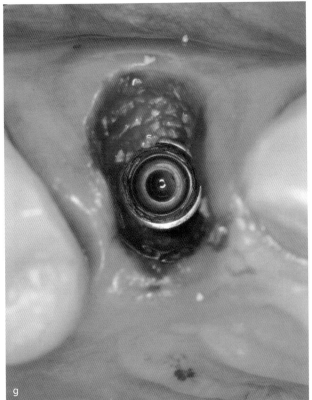

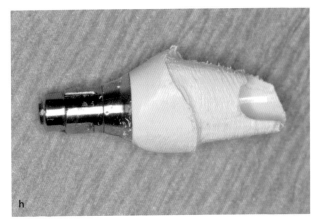

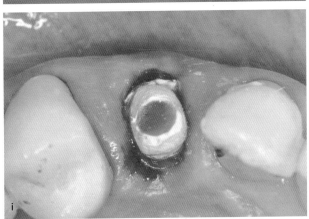

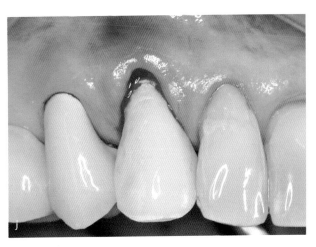

图23.8续 e. 偏腭侧进行无翻瓣备洞，颊侧留有间隙。f，g. 钻孔时收集的自体骨与牛无机骨基质混合后填入引导杆颊侧间隙。随后旋入螺纹种植体。h~j. 修整PEEK基台，纠正种植体唇向角度，提升树脂临时修复体的粘接边界

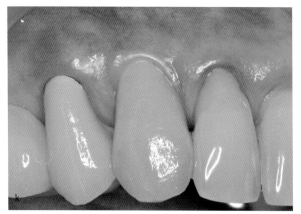

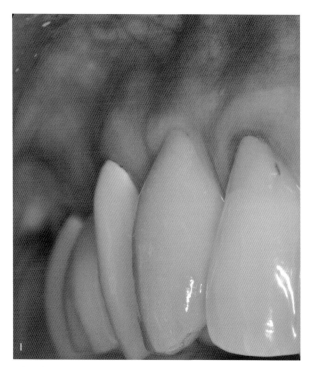

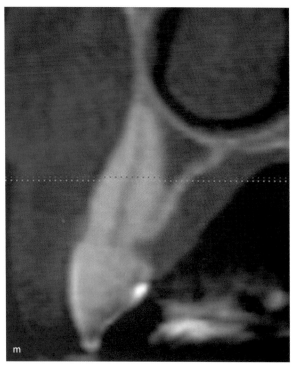

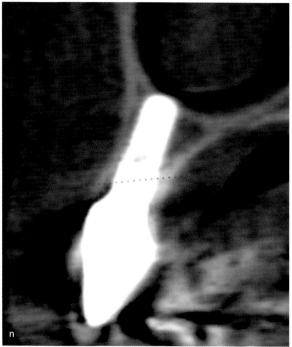

图23.8续　k，l. 术后1年临床检查可见龈缘稳定性良好并且牙根唇侧隆突形态自然。m，n. 术前术后CBCT影像对比可见牙槽嵴宽度和种植体唇侧骨质均获得了良好的保存

种植体位置不良

位点条件有限，影响位点选择

病因

即刻负重模式对移植或同期位点重建有所限制，可用骨量限制种植位点的选择。因此，很多病例中植入位点选择取决于解剖条件而非修复学最佳位点。这一折中既改变了种植位点的选择，也改变了种植体在位点中的位置。图23.9a～d所示病例，患者坚持佩戴上颌固定义齿，直至最终自行脱落。曲面断层片可清晰观察到该患者多数牙位根尖大面积阴影，包括作为关键基牙的尖牙和侧切牙。同时也可以看出上颌牙槽嵴中度萎缩，磨牙区骨质不佳。

该病例最佳治疗方案是在尖牙区和磨牙区植入种植体。然而患者严重的骨质缺损（图23.9e，f）和后牙区有限的垂直骨高度不允许行即刻种植。因此，前牙进行牙槽嵴扩增和后牙上颌窦提升术，以期为后期植入种植体创造条件（图23.9g）。患者要求即刻进行临时固定美学修复，这使得医生无法同期进行前牙区的垂直骨增量，并造成修复体临床牙冠很长（图23.9h）。患者即刻固定义齿修复的要求使得选择的种植位点非修复学最佳位点，导致种植体分布欠佳（图23.9i）。骨增量位点愈合后，在尖牙区植入种植体，后牙种植体负重，此时为最终修复创造了更合理的种植体分布（图23.9j）。

对于这种多次手术并植入更多种植体的方案，可能会有争议。但贯穿全过程的固定义齿修复确实给患者带来了极大的好处，使其避免了全口义齿修复的诸多不便。

改变角度改善种植体稳定性

病因

即刻负重的要求也会影响特定位点中种植体的位置。图23.10a显示的是上颌前牙区理想的种植

体位置，其长轴与牙冠长轴平行。此时修复体可以通过舌面隆凸螺丝固定也可以使用预成基台粘接固定。但是，上颌骨在前牙根尖区常有倒凹存在，此种植方向很可能导致种植体根尖穿破唇侧骨板，导致初期稳定性不足并引发外科并发症。在存在骨质倒凹或喇叭状牙槽嵴的区域采用锥形种植体可以降低根尖穿孔的风险。

图23.10b所示为获得最佳初期稳定性的种植体位置。此时种植体根尖部位向腭侧调整，使得其长轴向唇侧偏斜，穿通修复体牙冠唇面。这一问题可以通过角度基台解决（图23.10c），这是一类更复杂并且通常更加昂贵的个性化基台组件。由于解剖学特点和骨吸收形式不同，此种情况在上颌骨较为普遍。

修复体越长、上颌牙槽嵴唇倾度越高、根尖区域倒凹越大则种植体在牙槽骨内的角度就越应当引起重视。上颌无牙颌病例中更是如此。角度基台的应用可以获得共同就位道，从而为粘接固位的修复体创造条件，这对于即刻负重的成功至关重要（图23.10d）。

许多临床医生建议在上颌无牙颌即刻负重修复时采用螺丝固位的临时修复体。多数种植体设计允许螺丝固位有一定程度的偏差矫正。然而，临床很多情况下，颌骨吸收或倒凹的发生率很高，此时为了获得最大初期稳定性，植入的种植体间角度偏差很大，螺丝固定修复体无法整体就位（图23.10e）。此时医生只能将修复体分段，这违背了坚固夹板原则，会对成功骨整合的获得造成危害。理论上，分段就位的螺丝固位修复体可以在口内重新连成一体，但容易扭曲或折断，影响种植体愈合。此外，由于种植体唇倾，在前牙唇面可能出现螺丝孔洞，造成不良美学效果。

上颌无牙颌种植修复中种植体间角度差异较大和图23.10f～i显示出此类病例中种植体角度调整所带来的好处。应用15°～20°角度基台，获得相对平行的共同就位道。技工室制作了金属加强的热凝树

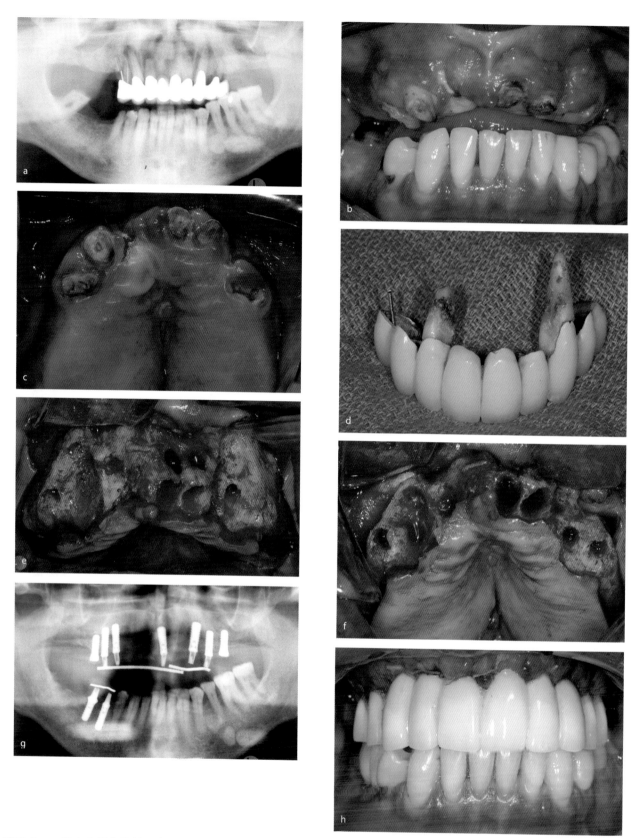

图23.9　a. 患者上颌失败的固定修复义齿在术前全口曲面断层检查片。b~d. 手术当日口腔检查情况。e. 拔除余留牙根并彻底清创后上颌骨唇面观。f. 殆面观可见彻底清创后上颌骨骨质缺损严重。g. 术后即刻全口曲面断层片显示上颌种植体的分布情况。请注意磨牙区两颗种植体并未负重，其他种植体也都采用角度基台。在上颌和右下颌均接入金属加强的临时修复体。上前牙无牙区进行植骨术，为后期种植创造条件。h. 术后即刻戴入技工室预制的临时修复体以恢复功能和美学效果

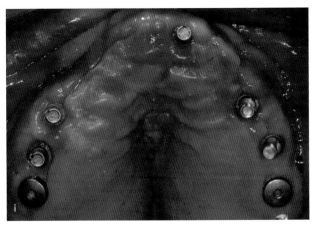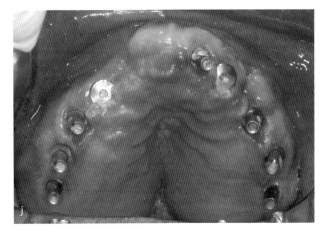

图23.9续 i. 术后2个月复诊摘掉临时修复体后殆面观，可见初次手术植入的所有种植体。j. 植骨区域愈合良好后，再在尖牙区植入种植体。术后殆面观可见种植体分布情况

脂临时修复体，可以为种植体稳定愈合提供强有力保障，并实现良好的美学效果。该病例中所有种植体成功骨结合。

值得注意的是，下颌也同期进行了种植修复。在即刻负重下颌病例中，由于骨质条件相对较好，种植体的骨内角度对于种植体最终愈合的影响不大，所以种植体可以相对平行地植入，极大地方便了后期修复（图23.10j～l）。

上颌无牙颌病例十分关注种植体在骨内的角度，与之不同的是，在单颗或部分牙缺失病例中，由于受到相邻天然牙或固定义齿的保护，殆力并未直接加载在种植体支持的修复体上。一项尚未发表的研究对大量上颌无牙颌即刻种植修复病例进行了分析，结果表明平行植入的种植体（图23.8a）失败率为20%。而同一研究团队根据合适解剖条件改变种植体植入位置，其他条件不变，种植体早期失败率降为不足3%。

建议

种植体获得初期稳定性和避免较大动度，是即刻负重获得骨结合的首要条件，评估现有骨质条件时，种植位点的选择十分关键，应选在骨质和骨量都合乎要求的位点。治疗计划制订完成后，在预定位点植入的种植体可以获得最大的稳定性和支持力。但从修复学角度考量，其植入角度常常不是最佳选择。此时应充分考虑到修复体会因此而变得更加复杂和昂贵，确保这一位点和/或角度的选择不会影响最终修复效果。这些因素都应在种植手术之前由种植医生或修复医生讨论确定。如果术前讨论认为即刻负重术后预期不佳，则应考虑位点增量后再以常规种植修复，此时骨质条件得到改善，种植位点有更多选择。

修复并发症

最终修复体

修复并发症可分为临时修复体相关并发症和最终修复体相关并发症。如前所述，种植体植入位点和角度都会影响最终修复体。如果种植体位点不理想，常需个性化基台或特殊修复体设计来解决。幸运的是，尽管种植体角度不佳可能导致修复部件的折裂、螺丝松动等并发症，但不会对种植体的骨结合造成影响[110,111]。

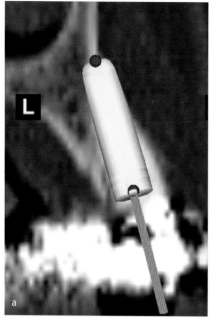
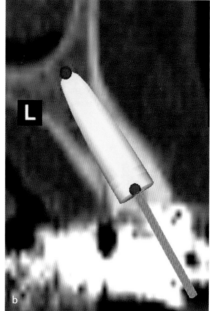
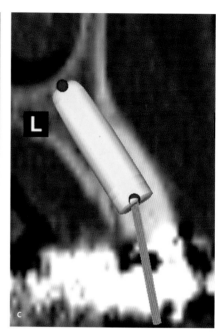

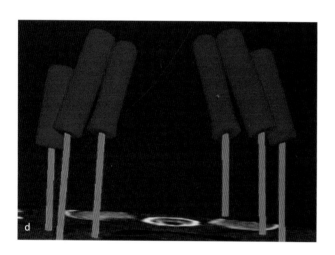
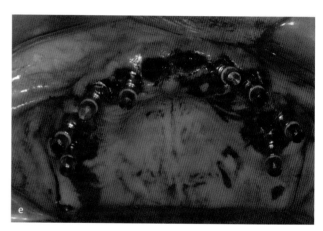

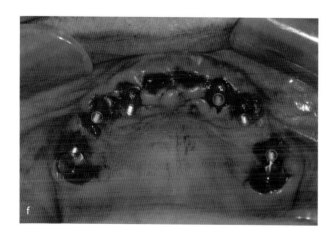

图23.10 a. 虚拟种植体按照修复学理想位置植入上颌前牙区，矢状面观。种植体长轴穿过舌隆突。注意以此位置植入的种植体根尖穿通唇侧骨板。b. 同一位点按照理想解剖学角度植入虚拟种植体。此时种植体长轴穿过牙冠唇面。如果多个同样唇倾度的种植体共同支持一个修复体，则需要进行角度补偿以协调种植体间明显的差异。c. 解剖学理想角度植入的种植体接入角度基台后修复角度得到调整，达到了修复平行度。d. 在多个不平行种植体共同修复的病例中，可以通过角度基台的使用获得共同就位道以便戴入坚固、一体的修复体。这种修复体是即刻负重所必需的。e. 一例上颌全口即刻负重病例，种植体在手术导板引导下植入以获得最大骨支持。前牙和双尖牙区种植体间角度分散明显。由于稳定性不足，磨牙区种植体未采用传统愈合加载方式。f. 角度修复组件的使用补偿了种植体间的偏差，为粘接固位一体式临时修复体的使用创造了条件

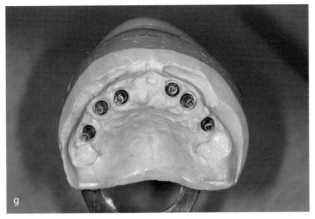
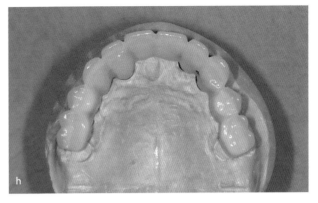
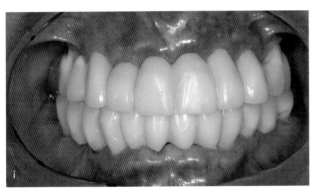
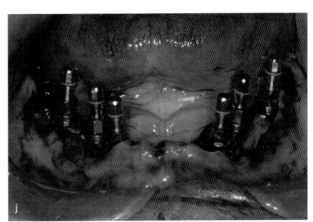
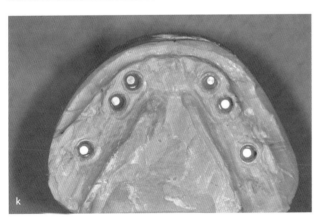
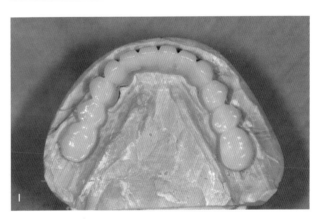

图23.10续　g. 尽管种植体之间角度差异很大，但戴入角度基台后在模型上能观测到修复体就位道。h. 金属加强的树脂临时修复体准备戴入。i. 牙拔除和引导种植术后1周即刻戴入粘接固位的全牙列临时修复体。j. 与上颌相比，下颌骨骨质和牙槽嵴形态较好，种植体可以相对平行植入。k. 种植体植入后相互之间较小的角度差异可以通过插入外锥形标准直基台得以补偿。l. 全牙列、技工室制备、金属加强、粘接固位的下颌临时修复体在模型上

临时修复体：咬合不良

病因

　　临时修复体并发症可能导致种植失败。单颗牙或短桥体即刻修复时，临时修复体常制作得体积小巧，且无咬合。但这并不意味着能隔绝所有外力。颊、舌肌肉，食物或其他异物等都有可能带来外力。如果这些继发外力超过了种植体原发和继发稳定性所能承受的最大值（图23.1），种植体就会出现动度并可能失败。但此类病例相关文献报道不多。

　　在一项尚未公开发表的研究中，研究者对211名患者的218个单颗牙缺失部位植入种植体，得到了96.3%的成功率，与大部分文献报道相似。然

而在该研究中，27例小直径种植体出现3例失败（10%）。在部分牙列缺失以及多牙缺失间隙，小直径种植体的不对称分布时，也会出现类似失败率，尤其是下切牙区。虽然无统计学意义，但也提示在舌体肌肉的外力作用下，表面积减小的种植体可能因为稳定性不足而面临更大的失败风险。

预防

避免此类情况的发生，可参照图23.11a～c的方法，扩大种植体临时修复体与邻接健康基牙的接触面积，有助于限制其在𬌗力以外力量作用下的移动。这些"翼"状结构主要用于抵抗来自舌肌的水平唇向力，所以主要位于舌侧而非唇侧，应当平整光滑，否则形成干扰反而加剧舌体运动。

治疗

对于植入后很快就出现动度的即刻修复种植体，可通过消除或减少加载其上的外力来"拯救"。此时可以谨慎移除临时修复体和基台。若临时修复体无法取下，可以将活动的种植体与相邻健康牙齿粘接在一起，为骨整合提供足够的稳定性。一个月以后应进行影像学和临床检查，判断骨整合情况。若种植体动度消除，应继续观察1～2个月后行最终修复。若仍有动度，应将种植体取出。据笔者经验，该方法只适用于术后早期2～4周内出现动度的病例。

临时修复体：固位力不足、设计不良与脱位

病因

在全牙列即刻负重病例中，临时修复体不仅发挥夹板的作用固定种植体，限制其动度，还需要承担咬合力。临时修复体应足够坚固，并在种植体愈合全过程中固位良好[39,112]。制作和安装的临时修复体有多种方法。在种植体愈合阶段临时修复体过早出现松动或种植体支持力和修复体强度不足，将会出现种植失败。图23.12a～c所示为一例设计不良

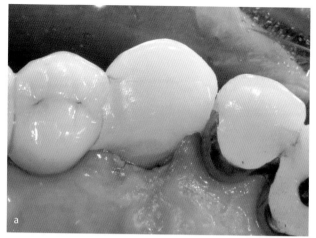
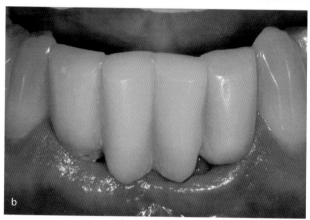
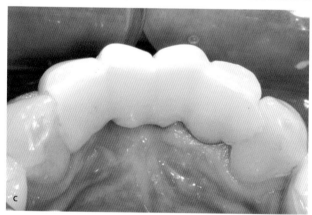

图23.11 a. 即刻修复的上颌尖牙加强了与邻近种植牙冠的邻接接触以抵抗咀嚼运动中来自食物的唇向力。b，c. 即刻修复的下颌侧切牙的远中面加强了与邻牙接触以抵抗来自舌体的唇向力

病例。主要错误包括种植体数目不足，位置分布不佳，同时修复体中包含了松动的天然牙。修复体戴入后很快出现松动，并不断撞击基台。尽管对颌上

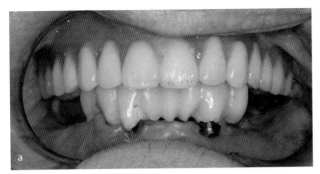

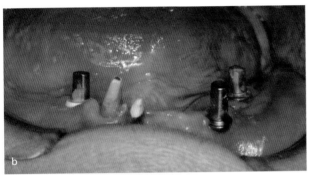

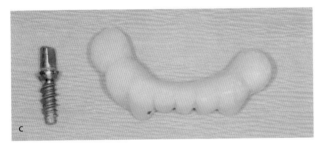

图23.12 a~c. 下颌即刻负重失败脱落病例。出现的问题有种植体支持不足、固位体不足、边缘不佳、咬合调整不足等

牙弓为全义齿修复，但由于下颌缺乏后牙支持，其咬合力分布不良。

临时修复体：材料失败

病因

尽管图23.12a，b中的错误显而易见，但材料失败也能带来相似后果。图23.13a所示为上、下颌缺牙的病例，患有重度龋坏和磨牙症，采用即刻负重技术修复。拔除全部牙齿并进行种植修复。由于拔牙窝造成的固位不良，上颌仅有4颗种植体采用了即刻负重。技工制作完成的带有金属加强的义齿即刻戴入。该患者咬合设计采用牙周—修复重建

相关咬合设计，相对较平的前牙组合无后牙平衡接触[113,114]。

由于患者距离较远，术后早期未能对其进行检查，首次复诊为术后9周（图23.13b）。此时可见下颌尖牙已崩折，引起后牙非工作侧殆干扰，从而对上颌种植体带来较大侧向力。可能由于磨牙症造成临时修复材料脱落。结果，尽管上颌临时修复体强

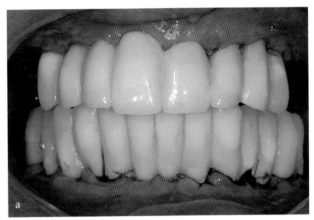

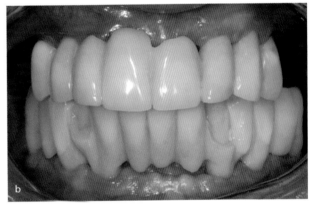

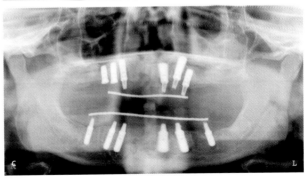

图23.13 a. 上下颌金属加强的技工室预制的丙烯酸临时修复体在术后即刻口内试戴。b，c. 术后9周临床和影像学检查。可见下颌义齿尖牙区牙冠崩折，上颌负重种植体周围低密度影。患者未如实反映磨牙症病史，副功能运动和过人的咬合力可能是导致修复体崩折和上颌种植体失败的原因

度与固位力良好，但上颌即刻负重的4颗种植体全部失败，而下颌种植体全部愈合良好。这证明，即刻负重病例中，上颌种植体比下颌种植体更加脆弱。

预防建议

上述病例中，为避免种植体失败，应事先采取措施。理想状况下上颌应植入更多种植体以承担粭力。如果这一点无法实现，则应采取上颌全口义齿临时修复或采用牙支持式暂时固定修复的分段治疗方案。此外，制订诊疗计划时应充分考虑患者磨牙症而选择合适的咬合形式、种植体数目，并有可能需要佩戴粭垫。术后早期回访或采用强度更高的修复材料等方法完全可以避免上述情况。

引导手术与预成修复体

技术革新已将引导手术和计算机辅助设计与计算机辅助制造（CAD/CAM）的预成修复体引入到即刻负重领域[115]。Komiyama等[116]的早期报道指出，该技术种植体存活率低且修复并发症高。其上颌种植成功率为89%，下颌为83%，低于同期其他术式。且较多病例的上层修复出现了修复并发症（5/29，27%）。该研究团队报道中称"50%的下颌治疗出现了外科或技术并发症"。Oyama等的研究团队[117]也报道了该技术的难点，报道了一例上颌支架就位及牙槽嵴骨吸收的问题。这与Van Steenerghe等[118]的报道形成鲜明对比，后者成功完成50例上颌全牙列缺失病例，无一出现并发症。由于"一次就诊就戴牙"的治疗方案需要整合多种技术，包括即刻负重、计算机成像、方案制订、图像引导、CAD/CAM等，复杂的流程容易出现错误、变形和误差。另外，该体系技术敏感性高，操作者的经验、专业技能、操作熟练程度等都会带来影响。多种技术联合应用，难以明确不良影响因素，但是，以下并发症曾得以报道。

手术导板就位不准

病因

整个治疗流程中，须首先制作一个非常贴合的活动义齿并对其进行扫描，在此基础上才能完成导板与修复体的设计与制作。这一义齿的设计与制作水准及贴合性至关重要。任何失误都会转移到导板和即刻义齿上。

导板就位不准的另一原因可能是牙齿拔除后发生的解剖学改变继而引发牙槽嵴形态变化。拔牙后需要等多久才能取模并制作用以扫描的义齿是一个重要问题。这取决于拔牙的数量、原因以及颌骨与牙槽嵴的形态。导板就位不良也可能与牙槽嵴不良解剖形态或软组织增生过厚有关。

手术导板的定位常需患者进行正确咬合借助对颌以记录其位置（图23.14）。若对合为全口活动义齿或患者在全麻下接受手术都可能导致定位不准。

预防

若用于扫描的义齿制作不良则应重新制作，以确保正确的牙齿位置和良好就位。牙拔除后到取模制作义齿之前，应当留有足够的愈合时间。尽量缩短制订诊疗计划到实施并植入种植体的时间间隔，且手术全程患者应处于有意识的镇静状态，有利于导板就位与咬合调整。

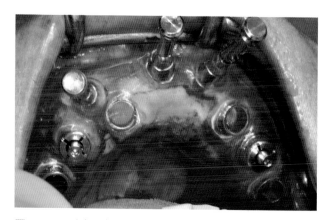

图23.14 手术导板必须在无牙颌准确就位，多余的松弛组织可能影响其就位

手术导板折裂

病因

手术导板在制作和使用过程中会受到较大外力，如果设计或加工不当则可能出现折裂。若种植体距离较近则钻的套管也会距离很近。这会降低导板强度，使之更易折裂。种植体植入后移除导板时用力过猛也会造成导板折裂。

预防

确保导板的丙烯酸树脂材料有足够的厚度，尤其是种植体距离较近的位点更应如此。种植体植入完成后移除种植体携带体时应小心谨慎，避免损伤导板。有些病例中导板很难移除，此时应同时松解所有的种植体携带体。

固位针导致黏膜撕裂

病因

手术导板通常体积较大，就位过程中常会引起口颊黏膜的过度牵拉而容易撕裂。

预防

在打入定位针之前确保口唇软组织牵拉正确，避免过度牵拉。可在口唇及颊黏膜上涂抹凡士林适当润滑。全部操作完成后应酌情对黏膜创口进行缝合。

颌间距不足以放置手机与钻头

病因

在"一次就诊戴好牙"治疗方案中所使用的钻头是个性定制，以便更好地达到钻孔深度要求和适应厚的手术导板，通常比常规钻头长很多。钻头在导板𬌗面就位时，需要足够的颌间距离。尤其在后牙种植区及对颌牙列完整的患者。种植体常因颌间距不足而不得不调整位置或角度。

预防

在诊断和拟定治疗计划时应仔细评估与测量颌间距离。如果间距不足应调整种植体位置，应在手术前专门进行患者开口度和模拟种植钻头就位的检查，以确认空间是否充足。

种植体就位不良

病因

种植方案制订不合理会导致手术导板钻孔位置设计错误。

预防

计算机辅助系统的使用需要对所采用特定系统进行正规的培训并要求更高的经验技能。

导板就位不准

病因

整个治疗过程应严格遵从事先拟订的治疗方案，手术植入种植体前要提前试戴手术导板。手术过程中还需要操作者拥有丰富的经验进行评估。通常制订方案时不考虑颊舌侧软组织瓣厚度，所以加大了种植体定位的难度。如果出现某一种植体位置错误，则可能是设计过程出现了问题，此时应放弃导板。

预防与应对

如有必要可考虑翻瓣手术以获得良好视野。医生也要与患者沟通好，将常规负重方式作为备选方案，将旧的全口义齿组织面重衬作为临时覆盖义齿使用。

即刻修复体不完全就位

病因

该技术不翻瓣，需要对植入位点进行组织环切。种植体植入后，其顶端可能低于软组织面而无法显露，这会对修复体的正确就位造成影响（图

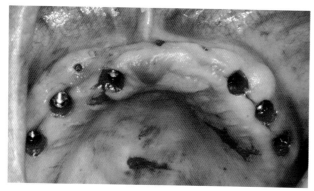

图23.15　导板移除后，在修复体戴入前，可观察到软组织标志

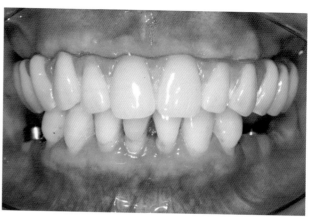

图23.16　修复体压迫牙龈未准确就位，需要调整以便实现完全就位并获得清洁间隙及唇部支持

23.15）。修复体的强行就位可能引发软组织坏死、瘘管形成和修复体松动。由于软组织覆盖，临床肉眼无法对种植体矢状方向的位置高低进行检查，常需要借助放射学检查。

预防

种植体植入后，可以用更大直径的环切钻去除表面软组织，暴露种植体顶部可以直视。但该方法加大了角化组织丧失的风险，尤其是下颌颊侧更是如此。

义齿带入后出现明显咬合不良，应首先考虑是否有软组织或是骨屑影响了基台与种植体的正确连接。在大量调𬌗和让患者离开前，应拍片检查基台是否完全就位。

广泛调𬌗

病因

即刻种植修复病例中少量调𬌗是正常的，但也有10%的病例需要大范围调𬌗[116]。如果种植体植入位置正确，这一问题常常是由于治疗准备阶段咬合记录出现偏差所致。

预防

对于此问题有两种解释。第一种是手术误差导致的种植体位置偏差，或如前所述原因导致的基台就位不良。建议基台就位前先切除阻碍的软组织。

第二种可能原因是，在前期准备阶段对上、下颌位置关系记录错误，此类问题可以通过反复多次确认颌位关系和准确上𬌗架来避免。

义齿组织面调整

病因

此问题难以完全避免。放射诊断片无法评估软组织厚度。修复体就位后可能会对软组织造成压迫（图23.16），此时需要调改义齿组织面。这也会影响发音和组织面清洁。

预防

此类问题很难预防，有必要预先告知患者在义齿戴入后可能需要多次调整。在临时修复体上解决这一问题十分关键，不应使同样问题出现在最终修复体上。此阶段，患者、修复医生和技师之间的沟通十分关键。

种植体植入后角化组织丧失

病因

这在下颌无牙颌患者中很常见，此类患者角化龈原本就很少。角化龈缺乏与肌肉附丽过高是最容易导致患者不适和义齿稳定性不良的原因。在"一次就诊完成戴牙"的治疗方案中，牙龈环切钻的使用常常导致角化龈丧失。

预防

　　在角化组织不足的区域应在术前进行软组织增量处理。由于导板组织面形态常与软组织吻合，所以在导板就位前进行颊侧软组织翻瓣很可能引起导板就位不良。

种植体周骨丧失与种植失败

病因

　　Komiyama[116]的研究指出，计算机引导技术完成的种植失败率高于常规种植。与之类似，有研究报道，与其他方法相比，全牙列混合修复病例的骨吸收更加严重[119]。由于缺乏术后并发症的相关研究文献，造成这一差异的原因目前尚不明确。计算机辅助技术与传统的即刻负重技术主要差异在于硬质导板的应用和不翻瓣手术入路。骨质相对致密的下颌出现术后并发症的概率比上颌高。由于采用硬质导板和不翻瓣手术，钻头得不到有效冲水和降温，这可能引发钻孔过程中的骨组织温度过高（图23.17）。

　　另一个原因可能是通过钻套时术者的触感降低，进而影响其对骨质的判断，导致过高估计种植体稳定性。传统操作方式下，医生可以凭借手感和

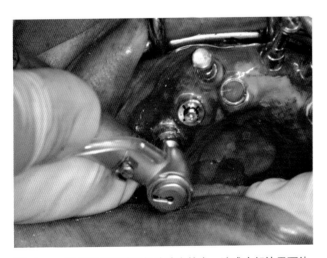

图23.17　种植导板阻挡了机头喷出的水，造成冷却效果不佳

经验调整钻孔次序或负重方案。与传统操作方式以及导航技术相比，手术导板技术缺乏灵活性，术者无法调整植入的角度、深度及种植体间的距离[120,121]，虽然其具有更精确的外科引导、预成修复体和较快的手术过程等优点。

失败种植体的预防和处理

　　引导手术中，种植体的位点由导板精确定位，并且临时修复体采用的是可调基台，种植体失败取出并且骨组织愈合后，完全可以在同一导板引导下在同一位点再次植入。整个过程不需重新制作临时修复体，这远远优于传统种植方式。如果已经戴入最终修复体，则种植体再次植入的准确性会降低。所以在所有种植体全部植入之前应始终戴入临时修复体。

即刻负重全牙列复合修复体

　　全牙列即刻负重复合修复越来越多地应用于无牙颌患者，或牙周病、龋坏等导致的全牙列缺失患者。证据表明此治疗方案在多种种植系统中的远期效果可靠[32,122-125]。此情况下功能与副功能运动下的全部𬌗力都加载在种植体上，所以通常完成全牙列即刻负重，需要单颌植入至少4颗种植体并要求良好的稳定性。

　　在获得足够的种植体稳定性同时还需要避让下颌神经、上颌窦等重要解剖结构，针对这一问题已有多种解决方案。Malo[126,127]和Jensen等[128,129]已有多篇文献就此问题进行研究总结。尽管这些文献多从外科手术角度进行，但值得一提的是，修复体的质量对于远期成功率也有同样重要影响。外科手术阶段和修复阶段都有可能引发问题，有时需要思维创新才能将问题解决。

牙槽嵴缺陷影响种植体植入或初期稳定性

病因

　　无牙颌患者常伴有显著骨缺损，有广泛牙槽嵴萎缩导致骨量不足，有牙槽嵴在特定位点的缺陷。

无论何种情况，术前都应进行CBCT检查，确认是否有足够骨量确保在正确的位置植入种植体。

预防与对策

如前所述，术前采集三维放射影像极为关键。需重点评估骨量、牙槽嵴缺损、骨密度和种植体分布方案等几个方面，以保证为最终修复体的完成提供良好的承载区[130]。远端种植体定位时应考虑承载足够长度的悬臂。但目前尚无准确的公式精确计算位点，相关研究认为在种植体分布合理的前提下，悬臂可以离远端种植体平均约15mm[131]。

要求混合修复的患者，牙槽嵴常常有局部或广泛性缺损。可以表现为大的牙槽嵴缺损、局部窄嵴缺损或广泛性牙槽嵴萎缩等。在一项回顾性研究中，Malo等[132]发现尽管低于理想位点的非最佳位置植入，种植体的成功率仍很高（95%～98%）。但后者远期（5年以上）骨组织重建和牙槽嵴吸收值为1.4～1.7mm，高于理想位点种植体不到1mm的均值。该研究中所有手术均未植骨。

在牙槽嵴条件差的位点植入时，可能遇到骨质差和初期稳定性不足的问题。最佳解决方案是改在骨质相对致密的位点植入，或是采用较粗直径的种植体提升初期稳定性。但经常受限于位点，如果有一颗种植体稳定性不足以负重，医生可能面临尴尬不知如何继续。一个对于"All-on-4"的广泛误解就是低于4颗种植体绝不可行。有大量证据表明3颗种植体支持的即刻负重下颌种植修复，5年成功率为87%[133]。尽管如此，采用4颗或更多种植体支持即刻负重修复仍是首选方案。

Jensen和Adams[134]报道了10例All-on-4病例，其中每一例都有至少一颗种植体的稳定性小于15N·cm扭矩。研究者特别指出这些种植体的分布与角度都有特别要求：种植体间夹角大于30°，间距大于15mm，以及制作坚固的、横跨牙弓的稳定修复体将种植体连接在一起。1年后复诊，所有种植体成功骨整合。Bruno Collaert曾表示其在上颌种植的研究中[135]发现过类似的不稳定种植体靠临时修复体夹板固定后获得良好骨整合的现象，但未正式报道。值得一提的是，Jensen的研究中全部病例均采用每个牙弓4颗种植体的方案，而Collaert的研究中单颌种植体数量平均为7.9颗。

预防与处理由修复体和组织之间过渡所致的不良美学

混合修复时应为修复材料留出足够空间以保证强度，并应在软组织和修复体组织面之间预留清洁空间便于远期卫生维持。理想状态下该间隙应位于唇部后方以保证美学效果。若修复空间不足可能造成修复体强度不足而折裂，导致不利于清洁的义齿盖嵴形态和美学效果不良等后果。在诊断和制订治疗计划时，应纳入常规修复之考量因素[136]。由于美学因素和清洁因素在上颌比在下颌更难协调，所以在上颌修复过程中更易出现修复空间不足的问题[137-139]。同时，发音问题对上颌义齿的要求也高于下颌。

根据患者骨缺损情况进行分类，以确认混合修复是否是最佳治疗方案。Jensen等提出牙槽骨缺损状况评价方法，以期为临床医生的诊断及治疗方案选择提供帮助，避免并发症[140]。该方法将骨质缺损量较少的牙槽突，如近期刚刚完成拔牙术的患者，归为A类。图23.18显示一例患者，A类牙槽突，尽管该患者已多年无牙颌。在用阻射树脂（Biocryl X, Great Lakes Orthodontics, Tonowanda, NY, USA；图23.18a）复制其全口义齿后进行影像学检查。CBCT矢状面影像显示其上下颌义齿组织面与牙槽窝骨面几乎完全吻合，这提示尽管该患者为多年无牙颌且长期佩戴义齿，但骨质吸收或纵向骨缺损的量极少（图23.18b）。固定修复体采用的是粘接固位的金属烤瓷修复（图23.18c）。

与之形成对比的是，图23.19所示患者右侧前牙区几乎无骨质吸收，导致该区域出现"露龈笑"（图23.19a）。由于种种原因，该患者治疗方案最终确定为即刻负重复合修复。作为治疗计划的一部分，医生为其进行了上颌牙槽突切除和成形术，使其从A/B类变为C类。图23.19b所示为患者拔除上颌牙并翻瓣后。初次牙槽突切除术将右上牙槽突降低了大约8mm（图23.19c）。左侧骨突也相应地修正

到同一水平，最终上颌牙槽突在拔牙窝尖部形成平整的平面（图23.19d）。植入4颗种植体，尽量分散分布，并避开上颌窦（图23.19e）。

由于获得了充足的修复空间、平整的组织面、良好的美学预期和整齐的前牙引导殆平面，患者即刻戴入了金属支架加强的树脂临时修复体（图23.19f，g）。3个月后复诊时医生拆下临时修复体后，对患者清洁状况进行了检查，并对义齿做了适当调整，以作为最终修复体的参考（图23.19i）。该方案的预期完全得以实现，很大程度上归功于外科手术实现了良好的修复空间和获得了平整的牙槽嵴形态（图23.19j~l）。

牙槽突几乎完全吸收至基底部位的患者为D类。通常，牙槽突骨量过多或过少的患者均不适于即刻负重混合修复。对于骨量过多的A类，可采用外科手术方法将其转变为B类或C类。

D类上颌由于骨量过少，只得采用一些变通方案，如使用颧骨钉或先行植骨术再择期种植[141]。D类下颌同样需要一些特殊调整以适应不同患者的个体差异。对于下颌骨重度萎缩的患者，应注意避免最不幸的并发症——下颌骨病理性骨折[142]。

图23.20a~c所示为一例诊疗不当病例。美学效果不佳，正常微笑时会露出修复体与组织界面。相对透明的粉色树脂基托也未与患者软组织良好协调，视觉效果极不自然（图23.20a），义齿组织面延展到牙槽嵴唇侧并覆盖其上，完全没有清洁间隙（图23.20b）。从殆面观可见义齿由于材料强度不足而折断，并修补多次，修复体中无任何加强结构但却被当作最终修复体来使用。

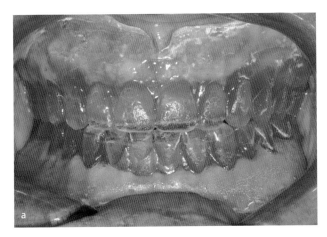

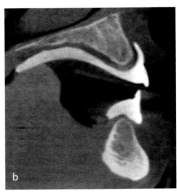

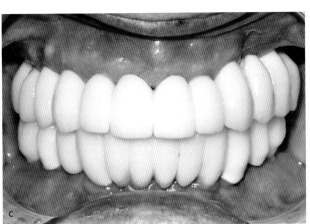

图23.18　a. 将阻射丙烯酸树脂制成的透明扫描导板戴入口内，可见釉牙骨质界水平软组织形态。b. CBCT矢状面观可见上、下颌釉牙骨质界水平牙槽嵴。c. 最终修复体为粘接固位的无凸缘全瓷修复体

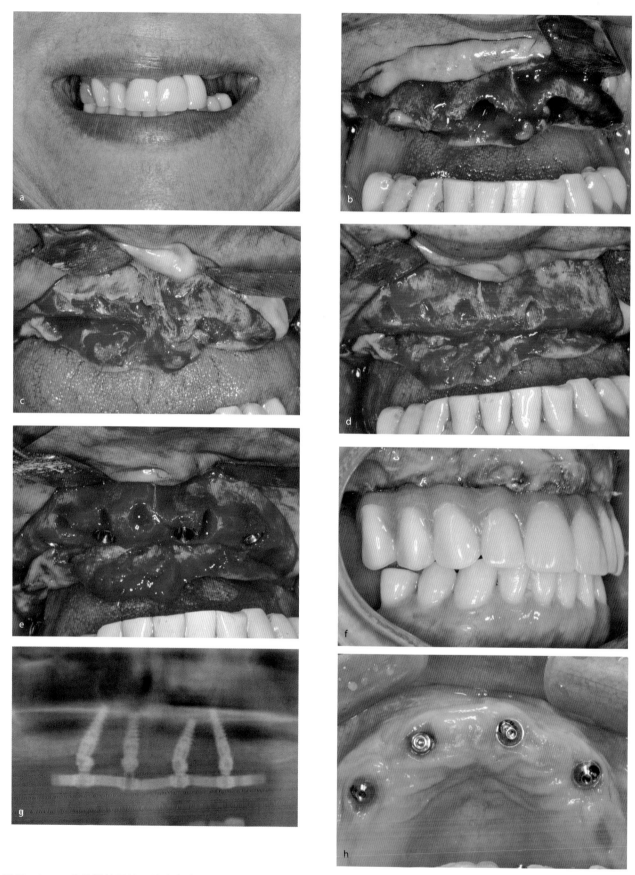

图23.19 a. 术前微笑照片。该患者常规唇部运动即会露龈，计划进行复合修复。b. 拔牙术后翻瓣显示牙槽嵴不平。c. 右侧上颌牙槽突修整至侧切牙和中切牙邻间骨水平。d. 全上颌牙槽突修整以获得水平的牙槽突平面，并为良好美学和修复设计打下基础。e. 植入了4颗种植体，稳定性良好，前后位置协调，未影响上颌窦也未植骨。f. 即刻临时修复体戴入，强度足够、美学效果和清洁效果良好。g，h. 术后3个月复诊影像学和临床检查愈合情况

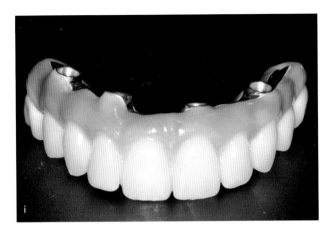

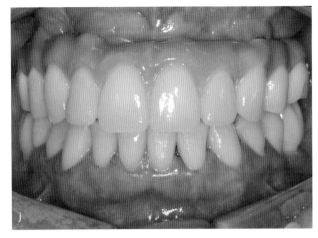

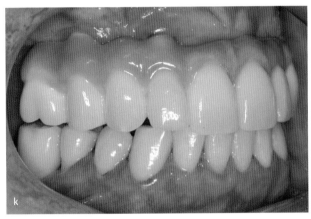

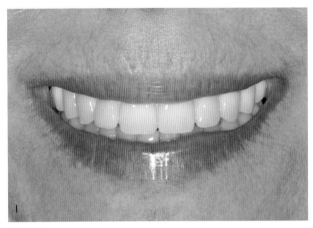

图23.19续 i~k最终制作的钛–锆修复体具有组织清洁外形。l. 最终微笑照片。由于术前进行了牙槽突修整，所以修复体与组织的交界面可以隐藏在嘴唇之后，美学效果良好

临时复合修复体相关并发症

病因

临时修复体或修复部件折裂

混合修复中临时修复体的作用极为重要，此类修复中种植体数量往往少于粘接固位或螺丝固位修复方案。种植体越少，临时修复体承担的力就越大，对材料强度要求也越高。多种不同材料均可成功制作良好的临时修复体。一项研究指出，全树脂

临时修复体使用寿命与铸造金属支架树脂修复体无显著差异[143]。Collaert与DeBruyn[135]则报道其使用纤维加强树脂临时修复体时出现多次折裂，但铸造金属支架未出问题。无论使用何种材料，必须告知患者在术后愈合早期一旦出现修复体折裂都应第一时间复诊调整，否则可能导致种植失败。图23.21a所示为一例采用义齿直接转换技术制作的全树脂临时修复体在套筒部位折断。当拆除临时修复体并喷砂后发现修复体内部有一空腔，使得该位点成为一个

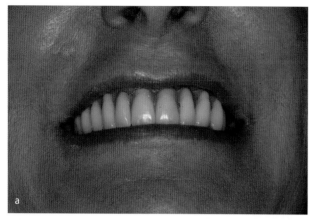

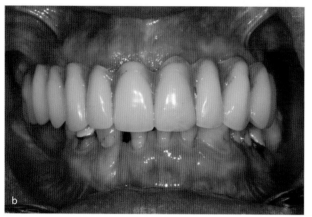

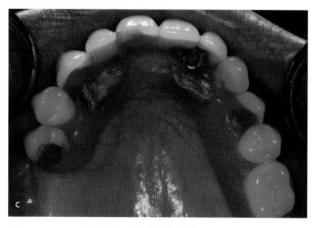

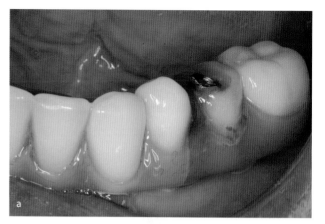

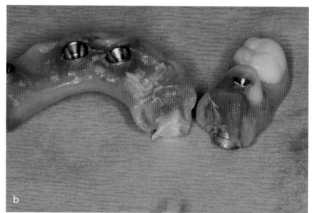

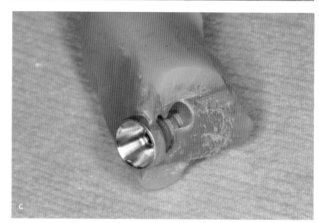

图23.20 a. 患者微笑时露出修复体与组织交界面。b. 牵开口唇可见上颌修复体的盖嵴设计形式，修复体贴在牙槽嵴唇侧。c. 𬌗面观可见修复体裂纹并且因修复空间不足、设计不良而反复修理

图23.21 a. 下颌临时复合修复体在口内折裂。b. 从口内取出的下颌临时修复体。c. 断端喷砂后可发现一空腔，形成于临时义齿重衬时，成为修复体的薄弱环节

薄弱环节，易于折裂（图23.21b，c）。由于折裂很快得到处理，种植体未出现问题。

图23.22显示的是上颌植入4颗种植体后，采用铸造支架加强树脂临时修复。术后3个月复诊，卸下临时修复体，所有部件重新加力以确保种植体骨整合良好，上紧基台（图23.22a）。随后患者失

访，再次复诊已是14个月后，此时临时修复体已折断。折断使得原本骨结合良好的右上种植体出现问题被拔除，同时左上角度基台也折断（图23.22b，c）。这一病例表明临时修复体使用时间过长的风险，应当及时更换为最终修复体，否则会造成种植失败或种植部件折裂。

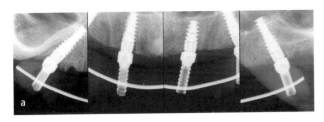

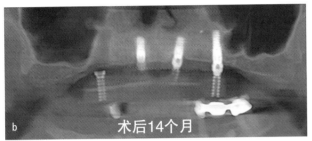

术后14个月

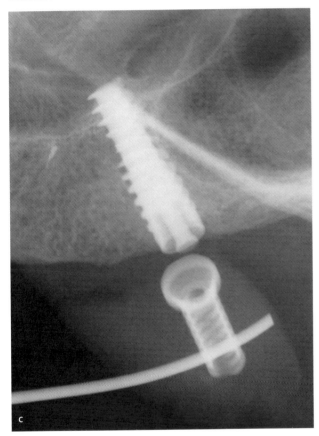

图23.22 a. 术后2个月拍摄根尖片显示骨结合良好。b. 术后14个月临时修复体折断后拍摄全口曲面断层片，可见右上颌种植体失败。c. 曲面断层后数日，在尚未修理修复体之前拍摄的根尖片，显示左上颌基台折断

种植失败

虽然即刻负重复合修复治疗比较可靠，但成功率也并非100%。种植失败常出现在早期愈合期。晚期出现的种植失败通常源于种植体周围炎，与负

重方式无关。Parel和Phillips[66]大部分种植失败病例具有以下共性：远端种植体、男性患者、骨质较差、对合固定修复。其研究提示，过重咬合可能是造成此类患者种植失败的原因。

Ganeles等[114]建议即刻负重复合修复的咬合设计应首先遵从牙周病学设计原则。该原则的关键就是避免出现侧向殆力，主要通过降低前牙牙尖获得浅覆合，缩小咬合面，消除远中悬臂及后殆干扰等措施实现。其他学者也持相同观点[144,145]。临床上，很难避免上颌修复体的侧向殆力。缓冲这一侧向力的方法是在临时修复体上佩戴殆垫（图23.23a，b）。图中所示患者在接受即刻负重复合修复治疗之前，曾多次制作过全口义齿但都出现了崩裂。

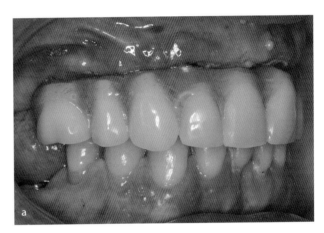

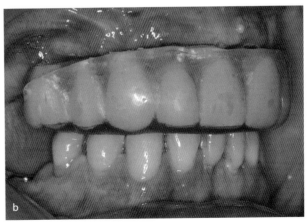

图23.23 a. 患者戴入临时修复体，中度深覆殆，侧面观。b. 戴入殆垫以阻止磨牙并缓和副功能运动中的侧向殆力

𬌗垫在该患者口内佩戴一段时间后被磨穿，但没有出现临时修复体崩裂，全部4颗种植体骨整合良好。

出现种植失败时，应尽快采取治疗措施以减少对其他幸存种植体以及周围骨组织的损害。此时医生应酌情调整治疗方案。对于远中单颗种植体种植失败的病例，可以缩短或调改临时修复体，在同样位点植入更大直径的种植体或在另一位点再植。图23.24a所示，术后3个月复诊X线片，显示骨整合良好。拆除临时修复体后叩诊种植体时出现叩痛和动度，由此可见种植体骨整合不良。

在患者知情同意并局部抗炎麻醉后，取出4.3mm直径的种植体，彻底搔刮创口。同样长度的5mm直径种植体原位植入，植入深度略深以获得较好的初期稳定性。接入角度基台以确保种植体位置适当，但临时修复体未与角度基台连接（图23.24b）。这样保证种植体在无外力干扰下愈合。新种植体无咬合接触，余留3颗种植体正常连接和咬合。3个月后复诊，种植体已形成良好骨结合，基台此时接入修复体。1年后复诊可见种植体状态良好（图23.24c）。

印模或修复材料残留

即刻负重技术包括混合修复体，要求在外科手术后即刻进行修复操作，增加了修复学材料残留在手术创口的风险，包括树脂、印模材料、碎屑、灰尘等。快速涡轮手机的使用也可能将空气吹入软组织而形成气肿。此类并发症的发生概率未知，但临床医生应当对此引起重视。

图23.25a所示，为患者术后6周复诊情况。可见临时修复体组织面有一淡蓝色橡胶样异物，无不适症状。曾记得在临时修复体的制作过程中使用了该颜色的记录材料。冒着可能伤害刚刚愈合好的种植体的风险，手术医生拆除了临时修复体进一步检查（图23.25b）。可见大块加成型硅橡胶材料，所幸并未引发感染，迅速移除。术后3个月复诊检查情

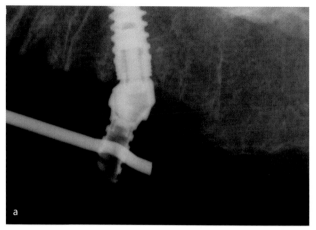

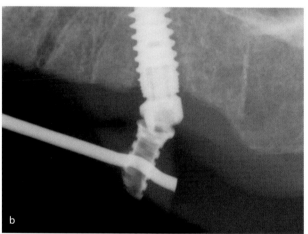

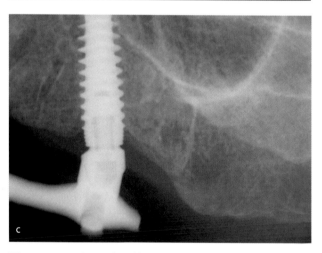

图23.24　a. 术后2个月拍摄根尖片检查骨结合状况。b. 用稍粗一点儿的种植体重新植入后即刻根尖片。注意基台接入种植体但并未与修复体相连，保证种植体能够不受干扰地愈合。c. 治疗后1年根尖片，检查植入种植体的愈合情况

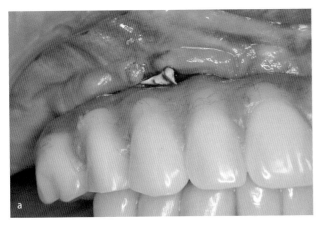

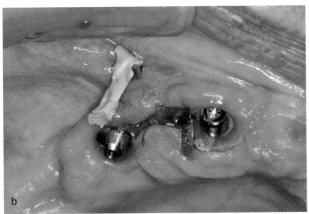

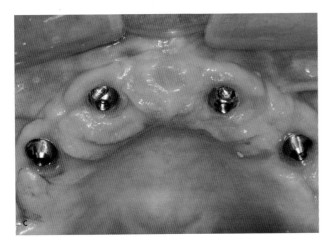

图23.25 a. 术后6周在临时修复体和组织之间的缝隙发现咬合记录材料。b. 摘除临时修复体后，取出咬合记录材料。c. 术后3个月愈合良好

况良好，残留异物未造成伤害（图23.25c）。

其他诸如丙烯酸树脂重衬材料和Bis-GMA临时修复材料等在术后遗留数周至数月才被发现的情况也有发生。此类残留异物会引发明显的炎症，危及种植体愈合及患者健康。术后即刻修复治疗过程中应当保持高度警惕，杜绝异物遗留。

修复组件的不完全就位

在即刻负重治疗过程中，特别是全牙列混合修复病例，很多复杂的操作需要在有限时间内完成。有无数外科及修复细节需要时刻注意以避免出现判断或操作失误。较常见的错误就是修复基台未能完全就位。多种因素均可导致这一后果，比较常见的是本章前面讨论过的不翻瓣手术中软组织的阻挡。

翻瓣术中，可能阻碍基台就位的是骨屑。图23.26a～c显示了多种种植系统在术后修复基台未完全就位的状况。采用种植体公司提供的骨嵴磨头（crestal bone milling）可以清除阻碍基台就位的骨屑。基台连接完毕后即刻拍摄X线片，有助于检查就位情况提早发现问题。垂直于种植体长轴拍摄的根尖片是唯一能够判断出基台是否良好就位的放射影像学检查手段。全口曲面断层片及CBCT均无法提供足够的细节。

一旦发现就位不良，应当马上纠正，因为基台和种植体之间的空隙利于细菌滋生并进一步引发牙槽骨吸收。同时，就位不良的基台也无法将应力正常传导到种植体，会造成其他种植体受力过大。如果在术后愈合期未能正确就位，则在最终修复体制作之前必须使其就位良好并加力，之后才能取模。而此时临时修复体则需要一定程度的调改才能适合新位置的基台。

义齿调改时的不当重衬

种植完成后即刻制作临时修复体的方法很多。最常用的方法是用开窗技术将原有的全口义齿调改为螺丝固位义齿。通常，首先在义齿上打洞，形成

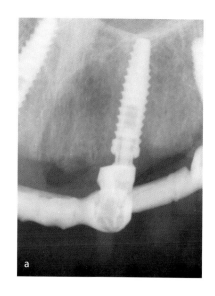
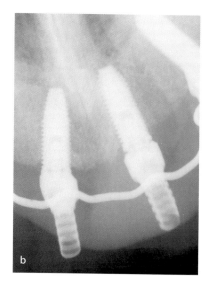
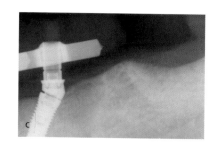

图23.26　a～c. 术后6～8周复诊检查时发现的3种不同品牌的基台就位不完全

通过临时套筒直达种植体的通道。再向其中注射PMMA或Bis-GMA材料并使其在患者牙尖交错合的情况下硬固。这一过程的精确完成首先要求义齿能够准确就位并且在材料固化过程中患者上下颌位关系正确。通常需要制作咬合记录来确保颌位关系正确。

图23.27显示的是患者植入6颗种植体、接入基台和临时套筒的状态（图23.27a，b）。患者采用双重固化Bis-GMA材料重衬，加成硅橡胶咬合记录，此时患者应处于牙尖交错殆位（图23.27c）。移除修复体并在技工室加工完成后戴回患者口内，检查咬合时发现右侧出现明显开殆（图23.27d）。此时返回仔细观察图23.27c，可以发现右侧的咬合记录并未准确就位，这导致了材料固化时义齿位置不准确。

此时医生并未去除全部材料完全重衬，而是决定用丙烯酸树脂重衬咬合（图23.27e）。精修、抛光后修复体重新戴入（图23.27f，g）。所有种植体最后都愈合良好。

这一问题原本可以避免，应当制作更加清晰的咬合记录，或是开窗在直视下直接观察义齿是否到位，咬合是否正确。

发音

众所周知，牙齿和口腔的一个重要功能就是辅助发音。但牙齿及其支持组织的突然改变可能带来发音困难和语音障碍，这一问题已引发关注。有研究表明接受全口义齿治疗的患者会出现发音失真。但即刻混合修复对发音的影响目前尚有争议。Molly等[146]对曾佩戴全口义齿后接受即刻负重种植义齿治疗的患者进行研究后发现，患者在3～6个月内就对新义齿完全适应，未出现发音异常。他们发现患者适应新义齿通常都需要经过这么长时间。

另一项对15名远中种植体倾斜患者的研究中，Van Lierde 等发现持续性发音障碍发生率更高[147]。患者在术后6～8个月进行口腔肌功能训练及语音评价测试，发现53%（8/15）出现语音障碍。元音发音通常没有问题，一般都是辅音，尤其是/s/、/t/、/d/和/z/等发音不清。尽管出现发音困难，但患者功能测试的整体满意率还是比较高的（87%）。

对于如何避免即刻混合修复后出现的发音障碍问题目前无很好的建议。但应当告知患者，术后可能出现较长时期的发音不便，需要3～6个月的时间调整和适应。通常情况下，临时修复体比最终修复体厚很多且牙列短很多，这意味着患者可能需要经历两个发音调整适应期。

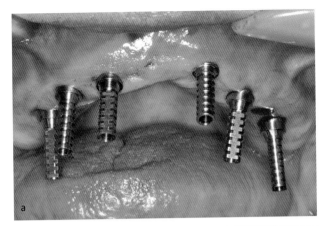

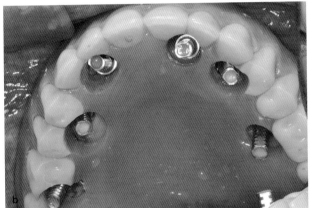

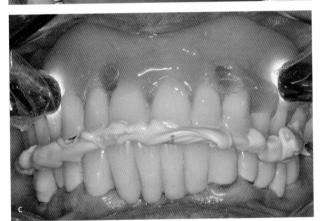

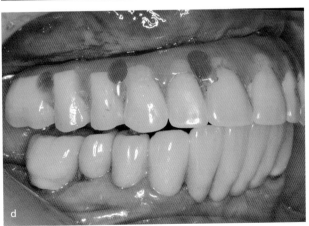

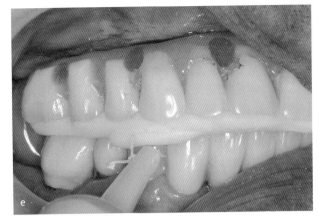

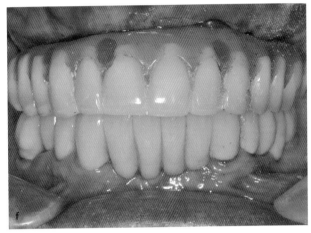

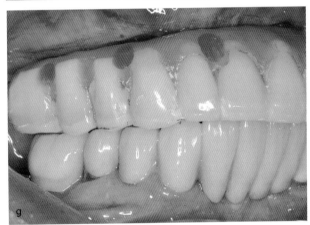

图23.27 a. 不翻瓣植入手术后钛临时套筒接入基台。b. 确认为开窗和转移步骤在义齿上预留了入孔。c. 在义齿调改时固化灯照射双固化重衬材料。注意此时要使用咬合记录确保患者咬在牙尖交错殆。d. 临时修复体完成后口内试戴时发现咬合不良。e. 使用牙色丙烯酸树脂材料调整咬合。f, g. 再次戴入调整后的修复体, 咬合良好

小结

　　大量学者已对不同患者和在不同临床条件下，对即刻负重种植修复进行科学研究。已证实种植体须在无负重环境中埋入愈合的观念是不准确的。随着对骨整合更深入地理解，学者们意识到，愈合期种植体的动度才是决定骨组织与种植体界面状态的关键因素。此外，需意识到，骨整合的建立首先经历稳定性下降，随着种植体表面新骨组织的沉积，稳定性才出现上升。破骨活性、成骨活性、种植体几何形态、种植体表面化学特性、骨组织活性、患者健康状况以及受力情况等多种因素都影响着愈合期的长短和成功率。

　　对于采用即刻负重种植修复的患者，必须采取措施保证种植体在愈合阶段有良好的稳定性。这就限制了种植位点和移植术的选择，甚至常常选择解剖条件良好但修复条件欠佳的位点作为植入位点。此外，为了达到顺利愈合和良好预后，应选用正确的修复方式及力学性能良好的材料和严谨的操作。

　　尽管文献均认为即刻负重种植修复与传统种植修复方式成功率相同，但这些研究者绝大部分都是临床造诣颇深的医生，拥有井然有序的诊疗环境并且病例都是精心挑选的。由于外科手术操作和修复操作需要在一次就诊全部完成，这无疑加大了失败和并发症的风险。只有博学多识、准备充分并且经验丰富的医生才最可能成功完成这一复杂的治疗。

重点提示

- 对于即刻负重种植修复，要确保种植体在足够长时间内不能有动度，对骨整合及术后初期稳定性下降阶段有重要意义。
- 患者较高的预期、手术位点的破坏以及需即刻纠正手术与修复失误的要求，使得即刻负重种植修复的并发症发生率高于其他种植修复方式。

- 在病例选择合理与规范操作的前提下，即刻负重种植修复的种植体存活率与早期或延期种植方式不相上下。
- 术后早期愈合阶段，应采取相应的外科与修复手段保证种植体无动度。包括使用更长、更粗的种植体，制作高强度的临时修复体直至种植体愈合。植入位点的选择要使种植体的支持最佳，位于牙槽骨内，使种植体在牙弓内尽量分散，尽可能增加前后间距。
- 即刻负重情况下，临时修复体与种植体是一个整体，所以临时修复体出现问题势必影响种植体骨整合。
- 对于不完整的、状态不好的拔牙窝采取即刻种植负重的效果如何目前尚无相关报道，所以即刻负重种植体必须在骨内有足够的稳定性。
- 在完整牙窝，只要材料与技术使用得当，不翻瓣术同样能达到良好的美学效果。术前检查和术者经验是关键。牙槽窝不完整尤其是同时进行骨增量和即刻负重的病例其美学效果可能会受影响。
- 对于即刻负重种植病例，种植位点的选择应首先考虑骨质条件而非修复体需求，这可能需要修复方案的妥协和复杂化。
- 强烈推荐应用相关技术诊断评估骨质骨量和种植位点设计，最小化并发症发生率。CAD/CAM技术的应用目前尚不能降低相关并发症的发生率。
- 即刻种植修复应当作一项复杂技术[148]，要求高超的临床技能、充分诊断、合适的病例筛选、临床经验、患者配合以及高超而严谨的技能，才能最大限度降低风险。
- 应用即刻负重策略的临床医生应预料到其特

有的挑战，弥补可能的不良结果，准备好处理本章所述的并发症。

- 当选择即刻负重修复方案时，应进行危险因素评估。当病例选择、治疗计划、实施得当，即刻负重修复方案具有优于其他负重方案的优势，包括缩短治疗时间、在愈合期改善患者美学及功能。

（王国伟 王晓静 轩东英 译）

参考文献

[1] Gallucci HO, Benic GI, Eckert SE, Papaspyridakos P, Schimmel, Schrott A, Weber H-P. Consensus statements and clinical recommendations for implant loading protocols. *Int J Oral Maxillofac Implants* 2014: 29 (Suppl): 287–90.

[2] Laney WR, ed. *Glossary of oral and maxillofacial implants.* Berlin: Quintessence, 2007: 73–4.

[3] Raghavendra S, Wood MC, Taylor TD. Early wound healing around endosseous implants: a review of the literature. *Int J Oral Maxillofac Implants* 2005; 20: 425–31.

[4] Oates TW, Valderrama P, Bischof M, Nedir R, Jones A, Simpson J, *et al.* Enhanced implant stability with a chemically modified SLA surface: a randomized pilot study. *Int J Oral Maxillofac Implants* 2007; 22: 755–60.

[5] Szmucler-Moncler S, Piatelli A, Favero GA, Dubruille JH. Considerations preliminary to the application of early an immediate loading protocols in dental implantology. *Clin Oral Implants Res* 2000; 11: 12–25.

[6] Cameron H, Pilliar RM, Macnab I. The effect of movement on the bonding of porous metal to bone. *J Bio Mater Res* 1973; 7: 301–11.

[7] Schatzker J, Horne JG, Sumner-Smith G. The effect of movement on the holding power of screws in bone. *Clin Orthop Relat Res* 1975; 111: 257–62.

[8] Soballe K, Hansen ES, Brockstedt-Rasmussen H, Bunger C. Tissue ingrowth into titanium and hydroxyapatite-coated implants during stable and unstable mechanical conditions. *J Orthop Res* 1992; 10: 285–99.

[9] Szmukler-Moncler S. Salama H, Reingewirtz Y, Dubruille JH. Timing of loading and effect of micromotion on bone-dental implant interface: review of experimental literature. *J Biomed Mater Res* 1998; 43: 192–203.

[10] Brunski JB, Moccia AF, Pollock SR, Korostoff E, Trachtenberg DI. The influence of functional use of endosseous dental implants on the tissue implant interface: 1. Histological aspects. *J Dent Res* 1979; 58: 1953–63.

[11] Ioi H, Morishita T, Nakata S, Nakasima A, Nanda RS. Evaluation of physiologic tooth movements within clinically normal periodontal tissues by means of periodontal pulsation measurements. *J Periodontal Res* 2002; 37(2): 110–17.

[12] Capoglu M, Grusovin MG, Coulthard P, Thomsen P, Worthington HV. A 5-year follow-up comparative analysis of the therapy of

various osseointegrated dental implant systems: a systematic review of randomized controlled clinical trials. *Int J Oral Maxillofac Implants* 2005; 20(4): 557–68.

[13] Lindh T, Gunne J, Tillberg A, Molin M. A meta-analysis of implants in partial edentulism. *Clin Oral Implants Res* 1998; 9: 80–90.

[14] Attard NJ, Zarb GA. Immediate and early implant loading protocols: a literature review of clinical studies. *J Prosthet Dent* 2005; 94(3): 242–58.

[15] Aparico C, Rangert B, Sennerby L. Immediate/early loading of dental implants. A report from the Sociedad Espaniola de Implantes World Congress Consensus Meeting in Barcelona Spain, 2002. *Clin Implant Dent Relat Res* 2003; 5: 57–60.

[16] Jokstad A, Carr A. What is the effect on outcomes of time-to-loading of a fixed or removable prosthesis placed on implant(s)? Review for the Academy of Osseointegration State of the Science of Implant Dentistry Conference 2006. *Int J Oral Maxillofac Implants* 2007; 22 (Suppl): 19–48.

[17] Del Fabbro M, Testori T, Francetti L, Taschieri S, Weinstein R. Systematic review of survival rates for immediately loaded dental implants. *Int J Periodontics Restorative Dent* 2006; 26: 249–63.

[18] Ganeles J, Wismeijer D. Early and immediately restored and loaded dental implants for single-tooth and partial arch reconstructions. *Int J Oral Maxillofac Implants* 2004; 19 (Suppl): 92–102.

[19] Chiapsco M. Early and immediate restoration and loading of implants in completely edentulous patients. *Int J Oral Maxillofac Implants* 2004; 19 (Suppl): 76–91.

[20] Jaffin RA, Kumar A, Berman CL. Immediate loading of dental implants in the completely edentulous maxilla: a clinical report. *Int J Oral Maxillofac Implants* 2004; 19: 721–30.

[21] Achilli A, Tura F, Euwe E. Immediate/early functioning with tapered implants supporting maxillary and mandibular posterior fixed partial dentures: preliminary results of a prospective multicenter study. *J Prosthet Dent* 2007; 97: S52–S58.

[22] Cannizzaro G, Leone M, Esposito M. Immediate functional loading of implants placed with flapless surgery in the edentulous maxilla: 1-year follow-up of a single cohort study. *Int J Oral Maxillofac Implants* 2007; 22: 87–95.

[23] Cannizzaro G, Leone M, Consolo U, Ferri V, Esposito M. Immediate functional loading of implants placed with flapless surgery versus conventional implants in partially edentulous patients: a 3-year randomized controlled clinical trial. *Int J Oral Maxillofac Implants* 2008; 23: 867–75.

[24] Esposito M, Grusovin MG, Willings, M, Coulthard P, Worthington, HV. The effectiveness of immediate, early, and conventional loading of dental implants: a Cochrane systematic review of randomized controlled clinical trials. *Int J Oral Maxillofac Implants* 2007; 22: 893–904.

[25] Testori T, Galli F, Capelli M, Zuffetti F, Esposito M. Immediate nonocclusal versus early loading of dental implants in partially edentulous patients: 1-year results from a multicenter, randomized controlled clinical trial. *Int J Oral Maxillofac Implants* 2007; 22: 815–22.

[26] Meyer U, Joos U, Mythili J, Stamm T, Hohoff A, Fillies T, *et al.* Ultrastructural characterization of the implant/bone interface of immediately loaded dental implants. *Biomaterials* 2004; 25: 1959–67.

[27] Guida L, Iezzi G, Annunziata M, Salierno A, Iuorio G, Costigliola G, Piattelli A. Immediate placement and loading of dental implants: a human histologic case report. *J Periodontol* 2008; 79: 575–81.

[28] Vandamme K, Naert I, Vander Sloten J, Puers R, Duyck J. Influence of controlled immediate loading and implant design on peri-implant bone formation. *J Clin Periodontol* 2007; 34: 172–81.

[29] Davarpanah M, Caraman M, Jakubowicz-Kohen B, Kebir-Quelin M, Szmukler-Moncler S. Immediate-loading protocol in the multiple-risk patient. *Int J Periodontics Restorative Dent* 2007; 27: 161–9.

[30] Horwitz J, Zuabi O, Peled M, Machtei E. Immediate and delayed restoration of dental implants in periodontally susceptible patients: 1-year results. *Int J Oral Maxillofac Implants* 2007; 22: 423–9.

[31] Benic GI, Javier M-M, Hammerle CHF. Loading protocols for single-implant crowns: a systematic review and meta-analysis. *Int J Oral Maxillofac Implants* 2014; 29 (Suppl): 222–38.

[32] Papaspyridakos P, Chen C-J, Chuang S-K, Weber H-P. Implant loading protocols for edentulous patients with fixed prostheses: a systematic review and meta-analysis. *Int J Oral Maxillofac Implants* 2014; 29 (Suppl): 256–70.

[33] Schimmel M, Srinivasan M, Herrmann FR, Müller F. Loading protocols for implant-supported overdentures in the edentulous jaw: a systematic review and meta-analysis. *Int J Oral Maxillofac Implants* 2014; 29 (Suppl): 271–86.

[34] Schrott A, Riggi-Heiniger M, Maruo K, Gallucci GO. Implant loading protocols for partially edentially patients with extended edentulous sites – a systematic review and meta-analysis. *Int J Oral Maxillofac Implants* 2014; 29 (Suppl): 239–55.

[35] Crespi R, Cappare P, Gherlone E, Romanos GE. Immediate occlusal loading of implants placed in fresh sockets after tooth extraction. *Int J Oral Maxilofac Implants* 2007; 22: 955–62.

[36] Jaffin RA, Kolesar M, Kumar A, Ishikawa S, Fiorellini J. The radiographic bone loss pattern adjacent to immediately placed, immediately loaded implants. *Int J Oral Maxillofac Implants* 2007; 22: 187–94.

[37] Schnitman PA, Wohrle PS, Rubenstein JE. Immediate fixed interim prostheses supported by two-stage threaded implants: methodology and results. *J Oral Implantol* 1990; 16: 96–105.

[38] Schnitman PA, Wohrle PS, RubensteinJE, DaSilva JD, Wang N-H. Ten-year results for Branemark implants immediately loaded with fixed prostheses at implant placement. *Int J Oral Maxillofac Implants* 1997; 12: 495–503.

[39] Tarnow DP, Emtiaz S, Classi A. Immediate loading of threaded implants at stage 1 surgery in edentulous arches: ten consecutive case reports with 1-to 5-year data. *Int J Oral Maxillofac Implants* 1997; 12: 319–24.

[40] Ericsson I, Nilson H, Nilner K, Randow K. Immediate functional loading of Branemark single tooth implants: an 18 month clinical pilot follow-up study. *Clin Oral Implants Res* 2000; 11: 26–33.

[41] Rocci A, Martignoni M, Gottlow J. Immediate loading in the maxilla using flapless surgery, implant placed in predetermined positions, and prefabricated provisional restorations: a retrospective 3-year clinical study. *Clin Implant Dent Relat Res* 2003; 5 (Suppl 1): 29–36.

[42] Malo P, Rangert B, Dvarsater L. Immediate function of Branemark implants in the esthetic zone: a retrospective clinical study with 6 months to 4 years of follow-up. *Clin Implant Dent Relat Res* 2000; 2: 138–46.

[43] Rocci A, Martignoni M, Gottlow J. Immediate loading of Branemark system TiUnite and machined surface implants in the posterior mandible: a randomized open-ended clinical trial. *Clin Implant Dent Related Res* 2003; 5 (Suppl 1): 57–63.

[44] Schincaglia P, Marzola R, Scapoli C, Scotti R. Immediate loading of dental implants supporting fixed partial dentures in the posterior mandible: a randomized controlled split-mouth study – machined versus titanium oxide surface implant surface. *Int J Oral Maxillofac Implants* 2007; 22: 35–46.

[45] Chaushu G, Chaushu S, Tzohar A, Dayan D. Immediate loading of single-tooth implants: immediate versus non-immediate implantation. A clinical report. *Int J Oral Maxillofac Implants* 2001; 16: 267–72.

[46] Kan YK, Rungcharassaeng K, Lozada J. Immediate placement and provisionalization of maxillary anterior single implants: 1-year prospective study. *Int J Oral Maxillofac Implants* 2003; 18: 31–9.

[47] Vanden Bogaerde L, Pedretti G, Dellacassa P, Mozzati M, Rangert B, Wendelhag I. Early function of splinted implants in maxillas and posterior mandibles, using Branemark System TiUnite Implants: An 18-month prospective clinical multicenter study. *Clin Implant Dent Relat Res* 2004; 6: 121–9.

[48] Roccuzzo M, Wilson TG. A Prospective study of 3 weeks' loading of chemically modified titanium implants in the maxillary molar region: 1-year results. *Int J Oral Maxillofac Implants* 2009; 24: 65–72.

[49] Calandriello R, Tomatis M, Rangert B. Immediate functional loading of Branemark system implants with enhanced initial stability: a prospective 1-to 2-year clinical and radiographic study. *Clin Implant Dent Relat Res* 2003; 5 (Suppl 1): 10–20.

[50] Degidi M, Piattelli A. Immediate functional and non-functional loading of dental implants: a 2-to 60-month follow-up study of 646 titanium implants. *J Periodontol* 2003; 74: 225–41.

[51] Stavropoulos A, Nuyengaard JR, Lang NP, Karring T. Immediate loading of single SLA implants: drilling vs. osteotomes for the preparation of the implant site. *Clin Oral Implants Res* 2008; 19: 55–65.

[52] Nkenke E, Lehner B, Fenner, M, Roman FS, Thams U, Neukam FW, Radespiel-Troger M. Immediate versus delayed loading of dental implants in the maxillae of minipigs: follow-up of implant stability and implant failures. *Int J Oral Maxillofac Implants* 2005: 20: 39–47.

[53] Büchter A, Kleinheinz J, Wiesmann HP, Jayaranan M, Joos U, Meyer U. Interface reaction at dental implants inserted in condensed bone. *Clin Oral Implants Res* 2005; 16: 509–17.

[54] Bashutski JD, D'Dilva NJ, Wang H-L. Implant compression necrosis: current understanding and case report. *J Periodontol* 2009; 80: 700–4.

[55] Tabassum A, Meijer GJ, Walboomers XF, Jansen JA. Biological limits of the undersized surgical technique: a study in goats. *Clin Oral Implants Res* 2010; 21: 877–84.

[56] Jimbo R, Tovar N, Anchieta RB, Machado LS, Marin C, Teixeira HS, Coelho PG. The combined effects of undersized drilling and implant macrogeometry on bone healing around dental implants: an experimental study. *Int J Oral Maxillofac Surg* 2014; 43: 1269–75.

[57] Koutouzis T, Koutouzis G, Tomasi C, Lundgren T. Immediate

loading of implants placed with the osteotome technique: one-year prospective case series. *J Periodontol* 2011; 82: 1556–62.

[58] Meredith N, Alleyne D, Cawley P. Quantitative determination of the stability of implant–tissue interface using resonance frequency analysis. *Clin Oral Implants Res* 1996; 7: 261–7.

[59] Romanos GE, Nentwig G-H. Immediate loading using cross-arch fixed restorations in heavy smokers: nine consecutive case reports for edentulous arches. *Int J Oral Maxillofac Implants* 2008; 23: 513–19.

[60] Gallucci GO, Bernard J-P, Bertosa M, Belser UC. Immediate loading with fixed screw-retained provisional restorations in edentulous jaws: the pickup technique. *Int J Oral Maxillofac Implants* 2004; 19: 524–33.

[61] Turkyilmaz I, Sennerby L, Yilmaz B, Bilecenoglu B, Ozbek EN. Influence of defect depth on resonance frequency analysis and insertion torque for implants placed in fresh extraction sockets: a human cadaver study. *Clin Implant Dent Relat Res* 2009; 11: 52–8.

[62] Cranin AN, DeGrado J, Kaufman M, Baraoidan M, DiGregorio R, Batgitis G, ZuBin L. Evaluation of the Periotest as a diagnostic tool for dental implants. *J Oral Implantol* 1998; 3; 139–46.

[63] Sennerby L, Meredith N. Implant stability measurements using resonance frequency analysis: biological and biomechanical aspects and clinical implications. *Periodontology 2000* 2008; 47: 51–66.

[64] Degidi M, Daprile G, Piattelli A. Determination of primary stability: a comparison of the surgeon's perception and objective. *Int J Oral Maxillofac Implants* 2010; 25(3): 558–61.

[65] Abrahamsson I, Linder E, Lang NP. Implant stability in relation to osseointegration: an experimental study in the Labrador dog. *Clin Oral Implants Res* 2009; 20: 313–18.

[66] Parel SM, Phillips WR. A risk assessment treatment planning protocol for the four implant immediately loaded maxilla: preliminary findings. *J Prosthet Dent* 2011; 106: 359–66.

[67] Song Y-D, Jun S-H, Kwon J-J. Correlation between bone quality evaluated by cone-beam computerized tomography and implant primary stability. *Int J Oral Maxillofac Implants* 2009; 24: 59–64.

[68] Ormianer Z, Palti A. Long-term clinical evaluation of tapered multi-threaded implants: results and influences of potential risk factors. *J Oral Implantol* 2006; 32: 300–7.

[69] Lang NP, Tonetti MS, Suvan JE, Bernard JP, Botticelli D, Fourmousis I, *et al.* Immediate implant placement with transmucosal healing in areas of aesthetic priority. A multicentre randomized-controlled clinical trial 1. Surgical outcomes. *Clin Oral Implants Res* 2007; 18: 188–96.

[70] Ganeles J, Zollner A, Jackowski J, ten Brugenkate C, Beagle J, Guerra F. Immediate and early loading of Straumann implants with a chemically modified surface (SLActive) in the posterior mandible and maxilla: 1-year results from a prospective multicenter study. *Clin Oral Implants Res* 2008; 19: 1119–28.

[71] Nicolau P, Korostoff J, Ganeles J, Jackowski J, Krafft T, Neves M, *et al.* Immediate and early loading of chemically modified implants in posterior jaws: 3-year results from a prospective randomized multicenter study. *Clin Implant Dent Relat Res* 2013; 15: 600–12.

[72] Rosen PS, Summers R, Mellado JR, Salkin LM, Shanaman RH, Marks MH, Fugazzotto PA. The bone-added osteotome sinus floor elevation technique: multicenter retrospective report of

consecutively treated patients. *Int J Oral Maxillofac Implants* 1999; 14: 853–8.

[73] Levine RA, Ganeles J, Jaffin RA, Clem DS, Beagle JR, Keller GW. Multicenter retrospective analysis of wide-neck dental implants for single molar replacement. *Int J Oral Maxillofac Implants* 2007; 22: 736–42.

[74] Heitz-Mayfield LJA, Huyn-Ba G. History of treated periodontitis and smoking as risks for implant therapy. *Int J Oral Maxillofac Implants* 2009; 24 (Suppl): 39–68.

[75] Trombelli,L, Farina R, Marzola A, Bozzi L, Lil-Jenberg B, Lindhe J. Modeling and remodeling of human extraction sockets. *J Clin Periodontol* 2008; 35: 630–9.

[76] Grunder U, Gracis S, Capelli M. Influence of the 3-D bone-to-implant relationship on esthetics. *Int J Periodontics Restorative Dent* 2005; 25: 113–19.

[77] Buser D, Martin W, Belser UC. Optimizing esthetics for implant restorations in the anterior maxilla: anatomic and surgical considerations. *Int J Oral Maxillofac Implants* 2004; 19 (Suppl): 43–61.

[78] Buser D, Wismeijer D, Belser U, eds. *ITI treatment guide, Vol. 1: Implant therapy in the esthetic zone for single-tooth replacements*. Berlin: Quintessence, 2007.

[79] Den Hartog L, Huddleston Slater JJR, Vissink A, Meijer HJA, Raghoebar GM. Treatment outcome of immediate, early and conventional single-tooth implants in the aesthetic zone: a systematic review to survival, bone level, soft-tissue, aesthetics and patient satisfaction. *J Clin Periodontol* 2008; 35: 1073–86.

[80] Chen ST, Buser D. Esthetic outcomes following immediate and early implant placement in the anterior maxilla – a systematic review. *Int J Oral Maxillofac Implants* 2014; 29 (Suppl): 186–215.

[81] Fürhauser R, Florescu D, Benesch T, Haas R, Mailath G, Watzek G. Evaluation of soft tissue around single tooth implant crowns: the pink esthetic score. *Clin Oral Implants Res* 2005; 16: 639–44.

[82] Belser UC, Grutter L, Vailati F, Bornstein MM, Weber HP, Buser D. Outcome evaluation of early placed maxillary anterior single-tooth implants using objective esthetic criteria: a cross-sectional retrospective study in 45 patients with a 2- to 4-year follow-up using pink and white esthetic scores. *J Periodontol* 2009; 80: 140–51.

[83] De Rouk T, Collys K, Wyn I, Cosyn J. Instand provisionalization of immediate single-tooth implants is essential to optimizing esthetic treatment outcome. *Clin Oral Implants Res* 2009; 30: 566–70.

[84] Elian N, Cho SC, Froum S, Smith RB, Tarnow DP. A simplified socket classification and repair technique. *Pract Proced Aesthet Dent* 2007; 19: 99–104.

[85] Vignoletti, F, Matesanz, P, Rodrigo D, Figuero E, Martin C, Sanz, M. Surgical protocols for ridge preservation after tooth extraction. A systematic review. *Clin Oral Implants Res* 2012; 23 (Suppl 5): 22–38.

[86] Farina R, Trombelli L. Wound healing of extraction sockets. *Endodontic Topics* 2012; 25: 16–43.

[87] Lorenzoni M, Pertl C, Wimmer G, Wegscheider WA. Immediate loading of single-tooth implants in the anterior maxilla. Preliminary results after one year. *Clin Oral Implants Res* 2003; 14: 180–7.

[88] Hui E, Chow J, Li D, Liu J, Wat P, Law H. Immediate provisional

for single-tooth implant replacement with Brånemark System: Preliminary report. *Clin Implant Dent Relat Res* 2001; 3: 79–86.

[89] Wöhrle PS. Single-tooth replacement in the aesthetic zone with immediate provisionalization: fourteen consecutive case reports. *Pract Periodontics Aesthet Dent* 1998; 10: 1107–14.

[90] Kan JYK, Rungcharassaeng K, Sclar A, Lozada JL. Effects of the facial osseous defect morphology on gingival dynamics after immediate tooth replacement and guided bone regeneration: 1-year results. *J Oral Maxillofac Surg* 2007; 65 (Suppl): 13–19

[91] Araújo MG, Lindhe J. Ridge alterations following tooth extraction with and without flap elevation. An experimental study in the dog. *Clin Oral Implants Res* 2009; 20: 545–9.

[92] Barone A, Borgia V, Covani U, Ricci M, Piattelli A, Iezzi G. Flap versus flapless procedure for ridge preservation in alveolar extraction sockets: a histological evaluation in a randomized clinical trial. *Clin Oral Implants Res* 2015; 26(7): 806–13.

[93] Tortamano P, Camagro LOA, Bello-Silva MS, Kanashiro LH. Immediate implant placement and restoration in the esthetic zone: a prospective study with 18 months of follow-up. *Int J Oral Maxillofac Implants* 2010; 25: 345–50.

[94] Kan, JY, Rungcharassaeng K, Lozada JL, Zimmerman, G. Facial gingival tissue stability following immediate placement and provisionalization of maxillary anterior single implants: a 2-to 8-year follow-up. Int J Oral Maxillofac Implants 2011; 26: 179–87.

[95] Chu SJ, Salama MA, Salama H, Garber DA, Saito H, Samachiaro GO, Tarnow DP. The dual-zone therapeutic concept of managing immediate implant placement and provisional restoration in anterior extraction sockets. Compend Contin Educ Dent 2012; 33: 524–34.

[96] Tarnow DP, Chu SJ, Salama MA, Stappert CFJ, Salama H, Garber, DA, et al. Flapless postextraction implant placement in the esthetic zone: Part 1. The effect of bone grafting and/or provisional restoration on the facial-palatal ridge dimensional change – a retrospective cohort study. Int J Periodontics Restorative Dent 2014; 34: 323–31.

[97] Yushino S, Kan JYK, Rungcharassaeng K, Roe P, Lozada JL. Effects of connective tissue grafting on the facial gingival level following single immediate implant placement and provisionalization in the esthetic zone: a 1-year randomized controlled prospective study. Int J Oral Maxillofac Implants 2014; 29: 432–40.

[98] Lee EA, Gonzalez-Martin O, Fiorellini J. Lingualized flapless implant placement into fresh extraction sockets preserves buccal alveolar bone: a cone beam computed tomography study. *Int J Periodontics Restorative Dent* 2014; 34: 61–8.

[99] Morimoto T, Tsukiyama Y, Morimoto K, Koyano K. Facial bone alterations on maxillary anterior single implants for immediate placement and provisionalization following tooth extraction: a superimposed cone beam computed tomography study. *Clin Oral Implants Res* 2014; Sept 2. doi: 10.1111/clr.12480

[100] Araújo MG, Sukekava F, Wennström JL, Lindhe J. Ridge alterations following implant placement in fresh extraction sockets: an experimental study in the dog. *J Clin Periodontol* 2005; 32: 645–52.

[101] Januario AL, Duarte WR, Barriviera M, Mesti JC, Araujo MG, Lindhe J. Dimension of the facial bone wall in the anterior maxilla: a cone-beam computed tomography study. *Clin Oral Implants Res* 2011; 22: 1168–71.

[102] Miron RJ, Gruber R, Hedbom E, Saulacic N, Zhang Y, Sculean A, *et al.* Impact of bone harvesting techniques on cell viability and the release of growth factors of autografts. *Clin Implant Dent Relat Res* 2013; 15: 481–9.

[103] Miron RJ, Hedbom E, Saulacic N, Zhang Y, Sculean A, Bosshardt DD, Buser D. Osteogenic potential of autogenous bone grafts harvested with four different surgical techniques. *J Dent Res* 2011; 90: 1428–33.

[104] Cardaropoli D, Gaveglio L, Gherlone E, Cardaropoli G. Soft tissue contour changes at immediate implants: a randomized controlled clinical study. *Int J Periodontics Restorative Dent* 2014; 34: 631–7.

[105] Piñeyro A, Ganeles J. Custom abutments alone may not be sufficient to overcome the negative clinical effects of poor cementation technique: a clinical report. *Compend Contin Educ Dent* 2014; 35(9): 678–86.

[106] Buser D, Chappuis V, Bornstein MM, Wittenben J-G, Frei M, Belser UC. Long-term stability of contour augmentation with early implant placement following single tooth extraction in the esthetic zone: a prospective, cross-sectional study in 41 patients with a 5 to 9-year follow-up. *J Periodontol* 2013; 84: 1517–27.

[107] Cosyn J, De Rouck T. Aesthetic outcome of single tooth implant restorations following early implant placement and guided bone regeneration: crown and soft tissue dimensions compared with contralateral teeth. *Clin Oral Implants Res* 2009; 20: 1063–9.

[108] Schneider D, Grunder U, Ender A, Hämmerle CHF, Jung RE. Volume gain and stability of peri-implant tissue following bone and soft tissue augmentation: 1-year results from a prospective cohort study *Clin Oral Implants Res* 2011; 22: 28–37.

[109] Coachman C, Salama M, Garber D, Calamita M, Salama H, Cabral G. Prosthetic gingival reconstruction in a fixed partial restoration. Part 1: introduction to artificial gingiva as an alternative therapy. *Int J Periodontics Restorative Dent* 2009; 29: 471–7.

[110] Koutouzis T, Wennstrom JL. Bone level changes at axial-and non-axial-positioned implants supporting fixed partial dentures: A 5-year retrospective longitudinal study. *Clin Oral Implants Res* 2007; 18: 585–90.

[111] Taylor TD, Agar JR, Vogiatzi T. Implant prosthodontics: current perspective and future directions. *Int J Oral Maxillofac Implants* 2000; 15: 66–75.

[112] Ganeles J, Rosenberg MM, Holt RL, Reichman LH. Immediate loading of implants with fixed restorations in the completely edentulous mandible: report of 27 patients from a private practice. *Int J Oral Maxillofac Implants* 2001; 16: 418–26.

[113] Amsterdam M, Abrams L. Periodontal prosthesis. In: *Periodontal therapy*, Goldman HM, Cohen DW, eds. St. Louis: CV Mosby, 1973.

[114] Ganeles J, Rose LF, Norkin FJ, Zfaz S. Immediate loading implant dentistry strategies have their origins in periodontal prosthesis. *Clin Adv Periodont* 2013; 3: 79–87.

[115] Jung R, Schneider D, Ganeles J, Wismeijer D, Hämmerle F, Tahmaseb A. Computer technology applications in surgical implant dentistry. A systematic review. *Int J Oral Maxillofac Implants* 2009; 24 (Suppl): 92–109.

[116] Komiyama A, Klinge B, Hultin M. Treatment outcomes of immediately loaded implants installed in edentulous jaws following computer-assisted virtual treatment planning and flapless surgery. *Clin Oral Implants Res* 2008; 19: 677–85.

[117] Oyama K, Kan JYK, Kleinman AS, Runcharassaeng K, Lozada JL, Goodacre CJ. Misfit of implant fixed complete denture following computer-guided surgery. *Int J Oral Maxillofac Implants* 2009; 24: 124–30.

[118] van Steenberghe D, Glauser R, Blomback U, Andersson M, Schutyser F, Pettersson A, Wendelhag I. A computed tomographic scan-derived customized surgical template and fixed prosthesis for flapless surgery and immediate loading of implants in fully edentulous maxillae: a prospective study. *Clin Implant Dent Relat Res* 2005; 7 (Suppl 1): 111–20.

[119] Browaeys H, Dierens M, Ruffelaert C, Matthijs C, De Bruyn H, Vandeweghe S. Ongoing crestal bone loss around implants subjected to computer-guided flapless surgery and immediate loading using the All-on-4 ® Concept. *Clin Implant Dent Relat Res* 2014, Jan 8. doi: 10.1111/cid.12197

[120] Casap N, Wexler A, Persky N, Schneider A, Lustmann J. Navigational Surgery for dental implants: assessment of accuracy of the image-guided implantology system. *J Oral Maxillofac Surg* 2004; 62 (Suppl 12): 116–19.

[121] Casap N, Wexler A, Tarazi E. Application of a surgical navigation system for implant surgery in a deficient alveolar ridge postexcision of an odontogenic myxoma. *J Oral Maxillofac Surg* 2005; 63: 982–8.

[122] Del Fabro M, Bellini CM, Romeo D, Francetti L. Tilted implants for the rehabilitation of edentulous jaws: a systematic review. *Clin Implant Dent Relat Res* 2012; 14: 612–21.

[123] Maló P, de Àraujo Nobre M, Lopes A, Moss SM, Molina J. A longitudinal study of the survival of All-on-4 implants in the mandible with up to 10 years follow-up. *J Am Dent Assoc* 2011; 142: 310–20.

[124] Maló P, de Áraujo Nobre M, Lopes A, Francischone C, Rigolizzo M. "All-on-4" immediate-function concept for completely edentulous maxillae: a clinical report on the medium (3 years) and long-term (5 years) outcomes. *Clin Implant Dent Relat Res* 2012; 14 (Suppl 1): e139–e150.

[125] Patzelt SBM, Bahat O, Reynolds MA, Strub JR. The All-On-Four treatment concept: a systematic review. *Clin Implant Dent Relat Res* 2014; 16: 836–55.

[126] Maló P, Rangert B, Nobre M. "All-on-Four" immediate-function concept with Brånemark System® implants for completely edentulous mandibles: a retrospective clinical study. *Clin Implant Dent Relat Res* 2003; 5 (Suppl 1): 2–9.

[127] Maló P, Rangert B, Nobre M. "All-on-Four" immediate-function concept with Brånemark System® implants for completely edentulous maxillae: a 1-year retrospective clinical study. *Clin Implant Dent Relat Res* 2007; 7 (Suppl 1): s88–94.

[128] Jensen OT, Adams MW, Cottam JR, Parel SM, Phillips III WR. The All on 4 Shelf: mandible. *J Oral Maxillofac Surg* 2011; 69: 175–81.

[129] Jensen OT, Adams MW, Cottam JR, Parel SM, Phillips III WR. The All on 4 Shelf: maxilla. *J Oral Maxillofac Surg* 2010; 68: 2520–7.

[130] McAlarney ME, Stavropoulos DN. Determination of cantilever length-anterior-posterior spread ratio assuming failure criteria to be the compromise of the prosthesis retaining screw-prosthesis joint. *Int J Oral Maxillofac Implants* 1996; 11: 331–9.

[131] Krennmair G, Seemann R, Weinländer M, Krennmair S, Piehslinger E. Clinical outcome and peri-implant findings of four-implant-supported distal cantilevered fixed mandibular prostheses: five-year results. *Int J Oral Maxillofac Implants* 2013; 28: 831–40.

[132] Maló P, de Àraujo Nobre M, Lopes A. Immediate rehabilitation of completely edentulous arches with a four-implant prosthesis concept in difficult conditions: an open cohort study with a mean follow-up of 2 years. *Int J Oral Maxillofac Implants* 2012; 27: 1177–90.

[133] Gualini F, Gualini G, Cominelli R, Lekholm U. Outcome of Brånemark Novum® implant treatment in edentulous mandibles: a retrospective 5-year follow-up study. *Clin Implant Dent Relat Res* 2009; 11: 330–7.

[134] Jensen OT, Adams MW. Secondary stabilization of maxillary M-4 treatment with unstable implants for immediate function: biomechanical considerations and report of 10 cases after 1 year in function. *Int J Oral Maxillofac Implants* 2014; 29: e232–e240.

[135] Collaert B, De Bruyn H. Immediate functional loading of TioBlast dental implants in full-arch edentulous maxillae: a 3-year prospective study. *Clin Oral Implants Res* 2008; 19: 1254–60.

[136] Bryington M, De Kok IJ, Thalji G, Cooper LF. Patient selection and treatment planning for implant restorations. *Dent Clin North Am* 2014; 58: 193–206.

[137] Sadowsky SA, Fitzpatrick B, Curtis DA. Evidence-based criteria for differential treatment planning of implant restorations for the maxillary edentulous patient. *J Prosthodont* 2014, Oct 13. doi: 10.1111/jopr.12226

[138] Sadowsky SJ. Immediate load on the edentulous mandible: treatment planning considerations. *J Prosthodont* 2010; 19: 647–53.

[139] Sadowsky SJ, Hansen PW. Evidence-based criteria for differential treatment planning for the mandibular edentulous patient. *J Prosthodont* 2014; 23: 104–11.

[140] Jensen OT. Complete arch site classification for all-on-4 immediate function. *J Prosthet Dent* 2014; 112: 741–51.

[141] Wang F, Monje A, Guo-Hao L, Wu Y, Monje F, Wang H-L, Davó R. Reliability of four zygomatic implant-supported prosthesis for the rehabilitation of the atrophic maxilla: a systematic review. *Int J Oral Maxillofac Implants* 2014; 29. doi: 10.11607/jomi.3691

[142] Boffano P, Roccia F, Gallesio C, Berrone S. Pathological mandibular fractures: a review of the literature of the last two decades. *Dent Traumatol* 2013; 29: 185–96.

[143] Crespi R, Vinci R, Cappare P, Romanos GE, Gherlone E. A clinical study of edentulous patients rehabilitated according to the "All on Four" immediate function protocol. *Int J Oral Maxillofac Implants* 2012; 27: 428–34.

[144] Kim Y, Oh TJ, Misch CE, Wang HL. Occlusal considerations in implant therapy: clinical guidelines with biomechanical rationale. *Clin Oral Implants Res* 2005; 16: 26–35.

[145] Maló P, de Àraujo Nobre M, Borges J, Almeida R. Retrievable metal ceramic implant-supported fixed prostheses with milled titanium frameworks and all-ceramic crowns: retrospective clinical study with up to 10 years of follow-up. *J Prosthodont* 2012; 21: 256–64.

[146] Molly L, Nackaerts O, Vandewiele K, Manders E, van Steenberghe D, Jacobs R. Speech adaptation after treatment of full edentulism through immediate loaded implant protocols. *Clin Oral Implants Res* 2008; 19: 86–90.

[147] Van Lierde KM, Browaeys H, Corthals P, Matthys C, Mussche P, Van Kerckhove E, De Bruyn H. Impact of fixed implant prosthetics using the 'all-on-four' treatment concept on speech intelligibility, articulation and oromyofunctional behaviour. *Int J Oral Maxillofac Surg* 2012; 41: 1550–7.

[148] Dawson A, Chen S, eds. *The SAC classification in implant dentistry*. Berlin: Quintessence, 2009.

第24章
种植体位置不良相关修复并发症
Prosthodontic complications related to non-optimal dental implant placement

Lyndon F. Cooper

引言

在包括单颗和多颗牙种植修复的活动和固定修复方案中，种植相关治疗的前瞻性和回顾性研究报道中修复并发症频繁出现[1]。这些并发症的因果关系还未充分考量。种植体和组件相关并发症的工艺特性考量中，往往会将失败归因于组件的选择、设计或是加工上。在对种植体和部件相关的生物学并发症进行观察时，不同的种植体和部件系统间的比较表明：许多研究者认为种植体和部件的变数是影响种植体失败的主要因素。然而，当阅读有关严重的部件失败、种植体折断和生物学并发症报道时，整个文献中可以发现如种植体周围炎，多样化的种植体设计，各种各样的部件和材料等问题。一种变通解释就是造成种植体和部件失败以及并发症发生一定是包括临床计划的制订和手术方案实施在内导致的种植体位置不良。

种植体位置不良可以两种途径引发种植体和部件的并发症。一是种植体在现存骨组织的相对位置易使种植体出现生物学失败。此种情况下，种植体与骨组织和种植周黏膜均位置不良。种植体的长期存活率需要保证有充分的骨组织环绕[2]，在种植体周围至少要有1~2mm的骨组织包绕[3]。颊侧骨组织的丧失会导致种植周围黏膜退缩，并进一步对种植成功造成相应的生物美学上的限制[4]。目前认为，基台表面要有2mm左右厚度和高度的黏膜，才认为种植周黏膜充足[5]（图24.1）。

另一方式是，种植体位置相对于计划的修复冠位置不良，从而影响了种植最终结果，使种植体易于出现美学及生物学失败（妨碍口腔清洁），和/或通过增加受力而造成机械/工艺上的失败：（1）在修复体上；（2）在桥体或基台螺丝上；（3）沿种植体—基台界面；（4）偶尔发生在基台或种植体上；（5）在种植体—骨界面（图24.2）。

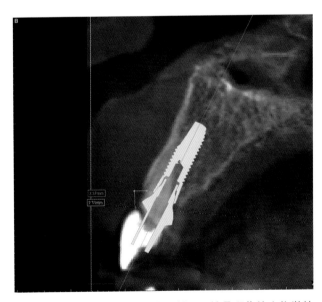

图24.1 种植体位点和生物学限制。牙槽骨吸收的生物学特性要求种植体植入方向与颊侧剩余牙槽骨壁呈腭倾/舌倾。这张CBCT图显示对于单牙种植计划，种植体基台界面在腭侧距龈缘高点2mm，种植体颊侧有超过1mm厚的骨组织包绕

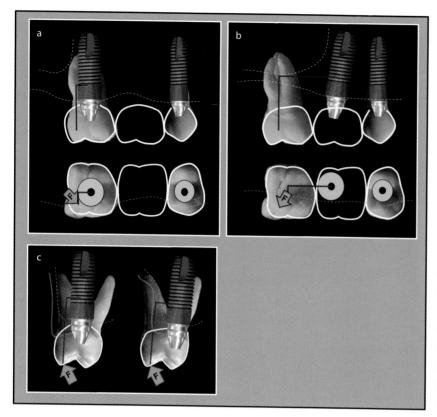

图24.2　种植体位置对生物力学的影响。a. 由磨牙和第一前磨牙种植体支持的上颌后牙区三单位固定义齿修复的矢状面和冠状面图，图示上颌牙槽嵴理想的种植位置是在骨吸收和上颌窦提升已完成，并在种植体植入之前进行了骨移植。该基台承受的弯矩较小。b. 当种植体植入在现存牙槽骨上，尽管选择远中悬臂梁和腭侧位置可以避免植骨，但会增加弯矩从而增加修复体之间、种植体－基台界面以及骨组织内的受力。c. 冠状面上，很显然种植体颊舌向的位置通过改变机械系统的弯矩影响着修复体/种植系统的负载

病因

作用于种植修复体上的力主要来自咀嚼。种植修复体的功能性负载发生在咬合面或切缘，这些力通过修复结构传导。沿桥体螺丝、基台、基台螺丝、种植体和骨组织传导作用力的大小受到复杂因素影响，比如材料性能、界面质量以及部件设计。然而，力的大小也受到一个简单因素影响：弯矩（杠杆作用），也就是种植体–部件界面与功能负载点所形成几何关系的结果[6]。矢量（杠杆臂）越短，作用力越偏轴向，弯矩越小。因此，种植体位置正确或不良，直接影响到种植修复体相关并发症的出现。

功能性外力对种植支持修复体的生物力学影响，早期研究中，Sahin等得出结论[7]：当种植体植入降低了弯矩，治疗效果就会提升。这点在种植治疗的机械和修复工艺风险的系统性综述中有证据证实。Salvi 和 Bragger[8]报道，在悬臂梁外延、较长的

咬合重建以及磨牙症等情况下，并发症有增加的趋势。基台类型，冠–种植体比例以及支持固定修复体所需的种植体数目与逐渐增加的机械并发症无关。

另一篇系统综述，着眼于种植治疗中种植体位置对机械/修复工艺并发症的影响，表明悬臂梁修复会带来较高的并发症发生率，应通过种植角度/位置策略来避免悬臂梁[9]。固定修复中牙冠数–种植体数比例小于2不会影响固定修复体并发症（假定采用多颗种植体联合修复）。

种植体折断属不可逆并发症，好在发生率很低（在全部失败中所占比例<1%），可能归因于材料缺陷、修复体非被动就位、和/或生物机械过载[10]。大部分种植体折断发生在高咬合力的磨牙区以及下颌水平运动对种植体造成侧向力情况下。Renouard和Rangert把这些因素总结为"生物力学风险因素"，其中包括种植体位置（位置不良）[11]。例如：种植体三点支撑减少侧向力，消除修复悬臂梁，种植体植入偏离修复冠中心以及修复体高度

过长，这些因素均受种植位置或植入前的骨移植影响。

三维结构（表24.1）。

种植位置

生物现状与修复需求的交叉

前面简要总结了种植治疗的修复效果，表明与修复体相关的并发症某种程度上是由于种植体位置造成的，既影响了种植体骨结合也影响了修复体的负载。种植体位置可影响种植体周骨整合，降低修复美学效果，或者降低修复体强度。对于已形成骨整合但位置不良的种植体几乎无能为力。回顾起来，大多数关于临床弊端的讨论，会引发关于种植体植入在可用的骨组织上还是患者的功能位，或是依患者要求导致不考虑种植位置就植入种植体。避免种植位点欠佳是预防修复并发症的主要手段。这需要根据所有的临床情况，考虑影响种植体位点的

远期成功的空间考量

颊舌向位置

- 骨内种植体是否有充足的骨量包绕？
- 种植体颊侧是否有充足的组织持久维持骨组织和软组织的健康和轮廓？
- 种植体颊舌向位置是否支持种植体的生物力学和美学修复？

近远中位置

- 骨内种植体是否有充足的骨量包绕？
- 种植体之间是否有足够的距离来支持余留骨组织和软组织健康和轮廓？
- 种植体近远中位置是否支持种植体的生物力学和美学修复？

表24.1 种植体位置不良：相关的修复并发症

位置不良	潜在并发症
颊舌向	
位置	骨或黏膜不足相关的美学缺陷 部件界面弯矩作用增加
角度	牙槽骨裂或穿孔 基台，基台螺丝，和/或桥体螺丝影响美学或咬合 无法修复的种植体
近远中	
位置	侵入邻接天然牙或种植体减小龈乳头或修复能力 部件界面弯矩作用增加
角度	损害邻牙 妨碍紧邻天然牙或邻接种植体印模 邻接基台的干扰 修复复杂性增加 无法修复的种植体
殆龈向	
浅	黏膜内的基台空间减小导致修复复杂或黏膜退缩 减少的修复空间造成美学和/或发音并发症 减少的修复空间导致修复体强度不足以及早期机械失败 无法修复的种植体
深	过度的牙槽骨吸收导致美学并发症 印模柱/基台就位困难造成错误和并发症 造成种植体周龈沟过深增加厌氧菌感染风险
"时机"	过早植入带来相关牙移位的终生风险 过早植入带来种植并发症的终生风险

殆龈向位置

种植体–基台界面以上是否有足够的垂直距离来容纳坚实的修复体结构？

种植位点的垂直距离是否与邻牙或相邻种植体的位置一致？

种植体植入的深度是否最有利于种植体–基台界面、相关组织反应以及后续美学效果？

什么是生物学年龄？个体颅颌面生长发育阶段与种植有何相关？

颊舌向种植位置不良

种植体在牙槽骨中的颊舌向位置是影响单牙和多牙种植修复美学及生物学持久性的主要因素。这极富挑战性，许多临床医生低估了拔牙后颊侧牙槽骨的吸收程度。有报道显示，大约30%的颊侧水平骨量（2.5～3.5mm）丧失是由于拔牙后的吸收现象导致[12]。证据表明拔牙时即刻植入种植体并不能对抗牙槽骨的吸收萎缩。

当种植体植入正在吸收或是已经吸收了的牙槽骨时，应在种植体颊侧留出充足的骨量维持长期组织健康。虽然目前尚无明确界定，种植体唇侧1mm"稳定的"骨组织（拔牙后6个月到1年）可代表种植体植入的最低临床标准。然而，一些其他因素也影响种植体植入，其中美学考量是重要因素[13]。

评估骨量的种植计划应包括：在拟定修复体位置使用阻射材料，拍X线片评估修复体–牙槽骨的颊舌向关系。CBCT矢状面和治疗计划软件可显示这些关系。种植体在颊舌方向植入出现明显的错误可能会造成种植体无法修复（图24.3）。建议种植体–基台界面（和种植体外表面）从牙龈顶点向腭

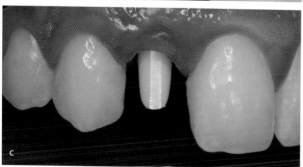

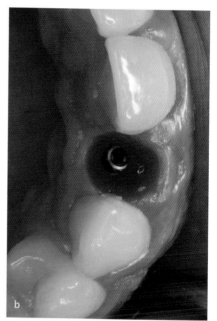

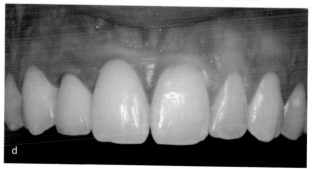

图24.3 种植体颊侧位置不良造成美学问题。a. 种植体无法修复，需要取出，黏骨膜瓣翻开后。b. 种植体取出 1 年后，其间进行了骨移植、软组织增量和种植体植入（Dr. J. Moriarty），种植体植入计划的腭向和根向位置。c. 放置预成氧化锆基台，位置恰当。d. 采用二硅酸锂玻璃陶瓷冠修复7号牙位种植体

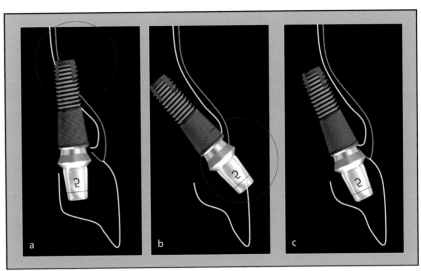

图24.4　种植体矢状位方向要求详尽的计划。a. 为了螺丝固位修复，试图将种植体植入与咬合平面垂直的位置，导致位置不良伴牙槽嵴根尖穿孔和/或腭隆突膨大。b. 种植体颊向并高出，导致无法修复（图24.3），最终基台–冠界面颊向并高出拟定的冠边缘。c. 合适的种植位置，与种植体植入条件有关：i. 可用的骨组织；（ii）冠边缘位置；（iii）冠形态

侧偏移2mm，在颊侧骨壁内至少1mm。研究表明，种植体植入偏腭侧1.5～2.0mm能够可预见性地保留种植体颊侧周围的骨和黏膜[3,11]。目前即刻种植已推荐采用这种位点建议[14]。

种植体植入角度（矢状面的偏离）影响其颊舌向位置（图24.4）。种植体植入时，抵在腭部皮质骨植入会导致意外的颊倾。意外颊舌向角度过大会出现两种主要并发症：（1）种植体周围黏膜吸收或者感染导致颊侧骨开裂；（2）种植体角度过大

和/或根尖穿出牙槽骨造成不可修复（图24.5）。

颊舌向角度不足也引发一些有价值的临床问题。基于早期概念里的生物力学优势，或操作原因，比如拟将修复体螺丝开口置于舌隆突，试图将种植体垂直于𬌗平面植入，通常被上颌骨天然解剖结构所阻碍。上颌骨可被看作是金字塔形态，其后壁附着于蝶骨，前壁通常为种植体的受体骨。前壁常规情况下与𬌗平面约成30°角，提示种植体植入牙槽嵴或者为良好保存牙槽嵴必须与该角度一致。

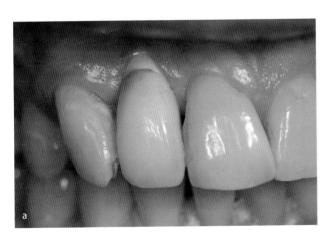
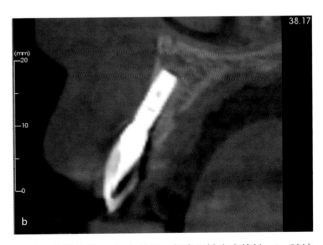

图24.5　钛锆种植体修复的7号牙位出现种植体周黏膜退缩。a. 该照片为种植体植入后3年拍摄，很幸运被患者接纳。b. 随访CBCT影像显示，种植体颊向且角度大。尽管设计谨慎仍然发生了种植体颊向，可能出于以下几种因素，包括持续的牙槽骨吸收、非翻瓣外科方法，以及相比前期唇侧增量的牙槽嵴，相对致密的腭侧骨组织可能造成钻移位

一些试图将种植体植入与殆平面平行而忽略上颌骨解剖形态的情况，种植体根尖部会在颊侧发生意外牙槽嵴穿孔（图24.6）。植入角度还可能造成，舌侧隆突超出轮廓边缘，以及不适、疼痛，需取出种植体。

除了取出种植体，种植体颊舌向明显位置不良的唯一解决方案就是预防。临床医生必须坚持采用骨容量计划措施，使用外科导板确保颊舌向种植体位置与现存软硬组织以及修复体的关系[15]。植入错误致使修复体和种植体位置间严重偏差，最终需要大量时间和精力去解决（图24.7）。

近远中种植体位置不良

不像前述的颊舌向位置不良出现不满意的临床结果那样容易辨别，近远中种植体位置不良通常会造成相对微小但对于种植修复体寿命同样巨大的挑战。

当多颗种植体植入时，应充分分散并相互平行以利于取模和修复（图24.8a）。种植体植入时，未考虑种植体间距离出现临床误判，采用较大种植体平台或宽径种植体或允许种植体角度植入，将导致修复及修复体功能方面的并发症（图24.8b）。

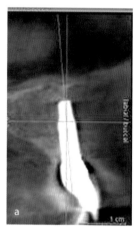

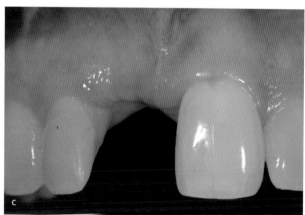

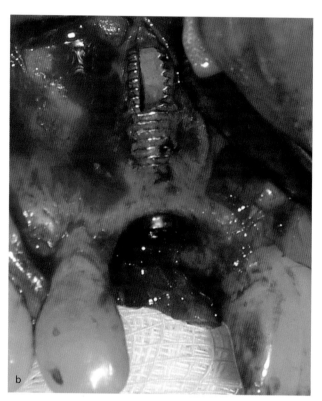

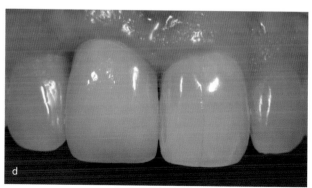

图24.6　种植修复后，种植体唇侧穿孔伴不适4年。a. 拍摄CBCT影像，尝试诊断8号牙位种植修复持续性疼痛的原因，显示种植体唇侧骨组织缺失。b. 在第4年时观察到穿孔的临床表现。c. 经过系列治疗后的口内临床状况（种植体取出，缺损区移植，以及软组织增量）。d. 种植体取出位点重建2年后，戴入种植体冠的临床照片。注意到7号牙近中结缔组织附着丧失，造成远中龈乳头缺失

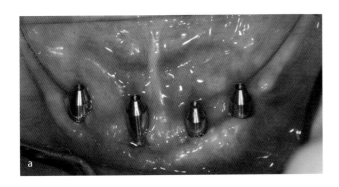
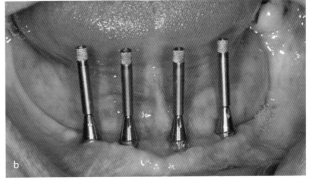
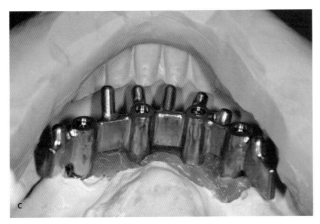
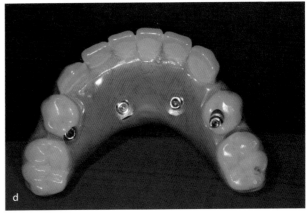

图24.7　无牙颌牙弓的外科术中出现颊舌方向错位。a. 二期手术，连接基台，显示下颌正中联合区种植体舌倾。发现25号牙位基台位置紧邻颏结节。b. 放置角度基台（20°）纠正修复方向。c. 工作模型显示种植体基台（已纠正20°）与拟订的牙位之间明显偏差。制作CAD/CAM支架尝试支撑瓷层。d. 与角度基台的螺丝入孔显示了颊舌向位置不良的范围，种植体的线性排列使修复体出现明显的近远中悬臂梁，可能引发远期风险

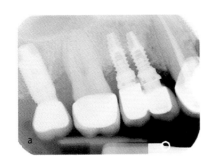

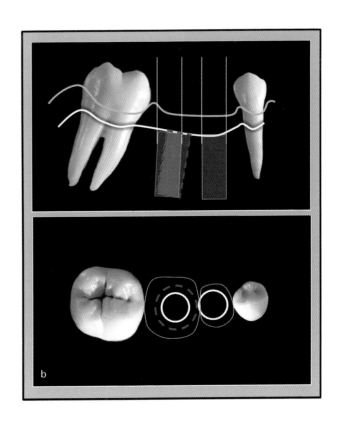

图24.8　近远中种植体紧邻。a. 注意牙科医生通过去除部分平台来试图解决种植体靠近的问题。在不取出种植体的情况下，唯一解决这个问题的方法可能是进一步预备和引导种植体基台水平取模。b. 近远中种植体紧邻的原因，始于计划，术中加重；上图：不考虑基台连接改变种植体角度（红色所示），下图：术中改变种植体直径（红色所示）。采用软组织水平种植体时需要考虑其平台直径

种植体空间，通常规则是种植体周围至少要有1mm骨量维持长久的功能，即种植体与种植体之间至少要留存2mm的骨量。大量关于种植体间距的讨论考虑到龈乳头的三维结构，已提出种植体之间应该有3mm的间隔[16,17]。种植体植入过近，术后会影响邻接软组织龈乳头的形成，并可能加剧邻接边缘骨丧失。

种植体植入过近造成两个主要的修复学问题：一是取模柱的相互干扰导致种植体或基台取模受限；二是种植体位置与天然牙牙根位置的不一致造成对天然牙解剖结构的明显干扰。此时若邻近软组织缺失，就会出现无法接受的美学以及修复体清洁相关问题。如果可行，相邻种植体间有充足间隙，建议埋入一颗种植体，采用两单位的悬臂梁修复。

尽管种植体和天然牙邻接关系的处理已得到关注，但无广泛报道。天然牙相对种植体的潜在移动，常会造成邻间隙打开，或缺牙区单颗种植体的位置不良。这会导致不良的冠形态、邻牙菌斑堆积，以及牙根面随后出现邻面龋（图24.9c，d）。

如果种植体冠部是可取戴的，那么这个问题会

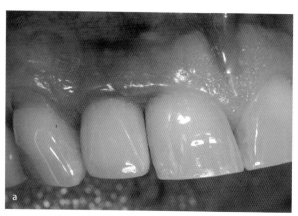

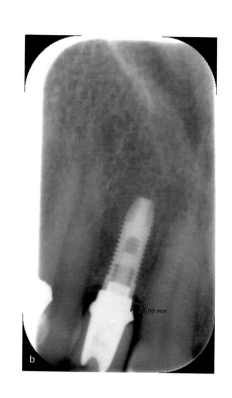

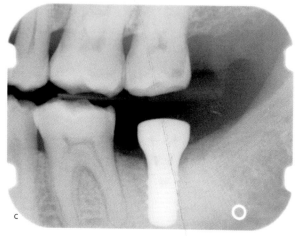

图24.9 有关种植体与天然牙近远中位置的生物并发症。a. 7号牙位种植体的3年随访发现牙龈乳头变钝。b. 相关随访影像显示CAD/CAM锆基台和种植体完整，然而，测量种植体基台界面到天然牙的距离为1.5mm。也发现黏膜下基台近中的穿出形态有龋组织形成，无法支持较完整的龈乳头形态。c，d. 种植体植入后31号牙位冠戴入当时影像，以及6年后影像。发现种植体远中位置不良需要大的近中外展隙。30号牙远中龋坏可归因于与种植体冠形态相关的菌斑堆积

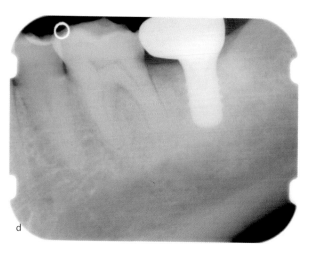

比较容易解决，因此提倡螺丝固位的冠修复。

预防

出于多种生物、生物力学以及美学原因，种植体应植入拟订牙冠下方正中位置。很少有情况需要种植体植入拟订的固定种植修复体外展隙位置。种植体意外植入修复体外展隙的位置不容易处理。轻微地侵犯外展隙，可通过改变基台设计、角度或是调整修复体设计（近远中移位延至但不超出牙冠线角）来解决。当种植体相对颊侧标志点植入稍微偏腭向时，很容易解决。

检查两颗牙位缺牙区看是否有足够的三维空间尤其重要。尤其在前牙区，设计应考虑采用单颗还是两颗种植体，以及准备悬臂梁的两单位修复体。前磨牙区，如能植入大直径种植体允许放置大接口的种植体–基台，建议这种情况下采用近中悬臂修复（建议减小咬合力）（图24.10）。尖牙区，尖牙牙位往往能放置较大直径的种植体。中切牙和侧切牙牙位，选择近中还是远中位置来放置种植体根据美学因素决定。

当种植体植入位点靠近天然牙时（<1.0～1.5mm），会出现种植体边缘骨丧失以及软组织（龈乳头）的缺损（图24.9）。当侵犯到种植体相

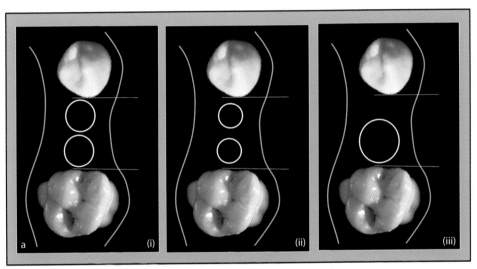

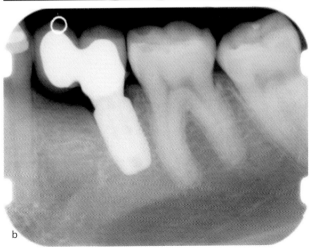

图24.10 处理近远中靠近问题的决策。牙齿缺失数年，相邻2颗牙位的种植体植入近远中通常极富挑战。不进行正畸干预情况下，计划种植体数目和空间可避免上述并发症（图24.8）。a. 当采用标准尺寸的种植体（约4.0mm）时，种植体之间或种植体–天然牙之间无足够空间（ⅰ）；计划植入窄径种植体时，高负载区机械失败的风险增加（ⅱ）；一种选择就是使用较大直径的种植体来支持近中悬臂的两单位修复体（ⅲ）。b. X线片显示，单颗5.0mm直径的种植体成功支持修复两单位桥，恢复下颌两颗双尖牙（近中悬臂）

邻天然牙时，问题就严重了，天然牙可能需进行牙体治疗甚至需要拔除（图24.11）。

术后影像学一旦显示这种情况，要立刻警觉。有病例报道由于种植体的植入而引发的天然牙损坏（e.g.,Yoon, et al[18]），尽管偶有种植体侵犯相邻天然牙，但该问题真正的严重性还未充分阐明。有研究表明，种植体植入位置和角度错误，过宽的种植体，或是种植窝洞预备时过度产热的间接影响，这些因素均可导致损伤。在近远中方向，需保证种植体距邻近天然牙至少2mm的骨组织。

当牙根缺失，种植体明显侵入拟订修复体的外展隙（位置不良超过牙冠线角以外）将导致美学和清洁方式受限。如有可能，建议埋入种植体而不是试图通过修复纠正位置不良的种植体（图24.12）。遗憾的是，解决方案也可能选择取出种植体。再次强调，预防此类问题，要通过同一张影像评估种植体周围骨量和拟订修复体，根据拟订的牙冠位置来确定种植体的位置。

种植体相对邻牙近远中方向上的另一错误是，导致基台水平取模路径受限，甚至无法取模。这种情况下，可在位置不良的种植体上采用预成角度基台。一些不幸的病例中，有可能需要埋入或取出种植体。

𬌗龈向种植体位置不良

前面讨论的种植体位置不良主要集中在固定种植修复上。当考虑𬌗龈向种植体位置不良时，修复并发症主要表现在活动种植修复中，由于在活动种植修复中，修复空间是修复体完整性、发音以及美学的主要决定因素。遗憾的是，手术过程中𬌗龈向种植体位置的临床确定，不是直观展现在无牙颌或部分无牙颌区的[19]。临床计划和外科导板指导种植体植入明确的𬌗龈向种植位点。此外，理想的蜡型可辅助确定𬌗龈向位置，以此获得满意的功能性𬌗平面。

在阐述种植活动修复之前，先考量单牙种植和

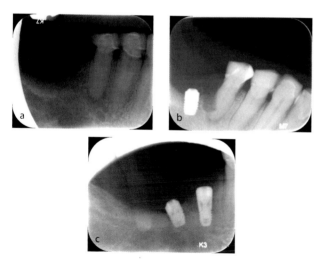

图24.11　牙体损害可能来自远中种植体的侵犯，导致治疗计划发生改变。a. 治疗前X线片，显示种植体的最小空间。b. 治疗后X线片，显示植入短种植体，窝洞预备损害了邻牙牙根。c. 告知患者术中出现了并发症后，拍摄牙拔除和后续的种植体植入后的X线片

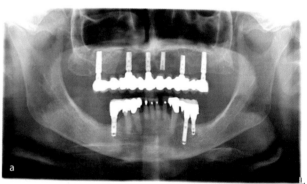

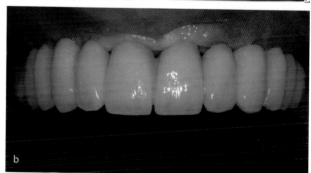

图24.12　a. 治疗后全景片显示，种植体支持的螺丝固位上颌金属烤瓷修复体。发现9号牙位种植体埋入。基台位置原来位于9号和10号牙位之间。b. 种植体埋入之后，最终修复重建不需要去适应9号牙和10号牙之间出错的基台

固定种植修复。大多数单颗种植体和固定种植修复体修复的美学目标就是在邻接种植体上重现牙体解剖形态。种植体植入的深度对于达成这一目标尤为重要。事实上，种植体植入深度影响许多客观美学指标[13]。

种植深度必须能够让基台–冠边缘大约位于拔除牙或邻接冠的釉牙骨质界位置（图24.13）。健康的种植体基台位置可以重建类似天然牙的生物学宽度。种植体颊侧牙槽嵴上方可形成3mm黏膜组织。种植体应植在拟订牙龈边缘顶点以下3~4mm的位置[5,13]。采用理想蜡型制作的外科导板可在手术中帮助确定该位置。

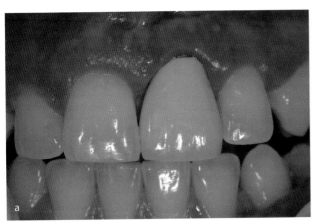

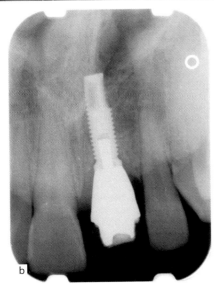

图24.13　天然牙与种植体支持的修复冠龈缘位置不对称可能是种植体植入过深所致。a. 发现种植体周黏膜继续退缩，目前种植体基台已经暴露于口腔内。b. X线片显示种植体–基台界面位于邻牙釉牙骨质界根方5~6mm的位置

种植体植入位置过浅会导致两个潜在的修复并发症。极端情况下，无法将修复边缘放至龈下会导致无法接受的美学后果。在较适中情况下，种植体较浅的位置因为需要制作相对短的牙冠而造成美学受限（图24.14a）。种植修复计划需要根据拟订种植冠的龈缘高点来确定种植体的殆龈向位置（图24.1）[13]。此外，由于修复空间不足，在制作种植冠时采用个性化基台或是预留足够空间来隐藏螺丝孔入口导致固位力不足，会导致潜在问题。总的原则就是，任何固定种植修复从种植体–基台界面到殆平面都需要有至少6~7mm的最小修复距离（图24.14b）。天然牙的临床殆龈距离通常大于6mm。如果还考虑至少要留有2mm的生物学宽度/穿龈距离时，种植修复要求从种植体–基台界面（牙槽嵴）到拟订殆平面至少要留出7~8mm的空间。

种植体植入在牙槽嵴以下的位置并非意味着位置不良，而是为了美学和功能需求有意植入。当种植体植入在牙槽嵴以下时，用于取模和/或修复部件的直径可能要比种植体直径及种植窝洞要宽，在印模制作或基台就位时，印模帽和基台就位就会受限于窝洞周边的牙槽嵴。该情况下，窄径种植体需要宽径基台修复就会存在较大风险（图24.14c）。印模柱未完全就位，或是即便达到了高扭矩值基台仍未完全就位（基台拧入了骨组织）会带来许多技工室问题（基台和冠高度过高）。

在可摘与种植体支持和/或固位的复合型修复方式中，殆龈方向种植体的位置更显重要。种植覆盖义齿折裂可能就是修复空间过小的后果。空间增加允许丙烯酸树脂修复体受力增加，或提供足够的空间以进行金属加强[20,21]。关于种植支持的固定义齿，系统综述已证实该类型的种植修复重建中，修复并发症的发生率往往要高于种植并发症[1,12]。牙折、牙磨损以及崩瓷发生率可能与以下问题有关：修复体生物力的整合包括梁构造（通常悬臂梁的存在会造成支架疲劳，造成瓷层、牙齿和最终支架的失败[22]）。支架疲劳由很多因素决定，比如横截

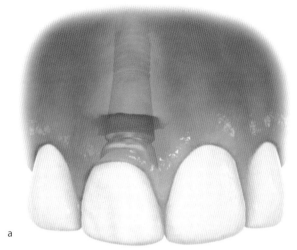

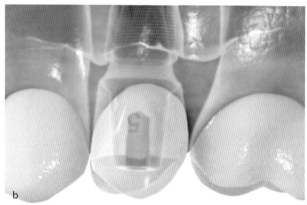

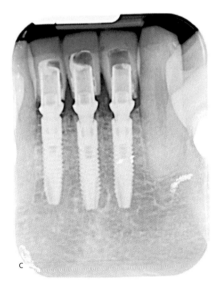

图24.14　种植体植入深度不够造成美学和功能上的修复并发症。a. 种植体植入过浅导致上方临床修复冠短，欠美观。b. 种植体支持的前磨牙修复，至少需要6mm的垂直间隙（冠边缘下方1mm，冠边缘上方5mm）制作出满意的修复体。c. 当种植体必须植入牙槽骨下时，尤其是采用窄径种植体，窝洞预备的直径可能会妨碍较宽的基台或取模柱完全就位。有必要拍摄如图所示的X线片确保种植体-基台界面的密合

面的设计，材料性能（弹性模量），梁尺寸（高度），悬臂梁的存在，及过度负载。

　　种植体殆龈向的位置也极大地影响了潜在的修复空间，受限于殆平面位置。因此，殆龈向种植体的位置是复合型修复方式耐用性和长期效果的主要决定因素，必须在种植体植入前进行合理计划（图24.15）。当种植体殆龈向位置不良造成修复空间严

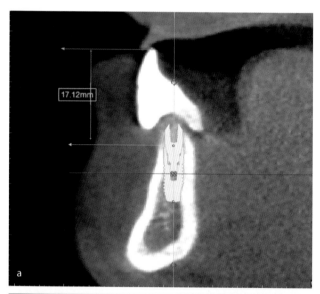

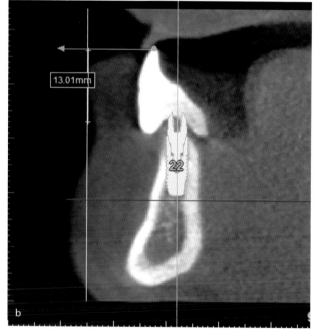

图24.15　修复计划需要考虑种植体的植入深度。a. CBCT图像，显示修复体的位置，以及种植体需植入牙槽嵴下从而获得超过15mm空间制作结实的修复体。b. 另外，如果种植体计划植入牙槽嵴水平，不足的修复空间将难以保障耐用、美学和功能兼具的修复体

重受限时，几乎没有可操作的方案，其中在上颌骨无牙颌这类情况尤为严重。当种植体因植入位置过浅而造成修复空间不足时，会出现修复受限或清洁困难（图24.16）。这种情况无法避免，除非考虑可摘修复方式。然而，当种植体位置不良侵占了修复空间，即便是可摘修复也极有挑战（图24.17）。

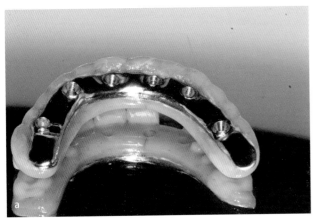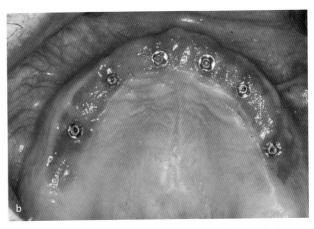

图24.16　种植体𬌗龈向位置不良常会影响口腔清洁。a. 最终的丙烯酸树脂钛合金修复体，显示了支持牙颈部形态的颊侧组织的盖嵴形态。b. 上颌口内照片，显示在无法清洁的修复下方组织有明显炎症

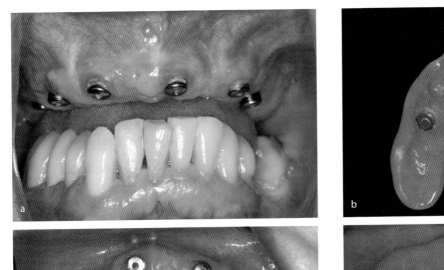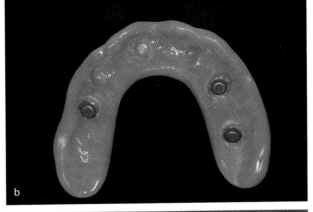

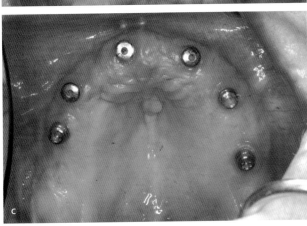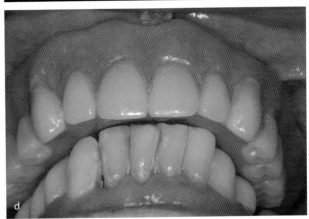

图24.17　复合位置不良包括𬌗龈向不足和颊向位置不良，导致不可修复的种植体。a. 口内照显示前牙种植体相对颊向的位置。b. 利用3颗后牙种植体来固位弹性附着体进行临时修复。空间不足以及种植体颊向位阻碍了义齿下方的基台和它们的固位体。c. 上颌牙弓的𬌗面观。d. 上颌切牙舌侧制作一个"咬合板"，以便在后牙种植体的位置提供必需的修复空间，从而获得足够量的丙烯酸树脂来固位弹性附着体以实现功能（Dr. Vera, UNC 毕业的修复专家）

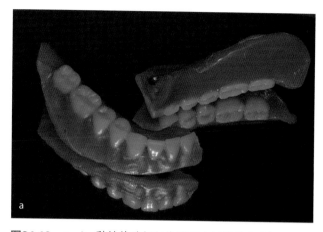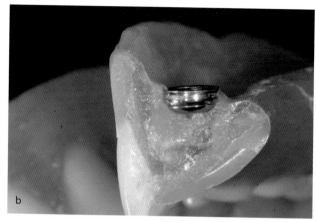

图24.18 a，b. 种植体殆龈向位置不良导致修复空间不足，致使修复体折裂。尤其易于发生在丙烯酸树脂的覆盖义齿。解决方案就是内置金属支架，但这仅在空间充足的情况下可行

当殆龈距离极小时，根据横截面和支架尺寸可优化支架设计。筛选高弹性模量，以及钛合金和钴铬合金来替代纯钛支架材料。此外，如果有足够的殆龈向空间来保证强度，可采用整体的锆支架设计。

殆龈向种植体的位置对于可摘修复方式（种植体支持的覆盖义齿）的重要性不亚于固定修复方式。当殆龈向空间受限时，由于所需间隙不足，必须放弃杆卡固位支持的修复方案。

目前，弹性附着体系统（例如：Locator）具有很多优势，包括适应降低的垂直距离。然而，关于

可摘修复方式最小间隙的分析要求考虑到穿黏膜距离（2～3mm）、卫生条件（0.5～1.0mm）、基台空间（>2mm）、附着体空间（>1mm），以及最小的覆盖义齿空间（>2mm厚的丙烯酸聚合物覆盖附着体）。除非从拟订的殆平面至种植体基台交界有至少10mm的殆龈向空间，否则不可能构建出结构牢固的可摘修复方式[19]。在理想情况下，至少需要15mm的间隙制作美观、舒适以及较好发音的下颌种植修复体[23]。在仅有最小修复空间的情况下，种植体部件侵占了丙烯酸树脂实现耐磨性所需的足够厚度空间时，会发生修复体折裂（图24.18）。重要

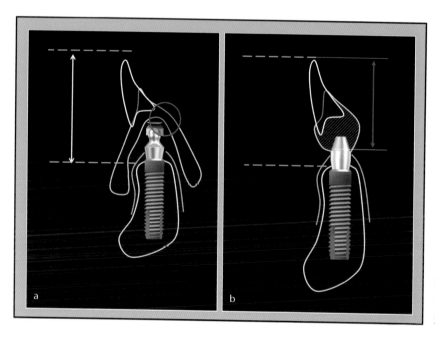

图24.19 种植体殆龈向位置的计划。计划最适的种植体位置通常与修复体位置相关。a. 覆盖义齿需要2～3mm的丙烯酸树脂来覆盖弹性附着体。b. 丙烯酸树脂金属支架固定义齿需要至少5mm的支架高度才足够结实。对于两种修复体，从软组织顶部到殆平面最少需要10mm的空间。所有情况下，从种植体–基台界面到殆平面理想计划要有15mm的空间

的是，种植体𬌗龈方向位置不仅仅与现有牙槽骨相关，应根据拟订的修复体切缘与𬌗平面的位置关系来确定，最终决定种植体位置，也许还需降低牙槽嵴（图24.19）。

当计划和外科手术未能为一副理想可摘修复体创造出足够的空间时，可实施以下几种方案。某些病例，患者的经济条件以及种植体数目和位置允许情况下，可转换为固定修复方式。在另一些病例中，可通过采用铸造合金支架支持来改进可摘修复体的物理性能。当这些选择都无法实施时，临床医生需告知患者，该修复体将面临频繁出现机械并发症的可能。

治疗

种植体的位置不良可有多种解决方案，但修复的最终目的是能够提供功能、美观以及口腔健康维持。当无法提供这些时，应慎重考虑取出种植体的选择（如图24.3）。伴随种植体的取出、替换以及修复可能要花额外的时间并进行多个程序，有必要让患者了解治疗的最终目标是为了实现长期的功能、美学及口腔健康。理想的种植体位置是治疗成功的重要部分。

种植位置不良会导致预期目标失败。当承诺给患者的固定修复方式因修复空间受限以及颊侧基台暴露而无法实现时，替代方案可能是采用可摘修复方式（图24.17）。这可能会被患者认为是治疗受限，因此必须谨慎表述，让患者认同这是可替选方案。替代方案可能要取出多个种植体或是构建非美学和无法清洁的固定修复方式，因而易于出现修复并发症以及修复失败。

种植体位置不良导致的种植体周黏膜结构的改变，或者种植修复体与牙龈轮廓的失衡，对美学效果有很大挑战。采用组织增量来调整软组织结构，进行唇侧组织移植至种植体和基台可能可行，但是缺乏可预见性。即便当时成功了，由于下方的骨组

织形态的改变，邻间软组织也会有所退缩。通过选择性的移植和精美的瓷层来进行美学处理，可增加满意度，偶尔还会有出色的美学效果（图24.20）。

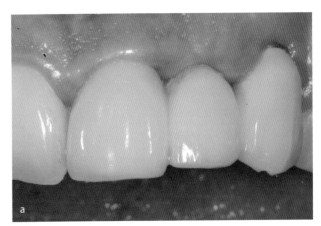

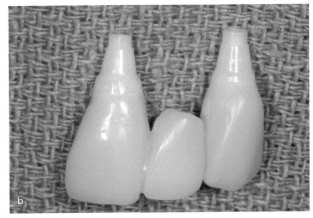

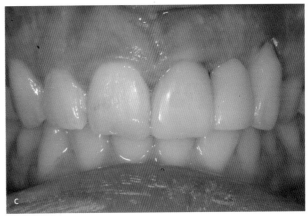

图24.20 种植位置不良后克服组织限制。a. 口内照显示，上颌左侧尖牙位种植体颊侧黏膜丧失。b. 现有修复体移除后，用锆基台和二丙烯酸树脂重新制作修复体、浅的颊侧轮廓，并仔细完成基台-冠界面，预备软组织增量。c. 临时修复体的口内照

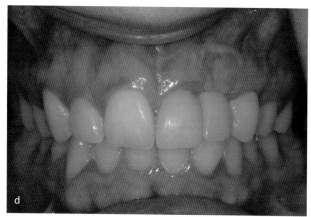

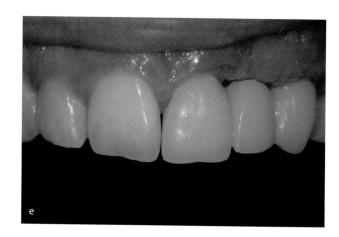

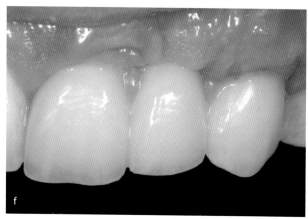

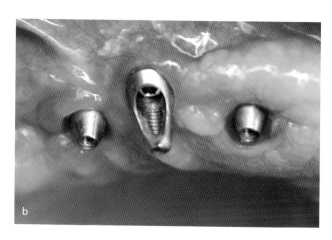

图24.20续 d. 软组织增量6个月后口内片（腭侧上皮下组织移植；Dr.Moriarty）修复体就位。e. 尽管采用了卵圆形桥体，新的临时修复体仍显示出邻间软组织缺陷。f. 选择性使用牙龈瓷（Mr.L.Clup）完成治疗

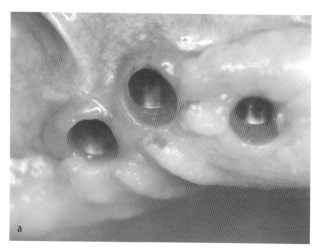

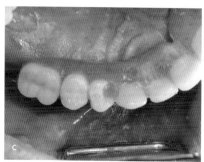

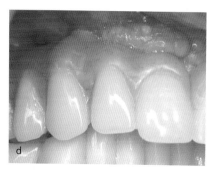

图24.21 角度基台补偿种植体方向上的不良。a. 种植体颊向的角度和位置，使种植体难以包含在尖牙冠形态内。b. 20°的角度基台改变了螺丝孔通道的方向。c. 使用角度基台实现了螺丝孔通道开在舌侧位置。d. 基台部件形态较大，需要修复体颈部形态调整从美学上完全遮盖基台

种植体位置不良通常会带来相关基台或是桥体螺丝孔通道的美学问题。当种植体植入偏颊侧或近中时，螺丝开口很有挑战。角度基台提供了一种解决方案，但提供新部件进行修复要产生额外费用。

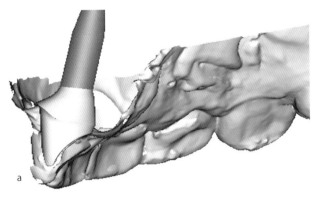

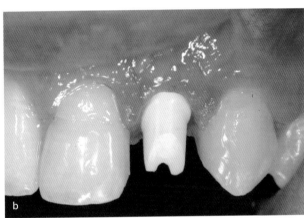

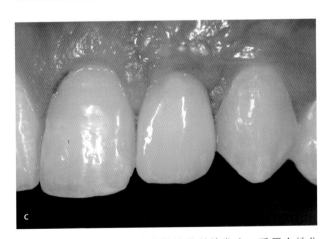

图24.22　涉及单牙种植的螺丝通道并发症，采用个性化CAD/CAM基台解决。a. 模拟软件能够看到角度变化（此处角度上小的变化，美学上影响显著）。b. 颊侧面可观察到螺丝孔通道，从侧切牙牙冠的切1/4穿出。c. 最终的全瓷冠戴入个性化基台。冠边缘位于靠近龈沟边界的位置，可有效去除粘接剂

角度基台可将螺丝孔的方向改变15°~30°。尽管有效，角度部件在穿黏膜区域很大，组织结构会经常浅且薄，可能会增加美学和清洁困难（图24.21）。在解决并发症问题上，角度部件对于多单位修复可能要比对单牙修复更具价值。采用CAD/CAM方法为患者制作的个性化基台，在单牙修复纠正螺丝孔问题上非常有效（图24.22）。

处理非美学螺丝孔开口问题的另一个有效方法就是，采用全单位独立装置。可采用冠或瓷层来覆盖螺丝孔通道。可以像覆盖单牙螺丝孔通道（图24.23）或是多牙螺丝孔通道（图24.24）那样简单。设计和制作个性化支架来匹配位置不良的种植

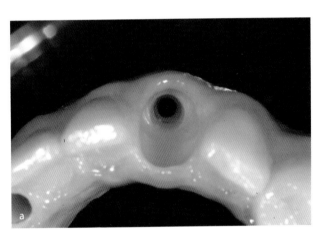

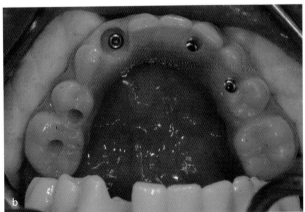

图24.23　部件组合（unit construction）是一种隐藏螺丝通道的方法。a. 固定义齿上，牙齿正常所在位置观察到螺丝入孔。b. 口内照片显示，就位的修复体，下颌侧切牙缺失，显露就位的桥体螺丝

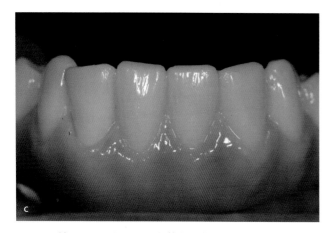

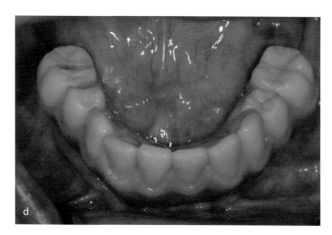

图24.23续 c. 照片显示，在整段修复体中采用粘接固位，从而有效地隐藏了螺丝孔。d. 几乎觉察不到在整段重建修复体中有单独的牙冠。有必要告知患者隐藏螺丝孔的位置以便远期干预

体基台，在组织关系理想的情况下，一定程度上不会受限于最终的螺丝孔通道。最终贴面、冠，或上部结构，采用适当的材料特异性粘接剂黏附于现有的修复支架或修复体上。这些有助于临床医生制作出功能、美学以及口腔卫生均改善的修复体。

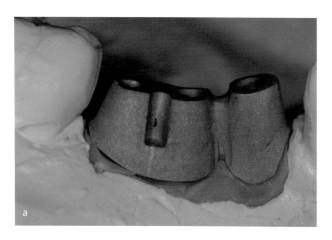

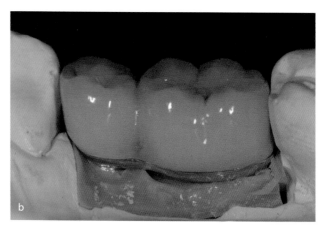

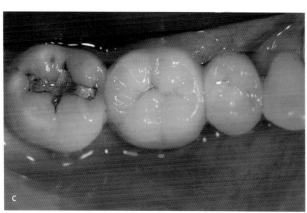

图24.24 部件组合（unit construction）可广泛用于螺丝孔暴露的处理上。a. 通过激光烧结制作底层结构，完好地适应组织形态。b. 在戴牙前，锆整体上部结构就位于抛光的下部结构。c. 口内照片显示，整体构造修复体的美学潜能（Mr. L.Clup），否则，3 个螺丝孔通道将会破坏修复体𬌗面

重点提示

- 种植体植入与修复体的关系影响承受力的大小，通过弯矩改变在各种生物和生物力学界面的作用。种植体位置不良使弯矩增加，促使早期修复失败或修复并发症。

- 理想方案不能实现时，由外科并发症所致的种植体位置不良可通过改变或终止种植体植入而避免。愈合一段时间后，依据预期计划恰当地植入种植体会更快、更经济地获得成功。

- 种植体位置不良问题可通过以下措施预防：（1）容量种植计划程序；（2）位点保存以及必要时行骨增量术；（3）外科、修复以及技工团队间的有效沟通；（4）使用设计加工良好的外科导板明确种植植入的深度，近远中及颊舌向的位置。

- 种植体颊舌向位置不良也许可通过外科骨增量术来纠正种植体位置，最好是在修复计划前进行。

- 种植体颊舌向位置不良伴严重角度，导致种植体-基台界面位于颊向和根向的位置，应作为种植体取出的指征。为修复所做的任何努力都将受到美学和生物学的限制。建议转诊专科医生。

- 应了解并监测近远中种植体位置不良会损伤天然牙。一些病例中，邻牙行牙体治疗能够成功，由此可保护种植体健康。严重牙体损伤病例可能会导致拔牙。这些风险作为知情同意部分应在术前进行讨论。

- 种植体紧邻常发生在植入术中替换为大直径种植体时。当邻接种植体或天然牙植入的种植体直径增加时，窝洞预备位置必须改变。这就需要外科经验了。

- 种植体秴龈向位置不良，可通过与修复节点相关的种植体植入深度的评估加以避免。使用外科导板很重要。对于单牙修复，种植体植入深度可在拟订修复的龈缘高点下3～4mm位置。这也适用于固定修复。对于可摘修复，种植体植入的深度应根据拟订的修复体秴平面的位置关系来确定。当修复空间<10mm时，无耐用的修复方式可行。常规情况下，可摘种植修复体应至少留出大约15mm的修复距离。

- 种植体与现存天然牙的相对位置出现在多维空间。种植体前凸可造成前牙美学问题。磨牙种植体冠修复前面的天然牙近中移动会造成邻接打开从而导致食物嵌塞以及邻面龋坏，龋坏通常发生在种植体邻牙的根部。螺丝固位的种植修复方式为关闭打开的邻接提供了解决途径，可预防相关的龋坏、牙周以及种植周疾病。

（王晓静　王国伟　轩东英　译）

参考文献

[1] Bozini T, Petridis H, Garefis K, Garefis P. A meta-analysis of prosthodontic complication rates of implant-supported fixed dental prostheses in edentulous patients after an observation period of at least 5 years. *Int J Oral Maxillofac Implants* 2011; 26(2): 304–18.

[2] Benic GI, Mokti M, Chen C-J, Weber H-P, Hammerle CHF, Gallucci GO. Dimensions of buccal bone and mucosa at immediately placed implants after 7 years: a clinical and cone beam computed tomography study. *Clin Oral Implants Res* 2012; 23: 560–6.

[3] Merheb J, Quirynen M, Teughels W. Critical buccal bone dimensions along implants. *Periodontology 2000* 2014; 66: 97–105.

[4] Cosyn J, Cleymaet R, De Bruyn H. Predictors of alveolar process remodeling following ridge preservation in high-risk patients. *Clin Implant Dent Relat Res* 2014, Jul 17. doi: 10.1111/cid.12249

[5] Evans CD, Chen ST. Esthetic outcomes of immediate implant placements. *Clin Oral Implants Res* 2008; 19(1): 73–80.

[6] White SN, Caputo AA, Anderkvist TA. Effect of cantilever length on stress transfer by implant-supported prostheses. *J Prosthet Dent* 1994; 71: 493–9.

[7] Sahin S, Cehreli MC, Yalçin E.The influence of functional forces on the biomechanics of implant-supported prostheses – a review. *J Dent* 2002; 30(7–8): 271–82.

[8] Salvi GE, Brägger U. Mechanical and technical risks in implant therapy. *Int J Oral Maxillofac Implants* 2009; 24 (Suppl): 69–85.

[9] Sanz M, Naert I; Working Group 2. Biomechanics/risk

management (Working Group 2). *Clin Oral Implants Res* 2009; 20 (Suppl 4): 107–11.

[10] Gealh WC, Mazzo V, Barbi F, Camarini ET. Osseointegrated implant fracture: causes and treatment. *J Oral Implantol* 2011; 37(4): 499–503.

[11] Renouard F, Rangert B, eds. Biomechanical risk factors. In: *Risk factors in implant dentistry: simplified clinical analysis for predictable treatment*, 2nd edn. Chicago, IL: Quintessence, 2008.

[12] Schropp L, Wenzel A, Kostopoulos L, Karring T. Bone healing and soft tissue contour changes following single-tooth extraction: a clinical and radiographic 12-month prospective study. *Int J Periodontics Restorative Dent* 2003; 23: 313–23.

[13] Cooper LF. Objective criteria: guiding and evaluating dental implant esthetics. *J Esthet Restor Dent* 2008; 20: 195–205.

[14] Ishikawa T, Salama M, Funato A, Kitajima H, Moroi H, Salama H, Garber D. Three-dimensional bone and soft tissue requirements for optimizing esthetic results in compromised cases with multiple implants. *Int J Periodontics Restorative Dent* 2010; 30: 503–11.

[15] Bryington M, De Kok IJ, Thalji G, Cooper LF. Patient selection and treatment planning for implant restorations. *Dent Clin North Am* 2014; 58: 193–206.

[16] Cardaropoli G, Wennström JL, Lekholm U. Peri-implant bone alterations in relation to inter-unit distances. A 3-year retrospective study. *Clin Oral Implants Res* 2003; 14: 430–6.

[17] Tarnow DP, Cho SC, Wallace SS. The effect of inter-implant distance on the height of inter-implant bone crest. *J Periodontol* 2000; 71: 546–9.

[18] Yoon WJ, Kim SG, Jeong MA, Oh JS, You JS. Prognosis and evaluation of tooth damage caused by implant fixtures. *J Korean Assoc Oral Maxillofac Surg* 2013; 39(3): 144–7.

[19] Cooper LF, Limmer BM, Gates WD. "Rules of 10"—guidelines for successful planning and treatment of mandibular edentulism using dental implants. *Compend Contin Educ Dent* 2012; 33(5): 328–34; quiz 335–6.

[20] Gonda T, Maeda Y, Walton JN, MacEntee MI. Fracture incidence in mandibular overdentures retained by one or two implants. *J Prosthet Dent* 2010; 103: 178–81.

[21] Andreiotelli M, Att W, Strub JR. Prosthodontic complications with implant overdentures: a systematic literature review. *Int J Prosthodont* 2010; 23(3): 195–203.

[22] Romeo E, Storelli S. Systematic review of the survival rate and the biological, technical, and aesthetic complications of fixed dental prostheses with cantilevers on implants reported in longitudinal studies with a mean of 5 years follow-up. *Clin Oral Implants Res* 2012; 23 (Suppl 6): 39–49.

[23] Phillips K, Wong KM. Vertical space requirement for the fixed-detachable, implant-supported prosthesis. *Compend Contin Educ Dent* 2002; 23(8): 750–2, 754, 756.

第25章

位置不良种植体以及种植牙咬合并发症的修复对策

Prosthodontic management of malpositioned implants and implant occlusion complications

Avinash S. Bidra

引言

大量证据表明，种植体能够实现高生存率及高成功率，这让种植治疗成为缺失牙替换具有可预期性的首选方案[1]。然而由种植体位置不良以及种植牙咬合引发的并发症持续发生，为种植体并发症中最为常见的类型之一。例如崩瓷、螺丝松动或折裂，基台或基台螺丝松动或折裂，甚至是种植体折裂的美学及功能相关的并发症，都可能是种植体错位或不合理咬合负载造成的后果[2]。

在关于种植体和种植修复体临床并发症的系统综述中，Goodacre等[2]报道种植修复中崩瓷的平均发生率是14%，修复体螺丝松动为7%，基台螺丝松动为6%，修复体螺丝折裂为4%，金属构架折裂为3%，基台螺丝折裂为2%。笔者也报道了美学并发症的发生率为10%，且这类并发症变化多样。

总的来说，这些并发症很严重，有必要通过周密的治疗计划选择最佳种植位点，避免种植错位以及角度问题而造成的后果。此外，种植牙咬合的理念主要来自天然牙咬合的原理，缺乏足够的科学依据[3]。种植牙咬合并发症导致的高崩瓷率，使得有必要督促种植修复制作的技工加工技术以及合理选择修复材料。

种植体位置不良的病因

种植体位置不良可发生在3个空间平面的2个方向上。也就是说种植体错位可出现在6个方向上：根向、殆向、近中、远中、颊向、舌向。任何一种错位也可因种植角度的错误而引发，且每种错位病因都有所不同。

总之，这是由于不良的治疗计划造成的，缺乏影像学图像（包括CT以及Cone beam volumetric imaging，CBVI图），解剖形态不良，外科经验不足，种植外科医生缺乏对修复的理解，急于获得初期稳定性，种植医生与修复医生缺乏合作，治疗团队内缺乏沟通，不翻瓣术，即刻种植，未使用外科导板，外科导板不精确、术中外科导板不稳定[4,5]。

根向及殆向的错位

种植体根向错位或者说种植体植入太深，常见原因有：垂直骨缺失，种植外科医生缺乏对修复的理解，即刻植入种植体，经验不足的外科医生致力于增加初期稳定性或是采用的种植设计和结构难以提供初期稳定性（图25.1和图25.2）。就笔者经验而言，种植体的殆向错位或者说种植体植入"太浅"是临床上常见的一种种植体错位。通常是由于种植外科医生缺乏对生物学宽度或者是修复的理解，担心伤及重要组织结构（例如：下齿槽神经），未考虑对颌牙/对颌修复体及咬合状况，以及缺乏对修复空间的理解未进行骨减量，不恰当地采用不翻瓣术[4,5]（图25.3～图25.5）。

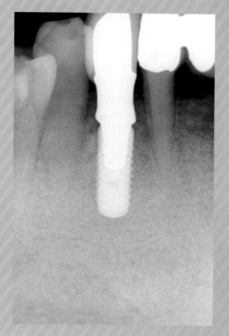

图25.1　患者下颌尖牙区种植体根向错位的根尖X线片

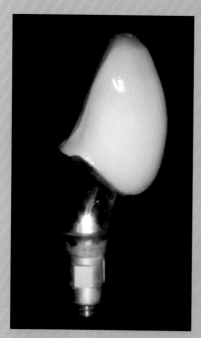

图25.2　根向错位的种植修复体，显示过长的修复体，存在远期机械并发症的风险，包括基台螺丝松动或螺丝折断

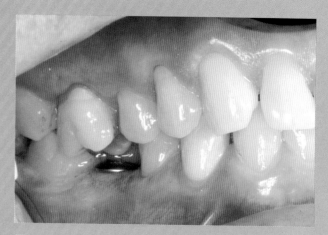

图25.3　口内照显示右下颌区种植体殆向错位，导致无法修复。该种植体修复需要对颌牙选择性地治疗，包括牙体治疗和冠修复。合适的诊断蜡型和治疗计划原本可以预防这种情况的发生，通过在种植体植入前处理上颌磨牙

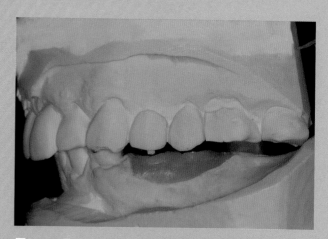

图25.4　显示两颗下颌种植体的殆向错位。这些种植体由于修复空间不足而无法修复需要取出。合理的诊断治疗计划，以及与治疗团队成员间的交流原本可以预防该情况发生

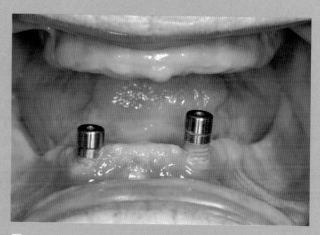

图25.5　由于采用非翻瓣种植手术，无牙颌患者出现了殆向错位。非翻瓣种植手术在无牙颌患者，由于为最终修复体建立修复空间的骨削减不充分，通常会导致这种情况发生

近远中错位

这两个方向上的错位通常在部分无殆情况下可见。近中和远中的种植体错位是种植体植入位置相对理想位点"过近"或是"过远"。常见原因有：种植医生缺乏对修复的理解，对牙齿和种植体的形态和尺寸把握不足，种植医生和修复医生缺乏合作，未使用外科导板，以及在一些情况下，出现邻牙弯根或是重要解剖结构（图25.6和图25.7）。

颊舌向错位

这可能是修复医生最常遇见的种植体错位了。种植体颊向错位通常由以下原因造成：未使用外科导板，未行位点保存植入在妥协的位点上，经验不足的外科医生将种植体的根部腭倾来获得初期稳定性（图25.8和图25.9）。从另一角度说，种植体腭倾或舌倾的常见原因有：未使用外科导板，经验不足的外科医生为了避免颊侧穿出/裂开以及后续的植骨而过度纠正种植体的方向（图25.10和图25.11）。

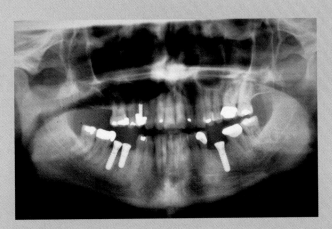

图25.6 患者右下第二前磨牙区种植体远中错位的全景片。不良的种植体位置需要患者转诊回外科医生进行种植体取出，并替换新种植体

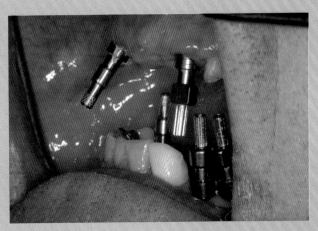

图25.8 口内照显示上颌前牙种植体的颊向错位，导致这颗种植体无法用固定局部义齿修复。下颌左侧种植体近中错位

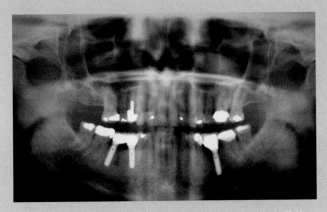

图25.7 取出图25.6中第二前磨牙种植体后的患者全景片。新种植体又出现了近中错位。这种情况采用角度基台和联合两颗种植体解决了问题，但是仍存在远期机械并发症增加的风险，包括基台螺丝松动或螺丝折裂。此外，妥协了口腔卫生的保持，增加了骨丧失和右下颌尖牙周围组织活力丧失的风险

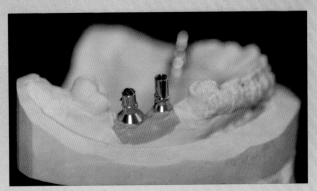

图25.9 下颌后牙种植体颊向错位。下颌后牙种植体颊向错位不仅造成修复挑战，当穿透舌侧骨板破坏到舌下血管时，还会造成外科挑战

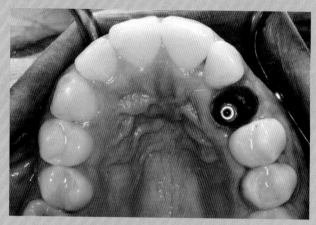

图25.10 左上尖牙区种植体的腭向错位。由于错位以及覆殆，获得最佳穿龈形态是有挑战的

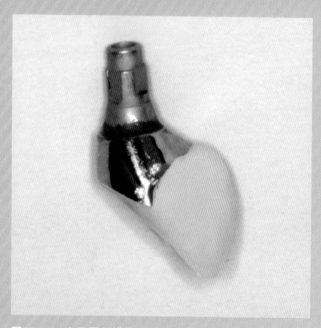

图25.11 由于腭向错位，注意到种植体冠的穿龈形态出现钝角。由于增加的冠厚度以及因食物在冠颈部堆积造成的口腔卫生问题会导致患者不适

预防

基于以上病因的描述，避免妥协治疗后果的最好方法显然是治疗前诊断、治疗计划以及交流中的相互合作。充分的临床及影像学检查，诊断模型上殆架，诊断蜡型，以及和患者关于治疗选择、修复前手术、预期和可能结果进行深入讨论，从而最小化并发症。临床设置中，种植治疗由一名临床医生负责种植体植入，一名临床医生负责修复，这种"合作模式"，密切的临床交流是非常重要的。大多数情况，许多团队成员不在同一诊所，难以充分交流以及在手术操作过程无法交流。临床设置中，同一位临床医生既负责种植体植入也负责修复的"单人服务模式"，临床医生对病因和种植错位的后果有充分的知识和理解，以及对于外科和修复原则有良好的把握都至关重要。

随着现代放射影像学发展，如CT扫描和CBVI，多数临床医生均能应用该影像系统，制订治疗计划阶段，如果无法实现将种植体植入理想位置，应告知患者行软硬组织增量的必要性。经验不足的外科医生通常提不出这样的方案，种植体就会植入在修复困难甚至是无法修复的位置。如果在术中已明确无法将种植体植入在最佳种植位点，建议中止种植手术或是不要植入这颗种植体。取而代之的是，告知患者硬组织和/或软组织增量的选择，并考虑位点保存，在患者以后的就诊中将种植体植入在最佳位点。骨和软组织形态的修复，使得种植体植入理想位置成为可能，提高获得满意治疗效果的概率。

根据修复学术语的分类[6]，外科模板（外科导板）定义为"辅助引导种植体植入在正确位置及角度的导板"。为了预防种植体错位，临床医生应该把外科导板看作是"修复导板"，并把种植体本身看作是"修复体"。在这种方案下，"修复体"总是放置在正确的修复位置。在相关牙科种植治疗的每一次临床操作中，制作外科导板来辅助种植体植入应视为常规的操作程序。外科导板没必要复杂化和昂贵才能成功地行使功能。外科导板必须根据拟订的最终修复诊断蜡型来制作，精确复制想要获得的种植体位置，在软组织翻瓣的情况下必须可用，而且在手术时必须能简单操作。一系列传统和光固化（根据CBVI制作）外科导板都存在优缺点[7]。

用于种植体植入的传统外科导板制作起来快速、简便而且经济，所以更为常用。在部分无牙区域，在诊断模型上采用真空成型热塑压模，在最终修复体位置轻松制作外科导板（图25.12）。导板就位，用于钻头插入的孔洞必须便于操作并至少能够容纳两个序列尺寸的钻进入。可在透明外科导板的颊侧面用黑色记号笔标记出拟订种植体的垂直轴向（图25.13）。在完全无牙颌区域，可采用透明的丙烯酸树脂复制理想的诊断牙排列来轻松的制作用于种植体植入的外科导板。透明导板可用记号笔或是套管预备的孔洞或沟槽来引导植入最佳种植位点。

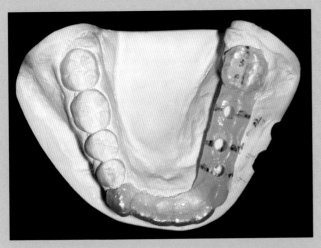

图25.12　殆面观展示了一种简单制作的外科导板，基于缺失牙的诊断蜡型，用透明真空压膜压制而成。牙上钻孔在种植体植入术中提供外科灵活性

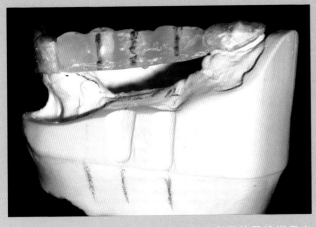

图25.13　同一外科导板侧面观，显示所画的黑线指示出拟订种植体植入的垂直轴。这种外科导板制作起来简单快捷，可预防种植体错位

治疗

对于种植和种植修复的牙医而言，了解种植体错位的后果非常重要。由于治疗方案要根据不良后果调整。6个方向的种植体错位都可能发生不良后果。根向错位会导致美学不足，难以实现最佳软组织形态，无法清洁过多残留的粘接剂（在粘接固位修复中），以及生物力学问题比如垂直悬臂梁过度而造成的螺丝、基台或是种植体折裂（尤其是在螺丝固位修复中）。殆向错位会导致修复空间不足，树脂/瓷层折裂，甚至成为无法修复或是不可用的种植体。近中错位会在最佳软组织形态的恢复上造成挑战，邻间龈乳头丧失和美学挑战，邻牙周围活力丧失，远中悬臂梁，种植体及邻牙周围骨丧失，以及需利用联冠或角度基台改变修复设计。远中错位会导致义齿外形不自然、软组织穿出形态异常，近中悬臂梁，口腔卫生问题，种植体冠和邻接自然牙间隙不自然。颊向错位导致不自然的义齿外形，美学失败，实现最佳软组织形态困难，颊面出现螺丝孔（在螺丝固位修复中），咬合挑战和修复部件生物力学的失败（图25.1～图25.9）。

重要的是，如果种植体颊舌向的角度导致种植体穿出在或超过拟订牙齿唇面中间的位置，要实现最佳软组织外形几乎不可能，并有软组织退缩的高风险。另外，舌向或腭向种植体错位也会导致难以实现最佳软组织外形，口腔卫生问题，不自然的义齿形态以及咬合问题（图25.10和图25.11）。

基于上述后果，大量的治疗方案可考虑用于弥补错位的种植体。包括采用角度基台、个性化基台，联合种植体，掩盖或"埋入"种植体，调整修复对殆牙，牙体治疗以及拔牙，或是移除种植体。注意，预成角度基台和个性化基台是错位种植体的妥协方案，因其存在自身限制，临床医生和牙科技师必须考虑理想修复的生物力学限制。

过度的生物力学限制会导致基台折裂、螺丝折裂，甚至是种植体远期折裂。多数厂商提供预制的角度基台能矫正15°~30°的范围，但是，只有在种植体平台足够根向，能够允许一个"运行空间"从软组织穿出而不暴露金属边缘，才可以使用。可能需要个性化基台，但通常只能矫正最多20°角度。当角度基台或个性化基台用于纠正错误角度或错位种植体时，最终修复体往往采用粘接固位于基台上方。采用螺丝固位方案会导致非正常的冠形态，而且螺丝孔将会出现自颊侧面上。目前，有少数厂家提供用于螺丝固位修复的方案，采用特殊形态的螺丝刀和基台螺丝来纠正螺丝入口通道。例如：厂家（Nobel Biocare）提供方案ASC基台，采用具有特殊末端的螺丝和螺丝刀（Omnigrip螺丝刀）（图25.14和图25.15），能调整角度最大至25°。然而，目前没有临床研究能确定该基台近远期效果。

由于种植体取出工具的改进以及对骨结合和反扭力作用更好的理解，取出种植体的操作可能不像以前手术那样复杂，那么大创伤。当种植体错位以致无法使用角度基台或个性化基台，必须引导患者，并提供取出种植体的选择（图25.16和图25.17）。理想情况下，种植体取出应该由植入错位

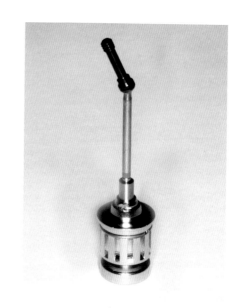

图25.15 展示了Ominigrip螺丝刀（Nobel Biocare）衔接上基台螺丝，为螺丝固位修复体提供了一个高达25°的角度调整

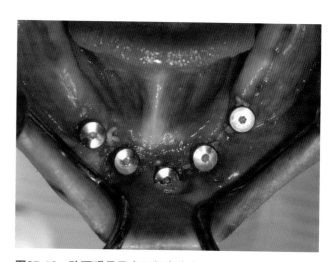

图25.16 粭面观显示在下颌中线存在一颗错位的种植体，阻碍了最佳修复治疗方案，同时还导致了软组织并发症。最后决定取出此种植体

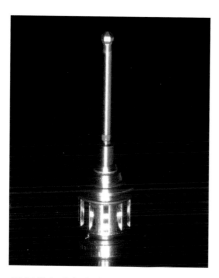

图25.14 展示带有改良末端的商用螺丝刀（Omnigrip螺丝刀，Nobel Biocare），能从一个角度衔接基台螺丝

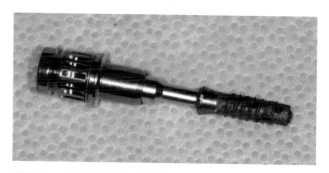

图25.17 显示采用商用种植体取出工具取出错位的种植体

种植体或是对于种植体取出技术非常熟练的临床医生来操作。为了减小任何后续的软组织移动和硬组织丧失，建议尽快取出错位的种植体，最好在骨结合形成之前完成。目前多数种植体厂家可提供种植体取出工具，设计采用逆时针转动植入种植体，而后冷焊接于种植体内部来破坏种植体在骨组织内的微机械固定来取出种植体（图25.18～图25.20）。当使用这类工具不可行（螺纹损坏或是折裂的种植体），那么就应考虑其他方式来去骨，比如采用超

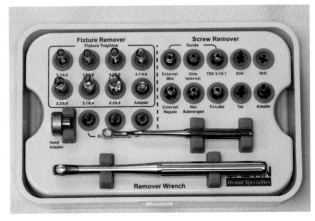

图25.20 显示一个商用的种植体取出工具盒联合折裂/折断修复螺丝取出套盒（Salvin Dental）

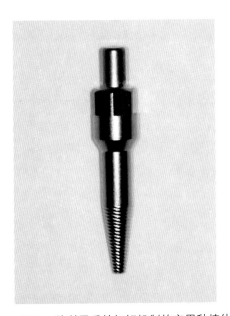

图25.18 显示一种利用反转扭矩机制的商用种植体取出工具（Nobel Biocare）

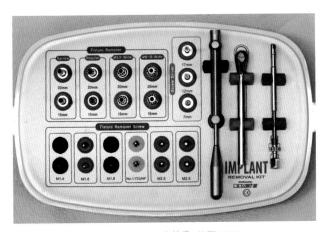

图25.19 显示一个商用的种植体取出工具盒（Biomet 3i）

声骨刀、高速细的金刚砂车针、环钻、车针和钳子[8]。种植体一旦取出后，可进行软硬组织重建，新的种植体可以植入在最佳位点。然而，这要求在一定程度上获得骨和软组织重建，种植体才可植入最佳位点。

种植体咬合并发症的病因

尽管许多临床医生认为种植体失败是由于殆学问题，几乎没有证据证明殆力会导致骨结合丧失。目前获得的证据都来自动物研究，提示骨结合的种植体对于过大的咬合负载以及超载都极其耐受[9-15]。尚无研究提示殆力与骨结合丧失之间存在因果关系。一项动物研究[13]表明，种植体在极限负载下失败，但几乎没有临床相关性。因此，当前证据不能证明殆力可以作为骨结合丧失的重要风险因素。

尽管明显缺乏有关殆力与骨结合丧失之间因果关系的证据，考虑殆力对种植修复体相关的力学部件的不良影响很重要。这些不良作用的后果包括，基台折裂、螺丝折裂、种植体折裂以及更常见树脂层或是瓷层折裂（图25.21）。通常有三个原因解释这些不良作用。第一个原因是，缺乏牙周膜组

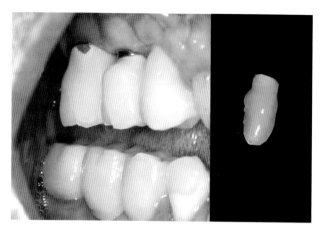

图25.21　金属烤瓷修复体粘接2天后出现崩瓷。这种类型的崩瓷常见于因金属基底牙科加工制作技术不佳或使用金属合金材料做基底造成的无支撑瓷层

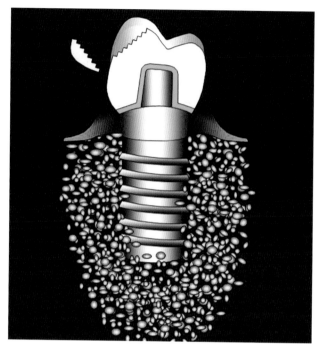

图25.22　展示了种植体支持的修复体出现崩瓷的常见原因。内部的金属/瓷基底缺乏正常的牙体预备形态，最终修复体堆瓷过多，因此崩瓷概率较高。图像由R.Kazemi和T.Taylor提供，并获得转载许可

织的缓冲效应和衰减效应，种植体-骨组织间的刚性连接可能放大了殆力。第二个原因是，种植体周围缺乏牙周膜导致本体感受的神经支配丧失[16-20]。要注意到有本体感受器的神经末梢存在于黏膜、骨膜、对颌自然牙（当存在时）、咀嚼肌以及颞颌关节和韧带，可能补偿了牙周韧带感觉神经末梢的丧失。第三个也是最常见的部件失败原因，尤其是种植修复体瓷裂的因素，种植体支持修复体的设计和构造。在天然牙上备冠，牙体预备时相对正常牙体形态均匀的减小来建立修复空间。而种植修复体制作，经常是来自种植体厂家提供的预制塑料冠。缺乏正常的牙体预备形态，最终修复可能造成过多堆瓷，存在折裂的高风险（图25.21）。传统的固定修复，众所周知，瓷层超过2mm厚会因缺乏支撑而致折裂[21]。因此，无支撑瓷层存在于种植修复体，再加上缓冲效应和本体感受神经支配的缺乏，就更易于发生折裂（图25.22）。种植修复体失败的其他考虑主要是殆学因素包括夜磨牙、修复材料劣质或选择不当，使用劣质或"仿制"基台以及螺丝，缺乏

经验的技师，尖窝位置不当的修复体，由于牙槽嵴位置和吸收而致牙位不正确。

预防种植体咬合并发症

当临床医生对于不同病因有所了解时，预防种植体咬合并发症就较易实现。机械并发症，比如折裂的基台和折裂的螺丝，可以通过使用有信誉的种植体厂商提供高质量和经过科学验证的修复部件来预防。此外，不仅为了预防并发症而且为了保护厂商对于种植体和基台的保修，临床医生应使用种植体厂家原厂和推荐的基台和螺丝。

种植体支持的金瓷冠和修复体的崩瓷可通过（手工或数字化）制作内冠来更接近地反映拟订的最终修复体来预防。这可通过个性化预成冠，制作全形态的蜡型，然后在铸造金属前回

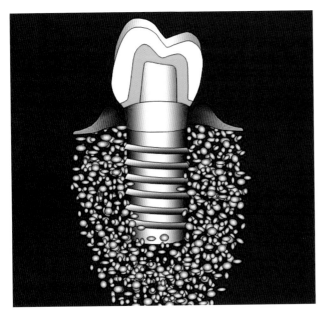

图25.23 通过要求牙科加工技术制作最终修复体蜡型的完整形态，之后手动回切1.5～2.0mm留出均匀厚度的瓷层空间，崩瓷的风险将会最小化。图像由R.Kazemi和T.Taylor提供，并获得转载许可

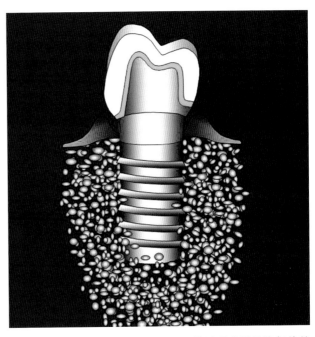

图25.24 显示个性化基台，可以更接近反映最终修复体的形态，把崩瓷风险降到最低。图像由R.Kazemi和T.Taylor提供，并获得转载许可

切1.5～2.0mm，为同样厚度的瓷层留出空间（图25.23）。在牙科技工室，采用现代化数字扫描仪使该程序对牙科技师而言十分简单易行。另一方案将是采用（人工或是数字化制作的）个性化基台更接近地反映最终修复体的形态（图25.24）。

预防瓷裂的第二种方法就是避免使用金属合金基底。许多牙科技师为了降低金属合金成本采用金属合金基底（通常钴铬合金）。从经典的固定修复来看，众所周知，金属合金基底形成后的氧化层对瓷结合不利[22,23]。但贵金属含量高的合金（含金）是铸造和瓷裂最小化的理想合金，然而高成本会妨碍临床医生的使用。建议使用贵金属合金，因为其提供了相似的优势同时降低了成本。临床医生应索要每个种植修复的合金合格证，并作为患者治疗纪录部分永久保存。

全瓷修复在修复牙科学领域的极大普及，也导致其在种植牙科学的广泛应用。例如锆和二硅酸锂等材料用于种植体以及天然牙修复，目前仍缺乏远期的临床数据[24,25]。因此，临床医生应遵照同样的预防措施以避免无支撑瓷层。此外，对于种植体支持的局部固定义齿（桥体），考虑到长达数十年成功的追踪记录，目前建议采用金瓷材料。当前，对于采用流行的全瓷材料如二硅酸锂用于局部固定义齿仍缺乏证据，尤其是在后牙区，建议在临床设计中要谨慎使用。

真正的夜磨牙症，是起源于多因素的复杂疾病，无法治愈。夜磨牙患者存在部件失败和崩瓷的高风险是合理的。因此，应对这类患者有关自身条件和当前用于种植体修复生物材料的限制上进行细节宣教。夜磨牙患者中，螺丝固位应避免大的垂直悬臂梁设计，否则会导致基台和螺丝折裂或松动的高风险。采用粘接修复时，建议谨慎控制咬合以避免过度运动时广泛接触。采用金瓷粘接修复时，金属咬合面是确保无支撑瓷层不出现在咬合面的方法（图25.25）。另外，无螺丝孔入口也同样可避免瓷裂。

建议对所有的夜磨牙患者使用殆学装置（通常称作"磨牙垫"）来保护和预防种植修复出现机械失败。使用整块的全瓷修复（如全锆或全二硅酸锂）是避免无支撑瓷层和无法接受金属殆面暴露的

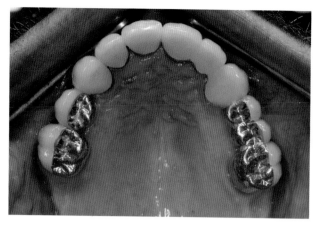

图25.25　严重磨牙症患者的种植体修复体采用金属𬌗面。崩瓷是一种常见的种植咬合并发症，金属𬌗面可预防崩瓷，另一替代方案就是采用全锆修复体

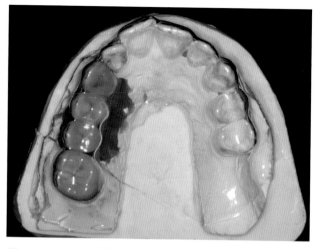

图25.26　显示为粘接固位的种植修复体制作薄的透明真空压模（螺丝入孔压模）。真空压模直接在工作模型上制作，包裹所有余留牙

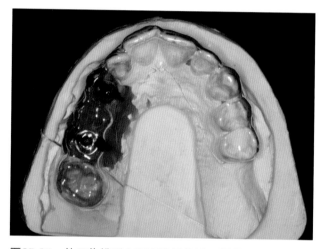

图25.27　从工作模型上取下修复体后，螺丝入孔压模复位至工作模型上进行钻孔，可在压模的颊侧和舌侧画黑线，显示螺丝通道的方向

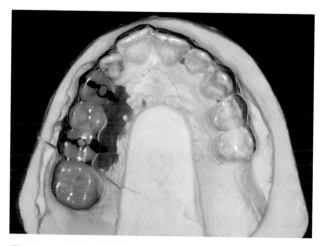

图25.28　展示了螺丝入孔压模就位的𬌗面观，螺丝孔已标记

另一种方案，但鉴于缺乏远期的临床数据，临床医生应做好应对这类材料出现任何远期并发症的准备。

治疗

　　种植体咬合并发症的治疗根据病因的不同而有所不同，但是预防此类并发症显然更为可取。治疗种植体咬合并发症的第一种方法是，修复体在患者口内就位之前，确保修复体可取戴。这在螺丝固位的情况下尤其明确，但是对于粘接固位修复在口内粘接之前，笔者建议作为常规操作在修复体上制作清晰的真空压模（图25.26）。一旦清晰的压模制作完成后，可钻出螺丝入孔同时在压模的颊舌侧面上就可以用永久性的墨水马克笔画出黑线来标记螺丝通道的方向（图25.27）。这个压模应该作为患者治疗记录部分在牙医诊所永久保存。在远期种植体咬合并发症发生如崩瓷、螺丝松动或是螺丝折裂的事件发生时，这个清晰的压模就可以简单地复位到患者口内，从而快速地钻入螺丝入孔的精确位置，轻松取下修复体（图25.28和图25.29）。粘接的基台-冠复合体随后可被送回到牙科技工室，放入烤瓷炉

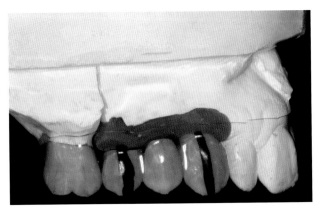

图25.29　展示了就位压模的侧面观，永久马克笔标记了螺丝孔钻孔的方向。这个压模应作为患者的治疗记录永久保存，临床医生应准备好用它来方便检修和取代基台和粘接的修复体

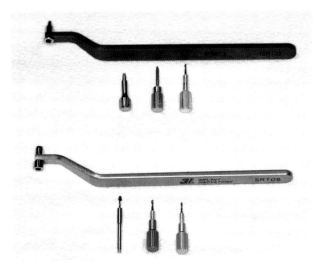

图25.31　显示商用的折裂/折断螺丝取出套盒（Biomet 3i）

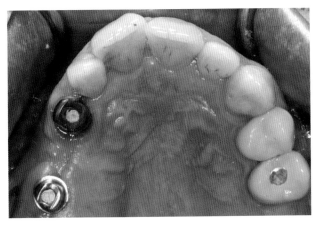

图25.30　显示采用非白色的聚四氟乙烯（PTFE）胶带来充填螺丝孔通道。在穿过修复体钻至螺丝入口时，使用彩色胶带更易于观察螺丝入孔

进行适当的加热和冷却程序来取出基台[26]。为了保护螺丝，建议在螺丝孔内填入非白色的聚四氟乙烯（PTFE）胶带（Teflon胶带），保证在螺丝入孔位置钻入时简单可视（图25.30）。

当遇到螺丝折断或螺纹破坏时，建议采用小圆钻行标准钻孔程序，制造一个缝隙，螺丝应采用有沟槽的螺丝刀来取出。目前许多种植体厂家提供折断/损坏螺丝取出套盒，帮助达到此目的。有些厂家将其作为种植体取出套盒的一部分提供（图25.20）。一旦修复体被取出，接下来的治疗将取决于出现的后果。从重新制作修复体改善瓷层支撑，到更换基台，更换修复设计，更换修复材料本身或

是将螺丝固位改为粘接固位（反之亦然）。

结论

比起这些问题的修复处理，预防种植体错位和种植咬合并发症显然更为可取。随着种植作为常规牙科治疗形式出现，临床医生有必要具备与种植治疗相关的外科和修复知识。轻到中度种植体错位通常可通过角度基台来纠正，但增加了治疗的复杂性和成本。对于重度错位的种植体，修复和处理后续的修复并发症的经济成本，足够考虑取出错位种植体并在合适位置上重新植入。种植咬合并发症的预防，主要通过恰当的技术，恰当选择制作基台和修复体的材料。崩瓷是种植修复体中常见并发症，主要由于瓷层无支撑，并不一定是由于缓冲效应或是本体感受器神经感觉缺乏造成的。采用数字化技术来制作现代修复体可以帮助控制牙科加工错误并最小化无支撑瓷层。

重点提示

- 为了消除种植体错位，临床医生应将外科模板（外科导板）看作是"修复模板"，并把种植体本身看作是修复体。在这种方法下，"修复体"总会被植入正确的修复位点。

- 种植体错位可出现在3个空间平面的2个方向上。因此，错位种植体可以有6种可能的方向：根向错位、𬌗向错位、近中错位、远中错位、颊向错位和舌向错位。这些错位中每种病因可能都不同，每种错位也可伴有角度错位。任何错位对最终修复结果都不利。

- 如果预期的理想种植位点在治疗计划阶段无法实现，应给予患者软硬组织增量延期种植的选择。

- 如果在术中发现无法将种植体植入在最佳位点，建议中止手术不植入种植体。进行位点保存，考虑软硬组织增量，考虑后期将种植体植入在最佳位点。

- 在未对最终的修复结果进行充分考虑的情况下，不应在外科手术中改变种植位点和治疗计划。

- 应取出严重错位的种植体，而后进行位点保存，在最佳位点上植入新的种植体。

- 由于种植体取出工具的出现和对骨结合更好的理解，种植体取出不再是复杂的外科手术或过大的侵入。

- 崩瓷作为常见的种植咬合并发症，确保合适的瓷层支持可以显著降低崩瓷概率。

（王晓静 王国伟 轩东英 译）

参考文献

[1] Pjetursson BE, Lang NP. Prosthetic treatment planning on the basis of scientific evidence. *J Oral Rehabil* 2008; 35 (Suppl 1): 72–9.

[2] Goodacre C, Bernal G, Rungcharassaeng K, Kan J. Clinical complications with implants and implant prostheses. *J Prosthet Dent* 2003; 90: 121–32.

[3] Taylor TD, Wiens J, Carr A. Evidence-based considerations for removable prosthodontic and dental implant occlusion: a literature review. *J Prosthet Dent* 2005; 94: 555–60.

[4] Bidra AS. Surgical and prosthodontic consequences of inadequate treatment planning for fixed implant-supported prosthesis in the edentulous mandible. *J Oral Maxillofac Surg* 2010; 68: 2528–36.

[5] Bidra AS. Consequences of insufficient treatment planning for flapless implant surgery for a mandibular overdenture: a clinical report. *J Prosthet Dent* 2011; 105: 286–91.

[6] The glossary of prosthodontic terms. *J Prosthet Dent* 2005; 94: 10–92.

[7] D'haese J, Van De Velde T, Komiyama A, Hultin M, De Bruyn H. Accuracy and complications using computer-designed stereolithographic surgical guides for oral rehabilitation by means of dental implants: a review of the literature. *Clin Implant Dent Relat Res* 2012; 14: 321–35.

[8] Froum S, Yamanaka T, Cho SC, Kelly R, St James S, Elian N. Techniques to remove a failed integrated implant. *Compend Contin Educ Dent* 2011; 32: 22–6, 28–30.

[9] Asikainen P, Klemetti E, Vuillemin T, Sutter F, Rainio V, Kotilainen R. Titanium implants and lateral forces. *Clin Oral Implants Res* 1997; 8: 465–86.

[10] Celleti R, Pameijer C, Bracchetti G, Donath K, Persichetti G, Visani I. Histologic evaluation of osseointegrated implants restored in nonaxial functional occlusion with preangled abutments. *Int J Periodontics Restorative Dent* 1995; 15: 563–73.

[11] Heitz-Mayfield L, Schmid B, Weigel C, Gerber S, Bosshardt D, Jonsson J, Lang N. Does excessive occlusal load affect osseointegration? An experimental study in the dog. *Clin Oral Implants Res* 2004; 15: 259–68.

[12] Hurzeler M, Quinones C, Kohal R, Rohde M, Strub J, Teuscher U, Caffesse R. Changes in peri-implant tissues subjected to orthodontic forces and ligature breakdown in monkeys. *J Periodontol* 1998; 69: 396–404.

[13] Isidor F. Loss of osseointegration caused by occlusal load of oral implants. A clinical and radiographic study in monkeys. *Clin Oral Implants Res* 1996; 7: 143–52.

[14] Miyata T, Kobayashi Y, Araki H, Motomura Y, Shin K. The influence of controlled occlusal overload on peri-implant tissue: a histologic study in monkeys. *Int J Oral Maxillofac Implants* 1998; 13: 677–83.

[15] Ogiso M, Tabata T, Kuo P, Borgese D. A histologic compari-son of the functional loading capacity of an occluded dense apatite implant and the natural dentition. *J Prosthet Dent* 1994; 71: 581–8.

[16] El-Sheikh A, Hobkirk J, Howell P, Gilthorpe M. Passive tac-tile sensibility in edentulous subjects treated with dental implants: a pilot study. *J Prosthet Dent* 2004; 91: 26–32.

[17] Hämmerle C, Wagner D, Brägger U, Lussi A, Karayiannis A, Joss A, Lang N. Threshold of tactile sensitivity perceived with dental endosseous implants and natural teeth. *Clin Oral Implants Res* 1995; 6: 83–90.

[18] Jacobs R, van Steenberghe D. Comparison between implant-supported prostheses and teeth regarding passive threshold level. *Int J Oral Maxillofac Implants* 1993; 8: 549–54.

[19] Mericske-Stern R, Hofmann J, Wedig A, Geering A. *In vivo*

measurements of maximal occlusal force and minimal pressure threshold on overdentures supported by implants or natural roots: a comparative study, Part 1. *Int J Oral Maxillofac Implants* 1993; 8: 641–9.

[20] Mericske-Stern R, Assal P, Mericske E, Ing W. Occlusal force and oral tactile sensibility measured in partially edentulous patients with ITI implants. *Int J Oral Maxillofac Implants* 1995; 10: 345–54.

[21] Rosenstiel SF, Land MF, Fujimoto J. *Contemporary fixed prosthodontics*, 6th edn. St. Louis, MO: Mosby, 2006: Chapter 19, 589–616.

[22] Wataha JC. Alloys for prosthodontic restorations. *J Prosthet Dent* 2002; 87: 351–63.

[23] Wataha JC, Messer RL. Casting alloys. *Dent Clin North Am* 2004; 48: 499–512.

[24] Pieger S, Salman A, Bidra AS. Clinical outcomes of lithium disilicate single crowns and partial fixed dental prostheses: a systematic review. *J Prosthet Dent* 2014; 112: 22–30.

[25] Raigrodski AJ, Hillstead MB, Meng GK, Chung KH. Survival and complications of zirconia-based fixed dental prostheses: a systematic review. *J Prosthet Dent* 2012; 107: 170–7.

[26] Alsiyabi AS, Felton DA. Technique for removing cement between a fixed prosthesis and its substructure. *J Prosthodont* 2009; 18: 279–82.

第26章
成人颅面生长与种植重建的意义
Craniofacial growth in adults and its implications for implant reconstruction

Fereidoun Daftary, Ramin Mahallati, Oded Bahat and Richard M. Sullivan

引言

　　长期观察警醒牙科同行，在天然牙和种植体共存时可能会有并发症发生，因为成人颅面会有细微的生长[1]。例如：有报道，在行种植修复重建的部分无牙颌患者中，患者相关余留牙和颌骨结构有所改变[1-15]。这些改变看似与预期种植修复的稳定性随机偏离且难以解释，但与成年后颅面的持续性生长研究发现相一致。在一些领域中，目前已发现这类成年人的颅面生长影响了种植修复与余留牙和颌骨结构的关系[4,7,12,14,16-34]。

　　生长可以定义为在大小或尺寸上的增加。显著增长显然是从早期胎儿的发育开始的，并从出生贯穿整个青少年时期。这些大小和复合性增长非常明显。骨骼结构的进行性增长随着人们接近成年而减缓，但是体重可能会继续增加。毛发和指甲整个一生都在生长。生长还可定义为重建并持续发育以及改造的过程。

　　成年时期颅面的生长在种植治疗计划中还未加以考虑。实际上，直到最近，牙科种植文献中仍然缺乏有关生长主题的报道，部分原因是这种变化需要较长时期，通常许多年才表现出来[1,2]，但是观察周期通常不超过几年，难以观察到明显的生长所致的变化效果。如果注意到了任何颅面生长，会被看

作是人为的而被忽略掉或是不加考虑。然而，现有对单颗和多颗种植修复数十年的治疗后观察，对于一些患者而言，由于微妙的持续生长而带来明显的美学、功能、修复和牙周的影响已经越来越明显[1-4,7-10,12,14,15,35,36]。明显改变可包括前牙区种植修复的唇倾以及相对邻牙而言修复体颈部龈缘进行性不协调[1-4,7-15,36-38]。图26.1和图26.2a，b表明，长期的治疗效果由于生长而受到影响，即使认为颌骨的生长发育已经完成。本章结论中将就未来预测详细讨论。

　　天然牙位置相对于种植修复体的改变继发于成年生长，修复效果就打折扣了[2,7-10,15,36,38]。本章将提出外科及修复步骤的调整方法，以促进种植治疗效果的持久性。本章的第二个目的是，鼓励医疗工作

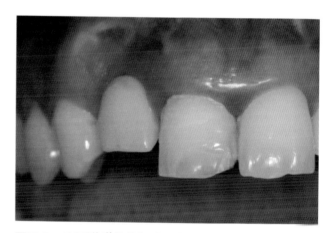

图26.1 /号牙位种植体相对天然牙列显得偏唇向和根向

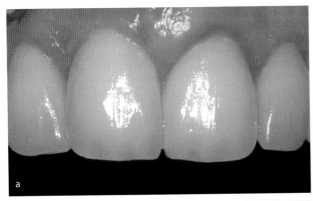

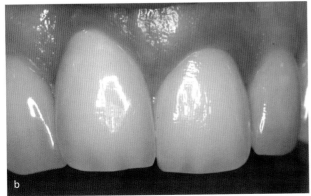

图26.2　a. 8号牙位种植冠粘接后情况。b. 植入大约12年后。种植修复体以及唇侧组织变得更加根向。修复体也轻度唇向

者告知潜在患者，持续性生长可影响口内美学和功能以及需要采取纠正举措的可能。

病因

由于年轻个体生长迅速，生长和重建的效果可在短时间内进行研究。研究者把幼年猪的几颗牙齿替换为牙科种植体。随着颌骨生长，新生牙萌出更加冠向和颊向[39]，但是种植体与种植体周围机体的发育保持协调，仍停留在同样的三维空间[40]。种植体阻碍了牙槽骨的进一步生长，同时也改变了周围牙蕾的发育，造成邻近牙蕾结构的畸形[41]。

人类颌骨表现为同样方式[31]。例如：Thilander等对15名牙科种植患者（平均年龄15岁4个月）进行了3年的追踪。还处于生长阶段的患者中修复体出现明显的低咬合。因此他们总结，在行种植时，不只是患者的实际年龄，还要考虑患者牙槽骨

的成熟度[31]。在同一组患者进行另外5年的追踪后，即便是在骨骼不再发育的情况下修复体低咬合持续加重[32]。这种现象归因于缺乏切端位置的稳定性。

在2004年，Bernard比较了14位年轻人（young）和成年人（mature adults）的单牙种植体与邻牙的垂直变化[3]。在平均4.2年中（从1年零8个月到9年零1个月），同样变化既发生在年轻人也发生在成年人中。上颌前牙种植修复体低咬合不仅仅发生在成长预期的年轻人。

无论是否存在种植体，颅面变化以及它对于成年患者咬合稳定性的作用都对正畸有重要影响。Bishara及其同事们追踪了25～45岁之间成年人牙弓和牙列变化[23]，尤其是在女性受试对象中，记载到牙齿覆𬌗增加伴牙弓长度测量减少，表明随着增龄性变化牙齿会出现拥挤或近中移动。

Forsberg等对25～45岁之间的15名男性和15名女性受试对象进行检查，发现了颅面和牙槽骨垂直向的改变[27]。在整个研究过程中面前部高度平均增加1.6mm。最显著的增加（80%）见于下颌牙槽骨区。角度测量表明，伴随上颌切牙直立伸长，下颌后牙区旋转。在女性受试对象中，大量的上颌切牙和磨牙在9～25岁之间萌出[28]。虽然最有意义的萌出发生在青少年时期，但是这种变化一直持续到成年时期。在对151个瑞典牙科学生进行的一项长达5年的纵向研究中[29]，从21岁至26岁，垂直和角度变化与Forsberg等所观察到的明显相似[27]，并发现面部高度增加1.5mm，覆𬌗有所增加，上颌切牙变得更为竖直。

在测量3个年龄组中牙槽骨高度的变化时[30]，发现证实了前期纵向研究的结果。具体来说，中老年人上下颌前牙区的牙槽骨高度明显要高。平均而言，上颌比下颌的牙槽嵴高度增加得要多。此外，下颌角的角度随着年龄增大，并显示上颌切牙比之前较为直立。

Bondevik研究了挪威144位年龄在23～34岁之

间实验对象的咬合变化[25]，发现磨牙间平均距离增加，尖牙间距离减小，以及有关覆𬌗覆盖的改变。在两项独立的横断面影像学研究中，Ainamo与其同事推断，令人惊讶的是，牙槽骨的生长可持续到65岁[16,17]，附着龈宽度在23～45岁之间明显增加，尽管生长速度较慢，但可持续到65岁。牙列基底骨的尺寸在上颌有所增加，但下颌没有。

West和McNamara测量了从青少年至平均年龄48岁人群的牙齿和颅面的改变[34]。他们的研究结果支持上颌牙可持续萌出至成年时期的观点。在男性受试对象中，切牙仅有少量萌出且维持在唇腭侧的位置。但是在女性受试对象中，随着切牙的萌出牙冠角度倾向腭侧。男性受试对象下颌骨向前旋转，但在女性受试对象中则多向后旋转。在两性受试对象中，上颌磨牙萌出后在成年时期均出现向前移动的现象。

显而易见，牙槽骨和面部结构在成年后的微调生长是普遍存在的，因此在行正畸计划时必须予以考虑。由成年人颅面生长而引发的非预期的牙槽突运动会对种植体和种植支持的修复体造成临床挑战[11]（图26.3）。大量其他文献记录了成年时期相应的改变[2-4,7-12,14-25,27,29,30,33,35-38,42-44]。这种生长不包含紧紧包绕在种植体周围的组织，而是指天然牙、牙槽突、软组织、种植体所在的颌骨或对颌的生长[39-41]。这种生长会造成对颌向不同的方向移动。生长范围及方向上、不同性别存在差异，从而增加了治疗计划的复杂性[7,9,21,34]。

尽管成年人的颅面生长记录翔实，但其对于临床的影响无据可查，程度可从细微到巨大。牙科种植体是一个固定的三维空间标记物能够形成稳定的参照点，由此可以观察和测量颅面的改变[45]。与牙槽骨上的牙齿和无牙颌空间不同，种植体与颅面的运动是不同步的，相对邻近物体的缓慢移动保持稳定（年轻患者的错位生长除外）[46]。因此，在整体面部生长时，种植体和修复体并未发生移动去适应这些改变[39,40]。一些微小的生长变化对邻近牙列产生的影响可能几乎觉察不到，但有些变化也可能是非常明显的，会造成种植体周围美学和功能上极大的改变（图26.4）[7-10,15,36]。在当时是无法预测其变化的，极个别患者如果真的发生了这种情况，必须密切复查及时在早期发现。

有关成年人一生的颅面改变情况，由成人正畸学和法医人类学研究总结出一份详细的文献综述，包括总体趋势和具体事件。学者们通过临床观察，放射学和影像学的比较来确定长期的颅面变化。成人颅面生长可通过几种方式影响种植修复和余留牙以及颌骨结构的关系。这些改变包括咬合的改变，由于下颌骨向前或向后旋转，或是当种植体和牙齿同时存在时牙齿近中移动造成邻接打开[7]，软组织水平的改变以及牙齿持续萌出和/或牙齿的腭侧移动以及邻接种植支持修复体的牙槽骨量造成的软组织水平和厚度上的改变。

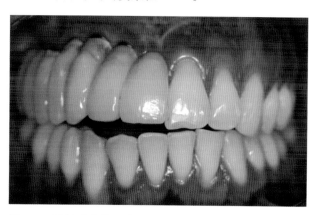

图26.3 种植重建戴牙7年后显示出牙槽骨生长的极度不协调

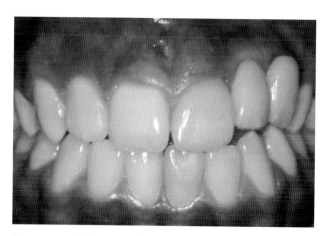

图26.4 10号和11号牙位种植修复体戴入4年后显示出切端的不协调，尖牙引导丧失

预防和治疗

由于颅面改变会造成明显的美学或功能并发症，基于这些可能性和不可预期性，建议对各种技术和治疗方案进行调整。治疗调整的目的是将颅面生长对于种植体修复体造成的不良后果最小化。

外科考量

组织厚度的减少

通常种植体唇面软硬组织厚度的减少已久有研究[2,7,9-11,32]。一种可能的结果就是种植体最初能充分地埋入骨组织而后来唇侧螺纹出现暴露（图26.5）。使用小直径的种植体和调整植入方向可以预防或延迟该问题的出现。由于改变是由牙槽突重建造成的，种植体直径和位点尤为重要（图26.6a，d，e）。应考虑使用能够满足机械力学要求的最窄直径

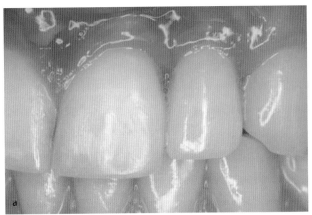

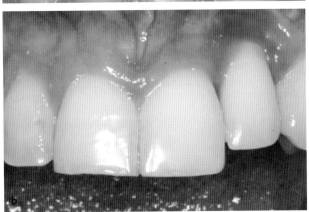

图26.5 a. 10号牙位种植修复体戴入的当时情况。b. 戴牙11年后，种植修复体显示出组织变色和颊侧黏膜变薄

的种植体，同时在可用的骨组织内保存最佳支持位点，选择唇侧骨板较厚的位置作为始点。然而，使用窄径种植体应权衡生物力学超载和部件失败的风险。在预期受力高的区域如磨牙区，一种方案就是使用两颗窄径种植体而不是一颗种植体[47-51]。目的是在种植体直径和预期的生物力学负载间达到平衡。

在上颌前牙区，种植体应偏向腭侧植入，轴心轨迹朝向舌嵴而非切缘。即便是可能植入在降低的牙槽嵴上，仍建议对唇侧面行骨移植来保持与邻近牙列形态的一致。此外，可通过结缔组织移植来增加软组织厚度[52]（图26.7a，b）。挑战不仅在于需要固定充分和正常局部愈合，而且要适应因生长变化造成的远期改变。当遇到组织量减少或需要行即刻种植的患者，应考虑对骨组织和软组织增量处理（图26.6c～e和图26.7a，b）。

种植体植入的时机

如拔牙窝牙槽骨壁薄或由于破坏性的疾病或创伤（例如：根折）导致骨丧失，无论是在上颌还是下颌都不建议行即刻种植。前牙区种植修复已足够富有挑战了[52]。

当上颌前牙区有必要拔牙时，延期种植可有机会评估愈合成熟的骨组织，由此对长期美学以及伴有的生长因素加以考虑，以便获得更好的预期，特别是在高风险患者。即刻种植对于那些骨保护减少的薄型牙槽骨以及未来牙槽嵴范围不确定的患者可能并非最佳选择。当前牙缺失时，即刻种植可能造成创伤，对不稳定的牙槽骨以及愈合潜能的评估需经过一段时期愈合后才能更为清晰，进一步确定组织量和稳定性。延期方案包括早期的组织增量，颌骨重建至先前的解剖位置（指疾病引发的改变之前），该方案使得在二次手术行种植体植入前进行更精确的评估。在完成了位点增量和愈合后，有机会对骨组织和软组织进一步评估，预期有生长潜能时，如果认为需要增量，可指导在重建位点进行种植体植入之前或同期再次尝试增量的必要性。

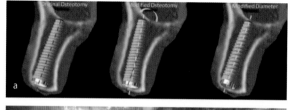

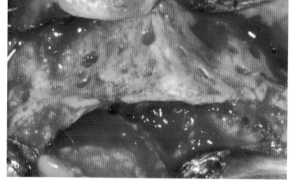

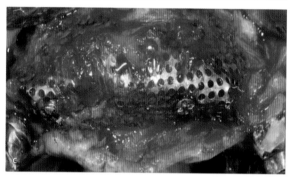

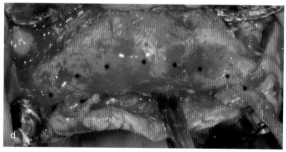

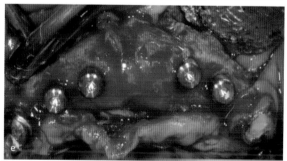

图26.6　a. 前牙区窝洞预备应预测远期可能发生的颅面生长。b. 上颌前牙区牙槽嵴吸收严重。c. 9个月后，钛网被纤维组织部分覆盖。d. 种植体植入计划。传统的窝洞预备可能会在淡蓝色的标记点植入，但在深色标记点预备窝洞将会为增加的唇侧骨组织留出空间。e. 种植体植入在了有利于唇侧骨组织增加的区域

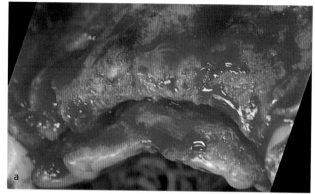

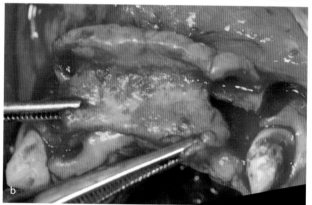

图26.7　a. 在严重吸收的上颌牙槽嵴进行软硬组织增量，可降低继发于颅面生长和增龄过程造成的任何远期组织改变的影响。b. 术前6周进行皮瓣增厚，从而抵御潜在生长

种植修复的替换

对于种植修复后的患者，上颌前牙区向下且较为垂直向的生长轨迹造成种植修复体看起来过于根向[8-11,5,32]（图26.2a，b和图26.5a，b和图26.8a，b）。更重要的是，高笑线情况下，种植位点处牙槽骨的生长停滞，使得局部轮廓和整体协调性欠佳。简单更换修复体可能无法彻底纠正这些变化。如果不能容忍这些欠佳的效果，那么就需要取出种植体并行软硬组织增量，而后行种植体再植入和修复。也可根据临床情况，分段截骨将带有种植体的颌骨块调整位置来作为一种替代方案[53,54]（图26.9a ~ c）。

由于下颌体向侧面生长或扩增，颌骨生长可能使种植体位置偏离（图26.10a，b）。如有条件，种

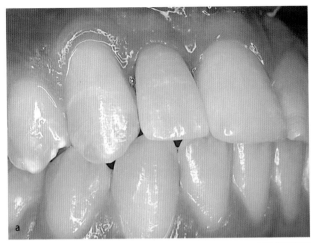

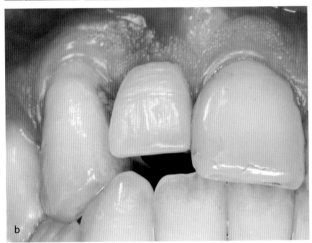

图26.8　a. 7号牙位种植支持的修复体戴牙后不久。b. 戴牙20年后的修复体情况

植体应尽量向颊侧植入来延迟螺纹在舌侧皮质骨的暴露（图26.11）。对于先天性后牙缺失的患者，早期行种植修复可明显受益。由于天然牙近中移动而种植修复体稳定不动的特性，可能会出现开𬌗现象，单牙替换有望满足远期调整的需要，以便纠正预期的天然牙近中移动和开𬌗。此外，单侧后牙多单位种植修复体将无法适应对侧和对颌天然牙任何三维方向上的改变[31,32,39-41]。

修复考量

颅面生长可导致不良的美学和咬合改变。一些

改变可通过上述较好的外科计划加以规避。也应考虑相应的修复计划，随时间纠正性地调整，或选择性地治疗。修复体周围组织的稳定性，尤其是种植体支持的结构，对于良好的修复体寿命相当重要。厚型组织更为稳定并不易萎缩。可考虑基台龈下形态凹形来为种植体周围留出厚些的组织[55]。作为从业者，我们不遗余力地为每一位患者创造合适的𬌗设计。随时间推移咬合稳定性的维持对于确保修复体的使用寿命非常必要（图26.12a，b）。

有些改变是性别特有的，而有些则是跟面形相关的[26,30]。例如，女性患者上颌前牙多明显直立和下颌骨后旋，天然牙相对种植修复体则多向腭侧移动[8-10,18,27,34,56]。另一方面，男性中则观察到上颌牙及软组织向下移动，腭侧移动较少[34]，男性患者下颌升支有更多的生长及下颌前旋[19,24,34]。在临床后牙区上下颌均为种植修复体的情况下，下颌前旋可导致后牙接触的丧失。由于骨节生长为非牙齿依赖现象，该效果也可在由种植体完全支持的修复重建患者中观察到。这种渐变可影响功能咬合和后牙支持，强调了对咬合勤于监控和调整的重要性。长脸型患者易于在前牙区出现更多垂直向的生长，导致种植支持的修复体更多美学上的不协调[7,14]。圆脸或短脸型患者易于出现更多横向的生长，导致更多功能上的不协调，并由于缺乏引导而在后牙区出现较重的磨耗[57,58]。当前牙区（尤其是尖牙）被单个种植体取代时，由于种植修复缺乏持续移动性也会造成不良的改变，比如丧失后牙区引导和牙尖交错等[27,30]。

建议在所有复诊中严密监控咬合。一旦发现此类改变，就要立即采取纠正措施。这些措施包括：调𬌗，改变形态以及通过采用粘接修复或是替换种植体支持的修复体进行美学纠正（图26.13a～c）。尤其是在后牙区，种植修复体前面的邻接打开可能是由于自然牙列的近中移动所致[7,21,23,25,34]（图26.14）。

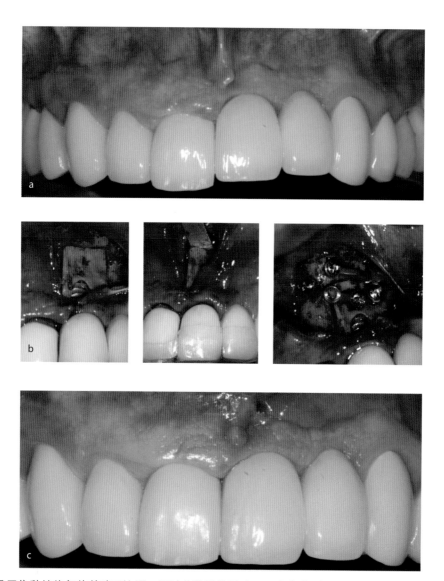

图26.9　9号和10号牙位种植修复体前端不协调，通过节段性截骨（a～c）复位进行纠正。图片由H.Zadeh提供。复制获得H.Zadeh的许可

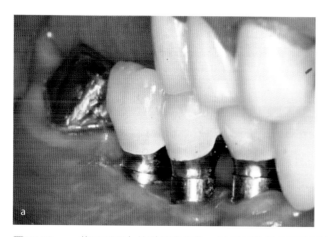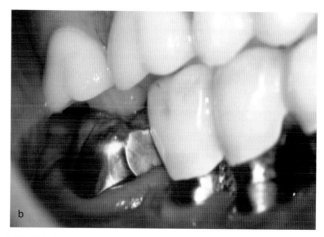

图26.10　a. 戴牙后不久的种植修复体。31号牙位的金冠为牙支持的修复体。图像由R.Yanase提供。复制获得R.Yanase的许可。b. 当种植修复体不动时，牙支持的修复体由于颅面生长发生颊向移动

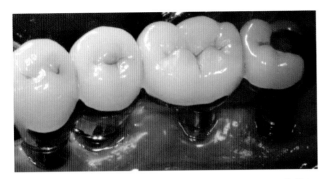

图26.11 由于下颌骨组织在颊侧沉积舌侧吸收，大多数远中种植体出现了大量的螺纹暴露

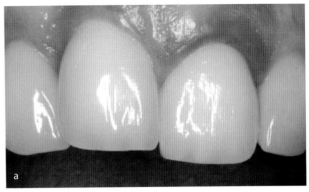

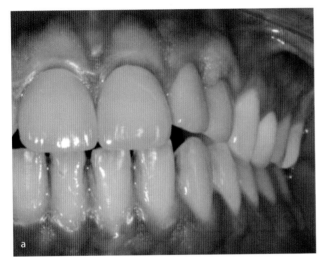

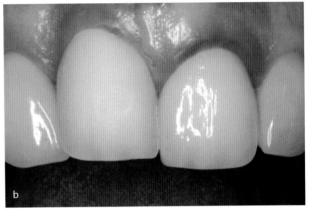

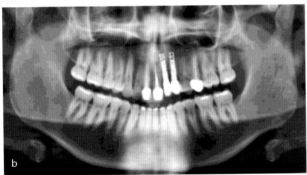

图26.12 10号和11号牙位种植支持的修复体尖牙引导丧失。照片由G.Bracchetti提供。复制获得G.Bracchetti的许可

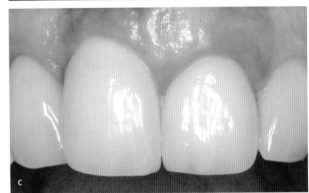

图26.13 a~c. 预备8号牙行贴面修复来纠正切端的不协调

　　考虑到邻接、切缘位置和咬合的潜在改变，使用较易取戴的修复体可能会更加受益，比如螺丝固位的修复体。在粘接固位修复的病例中，如有可能应避免使用永久粘接剂（尽管对于瓷修复体/铸瓷修复体禁忌使用临时粘接剂）。其他调改设计，如在舌侧边缘制作一个沟槽，并将边缘置于平龈或龈上，可有利于取戴。另一种可能就是使用舌侧倾斜

的固位螺丝，提供脱位力有助于冠的取出[59]。

　　临床医生所面临的现实挑战就是，先天性侧切牙缺失，在年轻人群中普遍存在，治疗要求强烈。然而，牙科专家与计划行该治疗的患者都应非常清楚地了解继发于生长变化而出现的美学破坏矫正的不可预测性。对于患有先天性单牙缺失，高笑线或美学要求高的年轻患者，采用固定树脂粘接修

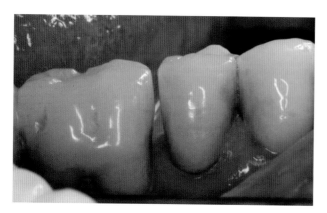

图26.14　种植修复磨牙的近中天然牙出现近中移动

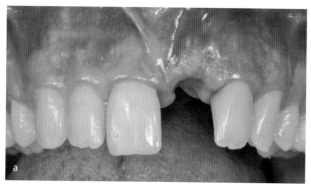

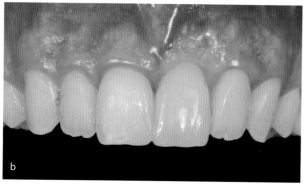

图26.15　a. 左上中切牙缺失。b. 树脂粘接修复可用作种植修复的替代方案

复缺牙间隙，然后延期种植，是不错的选择（图26.15a，b）[60]。

建议

最重要的步骤可能是在治疗之初与患者进行充分讨论，接下来是口头和书面同意书。所有的修复牙医应该规定谁来负责修整和重做的费用以及不超过多长时间。特别要解决以下问题：当有必要进

行修整或再治疗时，若不是由于任何种植位置、种植部件，或是种植修复的失败，而是在种植修复和进行性生长的宿主间，由于口内或颌骨邻接区域生长造成的功能或美学的不协调，由谁对以后的治疗费用承担负责？出于多种因素，对于修复体进行小的改造和修复是不可能改善的。情况可能会发展到修复体无法取下而必须重做取代。修复体在修复加工的过程中变得脆弱，可能会在回炉进行小的修整时瓷层出现裂纹或是气泡。这需要剥掉瓷层重新上瓷，最糟糕的就是要求修复体完全重做。

存在风险因素的患者，如短脸型或长脸型，年轻，高笑线，唇短或美学需求较高的，治疗前讨论可有助于患者对以后可能需要的修整措施以及存在的限制做好准备。

任何变化的早期观测都十分重要。在上下颌后牙区，应持续频繁地做好与任何天然牙相关的种植修复体的咬合评估。积极复诊对于确定早期的生长迹象很有必要。当天然牙与种植修复体共存时，出现在邻接和对殆牙列与种植修复体相关的潜在变化为远期的咬合处理引入了新的空间和考量。每次复诊都应对咬合进行彻底的检查并进行适当的调整或纠正。应检查患者是否出现接触打开或轻接触，一旦发现应及时纠正。当生长造成了美学上明显的变化时，如需纠正应建议行早期外科干预。颌骨调整可能需要种植体取出，牙槽窝增量，垂直骨增量或过渡义齿修复。

美学区牙齿拔除后，赞成或反对种植体植入仍有赖远期效果。采取分期植入还是即刻植入的优势和局限性要根据情况具体评估。远期目标应维持足够的颊侧组织，同时要将来自邻牙、牙槽突以及软组织移动所造成的影响最小化。

对于混合种植体的牙弓，尽管高度推荐使用咬合夹板作为保持器将牙齿位置的改变最小化，但缺乏文献支持。同时，也应意识到，不了解颌骨和面部生长相关的后果是具有局限性的。

患者和临床医生应了解，认为种植重建初期的

美学与功能可永久保持而不需要调整和修复的观念是谬误的。尽管仿真的修复体与天然组织可协调共存，但天然组织在逐步发育和适应。成年人颅面持续生长，包括水平和垂直向的颌骨结构与牙齿的移动，可导致牙弓内和牙弓间咬合的改变，以及牙弓内牙齿萌出高度的差异和邻面接触的改变。

当颅面或牙-牙槽骨生长造成功能性咬合或是美学的风险，必要的纠正措施可包括修复性调整或替换，侵入性的软组织和骨组织治疗程序，以及必要时的种植体取出和位点重建。由于可能的限制和这些修整步骤的影响，在种植体植入前，早期使患者了解破坏性颅面生长的常见风险将非常重要。对已知风险因素的认知应被应用于未来治疗计划并将负面影响最小化。维持种植患者牙-牙槽骨协调是动态过程。

目前，尚无法完全肯定地预测哪些患者存在破坏性成人颅面变化的风险以及到什么程度。单牙替换计划以及部分无牙颌牙弓形态需要根据具体情况具体评估，包括年龄、遗传以及多种牙弓间及牙弓内的复合因素，影响着天然牙和种植体对牙科修复体的结构支持。若患者了解天然牙、颌骨和其他面部结构的微小变化会需要额外花费行远期治疗，并考虑可以接受治疗，那么患者和其临床医生都会因彼此的理解而受益。

分类

在部分无牙颌患者，牙科种植体已为一种治疗方式，颌骨发育停止后成人颅面生长被看作是空间改变的干扰因素。移动的类型和矢量在不同患者中有所不同。一些移动常见于具有特定面形的患者，而另一些移动则存在性别倾向。目前为止，在不同的牙科专业中还没有便于报告和交流的分类系统。分类系统应能提供一定程度的逻辑分组，并有必要模式识别组织起来，因此建议按以下分类：

- 第Ⅰ类：种植修复体和天然牙冠根向不协调。相比天然牙列，种植支持的修复体更加根向。这类不协调在男性患者和前牙区更为常见（图26.16）
- 第Ⅱ类：种植修复体冠根向不协调伴唇向位。相比天然牙列，种植支持的修复体更为唇向。这类不协调在女性患者和前牙区更为常见（图26.17）
- 第Ⅲ类：种植修复体与天然牙颊/舌向不协调。种植修复体比天然牙列更为舌向。多见于下颌后牙区。该分类无性别偏倚（图26.18）

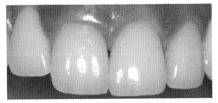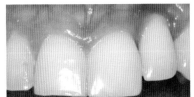

图26.16　Ⅰ类：种植支持的修复体与天然牙冠根向不协调。相比天然牙列，种植支持的修复体更加根向。这类不协调常见于前牙区

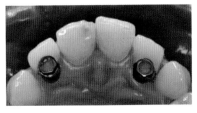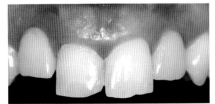

图26.17　Ⅱ类：种植支持的修复体与天然牙列冠根向和唇舌向不协调。相比天然牙列，种植支持的修复体更为唇向。这类不协调常见于前牙区

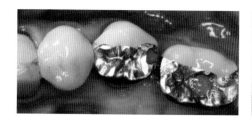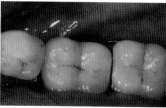

图26.18　Ⅲ类：种植修复与天然牙列之间颊舌向不协调。种植支持的修复体比天然牙列更为舌向。多见于下颌后牙区

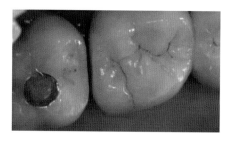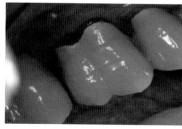

图26.19　Ⅳ类：由于天然牙的近中移动，种植支持的修复体近中邻接打开。多见于下颌后牙区

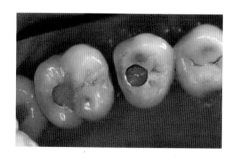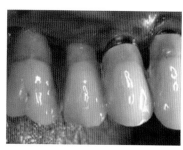

图26.20　Ⅴ类：两个种植支持的修复体邻接打开。仅见于上颌后牙区

- 第Ⅳ类：种植支持的修复体近中邻接打开。这是天然牙与种植体共存中最为常见的不协调。该分类无牙弓及性别偏倚（图26.19）

- 第Ⅴ类：两个种植支持的修复体邻接打开。常见于上颌后牙区。这是最少见的不协调（图26.20）

表26.1　风险评估分值有助于确定风险患者

分数	0	1	2
位置	种植体远中为天然牙	种植体近中为天然牙	
唇侧形态	圆形	短型	长型
年龄（岁）	65～85	40～65	20～40
种植体数	完全无牙颌	部分无牙颌	单牙（尤其前牙）
机能重要性	牙引导	牙和种植体联合引导	种植体引导
美学需求	无	一般	高需求
笑线	低	一般	高笑线或露龈笑
牙槽骨量	厚	一般	薄
组织	厚	一般	薄
植入时间	因先行不可吸收材料移植，故延期	延期	即刻

按病人根据表中的标准得分分组，得分越高，风险越大。

重点提示

- 在制订治疗计划时应考虑风险评估指导方针（表26.1）。
- 随时间推移美学效果会每况愈下。
- 可能时应采用其他外科方案。
- 复诊时反复检查咬合是必须的。
- 复诊时检查和纠正邻接。
- 生物力学不当远期会出现问题。
- 小于理想的天然牙-种植体距离会因生长变化在邻接种植体的天然牙周造成边缘骨丧失。
- 患者有关颅面生长的知情同意是必须的。

（王晓静 王国伟 轩东英 译）

参考文献

[1] Daftary F, Mahallati R, Bahat O, Sullivan RM. Lifelong craniofacial growth and the implications for osseointegrated implants. *Int J Oral Maxillofac Implants* 2013; 28(1): 163–9.

[2] Andersson B, Bergenblock S, Fürst B, Jemt T. Long-term function of single-implant restorations: a 17- to 19-year follow-up study on implant infraposition related to the shape of the face and patients' satisfaction. *Clin Implant Dent Relat Res* 2013; 15(4): 471–80.

[3] Bernard JP, Schatz JP, Christou P, Belser U, Kiliaridis S. Long-term vertical changes of the anterior maxillary teeth adjacent to single implants in young and mature adults. A retrospective study. *J Clin Periodontol* 2004; 31(11): 1024–8.

[4] Carmichael RP, Sandor GK. Dental implants, growth of the jaws, and determination of skeletal maturity. *Atlas Oral Maxillofac Surg Clin North Am* 2008; 16(1): 1–9.

[5] Cronin RJ, Jr, Oesterle LJ. Implant use in growing patients. Treatment planning concerns. *Dent Clin North Am* 1998; 42(1): 1–34.

[6] Cronin RJ, Jr, Oesterle LJ, Ranly DM. Mandibular implants and the growing patient. *Int J Oral Maxillofac Implants* 1994; 9(1): 55–62.

[7] Heij DG, Opdebeeck H, van Steenberghe D, Kokich VG, Belser U, Quirynen M. Facial development, continuous tooth eruption, and mesial drift as compromising factors for implant placement. *Int J Oral Maxillofac Implants* 2006; 21(6): 867–78.

[8] Jemt T. Measurements of tooth movements in relation to single-implant restorations during 16 years: a case report. *Clin Implant Dent Relat Res* 2005; 7(4): 200–8.

[9] Jemt T, Ahlberg G, Henriksson K, Bondevik O. Changes of anterior clinical crown height in patients provided with single-implant restorations after more than 15 years of follow-up. *Int J Prosthodont* 2006; 19(5): 455–61.

[10] Jemt T, Ahlberg G, Henriksson K, Bondevik O. Tooth movements adjacent to single-implant restorations after more than 15 years of follow-up. *Int J Prosthodont* 2007; 20(6): 626–32.

[11] Jemt T, Lekholm U. Measurements of buccal tissue volumes at single-implant restorations after local bone grafting in maxillas: a 3-year clinical prospective study case series. *Clin Implant Dent Relat Res* 2003; 5(2): 63–70.

[12] Oesterle LJ, Cronin RJ, Jr. Adult growth, aging, and the single-tooth implant. *Int J Oral Maxillofac Implants* 2000; 15(2): 252–60.

[13] Oesterle LJ, Cronin RJ, Jr., Ranly DM. Maxillary implants and the growing patient. *Int J Oral Maxillofac Implants* 1993; 8(4): 377–87.

[14] Op Heij DG, Opdebeeck H, van Steenberghe D, Quirynen M. Age as compromising factor for implant insertion. *Periodontol 2000* 2003; 33: 172–84.

[15] Schwartz-Arad D, Bichacho N. Effect of age on single implant submersion rate in the central maxillary incisor region: a long-term retrospective study. *Clin Implant Dent Relat Res* 2015; 17(3): 509–14.

[16] Ainamo A, Ainamo J, Poikkeus R. Continuous widening of the band of attached gingiva from 23 to 65 years of age. *J Periodontal Res* 1981; 16(6): 595–9.

[17] Ainamo J, Talari A. The increase with age of the width of attached gingiva. *J Periodontal Res* 1976; 11(4): 182–8.

[18] Akgul AA, Toygar TU. Natural craniofacial changes in the third decade of life: a longitudinal study. *Am J Orthod Dentofacial Orthop* 2002; 122(5): 512–22.

[19] Bishara SE, Jakobsen JR, Hession TJ, Treder JE. Soft tissue profile changes from 5 to 45 years of age. *Am J Orthod Dentofacial Orthop* 1998; 114(6): 698–706.

[20] Bishara SE, Jakobsen JR, Treder J, Nowak A. Arch width changes from 6 weeks to 45 years of age. *Am J Orthod Dentofacial Orthop* 1997; 111(4): 401–9.

[21] Bishara SE, Jakobsen JR, Treder J, Nowak A. Arch length changes from 6 weeks to 45 years. *Angle Orthod* 1998; 68(1): 69–74.

[22] Bishara SE, Jakobsen JR, Treder JE, Stasi MJ. Changes in the maxillary and mandibular tooth size-arch length relationship from early adolescence to early adulthood. A longitudinal study. *Am J Orthod Dentofacial Orthop* 1989; 95(1): 46–59.

[23] Bishara SE, Treder JE, Damon P, Olsen M. Changes in the dental arches and dentition between 25 and 45 years of age. *Angle Orthod* 1996; 66(6): 417–22.

[24] Bishara SE, Treder JE, Jakobsen JR. Facial and dental changes in adulthood. *Am J Orthod Dentofacial Orthop* 1994; 106(2): 175–86.

[25] Bondevik O. Changes in occlusion between 23 and 34 years. *Angle Orthod* 1998; 68(1): 75–80.

[26] Enlow DH. Facial growth and development. *Int J Oral Myol* 1979; 5(4): 7–10.

[27] Forsberg CM, Eliasson S, Westergren H. Face height and tooth eruption in adults – a 20-year follow-up investigation. *Eur J Orthod* 1991; 13(4): 249–54.

[28] Iseri H, Solow B. Continued eruption of maxillary incisors and first molars in girls from 9 to 25 years, studied by the implant method. *Eur J Orthod* 1996; 18(3): 245–56.

[29] Sarnas KV, Solow B. Early adult changes in the skeletal and soft-tissue profile. *Eur J Orthod* 1980; 2(1): 1–12.

[30] Tallgren A, Solow B. Age differences in adult dentoalveolar

heights. *Eur J Orthod* 1991; 13(2): 149–56.

[31] Thilander B, Odman J, Gröndahl K, Friberg B. Osseointegrated implants in adolescents. An alternative in replacing missing teeth? *Eur J Orthod* 1994; 16(2): 84–95.

[32] Thilander B, Odman J, Jemt T. Single implants in the upper incisor region and their relationship to the adjacent teeth. An 8-year follow-up study. *Clin Oral Implants Res* 1999; 10(5): 346–55.

[33] Thilander B, Odman J, Lekholm U. Orthodontic aspects of the use of oral implants in adolescents: a 10-year follow-up study. *Eur J Orthod* 2001; 23(6): 715–31.

[34] West KS, McNamara JA, Jr. Changes in the craniofacial complex from adolescence to midadulthood: a cephalometric study. *Am J Orthod Dentofacial Orthop* 1999; 115(5): 521–32.

[35] Koori H, Morimoto K, Tsukiyama Y, Koyano K. Statistical analysis of the diachronic loss of interproximal contact between fixed implant prostheses and adjacent teeth. *Int J Prosthodont* 2010; 23(6): 535–40.

[36] Tarlow JL. The effect of adult growth on an anterior maxillary single-tooth implant: a clinical report. *J Prosthet Dent* 2004; 92(3): 213–15.

[37] Jemt T, Lekholm U. Single implants and buccal bone grafts in the anterior maxilla: measurements of buccal crestal contours in a 6-year prospective clinical study. *Clin Implant Dent Relat Res* 2005; 7(3): 127–35.

[38] Rossi E, Andreasen JO. Maxillary bone growth and implant positioning in a young patient: a case report. *Int J Periodontics Restorative Dent* 2003; 23(2): 113–19.

[39] Odman J, Gröndahl K, Lekholm U, Thilander B. The effect of osseointegrated implants on the dento-alveolar development. A clinical and radiographic study in growing pigs. *Eur J Orthod* 1991; 13(4): 279–86.

[40] Thilander B, Odman J, Gröndahl K, Lekholm U. Aspects on osseointegrated implants inserted in growing jaws. A biometric and radiographic study in the young pig. *Eur J Orthod* 1992; 14(2): 99–109.

[41] Sennerby L, Odman J, Lekholm U, Thilander B. Tissue reactions towards titanium implants inserted in growing jaws. A histological study in the pig. *Clin Oral Implants Res* 1993; 4(2): 65–75.

[42] Albert AM, Ricanek K Jr., Patterson E. A review of the literature on the aging adult skull and face: implications for forensic science research and applications. *Forensic Sci Int* 2007; 172(1): 1–9.

[43] Carrion JB, Barbosa IR. Single implant-supported restorations in the anterior maxilla. *Int J Periodontics Restorative Dent* 2005; 25(2): 149–55.

[44] Forsberg CM, Odenrick L. Changes in the relationship between the lips and the aesthetic line from eight years of age to adulthood. *Eur J Orthod* 1979; 1(4): 265–70.

[45] Bjork A, Skieller V. Growth of the maxilla in three dimensions as revealed radiographically by the implant method. *Br J Orthod* 1977; 4(2): 53–64.

[46] Thilander B, Basic mechanisms in craniofacial growth. *Acta Odontol Scand* 1995; 53(3): 144–51.

[47] Bahat O, Handelsman M. Use of wide implants and double implants in the posterior jaw: a clinical report. *Int J Oral Maxillofac Implants* 1996; 11(3): 379–86.

[48] Balshi TJ, Hernandez RE, Pryszlak MC, Rangert B. A comparative study of one implant versus two replacing a single molar. *Int J Oral Maxillofac Implants* 1996; 11(3): 372–8.

[49] Balshi TJ, Wolfinger GJ. Two-implant-supported single molar replacement: interdental space requirements and comparison to alternative options. *Int J Periodontics Restorative Dent* 1997; 17(5): 426–35.

[50] Geramy A, Morgano SM. Finite element analysis of three designs of an implant-supported molar crown. *J Prosthet Dent* 2004; 92(5): 434–40.

[51] Seong WJ, Korioth TW, Hodges JS. Experimentally induced abutment strains in three types of single-molar implant restorations. *J Prosthet Dent* 2000; 84(3): 318–26.

[52] Belser U, Buser D, Higginbottom F. Consensus statements and recommended clinical procedures regarding esthetics in implant dentistry. *Int J Oral Maxillofac Implants* 2004; 19 (Suppl): 73–4.

[53] Ribeiro-Junior PD, Padovan LE, Gonçales ES, Nary-Filho H. Bone grafting and insertion of dental implants followed by Le Fort advancement for correction of severely atrophic maxilla in young patients. *Int J Oral Maxillofac Surg* 2009; 38(10): 1101–6.

[54] Watzek G, Zechner W, Crismani A, Zauza K. A distraction abutment system for 3-dimensional distraction osteogenesis of the alveolar process: technical note. *Int J Oral Maxillofac Implants* 2000; 15(5): 731–7.

[55] Rompen E, Raepsaet N, Domken O, Touati B, Van Dooren E. Soft tissue stability at the facial aspect of gingivally converging abutments in the esthetic zone: a pilot clinical study. *J Prosthet Dent* 2007; 97(6 Suppl): S119–25.

[56] Forsberg CM. Facial morphology and ageing: a longitudinal cephalometric investigation of young adults. *Eur J Orthod* 1979; 1(1): 15–23.

[57] Opdebeeck H, Bell WH. The short face syndrome. *Am J Orthod* 1978; 73(5): 499–511.

[58] Opdebeeck H, Bell WH, Eisenfeld J, Mishelevich D. Comparative study between the SFS and LFS rotation as a possible morphogenic mechanism. *Am J Orthod* 1978; 74(5): 509–21.

[59] Chee WW, Torbati A, Albouy JP. Retrievable cemented implant restorations. *J Prosthodont* 1998; 7(2): 120–5.

[60] Kern M, Sasse M. Ten-year survival of anterior all-ceramic resin-bonded fixed dental prostheses. *J Adhes Dent* 2011; 13(5): 407–10.

第27章

维护治疗期间发生的种植并发症

Implant complications encountered during maintenance therapy

Paul S. Rosen, Stuart J. Froum, Scott H. Froum, and Chris Salierno

引言

尽管牙科种植体文献记载有很高的成功率以及成活率，但并发症确有发生。事实上，一系统综述对于种植体支持的固定牙科修复体平均观察至少5年，据报道，仅66.4%的患者在这段时间没有任何并发症[1]。5年观察期间最为常见的并发症有：瓷折裂（13.5%），种植体周围炎和软组织并发症（8.5%），螺丝孔修复材料丧失（5.4%），基台或是螺丝松动（5.3%），以及粘接型固定修复义齿固位力丧失（4.7%）。

维护治疗对于监控和维持成功的种植修复体的健康和稳定具有重要意义。维护治疗的重要性在一项有关两组种植患者5年后的研究得以证实[2]。两组均在纳入之前均出现了种植体黏膜炎。在未行定期维护的患者组中，5年种植体周围炎的发生率为44%，而行定期维护的患者组则为18%。本章将就这两组患者在维护治疗期间生物并发症的病因、预防和诊断治疗方法进行讨论。

考虑到患者数量的增加，其中包括那些具有并发症高风险因素的患者群，选择行种植体支持的修复体，达到成功的治疗结果并保持稳定非常重要。通过预防和监控种植体周围疾病包括种植体周围炎和种植体周围黏膜炎，来维护保存种植体周围完整健康的软硬组织。这只能通过合理的病例记录，良好的家庭护理以及坚持常规专业的维护诊疗。此外，在问题出现的情况下，尽可能在最早阶段识别并及时治疗。

绝大多数在维护阶段出现的牙科种植问题与炎症相关。如果临床医生能够较好地确诊并了解情况，就能够更有效地实施预防和处理措施。相对天然牙而言，许多患者误认为种植体是不会发生并发症的，因此对牙科种植体严密的跟踪寻访通常并不认可且忽视。因此，了解可能出现这些问题的高危患者，并提供早期的识别和干预措施非常重要。

诊断

在维护阶段，两种主要种植体生物并发症是种植体周围黏膜炎和种植体周围炎[3,4]。前者的情况是炎症病变局限于种植体周围软组织内，不涉及牙槽骨丧失，不计种植体植入负载后硬组织的生理性重建。当这些临床情况被称为黏膜炎时，由于这些炎症在有无角化组织（如牙龈）的情况下均可发生，因此可能会令人误解。由于缺乏像天然牙一样锚定在牙槽嵴上方的结缔组织纤维，种植体周围的炎症要格外关注。这些锚定的纤维有助于减缓炎症病变向骨组织进展。因此，种植体戴牙后的维护更为关键。种植体周围炎是指由于炎症病理性进展造成种植体周围出现骨丧失[5]。这会威胁到种植体的生存率，很可能它们要像无牙颌护理的情况一样。鉴别种植体周围骨丧失是与疾病相关还是与生理重建相关尤为重要。

诊断从定期评估开始并要求有精确的记录。应从种植体植入开始，并贯穿整个治疗和维护阶段。例如，在种植体植入时，修复时以及疾病的最早迹象进行拍摄的影像片是发现病变骨丧失的关键资料。在每次就诊时都应对出血以及持续加深的探诊深度进行评估。在行种植体植入前有必要鉴别易出现生物并发症的高危患者，以便在问题出现时尽可能快地做出诊断。在这一过程中，全面的医学和牙科健康史是第一步。倘若生物并发症确实发生了，修复医生和牙周医生恰当的合作将会优化预后达到远期成功。与其他所有的就诊一样，初次诊断应包括：

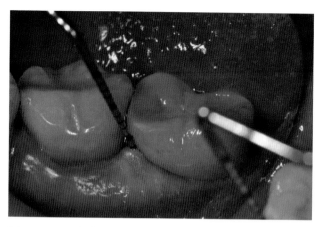

图27.1　左下颌第二磨牙种植体周围龈沟探诊

- 病历回顾：包括过去和最近期进行的药物治疗
- 牙科病历回顾
- 社交史回顾（例如：抽烟和饮酒，仅列举其二）
- 诉疼痛和不适情况
- 口外及口内检查
- 菌斑及出血指数
- 全面牙周检查确定余留天然牙牙周疾病的发生情况
- 检查牙石的位置和/或残留粘接剂
- 种植体周软组织检查，包括记录袋深度、临床附着水平以及与上次就诊出现的任何改变
- 检查修复体
- 评估任何修复体的咬合磨损、折裂和崩脱
- 影像学评估，监测牙槽骨水平的稳定性以及任何骨–种植体界面的改变

每次维护就诊时，应对种植体周围组织进行观察和触诊检查。色泽、形态、质地和出血情况和/或触诊到化脓以及探诊的改变都是炎性病变的变化指征，应当引起关注。无论采用金属还是塑料探针，最重要的是每次就诊都要探诊，要保持使用同一型号的探针（因为不同型号的探针直径会有所不同，

影响读数），并采用同样轻的探诊力量（25N）（图27.1）。

尽管牙周袋本身不能预测远期疾病的进展，较深的牙周袋显然可以储留更多的牙周病原体，导致种植体出现炎症和骨丧失的风险更大[6,7]。记下种植体周黏膜边缘的位置，与先前观察到的位置对比，可帮助临床医生明确正在进展的退缩和附着丧失，因为这些参数的任何改变都是进行干预治疗需求的指征。

确定骨水平也是诊断的一部分，最好通过影像检查完成[8,9]。然而，这将只能确定邻接区域的骨水平。理想情况下，在种植体植入后，连接上方修复体时应采集根尖片。决定是否行影像学检查时，应考虑软组织炎症、化脓以及探诊深度增加这些指征。影像学照片必须与种植体体部平行，应与先前拍摄的照片尽可能保持一致，并应显示种植体周围牙槽骨水平。任何沿着种植体体部和根尖的进展性透射影，以及一般或进行性的骨破坏也应加以关注[10]。然而，在一些病例中可能很难获得根尖周影像（例如：当出现下颌嵴与口底低平或者浅的上颌穹隆时）。在这些情况下，可能有必要拍摄全景或是计算机轴向断层扫描片。

三维影像逐渐兴起，并用于临床[11]。尽管许多领域已经应用，但其在种植牙科学的常规应用是一个仍在发展的领域。在本文撰写时，三维影像能够在三维角度上更为精确地展示牙科种植周围骨组织的优点，必须与患者暴露于相对增加的放射剂量下进行权衡，是否骨标测术可帮助临床医生获得足够的信息进行诊断和治疗的决策。骨标测术是在局麻下穿通软组织垂直达到骨面进行探诊[12]。

预防

在行种植治疗之前，应了解炎症会对种植体周围的骨代谢产生严重的不利影响。建议对以下所列危险因素格外注意，警惕生物并发症的发生。需要更频繁的维护，间隔不少于一年2次。

系统性炎性病变

目前已公认，一系列系统性因素增加了种植体周疾病发生的风险。第六届欧洲研讨会上，专家一致声明认为不可控的糖尿病和抽烟是生物并发症发生的风险因素[4]。由于研究较少，关于糖尿病和种植体周围炎之间关系的证据非常有限。4篇系统性综述表明，根据现有的文献，尚不能对糖尿病患者具有种植体周围炎的高发率做出明确的结论[13-15]。然而，这些综述也指出在评估相关性时糖尿病控制仍然是一个重要因素。

最近，研究继续探索其他可能影响种植体周炎发生发展的系统性炎症情况。研究拓展到可能使种植体周稳定状态出现炎性失衡的系统情况。炎性病变如风湿性关节炎伴结缔组织疾病共存[16]，已评估确定是否存在相关性。心血管疾病是另一个新兴的兴趣领域。在一项回顾性研究中，Renvert等[17]指出具有高血压病史的患者发生种植体周围炎的概率为8.7%，这显然高出相关牙周炎的发生率（概率为

4.8%）。C-反应蛋白测试表明这些患者更易于出现炎症。尽管无法得出明确的结论，如果患者有这类情况，作为临床医生应鼓励此类患者进行更频繁的维护将会比较谨慎，并鼓励患者努力实现最佳的口腔卫生环境。

抽烟史

在回顾与抽烟相关的系统性综述时，可以得出这样的结论：抽烟患者种植体周围炎的风险会增加3.6%～4.6%[14,18-20]。此外，群组研究和横向研究频繁地把抽烟与高种植失败率联系在一起。一项研究[19]报道78%的种植体在抽烟患者中被诊断为种植体周围炎，而对于非抽烟患者仅为64%。对于抽烟患者，应鼓励戒烟，遇到难以控制的患者，鼓励增加专业维护的频次。

牙周炎病史

系统性综述[18,21-23]表明，尽管种植体生存率不受牙周炎病史的影响，但种植体周围炎更为常见。这主要是由于牙齿周围残留的牙周袋储藏的病原体能引发并使种植体周围疾病长期存在[6,7]。为了预防这类病原体从感染的牙齿到种植体发生交叉感染，必须引导患者进行合理的口腔卫生维护和牙周治疗，以便消除所有的活动性疾病并建立可维持的口腔环境。这就意味着在行种植治疗前，要在余留牙牙周建立探诊深度小于4mm，根分叉病变小于Ⅰ度的牙周环境。

修复考量

理想的目标是在种植体连接的牙冠-基台上再现天然牙美学外形。但是，很多情况下却受解剖位置的限制，导致临床医生考虑在修复体设计上妥协。尽管这能实现美学和功能上的成功，但换来的是清洁受限。以下阐述一些修复上的挑战。

修复体密合性欠佳

为了努力获得令人满意的美学、发音和/或功能，许多种植修复设计可能导致患者使用牙刷、牙间隙刷和牙线进行机械清洁种植体周围的能力受限（图27.2a～d）。此外，也可能会影响临床探诊的评估[24]。众所周知，无法在种植修复体上再现天然牙的穿龈形态会导致美学消失。然而，文献中关于因补偿修复设计而造成的口腔卫生困境少有讨论。基台-冠复合体引入凸面和凹面会造成食物嵌塞，无法充分地清除种植体周围组织中的菌斑和牙石，从而造成种植体周围黏膜炎和种植体周围炎[24]。

种植修复体的设计应考虑到所有潜在的问题以及相应后果。修复牙医和技工室技师在设计修复外形时，必须在美学、发音、功能和口腔卫生上达到平衡。因此，当试图纠正外科和/或修复过程中出现的并发症时，解决方案可能会是一个问题替换成了另一个问题（图27.2a～d）。

为了将口腔卫生的挑战降至最低同时将美学最佳化，通过种植体和天然牙周围的软组织了解穿龈形态的差异十分重要。种植体平台和颈部横断面为圆形，要么采用直的要么采用轻微敞开的穿龈形态（图27.3）。在横断面上，若种植体比它们替换的天然牙直径要小，则不能再现天然牙列的原形（图27.4）。由于牙龈环绕着种植体基台和牙冠，所以再现其三维形态很难实现。

尽管多数天然牙的穿龈形态是直的，但建议种植体基台和冠的穿龈形态要么采用凹面型（建立额

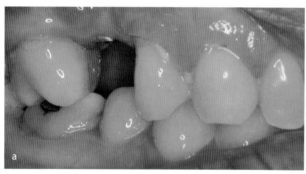

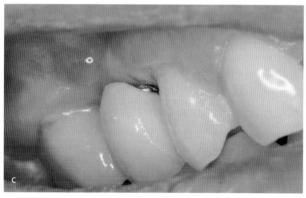

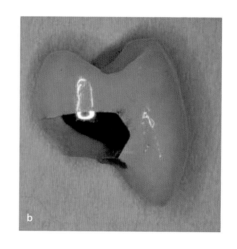

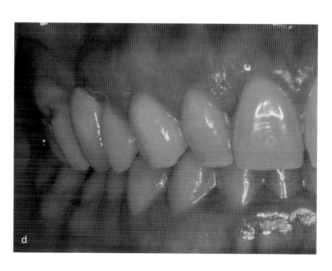

图27.2　a. 种植体根向植入过浅。种植体平台和部分颈部暴露于龈上，未预留"运行空间"来形成充分的穿龈形态。金属面暴露造成潜在的美学困境。b. 制作瓷边缘延伸跨过平台来遮掩暴露的种植体表面。c. 烤模试戴显示需要堆瓷遮掩种植体表面。d. 最终修复体改善了美学但制造了清洁问题。瓷缘较易存留食物残渣、菌斑和牙石，且难以获得清洁入路

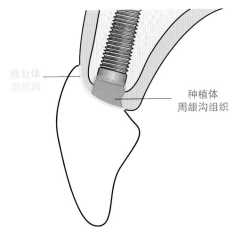

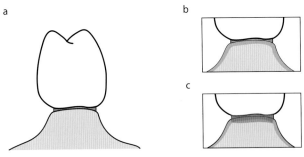

图27.5　a. 解剖穿龈形态。b. 从种植体平台到修复体外形高点，穿龈形态轻度发散。c. 仅需要维护种植体周龈沟组织（红色）

图27.3　种植体周龈沟组织与修复体龈下部分相接触。修复体下方组织与修复体龈上部分相接触

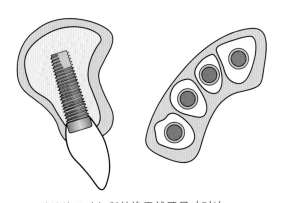

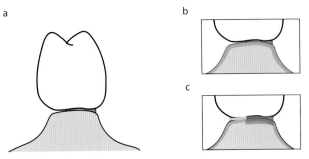

图27.6　a. 部分盖嵴形态。b. 从种植体平台到修复体外形高点的穿龈形态突然转变。突转角度大于90°。c. 需要对种植体周龈沟组织（红色）和修复体下方组织（蓝色）进行维护

图27.4　种植体尺寸与所替换天然牙尺寸对比

外牙龈组织充填的空间），要么采用凸面型（为现有的牙龈组织提供支持）。

理想的解剖穿龈形态可再现天然牙及其周围牙龈组织的关系（图27.5a～c）。随着种植体穿出平台直到外形高点，基台和冠形态轻微发散。穿龈外形无急剧突变，形成修复体下方区域（图27.3）。因此，此种情况下的维护包括种植体周龈沟组织的清洁，这类操作入路相对不受限。

在部分盖嵴形态的病例中，基台和冠形态突然发生大于90°角的转变，造成修复体下方组织埋藏区（图27.6a～c）。在这种情况下由于突然转变产生的钝角限制了种植周龈沟的入路而不易进行口腔卫生的维护。

有些临床情况可能会导致在最终修复体上制作部分盖嵴形态。第一种发生在种植体植入在良好位

置上，冠修复拥有足够的"运行空间"。由于牙龈的生物学形态，种植体上方的冠可能无法在釉牙骨质界理想的复制天然牙。因此，技师在穿龈角度引入突然的转变，就像修复体是从牙龈萌出来的（图27.7）。

第二种情况是当种植体植入位置不佳，根据邻牙的中央沟或切缘来判断种植体在一个或多个维度上错位偏离了理想位置。因此，修复牙医和技师采用部分区域盖嵴来补偿错位。

第三种情况是磨牙种植修复病例。即便是种植体植入在理想位点，这类冠也通常表现为部分盖嵴。这是因为多根牙具有较大的近远中和颊舌向宽度，当被单个种植体替代后，其基台不足以补偿这些宽度。最好是努力形成一种能缩小盖嵴部分的穿龈形态，甚至可以消除其在颊舌向的宽度。然而，近远宽度仍可为菌斑附着提供空间（图27.8）。

完全盖嵴形态是基台和冠外形突然转变小

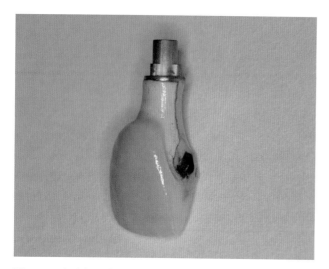

图27.7　在中切牙唇面采用微凹的穿龈形态和部分盖嵴的修复体外形。尽管从种植体平台到牙龈边缘有足够的穿行空间，修复体不能从龈下形成自种植体颈部到切缘的三角形横断面。因此，技工制作了一个角度突转的牙冠唇面来维持与邻牙相似的牙体比例

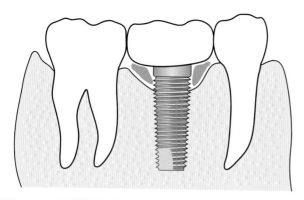

图27.8　磨牙种植体的直径在近远中方向通常不能实现解剖穿龈形态。部分盖嵴形态会造成轻到重度的食物嵌塞和菌斑形成

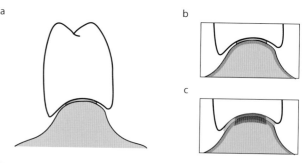

图27.9　a. 完全盖嵴形态。b. 从种植体平台到修复体外形高点的穿龈形态突然转变。突转角度小于90°。c. 需要对种植体周龈沟组织（红色）和修复体下方的组织（蓝色）进行维护

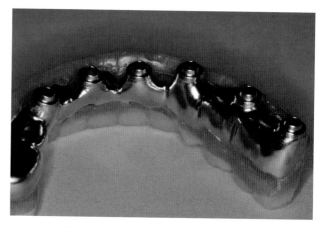

图27.10　带粉色丙烯酸树脂边缘的金属-丙烯酸树脂"复合"修复体，代替缺失的骨和牙龈组织

于90°角，也会造成修复体下方组织埋藏区（图27.9a~c）。由于无进入龈沟的入路，同时很有可能无法抵达修复体下方的部分组织，这类种植体的维护严重受限。

临床上需要完全盖嵴的情况包括：严重的种植体错位（图27.2）；种植体金属或基台暴露在口腔环境中，有美学顾虑的患者，以及修复体替代骨和牙龈组织缺损的病例（图27.10）。

其中一个实例就是全牙弓种植支持的固定"复合"修复体。这类金属-丙烯酸树脂修复体最初的设计包括高的柱状基台从平台延伸至修复体，

周围没有任何附加的修复材料。这类悬空（High-Water）设计从卫生角度讲十分令人满意，能提供基本的咀嚼功能。然而，患者频繁地主诉出现语音并发症，空隙过大以及不良美学造成的不适。因此，粉色的瓷或树脂用来消除这些问题，导致患者和洁牙师无法避免该区域出现菌斑和牙石。这种卫生困境加上患者家庭护理差，不配合诊所就诊，就易于形成牙石（图27.11a~e）。

另一种穿龈修复的顾虑是使用非原厂制造的修复部件。研究表明非原厂基台通常在连接界面和材料设计上有所不同，出现较高的旋转错位[25]。这种差别可能会造成微动从而导致牙槽骨丧失，甚至更糟糕的情况——种植体意外失败。因此，进行种植体植入和修复的所有临床医生应在治疗计划中相互合作，并参与种植体基台选取的决策过程。

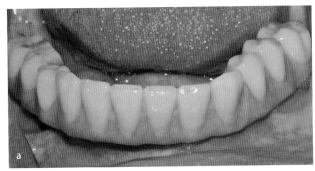
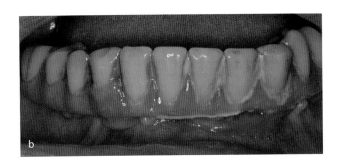
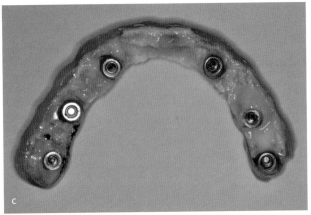
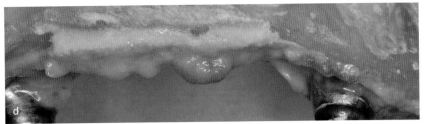
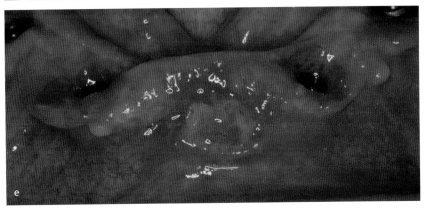

图27.11　a. 具有完全盖嵴形态的金属–丙烯酸树脂"复合"修复体戴入当天。b. 修复体戴入3年后。患者戴牙后未行口腔卫生维护复诊，发现中线区出现自发的间歇性中度疼痛。c. 取下修复体，显示有大量的牙石和食物残渣积存。d. 一个钟乳石样凸出的牙石形成在中线区。e. 因牙石突出而造成的口腔黏膜溃疡是患者疼痛的来源

最后，为了实现最佳美学而努力去满足患者的期望时，一些病例中由于牙槽嵴位置或是先前的骨丧失造成种植体未能植入在最佳位点，可能需要粉色的修复材料来帮助调整美学、发音和功能。然而，当口腔卫生欠佳，如患者不能保持该部位菌斑的清理，可能有必要进行修复体修整或是重做。这种情况下必须考虑螺丝固位修复，以便修复体可在一年的维护就诊中多次取下。用于家庭护理的辅助

器具如牙缝刷（Sunstar Americans，Schaumberg，IL，USA）、单束毛牙刷或是水牙线（Water Pik，Inc.，Fort Collins，CO，USA），在传统牙刷和牙线无法彻底清洁菌斑的地方应予以考虑。

另一个应该考虑的问题是种植体-基台连接处的炎症[26]。在基台最终就位前，临床医生可能会考虑把基台放入高温高压消毒锅或是将其浸泡在抗菌剂中（如：洗必泰、聚乙烯吡酮磺、稀释的漂白水）来降低菌斑水平。

粘接剂残留

残留粘接剂对牙龈健康的有害影响可能与表面粗糙度有关，而表面粗糙度本身就会造成炎症发生。然而，牙科粘接剂表面形态会为细菌黏附提供有利的环境。种植体的植入位置可能会造成其上部结构阻碍非外科的机械清理，并妨碍进入牙龈下间隙的入路，从而造成粘接剂残留[27]。此外，已证实残留粘接剂和修复冠边缘的深度之间存在直接相关性[28]。若在粘冠时，用X线照射判断粘接剂是否残留，很有帮助。然而，许多常规使用的粘接剂X线不显影[29]。而且，一些粘接剂会促进可疑病原菌的生长。此外，Linkevicius及同事揭示了种植体周围炎和残余粘接剂在有牙周病史的患者中具有相关性。这种叠加效应很可能与牙周炎患者的高炎性特点复合了粘接剂为细菌生长提供了温床有关。

为了避免粘接剂残留，最终修复体最好采用螺

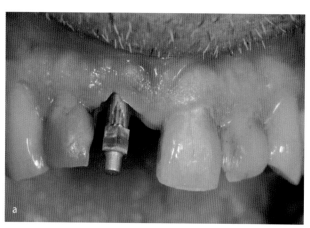

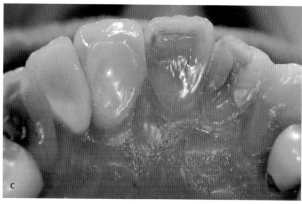

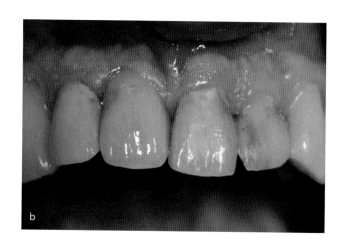

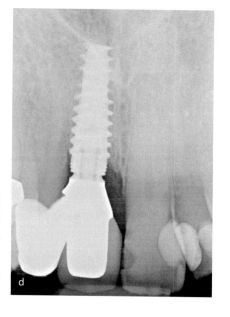

图27.12 a. 上颌右侧种植位点植入OsstelSmartpeg愈合4周后。种植体获得良好的稳定性。从理想的硬组织解剖位点看，稍偏唇侧。b. 最终修复体与周围组织相融合，软组织高度、协调性和色泽上匹配（修复维护：Eric J. LePine, DMD Yardley, PA, USA）。c. 腭侧观可见螺丝孔入路被复合树脂充填。这种可取戴性通过特殊设计的基台得以实现（角度螺丝通道基台，NobelBiocare, Yorba Linda, CA, USA）。d. 最终修复体戴入6个月后，骨稳定性良好

丝固位（图27.12a～d），即便是种植体植入存在角度。在一些病例中由于额外的费用以及增厚的修复体，决定最终采用粘接固位修复，可考虑采用X线阻射的粘接剂防止牙周病原菌的滋生[28]。在口内最终修复冠就位前，考虑采用口外的基台替代体来排出任何多余的粘接剂[30]。最后，在最终修复体粘固后应立刻彻底检查龈下残留的粘接剂。

咬合紊乱

由于咬合在幅度、持续时间、方向以及咬合负载频率和宿主的耐受阈值上存在差异，因此很难确定咬合过载。不过，应在正中𬌗位与诱导功能异常的运动下通过咬合纸标记进行咬合评估。

有文献研究[31,32]表明，咬合负载主要集中在种植体边缘骨上。最近的系统性综述表明[33]：咬合过载与种植体周围边缘骨丧失呈正相关，但是不良的口腔卫生仍然是主要病因。另一咬合考量，与种植体位点食物嵌塞的物理用力有关。就像天然牙列一样，可出现食物嵌塞（如邻接打开）在种植体周围造成炎症，超出机体的代偿能力。文献表明，青春期后仍存的上下颌生长发育，造成了种植体和天然牙之间邻接打开[34]。其他继发于生长发育的不利咬合后果包括颊舌向位置变化，伴随种植体和对颌牙间低咬合。相反的，在固定修复中当种植体与天然牙一起固定修复时，天然牙可能会突出固定修复体[35]，实际上是由于颌骨的生理性生长而导致牙齿从修复体下方"走出"。为了预防咬合失败，在每次维护就诊时必须对种植体支持的修复体进行评估来明确生长的不协调，一旦发现，必须进行调整来消除对种植体生存率不利的因素。在证实有紧咬牙和磨牙症等功能紊乱的患者中，要考虑行𬌗保护（如夜磨牙𬌗垫和/或日间𬌗垫）。

软组织考量

维护种植体周围组织健康既是患者也是牙科团队（洁牙师、修复牙医、牙周医生）的职责。炎症复发的预防包括，进行性菌斑控制以及必要时通过治疗建立局部卫生环境来协助支持。最初，必须对患者菌斑控制的技能进行监督，达到有效水平。临床医生必须强调彻底清理种植体周龈沟，由于种植体周围黏膜炎症病变较天然牙牙龈炎更为严重，难以恢复到初始健康水平。在此过程中有许多菌斑控制措施能够协助。然而为患者选择最合适方案很有挑战性，尤其是从证据支持的角度而言[36]。而且，大多数研究表明在治疗种植体周围黏膜炎时，专业介入的治疗无论基于局部还是系统的，最高的成功率大约为38%[37,38]。治疗者必须考虑到患者的积极性（尽管研究表明牙科种植患者配合的积极性较高）[39]，动手能力，种植体位置[40]，修复体的设计以及组织情况（比如修复体周围缺乏牙龈）[41]。此外，建议局部采用抗菌（洗必泰或酚类化合物）或抗炎溶液冲洗。

临床医生仅与患者讨论菌斑控制是远远不够的，要确认患者能够熟练掌握并需要多次复诊。也要考虑缩短专业维护就诊间隔，尤其是患者有炎症风险因素或是患者不能或不足以严格地维持菌斑控制。

控制袋深以及维持周围牙龈健康[42]，对于种植体远期维护是重要考量。在无美学顾虑且未发生骨丧失的深牙周袋病例中，可能需要外科手术，或可能情况下，基于新近的病例报道资料[43]，采用激光辅助治疗减小袋深（图27.13a，b）。达到这些目标可能需要联合方案，包括根向复位瓣/软组织切除术伴或不伴有种植体磨光整形术[44,45]，带蒂软组织移植，游离软组织移植，无细胞真皮基质，或是皮下结缔组织移植[12,46]。

总而言之，对于单牙或是非夹板固定的种植修复体，患者应能够刷到或使用牙线清洁至龈沟。种植修复可模仿天然牙，但由于种植体基台通常要比天然牙颈部窄，龈下解剖不同。患者需要用牙线清洁到基台表面。临床医生应引导不会使用牙线的患者如何使用电动牙刷、牙间隙刷来清洁

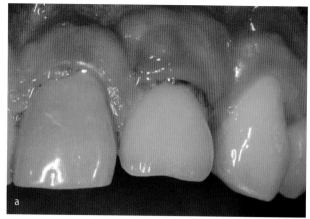
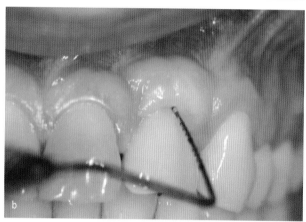

图27.13　a. 采用Nd:YAG激光治疗（Millenium Dental Technologies, Cerritos, CA, USA）及超声刮治（LAPIMPTM protocol）前，上上颌侧切牙出现种植体周围黏膜病变。b. 3个月后探诊显示良好的软组织反应，探诊深度变浅，治疗前为7mm，治疗后为3mm，无探诊出血

龈沟[47]，Perio-aid（Marquis Dental Manufacturing Co., Aurora, CO, USA）或是Gum 软牙签（Sunstar Americas, Schaumberg, IL, USA）。

　　多单位种植桥体应设计充分的外展隙以利于邻间隙的清洁。在解剖条件允许的情况下，比如后牙区，外展隙可以做得足够大，为牙间隙刷提供充分的入路。

　　电动牙刷比手动牙刷在特定时间内高效清除菌斑[48]。专业洁治的频率取决于菌斑堆积情况、患者全身的健康状况（尤其是有与炎症相关的系统性疾病存在），以及患者菌斑控制的结果。

　　清除包括龈上下的软硬组织堆积物，应由临床

医生操作。许多种植修复体是种植体-天然牙列口腔环境的一部分。必须致力于维护余留天然牙牙周健康的同时，一起维护种植体周围组织的健康。

　　种植修复体的洁治必须针对3个部件：修复体、基台和种植体（如果其表面暴露于口腔中）。修复体部分可同任何其他的修复体一样洁治，使用恰当的器械来避免修复材料的损坏。基台需要用器械来清除所有堆积的菌斑和牙石生物膜，但要避免损坏其光滑的背弧面。没有任何一种方法可以在所有情况下均达到目的，每种情况都可能需要特定方法来实现菌斑和牙石清除。采用为天然牙列设计的传统金属器械已引发了质疑，已证实会损坏种植体基台表面[49-51]。

　　选择方案可包括气动喷砂处理，尤其是设计尖端软衬的声波和超声波器械，或针对种植体特制的钛和非金属器械。已证实非金属器械对于锻造的和粗糙的种植体表面具有最小损坏的或不造成损坏，能很好地适用于基台表面[52]。然而，塑料包裹的刮治器可能会造成轻度的损坏并可能具有抛光作用，会使残留的塑料沉积在种植体表面[52]。此外，有些器械太粗以至于无法进入洁治区域。如果种植体粗糙的表面暴露，必须进行洁治。正如研究所证实的，困难在于当种植体周围炎一旦明确了，即便是特殊设计的器械对于恢复健康也几乎毫无价值[53]。在这种情况下，通常需要再生外科方案如喷粉洁牙和柠檬酸处理[12,54]。由于种植体表面的微观和宏观结构，牙石口腔生物膜在种植体表面非常顽固并难以清除，如采用这类方式也不能将病变修复时，则可能需要考虑种植体磨光整形术[44-46]来建立光滑表面。为了避免削弱种植体强度而导致折裂，种植体磨光整形术能处理到何种程度要由种植体的直径来决定。

治疗

　　治疗旨在控制炎症和感染，通常情况下，控

制种植体周围黏膜炎和种植体周围炎的策略，类似于控制牙龈炎和牙周炎的策略。首先，预防胜于治疗。明确存在风险的患者和种植体及更为频繁的专业维护，这也是预防并发症的第一步。包括紧密的维护间隔，患者需要加倍努力控制菌斑，并严密监控。如果患者因种植体位置或是修复体的设计而不能进行合理的维护，可能需要对感染区的软组织或修复体进行修整。如果不能修整，有必要重做修复体。

与牙龈炎相似，种植体周围黏膜炎的早期发现能通过有效的非手术努力达到成功的治疗，旨在清除种植体表面的菌斑生物膜[55,56]。没有单一一种器械就能够非常有效地洁治种植体，最佳的结果可能需要不同方式的组合。此外，相比种植体邻接天然牙，种植体相邻的情况下如果种植体相互靠得太近可能需要不同的方案。可能会考虑低强度的龈下气动喷砂处理。然而，采用传统的机械治疗或联合采用辅助龈下冲洗，局部给药，光动力学治疗，激光治疗以及全身给抗生素来致力于治疗种植体周围黏膜炎，最多只对40%的病例有效[57]。可能由于未能彻底清洁暴露于凸缘区域的微螺纹或是任何暴露的粗糙表面，这通常是由于种植体植入或清除埋藏在粗糙表面内残留的粘接剂造成的生理性骨丧失。由于这个原因，外科方案可能是必需的[57]。在种植体周围角化组织缺乏的情况下尤其如此（图27.14a，b）[41,42]。这些位置通常需要软组织移植以及可行的种植体表面磨光整形术[47-49]。

一旦发展成种植体周围炎，上述报道的方案就无效了[57]。甚至是翻瓣手术方案伴或不伴靶向抗菌治疗都只有有限的成功率[58,59]。表面去污染必须彻底清除生物膜、残渣以及多余的粘接剂。近来有证据表明，双重抗菌方案可能比单一治疗更加合理有效[60]。尽管如此，采用喷粉洁治联合柠檬酸处理[12,54]或是种植体磨光整形术积极进行表面处理还是必要的。

最终修复时，问题的预防/鉴别最好通过制作

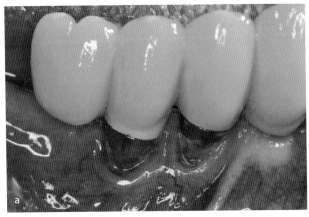

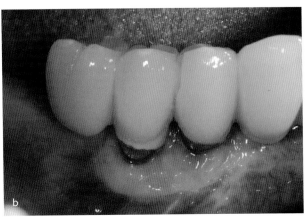

图27.14 a. 右下颌第一和第二磨牙区种植体周黏膜缺陷。b. 皮下结缔组织移植术后3年，两颗种植体的软组织高度、协调性和色泽都有了改善

过渡修复体来明确。采用过渡修复可帮助评估修复体周菌斑控制的效率，决定是否存在任何美学和功能上的妥协，同时制作出令人满意的穿龈形态。调整过渡修复体比最终修复体相对容易且成本低廉（图27.15a，b）。如果最终修复体由于种植体位置、美学、发音或功能的妥协而不能制作成可清洁彻底的形态，应计划使用螺丝固位方式以便在每次维护就诊时方便取戴，这种维护必须非常频繁。需考虑让患者使用辅助措施控制菌斑生物膜。

由于种植体支持的过渡义齿是精修过的，修复牙医和患者可评估美学、功能和口腔卫生的入路。当达到令人满意的效果时，修复牙医可通过制作个性化取模柱来复制龈下的穿龈形态和龈上的修复体外形（图27.16a～f）。

咬合不协调的治疗相当有挑战。临床医生应非常了解对颌牙列的情况以及哪些部分与种植体相

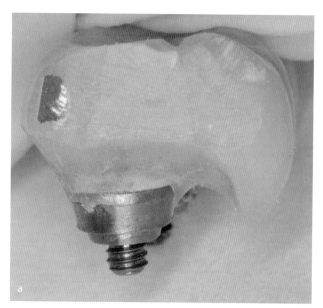

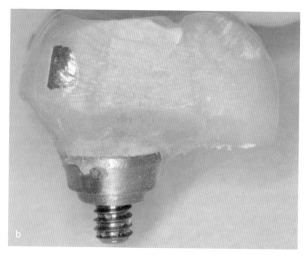

图27.15 a. 完全盖嵴形态的种植体支持的临时冠。b. 外形被修整成部分盖嵴改善清洁入路

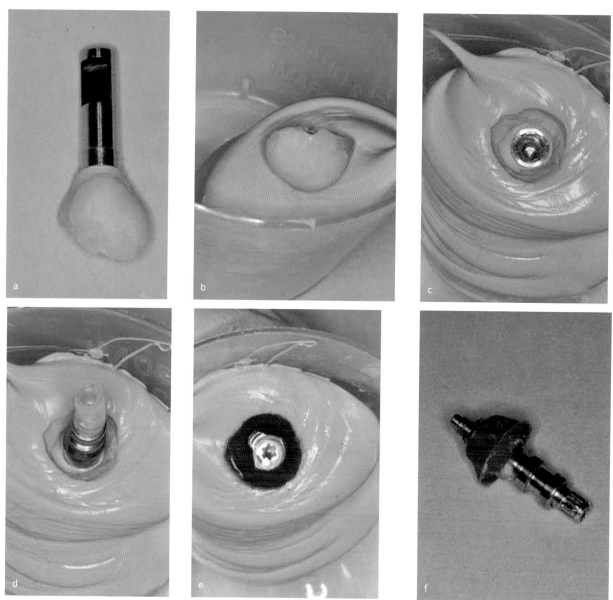

图27.16 制作个性化取模柱。a. 种植支持的临时冠粘接于种植替代体上。b. 该复合体就位于一个快速聚合的咬合记录材料。c. 取下种植支持的临时冠，留下代型和拟订修复外形的印模。d. 取模柱就位于替代体上。e. 将快速聚合的丙烯酸树脂流入取模柱和拟订修复外形的印模之间。f. 完成个性化取模柱制作

接。修复临床医师必须坚持使用种植体厂家提供的原厂基台，因为售后零件在连接面的设计上以及材料上都有所不同，并被证实具有较高的旋转不吻合性[25]。这些差异可能会造成微动，从而导致牙槽骨丧失或种植体折断。后者会非常麻烦甚至需要种植体取出以及后续的再植。如果问题的发生是由于颌骨进行性生长发育造成的[34]（例如由于种植体相邻的天然牙近中移动造成的邻接触打开，或是发生种植体下沉同时伴有食物嵌塞），可能需要修复体修整或重做。

由于咬合动态变化的特性，种植修复体在正中和侧向运动会发生过度接触[61]。这些功能紊乱可通过咬合调整和𬌗垫来解决。

复体进行合理的维护，一定可以更轻松、更低成本、更少疼痛地避免此类治疗。

（王晓静　王国伟　轩东英　译）

重点提示

- 发现种植体周围疾病相关风险因素。
- 在种植体植入时建立影像学基准资料。
- 在最终修复体就位时建立临床和影像学基准资料。
- 将监测种植体健康和炎性并发症作为牙周维持治疗的一部分。
- 通过临时义齿明确口腔卫生潜在的问题区域，并在最终修复体就位前纠正问题。
- 在口腔卫生欠佳时，增加维护频率，采用螺丝固位以便取戴，并考虑刷牙和牙线使用以外的辅助措施。
- 早期诊断和干预，有利于更有效地处理种植体周围疾病。如果疾病的进展威胁到种植体存留，在考虑更换种植体前，应努力尝试所有合理的方案去试图挽救。用于更换种植体的时间和成本可能过高，也会非常复杂，需要丰富的经验。尽管技术上的进步，目前采用再生治疗来保存受感染的种植体已有更好的预期，但如果能进行早期诊断并对种植修

参考文献

[1] Pjetturson BJ, Thoma D, Jung R, Zwahlen M, Zembic A. A systematic review of the survival and complication rates of implant-supported fixed dental prostheses (FDPs) after a mean observation period of at least 5 years. *Clin Oral Implants Res* 2012; 23 (Suppl 6): 22–38.

[2] Costa FO, Takenaka-Martinez S, Cota LOM, Ferreira SD, Silva GLM, Costa JE. Peri-implant disease in subjects with and without preventative maintenance: a 5-year follow-up. *J Clin Periodontol* 2012; 39: 173–81.

[3] Mombelli A, Lang NP. The diagnosis and treatment of peri-implantitis. *Periodontol 2000* 1998; 17: 63–76.

[4] Lindhe J, Meyle J. Peri-implant diseases: consensus report of the Sixth European Workshop on Periodontology. *J Clin Periodontol* 2008; 35 (Suppl 8): 282–5.

[5] Sanz M, Chapple IL. Clinical research on peri-implant diseases: consensus report of Working Group 4. *J Clin Periodontol* 2012; 39 (Suppl 12): 202–6.

[6] Levy RM, Giannobile WV, Feres M, Haffajee AD, Smith C, Socransky SS. The effect of apically repositioned flap surgery on clinical parameters and the composition of the subgingival microbiota: 12-month data. *Int J Periodontics Restorative Dent* 2002; 22(3): 209–19.

[7] Matuliene G, Pjetursson BE, Salvi GE, Schmidlin K, Brägger U, Zwahlen M, Lang NP. Influence of residual pockets on progression of periodontitis and tooth loss: results after 11 years of maintenance. *J Clin Periodontol* 2008; 35(8): 685–95.

[8] Isidor F. Clinical probing and radiographic assessment in relation to the histologic bone level at oral implants in monkeys. *Clin Oral Implants Res* 1997; 8: 255–64.

[9] American Academy of Periodontology. Peri-implant mucositis and peri-implantitis: a current understanding of their diagnosis and clinical implications. Whitepaper for The American Academy of Periodontology. *J Periodontol* 2013; 84: 436–43.

[10] Begoña Ormaechea MB, Millstein P, Hirayama H. Tube angulation effect on radiographic analysis of the implant–abutment interface. *Int J Oral Maxillofac Implants* 1999; 14: 77–85.

[11] Golubovic V, Mihatovic I, Becker J, Schwarz F. Accuracy of cone-beam computed tomography to assess the configuration and extent of ligature-induced peri-implantitis defects. A pilot study. *Oral Maxillofac Surg* 2012; 16: 349–54.

[12] Froum SJ, Froum SH, Rosen PS. Successful management of peri-implantitis with a regenerative approach: a consecutive series of 51 treated implants with 3 to 7.5 year follow-up. *Int J Periodontics Restorative Dent* 2012; 32: 11–20.

[13] Mombelli A, Cionca N. Systemic diseases affecting osseointegration therapy. *Clin Oral Implants Res* 2006; 17 (Suppl 2): 97–103.

[14] Heitz-Mayfield LJ, Huynh-Ba G. History of treated periodontitis

and smoking as risks for implant therapy. *Int J Oral Maxillofac Implants* 2009; 24 (Suppl): 39–68.

[15] Bornstein MM, Cionca N, Mombelli A. Systemic conditions and treatments as risks for implant therapy. *Int J Oral Maxillofac Implants* 2009; 24 (Suppl): 12–27.

[16] Krennmair G, Seemann R, Piehslinger E. Dental implants in patients with rheumatoid arthritis: clinical outcome and peri-implant findings. *J Clin Periodontol* 2010; 37: 928–36.

[17] Renvert S, Aghazadeh A, Hallström H, Persson GR.Factors related to peri-implantitis – a retrospective study. *Clin Oral Implants Res* 2014; 25: 522–9.

[18] Klokkevold PR, Han TJ. How do smoking, diabetes, and periodontitis affect outcomes of implant treatment? *Int J Oral Maxillofac Implants* 2007; 22 (Suppl): 173–202.

[19] Strietzel FP, Reichart PA, Kale A, Kulkarni M, Wegner B, Kuchler I. Smoking interferes with the prognosis of dental implant treatment: a systematic review and meta-analysis. *J Clin Periodontol* 2007; 34: 523–44.

[20] Hinode D, Tanabe S, Yokoyama M, Fujisawa K, Yamauchi E, Miyamoto Y. Influence of smoking on osseointegrated implant failure: a meta-analysis. *Clin Oral Implants Res* 2006; 17: 473–8.

[21] Schou S, Holmstrup P, Worthington HV, Esposito M. Outcome of implant therapy in patients with previous tooth loss due to periodontitis. *Clin Oral Implants Res* 2006; 17 (Suppl 2): 104–23.

[22] Karoussis IK, Kotsovilis S, Fourmousis I. A comprehensive and critical review of dental implant prognosis in periodontally compromised partially edentulous patients. *Clin Oral Implants Res* 2007; 18: 669–79.

[23] Van der Weijden GA, van Bemmel KM, Renvert S. Implant therapy in partially edentulous, periodontally compromised patients: a review. *J Clin Periodontol* 2005; 32: 506–11.

[24] Serino G, Strom C. Peri-implantitis in partially edentulous patients: association with inadequate plaque control. *Clin Oral Implants Res* 2009; 20: 169–74.

[25] Gigandet M, Bigolin G, Faoro F, Bürgin W, Brägger U. Implants with original and non-original abutment connections. *Clin Implant Dent Relat Res* 2014; 16(2): 303–11.

[26] Callan DP, O'Mahony A, Cobb CM. Loss of crestal bone around dental implants: a retrospective study. *Implant Dent* 1998; 7: 258–66.

[27] Linkevicius T, Vindasiute E, Puisys A, Linkeviciene L, Maslova N, Puriene A. The influence of the cementation margin position on the amount of undetected cement. A prospective clinical study. *Clin Oral Implants Res* 2013; 24(1): 71–6.

[28] Wadhwani C, Hess T, Faber T, Piñeyro A, Chen CS. A descriptive study of the radiographic density of implant restorative cements. *J Prosthet Dent* 2010; 103: 295–302.

[29] Linkevicius T, Puisys A, Vindasiute E, Linkeviciene L, Apse P. Does residual cement around implant-supported restorations cause peri-implant disease? A retrospective case analysis. *Clin Oral Implants Res* 2013; 24: 1179–84.

[30] Wadhwani C, Piñeyro A. Technique for controlling the cement for an implant crown. *J Prosthet Dent* 2009; 102: 57–8.

[31] Rungsiyakull C, Rungsiyakull P, Li Q, Li W, Swain M. Effects of occlusal inclination and loading on mandibular bone remodeling: a finite element study. *Int J Oral Maxillofac Implants* 2011; 26: 527–37.

[32] Hudieb MI, Wakabayashi N, Kasugai S. Magnitude and direction of mechanical stress at the osseointegrated interface of the microthread implant. *J Periodontol* 2011; 82: 1061–70.

[33] Fu J-H, Hsu Y-T, Wang H-L. Identifying occlusal overload and how to deal with it to avoid marginal bone loss around implants. *Eur J Oral Implantol* 2012; 5: 91–103.

[34] Daftary F, Mahallati R, Bahat O, Sullivan RM. Lifelong craniofacial growth and the implications for osseointegrated implants. *Int J Oral Maxillofac Implants* 2013; 28: 163–9.

[35] Rieder CE, Parel SM. A survey of natural tooth abutment intrusion with implant-connected fixed partial dentures. *Int J Periodontics Restorative Dent* 1993; 13: 334–47.

[36] Louropoulou A, Slot DE, Van der Weijden F. Mechanical self-performed oral hygiene of implant supported restorations: a systematic review. *J Evid Based Dent Pract* 2014; 14 (Suppl): 60–9.

[37] Heitz-Mayfield LJ, Salvi GE, Botticelli D, Mombelli A, Faddy M, Lang NP. Anti-infective treatment of peri-implant mucositis: a randomised controlled clinical trial. *Clin Oral Implant Res* 2011; 22: 237–41.

[38] Hallström H, Persson GR, Lindgren S, Olofsson M, Renvert S. Systemic antibiotics and debridement of peri-implant mucositis. A randomized clinical trial. *J Clin Periodontol* 2012; 39: 574–81.

[39] Cardaropoli D, Gaveglio L. Supportive periodontal therapy and dental implants: an analysis of patients' compliance. *Clin Oral Implants Res* 2012; 23: 1385–8.

[40] Zuiderveld EG, den Hartog L, Vissink A, Raghoebar GM, Meijer HJ. Significance of buccopalatal implant position, biotype, platform switching, and pre-implant bone augmentation on the level of the midbuccal mucosa. *Int J Prosthodont* 2014; 27(5): 477–9.

[41] Lin GH, Chan HL, Wang HL. The significance of keratinized mucosa on implant health: a systematic review. *J Periodontol* 2013; 84: 1755–67.

[42] Roos-Jansåker AM, Lindahl C, Renvert H, Renvert S. Nine-to-fourteen-year follow-up of implant treatment. Part I: implant loss and associations to various factors. *J Clin Periodontol* 2006; 33: 283–9.

[43] Brown IS. Current advances in the use of lasers in periodontal therapy: a laser-assisted new attachment procedure case series. *Clin Adv Periodontics* 2013; 3: 96–104.

[44] Romeo E, Ghisolfi M, Murgolo N, Chiapasco M, Lops D, Vogel G. Therapy of peri-implantitis with resective surgery. A 3-year clinical trial on rough screw-shaped oral implants. Part I: clinical outcome. *Clin Oral Implants Res* 2005; 16: 9–18.

[45] Matarasso S, Iorio Siciliano V, Aglietta M, Andreuccetti G, Salvi GE. Clinical and radiographic outcomes of a combined resective and regenerative approach in the treatment of peri-implantitis: a prospective case series. *Clin Oral Implants Res* 2014; 25: 761–7.

[46] Schwarz F, Sahm N, Becker J. Combined surgical therapy of advanced peri-implantitis lesions with concomitant soft tissue volume augmentation. a case series. *Clin Oral Implants Res* 2014; 25: 132–6.

[47] Kiger RD, Nylund K, Feller RP. A comparison of proximal plaque removal using floss and interdental brushes. *J Clin Periodontal* 1991; 18: 681–4.

[48] Sicilia A, Arregui I, Gallego M, Cabezas B, Cuesta S. A systemic

review of powered vs manual toothbrushes in periodontal cause-related therapy. *J Clin Periodontol* 2002; 29 (Suppl 3): 39–54, Discussion 90–91.

[49] Thomson-Neal D, Evans GH, Meffert RM. Effects of various prophylactic treatments on titanium, sapphire, and hydroxyapatite-coated implants: an SEM study. *Int J Periodontics Restorative Dent* 1989; 9: 300–11.

[50] Rapley JW, Swan RH, Hallmon WW, Mills MP. The surface characteristics produced by various oral hygiene instruments and materials on titanium implant abutments. *Int J Oral Maxillofac Implants* 1990; 5: 47–52.

[51] Louropoulou A, Slot DE, Van der Weijden F. Titanium surface alterations following the use of different mechanical instruments: a systematic review. *Clin Oral Implants Res* 2012; 23: 643–58.

[52] Mann M, Parmar D, Walmsley AD, Lea SC. Effect of plastic covered ultrasonic scalers on titanium implant surfaces. *Clin Oral Implants Res* 2012; 23: 76–82.

[53] Renvert S, Samuelsson E, Lindahl C, Persson GR. Mechanical non-surgical treatment of peri-implantitis: a double-blind randomized longitudinal clinical study. I: clinical results. *J Clin Periodontol* 2009; 36: 604–9.

[54] Froum SJ, Rosen PS. Reentry evaluation following treatment of peri-implantitis with a regenerative approach. *Int J Periodontics Restorative Dent* 2014; 34: 47–59.

[55] Pontoriero R, Tonetti MP, Carnevale G, Mombelli A, Nyman SR, Lang NP. Experimentally induced peri-implant mucositis. A clinical study in humans. *Clin Oral Implants Res* 1994; 5: 254–9.

[56] Salvi GE, Aglietta M, Eick S, Sculean A, Lang NP, Ramseier CA. Reversibility of experimental peri-implant mucositis compared with experimental gingivitis in humans. *Clin Oral Implants Res* 2012; 23: 182–90.

[57] Renvert S, Polyzois I, Persson GR. Treatment modalities for peri-implant mucositis and peri-implantitis. *Am J Dent* 2013; 26: 313–18.

[58] Leonhardt A, Dahlen G, Renvert S. Five-year clinical, microbiological, and radio-logical outcome following treatment of peri-implantitis in man. *J Periodontol* 2003; 74: 1415–22.

[59] Charalampakis G, Leonhardt Å, Rabe P, Dahlén G. Clinical and microbiological characteristics of peri-implantitis cases: a retrospective multicentre study. *Clin Oral Implants Res* 2012; 23: 1045–54.

[60] Rams TE, Degener JE, van Winkelhoff AJ. Antibiotic resistance in human peri-implantitis microbiota. *Clin Oral Implants Res* 2014; 25: 82–90.

[61] Bergmann RH. Occlusal considerations for dental implant restorations. *Compend Contin Educ Dent* 2014; 35: 455–8.

第28章

种植并发症的相关法律问题

Medicolegal issues related to implant complications

Edwin J. Zinman

医疗事故诉讼成因

诉讼的发生率

在美国，每年有超过10 000件因医疗过失而对患者进行赔偿（通过和解或判决）的案件。医疗事故赔偿金额度自2003年到2012年稳步下降，而自2013年开始呈上升趋势，到2014年整体增加了4%。2014年，加州以及美国西部的多个州，有些许降低。而大多数州，均呈增加趋势，尤其是美国南部及东北部。纽约赔偿最高，居民人均赔偿金为36.15美元。东北部，作为一个整体，人均赔偿金28.20美元，仅次于纽约，但比第三位（中西部）高3倍。

2014年数据显示，医疗事故赔偿在近20年下降后再次出现上升趋势[1]。绝大多数（超过97%）赔款并非由陪审团或法官裁决产生，而是通过庭外和解的方式达成[2]。所有通过庭外和解和陪审团裁决的赔款都必须向国家执业医师数据库报告，但均对外保密。医疗健康研究与质量局估计，2010—2013年期间，由于集中精力普及减少手术位点感染、不良药物事件、其他可预防事故，使得在美国医院受到伤害患者减少130万。根据2010—1013年数据显示，上述不良事件减少累计为17%，2013年减少了800 000起医院获得性事件，健康与人类服务（health and Human Services, HHS）基金会创立的公-私协作体——患者经营公司（Partnership for Patients），开展3年期间，约50 000例死亡得以预防。在此期间，累计节约费用约120亿美元，最后一年占此数据的2/3（此数据更新至2013年，可在网站http://www.ahrq.gov/profession-also/quality-patient-safety/pfp查询）。

经由陪审团或法官裁决的医疗诉讼案件中超过70%以辩方胜诉告终[3]。虽然此比例有利于医方，但当一个临床种植修复医生（dentist placing or restoring implant, DPRI）被起诉时，医生不一定胜诉。许多案件是通过庭外和解方式处理的。多数显而易见的医疗过失案件在庭外达成了和解，因此影响了陪审的统计结果，显得陪审团似乎更倾向于支持作为被告的种植修复医生。多数牙科医疗过失处理政策都要求涉事牙医同意和解。有些政策规定涉事牙医需要为承保人赔付和法庭判决之间的赔偿差额承担责任[4]。

根据州立法院国家中心数据（图28.1和图28.2），近年来，由医疗/牙科过失行为以及交通事故引起的民事诉讼案件总数有所下降。尽管此类诉讼案件数量有所下降，但因医疗过失行为而产生的平均个案赔偿金额（和解或判决）却在上升。例如，2008年一起因镇静剂过量而导致的过失死亡诉讼案件，赔偿金额高达390万美元[5]。伊利诺伊州的牙科委员会将该涉事的牙体牙髓科医生降为试用级别，原因是其不合格的牙科医疗和未能准确记录病情。2008年，华盛顿州斯波坎陪审团判决一名口腔外科医生向患者赔付1480万美元。原因是其做了一台糟糕的可能非必要的颞下颌关节手术，导致一名

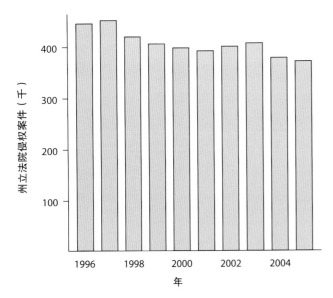

图28.1　1996—2004年州立法院的侵权案件统计

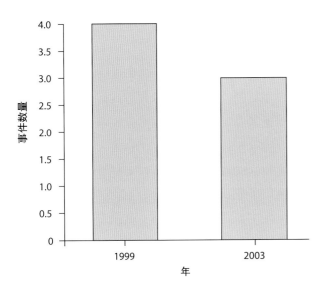

图28.2　1993—2003年过失医疗的发生率（来源：ADA对80 000名投保牙医的调查统计）

29岁的患者无法张口[6]。

2009年，新泽西州判决一名手术前未取得资格证书的口腔外科医生为患者非正常死亡支付1100万美元的赔偿金[7]。2007年，洛杉矶陪审团判决牙周医生2673百万美金的赔偿金，由于种植体侵犯穿通下颌神经管，导致患者持续性疼痛麻木异常。

侵权法改良

传统侵权法的主要目的是减少不良医疗事故的数量和赔偿。主要是通过3种不同的策略来实施改良的：第一组改良为诉讼以及审判设置障碍，第二组改良限制了原告可获得的赔偿数额，第三组改良了如何赔付伤害赔付金。

审判前筛选陪审团

早期阶段，先有专家陪审团审阅不良医疗事故案例，提供是否有进入审判程序充足理由的建议。一般而言，否定建议并不能禁止一个案件进入下一个程序，但可促使原告须交付保证金，而且否定建议在审判时允许作为证据提供。

诉讼资质

在提出医疗不良事故诉讼时或之后即刻，原告必须呈递一份宣誓词，由一名有资质的牙科专家认可有诉讼的理由和价值。

见证专家资格

不良医疗事故的专家见证必须提供某些证明书，如提起诉讼所在州的许可证，以及相关诉讼专业领域的委员会证书，或与被告医生同一领域的培训证明。

律师费限制

律师公费通常由赔偿金的百分比限制，但也可以设置最大费用限制。

伤害的补偿上限

对不良医疗事件造成的非经济损失（疼痛以及痛苦）、经济损失以及两者同时进行经济补偿时，有补偿上限。30个州均有此限制。然而，一些法庭已废用侵权法的改良法。

用于原告的上限限制了原告由此获得的赔偿金，或用于被告，限制被告支付的赔偿总额。最近，密苏里州以及佛罗里达州的最高法庭规定，非经济损害的上限规定是违反宪法的（表28.1）。

不良事件责任将总体吓阻（general deterrence）

表28.1 州最高法院废除非经济侵害之赔偿上限的几个州

	Size of cap	Year of State Supreme Court decision
Florida	$500 000.00	2014
Missouri	$350 000.00	2012
Georgia	$350 000.00	2010
Illinois	$500 000.00	2010
Alabama	$400 000.00	2003
Oregon	$500 000.00	1999
Washington	Sliding scale	1989
New Hampshire	$875 000.00	1980, 1991

作为需要警惕的动机。研究显示，州宪法的伤害上限导致更高的患者安全不良事件的发生率，这些原本是可预防。无证据显示，限制不良事件诉讼降低了保险费用曲线，反而有反作用。研究也未发现有证据显示，与20个未设置上限的州相比，9个新采纳上限的州并未弥补医师的赔偿损失[8]。

过去20年，根据兰德公司的研究，在实施宪法严格限制不良事故诉讼的3个州，并未影响急诊室的急诊数量以及费用。这3个州将不良事件诉讼从"普通疏忽"提升到"严重疏忽"。然而，研究者查阅了超过300万索赔，发现在这3个州采取了侵权法改良法案后，索赔无任何改变[9]。

平行来源规则法改良

此改良消除了传统法规要求，传统要求即使受害原告已经获得其他来源的赔偿（如健康保险），赔偿数额不应该从被告应赔付的额度里减除。

改变赔偿金定期支付的方式

保险公司被许可或要求在一段时期内支付不良医疗事件赔偿，而非一笔付清。保险公司可以保留原告有生之年未支取的余留赔偿金。

连带责任法改良

不良医疗事件涉及多个被告时，每位被告支付的赔偿责任限于法官分配给他的比例。没有此法定改革，原告可以从一位被告处获得全部的裁决，无论被告的犯错范围。

现存最好的经验证据，并不能奠定强有力的基础，认为这些改革促进过去20年相对稳定的环境。50个州的对照研究表明，这些改良措施与索赔降低20%～30%相关，但对于保险费仅有中等影响。大多数研究评估了其他传统改良与索取频率、付出款项或保险赔偿费的关系，并未发现阳性相关结果。总而言之，不良事件信任危机可能与保险行情周期以及索取赔偿费用的改变相关。

尽管达到了本州的目标，传统法改良并不能详细阐述不良事件系统的两大核心功能，即赔偿被疏忽的受伤患者与遏制不规范医疗操作。证据的权重表明，此系统对于赔偿以及遏制机制的有效性最多是中等效力。

在沟通-解决程序内，医疗保险促进与患者及家属对意料之外的治疗结果进行讨论，展开快速调查，为患者及家属提供解释为何伤害会发生，提供道歉并接受与伤害情况相应的责任。对于机构以及保险公司已经确定伤害是由于非标准的医疗行为所致，他们也会积极促使并针对患者要求提供赔偿，无须等患者提出诉讼。在并非由不良操作所致的案例中，他们解释为何会出现此不良医疗结果，并表明他们会在随后的诉讼中为涉及的执业者及机构辩护。

沟通-解决程序的逻辑依据有三层。其一，传统否认-辩护方式常常花费较高，在一些有价值的案例中尤其浪费，这些案例中原告最终将获得一些赔偿。这一途径也会滋长当事人的一些不良意愿，使得诉讼延长，相解要求增加。其二，沟通-解决程序加强了保险公司对不良结果处理的透明度。其三，研究表明缺乏沟通、公平以及需要知情是患者诉讼的主要原因。

沟通-解决途径是列克星敦、肯塔基、退伍军人医院以及密歇根健康体系率先提出的，已经被其他机构采纳使用。这些早期程序，通常在专业资源丰富的医疗中心实施，据报道，显著降低了不良医疗事件的索赔以及花费。此效果超出之前任何公共法改革措施的效用，比如补偿上限。特别是在实施沟通-解决策略之后的6年来，密歇根健康系统大学报道，每月支付给患者的赔偿金缩减了59%。每月平均索赔率减少36%。这一结果超出保险精算师的预测，其预测基于机构的历史经验、州以及国家趋势。斯坦福大学报告，在采纳此程序的3.5年内，索赔率降低了36%，每年保险费缩减了32%。

先诉抗辩权通知法缓和期

11个州具有先诉抗辩权通知法，要求原告通知被告其诉讼意图，通常要求提前1～6个月。目的在于为投保保险公司、投保医生及机构创造一个窗口期，尝试与原告和解解决。

"对不起"法

约2/3的州采取了"道歉"或"对不起"法。临床医生的遗憾陈述，同情表达或由于导致伤害而道歉，道歉法将保护医生的这些陈述不在法律诉讼中作为证据。目的在于鼓励临床医生对所致伤害道歉，希望促进和解。

道歉法可能对减轻临床医生的担忧有益，医生可能会担忧诚实以及坦诚在不良事件中的直接后果[10]。

种植相关法律诉讼的成因

一项关于牙科医疗过失行为的研究指出，因种植体植入而导致的并发症是引起诉讼的第三位原因[11]。种植相关的诉讼高发生率部分原因在于不断增加的种植体植入数量。全科牙医通常是此类诉讼中的首要对象。最常见的诉讼原因是种植体植入的解剖位置不当，造成种植体无法使用或修复[11]（参见第11章、24章、25章）。

笔者的经验也证实与种植相关的索赔案件正在增多，种植体钻及或植入下牙槽神经管（inferior alveolar nerve canal，IANC）而产生的麻木（感觉

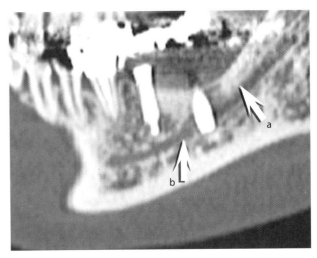

图28.3 种植体完全贯穿了下牙槽神经管（IANC）。a. IANC骨皮质的上缘。b. IANC骨皮质下缘

异常或麻痹）或烧灼样疼痛、感觉迟钝，是引起此类案件最常见的原因。通常是因为医生在植入种植体时没有在计算机轴向断层扫描（computer axial tomographic，CAT）或锥形束CT（cone beam computed tomographic，CBCT）成像辅助的情况下进行，又或者当患者在种植体植入24h内诉感觉麻木和/或有烧灼感时，医生未能及时取出种植体或没有立即让患者进行影像学检查。CT影像可以清晰地诊断出种植体是否穿入下牙槽神经管，从而决定是否需要立即回旋后退或者取出种植体。例如，洛杉矶一陪审团判决一名牙周科医生及其全科牙科诊所业主共同赔偿一名女性患者265万美元，原因是该牙周科医生在植入一枚种植体时完全贯穿了下牙槽神经管（图28.3），导致永久麻木，结果致使患者无法继续从事其护理工作。该被告医生虽然在术前做了CT检查，但显然经验不足，在术前未能熟练地使用和分析CT图像（参见第5章）。

可能引起诉讼的行为或疏忽

培训不足

口腔颌面种植学词汇中，将并发症定义为常规治疗所出现的意外结果，通常分为机械并发症或生物学并发症，例如手术并发症、出血、下牙槽神经损伤、感染、伤口延迟愈合或未获得骨结合[12]。

缺乏足够的外科培训和经验与许多本可避免的手术并发症和不良后果息息相关[13]。对高难度复杂手术而言，手术次数的多少与手术成功相关联，换而言之，做手术次数少，缺乏经验是外科医生失败的根源[9-11]。回顾手术中出现的错误，一些具体的介入措施可以帮助经验不足的医生，如接受指导和进一步培训。遵照合理谨慎的治疗原则，缺乏植入和修复训练和经验的医生有责任和义务把患者转介给那些有丰富经验、训练有素的临床医生处理。从法律角度来看，所有种植和修复种植的牙医，都应该遵循相同的合理治疗原则。因此，所有合理谨慎的医生必须具备并行使与当前同行和文献所支持和证实的水平相一致的种植治疗。对于一名医生要在牙槽嵴条件不佳、美学区或邻近重要结构的地方植入种植体，为期两天的种植培训课程显然是不够的。复杂的种植培训项目应该是2～3年，学习解剖、风险评估、生物学愈合原则、影响种植体正确植入的因素、利用CBCT制订治疗计划、骨结合、软硬组织处理、维护以及植入中与植入后并发症的预防及治疗。

未受训的医生置患者于并发症风险中，降低了成功率。全科牙医实施种植修复时的并发症发生率是受训专科牙医团队的两倍（如牙周科医师、颌面外科医师以及修复医师）[14]。修复10年以内的种植体并发症发生率约50%。种植体位置不良、种植体周围炎以及种植修复体美观欠佳，是最常见的三大并发症[15]。

"超时"(time out)

确定正确的患者、位点以及策略是避免错误患者手术位点的根本。联合委员会（Joint Commission, JC）是美国认定保险机构的独立机构，推荐了一系列风险降低策略以预防不良位点的手术。这些建议主要是外科团队应该多花些时间去确定合适的患者、位点及方案[16]。

关于不良位点手术的病例综述，发现了4种主要因素：沟通不畅、术前检查不足、图像误读以及人为失误。工业比如航空、核能要求团队备忘录来预防失误。种植术前切第一刀前推荐常规对照一下备忘录作为预防措施。

为了预防不良手术位点或患者，团队应形成安全意识作为外科团队责任并定期监督。外科团队培训中也应建立"超时"以及术前备忘录来证明正确的外科位点以及外科方案[17]（http://www.jointcommission.org/assets/1/18/SEA_24.pdf）。研究表明引入术前备忘录后，病死率以及患病率显著降低[18]。

抗生素预防

对于接受侵入性牙科治疗而有感染风险的患者常规使用预防性抗生素，每年美国保险公司需要支付超过1.5亿美金[19]。根据美国牙科协会以及整形外科协会2012年提出并在2014年更新的建议，对于具有矫形植入体的患者在接受牙科治疗前，没有足够的证据建议此类患者需要预防性使用抗生素，因为无直接证据表明常规牙科操作导致假体关节感染[20]。

另外，美国心脏协会不再建议具有先天性心脏瓣膜疾病的中度风险患者预防性使用抗生素，此类患者占心脏病患者的90%，此前是建议预防性服用抗生素的。英国中断所有牙科治疗预防性使用抗生素后，感染性心内膜炎的发生率增加。这一统计数据包括具有人工心脏瓣膜及其他高风险的英国患者，然而，目前美国心脏病协会指南是建议给此类患者服用抗生素的[21]（参见第3章）。

新的种植体装置

采用新的装置可能产生一些风险。过一段时间，同样的装置可能成为标准，临床医师不得不使用它。当使用新装置时，临床医师有责任了解其安全及有效记录。开始时，需要遵照出厂指南，阅读警告辨别哪些患者适合使用此类新装置。仅仅依赖厂家说明书使用指南是不够的，后续的研究可能改变这些指南。临床医生需要随时更新厂家以及专业协会提供的最新信息。

如果你用不同于说明书建议的方式使用某装

置，并阐述如此做的理论依据。依然要求在可接纳惯例内遵循标准操作。如果使用无标签的某装置时，责任就仅仅由临床医师负责，无关乎厂家。

对于任何新的设备或装置，尤其是无标签使用，强烈要求知情同意。任何操作，临床医生必须告知患者所有的重大风险、利益以及其他选择。

种植指南

临床医生有责任警觉于安全有效使用牙科种植体的条款及指导参数。食品及药物管理局FDA、美国牙科协会ADA、欧洲医疗设备联盟EMUDD分别建立安全有效使用牙科种植体的指南。

骨结合专委会2010年颁布了种植体指南。摘录这些指南如下：

- 确定所有成员接受足够的教育、培训、经验，并具备基于这些治疗的证据能力
- 在简明病例中，临床医生需快速理解治疗的目标和方案。明确理想的牙齿位置。手术涉及最小的解剖风险，无须软硬组织移植或解剖结构的调整
- 将复杂病例转诊到具有资质的专家处，考虑患者的最大利益
- 临床医生具有预测、认识以及处理治疗过程中并发症的能力，此为重中之重
- 任何进行外科或修复操作的执业者，无论全科医师或专科医师，尤其对复杂病例，应按照专家建议的同一执业标准操作，或对于专家，要采用等同于其同行的标准程序
- 建议使用辅助措施，有助于术前诊断、确定病例的复杂性以及种植体数目、位置、类型、角度、基台选择，包括以下几点：诊断蜡型，图像技术，放射影像学引导和导板，计算机辅助计划软件
- 按照美国口腔颌面外科协会（AAOMS）列出的患者指标，根据手术分类体系（1~4阶）评估手术风险
- 种植成功的理想结果，不仅仅是获得治疗目标，

更是维持稳定功能、美学上可接受的缺失牙替换

- 定期评估种植体是患者照护的必要部分。提供治疗的医生应负责进行评估。根据团队安排，应该事先达成一致，明确患者的追踪是由外科医师、修复医师抑或全科医师负责。复诊评估应包括：上部结构、种植体周围组织以及患者的卫生维护状况。美国牙周病学协会推荐的种植体回访评估，有以下考量：卫生状况水平，种植体周的临床情况，探诊出血或渗出，袋深以及牙槽骨水平，种植体的影像学检查，种植体周骨水平，种植体基台连接的牙槽骨水平，修复体稳定性，咬合螺丝或粘接情况评估，检查全冠材料是否崩裂，咬合评估，患者舒适度以及功能，评估合适的维持复诊间隔[22]

种植体位置

上颌前牙美学区，建议种植体颊侧留出2mm骨，确保颊侧骨板的稳定，最小化种植体周黏膜退缩。为了获得美学穿龈轮廓，种植体平台一般置于邻牙釉牙骨质界根向3~4mm，距邻牙牙根1.5~2.0mm。

种植体三维位置的计划有助于确保治疗的长期美学及功能[23]。

替代治疗选择

总牙科学会（The Academy of General Dentistry, AGD）确立牙科种植是以修复为导向的治疗。从业标准认可DPRI医生在治疗计划上可有不同，但必须遵照这一专业标准，无任何植入方法可以例外。然而，替代方法的选择必须是合理抉择，即使它是少数DPRI医生而非多数的选择。比如，以下情况下可能有一种以上的合理选择：

- 种植体的长度和直径
- 移植物或膜材料
- 种植体表面处理
- 种植系统

- 即刻与延迟种植体植入，临时或负载
- 移植或用粉色龈瓷材料遮盖

　　合理的替代方法不包括不合理的选择。因而，如果骨量不足，包括骨增量不足，和/或未制订谨慎的治疗计划避免将种植体植入下颌神经管。

植入种植体时判断不合理

　　因不合理判断而产生的失误，不能作为辩护理由。以下是一些植入种植体时判断失误的例子：

- 因为术前未行骨增量手术，所以在骨量不足区域植入种植体时导致种植体失败或种植体穿入上颌窦或神经管（图28.4a，b）
- 术前未行充分的影像学检查，为避免种植体太接近重要的解剖结构，例如下牙槽神经在出颏孔前上升，该区应保留至少2mm的安全区（图28.4c）
- 在拔牙后骨量不足的牙槽窝内即刻植入种植体，如果不侵犯重要的解剖结构（如下牙槽神经管、鼻腔或上颌窦），难以获得种植体初期稳定性
- 未能正确评估解剖结构欠佳区域的植入位点情况，如牙槽嵴萎缩区，术前未进行CBCT检查分析
- 种植体与邻牙接触并损伤邻牙
- 因判断或手术失误，种植体植入位置不佳（如因牙槽嵴萎缩，骨缺损或修复的原因，在植入种植体时，可能特意偏离了原来的角度），从而严重影响美学效果，导致种植体周围炎或者影响功能
- 术后出现持续神经病理性症状如烧灼痛/麻木/感觉异常，仅观察等待而未在症状出现30h内取出侵犯下颌神经管的肇事种植体[24,25]

　　在一桩调解的诉讼案例中，赔偿915 000美元，口腔外科医生辩护称，他在20号牙位植入种植体计划时确保有2mm的安全区域。然而，原告患者辩驳该口腔外科医生在20号牙位植入时未能平行于相邻的21号天然牙。结果该医生种植时偏离了角度，使种植体

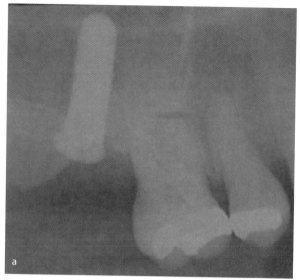

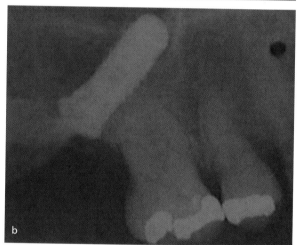

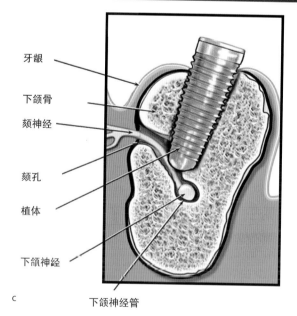

图28.4　a，b. 在骨量不足区域植入种植体。c. 种植体在下牙槽神经上升区段穿通下牙槽神经管（IANC）的示意图

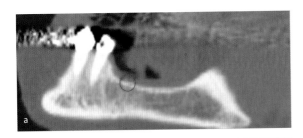

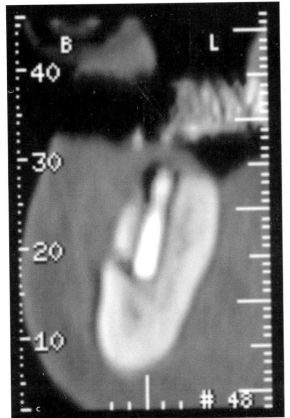

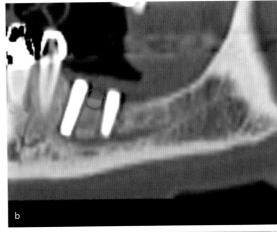

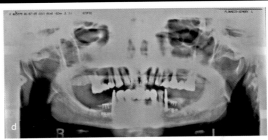

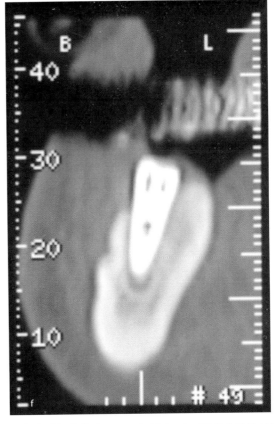

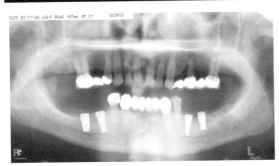

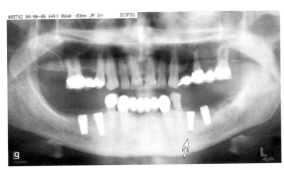

图28.5　a. 牵张成骨术前（2005.03.19）。b. 牵张成骨的牙槽嵴区（2005.06.07）。c. 牵张成骨术后（2006.04.03）。d. 术后即刻影像学检查20号种植体靠近下牙槽神经管（IANC），并且颏孔的影像模糊（2006.03.17）。e. CBCT检查示种植体遮蔽了IANC管径的一半。f. CBCT示种植体遮蔽了IANC管径的一半。g. 用7mm的种植体代替9mm的种植体重新植入后的影像学检查（2006.04.06）

"叉入"下颌神经管超过半个管腔（图28.5d~f）。

口腔外科医生在术后即刻行曲面断层检查提示IANC受到侵犯，患者在术后8h及之后一直抱怨出现持久性麻木，证实了这一点（图28.5d）。种植体植入17天后，医学CT检查证实了IANC的穿通（图28.5e）。又过了3天，医生才将9mm的种植体更换为7mm的种植体，这时已为时过晚了（图28.5g）。

该患者也指出，在种植前其萎缩的下颌牙槽嵴曾行牵张成骨术，外科医生植入前对骨高度的测量有误。但医生认为通过牵张成骨已经获得了4mm的垂直骨高度增加。然而，该医生在植入前没有重新测量可能获得的骨高度。但回顾该案可证实，骨高度并没有增加（图28.5a~c）。因此，该口腔外科医生试图通过增加牙槽嵴高度来植入长种植体并不成功，必须使用短一些的种植体。

术后5年，该患者几乎一直承受着麻木性疼痛、持续的唇部烧灼感和下巴疼痛感，难以继续从事其资深会计师的工作。患者在诉讼中声称，如果口腔外科医生在术后8h患者首次提出有持续性麻木时就迅速采取措施，旋出种植体，而非推迟20天后才取出种植体，那么即使这种持续性的麻木和感觉异常不能完全逆转，也可能会大大减轻。

基于证据的种植体说明书

临床意义效果是设计和解释任何随机对照临床试验的重要考量。评估临床意义效果的统计学方法不同于确定是否有统计学差异的方法[26]。也要考虑研究者的偏倚。一项荷兰调查研究表明，15%的研究者承认近期编造或伪造数据。25%以上的研究者承认删减证实某一假说的阴性数据或结果，72%的研究者斥责发表压力太高[27]。当研究者重新分析随机对照试验中的患者水平的数据时，约1/3的试验结果发生了改变[28]。因而，可重复性以证实研究结果应该是所有临床研究试验的准则。

偏倚风险最低的研究是观察性研究，研究者比较暴露于某风险因素组与非暴露组的结果[29-32]。

从业标准的定义

从业标准要求一名种植修复临床医生应具备与其他种植修复医生同行在相同或相似的情况下所具备及应用的技能、知识、谨慎诊断与治疗的能力[33]。虽然不同判决之间对从业标准略有不同，但所有判决均认为合理、谨慎、细致的治疗是最基本的要求。

种植专科不是美国牙科学会（American Dental Association, ADA）认可的独立专科。因此，从业标准对所有DPRI医生，无论他们是专科医生还是全科医生，无论是在植入、取出或修复过程中，要求都是相同的。种植体通常由专科医生植入，如口腔外科医生和牙周科医生。只要进行种植体植入的DPRI医生都须遵守在相同法律框架下的从业标准，所有医生均可通过种植专项培训、研究生培训、继续教育课程以及同行发表的期刊或专业书籍来获取所有必要的培训、资讯和技术。

从业标准并不要求完美，也不要求理想化的牙科。从业标准要求的是合理谨慎的治疗，基于尊重科学证据。现行同行综述期刊上发表的循证医学研究，为合理治疗提供了科学依据的基础。法院在审判的时候也认识到这一点[34]。

与时俱进的要求

从业标准要求DPRI医生了解当前研究和参与继续教育课程。当出现新的产品与资讯对现有产品和技术的安全性和有效性产生挑战时，DPRI临床医生必须重新评估操作方法。只要支持改良技术的研究是科学有效的，那么DPRI临床医生就应理性地考虑采纳或适应该技术。比如，研究采用统计学意义上足够的患者样本量，并对其安全性、功效、耐用性有充分长期的评估。一个严谨的医生遵循的原则是：在接触新技术或新产品时，不要做第一个，也不要做最后一个。

谨慎的医生也应该考虑，新种植系统在短期研究中的临床疗效是否能够保证长期的成功。因此，别让你的诊所成为种植体制造商的临床实验室。

患者依从性

一项研究显示对新药的依从性为31%，34.7%的病例对心血管药物依从不足。抗感染药物的依从性最低，为24.2%。

在药物费用与依从性差之间存在渐进性正相关，在最便宜与最昂贵药物之间的依从性差别为11%。与不支付共付额的患者群相比，需要支付最大共付额药物的患者的差依从性平均增加63%。奇怪的是，药房的电话随访确保抗生素服用完毕的一项试验，亦不能提高患者对处方药的依从性[35]。

戒烟

吸烟不是种植手术的绝对禁忌证，但是吸烟是降低种植成功率以及增加并发症的风险因素，只要提前告知患者这些风险，种植手术就可以进行[36]。

烟草使用与口腔及口周疾病相关，因为绝大多数烟草都是通过口腔使用。全国口腔健康促进行动委员会强调，必须戒烟以及采取其他社区项目以促进健康。因而，牙科工作者在帮助患者戒烟中可发挥重要作用。

美国公共卫生局强调了称作5A的5步策略，为卫生专业人员帮助患者戒烟提供了框架。

1. 询问所有患者是否吸烟；
2. 建议所有吸烟患者戒烟；
3. 评估吸烟者的戒烟意愿；
4. 提供药物或咨询或其他治疗；
5. 安排随访防止戒烟患者再吸烟。

在就诊内科医生时，64.8%的成人吸烟者被建议戒烟，而在看牙医时，仅31.2%的吸烟者被建议戒烟。在被建议戒烟的内科患者中，52.7%至少接受一种方式的帮助，而非简单的戒烟建议，24.5%的牙科患者受到如此帮助（$P<0.05$）。2010—2011期间约940万的吸烟者访问牙医而未得到任何戒烟咨询[37,38]。

疾病控制预防中心估计，2013年美国吸烟者仅17%，比2005年的21%明显下降。2013年约4200万美国人仍常规吸烟，比2005年减少了300万。

知情同意

知情同意的基本原则

知情同意的法律基础是，认为所有心智健全的人都有权对自己的身体做出他们认为合适的处置[39]。一个不了解医学知识的患者，除非在治疗前已对治疗方法的替代方案、优点和潜在并发症有足够的认识，否则不可能做出明智的决定。这在患者接受非急症治疗时尤为重要，因为患者有充足的时间决定是否接受一种选择性治疗。因此，知情同意的原则确保患者自愿选择治疗方案，尤其是在选择用种植体修复已缺失牙或即将缺失的牙齿时。

粗心的临床医生可能会因不慎或疏忽引起一些原本可以合理避免的治疗风险。患者不可能合法同意过失治疗[40]，因为这类知情同意是无效的，是违反公共法的。即使患者签订了知情同意书，被告知种植体植入术后具有永久麻木或感觉异常或疼痛风险，如果由于疏忽而致，对辩护仍没有意义。

知情同意仅仅用于非疏忽手术风险，因此与种植术中疏忽操作无关。几起州外案例表明，知情同意不能作为疏忽治疗的辩护证据。因而，如果患者没有控诉未知情同意，那么知情同意的证据是不允许的（Schwartz V. Johnson（2012）49A.3d359，206Md.App.458）。

尽管加州法庭未专门阐述知情同意与疏忽治疗问题，加州最高法院在宣言中声明：患者接受选择性手术时，尽管患者意识到此类手术本身会有受到伤害的风险，但此伤害是手术医生疏忽所致，患者自愿遇到此类风险，而非默认同意疏忽强加的伤害，或默认原谅术者不进行正常保险赔偿的责任，而是更有理由要求术者在医疗不良事件中承担责任（knight V. Jewett（1992）3 Cal.4th 296，

312）。因而，要求患者同意接受疏忽所致风险，等同于要求患者同意牙科侵害/殴打（battery）。侵害（battery）是指非自愿触及他人的身体。例如，为了改善种植体在健康颌骨上的结构，而拔除一位年轻患者半口牙周健康并完好无病变的牙齿——从这点上来说，医生不可能是疏忽，更可能的是因为医生的欺骗和诱导患者而获得的同意，对非必要治疗的欺诈索赔会使医生受到惩罚性的赔偿。职业责任保险政策会为其进行辩护，但不对其因欺诈产生的赔偿承担责任[41]。

知情同意&侵害

当临床医生获得患者知情同意进行某一类型的治疗，却采取了实质上不同的治疗，而此治疗未获得知情同意，就发生了侵权行为，因为医生故意偏离了知情同意。当临床医生完成某项获得知情同意的治疗，发生了罕见的并发症，此医生在知情同意时未告知此并发症，此仍作为未知情同意索赔。此种状况下，索赔基于专业上的疏忽，而非有意处理不当，因为临床医生并非有意偏离知情同意，而仅仅是未知情所有可能的并发症。

知情同意法要求，医生在治疗之前须告知有行为能力的患者决定性事实和讯息，让其充分了解后以便做出合理的治疗选择。

不同的州之间以及不同的国家之间，对于充分知情同意包含哪些要素不尽相同。比如，在中国，对患者家属而非患者本身提供知情同意。然而，该界定的不同代表了患者在面对选择种植修复时所想要获得的决定性信息也有所不同。但是，不向患者告知合理的治疗方案以及潜在的并发症，在所有州都是违反知情同意本义的。在一些州，不需要专家证言来确定应该告知患者什么知情同意。而在其他的州，专家证词则是必需的。

必须告知什么

充分知情同意的要求是告知患者ABCs——治疗的替代方案（A）、优点（B）和并发症（C）——以及替代治疗方案的优缺点[42]。患者有权从经治医生那里知道这些，而不是仅仅通过书面的知情同意表格或未取得牙医执业资格证书的前台人员那里获得（knight V. Jewett（1992）3 Cal.4th 296，312）。

知情同意必须使用通俗易懂的非专业语言，从而使患者可以了解并理解治疗风险是什么。同时，患者还必须被告知如果不采取治疗的后果是什么。最终，由患者决定是否接受所推荐的治疗方案。虽然医生很清楚治疗方案，并向患者推荐该治疗方案，但出于患者利益最大化的考虑，应由患者在全面了解替代方案的选择、优点和风险后，自行做出最后的决定是否接受该项治疗。

例如，当患者面临选择使用种植体或三单位固定桥来修复缺失牙时，患者应被告知种植治疗的优点，如保存牙槽骨，避免损伤健康的邻牙组织；以及三单位固定桥的缺点，如进行根管治疗和/或将来发生冠边缘龋坏的可能。患者也应被告知植入种植体的主要并发症，就如同大多数手术也会发生的一样，包括感染或失败。然而，特别是与种植相关的并发症，如种植体折断、种植体植入位置不佳、上颌窦穿孔、感觉异常以及美观效果欠佳，也必须作为知情同意的一部分，告知患者这是不可避免而非可避免的风险。

风险是确定可能发生的，某些特定伤害的可能评估。临床医生有责任用通俗易懂的语言尽可能清晰地准确描述风险的本质、可能性以及重要性。患者有权利知晓精确信息，以便根据风险的本质、可能性以及重要性做出明智的决定，而非仅仅考量风险与优点的平衡。

某些治疗决定取决于医生的选择，这些情况中，由于患者缺乏足够的知识，也没有经过专业的培训，因而他们无法对各式各样的治疗方案充分理解。对于种植体设计及应用的选择要求临床医生的合理判断。在以下情形中，由临床医生做出合理判断十分必要，而非由患者来决定：

- 是否选用夹板样的种植修复方式以减轻𬌗力
- 种植体的植入位点、采用何种种植体（一段式还是两段式）、是否采用特殊技术，例如是否在种植体植入前或在种植体植入同时进行骨增量手术
- 种植体的长度、宽度以及植入角度的选择
- 临时修复的类型，是采用固定修复，还是为避免穿黏膜的负重压力而采用活动修复

无论是书面的、插图式的还是视频的宣教材料——都必须使用非专业的语言来解释种植技术，以帮助患者充分理解。工作人员应审查知情同意书和辅助的宣教材料，但不能忽略经治医生的法律义务，经治医生有义务给患者建议。与患者讨论后，回答患者任何有关知情同意的问题。附录28.1是一份知情同意书的模版。知情同意书在各大专业机构均有提供，包括口腔种植国际协会、美国牙周病及口腔颌面外科协会。知情同意不应作为法律上的需要，而应作为最好的执业保障。

以知情同意作为抗辩理由只适用于从业标准内的操作

如果因不符合从业标准而导致治疗失败，那么医生就不能以在治疗前已告知患者有失败的风险进行抗辩（knight V. Jewett（1992）3 Cal.4th 296，312）。因此，举例来说，如果临床医生制备种植窝洞或植入种植体时过深，穿通了IANC并造成神经损伤，临床医生就不可以辩称在术前已告知患者种植手术有下牙槽神经损伤的风险。通过三维影像、精确的手术导航以及使用最长的钻针时也能与IANC上缘保留2mm骨质安全区，这些都能有效地避免这一风险[24,43]。

知情同意的免责只适用于遵循从业标准的治疗情形，但如果临床医生在治疗过程中是合理谨慎的，意外的结果还是发生了，那么DPRI医生就不需要对患者承担责任。因为患者在治疗前已被告知风险并自愿选择进行此次治疗。

若在治疗过程中出现一个合理的不可避免的风险，那就表明这是一个不良事件而非过失医疗。例如，一小部分的种植失败是由非疏忽的原因引起的。尽管临床医生法律上没有错，但仍应该体谅患者失望的情绪。不管什么原因，一颗种植体的失败，对患者就是100%的失败。

知情同意，应该被视为一个知情过程，而不是简单地在知情同意书上签名。这个过程包括持续的信息分享和决策形成。要实现知情同意，就必须与患者沟通。它既不是为了保护临床医生免责，也不是为临床上无限地满足患者对治疗方法或治疗形式不明智的要求和选择。尊重患者的自主权意味着临床医生不能把治疗方案强加于患者，但这并不意味着临床医生可以提供或提出不适当的、不合理的或有害的治疗方案供患者选择[44]。

种植修复是一种被认可并广泛接受的缺牙修复方式[45-47]。从业标准要求种植体应当作为替代缺失牙的合理选择方案之一。知情同意的法律宗旨认为，患者有权知情所有合理的治疗方案，包括种植修复、可摘义齿修复、固定桥修复或者不进行修复等。

知情拒绝

知情拒绝是医学法律的概念，指患者做出不接受医生所推荐的治疗方案，基于已充分理解不进行该项治疗的后果和并发症。知情拒绝与知情同意的过程相类似。正如患者具有同意的权利，也有选择拒绝的权利。但是，为了让患者有足够的知情拒绝权，需要将相关的事实提供给患者。

知情拒绝的概念与知情同意类似。因此，患者有权被告知拒绝特定治疗后的风险，简单地记录患者拒绝种植修复的建议是不够的，还应记录已尽力向患者解释拒绝接受种植治疗的风险，如完全由软组织–骨组织支持的义齿稳定性差，还会引起牙槽骨进行性萎缩。美国牙周病学会提供了知情拒绝的模版（http://www.perio.org/members/ pm/forms/index.htm）。

种植体失败

牙科治疗旨在获得所选择治疗的最好预期，如达到在尽可能长的期间最小并发症的目标。

绝大多数广泛应用于治疗抑郁的药物被报道减少骨形成，因而增加骨折风险以及种植失败风险。一项研究强调记录提供充分知情同意告知种植手术风险因子的病历记录的重要性[48]。

拔除牙周状况欠佳的牙齿，植入种植体，是基于一个推断，认为种植体比牙周欠佳的天然牙更能良好地行使功能，而且认为种植体的寿命与患者对牙周炎的易感性无关。然而，牙周炎易感的患者对种植体周围炎的易感风险也要高于牙周健康者[49]（图28.6）。

天然牙邻间骨高度每年降低约0.1mm[10,12,32]。种植体在第一年1mm骨丧失后，以后每年的骨丧失在0.1~0.2mm[1]。因而，天然牙即使不优于种植体，也至少与种植体一样好。

重度牙周炎可以得到成功治疗，阻止进一步病理性骨吸收。即使25%~30%余留牙周支持组织也足以维持功能，甚至长期功能。因而，如果成功的牙周治疗可阻止牙周进一步破坏，就没有必要用种植体替换天然牙。

一项10年的研究表明，与邻近种植体相比，经过牙周治疗的天然牙具有更稳定的放射影像学骨丧失[50]。对部分无牙颌患者，决定拔除牙周欠佳的天然牙而替换为种植体，应慎重考虑[51]。牙周炎易感的患者罹患种植体周围炎的风险增高，可能更易于丢失种植体。种植体植入后尽量延后种植失败。种植体并不是灵丹妙药。对一名20岁的年轻患者，如果是牙周炎易感人群，那么对其种植体的存留预期仅30年[49]（图28.7）。

尽管稳定的咬合很重要，但并不总需要从磨牙到磨牙的咬合。如果患者笑线允许并且患者感觉短牙弓也很舒服，那么从第二前磨牙到第二前磨牙的咬合已经足够。

种植体存留能力（survivability）

"存留"种植体即为发挥功能的种植体。"成功"种植体表明无机械、生物学及美学问题。因而，存留种植体并不意味着种植体周组织是健康的。种植体长期保留（10~16年）与生物学及机械并发症的增加相关，与丢失种植体的增加相关，需再植。失败种植体的明确特征就是整个种植体周连续的放射透射影，尽管丢失的牙周组织可通过再生手段重新获得或至少部分获得，包括激光治疗[52]。

有时，多颗种植体失败发生于同一患者，称为"组效应"。多颗种植体丧失可能与重度吸烟习惯或夜磨牙相关，"组效应"提示存在患者特异性因素。

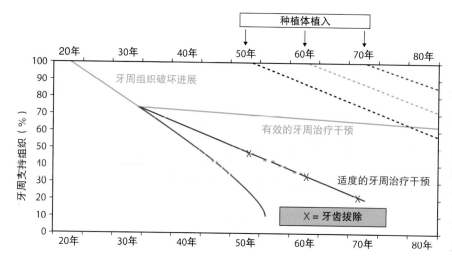

图28.6　描述牙周治疗干预牙周组织破坏进展从而延缓天然牙存留及种植需求的模拟简图。若快速进展性牙周破坏（实线）受到有效治疗干预而停止，就可能不需要替换种植体了。适当有效的牙周治疗仍可以延缓牙齿拔除以及种植体植入，至少待患者30岁或更长，这取决于牙齿拔除前牙周组织破坏的程度。如果适当有效的牙周治疗用于种植体周组织，种植体将长存。来源：Lundgren, 等, 2000[49]。再版经John Wiley& Sons同意

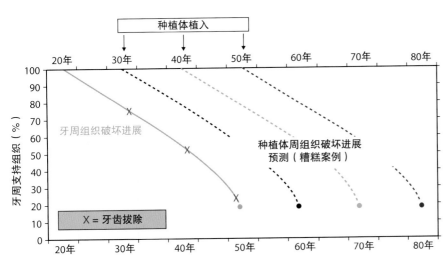

图28.7　缺乏有效牙周治疗时天然牙周组织与种植体周组织破坏的模拟简图。假定预期种植体周骨破坏曲线（虚线）伴随快速牙周组织破坏曲线（实线），显然，越晚植入种植体，种植体丢失就越晚。比如，患者30岁时，拔除了尚有75%余留支持骨的天然牙而替代为种植体，那么种植体可存留到60岁。40岁时，拔除了尚有50%余留支持骨的天然牙而替代为种植体，种植体可存留到70岁，当患者50岁时，植入种植体取代了仅余留30%牙周支持的天然牙，种植体可存留到80岁。来源：Lundgren et al.,2000[49]。再版经John Wiley& Sons同意

种植失败的特定症状是松动，或顽固的神经症状。以前，建议骨丧失50%的未松动种植体即为失败，应取出。现在认为，种植体周的支持骨吸收75%或种植体根尖部骨组织不足3mm并且有炎症，即认为"无希望种植体"。2013年的系统综述提示，18.8%的患者（9.6%的种植体）罹患种植体周围炎[53]。

持续的骨吸收造成了解剖或美学问题，影响了种植体。最终，如果邻近未松动种植修复体的关键部位无骨支持，比如固定修复体的基台，慎重做法是考虑重新再种植以防止丧失更多的骨。与首次种植位点相比，在种植失败位点再种植的种植体存留率降低[53]。

反扭矩装置是取出种植体最谨慎保守的方法。对于种植体周的致密骨，建议用球钻去除1/2种植体高度的骨质。严禁用反扭矩装置将球钻抵在菲薄的颊侧骨壁上。而是将球钻抵在种植体上，去除种植体的部分钛，少碰触骨。如果不采用反扭矩装置，在种植体四周使用球钻，防止取出种植体时颊侧或唇侧骨板折裂[53]。

存档要求

最有效预防诉讼的措施就是在治疗时谨慎细致。然而，如果被控诉，在无医疗过失的情况下，保存好准确完整而及时的病历记录就是牙医最好的辩词了。在任何法律程序中，完整的病历记录支持了医生的可信度。反之，缺乏充分的记录会削弱医生的可信度。关键的是对治疗项目作同步的记录。延迟记录则应标注日期和时间，以便能清晰地分辨出来。

证据剥夺是指未能保存好证据，以致在未决或未来可能发生的诉讼中无法使用。剥夺的证据包括篡改或伪造牙科记录或X线片，并以此来作为主张或抗辩的证据。如果一旦被医生涂改或伪造过的记录被作为审判的证据，那么陪审团将不再采信被告的所有证据，并且会认为这些记录的伪造都是被告蓄意为之的[54]。

锥形束计算机断层成像（CBCT）

在过去30年间，每年人均所接受医疗放射照射计量从0.53mSv 到3.1mSv。CT是人为放射暴露的最大因素。美国开具的CT检查数量自1998年的2600万到2011年的8530万。美国人口中，医学电离辐射的暴露占所有辐射的近1/2[55]。

CBCT图像有助于制订治疗计划，引导种植体植入[56,57]。最重要的是，CBCT扫描能更精确地定位重要解剖结构位置，如IANC在穿出颏孔前向上走行，在下颌骨内向前向上的走行方向。与二维平片相比，CBCT的主要优势就是正确定位重要的解剖

结构，如IANC，以避免发生下牙槽神经损伤或下颌骨凹陷导致的舌动脉刺穿。以笔者经验，穿透或刺入下牙槽神经是种植过失医疗诉讼的常见原因（图28.3和图28.5c）。

术前CT扫描有助于判断从牙槽嵴顶到IANC的距离，包括诊断一些分叉的侧支[58]。在种植体钻入过程中广泛推荐使用根尖片，但其缺乏CBCT图像的精确度[59]。所有辐射都是累积的，因而，拍摄牙科放射影像时，牙医有责任采用辐射卫生学的最小合理剂量原则。对于植入1颗或2颗种植体，窄视野CBCT可能仅发出20μSv的射线。相对比，普通医用CT可能要发出2000μSv，相当于100倍的剂量。照射上下颌弓的宽视野CBCT发出52～160μSv射线，少于普通医用CT90%。全口常规数字放射影像发出约172μSv[60]。

避免下牙槽神经损伤

利用术前影像学对植入位点进行评估，对制订治疗计划和防止下牙槽神经损伤是很有必要的[59,61-62]（图28.3）。作为一个合理的预防措施，临床上推荐在种植体底部或扩孔钻末端保留2～4mm的骨质

安全区。其实，建议保留2mm安全区的预防措施已被提出超过25年了[24,62-67]。CBCT影像检查和手术导板有助于避免术中侵犯该安全区，从而避免损伤INAC危险区（图28.8）。

种植扩孔钻需钻入的深度各有不同，这取决于厂商的建议。在某些情况下，厂商建议钻入的深度比种植体植入深度要深一些。例如，Nobel Biocare公司标明："请注意！植入钻针的长度比种植体要长1mm。"临床医生有义务了解并遵守这些厂商的注意事项。止动钻可以预防过度钻入[68]。如果怀疑有神经损伤，则应进行神经感觉测试，测试应记录感觉改变的特征，包括持续的时间，诱发的因素，是否感觉过敏，感觉减退或感觉迟钝等。如果在术后的第二天，局部麻醉剂的影响应该已经消失，麻木症状依然存在，那么临床医生就应该对神经感觉进行全面的检查并详细记录结果。因此，种植术后注意事项就应该写明：

"如果在种植术后的第二天早晨，下唇和/或下巴仍感到麻木，请立即致电我们。种植体接触到下牙槽神经时，需要及时拆除或回旋，以避免造成永久性的下牙槽神经损伤。"

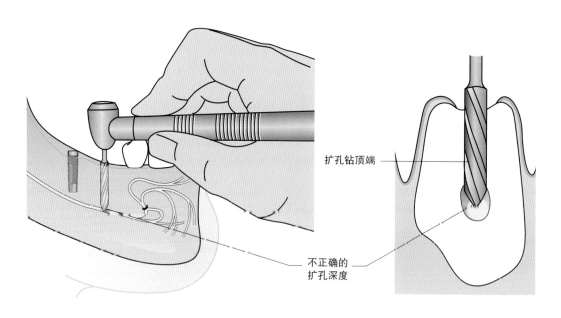

扩孔钻顶端

不正确的扩孔深度

图28.8 错误的钻孔深度

早期转诊到显微外科医生的目的是尽量减轻远端的神经变性。及时的显微外科修补可以避免受损伤的下牙槽神经远端部分的华勒氏变性。如果种植体取出后患者仍有神经损伤症状（参见下文），临床医生必须告知患者神经已受损伤，并立即转诊给显微神经外科医生进行评估。在这一点上，时间至关重要[69]，因为30h后，神经损伤常常称为永久损伤了[24-25,70]。除了神经损伤处，神经元也会因此而坏死。当大量神经内膜小管转化成瘢痕组织时，神经损伤就到了不可逆转的阶段。确定神经损伤的时机对治疗很重要。感觉功能麻木的变化会影响一些运动，比如吃、喝、漱口、刷牙、亲吻、刮胡子、讲话、吹风琴。及时评估并将患者转诊到专科医师处，为患者提供恢复感觉功能的最好机会。对这些负责神经损伤，目前的从业标准是，及早将患者转诊到熟悉此治疗的临床医师处，包括显微外科医生、疼痛管理医师，感觉认知康复再训练中枢神经系统解读外周感觉输入。麻花钻进行的种植体植入造成的下牙槽神经损伤常不能成功修复[68]。

如果种植体有可能已侵入上颌窦时，临床医生应通过回拧几圈减少种植体的深度，使种植体离开窦膜。如果种植体或扩孔钻已经侵犯2mm的安全区或穿通下颌神经管的上壁，需要取出种植体。

尽管在一些情况（紧急）下推荐使用CBCT来检查是合理的，即便还没有通过影像学检查确认种植体已经穿入重要结构，临床医生也不应该延迟将种植体回旋或取出。种植体被回旋或取出后，医生可利用CBCT来确认种植体是否穿通IANC或上颌窦，如果有穿通，确定穿通了多少。然而，当患者自种植体植入后就有持久性神经症状，此时准则就是："有疑问，旋出来。"之后，在植入处的骨愈合之前行CBCT检查，通过阅片定位先前取出种植体或钻孔的位置，可以引导临床医生观察潜在愈合。

种植术后疼痛常常是疼痛或炎症本质、断断续续。然而，神经痛的本质特征是灼烧、刺痛、电击式、锐痛，自发的，可诱发的，95%的时间伴随感觉异常或感觉/运动功能丧失。在下颌，即使影像学未显示种植体直接穿入下颌神经管，种植术后神经痛也可能会发生[24]。下颌神经在下颌的走向变化较大。可能损伤了位于神经管外的下颌神经的分叉或小分支。为了最小化侵犯下颌神经管，通常推荐的安全距离2mm可以增加到4mm。应避免在距神经管顶壁不足2mm的位置钻孔。

神经病理症状的前3个月是外周不适，常局限于下颌神经以及颏神经解剖区域。3个月后，疼痛就会中央化。

应该将患者感觉异常的脸部区域描画出来并记录在牙科病历上。下颌阻滞麻醉如果可以缓解疼痛就表明疼痛来自外周而非中央疼痛。如果患者在术后几小时就抱怨神经病理性剧痛，禁忌观望。超过30h，即使取出种植体，减缓或逆转神经病症的概率也会显著降低。神经病理症状可以通过三环抗抑郁药、加巴喷丁（gabapentinoids）选择性5-羟色胺（selective serotonin）以及去甲肾上腺素再吸收抑制剂。也可以建议辅助非手术治疗，如认知康复治疗和/或接受介入治疗（acceptance and commitment therapy, ACT）[24]。

要求在30h内取出种植体，最大化神经恢复的机会[69]。种植体相关的神经病症发生率较低（0.014%~15%）。禁止在之前下颌神经管穿通处再植入种植体，因为面临再次损伤下颌神经的风险更大，加重或触发再次神经痛[24]。

上颌窦异物

取出移到上颌窦内的异物有两种可采纳的方法。一种方法就是内窥镜下经鼻的上颌窦术。通过内窥镜工作端的篮式工作头将异物套住，然后取出，内窥镜技术的优势使其成为最优选择。

与内窥镜术式相比，经上牙槽窝的考-吕术式（Caldwell-Luc）对上颌窦有更好的直视入路，但侵入性更大，可能造成更重的并发症。可能造成眶下神经麻木迟钝，上颌牙齿麻木，侵害眶底，以及脸部肿胀[71]。

诉讼风险管理

退款

如果一个不满意的患者拒绝退款或转诊，医生可能就应问患者希望寻求怎样的解决方案。临床医生应当告知承保的保险公司并根据其指引与患者进行谈判。然而，保险公司更愿意与患者直接谈判，而不是通过牙医来与其协商。如果双方达成和解协议，那么患者就要签署一份弃权协议，说明他同意接受赔偿金作为全部和最终的庭外和解方式，并同意不再起诉（参见附录28.2）。

无效的诉讼弃权书

让患者签署对牙科过失治疗放弃进行诉讼赔偿的协议违反公共利益准则。这种弃权书无异于要求患者不仅放弃由陪审团进行裁判的权利，还放弃患者对牙医索赔的权利，那就是牙医作为受托人，有保护患者利益最大化的义务。这种弃权书是可撤销的，即不具有法律强制执行力[40]。否则，医生都会要求患者签署放弃起诉权利的文书，任何医生都不会被起诉了。

法理上，患者不能签署同意种植手术的疏忽或过失地放置种植修复体。因此，要求患者同意那些医生知道或应当知道违反从业标准原则的治疗是无效的。

拷贝影像学照片

从另外一名医生处获得较好诊断质量的影像学照片，要求按照照片拍摄的格式转换。JPEG格式将图片压缩削弱图片质量。健康保险转移责任协会（Health Insurance Portability and Accountability Act，HIPAA）要求，如果患者索要，牙医需要按照放射片所照的格式提供电子版给患者[72]。大多数牙科诊所采用数字化放射影像，自模拟胶片转换而来。因而，若获得原始质量的照片，临床医生应要求最好通过email发送根尖片、咬翼片或/和全口放射片，而不是将原始的电子格式刻在光盘上。

所有的CBCT机器都可以复制扫描以DICOM格式保存的原始数据。DICOM是可读数据的通用标准。除此之外，标准CBCT拷贝可能植入了专利软件，不能简便地诊断阅读，除非有同样的CBCT软件。

代理人会谈

牙医和患者之间存在信托关系。患者的经治医生与辩护律师之间的非双方同意的会谈，违反了牙医和患者之间的信托关系。因而，遵循HIPAA原则，与州法律无关，不允许非同意接触[73]。

过失承担

引起患者起诉牙医最常见的原因是，患者感觉被医生背叛了。大多数患者都是相信他们的医生的，因此如果医生伤害了他们，并随后对其进行了隐瞒，那么，患者就会产生被背叛的感觉。其实，当出现不良疗效的时候，医生对患者的安慰不仅可以改善医患之间的关系，还可以减少发生诉讼的可能。如果发生不良或不愉快事件（如意外事件），告知患者发生了什么，向其提供补救措施或转诊到其他医生处，以便其得到正确诊治。简而言之，"弄糟了，就坦白"。

向FDA的MedWatch通报系统报告提醒FDA和种植体制造商使用种植体时发生的并发症或用法说明的标注不足。向通报系统报告时，可以略去患者名字以保护其隐私，同时副本不需要提供给患者。

> **重点提示**
>
> - 通过牙周治疗保存牙齿是最佳选择，而非拔除并植入种植体。
> - 让患者充分知情同意有助于保护（DPRI）种植修复医生在植入或修复过程中出现的偶然

的、不可避免的、非疏忽引起的治疗风险，但并不能保护因操作不慎而导致的治疗失误。也应告知患者有罹患种植体周围炎的风险（参见第9章），并随着天然牙的持续生长移动，种植体可能出现的美学与功能问题（参见第26章）。在手术前一天或多天应签署手术知情同意书，避免手术当日知情时影响患者的镇静。

- 患者不能因签署了"放弃起诉书"而在法律上丧失了控告疏忽治疗的权利，因为这会违反公共利益准则。此签署可以撤销，并不具有法律强制力。易感种植体周围炎的年轻患者，其种植体的寿命预期是30年，而非终身。

- 患者有权拒绝包括种植治疗在内的，医生所推荐的最佳治疗方案。他们可以选择不太理想的治疗方案。因此医生有义务向患者解释各种合理的治疗方案和替代方案的利弊，并清楚地记录在病历中。

- 如果在曲面断层或根尖片上只能看到IANC的一个皮质骨边缘（而不是两个边界），几乎无一例外地可以推定这是IANC的下缘，而不是上缘。

- 钻针或种植体"叉入"下牙槽神经是可以避免的并发症，这往往是由于医生错误地假定唯一可见的皮质骨边缘是IANC的上缘进而测量失误导致的。为谨慎起见，建议在种植体、种植体钻入深度和IANC之间有2mm的骨质安全区。CBCT三维成像应当作为种植体植入的常规辅助手段，帮助义齿排列，避免永久性损伤相邻的重要结构，尤其是下牙槽神经[74]。

- 患者术后注意事项中应说明，下颌后牙区种植术后，如果是上午手术，晚上仍觉麻木感，或下午手术，第二天早上麻木感仍持续存在，应立即通知其种植外科医生，外科医生应尽快对患者进行检查。为了防止下牙槽神经永久性损伤，在植入手术后的第二天持续感觉异常的

情况下，在未得到CBCT和放射科医师报告排除IANC有穿通之前，回旋或取出种植体是必须的预防措施。有疑问，旋出来。

- FDA的MedWatch程序是依赖于医生自愿将不良事件保密上报。只有当FDA收集到足够数量的类似的不良事件报告后，才可能会调查种植体在生产过程中是否存在问题或者在其标签上是否有足够的提醒或警示标示。

（轩东英 译）

参考文献

[1] National Practitioner Data Bank (NPDB). February 25, 2015. www.npdb.hrsa.gov/index.jsp

[2] Frankel D. What determines malpractice payments? *MedMal Reporter* 2007; I(1): 1.

[3] Odom L, Garcia A, Milburn P. The ethnicity of capping non-economic damages to control rising healthcare costs: panacea or false and misleading practice? *Internet J Healthcare Admin* 2005; 3(1).

[4] Beidser P. *Limiting tort liability for medical malpractice.* Washington DC: Congressional Budget Office (CBO), 2004.

[5] Quintanilla R. Family of woman who died in dental chair gets $3.9 million. *Chicago Tribune*, August 13, 2008.

[6] *Kallestad v. Collins.* Dentist's patient awarded millions: jury rules oral surgeon performed negligently. *Spokesman Review*, August 27, 2008.

[7] *Keller v. Flugrad* (2009) Superior Court of New Jersey, Law Division, Middlesex County, Docket No. MID-L-5140-06.

[8] Black BS, Hyman DA, Paik M. Do doctors practice defensive medicine, revisited. Northwestern University Law & Economics Research Paper No. 13-20; Illinois Program in Law, Behavior and Social Science Paper No. LBSS14-21 (October 2014), http://ssrn.com/abstract=2110656

[9] Millman J. Study: Don't expect big health-care savings from medical malpractice reform. Washingtonpost.com (Wonkblog), October 15, 2014.

[10] Mello M, Studdert D, Kachalia A. The medical liability climate and prospects for reform. *JAMA*, October 30, 2014. |doi: 10.1001/jama.2014.10705

[11] Baxter C. Malpractice survey: a survey of 242 dental negligence cases. www.experts.com, 2008.

[12] Millen C, Brägger U, Wittneben JG. Influence of prosthesis type and retention mechanism on complications with fixed implant-supported prostheses: a systemic review applying multivariate analyses. *Int J Oral Maxillofac Implants* 2015; 30: 110–24.

[13] Albrektsson T. Is surgical skill more important for implant success than changes in implant hardware? *Clin Implant Dent Relat Res* 2001; 3: 174–5.

[14] Da Silva J, Kazimiroff J, Papas A, Curro FA, Thompson VP, Vena DA, *et al.*; Practitioners Engaged in Applied Research and

Learning (PEARL) Network Group. Outcomes of implants and restorations placed in general dental practices: a retrospective study by the Practitioners Engaged in Applied Research and Learning (PEARL) Network. *J Am Dent Assoc* 2014; 145(7): 704–13.

[15] Giacobbi T. Deciding who should place implants: an interview with Dr. Stuart J. Froum. *Dentaltown*, November 2014: 60–3.

[16] Sentinel Event Alert: A follow-up review of wrong site surgery. *Joint Commission* 2001; 24: 3.

[17] Haugen AS, Murugesh S, Haaverstad R, Eide GE, Søfteland E. A survey of surgical team members' perceptions of near misses and attitudes towards time out protocols. *BMC Surg* 2013; 13: 46.

[18] Van Klei WA, Hoff RG, van Aarnhem EEHL, Simmermacher RKJ, Regli LPE, Kappen TH, *et al.* Effects of the introduction of the WHO "Surgical Safety Checklist" on in-hospital mortality: a cohort study. *Ann Surg* 2012; 255(1): 44–9.

[19] Westbrook SD, Kirkpatrick WR, Wiederhold NP, Freytes CO, Toro JJ, Patterson TF, Redding SW. Microbiology and epidemiology of oral yeast colonization in hemopoietic progenitor cell transplant recipients. *Oral Surg Oral Med Oral Pathol Oral Radiol* 2013; 115(3): 354–8.

[20] ADA Council of Scientific Affairs. The use of prophylactic antibiotics prior to dental procedures in patients with prosthetic joints: evidence-based clinical practice guidelines for dental practitioners. *J Am Dent Assoc* 2015: 146(1): 22–4.

[21] Dayer MJ, Jones S, Prendergast B, Baddour LM, Lockhart PB, Thornhill MH. Incidence of infective endocarditis in England 2000–2013. A secular trend, interrupted time series analysis. *Lancet* 2015; 385(9974): 1219–28.

[22] 2010 Guidelines of the Academy of Osseointegration for the Provision of Dental Implants and Associated Patient Care. *Int J Oral Maxillofac Implants* 2010; 25(3): 620–7.

[23] Su C, Fu J, Wang H. The role of implant position on long-term success. *Clin Adv Periodont* 2014; 4(3): 187–93.

[24] Delcanho R, Moncada E. Persistent pain after dental implant placement: a case of implant-related nerve injury. *J Am Dent Assoc* 2014; 145(12): 1268–71.

[25] Delcanho R, Moncada E, Renton T. Implant-related injury (Commentaries). *J Am Dent Assoc* 2014; 145: 1212–13.

[26] Keefe RS, Kraemer HC, Epstein RS, Frank E, Haynes G, Laughren TP, *et al.* Defining a clinically meaningful effect for the design and interpretation of randomized controlled trials. *Innov Clin Neurosci* 2013; 10(5–6 Suppl A): 4S–19S.

[27] Brauser D. Pressure to publish leading to scientific misconduct. Medscape.com, November 3, 2014.

[28] Ebrahim S, Sohani Z., Montoya L, Agarwal A, Thorlund K, Mills EJ, Ioannidis JP. Reanalyses of randomized clinical trial data. *JAMA* 2014; 312(10): 1024–32.

[29] Brignardello-Petersen R, Carrasco-Labra A, Booth HA, Glick M, Guyatt GH, Azarpazhooh A, Agoritsas T. A practical approach to evidence-based dentistry. How to research for evidence to inform clinical decisions. *J Am Dent Assoc* 2014; 145(12): 1262–7.

[30] Brignardello-Petersen R, Carrasco-Labra A, Glick M, Guyatt GH, Azarpazhooh A. A practical approach to evidence-based dentistry: III: How to appraise and use an article about therapy. *J Am Dent Assoc* 2015; 146(1): 42–9.

[31] Brignardello-Petersen R, Carrasco-Labra A, Glick M, Guyatt GH, Azarpazhooh A. A practical approach to evidence-based dentistry: IV: How to use an article about harm. *J Am Dent Assoc*

2015; 146(2): 94–101.

[32] Brignardello-Petersen R, Carrasco-Labra A, Glick M, Guyatt GH, Azarpazhooh A. A practical approach to evidence-based dentistry: V: How to appraise and use an article about diagnosis. *J Am Dent Assoc* 2015; 146(3): 184–91.

[33] California Civil Jury Instruction 501 (Spring 2010). See also Liability of Physicians and other Medical Practitioners, Section 31.11 (Bender M).

[34] Federal Judicial Center. *Reference manual on scientific evidence*, 2nd edn, 2000.

[35] Tamblyn R. Eguale T, Huang A, Winslade N, Doran P. The incidence and determinants of primary nonadherence with prescribed medication in primary care: a cohort study. *Ann Intern Med* 2014; 160: 441–50.

[36] Snider TN. Summary of current consensus on the effect of smoking on implant therapy. *J Mass Dent Soc* 2011; 59(4): 20–2.

[37] Agaku IT, Ayo-Yusuf OA, Vardavas CI. A comparison of cessation counseling received by current smokers at US dentist and physician offices during 2010–2011. *Am J Public Health* 2014; 104(8): 67–75.

[38] Jannat-Khah DP, McNeely J, Pereyra MR, Parish C, Pollack HA, Ostroff J, *et al.* Dentists' self perceived role in offering tobacco cessation services: results from a nationally representative survey, United States, 2010–2011. *Prev Chronic Dis* 2014; 11: E196.

[39] *Cobbs v. Grant* (1972) 8 Cal 3d 229, 242.

[40] *Tunkl v. Regents of University of California* (1963) 60 Cal 2d 92.

[41] California Insurance Code 533.

[42] Sfikas P. A duty to disclose. *J Am Dent Assoc* 2003; 134: 1329–33.

[43] Misch CE, Crawford EA. Predictable mandibular nerve location: a clinical zone of safety. *Int J Oral Implantol* 1990; 7: 37–40.

[44] Mathews SC, Pronovost PJ. Physician autonomy and informed decision making. *JAMA* 2008; 300: 2913–15.

[45] American Dental Association Council on Scientific Affairs. Dental endosseous implants: an update. *J Am Dent Assoc* 2004; 135: 92–7.

[46] Ganz S. Defining new paradigms for assessment of implant receptor sites. *Compendium* 2008; 29: 256.

[47] Torabinejad M, Lozada J, Puterman I, White S. Endodontic therapy or single tooth implant? A systemic review. *J Calif Dent Assoc* 2008; 36: 429–37.

[48] Wu X, Al-Abedalla K, Rastikerdar E, Abi Nader S, Daniel NG, Nicolau B, Tamimi F. Selective serotonin reuptake inhibitors and the risk of osseointegrated implant failure: a cohort study. *J Dent Res* 2014; 93(11); 1054–61.

[49] Lundgren D, Rylander H, Laurell L. To save or to extract, that is the question. Natural teeth or dental implants in periodontitis-susceptible patients: clinical decision-making and treatment strategies exemplified with patient case presentations *Periodontology 2000* 2008; 47: 27–50.

[50] Rasperini G, Siciliano VI, Cafiero C, Salvi GE, Blasi A, Aglietta M. Crestal bone changes at teeth and implants in periodontally healthy and periodontally compromised patients. A 10-year comparative case-series study. *J Periodontol* 2014; 85(6): 152–9.

[51] Zangrando MS, Damante CA, Sant'Ana AC, Rubo de Rezende

ML, Greghi SL, Chambrone L. Long-term evaluation of periodontal parameters and implant outcomes in periodontally compromised patients. A systematic review. *J Periodontol* 2015; 86(2): 201–21.

[52] Nicholson M, Blodgett K, Braga C, Finkbeiner L, Fourrier J, George J, *et al.* Pulsed Nd:YAG laser treatment for failing dental implants due to peri-implantitis. Proc. SPIE 2014; 8929: 89290H-1.

[53] Greenstein G, Cavallaro J. Failed dental implants: diagnosis, removal and survival of reimplantations. *J Am Dent Assoc* 2014; 145(8): 835–42.

[54] *Thor v. Boska* (1974) 38 Cal.App.3RD, 558–69.

[55] Sherestha R. Walking the tightrope: optimizing radiation dose management. *Appl Radiol* 2014: 43(11).

[56] Bjerklin K, Ericson S. How a computerized tomography examination changed the treatment plans of 80 children with retained and ectopically positioned maxillary canines. *Angle Orthod* 2006; 76: 43–51.

[57] Guerrero ME, Jacobs R, Loubele M. State-of the-art on cone beam CT imaging for preoperative planning of implant placement. *Clin Oral Invest* 2006; 10: 1–7.

[58] Rouse P, Nancy J, Bar D. Identification of double mandibular canals: literature review and three case reports with CT scans and cone beam CT. *Dentomaxillofac Radiol* 2007; 36: 34–8.

[59] Burstein J, Mastin C, Le Bach. Avoiding injury to the inferior alveolar nerve by routine use of intraoperative radiographs during implant placement. *J Oral Implantol* 2008; 34: 34–8.

[60] White SC, Ludlow JB, Ludlow LE. Patient risk related to common dental radiographic examination: The Impact of 2007 International Commission on Radiological Protection Recommendations *J Am Dent Assoc* 2008; 139(9): 1237–43.

[61] Delcanho RE. Neuropathic implications of prosthodontic treatment. *J Prosthet Dent* 1995; 73: 146–52.

[62] Worthington P. Injury to the inferior alveolar nerve during implant placement: a formula for protection of the patient and clinician. *Int J Oral Maxillofac Implants* 2004; 19: 731–4.

[63] Greenstein G, Cavallaro J, Romanos G, Tarnow D. Clinical recommendations for avoiding and managing surgical complications associated with implant dentistry: a review. *J Periodontol* 2008; 79: 1317–29.

[64] Greenstein G, Tarnow D. The mental foramen and nerve: clinical and anatomical factors related to dental implant placement. A literature review. *J Periodontol* 2006; 77: 1933–43.

[65] Kraut R, Chahal O. Management of patients with trigeminal nerve injuries after mandibular implant placement. *J Am Dent Assoc* 2002; 133: 1351.

[66] Misch CE. *Contemporary implant dentistry*, 3rd edn. St Louis, MO: Mosby Elsevier, 2008: 703–4.

[67] Misch CE, Crawford EA. Predictable mandibular nerve location: a clinical zone of safety. *Int J Oral Implantol* 1990; 7: 37–40.

[68] Pogrel A. Nerve involvement in oral and maxillofacial surgery. In: Anderson L, Kahnberg K, Pogrel A, eds. *Oral and maxillofacial surgery*. In: New York: Wiley-Blackwell, 2010: 269–79.

[69] Pogrel MA. Damage to the inferior alveolar nerve as the result of root canal therapy. *J Am Dent Assoc* 2007; 138: 65–9.

[70] Renton T, Yilmaz Z. Profiling of patients presenting with postraumatic neuropathy of the trigeminal nerve. *J Orofac Pain* 2011; 25(4): 333–44.

[71] Almog DM, Cheng K, Rabah M. Implants displaced into the maxillary sinus. *Dental Tribune* 2010; January–March: 20.

[72] HIPAA (HITECH) (Omnibus Rule) at 45 CFR section 164.524(c) (2). See also, Dental Practice Act Compliance Q&A. *California Dental Association (CDA) Journal* 2014: August: 42.

[73] *Law v. Zuckerman*, 307 F.Supp.2d 705 (D.Md., 2004). See also, The American Bar Association Section of Litigation Committee on Trial Evidence. Ex parte communication dead and buried: HIPAA placed the last nail in the coffin. *Trial Evidence Journal* 2005; 13(2): Spring.

[74] Ludlow J, Davies-Ludlow L, Brooks S, Howerton B. Dosimetry of 3 CBCT devices for oral and maxillofacial radiology: CB Mercury, NewTom 3G and i-CAT. *Dentomaxillofac Radiol* 2006; 35: 219–26.

附录28.1：知情同意书样本

Stuart J. Froum医生 知情同意书种类：<u>口腔种植</u>

第一部分：医生及患者信息

患者姓名：_____ 日期：_____

医生姓名：_____

为了保证我对治疗知情，我应该具备一些关于治疗的知识，明白相关的风险、可选择的其他方案以及不做治疗的后果。我很满意医生提供给我的相关信息。以下是这些信息的总结。这些信息是为了帮助我做出正确的决定，而不是为了警告我。

第二部分：知情同意书细节

病情

医生已经解释了我的病情：牙齿缺失。

治疗——口腔种植

我的牙周医生提出了以下治疗方案来诊治我的病情：

口腔种植

这意味着：在颌骨中手术植入种植体。

患者对任何治疗都应该有知情权，法律要求列出手术和麻醉的风险，虽然很多状况发生概率极低，但能对患者起到警示作用。医生会根据自己的临床经验以及其他外科医生和种植医生的经验向您说明风险或并发症发生的概率。

1. 仔细地检查并研究我的口腔状况后，医生建议我使用种植体支持的人工假牙修复我的缺失牙齿。我在此授权医生和他的助手对我进行治疗。

2. 我明白所选择的治疗是植入根形种植体。其他的治疗程序可能包括植入来源于人类、动物或植物的锥形移植物。我理解治疗的目的是使我拥有功能性的人工假牙，种植体为假牙提供支持、锚固和固位。

3. 我理解虽然这是可选择的治疗，目的是改善咀嚼功能，另一个不太理想的选择是不做治疗而不处理缺牙。医生告知像我这种情况的患者还可以选择（但不限于）固定桥、可摘局部义齿、全口义齿或其他方案。我知情并选择植入根形种植体。

4. 我理解手术需要将牙龈组织切开，暴露骨面，在颌骨备洞，随后将种植体敲打或旋转到洞内。我理解牙龈组织要缝合在种植体周围或覆盖种植体以愈合3~6个月。我理解在愈合期的开始几周通常不能佩戴义齿。我理解根据个体愈合能力不同，种植体需要3~9个月时间发生骨整合。

5. 我理解在治疗过程中可能会出现不可预见的情况，会改变预定的治疗过程。我授权并要求医生和助手（在医生指导下）根据他们的专业判断用药或治疗这些情况。

6. 我有机会与医生讨论治疗计划，包括植入种植体的手术过程以及术后注意事项。我理解在治疗后的愈合期内，我不能吸烟、大量饮酒及服用非医生处方的药物，至少2周内不能擤鼻子，之后2周也不能用力擤鼻子。我应该酌情服用抗生素和止痛药。如果疼痛剧烈，我应该立即联系医生或助手，因为这可能是出现问题的信号。

7. 我理解手术中使用的麻药及术后的止痛药会导致困倦并妨碍机体运动，在饮酒后这种感觉更明显，因此我在服药期间不能驾车或操作其他危险设备。另外，我同意术后至少48h不驾车或操作其他危险设备。

8. 我理解治疗并不能确保成功。我理解由于个体差异和手术的复杂性，即使合理治疗，也有失败的风险，必要时需要进行其他治疗。我知道根形种植体能够获得长期成功。但我理解这并不代表我的治疗也能确保获得长期成功，如果出现并发症需要额外手术来挽救种植体或需要移除全部或部分种植体时，外科医生和修复医生并不会退费。

其他治疗选择

医生已经介绍了其他治疗选择给我：固定桥、可摘局部义齿、全口义齿或其他选择。

另外，我可以在其他医疗机构治疗或不进行治疗。

不进行治疗的后果

如果不进行治疗，我的口腔状况可能保持原样甚至会有所好转。但是，医生认为对我来说，接受治疗是更好的选择。如果不进行治疗，可能发生以下情况：骨或支持组织进一步丧失，牙齿出现缝隙。

其他治疗

在治疗过程中，医生可能发现需要其他治疗或改变治疗方案的新病情。我要求医生根据病情决定是否在这次治疗中处理。

风险

医生会根据专业判断选择效果最好的治疗方法。治疗后发生概率较高的风险包括：张口受限，牙龈退缩，颞下颌关节弹响或疼痛，牙齿冷热敏感数天至数月，牙齿松动，食物嵌塞需要使用牙线剔除，术区牙冠边缘暴露影响美观。这些通常是暂时的。少数情况下，这些状况会持续下去。不常见的风险包括：影响说话声音，可能需要神经移植手术的永久性神经损伤。如果出现并发症需要额外手术来挽救种植体或需要移除全部或部分种植体时，外科医生和修复医生并不会退费，我承担所有治疗费用，不会要求医生付费。

用药和麻醉

抗生素、止痛药和其他药物可能引起一些副作用，例如组织红肿，疼痛，发痒，困倦，恶心，呕吐，眩晕，行动不协调，流产，心跳骤停，腿、心脏、肝或脑产生血块，低血压，心脏病发作，中风，偏瘫及脑损伤，饮酒会加重这些副作用。有时注射局麻药后，注射区域可能会有长时间的麻木和/或刺激感觉。如果我使用了笑气、安泰乐、水合氯醛、阿普唑仑或其他镇静药，可能的风险包括但不限于：晕厥，严重的震颤，呼吸或心跳骤停。我会安排他人将我送回家，并在术后10h内密切观察我是否发生呼吸困难或晕厥等副反应。

种植体数据库

如果在体内植入种植体，医生会将我的姓名、口腔情况、医保号码和其他个人信息交给种植体公司以进行质量控制。

无责条款

牙科和外科实践并不是精准科学。虽然良好的治疗效果是可预期的，但医生不能保证治疗一定成功，或完全达到我的满意，或能保持多长时间。虽然经过精心治疗，但由于个体差异，可能有失败、复发，需要其他治疗或加重病情的情况发生。偶尔治疗过的牙齿会需要拔除。

第三部分——我的责任

我同意完全配合医生治疗并遵医嘱。如果我不遵医嘱，治疗效果会受影响。

成功的治疗需要我长期保持口腔卫生，机械清除菌斑（每天刷牙并用牙线），完成其他牙科治疗，定期牙周复查（牙科诊所维护），定期随访并保持全身健康。

术后第一年需要复诊数次。之后我应该一年至少复诊一次以检查种植体状况和口腔卫生维护状况。

我尽可能全面准确地提供个人病史及用药史，包括过敏的抗生素、药物和食物。我会完全遵医嘱并允许进行需要的诊断过程。我与医生讨论过包括严重的疾病和/或受伤在内的过去的病史。

必须复查维护和自我维护。天然牙和假牙每天都要进行清洁。我需要遵循术后指导来保证良好的愈合。术后我需要复诊，以便医生对愈合状况进行监控，并在愈合完成后评估手术效果。

在治疗期间我不会喝酒或服非处方药。如果进行了镇静或全麻，术后至少24h不开车或操作其他危险的设备，如果允许，可以持续到麻醉或药物的效果完全消退。

第四部分——其他事项

拍照

我允许除了医生之外与我治疗相关的人员参观手术（例如公司代表或学习手术的牙医），我授权将我脸部结构和手术过程的照片、影片、录像和X线片资料用于教育和科学用途的发表，但我的个人特征会被掩盖。我放弃发表这些记录的赔偿。

其他

如果治疗过程中牙齿被拔除，它们会被保存用于培训，然后被敏感地处理。

费用

我知道所需缴纳的费用。我对费用没有异议并知道这些费用并不包括用于处理并发症的额外的术后X线片、注射和麻醉的费用。出于好意，工作人员会帮我准备好用于保险报销的文件。然而，保险公司负担医疗费用的协议只是我和保险公司之间的合约，这并不能使我有权不支付治疗费用。有些治疗甚至全部治疗有可能不在保险覆盖范围内，或者保险公司认为不合理或不合常规。我有责任在进行治疗时支付这部分费用。没有在90天内付全款的账户会产生年利率18%的利息。我需要支付全部费用，包括法院费用和律师费。

第五部分——签名

理解

我能读写英语。我能读懂这份表格。我签名之前所有需要填入的空格和不适用的条款都已经填入或删除。医生鼓励我提问，我对答案很满意。我已阅读整份表格。我对手术和麻醉知情同意。

我相信Stuart J. Froum医生根据专业判断提供的治疗方案和材料并对此知情。我理解Stuart J. Froum医生可能根据术中情况选用术前计划外的替代材料和方案。

我授权Stuart J. Froum医生根据术中情况决定是否选用替代材料和方案以获得最佳的治疗效果。

完全同意：本知情同意书包括医患双方间的完全理解，替代了之前的口头或书面协议。我同意没有任何语言上的理解或协议将以任何方式改变本文设定的知情同意、条款、和解、声明和条件，并且不会对本协议进行修改，以及放弃其条款和条件，除非双方书面同意。

定义：

名词"医患双方"指签署知情同意书的患者和Stuart J. Froum医生。

"Stuart J. Froum医生"指院长、成员、办公人员、代理机构和/或Stuart J. Froum医生的雇员，包括但不限于Stuart J. Froum医生和/或他的雇员或团队成员。

我确认已经阅读并完全理解本文件。

我授权_____医生或他的指派者（本表格指医生）进行上述治疗。

我知道可以在任何时间放弃治疗。

_____ _____   _____
患者或代理人签名   日期

如果不是患者本人，您与患者的关系是？

_____

我已经向患者或代理人讲解表格中提到的病情、治疗方案、受益、替代方案和风险。

➡_____ _____   _____
牙医签名   日期

➡_____ _____   _____
见证人签名   日期

附录28.2：和解责任书

和解书

1. 经审议退还 _____ 美元（$_____.___）给_____
   ____（病人的名字），其永久放弃对 _____（牙医的名字）、他/她的代理人、员工
   做出任何关于疏忽、过失医疗、不当治疗或账单过失的指控索赔。

2. 此和解书一旦执行将会有一定的风险。在下面签字的患者 _____ _____
   （患者的名字）将可能会蒙受或遭遇身体上的不适、损失、损害、伤害，任何这些在 _____
   （牙医的名字）的诊所内一定程度上由牙科护理或治疗所导致的，这些问题在签署此和解书时可能还
   是未知的和不可的；同时，还有的风险是目前的损害可能在将来会变得比现在预计得更加严重。

3. 患者已了解并承诺承担上述风险，此和解书适用于以上所述那些已知和预期发生的以及所有未知的不
   可预计的结果。

4. 此和解书只是一种妥协的解决方式，在任何时间不论出于任何目的都不能作为准许 _____
   （牙医的名字）推卸责任或义务的证据，但在患者要求退款从而解决患者所有可能有的争端时是可以允
   许的。

我，签字的患者，已阅读上述和解书，承认我已理解并同意协议的内容。

日期：_____

_____
（患者姓名）

_____
（见证人）

第29章

种植并发症处理的专家病例展示（第一部分）
Management of implant complications by the experts (part 1)

引言

　　本章提供了由11位临床专家提供的10份病历报告，展示了不同方案治疗在其私人诊所就诊患者的各类种植并发症的情况。在每一个病例报告中，就这些并发症的病因、预防以及治疗方案进行了回顾。每个问题更为完整的讨论可以在前面章节中找到。

　　病例展示根据种植体是否保留并治疗或是取出并替换新的种植修复体来呈现。除了1例，所有病例的并发症都发生在美学区（上颌前牙区）。这些病例的治疗范围，从软组织移植保留种植体，到移除种植体，在新种植体植入之前或是同期进行软硬组织增量。

　　前3例涉及保存方案，治疗涉及挽救种植体并采用软组织移植纠正或埋藏种植体。接下来2例涉及即刻植入种植体周的骨丧失，对全身状况欠佳患者的欠佳位点进行了即刻种植。再下一例涉及在植入新的种植体前治疗失败种植体的后遗症。最后4例涉及由发生了骨结合后严重错位的种植体引发的并发症，需要种植体取出，增量步骤和新种植体植入以及最终修复体。这些病例中的每一个都可用作就诊患者并发症的治疗指南。

病例

病例1：美学区唇侧正中软组织退缩的治疗

Pamela K.McClain

病例2：中切牙种植修复体颊侧软组织退缩的治疗

Jeffrey R. Lemler

病例3：美学区修复失败的种植病例

Boddy Butler

病例4：即刻植入种植体相关的骨缺损治疗

Donald S. Clem

病例5：种植体周围急性脓肿所致骨丧失的治疗

Bradley S. MaAllister

病例6：美学区失败种植体的替换

Abd Elsalam Elaskary

病例7：美学区位置不良种植体的治疗和替换

Scott H. Froum

病例8：美学区位置不良种植体的纠正治疗

J. Daulton Keith

病例9：美学区种植体位置不良的治疗

Burton Langer，Laureen Langer

病例10：美学区位置不良种植体的治疗

Stuart J. Froum，Jeffrey R. Lemler

病例1：美学区唇侧正中软组织退缩的治疗

Pamela K. McClain

一名32岁的健康女性到我们牙周诊所就诊，主诉9号位置种植体软组织退缩（图1）。在此次评估6周前，暴露种植体并装上愈合基台。检查发现有4mm的退缩缺损，种植体颊侧有（1mm）角化组织（图2和图3）。邻接间软组织和骨组织位置良好。

病因

该并发症的病因与种植体位置不良（颊向）有关，同时伴有角化组织减少（与邻牙相比），主要是由于种植体植入过程手术翻瓣切口设计造成的。预防这类单个种植体颊侧正中的退缩包括合理的切口设计（例如：在牙槽嵴中央或偏舌侧），植入在合理的唇舌向位置使种植体朝向舌隆突穿出，如有必要，可采用小直径的种植体来避免与颊侧骨板接触（详见第11章、第14章）。

治疗

原计划采用结缔组织移植进行手术干预，但患者术前已戴临时冠（图4）。保留颊侧骨板骨膜，沿8～10号牙位龈沟切开，保存牙龈乳头的完整性

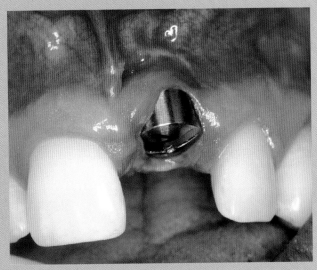

图1　病例1：初诊时患者的情况，种植体暴露和基台就位后6周

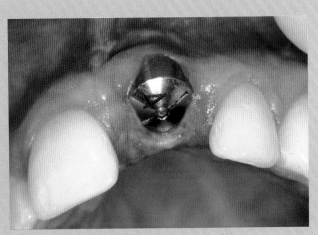

图3　病例1：检查时种植体颊面和𬌗面观，显示有限的角化组织

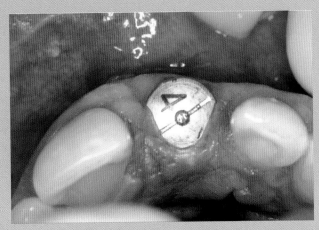

图2　病例1：检查时种植体𬌗面观

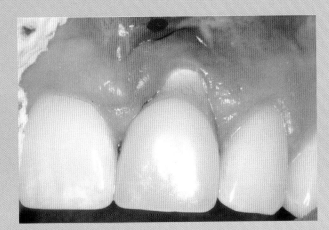

图4　病例1：临时冠戴入后，手术时的情况

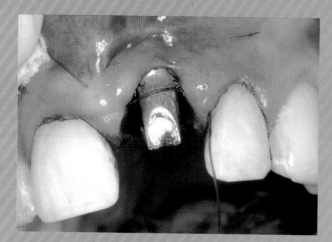

图5　病例1：采用隧道技术利用缝线牵拉移植物就位

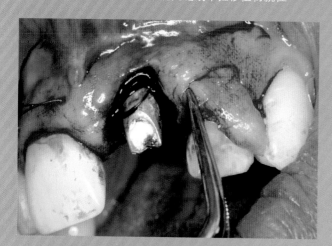

图6　病例1：通过隧道将移植物放植入受区

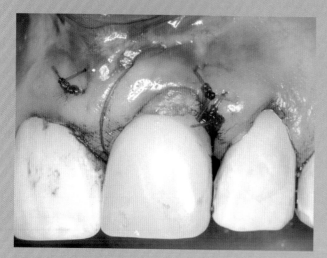

图7　病例1：移植物采用水平褥式缝合加固

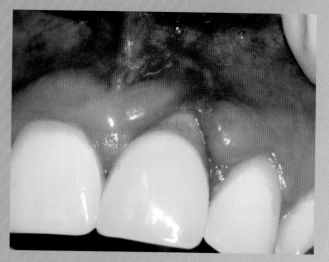

图8　病例1：第一次手术移植6周后情况

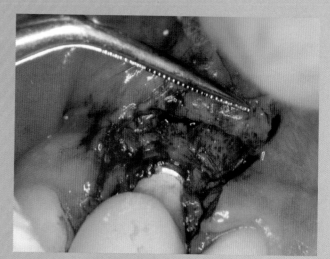

图9　病例2：初次手术8周后2期手术时，进行垂直松解切口和部分厚皮瓣翻开

（Ethicon JJ 634G）（图7）。术后6周观察改善甚微（图8），计划二次移植。尽管这次计划包括取下临时冠并放置覆盖螺丝，患者拒绝迁就的结果并愿意接受即便是极小的改善。在第一次手术2个月后实施了二次手术。在种植体近远中保留牙龈乳头的情况下，行垂直切口翻开部分厚皮瓣（图9）。此外，修整临时牙制作成凹面形态来形成更好的组织适应。从腭侧皮下取结缔组织移植到种植体颊侧面，并使用5-0铬肠线P-3针缝合（图10）。冠向复位皮瓣并采用同样的方式缝合（图11）。愈合良好，在19个月时观察到较大改善（图12）。尽管存

（图5）。先从腭侧获取皮下结缔组织，然后采用隧道方法，利用缝线牵拉结缔组织移植物穿过皮瓣（图6）。移植物要确保使用5-0铬肠线P-3缝合

在单颗固定临时修复体的局限性，此病例仍展示了有关种植体植入过于唇向而造成唇侧软组织退缩的治疗过程。

病例2：中切牙种植修复体颊侧软组织退缩的治疗

Jeffrey R. Lemler

　　一名29岁白人男性就诊，主诉种植修复体唇侧进行性组织退缩（图1）。上颌中切牙种植体3.5年前戴冠。问题区域为左侧种植体的唇面。由于低笑线，除了对远期的健康和稳定性的顾虑之外，患者主诉不够美观。种植体为外六角连接式，非翻瓣即刻植入，但未行即刻负载。采用粘接固定临时修复体，无早期负载。无拔牙、种植体植入以及修复并发症报道。冠为螺丝固位方式，因此，不会出现多余粘接剂对缺损的影响。

　　临床和影像学检查显示种植体就位与骨结合情况良好。在种植体附近未见明显骨丧失。该评估根据早期病例完成时X线片与当前咨询时X线片对比得出（图2a，b）。但是，X线片未经校准。冠形态在正常范围内。种植修复冠之间牙龈乳头缩小。全口菌斑控制良好，仅发现极小的炎症。没有明显的探

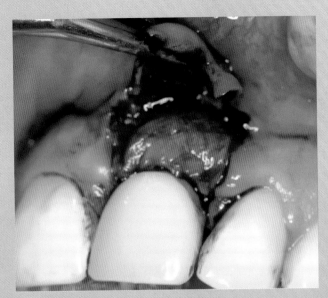

图10 病例1：放入皮下结缔组织移植物并采用5-0铬肠线缝合

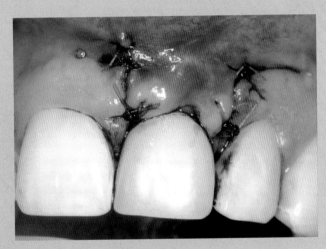

图11 病例1：冠向复位及缝合皮瓣

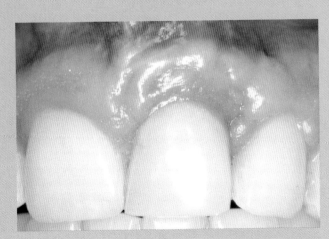

图12 病例1：第二次术后19个月的情况

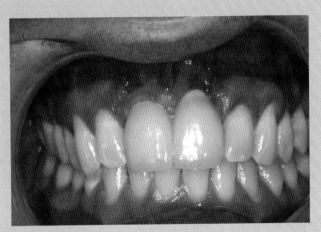

图1 病例2：9号牙位种植体唇侧组织进行性退缩（修复3.5年后）

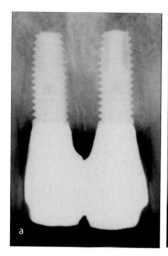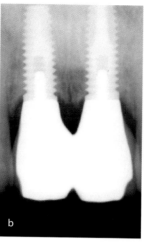

图2 病例2：a. 完成修复后即刻拍摄的根尖片。b. 3.5年后转诊时根尖影像片

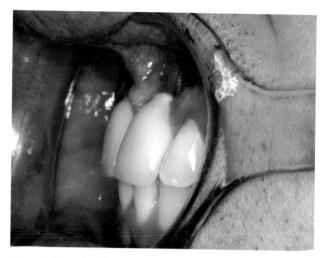

图4 病例2：颊侧牙槽嵴缺损侧面观

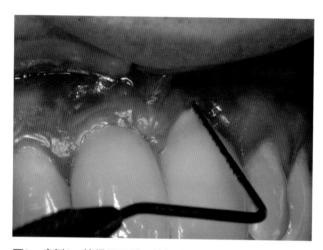

图3 病例2：缺损区无明显的探诊出血或炎症

方覆盖牙龈的血供较少并由此造成了牙龈退缩。

预防

最近几年一直在强调缩短种植体修复重建的时间并简化步骤。然后，发展出了即刻种植、即刻负载和不翻瓣手术的理念。然而，这些步骤可能存在潜在并发症和局限性。有报道当种植体植入时颊侧骨板厚度小于2mm，会出现骨退缩[1]。骨组织上方覆盖的软组织也将会出现退缩[2]。种植体植入此类位置无法预防骨组织对于薄型颊侧骨板的重建反应[3]。结果功能和美学的缺损在不知不觉中逐渐加剧。直到最终修复体就位前，可能不会有任何临床和影像学的发现。因此，在植入种植体之前，外科医生有必要确保种植体颊侧至少有2mm的骨量。如果术区不行翻瓣很难评估。此外，与修复数年后再行骨增量相比，在种植体植入之前或同期进行骨增量会更有预见性。

治疗

治疗目标就是重建颊侧足够厚的牙槽骨，并在左中切牙位点种植体处形成角化龈。既然种植体周围无明显的探诊深度，种植体表面又无细菌污染，那么，如果清除了附着在种植体表面的结缔组织，并在该区域采用引导骨再生术，颊侧牙

（图3）。咬合在正常范围内，未见早接触及磨牙症指征。

病因

根据早期病例完成时X线片与当前咨询时X线片对比表明左侧中央种植体唇侧约有3mm退缩，并伴有角化牙龈丧失。侧面看，也发现软组织厚度的丧失（图4）。由于已排除菌斑、修复形态、咬合和残留粘接剂等病因，因此推测在种植体植入时颊侧牙槽骨宽度不足。而且，值得注意的是，正常愈合过程中，很可能发生了过多的牙槽骨板吸收，导致上

槽骨就可再生。

取下最终修复体，采用丙烯酸过渡义齿替代，同样为螺丝固位。局麻下行外科治疗。皮瓣设计包括颊侧龈沟内切口从7号牙远中线角至11、12号牙的邻间隙。宽的邻间隙内有充足的角化组织带，可允许朝双尖牙行垂直切口，由于切口向根尖延伸，而后拐到近中，这在缝合时提供了无张力的近中侧面滑行瓣。缺损区暴露，显示在两颗种植体上方均存在穿孔（图5）。种植体颊侧穿孔的上方有2～3mm骨桥。左侧中央颊侧骨组织小于1mm厚，右侧中央颊侧骨组织有2～3mm厚。怀疑这就是为什么组织退缩是从唇侧到左侧中央而不是唇侧到右侧中央。清除骨面和种植体表面所有的软组织。缺损处采用矿化的同种异体冻干骨移植（Puros；Zimmer Warsaw, IN, USA）（图6）。移植物上方覆盖可吸收胶原膜（Resolut LT；W.L. Gore & Associates, Flagstaff, AZ, USA），并由6颗钛骨钉固定（Ace Surgical；Ace Surgical Supply Co, Brackton, MA, USA）（图7）。冠向近中复位皮瓣，然后用5.0 Novafil缝线缝合10针（Covidien, Mansfield, MA, USA）（图8）。2周后拆线。

骨移植术后6个月，暴露该区域行结缔组织移植术（图9）。行系带切除术伴结缔组织从腭侧移入来增加中切牙种植体之间的软组织量。皮瓣采用

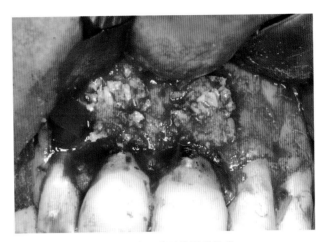

图6　病例2：植入矿化的同种异体骨移植物

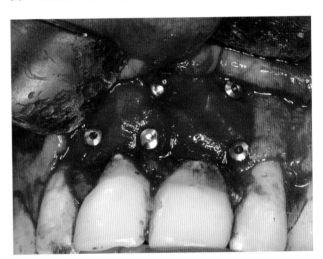

图7　病例2：在同种异体骨移植物上覆盖胶原膜并固定

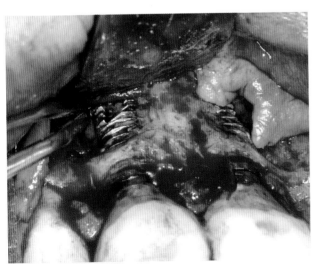

图5　病例2：皮瓣翻开后可见缺损区。牙槽骨桥在右侧中切牙种植体上方更厚

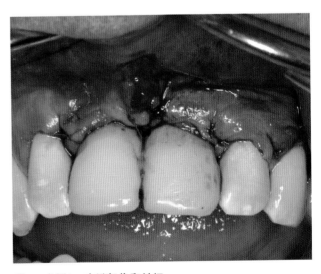

图8　病例2：皮瓣复位和关闭

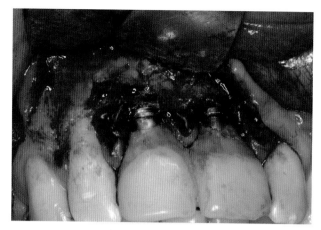

图9　病例2：采用结缔组织移植物修复软组织形态，移植6个月后皮瓣翻开情况

5.0普通肠线缝合7针。移植后2年，显示修复稳定。

参考文献

[1] Spray JR, Black CG, Morris HF, Ochi S. The influence of bone thickness on facial marginal bone responses: stage 1 placement through stage 2 uncovering. *Ann Periodontol* 2000; 5: 119–28.

[2] Grunder U, Gracis S, Capelli M. Influence of the 3-D bone-to-implant relationship on esthetics. *Int J Periodontics Restorative Dent* 2005; 25: 113–19.

[3] Araujo MG, Wennstrom JL, Lindhe J. Modeling of the buccal and lingual bone walls of fresh extraction sites after implants installation. *Clin Oral Implants Res* 2006; 17: 606–14.

病例3：美学区修复失败的种植病例

Bobby Butler

患者就诊时，在上颌侧切牙位置有两颗牢固的一段式种植体（图1a）。之前的临床医生尝试3次进行结缔组织移植以增量缺损的唇部和龈乳头区域，但没有成功。这时患者被转诊到我的牙周诊所。稳固的一段式基台暴露并有明显的瘢痕组织存在（图1b）。在与患者、修复医生和牙周医生沟通后，考虑了几种治疗方案。美学目标就是将两颗种植体的牙龈水平冠向复位，并修复与邻牙的龈乳头

形态。一个并发症原因就是，一段式种植体的设计不允许埋入愈合。标准的种植体系统，可以取下基台，结缔组织移植具有可预测性。另一个问题就是种植体紧挨邻牙。采用环钻移除种植体有可能伤及邻牙。因尖牙已行修复，所以决定采用悬臂梁固定桥进行最终修复，修复前在桥体区行软组织增量。

病因学

该病例所见并发症的病因已在第14章中讨论过。简言之，种植体植入在了软硬组织缺陷区域。而且，种植体植入的穿龈角度过于偏颊侧。此外，一段式种植体的颊侧没有角化组织。软组织缺陷情况复杂，且很可能在3次前期的尝试组织增量中情况更加恶化。

预防

种植体在骨量充分的区域植入在合适的三维位置，对于成功的美学效果十分必要。如果牙槽骨在邻接种植体的天然牙邻面存在缺陷，牙龈乳头也将存在缺陷。邻牙行正畸牵引会使邻面牙槽骨冠向移动。颊侧软组织角化牙龈缺陷应在种植体植入前通

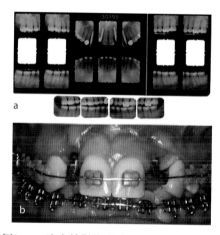

图1　病例3：a. 治疗前影像照片。可见7号和10号牙位牢固的一段式种植体。b. 发现在两颗种植体区均出现了严重软组织缺损。两颗尖牙近中都出现了龈乳头丧失。7号牙位粗糙的Ti-unite表面暴露

过结缔组织移植治疗。美学区采用一段式种植体具有技术敏感性，不允许放置角度基台或是埋入纠正。

治疗

手术1

在双侧位点行腭侧带蒂结缔组织移植术[1-6]。使用高速手机轻柔地在牙槽骨水平截除基台。腭侧全厚皮瓣从第二磨牙翻开至中切牙位置。皮下带蒂的中厚皮瓣切开后转瓣至当前埋入的种植体（图2a）。蒂插入唇侧皮瓣下方，皮瓣采用6.0 Vicryl缝线缝合。唇侧皮瓣主要为全厚皮瓣伴根尖中厚骨膜松弛切口。右侧唇侧皮瓣为垂直松弛的6号牙的远中–唇侧的龈沟切口延伸至8号牙。除了第二个垂直切口是斜向9号牙完成的以避免牵拉龈乳头（Ethicon PC-3针，6.0 Vicryl），左侧唇侧皮瓣与右侧类似。移植物的末端延伸过唇侧牙槽嵴并埋入唇侧皮瓣下方。皮瓣由一小部分暴露的移植物封闭（图2b）。垂直切口采用7.0 Vicryl缝线分别在6号牙的远中唇侧、10号牙的近中唇侧以及11号牙的远中唇侧进行缝合（图2c）。

3周后复诊，愈合顺利（图2d）。唇侧牙龈以及龈乳头获得良好的增量。种植体以及截断的基台仍位于龈下。

手术2

为了进一步增加牙龈组织量，第二次移植是在邻面采用隧道手术[7,8]。行前庭切口并塞入皮下结缔组织移植物（图3a）。植入结缔组织移植物并采用水平褥式缝合穿过下方的唇侧牙龈加以固定。前庭切口采用7.0 Vicryl缝线间断缝合。结缔组织移植物的腭侧供区显示在图3b。左侧可见显著改善，但右侧没有。右侧中切牙远中的龈乳头有缺陷。

手术3

第三次结缔组织移植在右侧完成。这次的移植是患者在2年多的时间内接受的第六次结缔组织移植术。该区域尤其是在右侧中切牙的远中，比第一次手术后更加糟糕（图4）。最后这次移植也是腭侧带蒂CTG，包裹在桥体区域朝向9号牙远中增量龈乳头（图5a）。从唇侧看，显示结缔组织移植包裹在中切牙的远中面（图5b）。最终修复包括两单位固定修复体带侧切牙单端桥体来关闭尖牙区。采用卵形桥体更好地控制天然牙和无牙侧切牙位的龈乳头高度。

最终结果是左侧效果非常好，右侧有所改善但不够理想。反复的外科操作可能减少了血供从而限

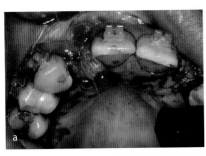
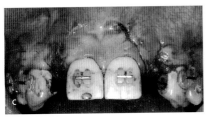
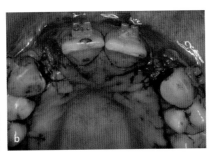
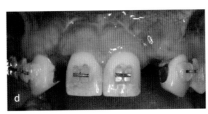

图2 病例3：a. 腭侧带蒂结缔组织移植物用来覆盖种植体。图像显示右侧已缝合。左侧皮瓣复位覆盖在带蒂结缔组织移植物上方。b. 带蒂供区进行初期缝合。受区有3~4mm的带蒂移植物暴露。c. 第一次术后即刻可见水平和垂直软组织量增加。d. 种植体已埋入。第一次术后龈乳头和唇侧牙龈水平已明显增加

制了效果。移植术需要间隔4个月的愈合时间。存在致密的结缔组织瘢痕，从而限制了血供以及软组织移植的潜能。总体而言，尽管患者为高唇线且8

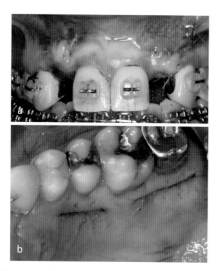

图3 病例3：a. 隧道切口采用7.0Vicryl缝线缝合。目的是在桥体区增加水平和垂直的牙龈组织量。b. 关闭供区的一字形切口

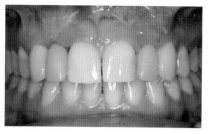

图4 病例3：两次结缔组织移植术后，右上中切牙远中龈乳头高度下降

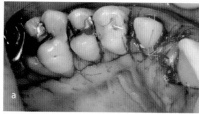

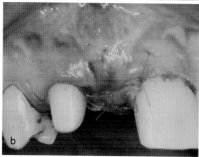

图5 病例3：a. 第二次腭侧带蒂组织移植后腭侧关闭。b. 8号牙远中可见移植物且延伸至皮瓣下

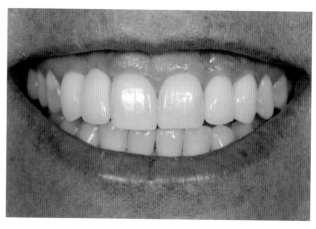

图6 病例3：在美白天然牙列后，最终修复体为带有悬臂的局部固定义齿。左侧牙龈组织量和水平理想，但右侧仍有缺陷（修复治疗由GreggKinzer DDS, MSD, Seattle, WA.完成）

号牙远中龈乳头较短，但患者对于最终结果十分满意（图6）。

参考文献

Palatal pedicle connective tissue grafts

[1] Wang PD, Pitman DP, Jans HH. Ridge augmentation using a subepithelial connective tissue pedicle graft. *Pract Periodontics Aesthet Dent* 1993; 5: 47–51.

[2] Nemcovsky CE, Artzi Z. Split palatal flap. I. A surgical approach for primary soft tissue healing in ridge augmentation procedures: technique and clinical results. *Int J Periodontics Restorative Dent* 1999; 19: 175–81.

[3] Nemcovsky CE, Artzi Z, Moses O. Rotated split palatal flap for soft tissue primary coverage over extraction sites with immediate implant placement. Description of the surgical procedure and clinical results. *J Periodontol* 1999; 70: 926–34.

[4] Nemcovsky CE, Artzi Z. Split palatal flap. II. A surgical approach for maxillary implant uncovering in cases with reduced keratinized tissue: technique and clinical results. *Int J Periodontics Restorative Dent* 1999; 19: 387–93.

[5] Khoury F, Happe A. The palatal sub-epithelial connective tissue flap method for soft tissue management to cover maxillary defects: a clinical report. *Int J Oral Maxillofac Implants* 2000; 15: 415–18.

[6] Mathews DP. The pediculated connective tissue graft: a technique for improving unaesthetic implant restorations. *Pract Proced Aesthet Dent* 2002; 14: 719–24.

Tunnel–pouch connective tissue grafts

[7] Allen AL. Use of the supraperiosteal envelope in soft tissue grafting for root coverage, part II: clinical results. *Int J Periodontics Restorative Dent* 1994; 14: 302–15.

[8] Blanes RJ, Allen EP. The bilateral pedicle flap-tunnel technique: a new approach to cover connective tissue grafts. *Int J Periodontics Restorative Dent* 1999; 19: 471–9.

病例4：即刻植入种植体相关的骨缺损治疗

Donald S. Clem

自从Lazzarra关于在拔牙同期进行牙科种植体植入的病例报告发表以后，"即刻种植"这一术语开始展开且相关技术也发展起来[1,2]。与植入在已经愈合的位点相比，拔牙后种植体即刻植入表现出了相似的结果[3]，但并非没有风险。关于软硬组织并发症以及不良的美学后果缺乏长期追踪数据[4,5]。在2008年，den Hartog等发表了一份关于即刻、早期和传统种植体植入在美学区的Meta分析。尽管1年后整体的生存率很高（93.0%～97.1%），但是例如美学效果、软组织水平、健康和患者满意度等参数不很明确[6]。问题是即刻和早期种植治疗是否会获得更好的治疗效果仍无法定论。

以下病例报告将展示治疗计划、治疗步骤以及患者的反应，并就治疗中制订的治疗方案和并发症进行讨论。

患者，45岁女性，无明显不适，用药史无诱因。但牙科病历显示过去10年多前发生于上颌前牙区的钝伤，无折裂或牙体治疗史需考虑。她的主诉是"牙齿变黄了"，为了美学改善寻求牙科治疗。根据临床检查，发现上颌右侧中切牙失去活力，影像学显示牙根有外吸收（图1和图2）。因此决定采用牙科种植体来替换天然牙，由于患者想要尽可

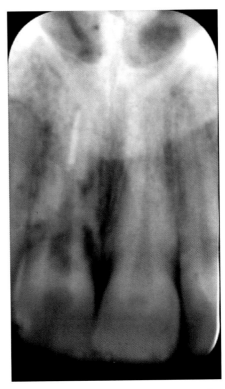

图2 病例4：8号牙位的影像学表现显示牙根吸收

能地加快治疗，因此计划在拔牙时进行即刻种植体植入。

考量1：复杂拔牙术的风险是在美学区行即刻种植的相对禁忌证吗？

牙齿拔除后，在行种植体植入（Brånemark 3.75mm×15 mmTi-Unite 种植体；Nobel Biocare, Yorba Linda, CA, USA）时发现唇侧有一个大缺损，部分在种植体唇侧面位置。缺损主要为硬组织缺损。然而，如果硬组织展现出不完全再生，通常会继发软组织缺损，就像这个病例中看到的一样。图3a从临床角度，图3b从影像学角度显示出了种植体及缺损情况。

病因学

如果出现牙根外吸收，若目标是保存牙槽窝骨壁，那么常规拔除受累牙可能会比较困难。在该病例中，大部分唇侧骨壁融合于牙根的唇侧面且无法保存。

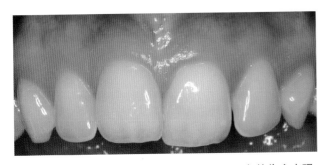

图1 病例4：无法挽救的右上中切牙（8号牙）的临床表现

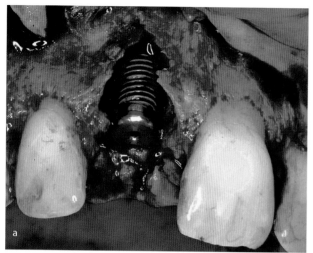

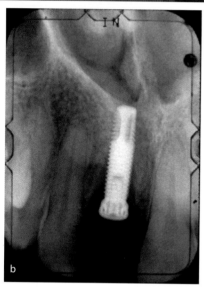

图3　病例4：a. 8号牙拔出时即刻行种植体植入。b. 种植体植入时的影像学表现

预防

预防像此类病例中上述因素引发的骨缺损是无法避免的。然而，在妥协的病例中植入牙科种植体前，应考虑以完全骨再生为目标。应采用两步式种植体植入方案，首先致力于唇侧骨再生，其次二次手术植入种植体。

治疗

缺损区采用同种异体冷冻脱钙骨移植（DFDBA）（LifeNet Health, Virginia Beach, VA, USA）以及可吸收膜覆盖（Orapharma, Warminster,

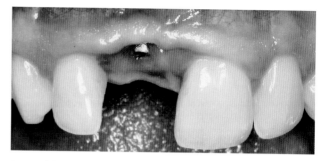

图4　病例4：种植体植入6周后组织和龈乳头丧失

PA, USA）。临时使用可摘局部义齿。然而，在种植16周后，随着牙间龈乳头的丧失，软组织形态继续退缩（图4）。

考量2：软组织丧失的原因是什么？软组织形态和组织量在最终修复完成前如何改善？

为了获得足够的软组织量和形态，下方的骨组织量必须能够充分支持软组织。最后决定额外的骨组织和软组织对于支持最终修复体的美学需求。从功能角度考虑，种植体表现出良好的临床和影像学结合。根据全厚翻瓣情况，在种植体植入时大部分的唇侧缺损已通过最初的移植得以修复。然而，要注意，唇侧骨再生不完全，因此，不能支持唇侧软组织。此外，牙间形态欠佳（图5）。从临床角度来看，伴有部分裂开/穿孔缺损的种植体仍可有良好的功能负载（图6）。然而，从美学而言，不完全的骨形成病例就像这里展示的，会导致结果欠佳。治疗需要骨增量来支持所必需的软组织量，才能获得更好的美学效果。

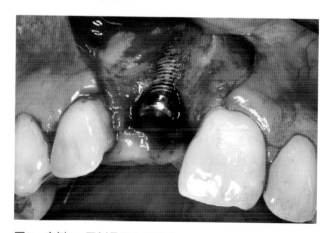

图5　病例4：唇侧骨再生不完全

同种异体冷冻脱钙骨移植被广泛成功应用于牙周和种植体位点的骨再生[7]。同种异体冷冻脱钙骨移植比起矿化的骨替代物有较快的更新率，联合应用可吸收膜用于种植体位点保存时，通常新骨形成在40%[8]。然而，问题是这种新骨是否真正与种植体表面结合仍存在争议。大多数发表的数据集中在试图建立与种植体螺纹的"再整合"来治疗种植体周围炎。组织学研究包括未暴露于口腔环境但螺纹暴露的种植体表面。以前病例中的数据表明再生或许是无法实现的。缺乏对该主题的研究[9-12]。显而易见，没有支持的软组织将会不稳定或导致过深的探诊深度而造成远期的维护问题。该病例中纠正措施的目的是支持软组织而不是获得额外骨结合。因此，采用同种异体冷冻脱钙骨移植建立唇侧组织形态，并放置长效可吸收膜来稳定伤口（图6和图7）。此外，采用冠向复位行自体结缔组织移植，用于改善唇侧和邻接软组织形态（图8）。术后16周，进行"打孔"暴露种植体顶部。移植纠正改善了软组织量及质地和唇侧形态，可见临床和影像学照片（图9）。放置过渡固定修复体来辅助软组织

塑形，并另外保持了3个月。而后采用牙龈成形术来仿制相邻中切牙的形态（图10和图11）。约3个月后，戴入最终修复体，术后负载2.5年的情况在临床和影像图片中显示（图12～图14）。

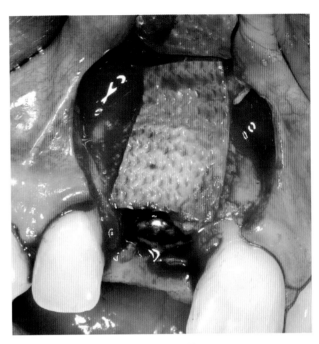

图7 病例4：移植物上方覆盖可吸收膜

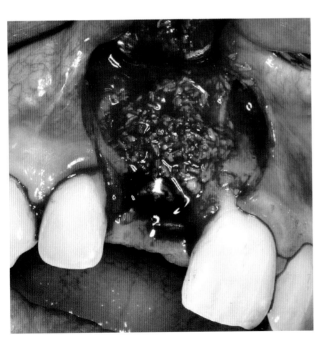

图6 病例4：在唇侧植入同种异体脱矿冻干骨

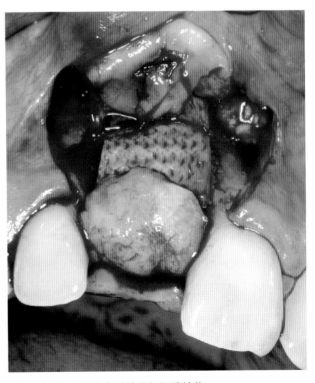

图8 病例4：覆盖皮下结缔组织移植物

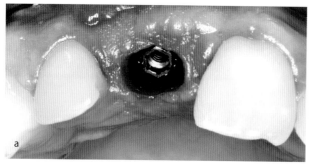

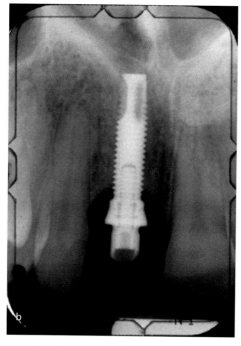

图9 病例4：改善的软组织形态

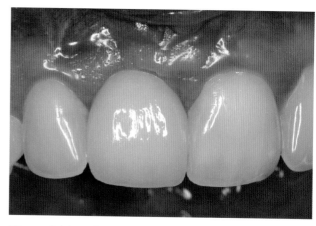

图12 病例4：术后2.5年最终修复体的情况（最终修复体由Thomas Thompson DDS完成）

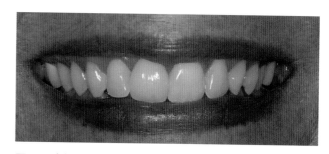

图13 病例4：术后2.5年龈乳头形态的维持情况

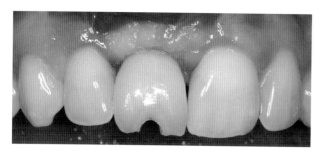

图10 病例4：临时冠就位

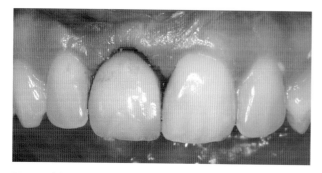

图11 病例4：临时冠修复3个月后牙龈成形

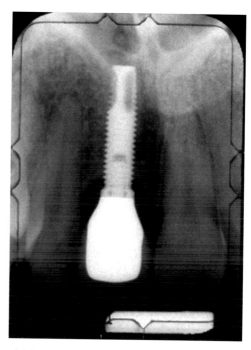

图14 病例4：术后2.5年影像学表现

总结

- 复杂拔牙，尤其是在牙根吸收/融合的病例中，可能会增加不完全骨丧失的风险
- 充足的软组织对于美学效果十分必要，需要足够的骨组织量来长期支撑
- 大量的移植手术后进行固定过渡修复体可帮助外科医生在最终修复前评估及形成最终的软组织形态
- 同种异体脱矿冻干骨移植联合屏障膜以及自体结缔组织移植进行引导骨再生对于缺损纠正是一种有效方法

参考文献

[1] Lazzarra RJ. Immediate placement of implants into extraction sites: surgical and restorative advantages. *Int J Periodontics Restorative Dent* 1989; 9: 332–43.

[2] Schwartz-Arad D, Chaushau G. The ways and wherefores of immediate placement of implants into final extraction sites: a literature review. *J Periodontol* 1987; 68: 915–23.

[3] Schropp L, Isidor F, Kostopoulos L, Wenzel A. Interproximal papilla levels following early versus delayed placement of single-tooth implants. *Int J Oral Maxillofac Implants* 2005; 20: 753–61.

[4] Chen ST, Wilson TG, Hammerle CH. Immediate or early placement of implants following tooth extraction: review of biologic basis, clinical procedures, and outcomes. *Int J Oral Maxillofac Implants* 2004; 19 (Suppl): 12–15.

[5] Esposito MA, Koukoulopoulou A, Coulthard P, Worthington HV. Interventions for replacing missing teeth: dental implants in fresh extraction sockets (ïmmediate, immediate–delayed and delayed implants). *Cochrane Database Syst Rev* 2006; (4): CD005968.

[6] den Hartog L, Slater JJ, Vissink A, Meijer HJA, Raghoebar GM. Treatment outcomes of immediate, early and conventional single-tooth implants in the esthetic zone: a systematic review to survival, bone level, soft-tissue, aesthetics and patient satisfaction. *J Clin Periodontol* 2008; 35: 1073–86.

[7] Nevins M, Mellonig JT, Clem DS, Reise GM, Buser D. Implants in regenerated bone: long term survival. *Int J Periodontics Restorative Dent* 1998; 18: 534–9.

[8] Clem DS. Implant site development using guided bone regeneration techniques. *Compend Contin Educ Dent* 2000; 21: 424–30.

[9] Cammack GV, Nevins M, Clem DS, Hatch J, Mellonig J. Histologic evaluation of mineralized and demineralized freeze-dried bone allograft for ridge and sinus augmentations. *Int J Periodontics Restorative Dent* 2005; 25: 345–62.

[10] Machado MA, Stefani CM, Treatment of ligature induced peri-implantitis by regenerative procedures. Part II. A histologic study in dogs. *J Oral Sci* 2000; 42: 163 8.

[11] Nociti FH, Caffesse RG. Evaluation of guided bone regeneration and/or bone grafts in the treatment of ligature induced perio-implantitis defects: a morphometric study in dogs. *J Oral Implantol* 2000; 26: 244–9.

[12] Hammerle CH, Jung RE, Feloutzis A. Systematic review of the survival of implants in bone sites augmented with barrier membranes in partially edentulous patients. *J Clin Periodontol* 2002; 29 (Suppl 3): 226–31; Discussion 232–3.

病例5：种植体周围急性脓肿所致成骨丧失的治疗

Bradley S. McAllister

　　82岁男性患者伴2型糖尿病（中度控制，最近HbA1c 7.2%），考虑采用种植体替换2颗下颌缺失后牙。在获得知情同意之后，患者一期手术植入2颗Brånemark种植体（Ti-Unite 表面）（NobelBiocareYorba Linda, CA, USA），无骨移植（图1a，b）。由于在后牙种植体周围完全缺乏角

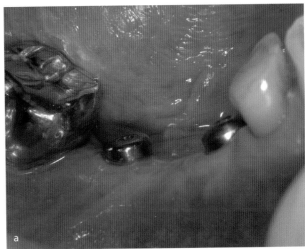

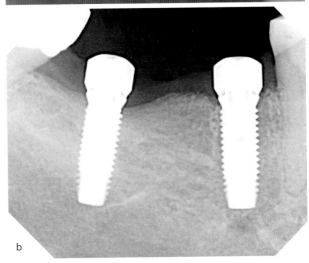

图1　病例5：术后临床照片显示2颗种植体在一期手术完成的情况（a），影像学照片（b）

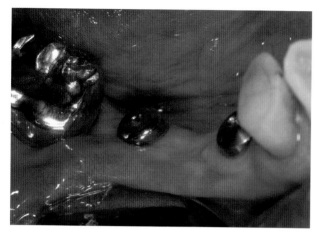

图2　病例5：术后临床照片显示后牙区种植体的角化组织完全缺乏

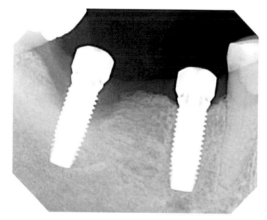

图3　病例5：术后12周对患者进行评估，数字影像显示远中种植体出现骨丧失

化组织（图2），治疗计划在4个月的骨结合愈合期后采用游离牙龈组织移植。在愈合12周时，常规评估显示后牙种植体出现了局部脓肿。

病因和预防

对该病例的回顾性分析发现，多种风险因素原本可以解决以降低其并发症的风险。患者是一位老年男性，口腔卫生环境欠佳，中度控制的糖尿病以及极少的角化组织。该病例本可以采用经典的两阶段方法。埋入种植体，在手术暴露时同期实施游离软组织移植来降低并发症的风险。此外，应在种植体植入前着手加强家庭护理以及血糖的控制。

治疗

骨破坏区域采用手术治疗，全身给予阿莫西林（500mg，3次/天，7天），全厚皮瓣翻开，缺损区去除肉芽组织（图4），用多个浸润含有250mg四环素胶囊溶于1mL消毒水的棉球进行消毒（图5）。为了再生缺失的骨组织，在缺损区植入松质无机牛骨（Bio-Oss; Osteohealth, Shirley, NY, USA）（图

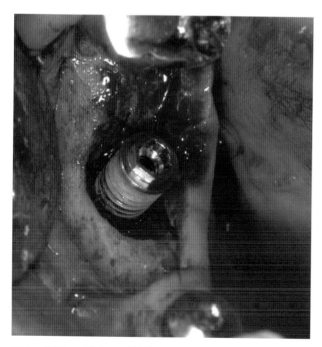

图4　病例5：后牙区种植体周围的骨缺损区已彻底地去肉芽处理

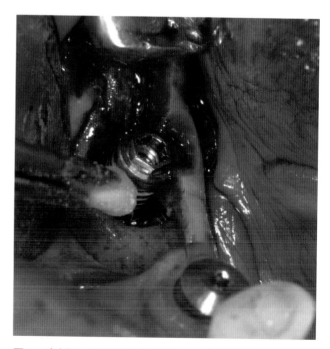

图5　病例5：采用多个浸透了四环素的棉球擦拭种植体2min

6），并采用胶原膜覆盖（Bio-Gide Osteohealth）（图7）。放置愈合基台并拧上覆盖螺丝行一期缝合（图8），种植体埋入5个月（图9）。愈合阶段，影像学评估显示骨移植成熟（图10~图12）。术后5个月暴露种植体，采用游离牙龈移植（图

13和图14）。最终修复体随后由Dr. Adam Francois（Sherwood, OR, USA）完成，采用夹板固定桥修复（图15）。患者5年内随访，包括3个月复诊一次，进行口腔卫生指导（OHI）以及每年一次影像学照片（5年后随访，参见图16和图17）。

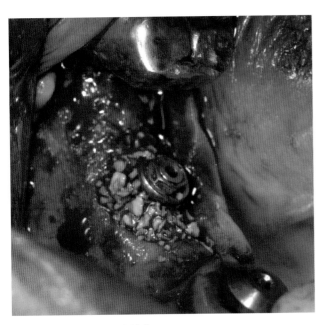

图6　病例5：放置骨移植物

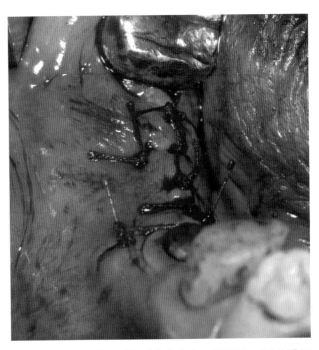

图8　病例5：在胶原膜和移植物上方，采用Vicryl缝线进行一期缝合

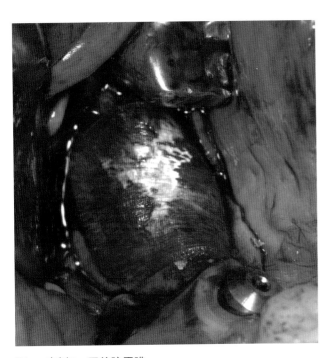

图7　病例5：覆盖胶原膜

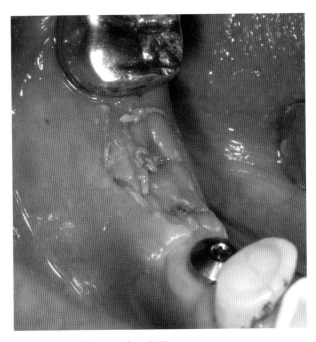

图9　病例5：术后1周术区所见

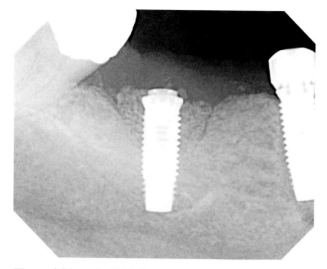

图10　病例5：术后影像学所见

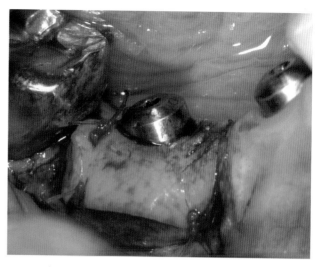

图13　病例5：在安放愈合基台时，采用5-0铬肠线将一块游离龈组织移植物缝合就位

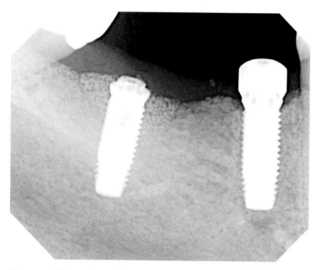

图11　病例5：术后2个月骨移植的影像学所见

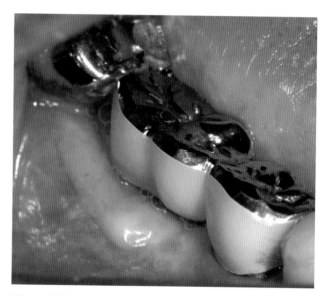

图14　病例5：游离龈移植术后6周，临床所见

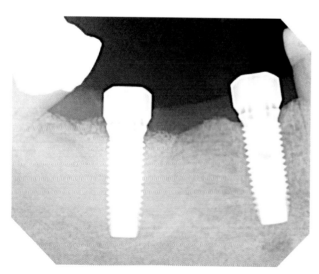

图12　病例5：术后5个月骨移植的影像学所见

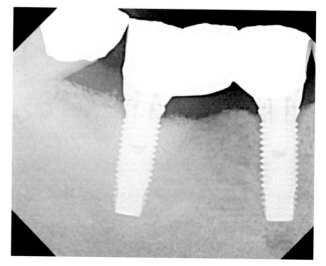

图15　病例5：最终修复体的影像学表现

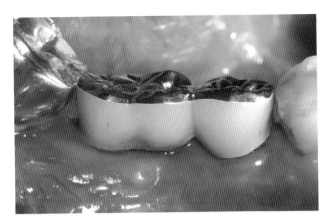

图16 病例5：修复5年后临床表现

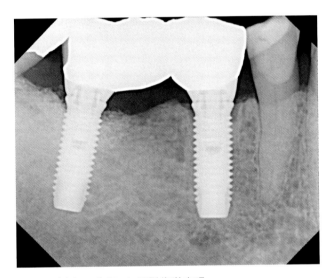

图17 病例5：修复5年后影像学表现

病例6：美学区失败种植体的替换

Abd Elsalam Elaskary

不翻瓣种植体植入术因其提供了多种临床优势而被越来越广泛地应用。然而，该技术需要严格谨慎的临床技能来达到最佳的治疗效果[1,2]。多种因素被认为对于这种治疗模式是不利的，包括缺乏直视性（作为一种盲法），并需要使用计算机轴向断层扫描来进行术前检查或是明确最佳种植体位点。后者需要患者支付额外的费用。此外，如其他任何种植体植入术一样，需要达到种植体初期稳定性。这可通过超出牙槽窝尖端至少3～4mm植入，或是采

用唇侧和舌侧的皮质骨以防一些部位根尖骨量不足或是存在重要解剖结构[3]。

通常并发症的发生可包括：外科导板不精确造成种植体位置不佳；钻孔过程缺乏控制；组织状况不好；由于知识或经验不足导致不良的外科计划[4,5]。

28岁的男性患者转诊，主诉种植体支持的上颌左侧中切牙修复体松动，患者诉曾行不翻瓣种植体植入术（图1）。临床和影像学检查（图2）表明种植体活动，伴唇侧软组织厚度缺乏，软组织边缘萎缩，以及种植体支持的修复体不对称。患者诉该修复体于此次就诊4个月前完成。

病因学

很容易取出种植体（图3）。在获得了影像和临床病史后，推论该种植体失败的病因与手术位点

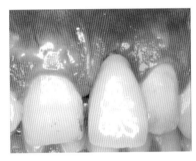

图1 病例6：种植修复体失败。显示骨量丧失继发软组织丧失

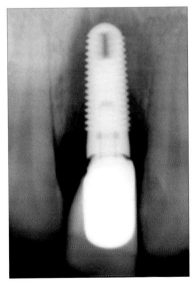

图2 病例6：影像学照片显示种植体失败，以及骨丧失。发现种植体长度较短

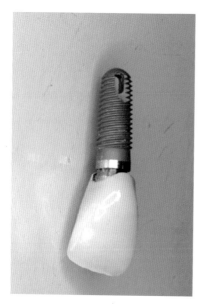

图3 病例6：拔出后的失败种植体及上部结构

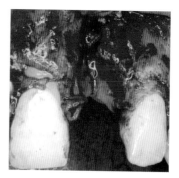

图4 病例6：术中可见缺损区有大量组织丧失和肉芽组织

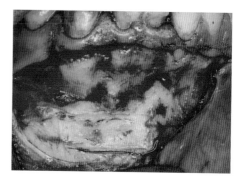

图5 病例6：术中可见颏部骨移植截骨术的外形

的骨缺失有关，采用短种植体造成了冠根比例不协调，修复体不合适，种植体咬合过载。

预防

不翻瓣种植体植入应谨慎对待。初期稳定性对于成功非常重要。种植体植入前有必要获得完整的唇侧骨板以及彻底清理牙槽窝都是实现种植修复可预期的成功美学的主要因素。不翻瓣种植手术是复杂的临床操作，需要多种技术敏感细节以及治疗技能。建议谨慎考虑该技术并采用推荐的治疗方案。

治疗

治疗计划包括聚焦于改善骨组织和软组织量的策略。翻瓣显示暴露出水平向和垂直向联合的骨缺损（图4）。从正中联合收集皮质松质移植骨块进行水平骨缺损的增量[6]（图5）。受区要彻底清创、搔刮、去皮质，移植物随后由两颗微型钛螺丝固定（Marin Micro Screw; Gebruder Marin, Tuttlingen, Germany）。采用胶原膜来覆盖移植物（Biomend; Zimmer Dental, Carlsbad, CA, USA）。而后采用皮下带蒂结缔组织移植从腭侧转瓣缝合至唇侧骨膜（Trofilene, Stoma; Storz am Markt, Emmingen-Liptin-

gen, Germany）。移植目的是为了改善唇侧软组织的量和质来达到骨移植在牙槽窝冠向的牙槽窝封闭（图7和图8）。

术后10天拆线，组织愈合良好（图9）。4个月后，行种植体植入术，通过简单牙槽嵴切开来暴露牙槽骨而不翻开龈乳头（图10）。未行更多的软组织翻瓣以防术后软组织萎缩（图11）。植入一颗3.8mm×13mm BioHorizons 种植体（Laserlock; BioHorizons, Birmingham, AL, USA）（图12）。为患者制作一副牙支持式的可摘局部义齿在需要时使用。

在种植体植入时实施了"皮瓣切取技术"（split finger technique）来提高左侧龈乳头的水平（图13），并增加种植体周围龈乳头软组织量。该步骤表现出了较高的预期性和临床有效性。该技术需要在种植体植入术中进行腭侧翻瓣，并将其分成两半，而后将每一半缝合至最近的唇侧皮瓣[7]。拍摄根尖片来确定种植体位点（图14）。进行CAT扫描来确定再生骨量，并确定种植体有充足的颊侧骨板（图15）。组织愈合后，粘接金属烤瓷最终修复

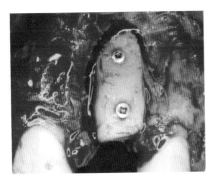

图6 病例6：用2颗微钛钉固定颏部移植骨来修复骨缺损

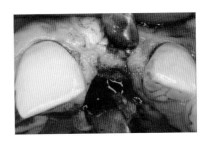

图10 病例6：术中可见手术4个月后移植骨显示有新骨形成

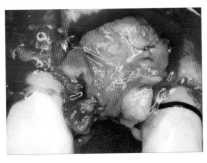

图7 病例6：从腭侧取结缔组织移植物来确保最佳的伤口愈合，最小化移植物暴露的可能性，并改善唇侧形态

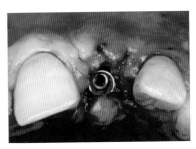

图11 病例6：植入种植体：切面观。发现微创皮瓣设计和龈乳头改善技术（分瓣技术）

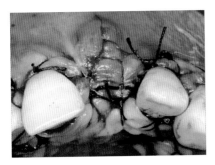

图8 病例6：术中软组织关闭

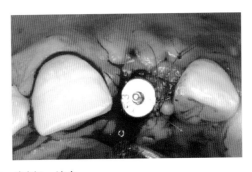

图12 病例6：缝合

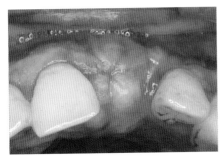

图9 病例6：愈合3周后显示理想的软组织愈合以及改善的软组织状态

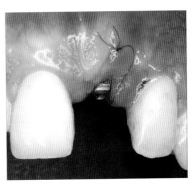

图13 病例6：愈合1周后：唇侧照片显示分瓣技术的临床结果

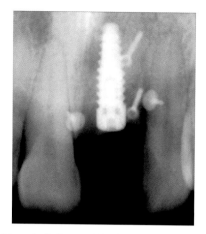

图14 病例6：根尖片显示种植体

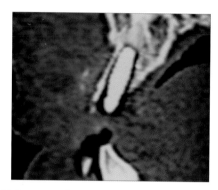

图15 病例6：CAT片显示种植区唇侧骨覆盖

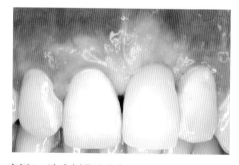

图16 病例6：该病例最终修复

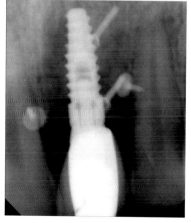

图17 病例6：修复后根尖片

体（KetacCem;3M ESPE, Seefeld, Germany）(图16)。在完成修复后，X线片显示根据周围骨组织和邻牙的情况，种植体植入位置良好（图17）。

参考文献

[1] Campelo L, Camara J. Flapless implant surgery: a 10-year retrospective analysis. *Int J Oral Maxillofac Implants* 2002; 17: 271–6.

[2] Pow E, McMillan. A modified implant healing abutment to optimize soft tissue contours: a case report. *Implant Dent* 2004; 13: 297–300.

[3] El Askary AS. Multifaceted aspects of implant esthetics: the anterior maxilla. *Implant Dent* 2001; 10: 182–91.

[4] El Askary AS, Meffert RM, Griffin T. Why do dental implants fail? Part I. *Implant Dent* 1999; 8: 173–85.

[5] El Askary AS, Meffert RM, Griffin T. Why do dental implants fail? Part II. *Implant Dent* 1999; 8: 265–77.

[6] Schwartz-Arad D, Levin L. Multitier technique for bone augmentation using intraoral autogenous bone blocks. *Implant Dent* 2007; 16: 5–12.

[7] Misch CE, Al shammari.K, Wang HL. Creation of interimplant papillae through a split-finger technique. *Implant Dent* 2004; 13: 20–7.

病例7：美学区位置不良种植体的治疗和替换

Scott H. Froum

24岁女性，无特殊医疗史，无药物史，且无已知的食物和药物过敏史，前来就诊主诉"不喜欢我前牙的样子，由于前牙太长让我无法微笑了"（图

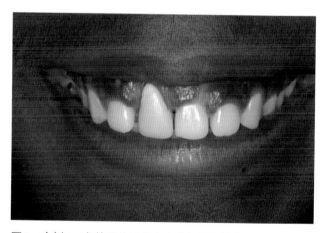

图1 病例7：术前照片显示右上中切牙不协调以及高笑线

1）。由于患者是一位医疗护士，熟悉医疗文档。她对前期牙科治疗的回忆非常细致。2.5年前她被告知8号牙齿由于根管治疗失败以及根管桩折断而无法治疗。医生建议行种植治疗，据患者描述，"我被告知种植体可在拔牙当天植入。"牙齿拔除后立刻植入种植体。患者临时佩戴了可摘过渡义齿。大约1年后，患者进行了Ⅱ期手术暴露种植体，"在种植体暴露的当天进行了临时冠修复"。患者回忆在她佩戴临时冠当时，牙齿看起来"太长"，但是牙医告诉她，"只是临时的，可以处理。"几个月后，在种植体区域出现了复发性脓肿，被给予一系列抗生素治疗。由于她的牙医诊所失火不再接诊，未经治疗后又形成脓肿一段时间，患者遂来我诊所就诊。

临床检查显示8号牙位种植体位置不良，伴平台穿龈与颊侧牙槽嵴成45°角。此外，在7号和8号，以及8号和9号之间出现缝隙。种植体选用角度

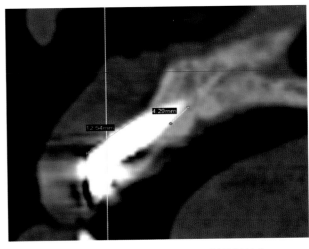

图3 病例7：术前CT扫描显示种植体颊侧骨板缺失12mm

基台进行临时修复来调整补偿种植体错位（图2a，b）。临床检查显示颊侧正中探诊深度为10mm，轻探伴出血。CT影像扫描检查显示，之前牙医采用一颗5mm×16mm的种植体，其中有12mm穿出了颊侧骨板（图3）。后期通过临床手术再次确认。该病例因患者具有高笑线而更为复杂。

病因

该病例所见的并发症是由于种植体植入位置不当导致的。种植体植入在邻牙釉牙骨质界根方7mm处，种植体穿龈平台与颊侧牙槽嵴成45°角，因种植体位置导致临时修复体需要向邻牙根方延伸。由于植入位置的原因，种植体表面有12mm穿出颊侧骨板，导致脓肿反复形成。

预防

该并发症可通过种植体植入正确三维位置预防。拔牙后行即刻种植，未使用三维影像（患者诉在种植治疗前未行CT或锥束扫描）或手术导板。拔牙后，如果手术医生无法在理想的种植体位点获得初期稳定性，那么就不该植入种植体。取而代之的是，应在术区行骨增量术并延期植入种植体。此外，如果种植体植入位置不正确，应在植入时取出种植体，要么术中重新改向，要么待愈合后延

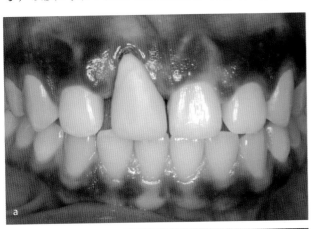

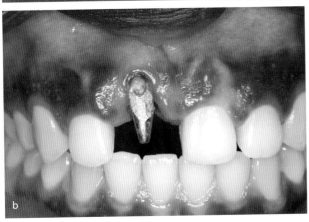

图2 病例7：a. 术前临床可见8号牙位种植修复体不美观。b. 显示基台位置不佳

期植入。

治疗

患者被告知该种植体无法治疗了需要取出。并给出两种替换选择：一种是可摘局部义齿；一种是通过骨增量和再植术来行固定局部义齿。患者选择了后者，因为她"从最初就想种植修复体"，不想要任何可摘修复。患者被告知在取出种植体后她需要多重手术来修复该区域，或许能或许不能实现种植体植入所需的空间。同时也被告知如果想要达到她所期望的美学效果需要至少修复（贴面）7号、9号和10号牙位。患者同意了治疗计划。

在患者外科预约之前，取模制作了金属烤瓷树脂粘接（马里兰）桥，在种植体取出后作为过渡义齿以避免在骨增量区形成压力。在种植体取出术前一天，患者开始使用甲基强的松龙（Medrol Dose

Pack; MOVA Pharmaceuticals, Manati, PR, USA），0.12%葡萄糖酸洗必泰一天漱口2次（Peridex; ESPE 3m, St Paul, MN, USA）。在种植体取出术当天，患者术前服用羟氨苄青霉素2g，而后500mg 1次，一日3次，口服10日。

手术包括行牙槽嵴中央切口，伴7号和10号牙远中龈乳头保护性垂直松解切口。翻开全厚黏骨膜瓣，进行清创，去除肉芽组织，证实了种植体75%以上从颊侧骨板穿出（图4）。使用超声骨刀外科装置（Mectron）伴大量水冲洗，尽可能减小创伤取出种植体（图5）。种植体整体取出，造成了一个12mm×7mm×20mm的牙槽嵴缺损（图6）。在该位点植入无机牛骨和胶原（Bio-Oss Collagen; Osteohealth Shirley, NY, USA）（图7），而后覆盖β-磷酸三钙（β-TCP）和血小板衍生生长因子（platelet-derived growth factor PDGF）（Gem21;

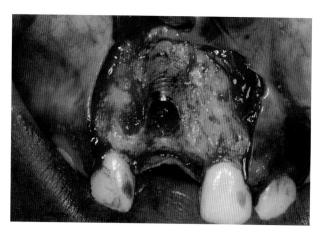

图4 病例7：临床照片显示皮瓣翻开后种植体颊侧穿孔

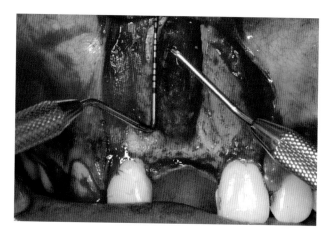

图6 病例7：种植体取出后出现15mm×20mm的骨缺损

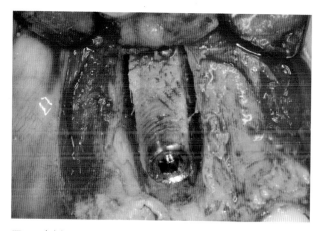

图5 病例7：术中采用超声骨刀取出种植体

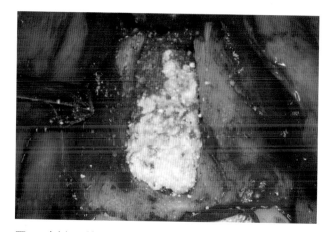

图7 病例7：缺损区植入无机牛骨

Osteohealth, Shirly, NY ,USA）（图8）。最初的移植材料是利用其提供结构支持的能力，后来的移植材料则利用其促进软组织愈合并招募成骨前体的特质。采用30mm×40 mm 猪胶原膜（Ossix Plus, Orapharma, Warminster, PA, USA）覆盖缺损区，并用两颗不锈钢钉固定（BioHorizons, Birmingham, AL, USA）（图9）。行骨膜松弛切口来实现无张力缝合，但故意未行一期缝合而暴露胶原膜，以避免造成黏膜牙龈缺损。垂直切口采用4.0铬肠线间断缝合（Ethicon, J&J, Somerville, NJ, USA），牙槽嵴中央切口采用非吸收缝线进行连续水平褥式缝合（Gore-Tex; W.L. Gore Associates, Flagstaff, AZ, USA）（图10）。在垂直切口上方放置peri-acrylic（Glue Stitch, British Columbia, Canada）。该区域酸蚀后将制作的马里兰桥粘接至邻牙进行临时修复。要小心调改临时修复体并减轻组织压力（图11）。告知患者术后注意事项并常规随访。术后愈合良好，在5个月时磨掉临时桥显示骨和软组织厚度出现缺陷（图12）。

原种植体取出6个月后患者进行了CT扫描，取模后制作诊断蜡型。治疗计划包括在7号、9号和10号牙齿进行瓷贴面修复，在8号牙位行种植体冠修复。在这些牙位的修复体计划是为补偿8号种植体和9号天然牙的近远中不一致。CT扫描分析显示牙槽嵴形成良好，采用CT扫描软件（Simpant11.0; Materialise, Glen Burnie, MD, USA）设计在该位点植入3.5mm×13mm 种植体1颗。

在种植手术当日，患者术前按上述给药方式服药。沿同一切口，行龈乳头保存全厚皮瓣翻开。

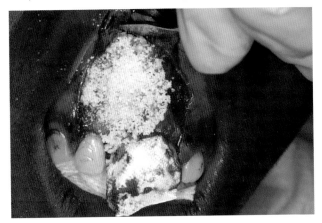

图8　病例7：在早期移植材料上方覆盖 β-磷酸三钙和血小板衍生生长因子

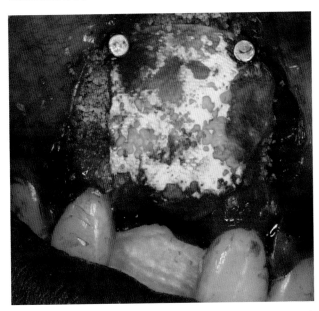

图9　病例7：采用一片30mm×40mm的可吸收膜覆盖移植区并用2颗不锈钢钉固定

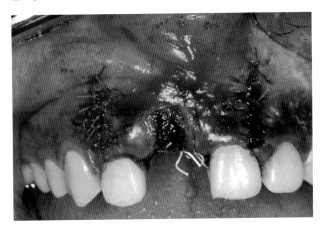

图10　病例7：无张力皮瓣缝合。故意暴露胶原膜

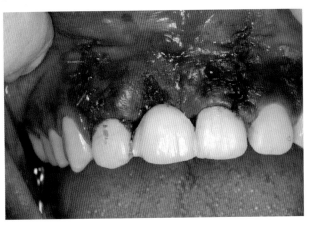

图11　病例7：采用树脂粘接固定桥临时修复以防止软组织压力

在原先的骨缺损区观察到有完整的新骨充填（图13），牙槽嵴呈现出6mm的宽度（图14）。在种植体植入术中，使用解剖纠正的外科导板来引导骨切开术，植入1颗3.5mm×13mm的种植体（Neoss Bimodal, Burbank, CA, USA），使用导板实现了良好的初期稳定性（图15）。由于颊侧骨板较薄，以及之前出现的骨组织和软组织缺损，该区域同期采用β-磷酸三钙和血小板衍生生长因子进行骨增量（图16）。行中厚皮瓣翻开，在充填的移植材料上方放置30mm×40mm的胶原膜（Ossis; Orapharma, Warminster, PA, USA），并用4.0的铬肠线行间断缝合式，缝合颊舌侧皮瓣（图17）。皮瓣翻开后，一期缝合采用4.0铬肠线间断缝合（图18）。种植体位置通过根尖周X线片确定（图19）。患者的树脂粘接桥做了进一步调整，该区域再行临时修复。

遵循上述相同的术后注意事项以及随访方案，待种植体愈合6个月。愈合情况良好，植入6个月后，获得了充分的软组织和骨组织量，如临床（图20）和影像学（图21）所见。

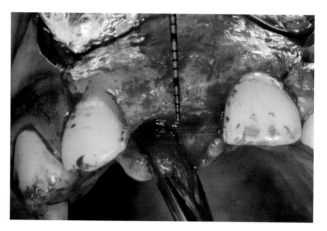

图14　病例7：牙槽嵴宽度呈6mm

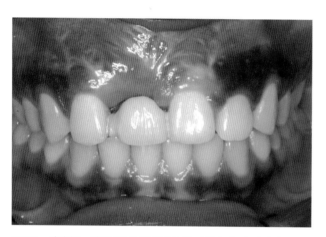

图12　病例7：临床照片显示5个月时软组织愈合良好，但骨组织出现萎缩

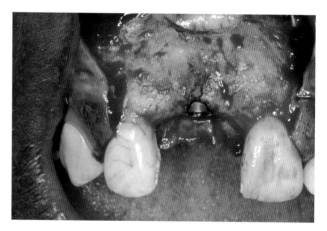

图15　病例7：种植体植入在恰当的三维位置上

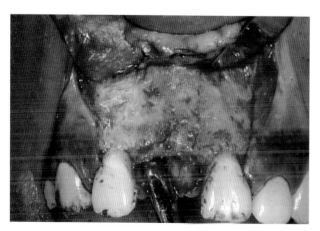

图13　病例7：皮瓣翻开显示缺损区完全骨充填

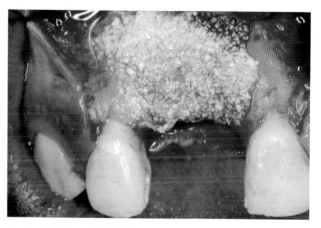

图16　病例7：种植体植入后采用β-磷酸三钙和血小板衍生生长因子再行骨增量

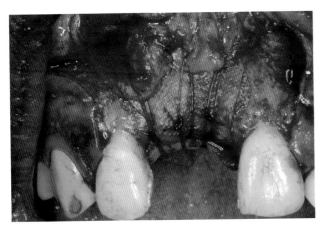

图17 病例7：移植材料上方覆盖可吸收胶原膜，并采用4.0的铬肠线缝合固定

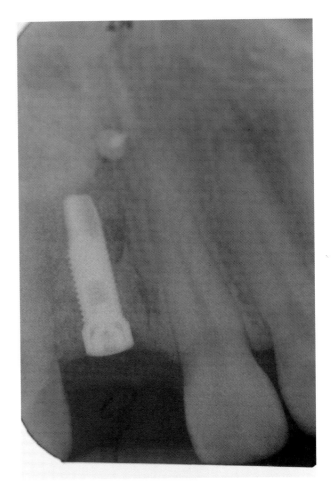

图19 病例7：种植体植入后根尖影像

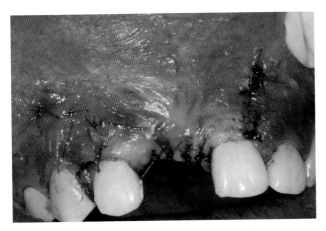

图18 病例7：种植体植入后行无张力一期缝合

此时行二期手术，行牙槽嵴中央切口，伴龈乳头保存垂直松弛切口。翻开全厚皮瓣，暴露种植体并展示了充足的骨组织充填和颊侧骨板（图22）。在二期手术时，种植体采用PEEK美学解剖基台（Neoss Anatomic abutment, Burbank, CA, USA）进行临时修复。放置橡皮障，预备临时基台。采用流动的临时材料（ProTemp Plus; ESPE 3m, St Paul, MN, USA）以及由诊断蜡型制作的真空导板，完成临时基台制作，皮瓣采用4.0铬肠线间断缝合（图23）。佩戴临时冠以便在二期手术后形成软组织穿龈形态。

该区域愈合2个月后，利用诊断蜡型导板在6～11号牙位进行牙冠延长术（图25）。该区域愈合3个月后，对7号、9号和10号牙进行牙体预备制作贴面。采用个性化基台和全瓷冠对8号牙位的种植体进行修复（图26）（Marotta Dental Studio,

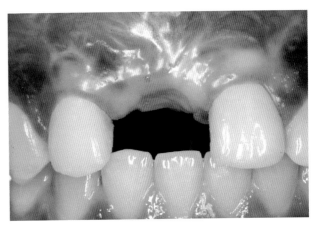

图20 病例7：种植体植入6个月后，获得了充分的软组织和骨组织量

Melville, NY, USA）。全部修复工作由Christopher Salierno（private practice, Huntington, NY, USA）医生完成。对患者进行家庭护理指导，每3个月进行一次维护。图27和图28显示6年后复诊的图片。

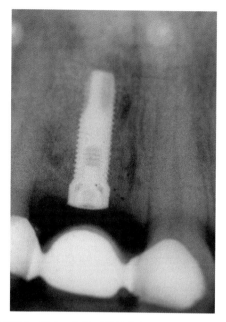

图21 病例7：植入8个月后种植体的根尖影像

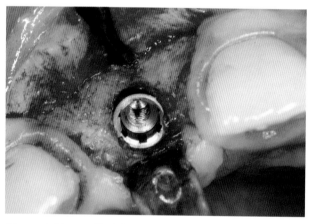

图22 病例7：二期手术暴露种植体显示成功的骨充填

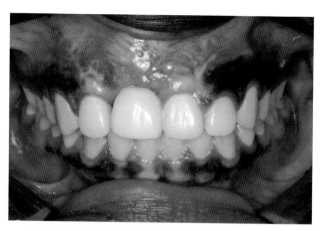

图24 病例7：临时冠周围软组织愈合情况

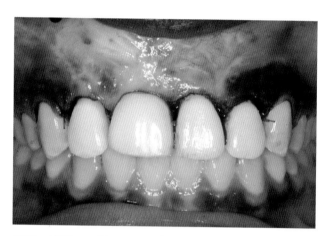

图25 病例7：6号～11号牙位行冠延长术

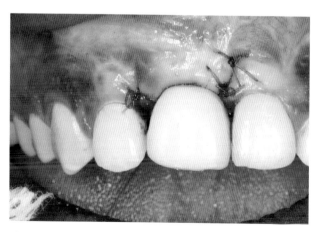

图23 病例7：二期手术时行临时冠修复

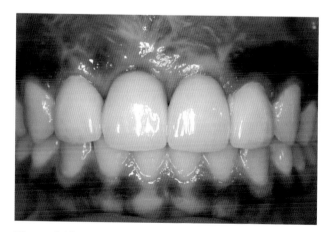

图26 病例7：最终修复体

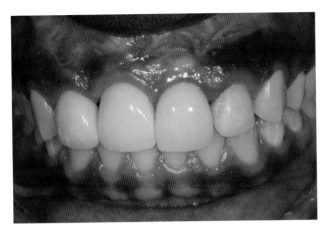

图27　病例7：修复6年后软组织保持完整，仅10号牙贴面丧失

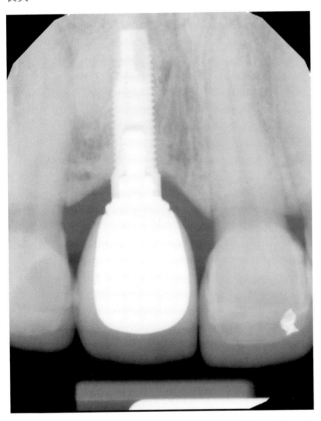

图28　病例7：修复6年后硬组织水平维持稳定，无骨丧失迹象

病例8：美学区位置不良种植体的纠正治疗

J. Daulton Keith

26岁女性患者，高中理科教师，前来就诊主诉，"我看起来像一只啮齿动物！"（图1a，b）。她的医疗史包括甲亢，以及对磺胺类药物严重过

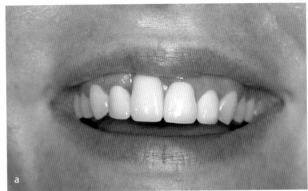

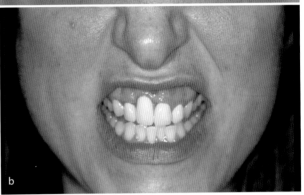

图1　病例8：a. 临床照片显示种植支持的右上颌中切牙（8号牙）"长"牙冠：正常笑线。b. 患者夸张的笑显示出不美观的8号种植牙冠

敏，并"偶尔吸烟"。

1年前于上颌右侧中切牙位点行牙科种植体植入。该中切牙因牙根折导致牙丧失。由于牙齿丧失导致的牙槽嵴高度和宽度的丧失，常见于外伤、发育异常或发育病态。在这种情况下，目的是为修复美学和功能协调，有时即便有可能，也会使种植体植入异常困难。

由于该种植体及其根向的位置以及患者的高笑线，因此决定取出种植体，修复软硬组织缺损，并在该位点另行植入一颗种植体（图2）。

病因学

该病例出现美学和功能上的并发症是由极端根向的种植体错位造成的。这是由于软硬组织量的不足以及治疗计划的不充分导致的。为了达到美学对称，牙科种植体应植入在邻接中切牙唇侧正中龈缘位置下2~3mm之内。该种植体比理想的位置深了3mm（图3）。

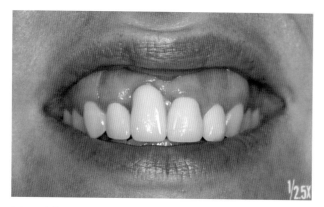

图2　病例8：上颌前牙软组织形态的唇面照片

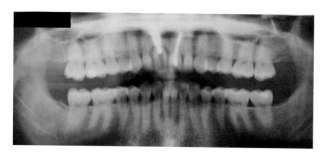

图3　病例8：全景片显示8号牙位种植体错位，植入过于根向

预防

　　使用由理想的诊断蜡型制作的外科支架应能够明确理想的穿龈形态，并在外科手术前，清晰地确定潜在并发症。

治疗

　　告知患者，对现存种植体和上颌右侧中切牙冠进行美学矫正是无法实现的，种植体将不得不通过外科手术进行移除。患者也被告知修复该区域达到正常的美学和功能健康将需要多重外科干预。

手术1

　　采用全厚皮瓣松弛唇侧组织，手术取出已完全骨结合的种植体（图4）。在紧靠种植体的远中和近中牙槽骨面，使用带有FG-701SL碳化钨钻的高速Kavo手机磨出2个切口（图5）。利用Lux-3牙挺来移动并从周围的骨组织分离种植体。一旦初期结合被破坏，种植体就从手术位点脱出（图6）。

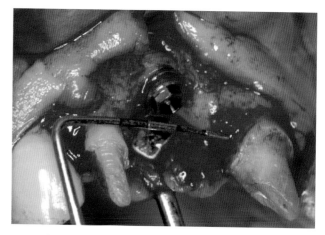

图4　病例8：临床照片显示8号牙位种植体的根向位置

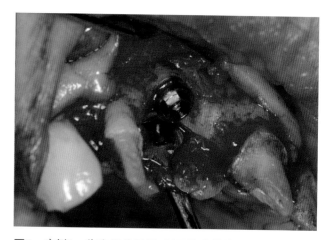

图5　病例8：临床照片显示8号牙位种植体的根向位置和唇侧骨丧失

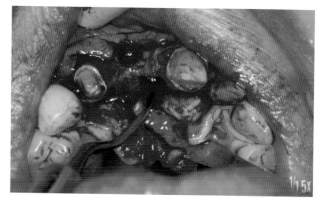

图6　病例8：图片显示较大的切牙孔，以及种植体取出后2mm的颊侧牙槽骨宽度

微创（在充填骨中可见存在螺纹）取出种植体后，在拔除区植入矿化的皮质骨（250～900）（Puros; Zimmer, Carlsbad, CA, USA）和可吸收胶原膜（图7）。关闭术区，采用4.0 Vicryl缝线缝合（Ethicon, Somerville, NJ, USA）。

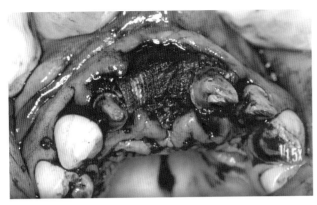

图7　病例8：植入矿化的异体皮质骨颗粒，并在上方覆盖可吸收胶原膜（Bio-Gide）进行牙槽嵴增量

手术2

在颗粒骨移植愈合4个月后，为了改善垂直骨高度，有必要进行二次手术（图8）。

翻开全厚黏骨膜皮瓣，通过为块状异体骨创造合适的受区，牙槽骨进行再塑形（图9）。植入块状异体骨（Puros; Zimmer），并用1.5mm×12mm的

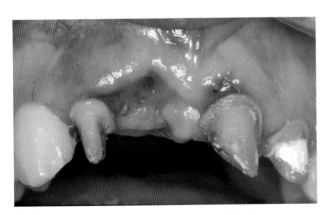

图8　病例8：种植体取出术后4个月牙槽嵴愈合

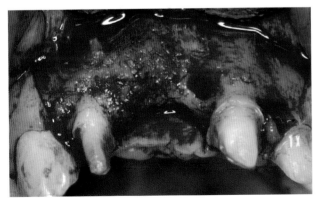

图9　病例8：皮瓣翻开后显示种植体取出和牙槽嵴增量4个月后，拔除种植位点的情况

方头螺钉（KLS Martin LP, Jacksonville, FL, USA）固定（图10）。在块状移植骨唇侧再植入混合了四环素的颗粒状矿化皮质骨（图11）。理论上讲，添加四环素使颗粒骨移植物更具有骨诱导性。而后在整个移植区覆盖可吸收胶原膜（Bio-Gide）（图12）。关闭术区联合采用4.0的铬肠线缝合垂直松弛切口（Ethicon, Somerville, NJ,USA），4.0 Gore-Tex缝线（W.L. Gore Associates, Dundee, UK）一期

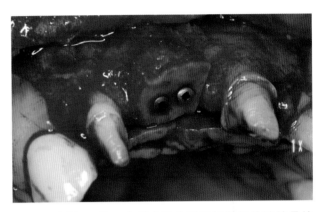

图10　病例8：第二次手术操作采用同种异体移植骨块（Puros）来增加垂直骨高度

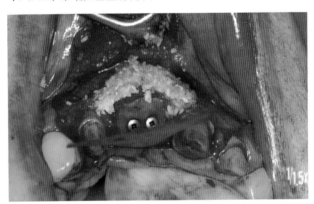

图11　病例8：在移植骨块唇侧面植入混合了四环素的颗粒状同种异体移植骨

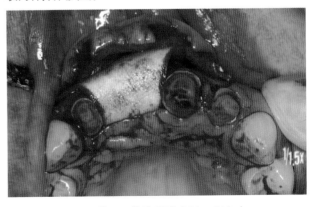

图12　病例8：覆盖可吸收胶原膜（Bio-Gide）

缝合。在种植体植入前，给予块状移植骨愈合6个月（图14）。愈合6个月后，采用外科导板模仿上颌左侧中切牙的穿龈形态，植入1颗直径4.7mm的Tapered Screw Vent 种植体（Zimmer）（图15～图21）。由于该区域大量骨移植，给予种植体愈合6个月的时间。

　　6个月后，暴露种植体，即刻放置临时基台并佩戴丙烯酸临时冠（图22～图26）。

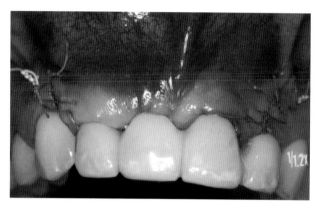

图13　病例8：块状同种异体骨移植后一期缝合，并戴入临时修复体

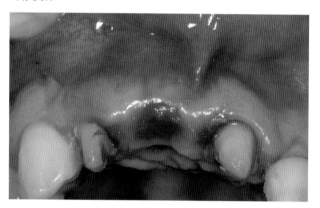

图14　病例8：块状骨移植6个月后愈合位点

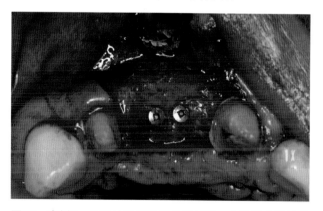

图15　病例8：暴露块状同种异体移植骨，去除固定螺丝并植入种植体

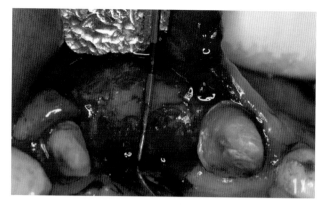

图16　病例8：放置牙周探针记录增量的牙槽嵴宽度为8～9mm

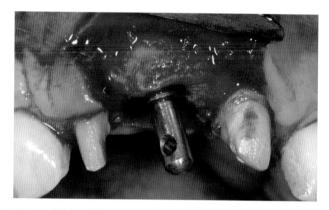

图17　病例8：放置引导杆来评估穿龈形态

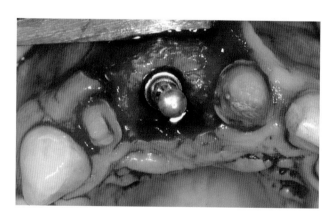

图18　病例8：殆面照，引导杆确定颊舌向种植体位置

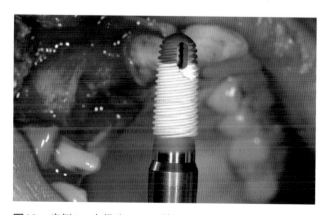

图19　病例8：直径为4.7mm的Tapered Screw Vent种植体

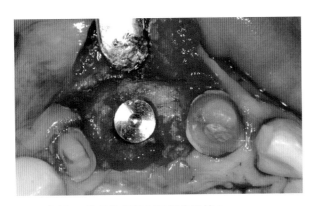

图20 病例8：种植体根据引导杆位置植入

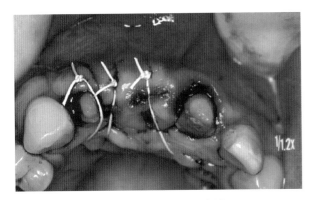

图21 病例8：采用不可吸收缝线缝合皮瓣

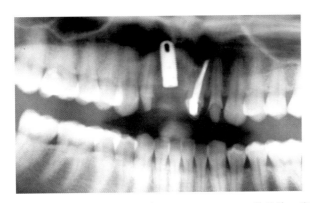

图22 病例8：全景片显示植入4.7mm×13 mm种植体。发现9号牙角度偏向近中

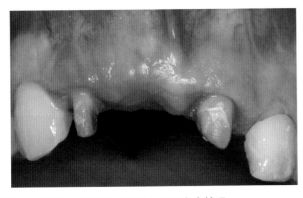

图23 病例8：种植体植入6个月后愈合情况

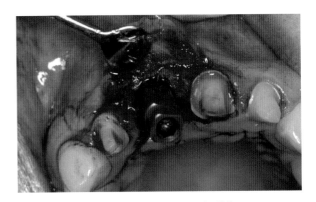

图24 病例8：二期种植体暴露，取模柱就位

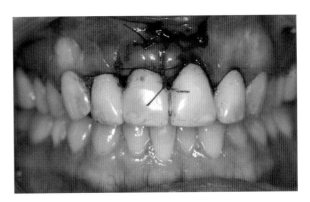

图25 病例8：术区缝合，临时基台与丙烯酸树脂临时固定桥（7～10号牙位）戴入

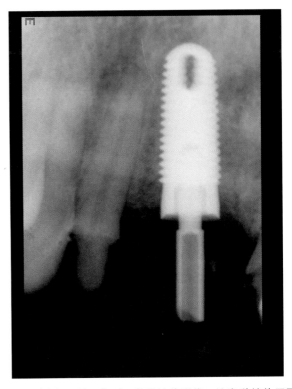

图26 病例8：戴入临时冠的种植体影像。注意种植体周围骨组织的垂直高度

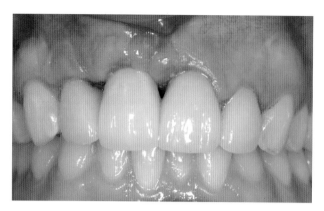

图27 病例8：唇面观最终修复体就位6周时情况

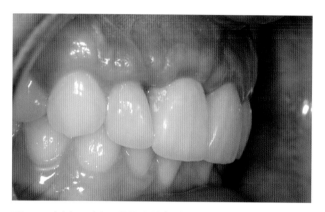

图28 病例8：侧面观最终修复体就位6周时情况。发现软硬组织外形自然

种植体暴露6周后（因患者搬家），进行最终取模，放置4颗Empress单冠（图27和图28）。牙冠由 Henry Martin（在修复牙科诊所的合格牙科技师CDT at restorative Dental Lab, Charleston, SC, USA）制作。所有的修复步骤由James Rivers医生操作（修复重建科室教授兼主任，牙科学院，南加州医学院）。

病例9：美学区种植体位置不良的治疗

Burton Langer, Laureen Langer

35岁女性前来就诊，6号和7号牙位两颗种植体。由于种植体修复造成的不美观促使她前来向修复牙医寻求第二选择（图1）。

病因

修复牙医将患者转诊，进行有关软组织移植

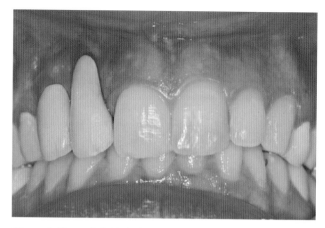

图1 病例9：术前见患者6号和7号牙位有两颗种植体。患者对于种植修复体的美学表现不满意

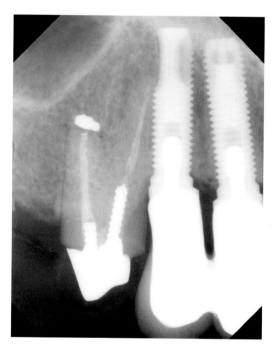

图2 病例9：术前影像显示2颗已修复的骨结合种植体

可行性以及任何其他可增量软组织缺损操作的牙周咨询。根据检查和咨询协商，认为问题的原因与两颗种植体的错位相关（图2）。种植体严重唇向错位，临床冠过高，唇侧角化牙龈完全丧失。由于很难再对种植体的轴向位置进行重置，已明确放置角度基台无法纠正美学上的缺陷。患者对于美学效果非常不满以至于她愿意重新进行种植体植入。

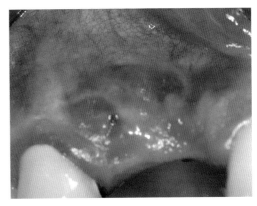

图5 病例9：容许组织爬入种植位点，6周时间组织几乎完全填满了种植区。甚至更多角化组织

预防

如果现在处理该病例，就会使用计算机轴向断层扫描和外科导板。辅助诊断能使种植体植入在合适的位置。为了避免该病例中的问题，外科医生应在与邻牙一致的位置植入这两颗种植体。如果没有足够的骨组织和角化组织，临床医生有义务在种植体植入前创造出合适的软硬组织环境。该病例中，早先种植体植入牙槽骨时的解剖情况不清楚。

治疗

取下两个冠和基台，给患者佩戴可摘装置（图3和图4）。通过移除冠和基台，可预测软组织在埋

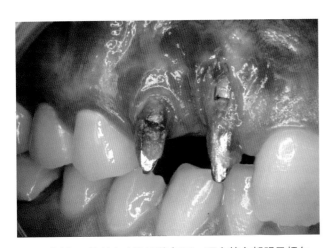

图3 病例9：从基台上取下修复冠，两个基台都明显颊向

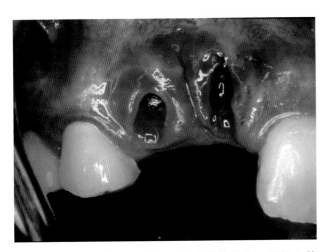

图4 病例9：基台取下后暴露下方的种植体，呈埋入状态，且相对邻牙呈颊向位

伏种植体上方的自然再生。6周后，该位点就完全爬满了角化组织（图5）。

早期种植体植入时牙槽嵴的解剖情况不为所知，但是，看似牙槽嵴足够使种植体植入在合适位置。愈合6周后进行了外科探查，证实了两颗种植体植入太过偏颊。该位置上对种植体进行软组织移植很少成功，在放置修复体后，一般会持续萎缩。就此决定两颗种植体都应取出并进行再植。

完全骨结合的种植体取出需要谨慎的手术操作，以便邻接种植体位点的骨组织不遭到破坏，当治疗计划要在同一次手术操作完成种植体植入时尤为重要。使用高速170L碳化钨钻（Brasseler USA, Savannah, GA, USA）来削减种植体的宽度以达到最小的骨损伤。车针长度不足以损伤邻牙，但可延伸至种植体根尖。使用合适修整后种植体的最小直径环钻来完成截骨术。接近根尖区，利用牙挺从根尖骨组织中分离出种植体。一旦截骨术切口距离种植体根尖在几个毫米内时，挺松种植体通常是可实现的（图6）。

利用邻牙的腭侧牙尖作为视觉参照来植入新的种植体（图7）。这使得种植体在该区域拥有最好的骨组织和对远期修复最佳的校准。采用脱矿异体冻干骨和可吸收膜来增量颊侧骨形态（图8和图9）（University of Miami Tissue Bank, Miami,

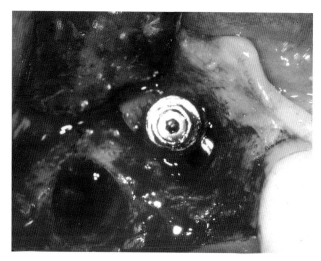

图6 病例9：从周围骨中取下2颗种植体

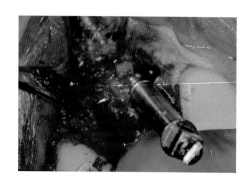

图7 病例9：沿邻牙一致的位置植入2颗新的种植体

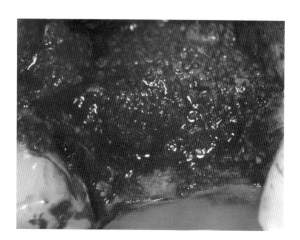

图8 病例9：颊侧骨板进行脱矿同种异体冻干骨移植

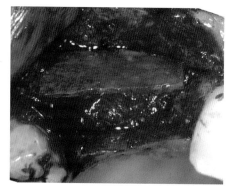

图9 病例9：在颗粒骨移植物上方覆盖薄层脱矿异体冻干骨块

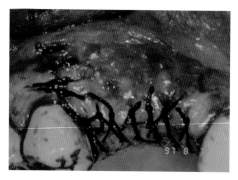

图10 病例9：种植位点组织关闭

FL，USA）。所使用的膜是一薄层脱矿异体冻干骨（Pacific Coast Tissue Bank, Los Angeles, CA, USA）。一期缝合通过轻度延伸垂直切口至邻牙的邻近线角实现。由于在外科手术前软组织有时间恢

复至种植位点，几乎不需要对组织进行冠向复位。皮瓣采用4.0丝线间断缝合（Ethicon, Johnson and Johnson Co., Somerville, NJ, USA）（图10）。术后立刻重新戴入可摘装置。尽管任何可摘装置都面临使黏膜负荷的风险，但可通过埋入种植体和缓冲来实现。必须监控组织受压的迹象，如有发现，在复诊时及时加以纠正。

术后2个月进行皮下结缔组织移植来增厚颊侧的角化组织。6个月后放置愈合基台。当患者2周后到修复医生复诊时，在2颗种植体上安装塑料取模柱，并将可摘装置转换成固定过渡修复体（图11和图12）。由于种植体植入偏腭侧，修复牙医增加了颊尖瓷层厚度。在这一过渡阶段，患者可了解最终固定修复体中实现的美学改变。

最终螺丝固位的烤瓷修复体在接下来的几个月内完成，患者非常满意最终的美学效果。修复治疗

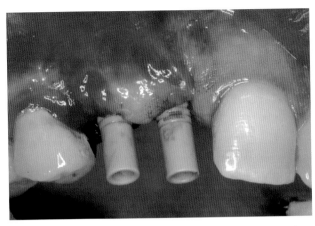

图11 病例9：6个月后暴露该区域，并将可摘义齿更换为一个固定临时修复体

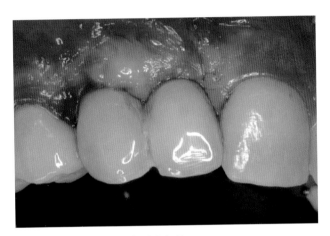

图12 病例9：颊侧观临时修复体

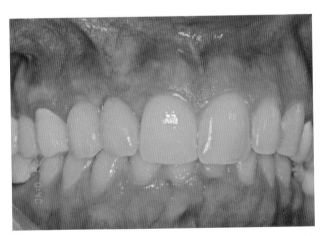

图13 病例9：最终的种植瓷修复体戴入后显示与邻牙在美学上协调

由Jonathan Terencz医生完成。8年时的影像学和10年时的临床复诊，未发现任何明显的软硬组织改变（图13和图14）。

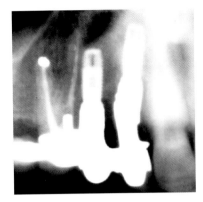

图14 病例9：最终的种植修复体戴入8年后影像

病例10：美学区位置不良的种植体的治疗

Stuart J. Froum, Jeffrey R. Lemler

28岁女性患者前来就诊，上颌侧切牙颊侧脓肿伴疼痛和渗出（图1）。主诉是"种植体导致牙龈出血和脓肿"。无特殊医疗史，目前未使用药物，也无过敏史。此次就诊数年前于左侧切牙植入种植体，目前仍为埋入状态。患者之前的牙医告诉她植入种植体可以避免修复左中切牙和左侧尖牙。然而，当她的牙医告诉她该种植体"无法修复"时，就采用复合修复材料制作了左侧切牙桥体并粘固于左中切牙和尖牙上。开始1年后，种植体颊侧出现了脓肿。植入种植体的外科医生进行了两次外科手

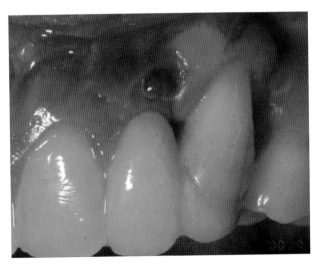

图1 病例10：左上侧切牙种植体颊侧脓肿

术来试图"清除感染"。根据患者描述，随后她经历了牙龈移植，但她被告知"未行实施"。在过去的几个月内为了处理脓肿，她服用了3种不同的抗生素，每种服用2~3周。在过去的几个月里，患者诉发现"连接于种植体上方的牙齿有松动"，在咬合时或是用舌头去顶牙齿时她能感觉到固定修复体的活动。进行临床检查并拍摄根尖X线片（图2a，b）。探诊左侧中切牙和尖牙，在它们的近中和远中分别都出现了7~9mm的探诊深度。中切牙出现

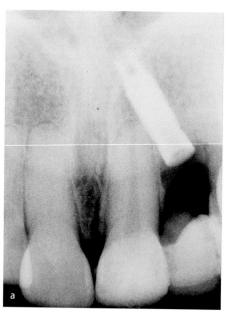

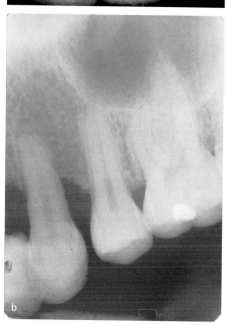

图2 病例10：a，b. 在左侧中切牙到左侧尖牙的三单位树脂夹板下方，埋入的错位种植体的影像

Ⅲ°松动，尖牙出现Ⅱ°松动。轻度叩诊患者诉中切牙有疼痛感。

病因

该病例中所见的并发症与种植体的错位植入有关。种植体近中倾斜伴种植平台根向与理想位点相差数毫米，而原本应距相邻中切牙龈缘根向2~3mm。种植体看起来与中切牙根部有接触（中切牙拔出术后得以证实）。中切牙的骨丧失和移动致使它成为一个脆弱的基台。因此，本质上讲，左侧尖牙支撑着一个两单位桥体的悬臂夹板。这种情况下，加之该区域因左侧尖牙牙周疾病导致的炎症，造成该牙齿松动持续增加。

预防

采用由理想蜡型制作外科导板可以辅助种植体植入到合适的位置。在窝洞制备中采用引导杆能帮助临床医生重新引导2mm钻在最小（7mm）深度时的位置，实现满意的窝洞预备和种植体植入。错位的种植体应在手术当日取出，要么重新植入位置正确的种植体，要么在愈合后，采用延期植入方案。

治疗

告知患者左侧中切牙和左侧尖牙已不可挽回并需要拔除，解释了如果种植体可以挽回的话，就把它作为"沉睡者"进行保留。并告知患者如果翻瓣拔除两颗牙齿后发现种植体有持续感染的风险，也将被取出。她也被告知在任何一种情况下，如果导致软硬组织联合缺损，将很可能需要多次手术治疗。患者知情同意后给予治疗。术前患者被转诊到她新的修复牙医去预备一个带卡环的局部可摘义齿来替换9~11号牙。当局部义齿制备完成后，患者前来手术。术前1天患者开始服用阿莫西林500mg，一日3次。为了获得足够的血药浓度，因为该区域当时仍有活动性化脓且轻探就出血，在手术当日和术后1周，持续服用阿莫西林，500mg

一次，一日3次。

手术包括8~11号牙位翻开全厚皮瓣，拔除左侧中切牙和尖牙（图3）。在拔除前，这两颗牙都已经丧失了颊侧骨板。左侧中切牙根部远中出现了损伤，证实与种植体存在接触。种植体在侧向（10i）存在近中和颊侧的骨缺损，探诊深度为10mm（图4）。种植体平台之前已被截除。基于这些发现，排除了将种植体埋入的选择。高速下采用细而尖的金刚砂车针在大量水冲洗下于种植体周围切割出凹槽。前期手术中为了减少种植体暴露，内螺纹和平台遭到了破坏。因此，种植体无法通过反转扭矩旋出，借助牙钳拔除。术区进行清创，关闭皮瓣。由于种植体周围出现炎症，术中未行牙槽嵴增量。但在愈合进展3个月后，该区域表现出水平

向和垂直向联合的骨缺损（图5）。

治疗包括三个独立的外科步骤。第一步，在牙/种植体取出3个月后设计增量骨缺损。在左侧第二前磨牙远中行垂直切口，从上颌右侧至左侧第二前磨牙翻开全厚皮瓣。清除骨缺损区所有的软组织，翻瓣至鼻窦（图6）。种植体的取出造成了口鼻腔的穿通。颊侧骨采用1号圆钻去皮质。在缺损区牙槽嵴顶采用2颗14mm的接骨螺钉（Oesteotomed; 3i, Warsaw, IN, USA）固定，每个接骨螺钉有8mm暴露（图7）。接骨螺钉用来支持移植骨材料和骨膜。所用的移植材料，包括2g矿化和脱矿异体骨伴增塑剂（Regeneform; Regeneration Technologies, Alachua, FL, USA），加热并塑形来重建牙槽嵴（图8）。采用2片不可吸收ePTFE膜，休整膜形态覆盖骨移植材

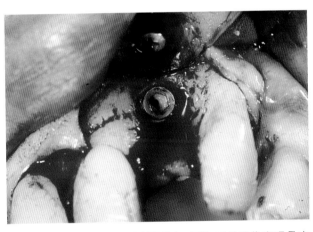

图3 病例10：翻开全厚瓣暴露在9号和11号牙位出现骨丧失，以及错位的8号种植体

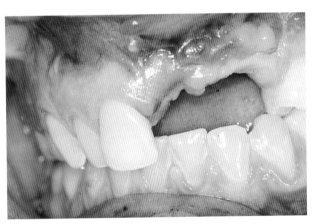

图5 病例10：拔除3个月后出现水平向和垂直向联合骨缺损

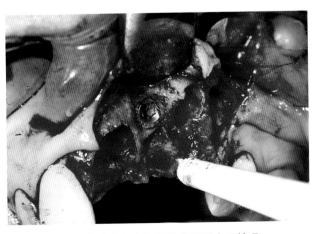

图4 病例10：拔除左上中切牙和尖牙后术区情况

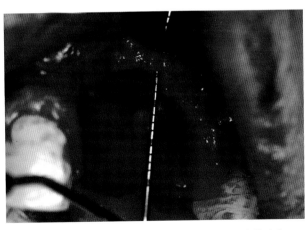

图6 病例10：暴露的骨缺损区存在10mm的垂直骨丧失

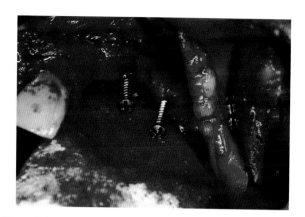

图7 病例10：在缺损区放置2颗螺钉来支持移植材料和骨膜

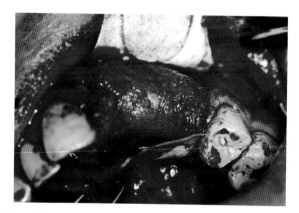

图8 病例10：将移植材料塑形来充填缺损。不可吸收骨膜在覆盖移植材料前先行固定

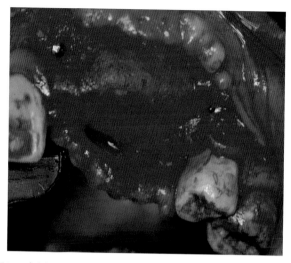

图9 病例10：采用2片不可吸收骨膜覆盖移植材料并用骨钉固定

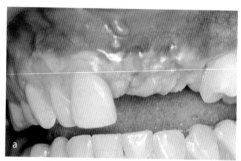

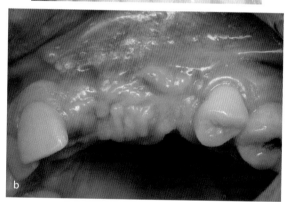

图10 病例10：a，b. 第二次骨增量和腭侧皮下结缔组织移植后愈合情况。临床发现有水平和垂直的牙槽嵴增量，以及足量的角化组织

料并用骨钉固定，颊侧10颗，舌侧2颗（Ace tacks；Ace Surgical Supply Co., Brackton, MA, USA）（图9）。

这些膜塑形以修补口内窦瘘。行骨膜松弛切口，翻瓣覆盖移植物。采用不可吸收缝线（Gore-Tex, W.L. Gore & Associates）连续垂直褥式无张力缝合皮瓣。采用可吸收缝线（4.0 Chromic, 4.0 monocril; Ethicon, Somerville, NJ, USA）来关闭垂直切口。指导患者先不要佩戴可摘义齿，使用Essex装置2个月。到那时调改并缓冲可摘义齿，来避免术区受到压力。6个月后，静脉注射麻药镇静下，同样翻开皮瓣，取出膜、骨钉。

之后进行了第二次骨增量，采用同样的骨移植材料，覆盖双层可吸收胶原膜（Bio-Gide; OstheoHealth, Shirly, NY, USA），使用骨钉和可吸收缝线从颊侧骨膜缝合至舌侧皮瓣。这些骨钉和缝线

的目的是为了把骨膜与移植物牢固固定。皮瓣缝合采取与第一次手术缝合类似的方式。

术后7个月，进行腭侧皮下结缔组织移植来重建颊侧前庭沟，增加该区域的角化组织。术区愈合良好（图10a，b）。9个月后，在局麻下从右侧中切牙至左侧第二前磨牙进行翻瓣。在切牙第二前磨牙远中做垂直切口。翻开皮瓣，利用外科导

板在左上侧切牙和尖牙区分别植入3.5mm×13mm的种植体（Nobel Replace Select; Nobel Biocare, Yoba Linda, CA, USA）（图11）。为了获得最佳的美学效果，且由于该区域存在较大的切牙孔，因此左侧中切牙计划制作单端桥体（参见第15章）。术区取下之前的固定，并在种植体颊侧放置同样的移植材料。种植体被用作帐篷支柱来为额外的垂直骨增量建立空间。移植材料用两层可吸收胶原膜（Biomend Extend; Zimmer, Warsaw, IN, USA; Bio-Guide; Osteohealth, Shirley, NY, USA）覆盖，必须覆盖全部的移植材料和种植体。胶原膜用骨钉固定（图12），皮瓣复位无张力缝合（图13）。4个月后，不翻瓣，利用牙龈环钻暴露种植体，并放置愈合基台。患者很快被转诊给修复专家进行临时修复。2个月后局麻下在右上尖牙、侧切牙以及中切

牙进行牙冠延长术。8周后取终印模，一个三单位的种植体支持的固定修复体就完成了（图14）。患者每2~4个月进行一次复诊维护。最终修复体完成7年后，软组织和骨组织维护良好，患者对于美学效果非常满意（图15）。所有的修复体由Lawrence Calagna（私人诊所，纽约市）医生完成。

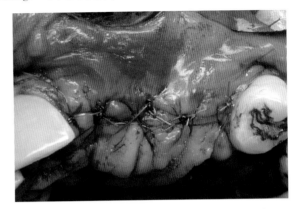

图13　病例10：复位皮瓣采用可吸收缝线无张力缝合

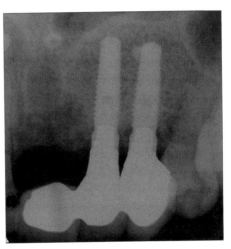

图14　病例10：三单位种植支持的修复体伴中切牙单端桥体的X线片

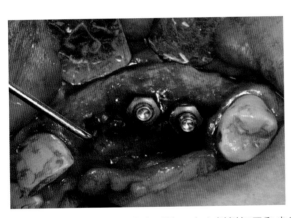

图11　病例10：2颗种植体分别植入在左侧侧切牙和尖牙区，注意切牙孔的位置

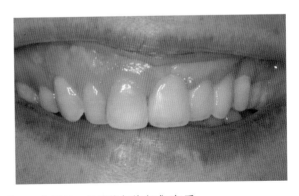

图15　病例10：最终修复体完成7年后

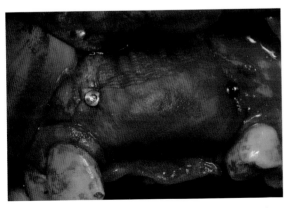

图12　病例10：种植体植入时，用移植材料和可吸收膜再行颊侧增量，并用骨钉固定

（王晓静　王国伟　轩东英　译）

第30章
种植并发症处理的专家病例展示（第二部分）
Management of implant complications by the experts (part 2)

病例

病例1："无望种植体"的长期存留

Kirk Pasquinelli

患者，女，19岁，全身系统健康，转诊，右上侧切牙种植修复体处需行结缔组织瓣移植。患者诉1年前植入种植体，植入前4个月曾接受过自体骨块移植，本次就诊前5个月，也就是放置愈合基台后进行了再次骨移植。本次就诊前3个月戴牙。她描述在种植体相应处有个开放的"小洞"，影响牙龈美观，而且她很担心种植体健康（图1）。

检查可见种植体唇侧有2mm×3mm"开窗"、种植体螺纹暴露、开窗冠方存留约3mm角化组织、

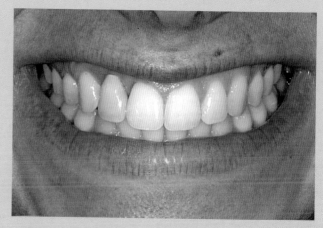

图1 病例1：初诊时患者的笑线。右上侧切牙是由种植体支持的冠修复体

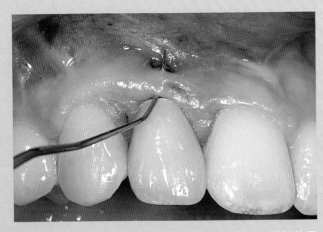

图2　病例1：7号牙位上种植修复体的初诊情况。种植体于就诊前1年植入，牙冠于就诊前3个月戴入。透过软组织开窗可见种植体螺纹，开窗的根方角化组织完全缺如，开窗冠部的角化组织未附着在种植体上

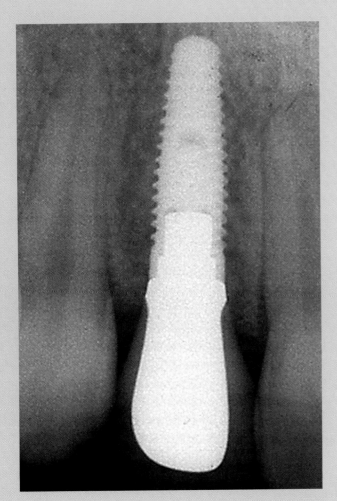

图3　病例1：7号牙位种植体的初诊X线片

但未附着于种植体，开窗的根方即为黏膜组织。种植体近远中骨和牙龈乳头情况较好，种植体周围软组织无明显炎症。种植体唇侧暴露，表明植入位置较邻牙牙根稍偏唇侧（图2）。转诊医师提供的X线片显示，种植体周围稍见密度减低影，不明显（图3）。

病因分析

种植体太偏向唇颊侧植入时不利于唇颊侧骨以及软组织的维持，唇颊侧髓质骨为余留皮质骨的血供来源，偏向唇颊侧植入种植体破坏了局部骨髓质，相应骨皮质逐渐出现吸收，其上被覆的软组织变得越来越薄，其下的种植体透出，软组织看起来发黑，且非常易于退缩，如果软组织非常薄，甚至会开窗。本病例中，加剧这一问题的是，种植体植入在仅仅移植了4个月的皮质骨块上，这么短的时间，移植骨块尚未完全血管化，很可能在种植体植入时，种植体唇侧的骨部分甚或完全没有血管化。

如果在骨移植后等待更长时间使其完全再血管化后，再植入种植体，那么唇侧的组织破坏很可能会避免。当然，种植体植入位置应更偏向腭侧，其长轴与冠的舌隆突位于一条线上，这样就会使得种植体的唇侧余留较厚的骨量。文献建议种植体唇侧至少留出1～2mm的骨量，才可以避免骨吸收以及维持软组织高度[1-5]。

治疗

治疗方案的选择与患者及其父母进行了充分的沟通，方案的选择从仅观察不处理到取出种植体，进行骨移植增量，再植入新的种植体。患者在3周后将离开本市去上大学，因而考虑先采取措施保留种植体以及周围组织，明年夏天再取出种植体，开始重新植入的治疗程序。于是决定采取结缔组织移植关闭唇侧开窗区域并增加局部软组织的厚度，这是创伤最小的措施，而且有可能稳定几个月。

由于种植体唇侧的角化组织缺乏，于是决定用

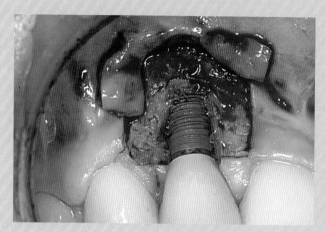

图4　半厚带蒂瓣保存种植体近远中的角化组织。此图显示种植体唇侧情况

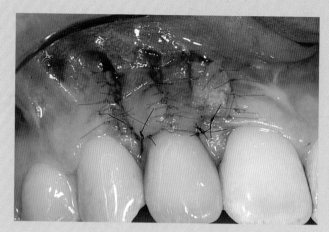

图6　双乳头瓣在结缔组织瓣上方缝合

双乳头瓣技术覆盖结缔组织，重建角化龈，增加组织厚度。去除种植体唇侧未附着的角化组织，在种植体近远中与邻牙轴角位置翻开半厚瓣。暴露的种植体唇侧表面按照以下程序进行清创处理：

1. 用无菌盐水冲洗并用饱蘸盐水的小棉球擦拭；

2. 用克林霉素溶液（clindamycin solution）冲洗并用小棉球擦拭；

3. 用碳酸氢钠喷砂处理10s；

4. 无菌盐水冲洗去除碳酸氢钠粉末；

5. 用釉基质蛋白覆盖种植体表面。

从上腭取皮下结缔组织瓣，移植到种植体表面以充分覆盖种植体以及裸露的半厚瓣区域（图5）。7-0的薇乔缝线拉拢缝合带蒂瓣，并用7-0的薇乔缝线以及Ethilon缝线将带蒂瓣固定在移植结缔组织上（图6）。术前1天开始口服阿莫西林500mg，3次/天，直至术后3天。术后愈合好。

术后4年，术区稳定、美观、无炎症（图7）。此时，患者大学毕业，重新定居在三藩市就读医学院，再次就诊进入维持治疗。在术后第6年，患者再次抱怨此区域美观问题，由于局部组织变薄并退缩，种植体颜色透出来，显得边缘发黑（图8）。

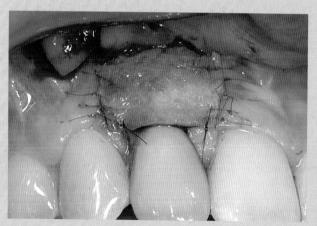

图5　病例1：种植体表面清创后，放置釉基质蛋白，结缔组织瓣以7-0的薇乔缝线以及Ethilon缝线固定在两侧

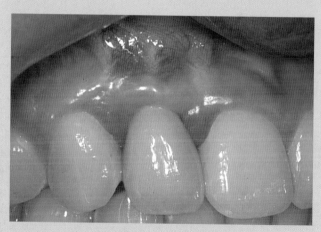

图7　病例1：术后4年，种植体周无炎症

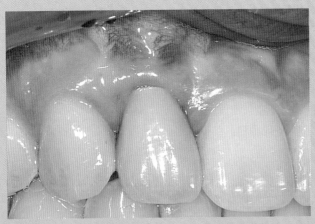

图8 病例1：术后6年，种植体周无炎症，但冠边缘因透金属而发黑，患者抱怨影响美观

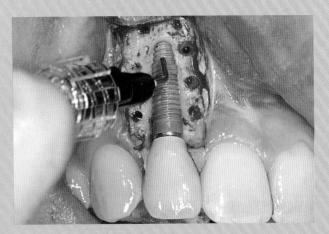

图10 种植体唇侧裸露面清创之后，应用血小板生长因子

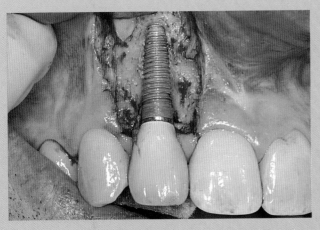

图9 口内照，显示种植体唇侧骨组织完全缺如直至根尖，种植体周约50%范围内无骨组织

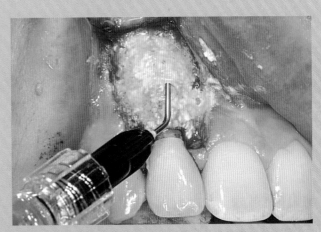

图11 病例1：在小牛骨与硫酸钙混合物上应用血小板生长因子

患者要求再次行结缔组织瓣移植以改善局部软组织美观。

以上述描述的同样术式进行手术，但是，切开后发现，种植体周骨丧失比上次手术所见明显增加（图9），种植体唇侧的骨完全丧失并延伸到种植体根尖以及近远中，仅种植体腭侧有骨存留。于是决定，本次手术，除了结缔组织瓣移植外，还需骨移植以达到骨再生，利于种植体稳定。种植体去污染的步骤同上次手术，只是，本次种植体上方放置了血小板生长因子而非釉基质蛋白，在种植体裸露的

颊侧近远中及根尖放置骨移植材料（小牛骨粉与硫酸钙4:1混合），将血小板生长因子涂在骨移植材料上以增加血供、细胞及因子等（图10）。如图11所示，骨移植材料、生长因子以及克林霉素的混合物在种植体的唇侧放置约3mm厚，在其上放置可吸收膜（amnion/chorion），结缔组织瓣置于冠方1/3的膜上（图12）。用7-0的微乔缝线以及Ethilon缝线完成了一期组织愈合（图13）。术前开始口服阿莫西林，500mg，3次/天，持续到术后第8天。术后愈合好，两年后依然美观，临床情况稳定（图14和图15）。

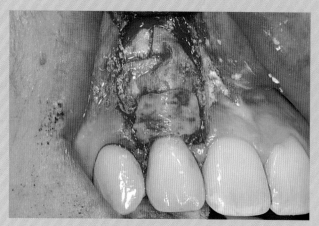

图12　病例1：结缔组织瓣置于骨移植材料上方的可吸收膜上

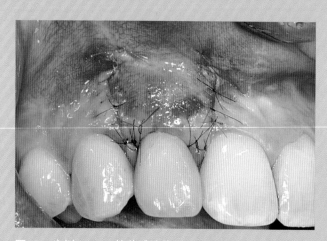

图13　病例1：7-0的薇乔缝线以及Ethilon缝线进行初期伤口关闭

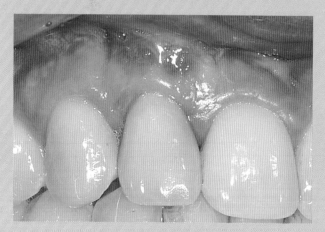

图14　病例1：第二次手术后2年的情况

患者一直接受维持观察，并且理解目前获得的软硬组织可能随时发生问题，很满意于这颗"无望植体"已经存留了8年。

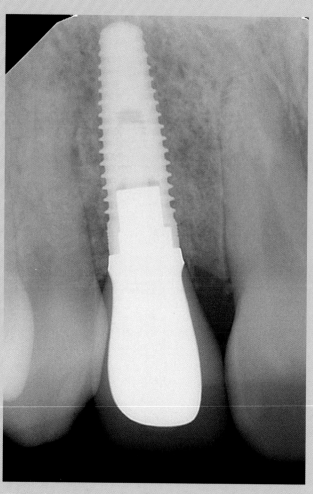

图15　病例1：放射学影像，一期手术后8年，二期手术后2年

参考文献

[1] Merheb J, Quirynen M, Teughels W. Critical buccal bone dimensions along implants. *Periodontol 2000* 2014; 66(1): 97–105.

[2] Grander U, Gracis S, Capelli M. Influence of the 3-D bone-to-implant relationship on esthetics. *Int J Periodontics Restorative Dent* 2005; 25: 113–19.

[3] Teughels W, Merheb J, Quirynen M. Critical horizontal dimensions of interproximal and buccal bone around implants for optimal aesthetic outcomes: a systemic review. *Clin Oral Implants Res* 2009; 20 (Suppl 4): 134–45.

[4] Fu, J-H. Lee, A, Wang, H-L. Influence of tissue biotype on implant esthetics. *Int J Oral Maxillofac Implants* 2011; 26: 499 508.

[5] Jung RE, Holderegger C, Sailer I, Khraisat A, Suter A, Hämmerle CH. The effect of all-ceramic and porcelain-fused-to-metal restorations on marginal peri-implant soft tissue color: a randomized controlled clinical trial. *Int J Periodontics Restorative Dent* 2008; 28: 357–65.

病例2：美学区种植体位置不良的处理

Burton Langer and Laureen Langer

病例2A

41岁，女性，主诉上前牙区种植体，经历多次手术以期矫正植入不太成功的种植体。

病因

由于种植体植入偏向唇侧，种植体颈部以及基台部分暴露（图1）。唇侧的膜龈问题由于炎症以及唇侧角化组织完全缺如而加剧。

预防

通过将种植体偏向腭侧植入，以及在种植体植入同期或之前进行软组织移植可能避免此类情况发生。

治疗

文献表明利用软组织移植技术可以改善此类情况[1,2]。患者同意为避免取出种植体再尝试一次软组织移植。由于唇侧组织非常薄，并且由黏膜和瘢痕组织构成，需要更多的血供。提出方案的理念是在

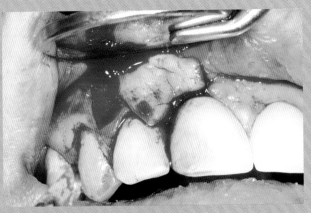

图2 病例2A：在种植体相邻两侧制备两个带蒂半厚瓣，半厚瓣使得取瓣区的骨不至于暴露

基台上覆盖结缔组织移植瓣，在附近区域制备双乳头带蒂瓣，缝合并覆盖结缔组织瓣。两个带蒂瓣来自种植体两侧邻间区域，为半厚瓣，避免了邻近区域骨的暴露（图2）。每一侧的带蒂瓣均超过膜龈联合以使瓣的收缩最小化。

钛表面用苏打粉喷射处理以去除种植体/基台表面污染。将来自两侧的带有角化组织的双乳头瓣向中间靠拢于种植体上（图3），从上腭取一块较厚的皮下结缔组织瓣覆盖暴露的种植体基台（图4），用5-0可吸收缝线（5.0 chromic J&J）将结缔组织瓣稳妥地缝合在种植体及裸露基台表面。

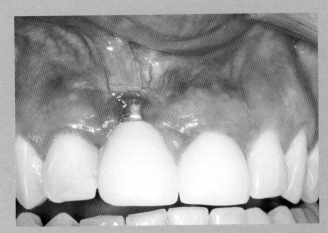

图1 病例2A：种植体颈部以及基台部分裸露，影响美观。余留黏膜有炎症，唇侧角化组织完全缺如

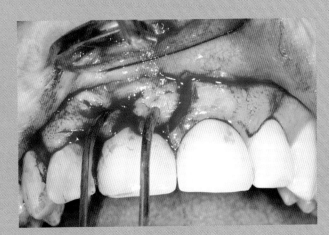

图3 病例2A：两个带蒂瓣具有角化组织，将两瓣向中间移动靠拢到种植体上方

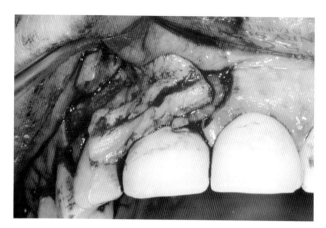

图4　病例2A：从腭部取厚的皮下结缔组织瓣，覆盖暴露的种植体基台

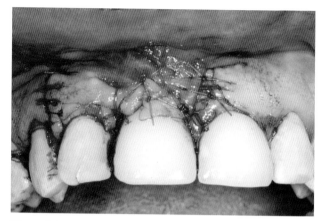

图6　病例2A：带蒂瓣和结缔组织瓣一起稳妥缝合固定，避免移位

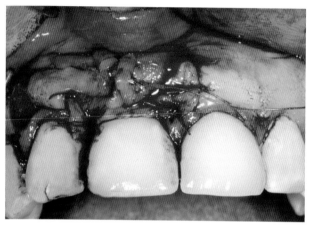

图5　病例2A：两个带蒂瓣在中间对位缝合，以营养其下方结缔组织瓣

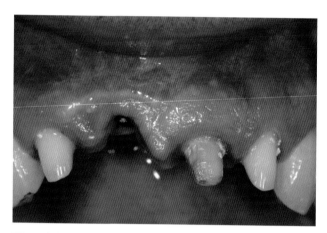

图7　病例2A：术后2个月，种植体的颈部可见角化组织覆盖，邻牙备牙重新修复

将两带蒂瓣在中线缝合以营养其下的结缔组织移植瓣（图5），从供区进针将带蒂瓣的侧方与结缔组织瓣缝合。将带蒂瓣与结缔组织移植瓣的复合体稳妥地缝合固定，以避免出现瓣的移动错位（图6）。

未给患者服用抗生素，仅给了非甾体类抗炎药（NSAIDs），洗必泰漱口液以及羟考酮。嘱其1周不要刷术区，术后愈合好，仅有稍许疼痛和肿胀。术后2周，术区组织比初诊时明显改善，患者很满意。术后2个月，患者对结果已很有信心，并要求将邻牙进行冠修复。将患者转诊到修复医师

处备牙，并行临时冠修复（图7）。在邻近的中切牙以及两侧切牙上行冠延长术以及牙龈修整术（图8）。建议患者用锆基台替换钛基台以改善最终修复效果，原本的种植体也不会受影响。患者对临时修复结果很满意，以至于她同意更换基台，并接受包括4个冠在内的最终种植体修复（图9）。

7年的追踪观察，X线显示骨水平稳定（图10）。

临时冠以及最终的修复冠均由Howard Ehrenkrantz医生制作（牙医工作室，利物斯敦，美国新泽西）。

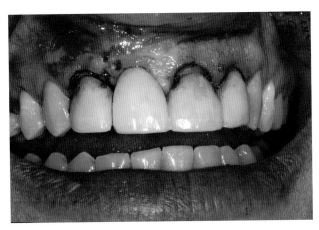

图8 病例2A：天然中切牙以及两侧切牙的冠延长并牙龈修整术

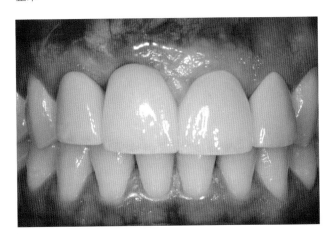

图9 病例2A：最终修复效果

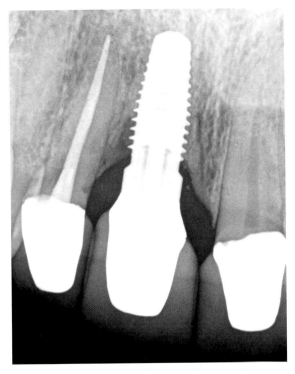

图10 病例2A：7年的追踪X线片显示稳定的骨水平

病例 2B

一名患者曾经在上颌右侧第一前磨牙以及尖牙区植入种植体，在两种植体以及天然侧切牙上粘接修复体，修复体颈部为红色龈瓷，以弥补牙槽嵴缺损，患者对龈瓷美观很不满意（图11）。另外，患者很反感修复体透出来的金属色（图12），上颌侧切牙有严重的龋坏，患者要求拔除进行种植修复，并要求不要像上次种植修复一样有不协调的美观问题。

病因

尖牙位置上种植体的植入角度太偏唇颊侧，破坏了美观结果（图13）。

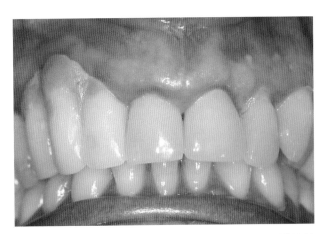

图11 病例2B：两颗种植体以及一颗天然侧切牙支持的粘接修复体。粉红龈瓷用来弥补牙龈高度欠协调而致的缺陷

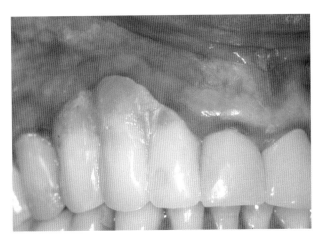

图12 病例2B：修复体下透出金属色

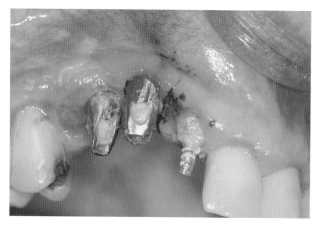

图13 病例2B：尖牙种植体严重偏颊侧，影响了修复效果

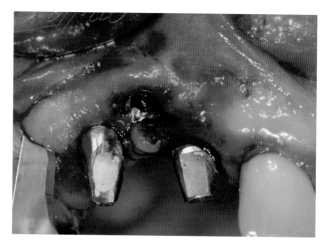

图15 病例2B：侧切牙被种植体替代，拔除尖牙种植体前先将基台去除

预防

CT以及外科导板的应用有助于将种植体植入正确位置。外科医师应该尽力将这两颗种植体植入在与邻牙协调的位置。

治疗

最初的治疗方案是将侧切牙磨除至龈下，使得牙龈组织可以长入预期拔牙位点内[3]，这一方法将获得最大的牙龈组织量以覆盖将来的拔牙位点，在种植体植入时避免了腭部组织瓣的移植（图14）。

软组织愈合6周后，植入新的种植体，无任何不良并发症。由于患者对于右上切牙种植体的美观

效果满意，她决定请我们帮她尝试矫正右上第一前磨牙以及尖牙的美观问题。由于尖牙位置的种植体太偏向颊侧，任何软组织移植尝试都难以成功（图15），于是决定取出尖牙种植体并进行软硬组织再生以避免局部组织缺陷（图16），应用了脱矿同种异体移植材料（图17）。

在愈合期间，侧切牙以及第二前磨牙用以支持临时义齿，第一前磨牙的种植体边缘依然有些许暴露（图18），从腭部取带蒂结缔组织瓣覆盖在第一前磨牙种植体裸露的钛表面上（图19）[4]。在种植体位置附近的腭部行两个平行切口，取带蒂结缔组织瓣，将颊侧瓣翻起并覆盖带蒂瓣以增加血供（图20）。

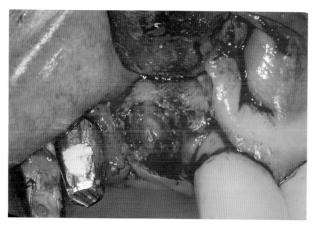

图14 病例2B：侧切牙降到牙槽骨以下，使得拔牙前在牙根表面可以有软组织覆盖

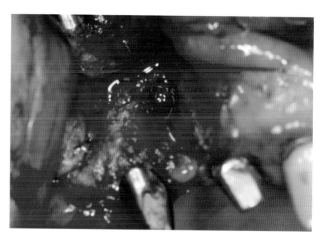

图16 病例2B：取出尖牙位点的种植体

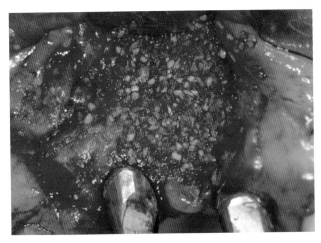

图17 病例2B：在种植体取出位点放置脱矿同种异体骨

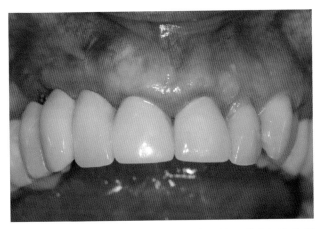

图18 病例2B：重新制作临时修复体。第一前磨牙的边缘仍有些许暴露

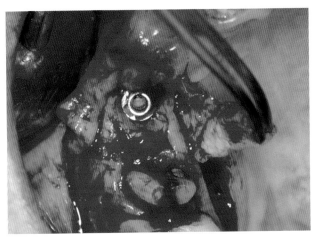

图19 病例2B：用取自腭部的带蒂结缔组织瓣覆盖暴露的种植体表面

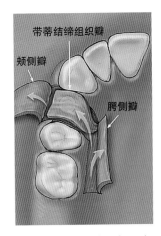

图20 病例2B：带蒂结缔组织瓣示意图（David Klemm制作）。在种植体附近的腭部行两平行切口，翻起颊侧瓣，覆盖带蒂瓣以增加血供

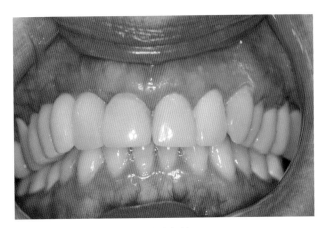

图21 病例2B：最终的种植修复体

第一前磨牙种植体埋入直到移植软组织愈合，暴露种植体可见种植体周软组织完全覆盖。最终在上颌前牙区采取冠延长术，使得与邻牙龈边缘协调（图21）。临时义齿以及最终的修复体均由美国纽约的Richard Greenfield医生制作。

参考文献

[1] Langer B, Calagna L. The subepithelial connective tissue graft. *J Prosthet Dent* 1980; 44: 363.

[2] Langer B, Calagna L. The subepithelial connective tissue graft: a new approach to the enhancement of anterior cosmetics. *Int J Periodontics Restorative Dent* 1982; 2(2): 22–3.

[3] Langer B. Spontaneous in situ gingival augmentation. *Int J Periodontics Restorative Dent* 1994; 14(6): 524–35.

[4] Wang PD, Pitman DP, Hans HJ. Ridge augmentation using a sub-epithelial connective tissue pedicle graft. *Pract Periodontics Aesthet Dent* 1993; 5(2): 47–51.

病例3：种植体并发症的美学问题——软组织修复

Bobby Butler

用软组织增量策略挽救不良种植体的美学效果，常常起到改善作用，但是软组织策略对于校正边缘牙龈退缩或者消失的牙龈乳头很有限。对于骨丧失严重的区域，需取出种植体并/或行骨增量，仅仅通过软组织增量可以改善一部分病例。

美学区种植体周的软组织增量相关的参考文献比较有限。近年来，Levine等做了系统综述，有限的病例报告以及病例系列研究表明，关于这些策略的可预期性报道并不一致[1]。

用软组织增量去挽救美学失败种植体的策略决定取决于很多因素。决定保留一颗美学失败种植体可能取决于：取出种植体并行位点增量以及重新植入种植体的费用太高；对多次手术的恐惧；或者患者保存种植体支持修复体的愿望。接下来的病例就是患者坚持保留有美学并发症的种植体。

病例3A

患者以"种植体周有暗黑的发炎区"为主诉前来就诊，很多年前右上侧切牙植入种植体，起初看起来尚可，但是渐渐的周围牙龈开始变黑，邻近的牙齿似乎变短（图1）。X线片显示中切牙的远中有

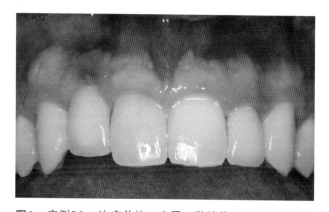

图1 病例3A：治疗前的口内照，种植体显得与周围欠协调，并有明显的牙龈炎症

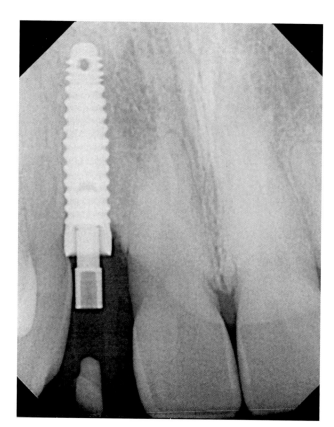

图2 病例3A：X线片显示种植体肩台位于较深的位置

明显骨丧失，种植体植得太深。患者的主要诉求就是保留种植体，并使得牙龈以及牙齿看起来与邻牙比较协调，他拒绝考虑替换种植体，表示只要美观有所改善，就可以接受。

病因

患者在11年前仅20岁时接受种植，当时牙齿看起来很协调。随着持续的面部以及牙槽骨生长发育，邻近的天然牙发生正常的被动萌出，冠向移动。现在修复体与基台的交界面位于龈下很深，致使邻面与颊侧的骨丧失，发生了明显的种植体周围炎症状。

预防

这颗种植体是由于患者太年轻时就植入了。越来越多的证据表明，持续的骨骼生长在不同成人之间差异很大，在二十几岁、三十几岁甚至四十几岁都可能会有骨骼的生长，尤其是上颌前牙[2,3]。

本病例中，随着颌面部以及牙槽骨的持续生长，邻牙被动萌出，种植体显得太偏唇侧和根方，由于种植体唇侧骨厚度不足，透出了种植体的金属色致使牙龈看起来发暗。

手术

取自体皮下结缔组织瓣来校正美观缺陷。用临时冠取代之前的牙冠，在冠周留出间隙放置结缔组织瓣（图3）。Zucchelli及其同事报道利用结缔组织移植校正种植体周的龈退缩，并支持利用临时冠来改善种植体周牙龈覆盖[4]。如图所示利用VISTA技术来完成（图4），即在系带旁行黏骨膜下切口，制备隧道入口[5]。文献表明自体结缔组织瓣CTG移植可以成功校正种植体周的牙龈退缩[4-7]。本病例中，从上腭部收集一块厚结缔组织瓣CTG，插入VISTA隧道内，以增加牙龈厚度以及种植体的冠向覆盖（图5）。用7-0薇乔缝线穿过CTG，通过双丙烯材料将缝线固定在临时冠上（图6），致使CTG以及龈缘均冠向复位。2周拆除缝线，将粘接材料抛光。术后1年，局部牙龈增厚，完全遮盖了种植体的金属色（图7）。

患者对结果非常满意，到目前持续了5年。上皮下CTG对于此类情况的校正并不总是成功的，经常看到种植体上再覆盖的软组织再次退缩[7]，但是，增加的牙龈厚度保持稳定，覆盖水平骨缺损，确实改善了美学并发症。

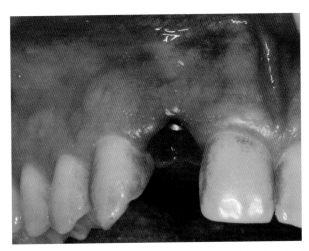

图3 病例3A：术前去除了临时冠，可见唇颊侧组织丰满度欠佳，唇侧组织发暗

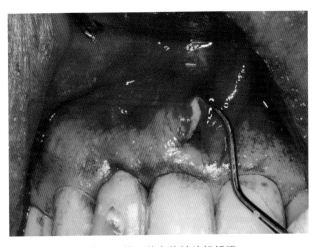

图5 病例3A：植入一块厚的自体结缔组织瓣

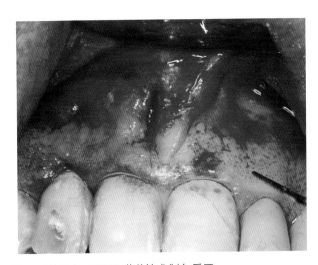

图4 病例3A：VISTA隧道技术制备受区

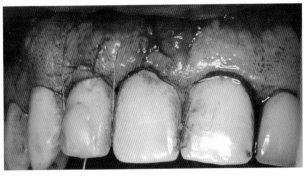

图6 病例3A：用7.0薇乔缝线将结缔组织移植物以及邻近的边缘组织冠向复位，通过双丙烯将其悬吊在临时修复体上

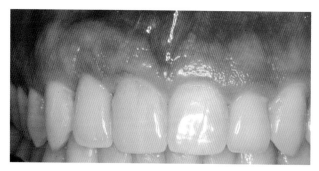

图7 病例3A：术后1年口内照，显示良好的牙龈丰满度以及覆盖

病例3B

本病例患者也是通过自体上皮下CTG治疗的。患者接受了由刚开展种植手术的修复医生植入的一颗种植体，右侧中切牙位种植体植入太浅，修复前就出现了唇侧骨丧失。患者在接受左侧缺失切牙种植前，就诊进行再评估以及治疗计划的制订。

病因及治疗计划

右中切牙种植体植入深度不够，尤其对即刻种植（图8和图9）。患者在接受左侧种植体前转诊过来，由于经济原因拒绝考虑取出第一颗种植体，而且无经济能力支付起多次手术，因而，治疗目标确定为通过牙龈增量改变软组织生物型，在植入左侧种植体的同期进行骨增量。右侧种植体的牙龈水平

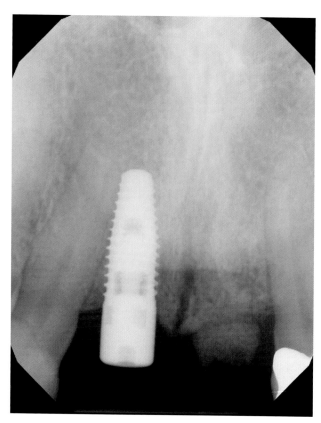

图9 病例3B：手术前的X线片显示种植体肩台太过冠向

需要冠向复位。并告知患者右侧种植体的牙冠看起来要稍短一些。在CBCT检查后，准备在左侧中切牙位植入一颗3.3mm钛锆种植体，植入位置要深一些以获得理想的修复轮廓。

预防

本病例中，本应该先在右中切牙位置行牙槽窝移植（socket graft），左侧中切牙位置通过GBR行骨增量，这需要在种植之前多一次手术。第一次接诊的那位牙医在即刻种植右上切牙的时候，未制订详尽的治疗计划以修复两侧的中切牙。两次的种植木应该同期完成。

手术

左侧侧切牙的近中牙龈乳头形态不良，远中牙龈乳头存在但稍短。在右侧中切牙位种植体的右侧制备小的垂直切口以保存牙龈乳头，在左侧切牙的

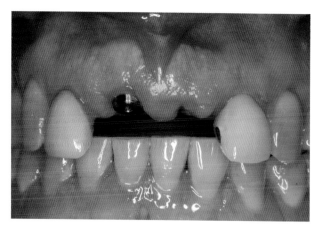

图8 病例3B：初诊口内照显示种植体的愈合基台暴露，种植体肩台仅仅在龈下1.5mm

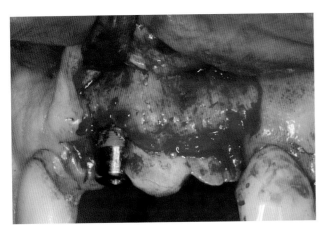

图10 病例3B：初始切口的设计获得颊侧入口，翻瓣可见种植体颊侧有3mm骨丧失

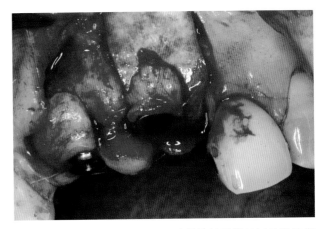

图12 病例3B：中切牙位两颗种植体的骨增量以及结缔组织瓣移植

近中轴角处行垂直切口以便进行骨增量（图10）。图10显示右侧种植体唇侧有3mm骨丧失，理想的龈缘水平需要延长到种植体肩台水平。种植体的开窗部分用四环素、中性EDTA处理，生理盐水冲洗。左侧植入3.3mm×12mm的钛锆种植体，在切牙管的唇侧，植入位置在龈缘下3.5～4.0mm，使得基台以及烤瓷冠边缘形成良好的形态。

术中左侧种植体上放置2mm的愈合基台，以便获得唇腭侧软组织形态。左侧种植体以及右侧种植体冠部的开窗部位进行骨增量，用矿化多孔冻干异

体骨以及EMD。2mm厚的自体结缔组织瓣置于种植体的唇侧（图12）[4]。

将瓣复位缝合在右侧种植体顶端，左侧种植体埋入愈合（图13）。术后1周（图14），尽管术区仍有中度肿胀，但可见龈缘明显冠向改善。4个月

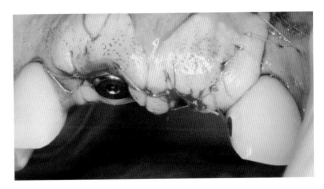

图13 病例3B：6.0薇乔缝线缝合以及瓣的冠向复位

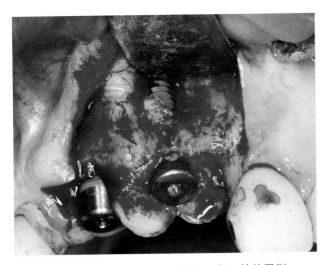

图11 病例3B：右侧中切牙种植体位于切牙管的唇侧

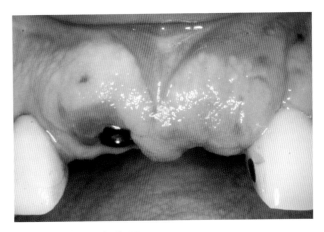

图14 病例3B：术后1周

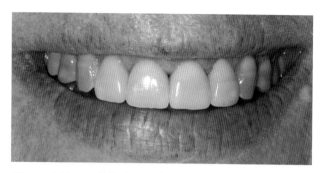

图15　病例3B：微笑时牙龈轮廓健康自然

后临时冠修复，多次调整临时冠进行软组织塑形。

结缔组织瓣移植通过增加软组织量，将局部牙龈重塑成了厚龈生物型。通过结缔组织移植校正了右侧植入较浅种植体的并发症。尽管右侧种植体的临床牙冠比邻牙短，但是患者大笑时没有明显美观影响（图15和图16），龈乳头对称而理想。X线显示左侧中切牙种植体的窄直径种植体植入较深，以获得必需的牙龈外形，种植体是Straumann系统的3.3mm钛锆合金窄直径种植体。钛锆合金比钛显著增加了应力强度，更适合支持中切牙牙冠[8]。

钛锆合金比钛有更好的生物相容性[9]。其生物相容性使得增加牙槽嵴增量的手术次数可以减少，牙槽嵴增量使得可以在右侧无牙区植入大直径种植体。

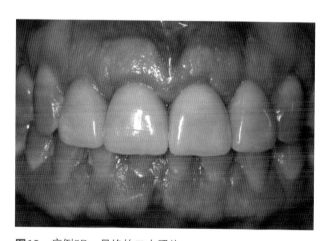

图16　病例3B：最终的口内照片

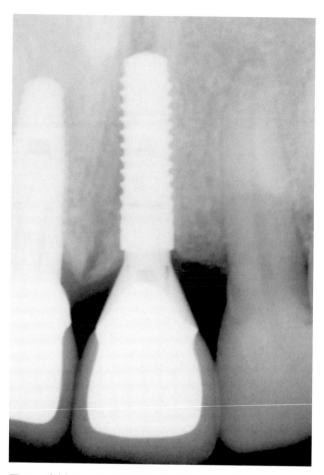

图17　病例3B：最终的X线片显示种植体周骨水平稳定

参考文献

[1] Levine R, Huynh-Ba G, Cochran D. Soft tissue augmentation procedures for mucogingival defects in esthetic sites. *Int J Oral Maxillofac Implants* 2014; 29 (Suppl): 155–85.

[2] Thilander B, Odman J, Jemt T. Single implants in the upper incisor region and their relationship to the adjacent teeth. An 8-year follow-up study. *Clin Oral Implants Res* 1999; 10: 346–55.

[3] Daftary F, Mahallati R, Bahat O, Sullivan R. Lifelong craniofacial growth and the implications for osseointegrated implants. *Int J Oral Maxillofac Implants* 2012; 28: 163–9.

[4] Zucchelli G, Mazzotti C, Mounssif I, Mele M, Stefanini M, Monte-bugnoli L. A novel surgical-prosthetic approach for soft tissue dehiscence coverage around single implant. *Clin Oral Implants Res* 2013; 24: 957–62.

[5] Zadeh H. Minimally invasive treatment of maxillary anterior gingival recession defects by vestibular incision subperiosteal tunnel access and platelet-derived growth factor BB. *Int J Periodontics Restorative Dent* 2011; 31: 653–60.

[6] Silverstein L, Lefkove M. The use of the subepithelial connective tissue graft to enhance both the aesthetics and periodontal contours surrounding dental implants. *J Oral Implantol* 1994; 20: 135–8.

[7] Burkhardt R, Joss A, Lang NP. Soft tissue dehiscence coverage around endosseous implants: a prospective cohort study. *Clin Oral Implants Res* 2008; 19: 451–7.

[8] Bernhard N, Berner S, de Wild M, Wieland M. The binary TiZr alloy – a newly developed Ti alloy for use in dental implants. *Forum Implantologicum* 2009; 5: 30–9.

[9] Gottlow J, Dard M, Kjellson F, Obrecht M, Sennerby L. Evaluation of a new titanium–zirconium dental implant: a biomechanical and histological comparative study in the mini pig. *Clin Implant Dent Relat Res* 2012; 14(4): 538–45.

病例4：残留粘接剂导致的种植体周围炎

Pamela K. McClain

一位76岁的女性患者，全身系统健康，由其全科牙医转诊到我们牙周工作室，主要担心30号牙位种植体的骨丧失以及牙周袋。一名外科医生做的种植，2年前其牙医帮她修复，无明显并发症（图1）。牙周评估发现，种植体周探诊深度PD 6～9mm，有出血、溢脓，患者警觉于种植体周围有出血，虽然没有症状。X线显示种植体周与2年

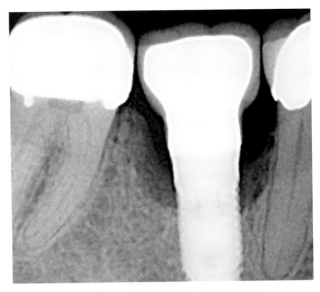

图2 病例4：修复后2年的X线影像，显示骨吸收

前（图1）相比骨丧失30%～40%，呈凹坑状（图2）。邻牙附着水平正常，骨嵴水平较好，冠边缘位于龈下。另外，种植体上的冠松动，患者转诊到她的全科牙医处去除冠，并评估种植体是否也松动。

病因

全科牙医拆不下牙冠，就用车针钻通修复体直至基台螺丝，去除基台时，基台与牙冠仍然连在一起，可见基台上残留粘接剂（图3和图4）。种植体无松动，但有探诊出血以及深牙周袋（图5）。此种植体周围炎的发生与种植体周残留在龈下的粘接剂有关。颈部多余的粘接剂引起炎症，继而导致种植体周骨丧失[1-3]。多余的粘接剂很难被发现，由于其残留位置较深，并且很多材料无X线阻射。可以通过螺丝固位的牙冠修复来预防粘接剂的问题，或者可阻射的粘接材料，或正确的粘接技术避免边缘下多余的粘接剂残留。而且，采用粘接方式时避免较深的龈下边缘，有助于提高其可视性、评估以及去除多余粘接剂的可能性[4]（参见第10章）。

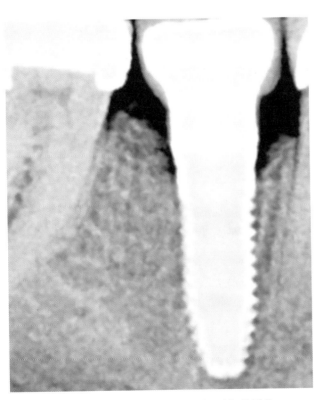

图1 病例4：种植体上部结构修复后的即刻X线影像

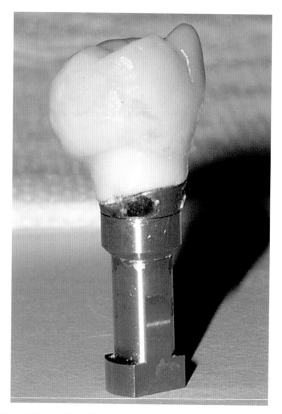

图3 病例4：取出的冠和基台，可见基台远中面残留的粘接剂

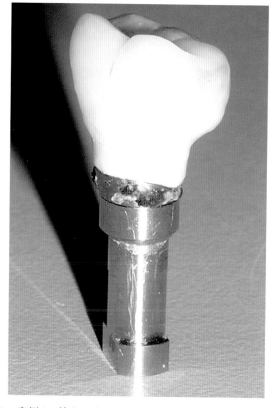

图4 病例4：基台近中面残留的粘接剂

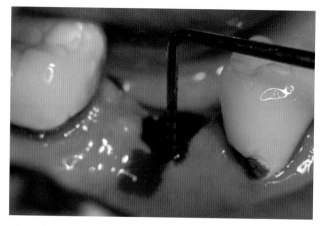

图5 病例4：术前口内照，去除冠之后探诊情况

治疗

　　和患者沟通后，决定通过手术再生策略来解决这一问题。在29号、31号牙的颊腭侧行沟内切口，翻全厚瓣。随着软组织清创，种植体螺纹上亦可见残留的粘接剂（图6）。用特制的钛刮治器（图7）以及超声工作头（图8）彻底清创种植体，软硬组织清创后，用饱蘸枸橼酸的小棉球（pH 1）处理种植体表面30s，用无菌生理盐水反复冲洗。种植体表面涂覆釉基质蛋白（图9），并与脱矿异体冻干骨混合以填充骨缺损（图10）。在移植材料以及基

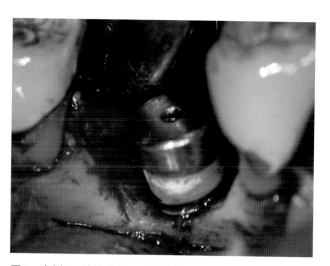

图6 病例4：种植体表面残留的粘接剂

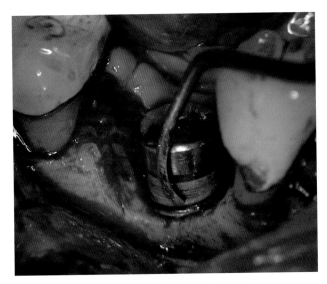

图7 病例4：用钛刮治器手动清创种植体表面

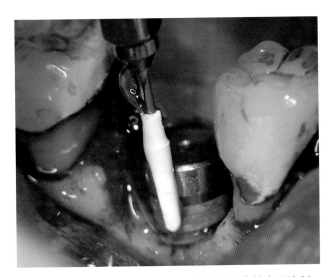

图8 病例4：EMS的特制超声装置进行种植体的表面清创

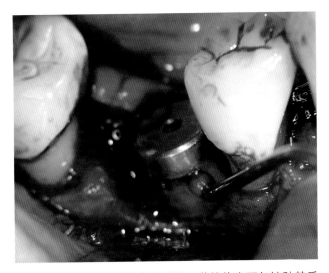

图9 病例4：枸橼酸清创处理后，种植体表面包被釉基质蛋白

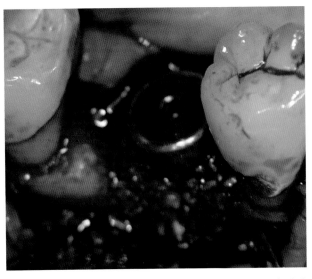

图10 病例4：在种植体周的凹坑状骨缺损内放置异体脱矿冻干骨

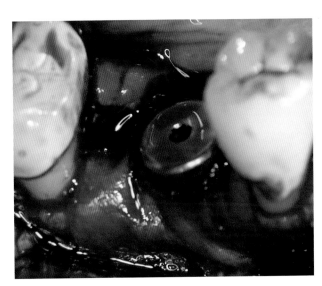

图11 病例4：骨移植材料上放BioGide屏障膜

台（斗篷式）上覆盖可吸收胶原屏障膜（BioGide）（图11）。组织稍根向复位，e-PTFE缝线间断缝合（图12）。

术后，患者每2周复诊进行术后护理，6周后，3个月复诊以确保组织良好愈合，维持治疗。3个月的X线评估显示骨充盈（图14）。鉴于术中使用的是脱矿骨材料，增加的骨密度提示术后发生了快速愈合反应，有新骨形成。术后5个月临床情况稳定（图15），局部清理，进行上部修复。6个月，安

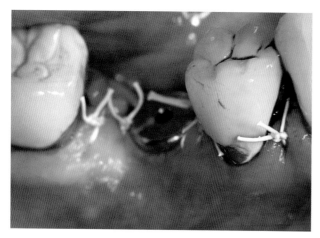

图12　病例4：ePTFE5-0缝线一期关闭伤口

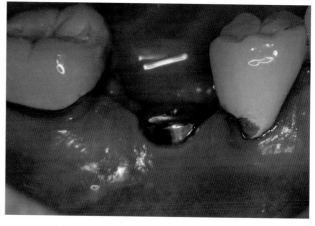

图15　病例4：术后5个月的临床情况

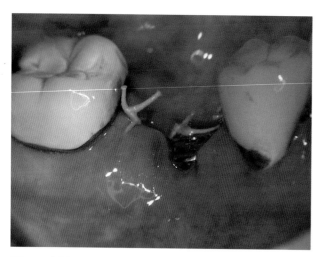

图13　病例4：术后2周口内照

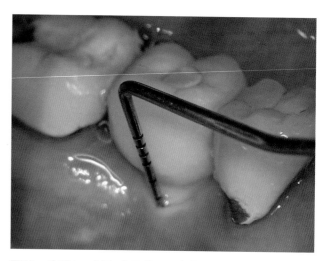

图16　病例4：术后6个月戴入原来的牙冠，探诊深度3mm

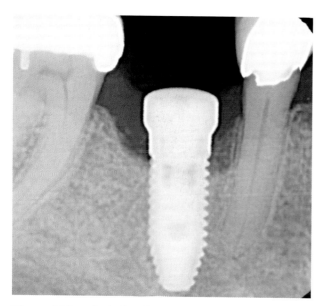

图14　病例4：术后3个月的X线影像

置之前清理过残留粘接剂的基台及牙冠（图16和图17）。

再生术后27个月，无论临床上（图18）或X线所示（图19）均可见改善。在干预治疗前，种植体颊侧探及6mm袋深，并有出血，术后27个月，探诊2mm，无出血，表明临床情况非常稳定。术前以及术后6个月的X线片对比，鉴于骨移植材料无X线阻射，术后获得的骨密度表明，再生新骨形成长期稳定性。

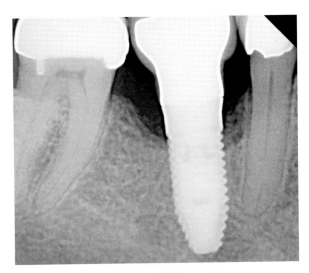

图17 病例4：术后6个月的X线影像，显示骨嵴水平明显提升

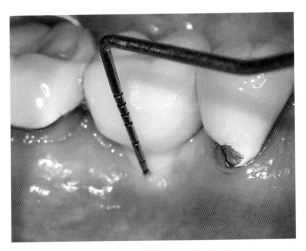

图18 病例4：术后27个月的临床情况，探诊2mm

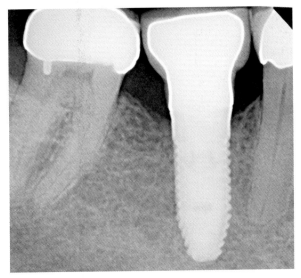

图19 病例4：术后27个月的X线影像，显示明显增高的骨嵴水平

由于多种原因（与传统牙科相似，非理想位置的螺丝固位等），冠修复的粘接固位应用非常广泛。本病例展示了良好粘接技术的重要性，以及修复体边缘不要位于龈边缘下太深，否则过多的粘接剂很易造成种植体周围炎的发生。本病例也表明成功再生治疗的可能性，可以通过合适的处理以及维持治疗保持长期稳定。

参考文献

[1] Weber HP, Kim DM, Ng MW, Hwang JW, Fiorellini JP. Peri-implant soft-tissue health surrounding cement- and screw-retained implant restorations: a multi-center, 3 year prospective study. *Clin Oral Implants Res* 2006; 17: 375–9.

[2] Pauletto N, Lahiffe BJ, Walton JN. Complications associated with excess cement around crowns on osseointegrated implants: a clinical report. *Int J Oral Maxillofac Implants* 1999; 14: 865–8.

[3] Thomas GW. The positive relationship between excess cement and peri-implant disease: a prospective clinical endoscopic study. *J Periodontol* 2009; 80: 1388–92.

[4] Linkevicius T, Vindasiute E, Puisys A, Peciuliene B. The influence of margin location on the amount of undetected cement excess after delivery of cement-retained implant restorations. *Clin Oral Implants Res* 2011; 22: 1379–84.

病例5：咬合在种植体支持式修复中的重要性

Farhad Vahidi

文献充分阐述了种植体支持的修复治疗中的机械并发症[1]，不良咬合是导致种植修复失败的主要因素[2,3]。

患者上颌植入了5颗种植体，其直径、长度以及分布允许种植体支持的固定修复，上颌的天然牙仅存留右上第一、二磨牙以及第二前磨牙（2～4号牙），如图所示（图1）。

此病例成功治疗的主要考量在于，在上颌做固定修复之前先用下颌活动义齿建立后牙咬合关系。患者同意，于是先制作下颌部分活动义齿，建立理想的咬合平面以及垂直距离，然后制作种植体支持螺丝固位的固定修复体，连接余留天然牙牙冠以建立理想的咬合平面。建议患者夜间戴𬌗垫预防副功能活动（图2和图3）。随访2年，无并发症发生。

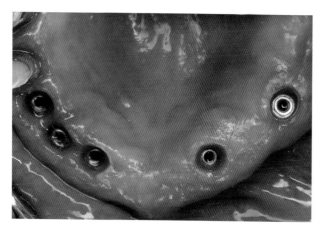

图1 病例5：治疗前的口内照，显示种植体的分布

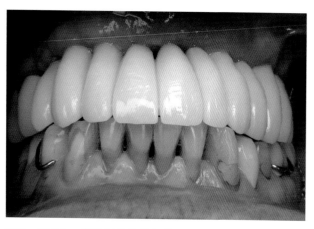

图2 病例5：螺丝固位的修复体，以及下颌对应的部分活动义齿

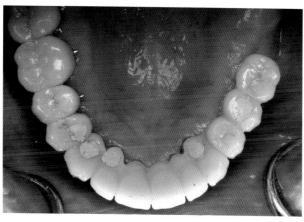

图3 病例5：螺丝固位的修复体

患者搬到另一个州居住，于是由另一位牙医照看他的口腔健康，这位牙医在下颌为他制作了固定义齿，于是机械并发症就开始了。

病因

由于下前牙固定义齿的制作，给予上颌种植体支持的固定修复体过大的咬合力，因而导致了种植体支持修复体的机械并发症。多种并发症包括：

- 焊接接缝折断
- 多个螺丝折断
- 种植体修复体折断（图4～图6）

由于咬合负担过重以及下前牙修复体改变了保护颌导致上颌种植修复的失败。这一机械并发症使2颗种植体折断，导致生物学并发症[4]。

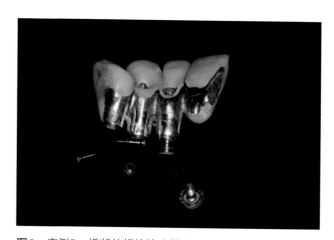

图4 病例5：折断的焊接接头螺丝以及修复体

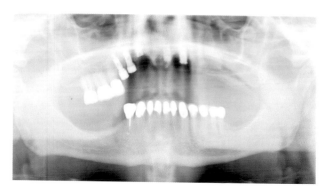

图5 病例5：全景X线片，显示折断的种植体

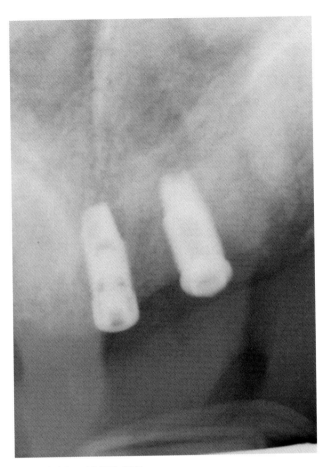

图6 病例5：折断的螺丝

预防

种植体支持的修复体，应在实施前对其咬合负重以及咬合模式认真计划，以避免机械超负荷导致生物学失败。

治疗

患者重新回到本工作室治疗上述并发症，治疗选择有2个：

- 方案1：行左侧上颌窦提升术，然后植入多颗种植体
- 方案2：在上颌前牙区植入1颗或多颗种植体，然后制作可摘部分覆盖义齿[5]

患者考虑到时间、费用、身体健康状况以及治疗的简洁性，决定选择方案2。

患者之前的牙医取出了折断的种植体，又在上颌前牙区（8号牙位）植入1颗种植体。完成骨结合后，在种植体上放置Locator缓冲附着体（Zest Anchors, Inc, Escondido, CA,USA），制作覆盖整个腭弓的种植体支持式部分活动义齿。活动义齿的固位力来自种植体上的附着体以及天然牙上的卡环。活动义齿基托边缘有良好的延伸，覆盖整个腭弓，从而减小种植体的负载，软组织的支持对于预防种植体过载非常重要。要求最大牙尖交错接触时后牙平衡接触，防止咬合不平衡，重新制作下颌部分活动义齿以获得后牙区的咬合平衡（图7~图9）。

种植体上放置Locator缓冲附着体以固位活动义齿，是成功的治疗方式[5]。

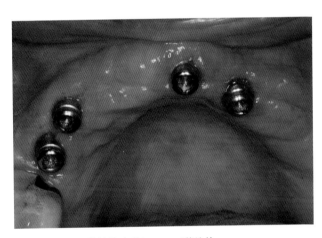

图7 病例5：种植体上的Locator附着体

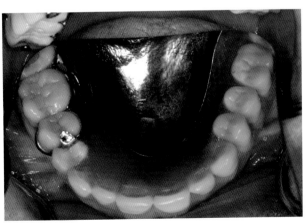

图8 病例5：种植体固位的部分活动义齿，基托覆盖整个腭弓

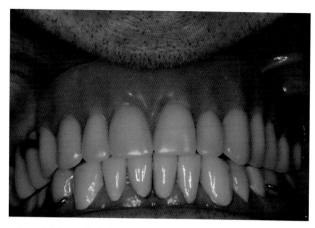

图9　病例5：种植体固位的部分可摘义齿

重点提示

- 文献已经详细阐述过种植体固位或支持的修复体均存在机械并发症[1]。

- 修复医师在种植体设计以及咬合计划制订上务必要谨慎，过大的咬合将导致机械和生物学并发症[1-3]。

- 种植体固位的部分可摘义齿是有效的治疗模式[4]，并需要定期维持护理[6]。附着部件需要定期维护，固位部件需要定期更换[7]。临床医师应检查是否需要重新衬底，以使基托与软组织更加贴合，以及是否有过载的可能[6]。咬合接触应在定期复诊中检查确认，必要时调𬌗。

参考文献

[1] Goodacre CJ, Bernal G, Rungchara SK, Kan JYK. Clinical complications with implant and implant prostheses. *J Prosthet Dent* 2003; 90: 121–32.

[2] Kim Y, Oh TJ, Misch CE, Wang HL. Occlusal considerations in implant therapy clinical guidelines with biomechanical rationale. *Clin Oral Implants Res* 2005; 16: 26–35.

[3] Koyano K, Esaki D. Occlusion on oral implants: current clinical guidelines. *J Oral Rehabil* 2015; 42(2): 153–61.

[4] Drago C, Carpentieri J. Treatment of maxillary jaws with dental implants: guidelines of treatment. *J Prosthodont* 2011; 20: 336–47.

[5] Chikunov I, Doan P, Vahidi F. Implant retained partial overdenture with resilient attachments. *J Prosthet Dent* 2008; 17: 141–8.

[6] Vahidi F, Pinto-Sinai G. Complications associated with implant retained removable prostheses. *Dent Clin North Am* 2015; 59: 215–26.

[7] Cakarer S, Taylan K, Yaltirik M, Keskin C. Complications associated with ball, bar and locator attachments for implant supported overdentures. *Med Oral Patol Cir Bucal* 2011; 16: 953–9.

病例6：非综合征性缺牙症的多学科治疗策略：挑战及可能并发症

Farhad Vahidi

患者，27岁，女性。主诉："想有漂亮的牙齿、美丽的笑容"。她的医疗记录显示全身健康，仅有少牙症，即牙齿先天缺失超过6颗（不包括智齿）。先天牙齿缺少常常作为某些综合征的症状之一出现[1]。至今发现两个基因与牙齿发生相关，MSX1以及PAX9基因功能缺失突变可导致缺牙症[2]。缺失的牙齿常常为第三磨牙、第二前磨牙以及上颌侧切牙[1]。修复这些缺失牙的治疗策略如下：

1. 取诊断蜡型，指导正畸医师移动牙齿到最适宜的位置，留出足够的空间进行种植。蜡型以及导板应由修复医师制作；

2. 必要时需行正畸治疗；

3. 外科治疗阶段，包括基于诊断蜡型、图像分析以及外科导板进行正畸治疗后的种植体植入；很多临床情况下，为了获得良好的种植位点，需要进行软硬组织增量；

4. 修复阶段，包括利用天然牙以及种植体修复缺失牙，达到理想的美观和功能。

病因

在少牙症患者的多学科治疗中，如果治疗时机及顺序不恰当，就会出现并发症。在治疗计划的实施中，必须由修复医师基于最终的修复设计指导正畸医生或外科团队开展治疗。

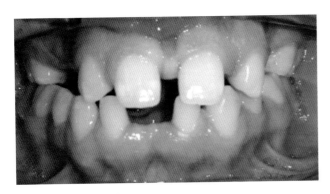

图1　病例6：治疗前

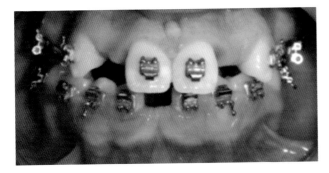

图2　病例6：正畸治疗完成时

本例患者的正畸治疗按照治疗计划进行（图1和图2）。而外科治疗介入未考虑修复计划，就在10、21、23号以及29号牙位植入了4颗种植体（图3）。所有的下颌种植体进行临时修复。在10号牙位未行骨增量就植入种植体，然后转诊到修复住院医生处进行修复。临床及X线检查，发现：

- 10号牙位种植体唇侧无骨覆盖（图4和图5）
- 23号种植体是窄直径种植体

由于空间限制，10号种植体仅能采取去除种植体行骨增量的策略，对于医生或患者，都造成了额外的费用、时间以及手术过程，本来是可以避免的（图6和图7）。

用理想的蜡型制备外科导板，4个月后植入了新的种植体（图8～图10）。骨结合之后，为了增加唇侧软组织厚度，进行结缔组织瓣移植[3,4]。然后，成功完成修复治疗，利用最初的诊断蜡型修复天然牙列以及种植体，按照计划恢复功能和美观（图11和图12）。

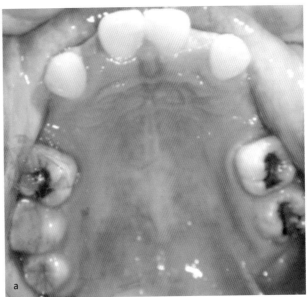

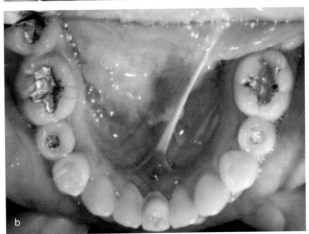

图3a，b　病例6：正畸治疗后，未考虑修复计划就植入了种植体

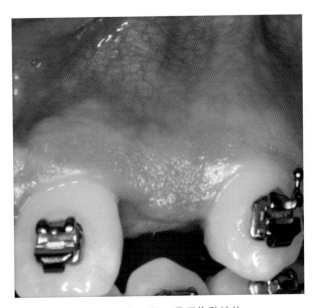

图4　病例6：透过软组织可见10号牙位种植体

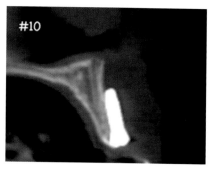

图5 病例6：X线显示种植体在骨内的位置

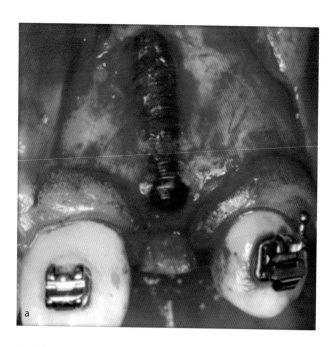

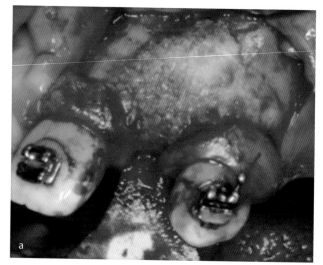

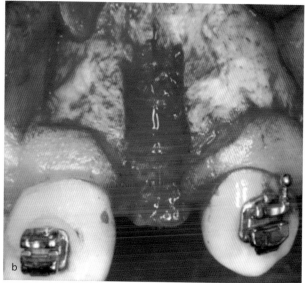

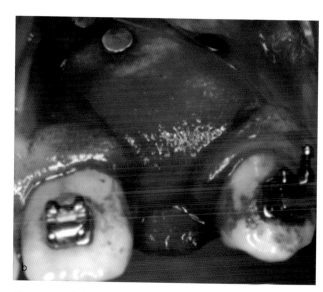

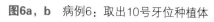
图6a，b 病例6：取出10号牙位种植体

图7a，b 病例6：进行骨增量

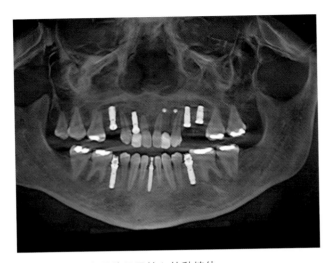

图8 病例6：全景片显示植入的种植体

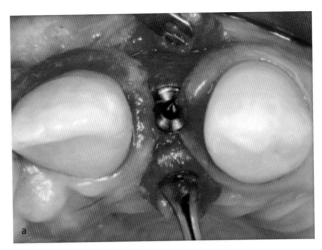

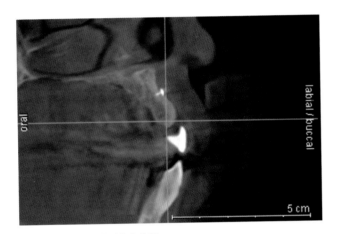

图9 病例6：导板辅助种植

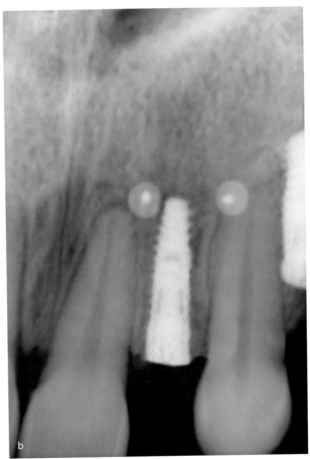

图10a，b 病例6：骨增量后植入新的种植体

病例提示

- 在少牙症的多学科治疗中，通过诊断蜡型制订以修复为导向的治疗方案是成功的关键，尤其在美学区。

- 在牙齿先天缺失时，局部的骨丰满度不足以植入种植体时，需要软硬组织增量为良好的三维植入奠定基础。

- 在下前牙区，当近远中宽度不足以植入种植体时，需要考虑其他策略，比如固定桥修复。

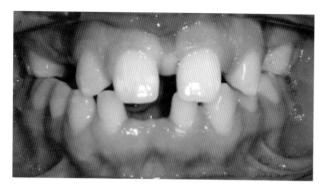

图11 病例6：治疗前图片

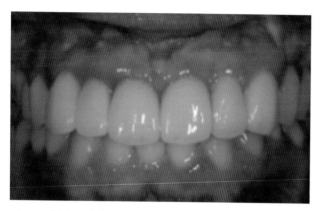

图12 病例6：修复治疗后

致谢

本病例由笔者的前任住院医师NotisEmmanouilidis DDS完成。

参考文献

[1] Bailleul-Forestier I, Molla M, Verloes A, Berdal A. The genetic basis of inherited anomalies of the teeth: part 1: clinical and molecular aspects of non-syndromatic dental disorders. *Eur J Med Genet* 2008; 51: 273–91.

[2] De Coster PJ, Marks LA, Martens LC, Huysseune A. Dental agenesis: genetic and clinical perspectives. *J Oral Pathol Med* 2009; 38: 1–17.

[3] Jung RE, Sailer I, Hämmerle CH, Attin T, Schmidlin P. In vitro color changes of soft tissues caused by restorative materials. *Int J Periodontics Restorative Dent* 2007; 27: 251–7.

[4] Zuhr O, Fickl S, Wachtel H, Bolz W, Hürzeler MB. Covering of gingival recessions with a modified microsurgical tunnel technique: a case report. *Int J Periodontics Restorative Dent* 2007; 27: 457–63.

病例7：失败种植体的成功替代：5年追踪随访

William Becker

左下第一磨牙位置种植失败，X线显示骨丧失，种植体表面暴露，种植体近中为骨移植材料。患者自觉不适，并抱怨由种植体而来的金属味。

问题

患者，女性，2006年10月首诊。全身健康，有多次牙齿修复记录，最小的牙周探诊深度。患者主要抱怨种植体周红肿，左下颌区有金属味。根尖片显示左下颌第一磨牙远中根位置可见一颗中空种植体，上部修复结构穿通到近中区域，以及之前拔牙位点近中根位置的阻射材料（图1）。种植体松动。

预防

拔除牙齿时，如果意识到前述的种植体不能种在拔牙位点正中，将避免此状况。如果使用了基于诊断蜡型制作的理想的外科导板，在手术中就会明

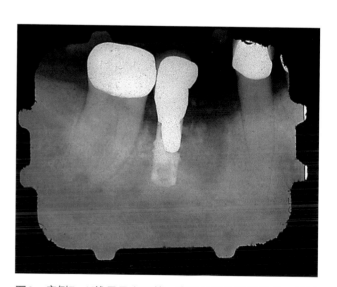

图1 病例7：X线显示左下第一磨牙处的失败种植体，其近中组织充满肉芽组织包绕的骨移植颗粒

白这一点。就会考虑种植体的植入应延迟到拔牙创愈合3~4个月后，必要时，可以考虑骨移植。

治疗

术前1h给予阿莫西林500mg，3次×500mg/d，持续5天。局麻下翻开颊侧瓣，可见种植失败的种植体以及大量的骨移植材料周围被覆肉芽组织（图2）。去除种植体和周围组织，清创骨缺损处（图3）。3-0丝线将瓣缝合。5个月后患者复诊进行愈合评估。

结果

软组织愈合良好，X线显示骨缺损区完全愈合（图4）。再次将患者约回，局麻下从左下第二双尖牙的远中到左下第一磨牙近中翻起颊舌侧瓣（图5），在此位点备洞，植入1颗5mm×10mm的外六角粗糙面Brånemark种植体（Nobel Biocare, Yorba Linda, CA USA）（图6），种植体扭矩32N·cm。图7显示种植体植入即刻，放覆盖螺丝，用丝线缝合瓣（图8）。术后4个月可见软组织愈合良好。暴

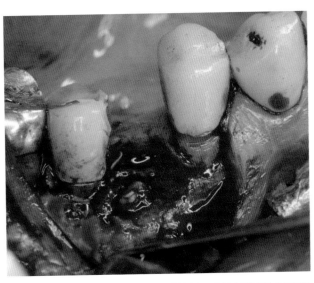

图2 病例7：翻瓣可见失败的种植体，以及周围的肉芽组织、包绕的骨颗粒

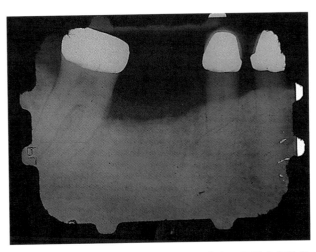

图4 病例7：取出种植体5个月后的X线片，显示良好的骨愈合

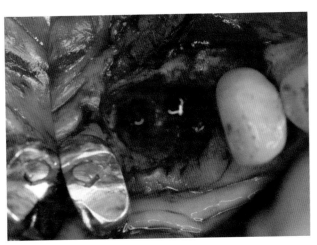

图3 病例7：取出失败种植体，彻底清创肉芽组织

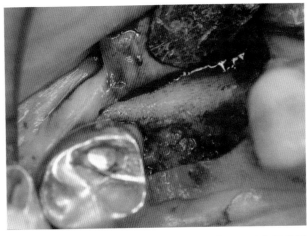

图4 病例7：取出种植体5个月后的X线片，显示良好的骨愈合

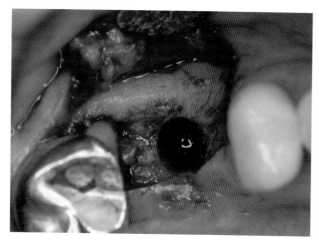

图6　病例7：此位点制备好，植入1颗5mm×10mm的粗糙面Brånemark种植体

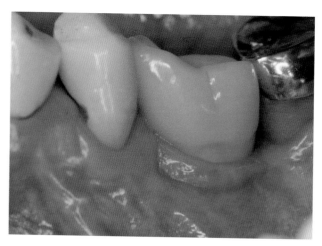

图9　病例7：种植体修复后5年的口内照

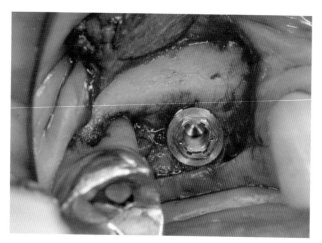

图7　病例7：植入种植体后，可见外六角形植体，放覆盖螺丝

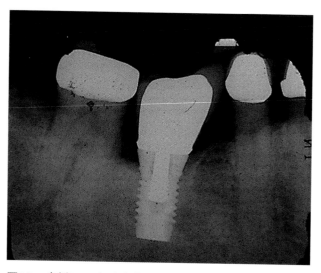

图10　病例7：5年随访的X线片，显示种植体周稳定的骨水平

露种植体，换上愈合基台，修复种植体（图9）。

　　图10示术后5年X线随访，可见种植体周良好的骨结合，之前骨缺损处出现完全骨修复，恢复了良好的咬合及功能。

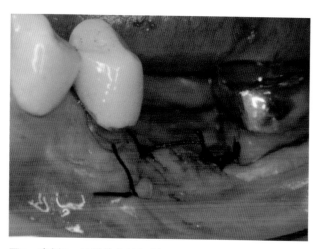

图8　病例7：丝线缝合关闭创口

讨论

从本患者的治疗观察到几处有趣现象。存在骨缺损的失败种植体位置，可以恢复良好的骨解剖形态，在骨愈合处可以再次植入种植体。最终种植体可以恢复良好的形态和功能。此患者骨缺损处未行骨增量。现在，按照我们的观点，骨增量策略应用过度，尤其当原本有骨缺损存在时（拔牙创以及图2所示的骨缺损）。本病例中，有趣的是，取出种植体附近的骨缺损，之前接受过骨移植，应用合理的外科原则及方案，可以修复种植体周的骨缺损，再行种植并获得较高的种植成功率。

病例8：美学区一颗失败种植体的处理

Donald S. Clem

相比常规固定修复体而言，在美学区进行种植修复是个可预期的选择[1]。种植体不需要涉及邻牙就能恢复功能和美观，确实值得与每一位需要修复缺失牙的患者讨论这一选择方案。作为临床医师，当讨论这些治疗手段时，我们有责任探讨与种植体相关的风险，包括美学并发症、种植体周围炎的发生，功能限制、机械并发症以及种植失败。尽管这些并发症仅为少数，但当在美学区发生时，尤其是灾难。显然，美学区种植体由于进展性骨吸收而失败，无论从外科还是修复角度处理起来都非常困难。

在美学区替代1颗失败的种植体，要求协同外科和修复团队的力量。他们必须提出并能够执行一个考虑周全的方案，在患者情感可接受范围内，在生物学允许范畴内重建健康、美观及功能。再治疗程序启动之前，必须认真讨论所有可供选择的方案、风险，以及在如此具有挑战性的境况下以患者为中心的获益。下面的病例报道了在美学区处理1

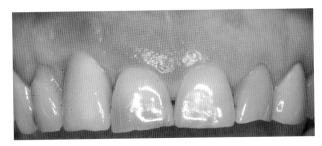

图1　病例8：7号牙位种植体的临床情况，显示邻牙的骨丧失

颗种植体时，对治疗计划、策略以及患者反应的考量。

患者，68岁女性，由其修复医师转诊。主述：种植体周持续骨丧失。约5年没有规律就诊牙医。病史显示患有慢性类风湿关节炎，她自认为很轻，每天自行口服1～2类非处方非甾体类抗炎药。而且她在接受激素替代治疗。其余病历记录都是保险全额负担（noncontributory）。

然而，牙科治疗记录显示6年前，曾因上侧切牙根管治疗失败而即刻植入1颗种植体。口内显示她有27颗牙齿完全萌出，7号牙位是种植体，种植体周组织红肿，探诊8～10mm，轻探诊可见大量出血，口内其余组织正常。牙齿检查发现，前牙多个龋洞、损坏，后牙可见多个修复体破损。她有时夜磨牙，但晨起并不会感觉下颌关节疼痛或强直。7号种植体上的修复体显得很大，邻牙牙周附着丧失，邻面退缩超过6号、8号牙轴线角（图1）。X线检测可见种植体周以及邻牙周广泛骨吸收（图2）。治疗计划认定7号种植体不可再治疗，计划取出种植体。

考量1：取出失败种植体后的软硬组织结果是怎样的？

病因

种植体周骨丧失，也就是种植体周围炎，病因很有争议。众所周知，种植体周围炎的微生物菌群

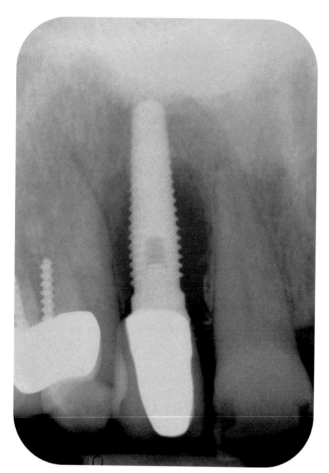

图2　病例8：X线显示种植体周严重的骨丧失

美学再治疗更加昂贵，预期性更差。

预防

　　接受种植体的患者，可以通过牙周维持治疗受益，结合探诊深度、探诊是否出血、X线检查评估组织是否健康[8]。

　　尽管对于进展性骨吸收的真正原因有争议，但众多证据表明，及早处理软硬组织并发症将有益于长期可预期结果。非手术控制细菌感染以及软组织炎症是预防和处理种植体周黏膜炎，以免进一步骨丧失发生种植体周围炎。一旦诊断为种植体周围炎，控制细菌、治疗炎症、建立再生策略可有效处理组织丧失[9]。对于种植体周围炎，早期的外科干预可能比非手术治疗更有效。此外，患者咬合负担过重可能是种植体周围炎更大的危险因素，除非得到控制[10]。

治疗

　　决定去除美学区种植体时，需考虑以下几点：

- 患者对复杂治疗的耐受以及对可能美学并发症的接受程度
- 目前的美学情况
- 邻牙情况
- 软硬组织增量的必要性
- 将来其他种植并发症的风险

　　本病例，患者的目标包括去除感染以及进行性骨丧失，避免固定桥修复，处理老化的牙列及破损的修复体，提升美学效果。联合软硬组织再生修复破损的牙列最有可能达成这一目标。

考量2：去除感染的再生修复和软硬组织再生促进重建的顺序以及理论依据？

　　替代一颗失败的种植体需要面临很大的挑战，就如同本病例。为恢复功能和美观的软硬组织再生

与牙周炎很相似，争议在于是细菌导致了骨丧失，还是骨丧失造成一个进展性炎症环境，使得细菌更易于到达骨[2-4]。另外，最近报道，种植体周骨丧失相关的感染，涉及链球菌及葡萄球菌的混合感染，与其他医疗器械周发现的微生物相似[5]。近年来，对于种植体周围炎的发生提出了"机体反应"理论，罹患种植体周围炎的人类标本活检提示，免疫炎症反应可能是种植体周围炎骨丧失的原因[6,7]。种植体周进展性骨丧失也致使周围软组织变薄、退缩。

　　此外，邻近天然牙的牙周附着丧失，美学并发症，以及种植体的丧失常导致软硬组织缺陷，使得

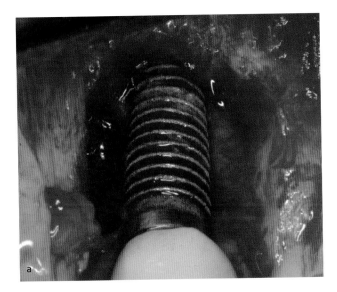

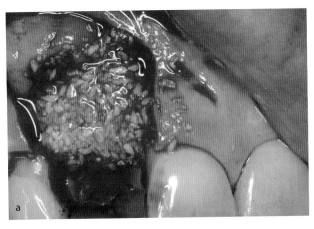

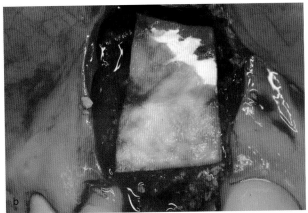

图4 病例8：a. 同种异体脱矿冻干骨。b. 放置快速可吸收胶原膜

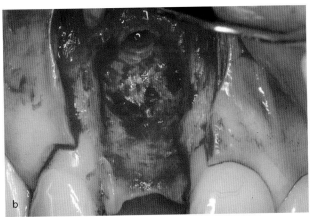

图3 病例8：a. 翻瓣显示种植体周骨丧失。b. 取出种植体后可见唇侧骨板丧失

已有详细的阐述[11-13]。首次手术就是用反向扭矩技术取出种植体，当骨丧失达一定水平，必须要取出种植体时，反向扭矩术是一个有效节约骨的技术。取出种植体时，可见种植体周围炎导致的大块唇侧骨板丧失（图3a，b）。

脱矿冻干骨（DFDBA, LifeNet Health, Virginia Beach, VA, USA），上面覆盖快速可吸收胶原膜以防软组织塌陷到骨缺损内（GeistlichPharma North America Inc., Princeton, NJ, USA），使得软组织随炎症过程愈合成熟，以获得更多的骨增量（图4a，b）。8周愈合时间以使软组织成熟。

第二次手术，用矿化冻干骨（FDBA, LifeNet Health）行最终骨增量，上覆长期可吸收胶原膜（OraPharma, Warminister, PA, USA），同期放置结缔组织瓣（图5a~c）。6个月后，植入种植体（DentsplyImplants,Waltham, MA, USA），同期用无细胞真皮膜片进行软组织增量（图6a，b）。3个月后，偏舌侧切口暴露种植体，将组织颊向复位增加局部组织厚度。此外，从近中转一个小的带蒂瓣增加美观（图7a，b）。种植体暴露后6个月，制作螺丝固位的临时修复冠，邻牙行冠延长术及骨修整（图8）。愈合3个月后，完成最终修复（图9a，b）。

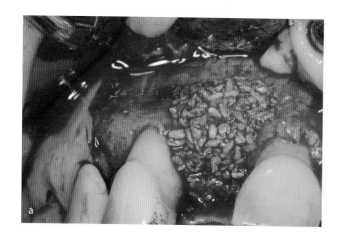

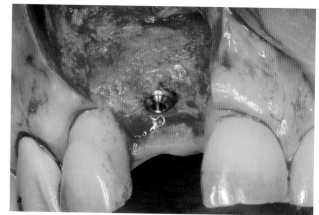

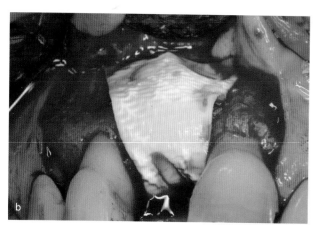

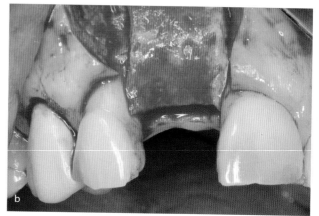

图6   病例8：a. 植入种植体。b. 无细胞真皮移植物

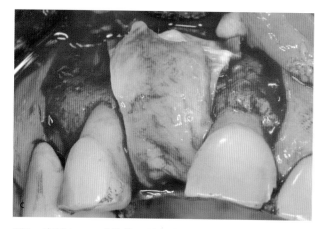

图5   病例8：a. 矿化的同种异体冻干骨。b. 放置持久的胶原膜。c. 放置皮下结缔组织瓣

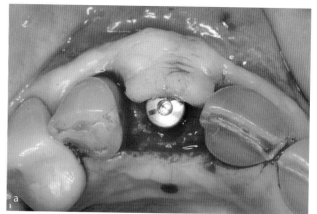

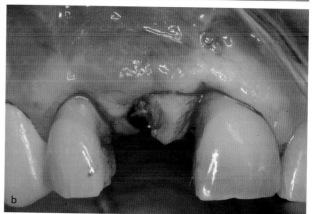

图7   病例8：a. 舌侧切口暴露种植体。b. 转带蒂瓣致近中

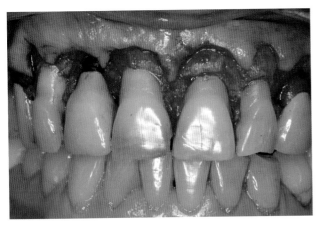

图8　病例8：美学冠延长以及去骨术

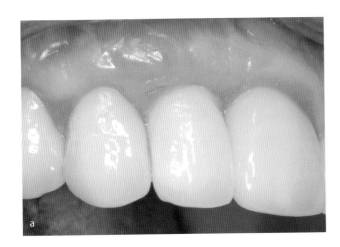

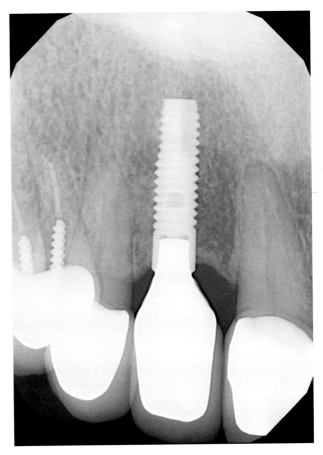

图10　病例8：术后5年X线片

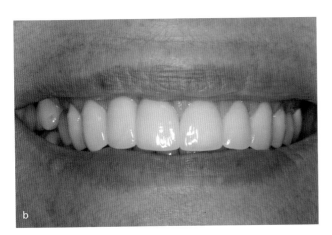

图9　病例8：a，b.最终修复口内照

病例提示

- 种植体周的骨丧失应及早处理，避免之后取出种植体所需更复杂的治疗程序。
- 足量的骨是长期维持软组织所必需的。
- 为了获得种植体与邻牙的协调美观，可能需要调整甚至修复种植体相邻牙以求协调。
- 美学区再次种植需要患者、外科医生、修复医生以及技工的理解以及长期坚持。
- 在美学区，对于因种植体周围炎失败而取出种植体的情况，获得美学成功需要知识、技能和经验。

患者共接受5次独立手术，最大化再生重建修复。图10显示5年后的X线片，显示骨水平稳定。

（王晓静　轩东英　译）

参考文献

[1] Moraschini V, Ponbel LA, Ferreira VF, Barboza ED. Evaluation of survival and success rates of dental implants reported in longitudinal studies with a follow up period of at least 10 years. A systematic review. *Int J Oral Maxillofac Surg* 2015; 44(3): 377–88.

[2] Zhuang LF, Watt RM, Mattheos N, Si MS, Lai HC, Lang NP. Periodontal and peri-implant microbiota in patients with healthy and inflamed periodontal and peri-implant tissues. *Clin Oral Implants Res* 2014, Nov. 14. doi: 10.1111/clr.12508

[3] Derks J, Tomasi C. Peri-implant health and disease. A systematic review of current epidemiology. *J Clin Periodontol* 2015; 42 (Suppl 16): S158–71.

[4] Dawson DR, Jasper S. Key systemic and environmental risk factors for implant failure. *Dent Clin North Am* 2015; 59(1): 25–39.

[5] Faveri M, Figueiredo LC, Shibli JA, Perez-Chaparro PJ, Feres M. Microbiological diversity of peri-implantitis biofilms. *Adv Exp Med Biol* 2015; 830: 85–96.

[6] Albrektsson T, Dahlin C, Jemt T, Sennerby L, Turri A, Wennerberg A. Is marginal bone loss around dental implants the result of a provoked foreign body reaction? *Clin Implant Dent Relat Res* 2014; 16(2): 155–65.

[7] Wilson T, Valderrama P, Burbano M, Blansett J, Levine R, Kessler H, Rodrigues Danieli. Foreign bodies associated with peri-implantitis human biopsies. *J Periodontol* 2015; 86: 9–15.

[8] Wilson T, Valderrama P, Rodrigues, D. Commentary: the case for routine maintenance of dental implants. *J Periodontol* 2014; 85(5): 657–60.

[9] Academy Report: Peri-implant mucositis and peri-implantitis: a current understanding of their diagnosis and clinical implications. *J Periodontol* 2013; 84: 436-43.

[10] Fu J-H, Hsu Y-T, Wang H-L. Identifying occlusal overload and how to deal with it to avoid marginal bone loss around implants. *Eur J Oral Implantol* 2012; 5: 91–103.

[11] Benic GI, Hammerle CH. Horizontal ridge augmentation by means of guided bone regeneration. *Periodontol 2000* 2014; 66(1): 13–40.

[12] Borg, TD, Mealey BL. Histologic healing following tooth extraction with ridge preservation using mineralized freeze dried bone alone versus a combined mineralized-demineralized freeze dried bone allograft. A randomized controlled clinical trial. *J Periodontol* 2014; 21: 1–13.

[13] Schneider D, Grunder U, Ender A, Hammerle CH, Jung RE. Volume gain and stability of peri-implant tissue following bone and soft tissue augmentation: 1-year results from a prospective cohort study. *Clin Oral Implants Res* 2011; 22: 28–37.